Auf einen Blick

1	Zellbiologie	S. 1
2	Molekulare Biologie	S. 75
3	Genetik	S. 131
4	Humangenetik	S. 149
5	Cytogenetik	S. 173
6	Populationsgenetik	S. 197
7	Evolution	S. 205
8	Fortpflanzung und Ontogenese des Menschen	S. 229
9	Immunbiologie	S. 257
10	Mikrobiologie	S. 273
11	Virologie	S. 299
12	Gentechnologie	S. 321
13	Parasitologie	S. 345
14	Ökologie	S. 365
	Glossar	S. 381
	Sachverzeichnis	S. 401

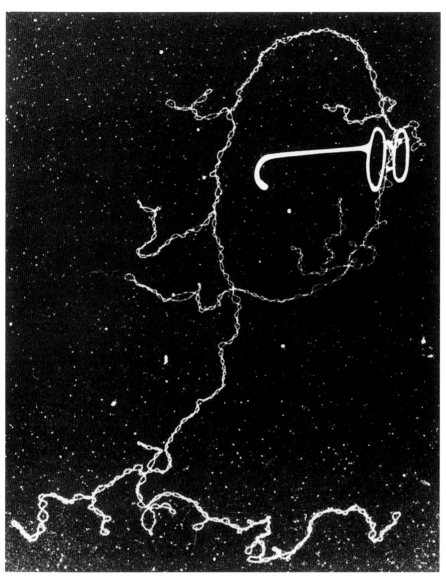

„Professor DNA", elektronenmikroskopische Aufnahme einer DNA mit Dekoration
(Aufnahme: G. KLotz, Ulm)

Biologie und molekulare Medizin

für Mediziner und Naturwissenschaftler

Monica Hirsch-Kauffmann
Manfred Schweiger
Michal-Ruth Schweiger

7. Auflage

570 Abbildungen
 74 Tabellen

Georg Thieme Verlag
Stuttgart · New York

In memoriam Prof. Dr. med. H. Hirsch-Kauffmann,
Biochemiker und Pädiater in Breslau

Prof. Dr. med. Monica Hirsch-Kauffmann,
verh. Schweiger
Prof. Dr. med., Dr. rer. nat. Manfred Schweiger
Dr. med., Dr. rer. nat. Michal-Ruth Schweiger
Max-Planck-Institut für molekulare Genetik
Ihnestr. 73
14195 Berlin

Bibliografische Information der Deutschen Nationalbibliothek
Die Deutsche Nationalbibliothek verzeichnet diese Publikation in der Deutschen Nationalbibliografie; detaillierte bibliografische Daten sind im Internet über http://dnb.d-nb.de abrufbar.

Wichtiger Hinweis: Wie jede Wissenschaft ist die Medizin ständigen Entwicklungen unterworfen. Forschung und klinische Erfahrung erweitern unsere Erkenntnisse, insbesondere was Behandlung und medikamentöse Therapie anbelangt. Soweit in diesem Werk eine Dosierung oder eine Applikation erwähnt wird, darf der Leser zwar darauf vertrauen, dass Autoren, Herausgeber und Verlag große Sorgfalt darauf verwandt haben, dass diese Angabe **dem Wissensstand bei Fertigstellung des Werkes** entspricht.

Für Angaben über Dosierungsanweisungen und Applikationsformen kann vom Verlag jedoch keine Gewähr übernommen werden. **Jeder Benutzer ist angehalten,** durch sorgfältige Prüfung der Beipackzettel der verwendeten Präparate und gegebenenfalls nach Konsultation eines Spezialisten festzustellen, ob die dort gegebene Empfehlung für Dosierungen oder die Beachtung von Kontraindikationen gegenüber der Angabe in diesem Buch abweicht. Eine solche Prüfung ist besonders wichtig bei selten verwendeten Präparaten oder solchen, die neu auf den Markt gebracht worden sind. **Jede Dosierung oder Applikation erfolgt auf eigene Gefahr des Benutzers.** Autoren und Verlag appellieren an jeden Benutzer, ihm etwa auffallende Ungenauigkeiten dem Verlag mitzuteilen.

© 1987, 2009 Georg Thieme Verlag KG
Rüdigerstraße 14
D- 70469 Stuttgart
Unsere Homepage: www.thieme.de

Zeichnungen: J. Gratzer, A. Brauner, R. Baumann
Umschlaggestaltung: Thieme Verlagsgruppe
Umschlagfoto: Humanpapilloma-Virus-(HPV-)positive Cervixcarcinomzellen in der Mitose
mauritius images/Photo Researchers
Satz: primustype Hurler GmbH, Notzingen
gesetzt in UltraXML
Druck: L.E.G.O. s.p.A., in Lavis (TN)

ISBN 978-3-13-706507-4   1 2 3 4 5 6

Geschützte Warennamen (Warenzeichen) werden **nicht** besonders kenntlich gemacht. Aus dem Fehlen eines solchen Hinweises kann also nicht geschlossen werden, dass es sich um einen freien Warennamen handelt.

Das Werk, einschließlich aller seiner Teile, ist urheberrechtlich geschützt. Jede Verwertung außerhalb der engen Grenzen des Urheberrechtsgesetzes ist ohne Zustimmung des Verlages unzulässig und strafbar. Das gilt insbesondere für Vervielfältigungen, Übersetzungen, Mikroverfilmungen und die Einspeicherung und Verarbeitung in elektronischen Systemen.

Vorwort

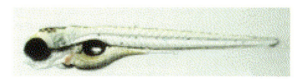

Wegen seiner großen Bedeutung bei der Analyse von Genfunktionen haben wir das **Zebrafischchen** mit an den Anfang des Buches gesetzt. Es wurde uns von Patrizia Ruiz, Berlin, zugeschickt.

Was bietet dieses Buch?

Dank seiner seit Jahren ungebrochenen, einhelligen Akzeptanz durch unsere Leser freuen wir uns, heute dieses Buch in seiner siebten völlig neu bearbeiteten Auflage vorzulegen. Wie bisher präsentieren wir biologisches Grundlagenwissen in lesbarer, didaktisch einprägsamer Form. Allerdings haben wir der zentralen Rolle, die die Biologie beim Verständnis normaler und pathologischer Prozesse unseres Lebens spielt, durch den Zusatz „Molekulare Medizin" bereits im Titel Rechnung getragen. In den wenigen Jahren seit Erscheinen der letzten Auflage dieses Buches haben sich wesentliche neue Forschungsgebiete, wie Systembiologie und personalisierte Medizin, etabliert. Neue DNA-Sequenziermethoden und Nutzbarmachung modernster Computertechniken durch die Bioinformatik haben unser Wissen über Vererbung, Entwicklung und zelluläre Funktionsabläufe auf molekularer Ebene revolutioniert. Kenntnis dieser Grundlagen ist für Mediziner wie auch für Nicht-Mediziner von hoher Relevanz. Wir haben uns, wie auch in den früheren Auflagen, bemüht, an vorderster Front zu informieren und wesentliche Neuerungen dem Lernenden an die Hand zu geben, ohne jedoch dabei den Rahmen eines Lehrbuchs zu sprengen. Durch die enge Vernetzung medizinischer Bezüge mit ihren molekularen Grundlagen hoffen wir, einen direkteren Zugang zum Verständnis von Krankheit und Therapie zu ermöglichen und eine fundierte Ausgangsbasis für so wichtige Fächer wie Biochemie, Pathologie, Physiologie, Pharmakologie etc. zu schaffen.

Wir haben Zellbiologie, Molekularbiologie, Humangenetik, Virologie, Gentechnologie etc. auf den neuesten Wissensstand gebracht. Dem interessierten Leser grundlegende Kenntnisse auf dem vielleicht exotisch anmutenden Gebiet der Parasitologie näher zu bringen, war uns in einer Zeit der Globalisierung und Klimaveränderung ein besonderes Anliegen.

Wir waren auch diesmal bestrebt, ein möglichst breites Spektrum biologischer Grundprinzipien in straffer Form anzusprechen, ohne dabei Individualvorlesungen oder weiterführender Fachliteratur vorgreifen zu wollen. Speziell im Hinblick auf die Prüfungsvorbereitungen der Medizinstudenten wurde der Gegenstandskatalog (GK1), vom Institut für Medizinische Prüfungsfragen (IMPP) für die Ausbildung der Mediziner im Fach Biologie erstellt, voll berücksichtigt. Zur direkten Prüfungsvorbereitung empfehlen wir gegebenenfalls den Gegenstandskatalog aus dem Internet zu beziehen (www.impp.de/pdf/gk05.pdf).

Nicht zuletzt möchte dieses Buch neben der Vermittlung von Wissen vor allem Begeisterung wecken für die Faszination der Biologie mit ihrer eminenten Bedeutung für die Medizin. Dabei sollte es nicht nur Lernhilfe und ständiger Begleiter während des Studiums sein, sondern eine lebendige Informationsquelle für Biologie-relevante Fragen in Klinik, Lehre und privatem Alltag.

Wen spricht dieses Buch an?

Für Mediziner ist die Biologie, wie sie in diesem Buch vermittelt wird, ein zentrales Grundlagenfach. Die enge Verknüpfung mit Molekularer Medizin und die Bedeutung dieses Wissensgebiets für die spätere klinische Ausbildung wird durch die zahlreichen medizinischen Bezüge in fast allen Kapiteln dieses Buches herausgehoben. Aber auch für andere Naturwissenschaftler, wie Chemiker, Physiker, Biochemiker, Pharmazeuten, Biotechnologen, Bioinformatiker etc. ist ein fundiertes biologisches Rüstzeug unerlässlich. Sie alle finden anhand dieses Buches die Möglichkeit, sich in vertretbarer Zeit weitgefächert biologische Grundlagen anzueignen und deren besondere Relevanz für den Menschen kennenzulernen. So ist ganz allgemein dies ein Buch zum Lernen und Lesen für alle Interessierten, seien sie Lernende oder Lehrende, Laien, Teilnehmer von Biologie-Leistungskursen oder bereits im Berufsleben stehende Mediziner und Naturwissenschaftler. Auch Theologen, Geisteswissenschaftlern und Politikern könnte dieses Buch das Rüstzeug für ethische und sonstige Diskussionen vermitteln.

Wie vermittelt dieses Buch seine Inhalte?

Dieses Buch ist nach modernen didaktischen Gesichtspunkten aufgebaut. Zahlreiche anschauliche Abbildungen mit ausführlichen Legenden begleiten den Text und tragen zum leichten Verständnis bei.

Die Bereiche der Biologie werden in 14 übersichtlich gegliederten Kapiteln präsentiert. Obwohl die Fülle der Information zur Knappheit zwingt, war nicht immer Kürze um jeden Preis Leitmotiv dieses Buches. Häufig wurden Vorgänge ausführlicher dargestellt, damit sie in ihrer Komplexität besser erfasst werden können. Eine unterschiedliche Gewichtung der Inhalte wurde durch die Typografie kenntlich gemacht: Zusatzinformationen und neuester Forschungsstand, die dem besonders interessierten Leser zugute kommen sollen, erscheinen im Kleindruck.

Um die Aneignung von Wissen auch im Hinblick auf Prüfungsvorbereitungen zu erleichtern, haben wir ein Repetitorium in das Lehrbuch integriert. Dieses Repetitorium setzt sich aus mehreren Teilen zusammen:

1. Grundlagenwissen in Stichworten findet sich in abgegrenzten Kästchen, gedruckt auf lila Hintergrund und durch ein Logo in der linken oberen Ecke als Repetitorium gekennzeichnet.

2. Tabellen und Abbildungen, die wegen ihrer grundlegenden Bedeutung zum Repetitorium gehören, enthalten ebenfalls in der linken oberen Ecke das Repetitorium-Logo.

3. Alle farbigen Überschriften, die in Form von Merksätzen den Leitfaden des entsprechenden Abschnitts zusammenfassen, gehören zum Repetitorium.

4. Das Glossar, das ausführlich und mit großer Sorgfalt zusammengestellt wurde, wird durch einen lila Längsstrich als dem Repetitorium zugehörig gekennzeichnet. Es soll dem Studenten u. a. zur Eigenkontrolle dienen: Er schlägt ein Stichwort auf und kann selbst überprüfen, ob die entsprechenden Aspekte bereits zu seinem Wissensschatz gehören.

In dieser siebten Auflage wurde den klinischen Bezügen besondere Bedeutung beigemessen. Abschnitte, in denen Krankheitssymptome und ihre molekularen Grundlagen diskutiert werden, wurden durch einen grünen Längsstrich am Seitenrand markiert. Die Namen der Krankheiten oder Syndrome wurden fettgrün gedruckt. Tabellen, die vorwiegend medizinische Bezüge zusammenfassen, erhielten ebenfalls einen grünen Strich. Im Glossar erscheinen Namen der Krankheiten, die dort kurz erklärt werden, ebenfalls fettgrün gedruckt. Dasselbe gilt für das Sachverzeichnis. Durch die farbige Hervorhebung sollen Krankheitsbezeichnungen und klinisch relevante Begriffe schneller auffindbar sein.

Auf Beispiele von Prüfungsfragen wurde bewusst verzichtet; einschlägige Schriften stehen zu diesem Zwecke zur Verfügung.

Literaturhinweise am Ende der Kapitel erheben nicht den Anspruch auf Vollständigkeit. Es wurden einige Buchempfehlungen und Review-Artikel hauptsächlich als Quellenhinweise angeführt.

Wem ist dieses Buch zu Dank verpflichtet?

Dieses Buch verdankt zum großen Teil seine Entstehung dem zeichnerischen Talent von Jakob Gratzer, der, selbst einst Medizinstudent, mit großer Ausdauer und hohem Sachverstand unsere Vorlagen in die Zeichnungen dieses Buches umsetzte. In so mancher schlaflosen Nacht überwand er Frustrationen zugunsten neuer künstlerischer Eingebungen. Kleine, zeichnerische Details fügte er liebevoll ein, die das Erarbeiten von Lerninhalten zur Freude machen.

Dem Wunsch der Studenten und der Entwicklung der Zeit folgend hat sich der Verlag mit dieser Auflage dazu entschlossen, vom einfachen Rot-Schwarz der früheren Auflagen zur Vielfarbigkeit überzugehen. Dabei war es der ausdrückliche Wunsch der Autoren, soviel wie möglich vom Charme der ursprünglichen Handzeichnungen ins Computerzeitalter hinüberzuretten. Der Einfühlsamkeit bei der Farbgebung und dem handwerklichen Können der beiden Grafikerinnen Frau Angelika Brauner und Frau Rose Baumann und der unermüdlichen Mithilfe aller Beteiligten ist es zu verdanken, dass die Modernisierung der Abbildungen gelungen ist. Unser besonderer Dank geht dabei an Herrn Dr. Willi Kuhn, der, ebenso wie Frau Dipl.-Biol. Marianne Mauch vom Thieme Verlag, in akribischer Kleinarbeit das Manuskript zu korrigieren und zu verbessern bemüht war.

Wir, die Autoren, danken ganz besonders herzlich unseren vielen Freunden und Kollegen, die uns ihre schönsten Fotos von verschiedensten biologischen Objekten zur Verfügung gestellt haben. Die Namen sind unter den Bildern vermerkt.

Viele Kollegen haben unermüdlich von Auflage zu Auflage mit konstruktiver Kritik und ermutigender Zustimmung zur Verbesserung des Buches beigetragen.

Mannigfache Hilfestellung haben wir durch unsere Mitarbeiter in Innsbruck, später dann in Berlin, erhalten. Nicht zuletzt haben unsere Töchter Katja, Susann und Michal-Ruth, die zunächst aus diesem Buch lernten, sich inzwischen aber selbst in verantwortungsvollen, lehrenden Positionen befinden, mit Sachverstand Anregungen gegeben. Michal-Ruth hat in dieser Auflage erstmals als Coautorin mitgewirkt.

Wesentlich erleichtert wurde unsere Aufgabe durch die für uns in jeder Richtung erfreuliche Zusammenarbeit mit dem Georg Thieme Verlag, früher mit Herrn Dr. Heinrich und Frau Hieber, später dann mit Herrn Krüger und Herrn Dr. Lüthje. Frau Dipl.-Biol. Marianne Mauch hat durch ihren unermüdlichen Einsatz, ihre Kompromissbereitschaft und ihre Anregungen die Umgestaltung des Buches zu dieser siebten Auflage initiiert und ermöglicht. Frau Dipl.-Biochem. Simone Claß als Fachredakteurin und Frau Linda Lubitz in der Herstellung haben sich mit bemerkenswerter Geduld und großem Engagement, oft unter Zeitdruck, der Umwandlung eines Manuskripts in ein ansprechendes Buch gewidmet. Frau Anja Renz aus der Grafikabteilung hat die Koordination der Abbildungserstellung übernommen.

Besonderer Dank geht an alle unsere Studenten und Leser, die in ihren Zuschriften nicht nur auf Fehler aufmerksam gemacht haben, sondern auch ihrer Freude an diesem Buch Ausdruck verliehen haben. Möge diesem Buch dieses Wohlwollen erhalten bleiben!

Berlin, August 2009　　　　　Monica Hirsch-Kauffmann
　　　　　　　　　　　　　　Manfred Schweiger
　　　　　　　　　　　　　　Michal-Ruth Schweiger

Inhaltsverzeichnis

1	**Zellbiologie**	*1*
1.1	**Methoden der Zellbiologie**	*1*
1.2	**Die eukaryontische Zelle besteht aus Membranen, Cytosol und Organellen**	*3*
1.3	**Membranen**	*4*
1.3.1	Membranen haben viele Funktionen	*4*
1.3.2	Membranen ähneln sich in ihrem Aufbau	*5*
1.3.3	Wichtigstes Merkmal einer Membran: Ihre Fluidität	*6*
1.3.4	Lipide und Glycolipide sind asymmetrisch verteilt	*7*
1.3.5	Biologische Membranen enthalten Proteine und bestätigen das Fluid-Mosaic-Modell	*8*
1.3.6	Die Zellen sind außen von einer Glycokalix umgeben. Die Basalmembran bildet den Übergang zum Bindegewebe	*9*
1.3.7	Die Erythrocyten-Membran eignet sich besonders gut als Untersuchungsobjekt	*10*
1.3.8	Die Hauptmembran-Proteine der Erythrocyten-Membran sind Spektrin, Glycophorin und Band-III-Protein	*10*
1.3.9	Physikalische und biologische Methoden charakterisieren die Fluidität einer Membran	*12*
1.3.10	Stoffaustausch durch Membranen	*13*
1.3.11	Cytosen	*17*
1.3.12	Zellkontakte	*21*
1.3.13	Intrazelluläre Membransysteme	*28*
1.3.14	Membran-begrenzte Organellen: Lysosomen, Peroxisomen	*35*
1.3.15	Mitochondrien sind Doppelmembran-begrenzte Organellen	*38*
1.3.16	Chloroplasten sind auch von Doppelmembranen begrenzt	*41*
1.3.17	Der Nucleus besitzt ebenfalls eine Doppelmembran	*43*
1.4	**Der Zellkern ist das Organell der genetischen Information**	*44*
1.4.1	Im Kern ist die DNA zusammen mit Proteinen zu Chromatin organisiert	*44*
1.4.2	Spiralisierungs- und Faltungsprozesse packen die DNA auf kleinsten Raum	*46*
1.4.3	Die DNA wird zu Nucleosomen verpackt, zur 30-nm-Fiber spiralisiert und in Schleifen gelegt	*47*
1.4.4	In polytänen Chromosomen werden Gene als Banden sichtbar	*48*
1.4.5	Transkription der DNA erfordert Dekondensierung des Chromatins	*48*
1.4.6	Das Chromatin kommt in zwei Formen vor: als Euchromatin und als Heterochromatin	*49*
1.4.7	Konstitutives Heterochromatin steht fakultativem gegenüber	*49*
1.4.8	30% der DNA wird transkribiert, 70% besteht aus repetitiven Sequenzen	*50*
1.4.9	Im Nucleus liegt der Nucleolus, der Ort der rRNA-Synthese	*51*
1.5	**Zellcyclus**	*51*
1.5.1	Der Zellcyclus unterteilt sich in die Phasen G_1, G_2, die S-Phase und die Mitose	*51*
1.5.2	Die Kern- und Zellteilung ist der Höhepunkt des Zellcyclus	*52*
1.5.3	Der Zellcyclus wird intensiv kontrolliert	*55*
1.6	**Meiose**	*57*
1.6.1	Die Prophase I ist in fünf Phasen gegliedert	*58*
1.6.2	Metaphase I, Anaphase I, Telophase I ähneln den Stadien einer Mitose	*59*
1.6.3	Die zweite Teilung, die Meiose II, ist eine Mitose ohne DNA-Replikation	*59*
1.7	**Cytoskelett**	*60*
1.7.1	Mikrotubuli	*61*
1.7.2	Mikrofilamente	*66*
1.7.3	Das Cytoskelett ist an der Zellbewegung beteiligt	*70*
1.7.4	Elemente des Cytoskeletts durchziehen die Mikrovilli	*71*
1.8	**Extrazelluläre Matrix**	*73*
	Weiterführende Literatur	*74*
2	**Molekulare Biologie**	*75*
2.1	**Das genetische Material ist Desoxyribonucleinsäure (DNA)**	*75*
2.1.1	Mit Hilfe von virulenten und avirulenten Pneumokokken bewies Avery die Transformation	*75*
2.1.2	Auch Phagenexperimente bewiesen die DNA als Informationsträger	*76*

2.1.3	Auch RNA kann Informationsträger sein	77		2.4.8	RNA-Redaktion (RNA-Editing) fügt ein, verändert oder entfernt Nucleotide von der mRNA	104
2.1.4	DNA-abhängige Enzymsynthese in vitro rundet die Beweiskette ab	77		2.4.9	RNAs können als Enzyme wirken: „Ribozyme"	106
2.1.5	Nucleinsäuren sind fadenförmige Makromoleküle	77		2.4.10	RNAs wirken als Aptamere in der Medizin	106
2.1.6	Die Struktur der DNA erklärt ihre Funktion	78		2.4.11	Pseudogene werden nicht in Proteine übersetzt	107

2.2 DNA-Replikation 80
- 2.2.1 Die DNA-Replikation braucht einen Startpunkt 80
- 2.2.2 Die Eukaryonten-DNA hat mehrere Replikations-Startpunkte 81
- 2.2.3 Die *DNA-Polymerase* ist das Replikationsenzym 82
- 2.2.4 Ein RNA-Startermolekül beginnt die Kette 82
- 2.2.5 Die Polymerisation erfolgt in 5'-3'-Richtung 82
- 2.2.6 Die RNA-Starter werden durch DNA ersetzt 83
- 2.2.7 Die DNA-Fragmente werden durch *DNA-Ligase* verbunden 83
- 2.2.8 Die *Telomerase* beugt der Verkürzung der Chromosomen vor 84

2.3 Mutation und Rekombination 84
- 2.3.1 Spontane und induzierte Mutationen ändern die Basensequenz 84
- 2.3.2 Chemische Substanzen können Mutationsauslöser sein 86
- 2.3.3 Auch Strahlen lösen Mutationen aus 88
- 2.3.4 Der Mensch kann nur eine gewisse Strahlendosis tolerieren 90
- 2.3.5 Die Mutagenität von Noxen wird durch Mutagenitätstests ermittelt 91
- 2.3.6 DNA-Schäden können durch DNA-Reparatur eliminiert werden 92
- 2.3.7 Genetisches Material kann durch Rekombination durchmischt werden 96
- 2.3.8 Rekombination erfolgt durch Bruch und Wiedervereinigung 96

2.4 Transkription und Reverse Transkription 97
- 2.4.1 RNA-Moleküle sind charakterisiert durch den Gehalt an Ribose, Uracil und ihre Einzelsträngigkeit 97
- 2.4.2 Die *Reverse Transkriptase* schreibt RNA in DNA um 97
- 2.4.3 Transkription ermöglicht Botenfunktion, Regulation und Vervielfältigung 97
- 2.4.4 Die DNA-abhängige *RNA-Polymerase* ist das Enzym der Transkription 98
- 2.4.5 mRNA, rRNA und tRNA sind Transkriptionsprodukte 100
- 2.4.6 Viele RNAs werden als Vorstufen synthetisiert und während eines Reifungsprozesses zurechtgeschnitten 100
- 2.4.7 Die eukaryontische mRNA entsteht durch Spleißen aus hnRNA und durch Modifikation ihrer Enden 103

2.5 Proteinsynthese – Translation 107
- 2.5.1 Die Proteinsynthese findet an Ribosomen statt 107
- 2.5.2 Die tRNA ist das Verbindungsmolekül zwischen Nucleotid-Code und Aminosäure 108
- 2.5.3 Die Bindung von Aminosäuren an ihre tRNA wird durch *Aminoacyl-tRNA-Synthetasen* katalysiert 109
- 2.5.4 Nucleotid-Tripletts bilden die Grundlage des genetischen Codes 109
- 2.5.5 Der genetische Code ist degeneriert, nicht überlappend, interpunktionslos und universell 110
- 2.5.6 Synthetische, definierte Basensequenzen führten zur Entzifferung des Codes 110
- 2.5.7 Der Mechanismus der Translation ist komplex 112

2.6 Die Genexpression wird mannigfaltig reguliert 118
- 2.6.1 Die Rolle der Regulation ist ökonomischer Natur 118
- 2.6.2 Die DNA kann eliminiert oder amplifiziert werden 119
- 2.6.3 Auf dem Transkriptionsniveau wird durch kontrollierte Bereitstellung von Messenger reguliert 120
- 2.6.4 Die Mechanismen zur Regulation auf dem Translationsniveau sind zahlreich 126
- 2.6.5 Kleine RNAs vermitteln RNA-Interferenz 127
- 2.6.6 Auch während der Proteinreifung kann reguliert werden 128

Weiterführende Literatur 128

3 Genetik 131

3.1 Weismann und Mendel sind die Begründer der Genetik 131

3.2 Experimente an Erbsen zeigten die Grundgesetze der Genetik auf 132

3.3 Homozygotie und Heterozygotie für ein dominantes Merkmal werden im Testkreuz erkannt 134

3.4 Erbmerkmale werden unabhängig voneinander vererbt 134

3.5 Allele sind die Zustandsformen eines Gens 134

3.6 Das genetische Kombinationsquadrat zeigt die Genotypen und Phänotypen der nächsten Generation 137

3.7 Gene des gleichen Chromosoms werden gekoppelt vererbt 138

3.8	Rekombination schränkt die Kopplung ein	138		4.3.7	Epigenetik: die Vererbung von Chromatinveränderungen erlangt große Bedeutung	168
3.9	Tetradenanalyse bei *Neurospora* beweist: Rekombination durch Chromatidenüberkreuzung (Crossing-over)	139		4.3.8	Elterliche Prägung von Genen (imprinting of genes) kann zur Variabilität der Ausprägung führen	170
3.10	Die Häufigkeit der Rekombination zwischen zwei Genen gibt ihre Entfernung an	141			Weiterführende Literatur	171

3.11 Der Prozentsatz der Rekombination entspricht dem Verhältnis von Rekombinanten zu Gesamtnachkommen — 141

3.12 Die physikalische Chromosomenkarte korreliert gut mit der genetischen — 142

3.13 Die Chromosomenzuordnung von Genen erfolgt über Aberrationen, über den Erbgang (X-Chromosom) oder über somatische Zellgenetik — 143
Weiterführende Literatur — 147

4 Humangenetik — 149

4.1 Schwierigkeiten der Humangenetik sind bedingt durch die Art der Vermehrung und die Komplexität des Genoms — 149

4.2 Die Stammbaumanalyse ergibt den Genotyp und den Typ des Erbgangs — 149
4.2.1 Bei der Codominanz werden beide Allele ausgeprägt — 150
4.2.2 Beim autosomal-dominanten Erbgang wird der Phänotyp vom dominanten Allel bestimmt — 154
4.2.3 Beim autosomal-rezessiven Erbgang wird der defekte Phänotyp nur bei Homozygoten ausgeprägt — 155
4.2.4 Bei der X-chromosomal-dominanten Vererbung sind weibliche Individuen doppelt so häufig betroffen wie männliche — 159
4.2.5 Bei der X-chromosomal-rezessiven Vererbung sind vor allem die Männer betroffen, die Frauen meist Konduktorinnen — 160
4.2.6 Die Lyon-Hypothese: Nur ein X-Chromosom bleibt aktiv, alle anderen werden inaktiviert — 162

4.3 Die Ausprägung des Phänotyps unterliegt Variationen — 163
4.3.1 Genetische Konstitution und Umwelt beeinflussen die Ausprägung des Phänotyps — 163
4.3.2 Penetranz und Expressivität bestimmen die Ausprägung des Genotyps — 164
4.3.3 Viele Merkmale werden polygen vererbt — 165
4.3.4 Das Zusammenspiel von Polygenie und Umweltfaktoren führt zur kontinuierlichen Varianz des Phänotyps — 165
4.3.5 Monozygote Zwillinge sind isogene Menschen — 166
4.3.6 Abweichung vom Normdurchschnitt offenbart multifaktorielle Erbleiden — 167

5 Cytogenetik — 173

5.1 Chromosomen können spezifisch angefärbt werden — 173
5.1.1 Zur Darstellung werden die Chromosomen in der Metaphase fixiert — 174
5.1.2 Ein Chromosom besteht aus zwei Schwesterchromatiden, die im Zentromer zusammengehalten werden — 175
5.1.3 Die Nucleolus-Organisator-Region liegt an Satelliten — 176
5.1.4 Die Chromosomen werden nach Größe, Form und Banden klassifiziert — 177
5.1.5 Chromosomale Polymorphismen sind charakteristische Merkmale — 177

5.2 Chromosomen können Abnormitäten, Aberrationen, zeigen — 178
5.2.1 Bei nummerischer Aberration ist die Zahl der Chromosomen verändert — 178
5.2.2 Strukturelle Aberrationen sind sichtbare Veränderungen der Chromosomen — 184

5.3 In der pränatalen Diagnose können Chromosomenaberrationen und Stoffwechseldefekte festgestellt werden — 193
5.3.1 Präimplantations-Diagnostik — 195
Weiterführende Literatur — 195

6 Populationsgenetik — 197

6.1 Die Populationsgenetik untersucht das Schicksal von Allelen in Populationen — 197

6.2 Die Allelfrequenzen charakterisieren den Gen-Pool — 197

6.3 Die Heterozygotenhäufigkeit kann aus der Anzahl der Homozygoten ermittelt werden — 199

6.4 Aus der Allelfrequenz kann die Zahl der Heterozygoten und der Homozygoten ermittelt werden — 199

6.5 Kleine Populationen unterliegen leicht Veränderungen — 200

6.6 Separationsmechanismen von Populationen führen zur Entstehung neuer Arten — 201

6.7 Inzucht beeinflusst nicht direkt die Allelfrequenz — 201

6.8 Genetische Risikoabschätzung erfolgt über das Bayes-Theorem — 202
Weiterführende Literatur — 204

7 Evolution — 205

- **7.1** Mutationen sind die Grundlage ständiger Veränderungen der Arten — 205
- **7.2** Die Einführung der Abstammungslehre war eine geistige Revolution — 206
- **7.3** Die Abstammungslehre oder Evolution formuliert die Regeln und Gesetzmäßigkeiten der Entwicklung der Arten — 207
  - 7.3.1 Eine Art ist ein Kollektiv, das gegen die anderen Arten abgegrenzt ist und dessen Mitglieder miteinander unter natürlichen Bedingungen fertile Nachkommen zeugen können — 207
- **7.4** Alle Organismen sind untereinander mehr oder weniger verwandt — 208
  - 7.4.1 Enge Verwandtschaften können aus morphologischen und physiologischen Kriterien abgelesen werden — 208
  - 7.4.2 Die DNA/RNA beweist die Verwandtschaftsgrade — 208
  - 7.4.3 Sequenz-Übereinstimmungen homologer Proteine sind ebenfalls geeignet, Verwandtschaften zu beweisen — 209
  - 7.4.4 Die Verwandtschaftsbeziehungen aus molekularbiologischen und klassischen Methoden stimmen überein — 210
- **7.5** Der radioaktive Zerfall von ^{14}C bzw. ^{40}K ermöglicht die rückwirkende Zeitmessung in der Evolution — 210
- **7.6** Ein Netzwerk von Beweisen belegt die Abstammungslehre — 211
  - 7.6.1 Die Phylogenie (Stammesentwicklung) ist durch die Paläontologie dokumentiert — 211
  - 7.6.2 Lebende Fossilien vermitteln Vorstellungen zu Übergängen der Evolution — 212
  - 7.6.3 Die geographische Verbreitung der Arten belegt die Evolution (Biogeographie) — 212
  - 7.6.4 Weitere Indizien für die Evolution können aus der Individual-Entwicklung abgeleitet werden — 213
- **7.7** Alle Fakten zusammen liefern den Entwicklungsstammbaum der Organismen — 220
  - 7.7.1 Am Anfang entstand die Erde — 220
  - 7.7.2 Das Leben entstand in einer langen Periode schrittweise — 220
  - 7.7.3 Die nächste entscheidende Entwicklungsstufe: Energiegewinnung aus dem Sonnenlicht — 221
  - 7.7.4 Ein weiterer Schritt der Entwicklung: die Übertragung der Energie des Protonengradienten auf ein Diphosphat zur Bildung einer neuen Phosphat-Anhydrid-Bindung — 221
  - 7.7.5 Die Einführung eines Redox-Nucleotids war ein kleiner, aber wichtiger Schritt auf dem Weg zum Probionten — 221
  - 7.7.6 In 750 Millionen Jahren entwickelten sich aus den Probionten die Prokaryonten mit komplettem Intermediärstoffwechsel, Phospholipiden und Murein — 222
  - 7.7.7 Durch die Photosynthese entstand die Sauerstoff-Atmosphäre — 222
  - 7.7.8 Prokaryonten übernahmen in Symbiose mit großen kernhaltigen Zellen die Atmung und entwickelten sich zu Mitochondrien — 222
  - 7.7.9 Zellen vereinigten sich zu Kolonien, einzelne Zellen spezialisierten sich – es entwickelten sich Vielzeller — 223
  - 7.7.10 Die Chorda ist charakteristisch für die Chordaten — 225
  - 7.7.11 Die Entwicklung der Primaten wurde bedingt durch die fünffingrige Greifhand und räumliches Sehvermögen — 225
  - 7.7.12 Aus den Hominoidea entwickelten sich Ramapithecus, *Australopithecus* und die Hominiden *Homo erectus* und *Homo sapiens* — 225
- Weiterführende Literatur — 228

8 Fortpflanzung und Ontogenese des Menschen — 229

- **8.1** Bei Pflanzen und Tieren kann die Fortpflanzung vegetativ oder sexuell erfolgen — 229
  - 8.1.1 Vegetative Fortpflanzung erfolgt durch Sprossung, Teilung oder Sporulation — 229
  - 8.1.2 Die sexuelle Fortpflanzung beginnt mit der Bildung von Gameten und deren Kopulation — 229
- **8.2** Beim Menschen werden die Keimzellen bereits im frühen Embryo angelegt — 229
  - 8.2.1 Die Sex-Determination erfolgt in der Embryonalentwicklung durch das SRY-Genprodukt — 229
  - 8.2.2 Spermien werden während der gesamten Zeit der sexuellen Reife gebildet — 231
  - 8.2.3 Die weiblichen Keimzellen werden im Embryo vorgefertigt und dann später abgerufen — 232
  - 8.2.4 Im Monatscyclus erfolgt die Bereitstellung der befruchtungsfähigen Eizelle (Menstruationscyclus) — 235
  - 8.2.5 Die Befruchtung ist ein sehr komplexer biochemischer Prozess, der in der Ampulle des Oviducts stattfindet — 236
  - 8.2.6 Während der Wanderung der befruchteten Eizelle vom Oviduct in den Uterus finden die ersten Teilungen statt — 238
- **8.3** In der frühen Phase der Embryonalentwicklung der Vertebraten werden die Stadien Morula, Blastula und Gastrula durchlaufen — 238

8.3.1	In der Gastrula entstehen die Keimblätter: Ektoderm, Entoderm und Mesoderm	*239*
8.3.2	Die Gewebe entstehen durch Zelldifferenzierung und Zellkontakte	*240*
8.3.3	Ein Teil des Mammalia-Embryos spezialisiert sich auf die Nahrungsaufnahme	*242*
8.3.4	Die drei Keimblätter entwickeln sich zu Organgruppen	*242*
8.3.5	Die Doppelschicht Ektoderm/Entoderm zwischen Amnion und sekundärem Dottersack bildet den Embryonalschild	*243*
8.4	**Placenta, Allantois und Dottersack sind für die Entwicklung notwendig**	*243*
8.5	**Die fortgeschrittene Embryonalentwicklung des Menschen offenbart die phylogenetische Abstammung**	*246*
8.5.1	Die Entwicklung von Kiemen belegt die phylogenetische Verwandtschaft mit den Fischen	*246*
8.5.2	Die Lunge entwickelt sich aus einer Darmknospung	*246*
8.5.3	Aus dem Ektoderm bildet sich die Neuralplatte, aus der das Nervensystem hervorgeht	*247*
8.5.4	Die Augen sind eine Spezialentwicklung des Zentralnervensystems	*249*
8.5.5	Die Embryogenese des Kreislaufs dokumentiert die phylogenetische Herkunft des Menschen	*249*
8.5.6	Beim menschlichen Embryo werden wie in der Phylogenie Vor-, Ur- und Nachniere angelegt	*251*
8.5.7	Die Embryonalentwicklung unterliegt bei Metazoen vergleichbaren Mechanismen	*251*
	Weiterführende Literatur	*255*
9	**Immunbiologie**	*257*
9.1	**Das Immunsystem**	*257*
9.1.1	Antikörper dienen der Infektionsabwehr	*257*
9.1.2	Die Entdeckung der Immunität war einer der entscheidenden Fortschritte der Medizin	*257*
9.1.3	Antikörper und Antigen bilden Komplexe	*257*
9.1.4	Weiße Blutzellen können primäre und sekundäre Immunantwort vermitteln und immunologisches Gedächtnis entwickeln	*258*
9.1.5	Neben der durch Antikörper gebildeten humoralen Immunität spielt die zelluläre Immunität eine Rolle	*259*
9.1.6	T-Lymphocyten erkennen Genprodukte fremder Histokompatibilitätsgene	*260*
9.1.7	T-Lymphocyten unterscheiden sich nach ihrer Funktion in cytotoxische T-Lymphocyten und T-Helferzellen	*261*
9.2	**Immunglobuline**	*262*
9.2.1	Die Immunglobuline bestehen aus leichten und schweren Ketten	*262*
9.2.2	Die verschiedenen Immunglobulinklassen haben unterschiedliche Aufgaben	*263*
9.2.3	Die Individualität der Antikörper wird durch ihre Bildung bestimmt	*265*
9.3	**Eine funktionierende Immunabwehr erfordert das Zusammenspiel hoch differenzierter Zellen**	*267*
9.3.1	Lymphocytenstimulierung erfolgt durch Bindung des Antigens an das spezifische Oberflächen-Ig von B-Lymphocyten	*267*
9.3.2	Die Proliferation eines Lymphocyten führt zu monoklonalen Antikörpern	*268*
9.3.3	Pathologische Veränderungen des Immunsystems führen zu ernsten Krankheiten	*269*
	Weiterführende Literatur	*271*
10	**Mikrobiologie**	*273*
10.1	**Prokaryonten sind kernlose Zellen**	*274*
10.1.1	Die Bakterienzellen haben Murein-haltige Zellwände	*274*
10.1.2	Die bakterielle Zellwand trägt Kapsel, Pili und Flagellen	*277*
10.1.3	Bazillen und Clostridien sind Sporenbildner	*277*
10.1.4	Bakterien synthetisieren ihre Bestandteile aus einfachen Bausteinen	*278*
10.1.5	Spezielle Bedürfnisse einzelner Bakterienstämme können für „biologische quantitative Tests" ausgenutzt werden	*280*
10.1.6	Bakterien vermehren sich unter optimalen Bedingungen exponentiell	*281*
10.1.7	Mikroorganismen werden durch Desinfektion oder Sterilisation abgetötet	*282*
10.1.8	Die genetische Konstellation von Bakterien kann durch DNA-Transfer verändert werden	*288*
10.2	**Spezielle Bakteriologie: Die Einteilung der Bakterien kann unter den verschiedensten Gesichtspunkten erfolgen**	*292*
10.2.1	Bakterien werden nach ihrer Färbbarkeit in grampositiv und gramnegativ eingeteilt	*292*
10.2.2	Bakterien können auch nach Gestalt oder nach physiologischen Kriterien eingeteilt werden	*293*
10.2.3	Obligat parasitäre Bakterien (bakterienähnliche, prokaryonte Mikroorganismen) können sich nicht unabhängig vermehren	*295*
10.3	**Pilze**	*296*
10.3.1	Pathogene Pilze haben besonders in der Dermatologie Bedeutung	*296*
10.3.2	Pilze mit großem Fruchtkörper synthetisieren viele eigenartige, teilweise giftige Verbindungen	*296*
	Weiterführende Literatur	*297*

11 Virologie — 299

11.1 Bakterielle Viren (Bakteriophagen) sind ausgezeichnete Modelle für die Molekularbiologie — 299

11.1.1 Grundtechnik der Phagenforschung ist die Plaquebildung auf einem Bakterienrasen — 299
11.1.2 Viren sind Nucleinsäure-Protein-Komplexe — 301
11.1.3 Ein spezifisches Methyl-Muster der DNA (Modifikation) ermöglicht es der Zelle, Fremd-DNA zu erkennen — 301
11.1.4 Viren haben raffinierte Strategien entwickelt, um die Genexpression umzusteuern — 302
11.1.5 Das Genom einiger Viren kann in das Wirtsgenom integriert werden und so persistieren, bis es wieder ausgeschnitten wird: Lysogenie — 303

11.2 Tierische Viren haben große praktische Bedeutung — 304

11.2.1 Viren können in Tieren oder in Zellkultur gezüchtet werden — 304
11.2.2 Viren können wie große Proteine gereinigt werden — 304
11.2.3 Viren werden wie Makromoleküle charakterisiert — 304
11.2.4 Die Virusentwicklung hat eine Frühphase, in der der Wirt entmachtet wird, und eine späte oder Replikationsphase — 306
11.2.5 Schutzimpfung ist das beste Mittel gegen Virusepidemien — 311
11.2.6 Virus-Infektionen während der Schwangerschaft können zu Missbildungen führen — 312
11.2.7 Interferone sind zelleigene Abwehrproteine — 312
11.2.8 Tumorviren — 312
11.2.9 Oncogene aktivieren die Proliferationssignalkette — 315
11.2.10 Tumorsuppressorgene bremsen die Tumorentstehung — 317
11.2.11 Die Tumor-Evolution basiert auf einem langwierigen Zusammenspiel von Tumor-Initiation und Tumor-Promotion — 319
11.2.12 Viroide — 320
Weiterführende Literatur — 320

12 Gentechnologie — 321

12.1 Die Strategie der Klonierung beinhaltet das Einsetzen der Passagier-DNA, das Einschleusen des beladenen Vektors und seine Vermehrung — 321

12.1.1 Isolierung der Passagier-DNA — 321
12.1.2 Der Vektor muss autonom replizieren, Passagier-DNA aufnehmen und in Wirtszellen eingeschleust werden können — 323
12.1.3 Entscheidend ist der gezielte Einbau der Passagier-DNA in den Vektor — 327
12.1.4 Einschleusen des Vektors mit der Passagier-DNA in die Wirtszelle erfolgt durch DNA-Transformation, Infektion oder Elektroporation — 328
12.1.5 Die Vermehrung von beladenen Vektoren erfolgt als Plasmid oder als Virus — 329
12.1.6 Die Selektion für spezifische, klonierte DNAs kann über die DNA oder die Genprodukte erfolgen — 329
12.1.7 Präparation der klonierten Passagier-DNA — 330

12.2 Die durch Gentechnologie gewonnene DNA kann analysiert und als Matrize für die Produktion spezifischer Genprodukte benutzt werden — 331

12.2.1 Charakterisierung von Genen und der dazugehörigen Signale — 331
12.2.2 Produktion schwer zugänglicher Proteine — 338
12.2.3 Gentherapie gestaltet sich schwierig — 338
12.2.4 Transgene Tiere zeigen die funktionelle Rolle eines Gens — 339
12.2.5 Stammzellen – ein mögliches Therapeutikum? — 341
12.2.6 Mikroarrays – eine neue Methode zum Verständnis der differenziellen Genexpression — 342
12.2.7 Die Entwicklung der Molekularbiologie ermöglicht die „System-Biologie" — 342
Weiterführende Literatur — 343

13 Parasitologie — 345

13.1 Allgemeine Parasitologie — 345

13.1.1 Mehr als eine Milliarde Menschen leiden unter Parasiten — 345
13.1.2 Die sexuelle Vermehrung der Parasiten erfolgt im Endwirt, die asexuelle im Zwischenwirt — 345
13.1.3 Die Pathogenitätsmechanismen der Parasiten sind sehr unterschiedlich — 346
13.1.4 Um den Wirt ausnutzen zu können, müssen die Abwehrmechanismen überlistet werden — 347
13.1.5 Der Nachweis des Parasitenbefalls erfolgt direkt oder über serologische und immunologische Techniken — 347

13.2 Spezielle Parasitologie — 349

13.2.1 Einteilung — 349
13.2.2 Parasitäre Protozoen (Einzeller) — 349
13.2.3 Plathelminthes (Plattwürmer) und Nemathelminthes (Rundwürmer) — 354
13.2.4 Arthropoden (Gliederfüßer) — 359
Weiterführende Literatur — 363

14 Ökologie — 365

14.1 Die Autökologie analysiert die Wechselwirkung des Einzelorganismus mit der Umwelt — 365

14.1.1 Die Umwelt setzt sich aus belebten (biotischen) und unbelebten (abiotischen) Faktoren zusammen ... 365

14.1.2 Biotop und Biozönose bilden das Ökosystem ... 366

14.1.3 Organismen, die an enge Bedingungen gebunden sind, sind stenopotent (stenök), anpassungsfähige nennt man eurypotent (euryök) ... 366

14.1.4 Tiere mit konstanter Körpertemperatur sind homoiotherm, die mit wechselnder poikilotherm ... 366

14.1.5 Ein weiterer lebensnotwendiger abiotischer Faktor ist das Sonnenlicht ... 367

14.2 Biotische Faktoren regulieren die Populationen des Ökosystems (Synökologie) ... 368

14.2.1 Konkurrenz führt zur Einnischung ... 368

14.2.2 Endogene Rhythmen sind wichtige biotische Faktoren ... 368

14.2.3 Das Räuber-Beute-Prinzip ist eine Grundlage des Ökosystems und Beispiel für ein biozönotisches Gleichgewicht ... 371

14.2.4 Symbiosen sind Lebensgemeinschaften zum gegenseitigen Nutzen ... 372

14.2.5 Beim Parasitismus ist der Nutzen einseitig ... 372

14.3 Im Ökosystem sind die Organismen durch Kreisläufe der Energie und von Stoffen, die abgegeben und aufgenommen werden, miteinander verbunden ... 372

14.3.1 Der Kreislauf der Energie geht von den autotrophen Pflanzen über die heterotrophen Konsumenten und Destruenten ... 373

14.3.2 Kreisläufe der Elemente Stickstoff, Kohlenstoff und Sauerstoff sind wichtig für die Biomasse ... 373

14.3.3 Jede Konsumentenstufe reduziert die Energieausbeute auf ein Zehntel ... 374

14.4 Die Bedingungen im Ökosystem regulieren die Population (Populationsökologie) ... 375

14.4.1 Die Populationsgröße wird von dichteunabhängigen (abiotischen) und dichteabhängigen (biotischen) Faktoren bestimmt ... 375

14.4.2 Populationspyramiden geben Aufschluss über die Struktur der Population ... 375

14.4.3 Die natürlichen Faktoren versagen, um die menschliche Population zu regulieren ... 376

14.4.4 Die Bevölkerungsexplosion gefährdet die Ökosphäre ... 376

14.4.5 Die katastrophale Verschmutzung der Gewässer zeigt die ruinöse Wirkung der menschlichen Population auf die Ökosysteme ... 377

14.4.6 Die Ozonschicht der Stratosphäre schützt vor kurzwelligem UV ... 377

14.4.7 Bodennahes Ozon ist ein starkes Gift ... 379

14.4.8 Das zunehmende CO_2 der Atmosphäre verursacht den Treibhauseffekt ... 379

14.4.9 Das Korallensterben: eine Folge der Erderwärmung – Versuch zur Wiederbelebung des sensiblen Ökosystems ... 379

Weiterführende Literatur ... 380

Glossar ... 381

Sachverzeichnis ... 401

1 Zellbiologie

Die Aufgabe dieses ersten Kapitels ist es, die Zelle mit ihren vielfältigen Strukturen zu besprechen. Neben der reinen Morphologie, in die wir dank des Licht- und Elektronenmikroskops Einblick erhalten haben, wird uns die Frage nach dem molekularen Aufbau der einzelnen Bestandteile beschäftigen. Was aber brächte diese Betrachtungsweise ohne die ständige Frage nach der Funktion? Die Funktionen der diversen Zellstrukturen innerhalb der Zelle und jene, die die Wechselwirkungen der Zellen untereinander ermöglichen, sind zum Verständnis der Biologie der lebenden Zelle unerlässlich. Das gilt sowohl für einzellige, kernlose Organismen, die Prokaryonten, als auch für die komplexeren, kernhaltigen Zellen und Gewebe der Eukaryonten, die in erster Linie Gegenstand dieses Kapitels sein werden.

Robert Hooke beschrieb erstmals 1665 an dem dünnen Schnitt eines Korkens Zellen, wie sie sich ihm als einzelne abgeschlossene Räume im **Lichtmikroskop** darstellten. Es waren dies tote leere Zellen eines pflanzlichen Gewebes. Erst Ende der 30er-Jahre des 19. Jahrhunderts veröffentlichten Mathias Jakob Schleiden und Theodor Schwann Beobachtungen, mit denen sie die Cytologie begründeten. Sie erkannten, dass alle Lebewesen und alle Gewebe zellulär organisiert sind. Damit war die Zelle definiert als kleinste, in ihren Strukturen vergleichbare Funktionseinheit eines lebenden Organismus. 1855 führte der Berliner Rudolf Virchow diese Erkenntnis weiter. Der Ausspruch „Jede Zelle entsteht aus einer Zelle" verweist auf den allen Lebewesen gemeinsamen Vermehrungsmodus, die Zellteilung.

Trotz der Kleinheit des Beobachtungsobjektes – die Größe von Zellen, und dazu gehören auch Bakterien, reicht von 0,2 µm bis 80 µm – waren schon in der zweiten Hälfte des 19. Jahrhunderts wesentliche Zellbestandteile, wie Kern, Chloroplasten, Zentriol, Golgi-Apparat und Mitochondrien, mit Hilfe des Lichtmikroskops beschrieben worden. Eingehendere Strukturanalysen oder Aussagen über die Funktion waren jedoch wegen der Kleinheit (0,2–0,001 µm) dieser Zellbereiche nicht möglich. Erst die Entwicklung des **Elektronenmikroskops**, die Einführung spezifischer **Färbetechniken** und die **Ultrazentrifugation** ermöglichten einen Einblick in makromolekulare Bereiche der Zelle. So können unter anderem Viren im Elektronenmikroskop sichtbar gemacht werden. Neben einer Schnitttechnik, die ultradünne „Scheiben" produziert, gehen verschiedenste Aufarbeitungsmethoden der eigentlichen Mikroskopie voraus, deren ausführliche Beschreibung den Rahmen dieses Kapitels sprengen würde.

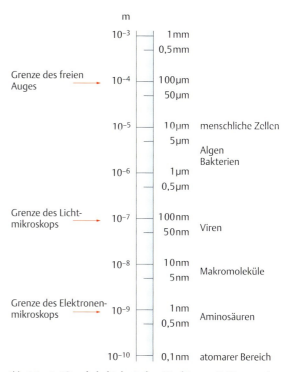

Abb. 1.1 **Größenskala biologischer Strukturen.** Größenangaben biologischer Strukturen in Relation zum Auflösungsvermögen von Auge, Licht- und Elektronenmikroskop; Größenangaben als Bruchteile eines Meters.

Die Anordnungen von Molekülen und Strukturen, die kleiner als 1 nm sind, müssen durch die **Röntgenstrukturanalyse** aufgeklärt werden (DNA, RNA, Proteine etc.) (Abb. 1.**1**).

1.1 Methoden der Zellbiologie

Die **Cytochemie** macht sich die Tatsache zunutze, dass nach Fixierung, d.h. Abtötung der Zelle, wie bei einer Momentaufnahme die Strukturen erhalten bleiben. Chemische Gruppen im Zellmaterial gehen spezifische Reaktionen mit bestimmten Farbstoffen ein (z.B. Methylenblau, Eosin). Auch Fluoreszenz-Farbstoffe können eingesetzt werden (Abb. 1.**2**).

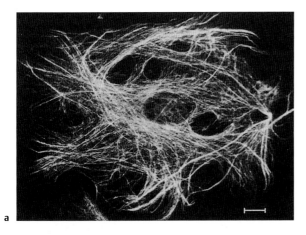
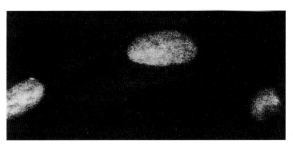
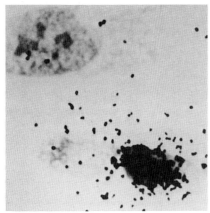
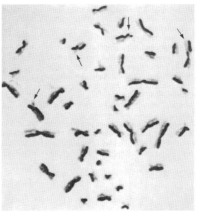

Abb. 1.2 **Methoden zur Darstellung zellulärer Bestandteile.**
a Augenlinsen-Epithelzellen vom Kaninchen: Darstellung von Intermediärfilamenten durch Immunfluoreszenz mit Antikörpern gegen Vimentin (Aufnahme: P. Traub, Heidelberg). **b** Menschliche Fibroblasten: Darstellung der *Topoisomerase* im Kern durch Fluoreszenzmarkierte Antikörper (Aufnahme: G. Wick, Innsbruck). **c** Menschliche Fibroblasten: Autoradiografische Darstellung der DNA-Synthese im Kern durch Einbau radioaktiv markierten Thymidins. Grains (schwarze Körnchen) geben Ort und Menge der DNA-Synthese an (Aufnahme: H. Schwaiger, Innsbruck). **d** Chromosomen aus menschlichen Lymphocyten: Darstellung der Schwesterchromatide durch Spezialfärbung; Pfeile kennzeichnen Stellen des sogenannten Schwesterchromatid-Austausches (SCE) (Aufnahme: H. Schwaiger, Innsbruck).

Bei der **Immunfluoreszenz** werden Antikörper, die gegen bestimmte biologische Strukturen (Antigene) gerichtet sind, mit Fluoreszenz-Farbstoffen markiert.

Durch die Ausbildung von Antigen-Antikörper-Komplexen werden die Antigene in der Zelle sichtbar gemacht.

Eine andere Methode der Auffindung und Zuordnung zellulärer Strukturen in der lebenden Zelle bietet die **Isotopenmarkierung** und anschließende Autoradiographie (z. B. Zuordnung der rRNA-Synthese zu akrozentrischen Chromosomen).

Sehr wertvoll für die Analyse einzelner Zellstrukturen war die Einführung der **Ultrazentrifugation.** Hierzu müssen die Zellen homogenisiert werden. Die Zellmembran wird geöffnet (Methoden hierzu: Enzyme, Ultraschall, nichtionische Detergenzien und Homogenisatoren). Eine differenzielle Zentrifugation trennt zunächst die Kerne ab. Sie sind die größten und schwersten Zellpartikel. Im Überstand verbleiben alle anderen Zellbestandteile. Dieser Überstand wird stärker zentrifugiert: Mitochondrien und Plastiden setzen sich ab. Nach weiterer Zentrifugation des verbleibenden Überstandes setzen sich die Mikrosomen ab. Im Überstand, der löslichen Fraktion, bleiben z. B. Proteine gelöst (*Abb. 1.3*).

Zur Erlangung eines höheren Reinheitsgrades können die einzelnen Fraktionen wiederholt zentrifugiert werden. Auch andere Zentrifugationstechniken können zur weiteren Reinigung und Konzentrierung bestimmter Strukturen angeschlossen werden (Dichtezentrifugation, Zonensedimentation, s. Kap. 2).

Auch die löslichen Bestandteile können weiter aufgetrennt werden, z. B. durch **Elektrophoresen** und **chromatografische Methoden** (z. B. Säulenchromatographie, *Tab. 1.1*).

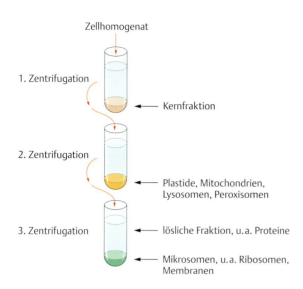

Abb. 1.3 **Isolierung intrazellulärer Strukturen durch Differenzialzentrifugation.** Die Zellmembran wird mechanisch aufgebrochen und das Homogenat durch Zentrifugation mit unterschiedlicher Geschwindigkeit aufgetrennt.

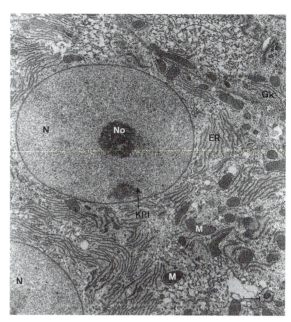

Abb. 1.4 **Eukaryontische Zellen; Objekt: Rattenleberparenchymzelle** (elektronenmikroskopische Aufnahme). ER Endoplasmatisches Reticulum, GK Gallenkanälchen, KPl Karyoplasma, M Mitochondrien, N Nucleus, No Nucleolus, PL Plasmalemma, (Aufnahme: S. Berger, H. G. Schweiger, Heidelberg; M: Balken ≙ 1 μm).

Tab. 1.1 **Methoden zur Charakterisierung von Zellstrukturen zur mikroskopischen bzw. biochemischen Analyse**

Cytochemie	chemische Farbreaktionen Fluoreszenzfärbung Enzymreaktionen UV-Absorption Isotopenmarkierung und Autoradiographie
Immunchemie	Antigen-Antikörper-Reaktionen
Ultrazentrifugation	differenzielle Zentrifugation Dichtezentrifugation (z. B. CsCl) Zonensedimentation (z. B. Saccharose)
andere Methoden	Elektrophorese Säulenchromatographie

1.2 Die eukaryontische Zelle besteht aus Membranen, Cytosol und Organellen

Die Zelle (*Abb. 1.4*) ist bei allen Organismen die Grundeinheit des Lebens. In der Evolution entwickeln sich die Zellen und spezialisieren sich zu: kernlosen Zellen der Bakterien und Blaugrünalgen (**Prokaryonten**) und kernhaltigen Zellen der **Eukaryonten**. Letzteren wurde ihre Komplexität durch Kompartimentierung und Entwicklung von Organellen ermöglicht. Dabei wird angenommen, dass Mitochondrien und Chloroplasten – Organellen in tierischen bzw. pflanzlichen Zellen – ursprünglich eigenständige Organismen waren, die durch Endocytose von Zellen aufgenommen und als Symbionten zur Energiegewinnung benutzt wurden (**Endosymbionten-Theorie** S. 222). Eine Zusammenstellung der Unterscheidungsmerkmale von Pro- und Eukaryonten findet sich auf Seite 274.

Als **Protoplasma** bezeichnet man die gesamte strukturierte lebende Substanz der Zelle, die vom **Plasmalemma** (Zell- oder Plasmamembran) umgeben wird. Bei allen Zellen außer den Bakterien und Cyanobakterien (Blaugrünalgen), die kernlos sind, wird das Protoplasma unterteilt in **Cytoplasma** (Zellplasma) und **Karyoplasma** (Kernplasma). Nucleinsäuren, Lipide, Kohlenhydrate, Spurenelemente, Proteine und Wasser sind die chemischen Grundbausteine (*Rep. 1.1*), wobei die im Wasser dispergierten Proteine das im Lichtmikroskop homogen erscheinende **Cytosol** (Grundplasma) bilden. Viele der Proteine sind Enzyme, die wichtige biochemische Reaktionen katalysieren wie z. B. die Synthese von Zuckern, Fetten, Aminosäuren und Nucleotiden. Im Cytoplasma finden Glycolyse, Gluconeogenese und Proteinsynthese statt. Hier ist auch der Ort der Ubiquitinierung von Proteinen und ihr Abbau über Proteasomen (S. 118).

Repetitorium 1.1

Chemische Zusammensetzung des Protoplasmas

H_2O	ca. 70 %
Protein	15–20 %
Fette	2–3 %
Kohlenhydrate	1 %
Mineralsalze	1 %
Nucleinsäuren	10 %

Tab. 1.2 **Bestandteile des Cytosols**

Lösliche Fraktion
Wasser
Enzyme
Lipide
Kohlenhydrate
tRNAs
Ribosomen
Proteine
Tubulin — bildet → Mikrotubuli ⎫
Actin ⎫ bilden → Mikrofilamente ⎬ Cytoskelett
Myosin ⎭ Myofibrillen ⎭

> Pathologische Zustände können sich in sichtbaren Ablagerungen im Cytoplasma niederschlagen. So finden sich vermehrt Fetttropfen beim Krankheitsbild der **Fettleber** oder Glycogen bei **Glycogenspeicherkrankheiten**.

Im Cytosol (*Tab. 1.2*) eingebettet finden sich die verschiedensten **Zellorganellen** (Kern, Mitochondrien, Golgi-Apparat, Zentriolen, evtl. Chloroplasten bei Pflanzen etc.), von denen der Zellkern die prominenteste ist. Die übrigen Zellorganellen sind, je nach Zellart und Zellfunktion, in wechselnder Menge ausgebildet (*Rep. 1.2*). Auch in Bezug auf Größe und Form gibt es bei Eukaryonten eine große Variabilität.

So ist das rote Blutkörperchen (Erythrocyt) mit seinen 7 μm Durchmesser ebenso wie eine Leberzelle (20 μm) und die menschliche Eizelle mit ca. 100 μm nur im Lichtmikroskop, die Eizelle des Krallenfrosches (*Xenopus laevis*) mit 1 mm Durchmesser jedoch noch mit freiem Auge sichtbar. Eine Zelle des quergestreiften Muskels (Myofibrille) kann bei einem Durchmesser von 50 μm mehrere Zentimeter, ein Axon einer menschlichen Nervenzelle (Neuron) sogar mehr als 1 Meter lang werden!

Repetitorium *1.2*

Plasmatische Bestandteile der Eukaryontenzelle

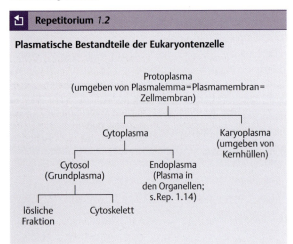

1.3 Membranen

1.3.1 Membranen haben viele Funktionen

Die Aufgaben der Membranen sind mannigfaltig (*Rep. 1.3, 1.4*). Sie dienen zur **Abgrenzung** nach außen und nach innen. Sie bieten der Zelle Schutz und halten den Zellinhalt zusammen. Sie ermöglichen den selektiven Austausch von Substanzen. **Permeabilität** und **Transporte** für bestimmte Moleküle müssen sowohl von außen nach innen als auch in entgegengesetzter Richtung möglich sein. Membranen helfen der Zelle, ein von der Umgebung unterschiedliches **Ionenmilieu** aufrechtzuerhalten. So ist z. B. die Konzentration vieler Stoffe im Serum gänzlich anders als innerhalb der Zellen (*Tab. 1.5, S. 13*). Als Permeationsschranke halten Membranen nicht erwünschte Stoffe fern und verhindern das Ausrinnen lebenswichtiger Substanzen. Die Membranen sorgen mit Hilfe von spezifischen Strukturen, den Rezeptoren, für **interzelluläre Kommunikation**. Membrangebundene Strukturen sind es auch, die den Zellen ihre **Individualität** verleihen und körpereigene von körperfremden Zellen unterscheiden helfen (Blutgruppen, Antigene). Membranen bilden **Kompartimente**. In diesen Räumen können störungsfrei spezifische Funktionen ablaufen. So werden z. B. in Lysosomen Verdauungsenzyme verpackt, die frei herumschwimmend in der Zelle unkontrollierte Verdauungsvorgänge katalysieren würden. Im Kernkompartiment wird die genetische Information auf kleinstem Raum aufbewahrt. Kleine Membransäckchen (**Vesikel**) fungieren als intrazelluläre Transportvehikel. In den Mitochondrien und Chloroplasten führen stark gefaltete Membranen zu einer enormen **Oberflächenvergrößerung** und bieten somit möglichst vielen für die Energieversorgung der Zelle lebenswichtigen Enzymen Platz. Kompartimente haben weiterhin den Vorteil, dass an ihren Membranen Konzentrationsgefälle (**Ionengradienten**) aufgebaut werden können, die im kleinen Raum viel effektiver wirksam werden, als sie es in der riesigen Weite einer Zelle könnten. Auch die **Erregungsleitung** der Nerven ist ein Problem, das mit Hilfe von Membranen gelöst wird (*Abb. 1.5*).

Repetitorium *1.3*

Aufgaben von Membranen
- Bildung von Kompartimenten
- Bildung von Vesikeln
- Oberflächenvergrößerung
- selektiver Austausch von Substanzen:
  – selektive Permeabilität (erleichterte Diffusion)
  – Transporte für Aufnahme und Abgabe
- Aufrechterhaltung von Gradienten
- Erkennungsfunktion – Rezeptoren
- Erregungsleitung

Repetitorium 1.4

Aufgaben von Plasmamembranen
- Schutz nach außen
- Abgrenzung außen gegen innen
- Zusammenhalt des Zellinhalts
- Aufrechterhaltung eines der Umgebung abweichenden intrazellulären Milieus
- Ausprägung der Zellindividualität (HLA; Blutgruppen, außen Glycosylierung)
- Ausbildung eines molekularen Erkennungssystems durch zellspezifische Oligosaccharid-Muster
- interzelluläre Kommunikation durch Rezeptoren

Die Nervenfortsätze (Axone) bestimmter Nervenzellen (Neurone) sind bei Vertebraten von einer dicken **Myelinscheide** umgeben. Dieses Myelin wird von speziellen Stützzellen (**Gliazellen**) des Nervengewebes gebildet, indem diese ihre eigene Plasmamembran in engen Lagen um die Nervenfaser herumwickeln. Spezifische Proteine, wie u. a. das **basische Myelinprotein** und ein **Proteolipid-Protein**, fördern die enge Vernetzung der Plasmamembranschichten. Viele dieser Zellen, sie werden im peripheren Nervensystem **Schwann-Zellen**, im zentralen Nervensystem (ZNS) **Oligodendrocyten** genannt, lagern sich dem Nervenfortsatz in seinem Verlauf an und bilden um ihn dicke, ca. 1 mm lange Isoliermäntel. Dort, wo die Myelinscheide einer Zelle an die der nächsten stößt, bleibt ein Myelin-freier Spalt, der **Ranvier-Schnürring**. Hier liegen die für die Erregungsbildung notwendigen Na^+-Kanäle. Dank der Isolierung großer Teile des Nervenfortsatzes setzt sich die Erregung unter Überspringen der Myelinscheide von Schnürring zu Schnürring mit großer Geschwindigkeit fort.

> Bei der neurodegenerativen Erkrankung **Multiple Sklerose** (**MS**) wird das Myelin in weiten Bereichen des Gehirns und des Rückenmarks zerstört (Demyelinisierung). Höchstwahrscheinlich zählt diese Krankheit zu den Autoimmunerkrankungen (s. Tab. 9.4, S. 269). Die Patienten synthetisieren Autoantikörper gegen körpereigene Myelin-Antigene, wobei deren Identität noch nicht eindeutig geklärt ist. Als Kandidaten werden vor allem das basische Myelinprotein, das Proteolipid-Protein, aber auch das ZNS–spezifische Myelin-Oligodendrocyten-Glycoprotein diskutiert. Neben einem durch die Immunreaktion ausgelösten Entzündungsprozess scheint ein vermehrter enzymatischer Abbau von Proteinen durch Proteasen möglich zu sein. Der fleckförmige Verlust von Myelin im ZNS und Rückenmark führt dazu, dass sich die MS, zunächst schubförmig, dann progredient, in einer Vielzahl von neurologischen Erscheinungen wie Lähmungen, Sensibilitätsstörungen, Miktions- und Sehstörungen sowie psychischen Veränderungen äußert. Im deutschsprachigen Raum hat die MS eine Häufigkeit von 100:1 Mill., wobei genetische Prädisposition eine Rolle spielt. Ein die Immunantwort beeinflussendes Medikament, das Interferon β, wird erfolgreich zur Behandlung eingesetzt, und neue Medikamente sind in Erprobung.
>
> Antikörper gegen wichtige Myelinproteine der Peripherie: P0, P1 und P2 werden mitverantwortlich für die **akute entzündliche demyelinisierende Polyneuropathie** (**Guillain-Barre-Syndrom**) gemacht, die lebensbedrohlich durch plötzlich auftretende Paralyse und Herzrhythmusstörungen werden kann.
>
> Genetische Krankheiten der Myelinisierung können durch Mutationen in den Myelinisierungsgenen entstehen. So führen beim **Pelizaeus-Merzbacher-Syndrom** Mutationen im Gen des Proteolipid-Proteins zu einem Verlust an Oligodendrocyten im ZNS. Im Bereich der Peripherie führt u. a. die Überproduktion eines Gens, das ein Protein des peripheren Nervenmyelins codiert (PMP22) durch Fehlfaltung des Mye-

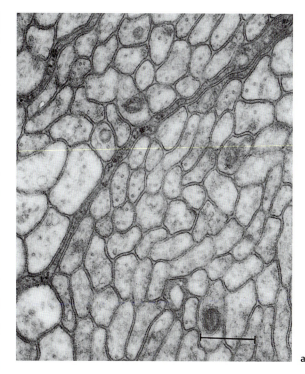

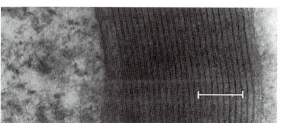

Abb. 1.5 Nerven in verschiedenen Myelinisierungszuständen (elektronenmikroskopische Darstellung). **a** Querschnitt durch einen myelinarmen Nerv (Nervus opticus, Süßwasserschnecke); M: Balken ≙ 0,05 µm. **b** Markscheide eines Axons der weißen Maus (Aufnahmen: J. Klima, Innsbruck; M: Balken ≙ 0,15 µm).

> lins zum Formenkreis der **hereditären, motor-sensorischen Neuropathien** (**Charcot-Marie-Tooth-Erkrankungen**). Bei einer Form dieser Erkrankung wurden Mutationen in einem Nicht-Myelin-Gen gefunden. Dieses Gen codiert für Connexin32, eines der Proteine der Kommunikationskontakte (Gap junction, S. 26). Der Zusammenhang zwischen einem Zellkontaktprotein und einer Neuropathie wird noch nicht verstanden.

1.3.2 Membranen ähneln sich in ihrem Aufbau

Membranen (Rep. 1.5) bleiben mit ihrem Durchmesser von 6 bis 10 nm für das Lichtmikroskop unsichtbar. Im Elektronenmikroskop stellen sie sich, entsprechend ihrem chemischen Aufbau, dreischichtig dar: eine innere hellere Schicht (hydrophobe Anteile) wird von zwei elektronendichteren, dunkleren Schichten (hydrophiler Anteil und Proteine) begrenzt.

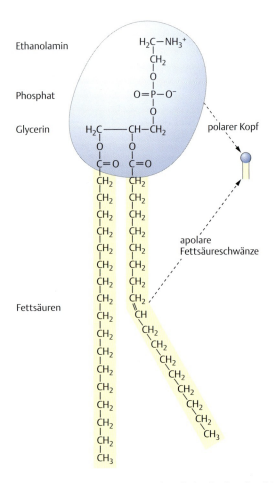

Abb. 1.6 **Molekulare Struktur eines Phospholipids.** Phosphatidyl-Ethanolamin als Beispiel für ein Phospholipid mit polarem Kopf und apolarem Schwanz; eingeblendet ist eine symbolische Schreibweise.

⤴ **Repetitorium** 1.5	
Gemeinsamkeiten von Membranen	
Dicke	6–10 nm
Aufbau	Lipid-Doppelschicht mit asymmetrischer Verteilung der Bestandteile
Bestandteile	Lipide (Phospholipide, Cholesterol, Glycolipide) Proteine (periphere, integrale, Glycoproteine)
Wichtigste Eigenschaften	Fluidität Bildung einer Permeationsschranke

Dieses Erscheinungsbild ist sowohl bei den zellbegrenzenden Plasmamembranen als auch bei intrazellulären Membranen gleich, und hat zu dem allgemein gebrauchten Begriff der „**Einheitsmembran**" geführt. Obwohl sich das basale Strukturprinzip und die Funktionen sehr gleichen, ist diese Terminologie irreführend, da die chemische Zusammensetzung der Grundbausteine von Membran zu Membran sehr unterschiedlich ist.

Das zentrale Bauelement ist eine **Lipid-Doppelschicht** (Bilayer). 50% der Masse der meisten Plasmamembranen tierischer Zellen besteht aus Lipiden, die aus gesättigten und ungesättigten Fettsäuren unter enzymatischer Mithilfe von Proteinen am Endoplasmatischen Reticulum (s. S. 30) gebildet werden. **Phospholipide** machen den Löwenanteil aus (Abb. 1.**6**), gefolgt von **Cholesterol** und einem kleinen Teil **Glycolipide** (zuckerhaltige Lipide). Diese Moleküle sind **amphipathisch**, d. h. sie bestehen aus einem **polaren** (hydrophilen = wasserfreundlichen) und einem **apolaren** (hydrophoben = wasserabstoßenden bzw. lipophilen = fettfreundlichen) Anteil. Den polaren Kopf bildet bei den Glycerolphosphatiden das zentrale Glycerin, dessen eine Hydroxygruppe mit Phosphorsäure verestert ist, die ihrerseits wieder Ester mit verschiedenen polaren Molekülen (z. B. Cholin, Serin, Ethanolamin) bilden kann. Die Sphingolipide leiten sich dagegen vom Sphingosin ab, besitzen also keinen Glycerinanteil. Der apolare Schwanz besteht aus zwei langkettigen aliphatischen Fettsäuren, von denen häufig eine ungesättigt ist, d. h. sie enthält eine oder mehrere Doppelbindungen. Diese Doppelbindungen steigern die wichtigste Eigenschaft der Membran: ihre **Fluidität**. Phospholipide haben die Eigenschaft, sich im wässrigen Milieu spontan aneinanderzulegen, indem sie bestrebt sind, ihre hydrophoben Schwänze vom Wasser weg zu orientieren. Das können sie entweder dadurch erreichen, dass sie **Micellen** bilden (kreisrunde Gebilde), in denen die polaren Köpfe zu einer Kugel geordnet sind und in deren Zentrum alle Schwänze hineinragen. Oder sie formen flache Doppelschichten (**Bilayer**) (Abb. 1.**7**). Die Köpfe werden hierbei auf beiden Seiten dem Wasser zugekehrt, die hydrophoben Anteile liegen geschützt im Inneren. Derartige bimolekulare Lipidfilme bauen **Zellmembranen** auf, die extrazelluläre von intrazellulären Räumen trennen und von beiden Seiten von wässrigem Milieu umgeben sind. Einen Beweis für die Doppelschichtigkeit gibt unter anderem die Methode der **Gefrierätzung** in der Elektronenmikroskopie. Hierbei wird die Doppelschicht in der Mitte gespalten, und zwei Einzelschichten entstehen.

1.3.3 Wichtigstes Merkmal einer Membran: Ihre Fluidität

Künstliche Membranen haben über das Verhalten der einzelnen Moleküle Aufschluss gegeben: Kovalente Bindungen werden nicht ausgebildet. Dadurch ist die **seitliche Beweglichkeit** eines Moleküls hoch. Ein Molekül führt ca. 10^7-mal pro Sekunde einen Partnerwechsel durch; d. h., ein Lipidmolekül innerhalb einer Erythrocyten-Membran kann diese innerhalb von vier Sekunden einmal umrunden. Auch Rotation und Beugung der Moleküle innerhalb der Einzelschicht einer Membran sind möglich. Außerordentlich selten hingegen ereignet sich spontan ein sog. **Flip-Flop**, der Wechsel eines Moleküls von einer zur anderen Membranschicht. Eine Membran ist umso fluider, je mehr ungesättigte Fettsäuren sie enthält. Eine **gleich bleibende Fluidität** der Membran ist entscheidend für eine Zelle, da andernfalls lebenswichtige Transportmechanismen in Gefahr geraten. In Membranen der Eukaryonten sichert das Cholesterol eine gewisse Stabilität des Flüssigzustandes innerhalb der Membran und hilft, die Fluidität auch bei einem Temperaturabfall konstant zu halten

Von der Umwelttemperatur abhängige Organismen (**Poikilotherme**) wie Bakterien sind deshalb in der Lage, die Bausteine ihrer Membran auszuwechseln. Sinken die Temperaturen, dann werden Phospholipide mit mehr ungesättigten Fettsäuren eingebaut als bei hoher Temperatur. Bei Tieren, die in kalten Regionen leben, haben die Fettsäuren andere Sättigungsgrade als bei Tieren wärmerer Regionen (Rep. 1.**6**).

Lipid-Flöße (**lipid rafts**) in Membranen sind Mikrodomänen aus Cholesterol und Sphingomyelin, die von fluideren Lipiden umgeben sind. Hier sammeln sich Rezeptorproteine, die Signale aus der Umwelt an intrazelluläre Strukturen weitergeben können (s. auch Caveolae S. 19). Allerdings wird ihre Charakterisierung durch ihre Kleinheit und in Ermangelung von hochauflösender Technik erschwert.

Repetitorium 1.6

Die Fluidität der Membran nimmt zu
- bei Erhöhung ihres Gehalts an Lipiden
- ihres Gehalts an Cholesterol
- des Anteils der ungesättigten Fettsäuren
- der Temperatur

1.3.4 Lipide und Glycolipide sind asymmetrisch verteilt

Die Lipide werden im Cytoplasma am **Endoplasmatischen Reticulum** (S. 30) gebildet und bauen zuerst die innere (dem Cytosol zugewandte) Membranschicht auf, da hier die zur Synthese nötigen Proteine zur Verfügung stehen, um dann in die äußere Schicht der Membran überzuwechseln. Dieser Wechsel wird durch Proteine, **Flippasen**, beschleunigt.

Die **Innenseite** einer Membran ist immer cytoplasmawärts gerichtet. Bei Plasmamembranen ist die **Außenseite** der Membran dem Interzellularraum zugewandt, bei inneren Membranen dem Inneren der Organellen (Abb. 1.**8**). Es kommt zu einer asymmetrischen Verteilung der verschiedenartigen Phospholipide im inneren und äußeren Anteil der Membran, die sich auch in ihrer Ladung unterscheiden. Die Glycolipide sind gänzlich der äußeren Membranschicht vorbehalten.

> Das Glycolipid G_{M1}, ein Gangliosid, liefert z. B. den Oberflächenrezeptor für das **Choleratoxin.** Dieses Bakterientoxin ist für die **Cholera-Diarrhoe** (Durchfall) verantwortlich (S. 288). Glycosphingolipide tragen Antigene des **AB0-Blutgruppensystems**.

Neben ihrer Funktion, die Fluidität einer Membran zu garantieren, sind Lipide notwendig, um die enzymatische Aktivität der in die Membran eingelagerten Proteine zu erhalten.

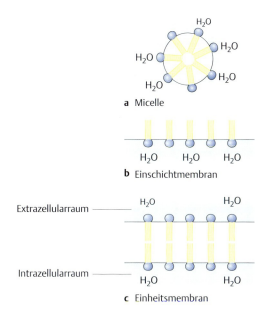

Abb. 1.**7** **Mögliche Anordnung von Phospholipiden in wässrigem Milieu** (schematische Darstellung). Phospholipide ordnen sich in wässrigem Milieu spontan zu Micellen bzw. Membranen, indem sie ihre polaren Köpfe zum Wasser hin, ihre apolaren Schwänze vom Wasser weg orientieren. **a** Verhalten im Wasser: Ausbildung von Micellen. **b** Verhalten an Wasseroberflächen: Ausbildung von Einschichtmembranen (Monolayer). **c** Verhalten zwischen zwei wässrigen Phasen: Ausbildung einer Einheitsmembran (Bilayer).

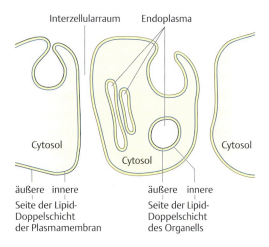

Abb. 1.**8** **Die Innenseite der Membrandoppelschicht schaut immer cytosolwärts.** Schematische Darstellung von Zellen mit Organellen. An das Endoplasma im Inneren der Organellen grenzt die Außenschicht des Membran-Bilayers, während die Innenschicht dem Cytosol zugewandt ist.

Der Bacillus, der **Gasbrand** hervorruft, löst z. B. mit einer *Phospholipase C* Lipide aus der Membran heraus. Dadurch wird das Enzym *Glucose-6-phosphatase* restlos inaktiviert und die Nutzung der Glucose unmöglich gemacht.

1.3.5 Biologische Membranen enthalten Proteine und bestätigen das Fluid-Mosaic-Modell

Die zweite wesentliche Komponente im Membranaufbau sind **Proteine**. Hatte man lange Zeit, angeregt durch elektronenmikroskopische Bilder, geglaubt, dass Proteine beiderseits der polaren Schichten der Lipid-Doppelmembran aufgelagert sind, so entwickelten 1972 Singer und Nicolson das **Fluid-Mosaic-Modell** (*Abb. 1.9*).

Bildet die Lipid-Doppelschicht die strukturelle Grundlage einer Membran, so reflektieren Art und Menge der Proteine die Funktionen der Membranen. Proteine bilden dabei wichtige Enzyme und dienen als Transportsysteme (*Tab. 1.3*). Das Lipid-Protein-Verhältnis ist in verschiedenen Membranen unterschiedlich, ebenso die Zusammensetzung der Proteine selbst. So beträgt z. B. der Proteingehalt des **Myelins**, jener vielschichtigen Membranscheide, die Nervenfasern isoliert, weniger als ein Viertel seiner Lipidmenge. **Mitochondrien-Membranen** mit ihren wichtigen Transportfunktionen enthalten dreimal so viele Proteine wie Lipide. In der **Erythrocyten-Membran** ist das Verhältnis 1:1 (*Abb. 1.10*).

Das Fluid-Mosaic-Modell lässt einen engen Kontakt zwischen strukturellen und funktionellen Elementen der Membran erkennen. Die Proteine, ebenso wie Lipide amphipathische Moleküle, sind mit ihren hydrophoben Anteilen in die Lipid-Doppelschicht eingesenkt. Einige Proteine sind **Transmembranproteine.** Sie grenzen an der äußeren und der inneren Membranseite an wässriges Milieu. Proteine der Plasmamembran-Innenseite können zu Strukturen des Cytoskeletts Kontakt gewinnen. Proteine der Membran-Außenseite können mit Kohlenhydratketten versehen, also glycosyliert sein. Je nach Polarität

Tab. 1.3 **Aufgaben von Membranlipiden und Membranproteinen**

Lipide	Proteine
Struktur	Struktur
Fluidität	Enzymaktivität
Antigene	Bestandteile von Zellkontakten antigene Zellrezeptoren Regulation
Essenziell für Funktion membrangebundener Proteine	Transmembrantransporte Zellerkennung

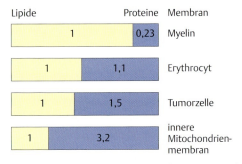

Abb. 1.10 **Lipid-Protein-Verhältnis in Membranen unterschiedlicher Herkunft.** Der Lipid- bzw. Proteinanteil der Membranen verschiedener biologischer Strukturen ist durch Balken symbolisiert, deren unterschiedliche Länge das Verhältnis dieser beiden Komponenten widerspiegelt.

der Membran-bildenden Phospholipide können Proteine mit unterschiedlichen polaren Anteilen in der Membran „gelöst" werden. Auch die Proteine sind zwischen „außen" und „innen" asymmetrisch verteilt. So finden sich **Glycoproteine** ausschließlich außen an der Membran. Der Synthesemodus der Proteine führt zu dieser unterschiedlichen Verteilung.

Alle Proteine werden an Ribosomen gebildet. Proteine der Membran-Innenseite werden von frei im Cytoplasma schwimmenden Ribosomen synthetisiert. Anders entstehen jene, die an die Außenseite

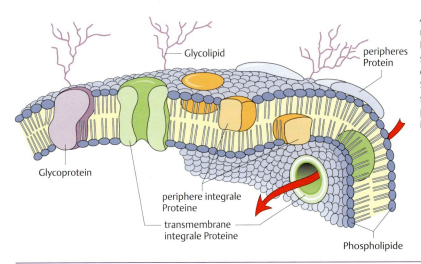

Abb. 1.9 **Fluid-Mosaic-Modell.** Schematische Darstellung einer Membran mit Proteinen, die der Phospholipid-Doppelschicht ein-, an- und aufgelagert sind, entsprechend der Modellvorstellung von Singer und Nicolson. Verzweigte Oligosaccharide machen Proteine zu Glycoproteinen, Lipide zu Glycolipiden, wie sie in der Glycokalix zu finden sind.

der Membranen sezerniert werden sollen. Diese müssen durch die hydrophobe Lipid-Doppelschicht hindurchgeschleust werden. Zu diesem Zweck werden die Ribosomen an die dem Cytoplasma zugekehrte Membranseite des Endoplasmatischen Reticulums geheftet (S. 29). Das wachsende Protein wird – das zuerst gebildete NH_2-Ende voraus – im noch ungefalteten Zustand durch die Membran ins Lumen des Endoplasmatischen Reticulums geschoben. Zu diesem Zeitpunkt kommt die hydrophile Eigenschaft der Proteine noch nicht voll zum Tragen. Außerdem beginnen diese „sekretorischen" Proteine alle mit einer **„Signalsequenz"** (s. Kap. 2), die besonders viele hydrophobe Aminosäuren trägt. Diese Sequenz wird, hat sie die Membran durchquert, abgespalten. Proteine, die im weiteren Verlauf ihrer Polypeptidkette eine hydrophobe Sequenz besitzen, werden mit dieser an die Fettschicht der Membran assoziiert und bilden die integralen oder Transmembran-Proteine.

Die Glycosylierung beginnt im Endoplasmatischen Reticulum und wird im Golgi-Apparat perfektioniert. Von ihm aus werden Glycoprotein-tragende Membranfragmente im Zuge des dauernden Membranauf- und -abbaus in Form von Transportvesikeln an die Plasmamembran herangeführt und in diese durch Membranverschmelzung integriert.

Nicht nur die Lipide, auch die Proteine sind in der Membran beweglich. Sie können um die eigene Achse rotieren und lateral diffundieren. Ein Flip-Flop findet nicht statt. Auch die laterale Beweglichkeit kann eingeschränkt sein. Das gilt z. B. für Proteine, die an Zellkontakten beteiligt sind. Zellkontakte wie die Zonula occludens (Verschlusskontakte) bilden eine Barriere für die freie Beweglichkeit. Dadurch werden Proteine mitsamt ihren Funktionen streng an bestimmte Zellmembranregionen gebunden. Auch Aggregation von mehreren Proteinen kann zu einer langsameren und trägeren seitlichen Diffusion führen. Ebenso beeinträchtigt die Verknüpfung von Proteinen mit dem Cytoskelett ihre Beweglichkeit.

1.3.6 Die Zellen sind außen von einer Glycokalix umgeben. Die Basalmembran bildet den Übergang zum Bindegewebe

Der äußeren Zellmembran ist eine dünne Membran-Deckschicht aufgelagert, die, je nach Zellart und Funktion, unterschiedlich stark ausgeprägt ist. Diese dem Extrazellularraum zugewandte 10–20 nm dicke Schicht beinhaltet die Kohlenhydratketten der in der Plasmamembran verankerten Glycoproteine, Glycolipide und Glycosphingolipide sowie der Proteoglycane (proteinhaltige Polysaccharide) und heißt bei menschlichen Zellen **Glycokalix.** Zusätzlich werden von Zellen der Extrazellulären Matrix (S. 73) sezernierte Moleküle von außen an die Glycokalix angelagert. Die Glycokalix **schützt** zum einen die Zelloberfläche, zum anderen dienen die eingelagerten Kohlenhydrate als **Marker** für verschiedenste Zell-Zell-Interaktionen.

> So ermöglichen z. B. derartige Erkennungssignale den Leukocyten, aus dem Blutstrom auszutreten, indem sie an die Endothelzellen der Blutgefäße andocken. Die Endothelzellen exprimieren zu diesem Zweck Transmembranproteine, sogenannte **Selektine**, die spezifische Oligosaccharide an der Leukocytenoberfläche erkennen. Kleine sekretorische Proteine (Chemokine) und andere Entzündungssignale aktivieren darüber hinaus in den Leukocyten die Expresssion von **Integrinen** (S. 21), die die flüchtige Bindung der Leukocyten an die Endothelzellen intensivieren. Derart adhärent gewordene Leukocyten können dann z. B. eine **Entzündungsreaktion** in zerstörtem Gewebe vermitteln. Eine genetisch bedingte Verminderung der Synthese eines Leukocyten-Integrins führt zu einer **Defizienz** in der Leukocyten-Adhäsion und damit bei den Patienten zu einer hohen **Anfälligkeit für bakterielle Infekte**.

Die angelagerten Kohlenhydrate setzen sich aus einigen wenigen Zuckern (Oligosacchariden) zusammen (unter anderem Galactose, Fucose, Glucose, Mannose). Das häufige Vorkommen von **Neuraminsäure** am Kettenende ist mitverantwortlich für die insgesamt gesehen negative Außenladung eukaryonter Zellen.

Besonders reich an Neuraminsäure sind **Erythrocyten**. Durch die entstehende negative Ladung stoßen diese Zellen sich gegenseitig im Blutstrom ab. Im Alter vermindert sich der Neuraminsäure-Anteil und es kann zu Verklumpungen und zum Aussortieren dieser Erythrocyten in der Milz kommen. Bei den löslichen Glycoproteinen des Blutplasmas bestimmt der Kohlenhydratanteil deren **Lebensdauer**. Viele von ihnen besitzen endständig Sialinsäure (N-Acetyl-Neuraminsäure), nach deren Abspaltung das Glycoprotein, je nach exponiertem Zucker (Galactose oder Mannose), von der Leber durch spezifische **Asialo-Glycoprotein**-Rezeptoren aufgenommen und abgebaut wird.

Viele **Rezeptoren** an Zelloberflächen sind Glycoproteine, so z. B. die Rezeptoren für das Apolipoprotein B (S. 105), das Cholesterol- und Triglycerid-haltige Proteinpartikel an Zellen andockt und somit den Cholesterolspiegel des Serums regelt.

> Mutationen im Rezeptor bzw. ein genetischer Mangel an funktionellem Rezeptor führen zum Krankheitsbild der **familiären Hypercholesterolämie** mit hohen Cholesterol-Serumwerten, Arteriosklerose und Herzinfarkten bereits bei Jugendlichen (S. 18).
>
> Rezeptoren, die als Liganden das Fc-Fragment von Antikörpern (Immunglobulinen) binden, finden sich z. B. in großer Zahl auf Mastzellen und Makrophagen. Bei ersteren kommt es im Rahmen einer **allergischen Reaktion** (S. 270) zur Bindung von spezifischen Immunglobulinen (IgE), die eine Ausschüttung von Histamin bewirken. Histamin führt zu Erweiterung und Permeabilitätserhöhung von Blutgefäßen. Blutdruckabfall und Flüssigkeitsaustritt ins Gewebe (Ödeme) bis hin zum lebensbedrohlichen Zustand des **anaphylaktischen Schocks** sind die Folge. Makrophagen binden im Zuge der **Körperabwehr** mit Antikörpern besetzte Bakterien und machen sie durch Phagocytose unschädlich (S. 20).

Auch die hormonelle **Wirkung des Adrenalins** (u. a. Bereitstellung von Glucose zur Energiegewinnung) wird über ein glycosyliertes Transmembranprotein, den β-adrenergen Rezeptor, vermittelt (S. 125).

Oligosaccharide der Erythrocyten-Glycokalix wirken als **Antigene des AB0-Blutgruppensystems** (S. 150). Auch die **Histokompatibilitätsantigene** sind glycosylierte Transmembranproteine (S. 260).

Als wichtige Abgrenzung zwischen Epithelzellschicht- und Bindegewebe (Kap. 1.8) existiert die **Basalmembran** (*Rep. 1.7*). Basalmembranen (BM) umgeben auch Einzelzellen, wie z. B. Fett-, Muskel- oder Schwannsche Zellen. In den Nierenglomeruli fungieren Basalmembranen als **Filter** zwischen Blut und Urin, und im Gehirn bilden sie eine fast undurchlässige Schranke zwischen Gehirn und Blut (**Blut-Hirn-Schranke**). Ihre Komponenten, sezerniert sowohl von Epithelzellen als auch von Zellen der Extrazellulären Matrix, bestehen hauptsächlich aus **Laminin**, einem Glycoprotein, das über ein weiteres Glycoprotein (Nidogen) und über ein Proteoglycan (Perlecan) an das, für die BM charakteristische, **Typ IV Kollagen** bindet. Auf diese Weise entsteht ein festes, aber flexibles dreidimensionales, 40–120 nm dünnes Netz. Komponenten der BM verankern das komplexe Netzwerk zwischen Epithelzellen und Bindegewebs-Stroma, indem sie an Rezeptorproteine (z. B. Integrine) der angrenzenden Zellen binden. Daraus ergibt sich die Fähigkeit der BM, neben der bereits erwähnten Filterfunktion, **Gewebe zu strukturieren**, im Zuge der mechanischen Verankerung von Zellen, u.a. in der Haut, die **Anheftung der Epidermis an die Dermis** zu ermöglichen, während der Embryonalentwicklung den Zusammenhalt der Zellen des 4- und 8-Zellstadiums auf dem Weg zur Morula zu gewährleisten (S. 238) und **Leitsystem** für wandernde Zellen, wie etwa für Neuronen im Nervengewebe, zu sein. Die BM ist wesentlich an **Regenerationsprozessen** nach Gewebsverletzungen beteiligt. Ihre Integrität bleibt bei gutartigen Tumoren erhalten, während sie bei krebsartiger Entartung durchbrochen wird. Sie kann die **Zellproliferation** u. a. durch Speicherung von Wachstumsfaktoren steuern, den **Differenzierungszustand** kontrollieren und die **Zellpolarität** aufrechterhalten.

Ein Beispiel soll die Bedeutung der BM für die **Zellpolarität** erläutern: Im einschichtigen Epithel der Atemwege werden Membranproteine der apikalen und basolateralen Zellregionen durch Verschlusskontakte getrennt. Zellen der apikalen Seite produzieren einen Wachstumsfaktor, der zur Wachstumsstimulation Rezeptoren benötigt, die sich ausschließlich an der basolateralen Zellseite befinden. Auf diese Weise werden Proteine, obwohl von ein und derselben Zelle synthetisiert, bei Bedarf streng voneinander ferngehalten. Wird jedoch die Epithelschicht und damit die BM verletzt, gelangt der Wachstumsfaktor auf die Rezeptorseite und führt solange zur Proliferation, bis der Defekt geschlossen und der Verschlusskontakt wieder hergestellt ist. Es kommt daraufhin zum Wachstumsstillstand, wobei ordnungsgemäße Sortierung und gezielter Proteintransport die Grundlage der **Kontaktinhibition** (S. 21) ist.

> Mutationen in beteiligten Genen können zur Aufhebung dieses Inhibitionsprozesses und einer **krankhaften Dauerproliferation** führen. Loslösung aus dem Zellverband, Durchbrechen der Basalmembran und der Blutgefäße durch Ausbildung von **Invadopodien** (Zellfortsätze gefüllt mit Proteinen u. a. für Adhäsion, Penetration und Actinregulation) sind die Voraussetzungen für **unbegrenztes Wachstum und Metastasierung**. Weitere klinische Bezüge in Kap. 1.8.

Repetitorium 1.7

Basalmembran

Lokalisation:
- begrenzt Epithelzellen und Bindegewebe
- umgibt Einzelzellen wie Fett- und Muskelzellen

Aufgaben:
- in der Niere Filter zwischen Blut und Urin
- im Gehirn Blut-Hirn Schranke
- mechanische Verankerung von Epidermis und Dermis der Haut
- Gewebsstrukturierung und Zellzusammenhalt in der Embryonalentwicklung
- Leitsystem wandernder Zellen
- Beteiligung an Regenerationsprozessen
- Organisation von Proliferation und Kontaktinhibition
- Verhinderung invasiven Wachstums

1.3.7 Die Erythrocyten-Membran eignet sich besonders gut als Untersuchungsobjekt

Die am besten untersuchte Plasmamembran ist die **Erythrocyten-Membran** (*Abb. 1.11*). Das hat viele Gründe:
- Erythrocyten sind leicht zu gewinnen
- Erythrocyten besitzen keine störenden inneren Membranen
- Möglichkeit der Herstellung von Erythrocytengeistern ist gegeben: Erythrocyten schwellen bei der Behandlung mit hypotonen Lösungen. Hämoglobin, das Haupt-Nichtmembranprotein, fließt aus. Es bleiben reine Membranen zurück, die man willkürlich zu „Außen-außen"- bzw. „Innen-außen"-Vesikeln schließen kann

Die Lage der Proteine in einer Membran kann anhand ihrer Herauslösbarkeit bestimmt werden. Aufgelagerte Proteine lassen sich leicht, integrierte nur nach Zerstörung der Membran, z. B. durch Detergenzien, entfernen. Um integrale Proteine – ihr Anteil an Membranproteinen ist 70% – anzureichern und zu untersuchen, werden proteolytische Enzyme benutzt, die die äußeren und inneren peripheren Proteine verdauen. Es verbleiben Proteine, die integral und wasserunlöslich sind. Sie werden mit Detergenzien ausgelöst. Ihre Trennbarkeit über Gel-Elektrophorese ermöglicht es, sie einzeln zu studieren (*Abb. 1.12*).

1.3.8 Die Hauptmembran-Proteine der Erythrocyten-Membran sind Spektrin, Glycophorin und Band-III-Protein.

Spektrin liegt der Membran-Innenseite auf. Es ist fädig und myosinartig. Seine Verbindung zum Cytoskelett hilft dem Erythrocyten, seine Form zu wahren und trotzdem verformbar zu sein.

Ein wesentliches transmembranes Protein ist das **Glycophorin** (700 000 Kopien pro Erythrocyt). Seine 131 Aminosäuren liegen zu 60% an der Membran-Außenseite. Dieser hydrophile Teil ist mit kurzen Kohlenhydratketten besetzt und mit Blutgruppen-Eigenschaften (MN-System) assoziiert. Der in der Lipid-Membran eingelagerte Teil besteht aus 20 zum größten Teil lipophilen Aminosäuren. Daran schließt sich das hydrophile Carboxylende an.

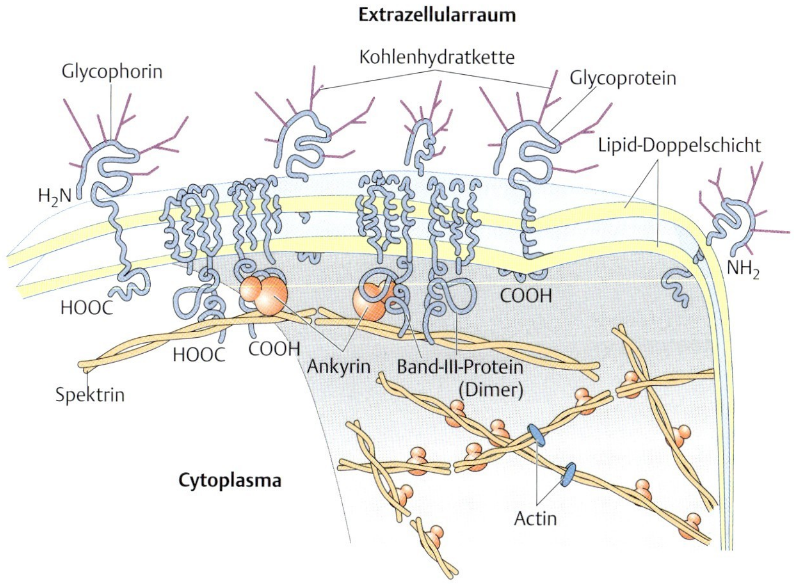

Abb. 1.11 **Teil der Erythrocyten-Membran** (schematische Darstellung). Gezeigt sind Glycoproteine, die mit ihren Oligosaccharidanteilen gemeinsam mit denen der Glycolipide an der Außenseite der Membran die Glycokalix bilden. Das Band-III-Protein liegt als Dimer vor und bildet dadurch einen Kanal durch die Membran. Es verankert sich an der Membran-Innenseite über das Protein Ankyrin mit Spektrinmolekülen. Diese stehen ihrerseits mit Actinfilamenten des Cytoskeletts in Verbindung.

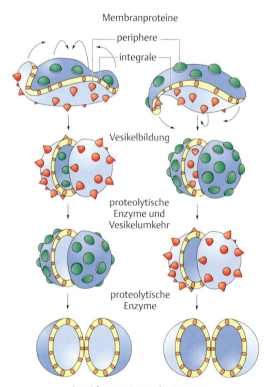

Abb. 1.12 **Anreicherung und Gewinnung integraler Proteine.** Schematische Darstellung des experimentellen Vorgehens: Membranfragmente schließen sich spontan zu Vesikeln, deren Membranen entweder außen-außen oder umgekehrt, d. h. innen-außen, orientiert sind. Nach proteolytischem Verdau der peripheren Proteine werden die Vesikel geöffnet und in umgekehrter Orientierung wieder geschlossen. Erneuter Verdau der peripheren Proteine hinterlässt Membranvesikel, die ausschließlich integrale Proteine enthalten.

Spektrin, das mit Actinfilamenten an der Membran-Innenseite in Verbindung steht, ist über das **Band-4.1-Protein** mit dem Glycophorin assoziiert. Auch ein weiteres Transmembranprotein, das **Band-III-Protein**, wird über **Ankyrin** an Spektrin und damit an das Cytoskelett gekoppelt. Dieses Protein wird nach seiner Position in der SDS-Gel-Elektrophorese benannt und durchzieht die Membran mehrmals als globuläres Protein. Es liegt dimer vor und bildet einen Anionenkanal, durch den CO_2 in Form von HCO_3^- gegen Cl^- ausgetauscht wird (**Bicarbonat-Transporter**, *Abb. 1.11*).

Das im Gewebe gebildete CO_2 wird vom Blut aufgenommen und diffundiert in die Erythrocyten. Hier wird es mit Hilfe der **Carboanhydrase** zu HCO_3^- und H^+ umgewandelt:
$$H_2O + CO_2 \rightarrow H^+ + HCO_3^-$$
Das Hämoglobin der Erythrocyten gibt Sauerstoff an das Gewebe ab. Dabei ermöglicht eine Konformationsänderung des Hämoglobins Bindung der Protonen. HCO_3^- wird über das Band-III-Protein im 1:1-Austausch gegen Cl^- aus den Erythrocyten transportiert. Auf diese Weise schützen sich die roten Blutkörperchen vor einer toxischen Anhäufung von HCO_3^- und einer Alkalisierung des zellulären Milieus. In der Lunge wird hingegen Sauerstoff an Hämoglobin gebunden, wodurch die Protonen abdissoziieren. In diesem Fall wird HCO_3^- im Austausch gegen Cl^- in die Zellen hineintransportiert, wo es unter H^+-Aufnahme zu Wasser und CO_2 zerfällt und schließlich abgeatmet werden kann.

> Mutationen im Spektrin, Band-4.1-Protein oder Ankyrin führen zum Krankheitsbild der **hereditären Sphärocytose**. Hierbei werden Erythrocyten leichter zerstört (**Hämolyse**), und es kommt zur **Anämie**.

1.3.9 Physikalische und biologische Methoden charakterisieren die Fluidität einer Membran

Wesentliches Charakteristikum einer Membran ist ihre Fluidität. Hierfür gibt es Testmethoden (Tab. 1.4).

Physikalische Methode. **Pyrene** sind chemische Stoffe, die in Membranen eingelagert und durch Laserstrahlen in Schwingungen versetzt werden können. Diese Schwingungen werden als Fluoreszenz sichtbar. Die **Fluoreszenz** erlischt, sobald der Stoff mit einer wässrigen Phase in Berührung kommt. Ist die Membran fluide, wird das Pyren sehr schnell auf eine Flüssigkeitsphase auftreffen und „gelöscht" (gequenched) werden. Ist die Membran starrer, hält die Fluoreszenz länger an.

Biologische Methoden. Fluidität kann auch durch die **Geschwindigkeit der Fusion** zweier Membranen gemessen werden.

Gegen Mauszellen und menschliche Zellen, die sich in ihren gewebsspezifischen Antigenen unterscheiden, werden Antikörper hergestellt, die mit Fluoreszenz-Farbstoffen markiert werden. Mit speziellen Methoden werden diese Zellen verschmolzen (hybridisiert). Sie fusionieren zu einer einzigen Zelle, einem Heterokaryon. Die Zugabe von Antikörpern führt zur Bildung von Antigen-Antikörper-Komplexen. Zunächst bleiben diejenigen von Maus und Mensch in der gemeinsamen Plasmamembran getrennt. Nach einiger Zeit durchmischen sie sich, deutlich sichtbar an dem Fluoreszenz-Verteilungsmuster; ein Beweis dafür, dass Membranproteine, in diesem Fall Antigene, dank der fluiden Membran lateral beweglich sind (Abb. 1.13).

Ein anderer Beweis für Fluidität wird durch das **Capping** in Lymphocyten geführt (Abb. 1.14). Antikörper sind bivalent, d. h. sie können Antigene miteinander verknüpfen. Mit Hilfe von Antikörpern, die gegen Lymphocyten-Oberflächen-Proteine (Antigene) gerichtet sind, kann das Phänomen des „Capping" verfolgt werden: Werden Fluoreszenz-markierte Antikörper an die Lymphocyten-Membran gebunden, verknüpfen sie mit ihren beiden Valenzen jeweils zwei Antigene. Da sich im Experiment fluoreszierende Flecke bilden, die auf das Vorliegen großer zusammenhängender Antigen-Antikörper-Komplexe hinweisen, wird angenommen, dass diese durch Zusammenziehung der auf der Lymphocyten-Oberfläche verstreuten Antigene zustande gekommen sind. Diffusion der Proteine innerhalb der fluiden Membran hat dazu geführt. Dieser passive Vorgang der „Patch-Bildung" wird noch im sog. Capping fortgesetzt. Unter Energieverbrauch werden die Antigen-Antikörper-Komplexe schließlich an einem Pol der Lymphocyten zusammengezogen, wo sie dem Lymphocyten wie ein Käppchen aufsitzen. Wie das Käppchen zustande kommt, ist noch nicht geklärt. Eine Hypothese macht cytoplasmatische Actinfilamente für das Zusammenziehen der Proteinkomplexe verantwortlich. Eine andere Möglichkeit ist durch den konstanten Membranfluss gegeben, der an einem Zellpol Membranvesikel endocytiert, um sie am anderen Pol zu integrieren. Auf diese Weise können die Proteinflecke an einem Zellpol zusammengeschwemmt werden. Capping der Lymphocyten kann auch mit **Lektinen** durchgeführt werden. Lektine sind pflanzliche Proteine, die bivalent an spezifische Zuckermoleküle binden und damit die Glycoproteine der Membran fixieren.

Ein weiterer Vorgang beruht ebenfalls auf Fluidität der Membran: Einige Glycoproteine der Glycokalix haben **Rezeptorfunktion.** Sie nehmen Reize aus der Umgebung auf und bewirken eine zelluläre

Tab. 1.4 **Fluiditätsbestimmungen an Membranen**

Physikalische Methoden:
- Laserstrahlen-Technik

Biologische Methoden:
- Durchmischung von Antigen-Antikörper-Komplexen in Hybridzellen
- „Capping" an Lymphocyten-Membranen
- Nachweis funktionstüchtiger Hormonrezeptor-Komplexe in Hybridzellmembranen

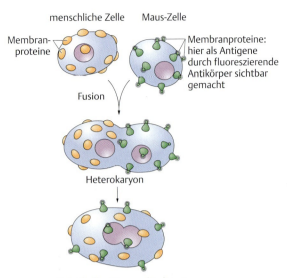

Abb. 1.13 **Fluiditätsbestimmung durch Fusion von Zellen.** Schematische Darstellung eines Fusionsexperimentes: Antigene auf Maus- bzw. Menschenzellen werden durch fluoreszierende Antikörper markiert. In der Hybridzelle vermischen sich langsam die Antigene dank der Fluidität der Plasmamembran.

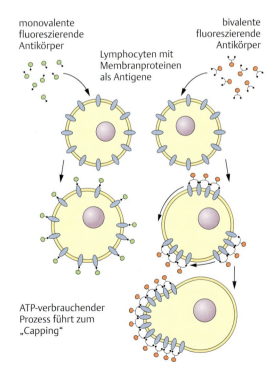

Abb. 1.14 **Fluiditätsbestimmung durch „Capping" der Lymphocyten.** Schematische Darstellung der Möglichkeit, Antigene, die sich auf der Lymphocyten-Oberfläche befinden, durch Zugabe von bivalent bindenden Antikörpern in Regionen zusammenzuziehen. Dieser Vorgang, ebenso wie das extreme „Capping", ist ein Zeichen für die Fluidität der Plasmamembran.

Reaktion auf den Reiz durch die Bildung von **cAMP**. Diese ist abhängig vom Vorhandensein eines Membran-gebundenen Enzyms, der **Adenylatcyclase** (s. Kap. 2). Der Rezeptor muss mit einem derartigen Enzym in Verbindung treten und es nach Reizempfang aktivieren. Rezeptoren und Enzyme sind frei beweglich, treffen bei Bedarf aufeinander und wirken als Funktionseinheit.

Tatsächlich bestätigt das folgende Experiment diese Forderung (Abb. 1.**15**): Zellen werden miteinander fusioniert. Die einen besitzen Hormonrezeptoren, aber keine funktionstüchtige *Adenylatcyclase*. Die anderen besitzen *Adenylatcyclase*, aber keinen Hormonrezeptor. Vor der Fusion kann es deshalb in keiner der beiden Zellarten zur cAMP-Produktion nach Hormoneinwirkung kommen. Anders im **Heterokaryon**: Die Rezeptoren der einen Zelle finden die *Adenylatcyclase*-Moleküle der anderen Zelle durch laterale Diffusion in der Membran. Binden die Rezeptoren das angebotene Hormon, so induzieren sie die funktionstüchtige *Adenylatcyclase* zur cAMP-Produktion. Das beweist, dass Proteine in der Membran beweglich sind.

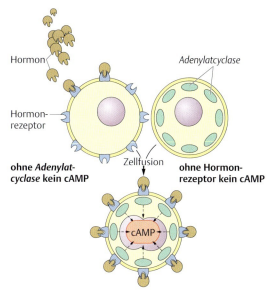

Hormonrezeptoren und *Adenylatcyclase* werden zum aktiven Komplex zusammengezogen: **Bildung von cAMP**

Abb. 1.15 **Fluiditätsbestimmung durch Aktivierung der *Adenylatcyclase* nach Zellfusion.** Schematische Darstellung der Vereinigung von zwei Proteinen (Hormonrezeptor der einen Zelle mit der *Adenylatcyclase* der anderen Zelle) zum aktiven Komplex. Der Nachweis desselben ergibt sich durch cAMP-Produktion nach Hormoneinwirkung.

1.3.10 Stoffaustausch durch Membranen

Membranen bilden Permeationsschranken

Die Membranen grenzen die Zelle gegen ihre Umgebung ab und bilden eine **Permeationsbarriere.** Diese Barriere darf aber keineswegs völlig undurchlässig sein, sollen in der Zelle physiologische Bedingungen erhalten bleiben (Rep. 1.**8**). **Abfallprodukte** müssen die Zelle verlassen und **Nährstoffe** müssen aufgenommen werden können. Der **osmotische Druck** (Abb. 1.**16**) muss erhalten bleiben, soll die Zelle nicht durch Wasserverlust kollabieren oder durch übermäßige Wasseraufnahme platzen (s. Abb. 1.**20**). Zellen sind von flüssigem Milieu umgeben. Bei höheren Organismen sind dies Interzellularflüssigkeiten wie Serum oder Lymphe. Moleküle müssen intrazellulär so konzentriert werden, dass sie den Lebensfunktionen der Zelle, z. B. der Energiebereitstellung, optimal dienen, unabhängig davon, in welcher Konzentration sie extrazellulär angeboten werden (Tab. 1.**5**).

Liegen Stoffe in zwei verschiedenen Konzentrationen vor und werden diese durch eine permeable Membran voneinander getrennt, dann gleichen sich die Konzentrationen mit der Zeit aus: Vom Ort höherer Konzentration diffundieren Teilchen zum Ort niederer Konzentration entlang dem Konzentrationsgefälle. Dieser Vorgang heißt **Diffusion** und ist ein passiver, ohne Energieverbrauch ablaufender Prozess (Abb. 1.**17**).

Durch die Lipid-Doppelmembran können nur lipophile Stoffe, wie z. B. CO_2, O_2, N_2, Harnstoff und Ethanol, diffundieren (Tab. 1.**6**). Für andere Moleküle ist die Zellmembran selektiv permeabel. Sie organisiert **Transportmechanismen** unter Zuhilfenahme von Membranproteinen.

Repetitorium 1.8

Stoffaustausch durch Membranen

Passive Transporte: nicht Energie-verbrauchend in einem Konzentrationsgefälle
- Diffusion: Molekülbewegung vom Ort höherer zum Ort niederer Konzentration
- erleichterte Diffusion: Diffusion durch Membranen mit Hilfe von Permeasen (Transporter); molekülspezifisch(!)
- Osmose: Wasser-Diffusion durch semipermeable Membranen

Aktive Transporte: Energie-verbrauchend(!) auch gegen ein Konzentrationsgefälle
- Pumpen: z. B. Na^+/K^+-Pumpe, Ca^{2+}-Pumpe
  a. Symporte
  b. Antiporte
- Cytosen:
  c. Exocytose
  d. Endocytosen: Pinocytose, Phagocytose

Tab. 1.5 **Konzentration einiger wichtiger Ionen in Mammaliazellen und im Serum**

Ion	Zelle (mM)	Serum (mM)
Na^+	12	145
K^+	139	4
Mg^{2+}	0,8	1,5
Ca^{2+}	10^{-4}	1,8
Cl^-	4	116
HCO_3^-	12	29

Fixierte Anionen im Cytoplasma wie Proteine, Nucleinsäuren etc.

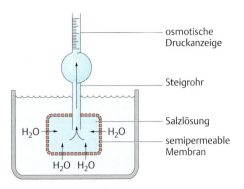

Abb. 1.16 **Apparatur zur Messung des osmotischen Drucks.** Eine Salzlösung wird mit Hilfe einer semipermeablen Membran vom Wasser getrennt. Da zwar das Wasser, nicht aber das Salz diffundieren kann, strömt das Wasser ein, um einen Konzentrationsausgleich zu schaffen. Die Volumenvergrößerung führt zum Anstieg der Lösung im Steigrohr. Der osmotische Druck kann so direkt abgelesen werden.

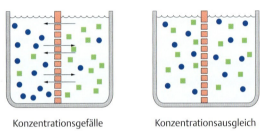

Abb. 1.17 **Diffusion.** Darstellung des Konzentrationsausgleiches zwischen zwei Lösungen, die durch eine **permeable** Membran getrennt sind. Der Ausgleich erfolgt vom Ort der höheren zum Ort der niederen Konzentration ohne Energieaufwand.

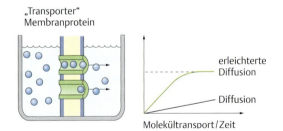

Abb. 1.18 **Erleichterte Diffusion.** Lösungen eines hydrophilen Stoffes, z. B. Glucose unterschiedlicher Konzentration, sind durch eine biologische Membran getrennt. Die Diffusion der Glucose vom Ort höherer zum Ort niederer Konzentration wird durch Glucosespezifische Membranproteine (Transporter) erleichtert. Im Diagramm ist der Molekültransport pro Zeiteinheit aufgetragen. Deutlich mehr Moleküle diffundieren bei erleichterter Diffusion (obere Kurve) als bei einfacher Diffusion.

Ein passiver Transportvorgang: die erleichterte Diffusion

Prinzipiell müssen passive, nicht Energie-verbrauchende von aktiven, Energie-verbrauchenden Transporten unterschieden werden. Untersucht man Diffusionsvorgänge an einer isolierten Membran, z. B. der der Erythrocyten, so diffundieren einige Stoffe schneller, als sie ihrer chemischen Natur nach dürften. Dazu gehört z. B. die hydrophile Glucose. Glucose wird dabei entlang ihres Konzentrationsgefälles befördert. Da der Transport aber leichter geht, als es ihren osmotischen Eigenschaften entsprechen würde, nennt man diese Diffusion **erleichterte Diffusion** (Abb. 1.18). Sie verläuft passiv, ohne Energieaufwand. Die Beschleunigung wird durch Membranproteine (*Permeasen*) erreicht: Sie werden deshalb auch **Transporter** genannt. Derartige Membranproteine sind spezifisch für ein bestimmtes Molekül, für das sie einen **spezifischen Kanal** bilden, durch den das hydrophile Substrat geschleust wird. Ist viel Substrat zu transportieren, dann wird so viel transportiert, wie es die Kapazität des Transporters erlaubt. Die Spezifität derartiger Transporter kann erreicht werden, indem das zu transportierende Molekül am Ort höherer Konzentration an das Membranprotein bindet. Eine durch die Bindung ausgelöste Konformationsänderung des Transmembranproteins führt zur Öffnung eines spezifisch geformten Kanals. Nach Durchtritt des Moleküls schnellt der Transporter in seine Ausgangskonfiguration zurück. Einige dieser Transporter können, je nach Bedarf, geöffnet oder geschlossen werden. „Kanaldeckel" gibt es z. B. bei Na^+- und K^+-Kanälen. Nur wenn sie geöffnet sind, können die für die Zelle so lebenswichtigen Ionen entsprechend ihrem Konzentrationsgefälle passiv fließen. Öffnungsreize bieten dazu extrazelluläre Proteine oder das Erreichen einer gewissen Konzentration eines dieser Ionen. Soll z. B. möglichst viel Glucose durch erleichterte Diffusion transportiert werden, dann muss die Zelle möglichst lange ein hohes Konzentrationsgefälle aufrechterhalten. Dies kann sie mit Hilfe eines Tricks erreichen: Sie verändert intrazellulär das Substrat derart, dass es nicht mehr zur Konzentrationserhöhung beiträgt. So wird Glucose z. B. zu Glucosephosphat.

Tab. 1.6 **Der Einfluss verschiedener Faktoren auf die Membrangängigkeit eines Moleküls**

Faktor	Membrangängigkeit
Fettlöslichkeit	positiv
Polarität	negativ
Hydrathülle	negativ
Größe	negativ

Aktive Transporte können gegen Konzentrationsgefälle laufen und verbrauchen Energie

Häufig müssen Substanzen **gegen ein Konzentrationsgefälle** transportiert werden. Wieder sind für Moleküle oder Molekülgruppen spezifische Transporter vorhanden, die aber **unter Energieverbrauch** arbeiten. Die benötigte Energie für den Transport kann aus der Hydrolyse des Energielieferanten **Adenosintriphosphat (ATP)** oder aus **Ionengradienten** geschöpft werden. Über ATP-Hydrolyse werden Na^+, K^+, Ca^{2+} und H^+-Ionen transportiert. Andere Moleküle, wie Cl^-, HCO_3^-, Zucker, Aminosäuren etc., benutzen Energie aus Na^+-Konzentrationsgradienten. Misst man mit Mikroelektroden die Ladung im Inneren von Erythrocyten, dann ist die Plasmamembran innen relativ zu außen negativer geladen. Dieses elektrische **Ruhepotenzial** beträgt je nach Zellart zwischen 20 und 150 mV. Die K^+-Ionen-Konzentration innerhalb der Zelle ist im Gegensatz zu außen hoch – eine Notwendigkeit für das Funktionieren der Proteinbiosynthese und der Glycolyse. Entsprechend dem Konzentrationsgefälle fließen K^+-Ionen durch Rest-Diffusion nach außen: Die Membran wird innen negativ. Na^+-Ionen, die außen höher konzentriert sind als innen, strömen langsam in die Zelle entlang ihres Konzentrationsgefälles ein, gefördert von der innen vorherrschenden negativen Ladung. Durch seine große Hydrathülle behindert, diffundiert das Na^+-Ion viel schwerfälliger als die K^+-Ionen. Trotzdem würde die Diffusion der Ionen zu einem langsamen Konzentrationsausgleich und einer völligen Depolarisation der Membran führen, gäbe es nicht einen Transportmechanismus, der aktiv K^+-Ionen in die Zelle hinein und Na^+-Ionen hinausbefördert.

Aktive Transporte arbeiten nach dem Prinzip einer Pumpe

Dieser aktive Transport arbeitet im Sinne einer **Pumpe**: Unter Energieverbrauch werden Ionen gegen ihr Konzentrationsgefälle bergauf gepumpt (*Abb. 1.19*). Diese Pumpe ist eine *Na^+-K^+-ATPase*, ein Protein (Enzym), das in Abhängigkeit von Na^+ und K^+ ATP spaltet. Diese *ATPase* reicht durch die Membran hindurch. An der cytoplasmatischen Seite befinden sich Bindungsstellen für ATP und Na^+-Ionen. An der extrazellulären Seite sind die K^+-Bindungsstellen. Wird ATP an das Enzym angelagert, so wird es bei Anwesenheit von Na^+- und K^+-Ionen gespalten. Das freiwerdende Phosphat phosphoryliert eine Proteinuntereinheit der Pumpe und ermöglicht die Bindung von drei Na^+-Ionen. Gleichzeitig werden außen zwei K^+-Ionen in der K^+-Bindungsstelle angelagert. Eine Konformationsänderung führt zu einer Rotationsbewegung des Proteins und führt die Na^+-Bindungsstelle an die extrazelluläre, die K^+-Bindungsstelle an die intrazelluläre Membranseite. Die Ionen werden abgegeben. Das Protein wird dephosphoryliert und schnell wieder in seine Ausgangsstellung zurück. Der Prozess kann von neuem beginnen. Ein Drittel der gesamten Zellenergie wird in die Na^+-K^+-Ionen-Pumpe gesteckt. Es gibt auch andere Pumpen, z. B. eine **Ca^{2+}-Ionen-Pumpe**, die Ca^{2+}-Ionen aus der Zelle herauspumpt.

> Ein weiteres ATP-getriebenes Transportsystem hat bei Eukaryonten Bedeutung. Es ist verantwortlich für die therapeutisch unliebsame **Resistenzentwicklung von Tumorzellen** gegen verschiedene Drogen. Das Transportprotein, ein Glycoprotein, befindet sich bevorzugt in Membranen von Leber,

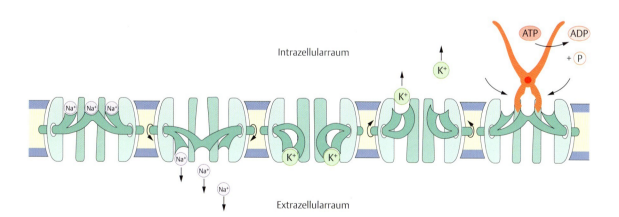

Abb. 1.19 **Die Na^+-K^+-Pumpe als Modell für einen aktiven Transport.** Im energetisierten Zustand besitzt die Na^+-K^+-Pumpe an der Membran-Innenseite drei Bindungsstellen für Natrium-Ionen. Drei Na^+-Ionen werden nach außen gebracht und entlassen. In diesem Zustand hat die Pumpe zwei Bindungsmöglichkeiten für Kalium-Ionen. Wenn an der Membran-Innenseite die K^+-Ionen abgegeben worden sind, ist die Pumpe entspannt. Durch Energiezufuhr wird die Pumpe wieder energetisiert, d. h. gespannt. Die Energie wird aus der Spaltung von ATP bezogen. Ein neuer Aktionscyclus beginnt, bei dem drei Na^+-Ionen von innen nach außen und zwei K^+-Ionen von außen nach innen transportiert werden. (Die beschriebenen Vorgänge sind schematisch von links nach rechts dargestellt.)

Nieren- und Darmzellen, wo es für den Transport und die Ausscheidung von Toxinen sorgt. Dieses, entsprechend seiner Funktion **Multidrogen-Resistenz-Protein (MDR)** genannt, gehört zu der sog. **ABC-Transporter-Superfamilie,** die in Bakterien für den Transport unterschiedlichster Moleküle sorgt, und deren Proteine sich durch hoch konservierte ATP-Bindungsstellen auszeichnen. Das MDR-Protein pumpt aus Eukaryontenzellen verschiedenste Drogen hinaus, die mittels ihrer Hydrophobie in die Zelle hineindiffundieren konnten. Behandlung von Tumorzellen, z. B. mit einem Cytostatikum, kann zur Induktion dieses Transporters und damit zur Resistenzausbildung gegenüber allen möglichen anderen Cytostatika führen. Studien schätzen, dass bei ca. 40 % aller Tumoren derartige Multiresistenzen die Therapie erschweren. Auch für die medizinisch folgenschwere Resistenzausbildung gegen das Malariamittel Chloroquin (drei Millionen Menschen sterben jährlich an **Malaria**) ist ein MDR-Protein in der Membran des Malariaerregers *Plasmodium falciparum* verantwortlich.

Immer mehr Transportproteine der ABC-Familie werden bei Eukaryonten gefunden. So liegt z. B. einer genetischen Krankheit, der **cystischen Fibrose,** eine Mutation im **„Cystische-Fibrose-Transmembran-Regulator (CFTR)-Protein"**, einem Cl^--Kanal, zugrunde, der zu den ABC-Transportern zählt (S. 158).

Ionengradienten sind für Zelltransporte lebenswichtig

Ionengradienten liefern Energie zum Transport lebenswichtiger Moleküle. Derartige Transporte sind **Cotransporte,** wobei man **Symporte** von **Antiporten** unterscheidet. Bei den Symporten wird der Metabolit in die gleiche Richtung wie das Ion transportiert, bei den Antiporten in die dem Ionentransport entgegengesetzte Richtung.

So können **Glucose-Transport** oder **Aminosäure-Transport** als Na^+-Symporte ablaufen. Holt der Na^+-Ionen-Transporter Na^+-Ionen entsprechend dem Konzentrationsgefälle in die Zelle hinein, so bricht das Membranpotenzial langsam zusammen. Die dabei frei werdende Energie wird genutzt, um aktiv Glucose, auch gegen ein Konzentrationsgefälle, in die Zelle zu ziehen. In die Zelle eingeströmte Na^+-Ionen werden mittels der *Na^+-K^+-ATPase* wieder hinausbefördert und damit die Membran neu energetisiert.

Eine regional begrenzte Verteilung von Transportern innerhalb einer Zelle (etwa bedingt durch Verschlusskontakte, s. S. 23) kann z. B. zum interzellulären Transport eines Metaboliten ausgenutzt werden. Transporter im apikalen Bereich der Darmepithelzellen sorgen für einen Na^+-Symport von Glucose aus dem Darmlumen. Im basalen und lateralen Bereich derselben Zellen finden sich Na^+-Ionen-unabhängige Transportproteine, die die Glucose entlang ihrem Konzentrationsgefälle durch erleichterte Diffusion ans Blut abgeben.

Mutationen in Transportern können zu genetischen Krankheiten führen. So wird z. B. die **Cystinurie** autosomal rezessiv vererbt. Die defekten Transporter machen sich im Nieren- und im Dünndarmepithel bemerkbar. Die krankhaft erhöhten Cystinkonzentrationen im Urin führen zu Nierensteinen.

Ionengradienten sind für die Konstanterhaltung des Zellvolumens nötig

Die Zellmembranen sind durchlässig für Wassermoleküle. Man nimmt an, dass zahlreiche permanent offene Poren für Wassermoleküle die Lipidmembran durchsetzen. Diese Kanäle werden durch **Aquaporine** gebildet, eine Familie der Wasser-Kanal-Proteine, die in biologischen Membranen für eine hohe Wasserpermeabilität sorgen.

So findet sich Aquaporin 1 in der Erythrocytenmembran, während Aquaporin 2 in der Niere für Wasserrückresorption aus dem Urin sorgt. Ist dieses Protein mutiert, kommt es zum **Diabetes insipidus,** einem Krankheitsbild mit literweisen Urinausscheidungen.

Die Menge Wasser, die eine Zelle aufnimmt oder abgibt, hängt von der **Osmolarität** ab, d. h. von der Konzentration der in ihr und im umgebenden Milieu gelösten Teilchen (*Abb. 1.20*). Herrscht intrazellulär die gleiche Konzentra-

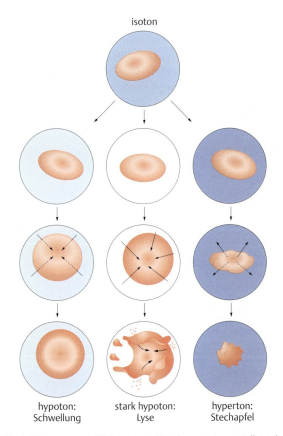

Abb. 1.20 **Osmose an biologischen Membranen.** Dargestellt ist das Verhalten eines Erythrocyten in Medien unterschiedlicher Ionenkonzentrationen. Ausgehend von einem isotonen Medium (Ionenkonzentration innerhalb und außerhalb des Erythrocyten gleich), wird der Erythrocyt in ein Medium niedrigerer Ionenkonzentration bzw. in ionenfreies Wasser überführt. Schwellung bzw. Lyse ist die Folge. Überführung des Erythrocyten in ein Medium höherer Ionenkonzentration führt zu Wasserentzug und Schrumpfung des Erythrocyten (Stechapfelform). Ionengradienten liefern die Energie, um durch Transporte die Isotonie zwischen Zellen und Umgebung aufrechtzuerhalten.

tion wie extrazellulär, so spricht man von **Isotonie**. Isotonie existiert zwischen den Erythrocyten und dem Serum. Wird das intrazelluläre Ionenmilieu aber z. B. durch Na^+-Einstrom erhöht, dann strömt gleichzeitig Wasser ein – es findet also **Osmose** statt –, um die entstandene **Hypertonie** auszugleichen. Die Zelle schwillt und platzt im Extremfall (**Hämolyse**). Wird hingegen die Osmolarität im Serum erhöht, d. h. herrscht Hypotonie im Zellinnern, dann strömt Wasser aus den Erythrocyten aus. Diese schrumpfen und bilden die sog. **Stechapfelform**. Aufrechterhaltung des Ionenmilieus ist somit auch aus der Sicht der Osmolarität eine Notwendigkeit für jede Zelle. Diese Zusammenhänge müssen bei jeder **Transfusions- oder Infusionstherapie** berücksichtigt werden.

1.3.11 Cytosen

Endo- und Exocytosen sind aktive Transporte

Sonderformen der aktiven Transporte sind die **Cytosen** (*Rep. 1.9*). Über **Exocytosen** geben Zellen Makromoleküle, aber auch kleinere Partikel, nach außen ab. Über **Endocytosen** nehmen sie derartige Stoffe auf. Das Prinzip dieser Transportvorgänge besteht darin, dass die Substanzen in Membran-umschlossenen Bläschen, sog. **Vesikeln,** verpackt und mittels Membran-Verschmelzungsprozessen (**Fusion**) durch die Membranen hindurchgeschleust werden.

Repetitorium *1.9*

Cytosen sind aktive Transporte

Exocytose: Sekretion, Ausstoßung von Schadstoffen
- konstitutiv
- reguliert, induzierbar

Apocytose: Abschnürung von Vesikeln
- spezifisch
- unspezifisch

Endocytose: Aufnahme, Ernährung; Körperabwehr
- Pinocytose
  Aufnahme kleiner Partikel und Flüssigkeiten (alle Zellen!)
- Transcytose
  Transport von Endocytosevesikeln durch Zellen
- Phagocytose
  Aufnahme großer Partikel durch Makrophagen, Leukocyten (spezialisierte Zellen!)

Transport über Vesikel, wie er in vielfältiger Form in Zellen zwischen Membranen verschiedener Kompartimente, also nicht nur an der Plasmamembran, stattfindet, setzt folgende Prozesse in Gang:
1. **Bildung der Vesikel** durch Umformung planer Membranbilayer-Abschnitte zu Vesikeln durch reversible Polymerisierung einer Hülle (**Coat**) aus löslichen cytoplasmatischen Proteinen um die sich bildende Membran-Einstülpung. Diese Proteine bewirken nicht nur die Verformung und die korbähnliche Umhüllung eines Membranareals, sondern sind auch an der Selektion der zum Transport vorgesehenen Proteine beteiligt. Entsprechend dem Ursprungs- und Bestimmungsort der Vesikel werden Hüllen aus verschiedenen Proteinen polymerisiert: **Clathrin** für die Stachelsaumvesikel der Plasmamembran (S. 18), **Coatomere** (**Co**at-Proteine COPI und COPII) für den Transport zwischen ER und cis-Golgi (S. 32). Die Spezifität der Hüllen wird durch eine Reihe weiterer Adaptor-Proteine gewährleistet, wie z. B. der **Adaptine**, die zwischen Clathrinhülle und Membran einen Komplex bilden und dabei Transmembranproteine festhalten, die ihrerseits lösliche Proteine als Ladung aus dem Vesikelinnern zum Transport einfangen. Derartige Proteine binden bevorzugt an unterschiedlich phosphorylierte Formen des Membranbestandteils Phosphatidyl-Inositol (S. 316), der dadurch in die Regulation des Vesikeltransports eingreift.
2. **Selektion** und **Anreicherung** der zu transportierenden Substanzen innerhalb des Vesikelareals geschieht während der Vesikelbildung (s. o.). Die Unterscheidung zwischen zu transportierendem und stationärem Material erfolgt mit Hilfe von spezifischen **Sortierungsmotiven** in der Aminosäuresequenz von Rezeptorproteinen, die ihrerseits spezifisch von Adaptinen erkannt und an die Vesikelhülle gebunden werden (s. o.).
3. **Abschnürung der Vesikel und Auflösung der Hülle** unmittelbar nach Fertigstellung der Vesikel. So fördert z. B. die Dephosphorylierung des Phosphatidyldiphosphats die Ablösung des Stachelsaums vom Vesikel durch Schwächung der Bindung zwischen Adaptin und Clathrin. Auflösung – wie auch Bildung – der Hüllen wird biochemisch durch **kleine GTP-bindende Proteine** gefördert, die *GTPase*-Aktivität besitzen. Diese G-Proteine setzen durch Hydrolyse von GTP zu GDP Energie frei und kontrollieren so den Auf- und Abbau der Vesikelhülle. Die Abschnürung des Vesikels von der Muttermembran erfolgt unter Mithilfe von **Dynamin** (S. 18).
4. **Auffinden der Zielmembran und Membranfusion** geschieht mit Hilfe weiterer Proteine Diese Proteine, Angehörige der Rab-Familie, sind ebenfalls kleine G-Proteine und ermöglichen die Spezifität des Vesikeltransports durch Freilegung transmembraner Rezeptorproteine, den **SNAREs** (**s**oluble **N**SF **a**ttachment p**r**ot**e**ins, s. u.). Derartige als „Postleitzahlen" fungierende Proteine befinden sich sowohl auf den Vesikeln (v)- als auch auf den Ziel(t = target)-Membranen. Die SNARE-Proteine garantieren, dass die richtigen Membranen zusammenfinden. Erst dann führt die enge Verflechtung α-helicaler Proteinbereiche von v-SNAREs mit t-SNAREs zur energetisch ungünstigen Verdrängung des Wassers von den hydrophilen Membranoberflächen, und nach erfolgtem Lipidaustausch kommt es zur **Membranfusion**.
5. **Auflösung** der SNARE-Komplexe in der Membran zu deren neuerlicher Verwendung wird durch zusätzliche Proteine und Energiezufuhr aus ATP erreicht. Das cytoplasmatische Chaperonprotein **NSF** (**N**-Ethylmaleimid-**s**ensitives **F**usionsprotein) als *ATPase* organisiert dabei den Zerfallsprozess und verhindert unkontrollierte Fusionen.

Die Endocytoseleistung von Zellen ist, wenn auch von Zellart zu Zellart verschieden, bemerkenswert. Ein **Makrophage verdaut** z. B. in zwei Stunden ein Volumen, das 50 % seines eigenen entspricht bzw. in 15 Min. ein Volumen, das 50 % seiner Plasmamembran entspricht. Da die Größe der Zelle nicht abnimmt, muss die endocytierte Membran durch gleichzeitige exocytotische Prozesse ersetzt werden. Endo- und Exocytose finden an allen Membranen, also auch an den zellinternen, statt. Alle Zellen sind in der Lage, kleinere Partikel und Flüssigkeiten zu endocytieren. Diese Endocytose heißt **Pinocytose** (die Transportvesikel sind klein). Werden größere Partikel, z. B. Bakterien, defekte Erythrocyten oder dergleichen, der Zelle einverleibt, spricht man von **Phagocytose** (Transport in großen Vesikeln bzw. Vakuolen). Phagocytose ist bestimmten Zellen vorbehalten, z. B. Makrophagen oder polymorphkernigen Leukocyten.

Die Exocytose ist eine Sekretion

Im Verlauf der Exocytose (*Abb. 1.21*) werden Stoffe, die die Zelle verlassen sollen, wie **Schadstoffe** oder **Sekrete**, im Golgi-Apparat (S. 32) von Membranen eingeschlossen. Membranvesikel lösen sich vom Golgi-Apparat ab, werden mit Hilfe des Cytoskeletts (S. 60) durch die Zelle ge-

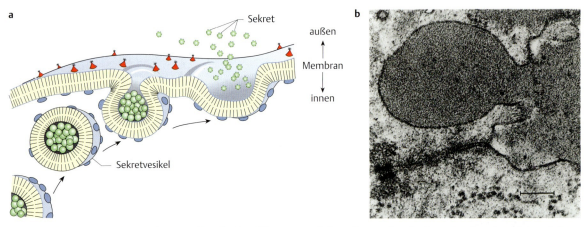

Abb. 1.21 Exocytose. a Schematische Darstellung der Ausschleusung eines sekrethaltigen Vesikels durch die Plasmamembran. Membran-Außenseite bzw. Membran-Innenseite sind als solche markiert. Gleichartige Membranseiten lagern sich aneinander, die Vesikelmembran wird in die Plasmamembran integriert und das Sekret nach außen abgegeben. **b** Zymogengranulom im Pankreas (Aufnahme: H. F. Kern, Marburg; M: Balken ≙ 0,2 m).

leitet und heften sich an der Plasmamembran-Innenseite an. Auf diese Weise sind gleiche Membranseiten – in diesem Fall cytoplasmatische – einander angelagert. Der Zusammenbruch des Membranpotenzials an den Kontaktstellen verhindert eine gegenseitige Abstoßung. Während der nun folgenden Membranverschmelzung wird die Vesikelmembran in die Plasmamembran unter Ausbildung einer Pore inkorporiert und der Bläscheninhalt nach außen abgegeben. Die Oberfläche einer Zelle, die maximal sezerniert, kann durch einfusionierte Vesikel enorm vergrößert werden. Die **Abgabe eines Sekrets** kann permanent (**konstitutiv**) oder schubweise (**reguliert**) erfolgen. Ersteres trifft zu für das Kollagen der Fibroblasten, die Abgabe von Serumproteinen aus Leberzellen und von Antikörpern aus B-Lymphocyten. Letzteres ist bei der Ausschüttung von Neurotransmittern oder der Abgabe von Verdauungsenzymem oder Hormonen (Insulin, Glucagon etc.) der Fall. Die Vesikelentleerung ist induzierbar und von der intrazellulären Ca^{2+}-Konzentration abhängig. Ca^{2+}-bindende Proteine, die **Annexine**, können an der Membran Ca^{2+}-Kanäle bilden und sind an der Vesikel-Membran-Fusion maßgeblich beteiligt. Die Abgabe zellulärer Komponenten nach außen kann auch über **Apocytose** erfolgen. Im Gegensatz zur Exocytose werden hierbei Membranbläschen zusammen mit ihrem Inhalt abgeschnürt. **Unspezifische** Apocytose zeichnet sich durch Abschnürung kleiner Plasmamembranareale aus, z. B. zur Erneuerung der Mikrovilli (S. 71) in Darm- und Nierenepithelien. Auch die Absonderung wichtiger Calcifizierungsenzyme in Matrixvesikeln durch Osteoblasten im verkalkenden Knochen erfolgt auf diese Weise.

Spezifische Apocytose liegt u. a. der Sekretion von Milchfetttropfen in der Brustdrüse, der Ausstoßung des Kerns aus reifenden Erythrocyten und der Abschnürung von Viruspartikeln aus infizierten Zellen zugrunde.

Durch Endocytose ernährt sich die Zelle und wehrt Schadstoffe ab

Die Endocytose (Abb. 1.22, Abb. 1.23) ist eine Umkehr der Exocytose. Material, das in die Zelle aufgenommen werden soll, z. B. Nahrungsstoffe, wird an bestimmten Zellmembranregionen an Rezeptoren gebunden (**Rezeptorvermittelte Endocytose**). Die Substrat-Rezeptor-Bindung führt zu einer **Invagination**, d. h. einer Einstülpung der Zellmembran, die an ihrer cytoplasmatischen Seite durch Anlagerung von Proteinen (Clathrin, Coat-Proteinen, Adaptinen) zum Vesikel geformt wird. Am oberen Rand dieser Einstülpung sammelt sich **Dynamin**, ein cytosolisches Protein, das zu einer immer engeren Annäherung der Membranen des sich bildenden Halses führt. Nach Verschmelzung dieser Membranen kommt es zu einer kurzfristigen intensiven Polymerisierung von globulärem G-Actin zu fibrillärem F-Actin. F-Actin bildet eine Art Propeller, der den neu entstandenen Vesikel von der Plasmamembran weg ins Zellinnere katapultiert (**Endosom**). Derartige Vesikel besitzen an ihrer cytoplasmatischen Seite oder Außenseite einen Kranz regelmäßiger Stäbchen oder Zacken (**Stachelsaumvesikel, „coated vesicles"**). Das Hauptprotein der Hüllen ist das **Clathrin**, das wie ein Korbgeflecht den Vesikel umgibt (Abb. 1.24).

> Stachelsaum-Vesikel sind auch bei der **Cholesterol-Aufnahme** der Zelle über Low-density-Lipoproteine (LDL), der Transportform des an Proteine gebundenen Cholesterols im Blut, beteiligt. Die Substrat-Rezeptor-Bindung konzentriert mit Hilfe von **Adaptinen** die endocytierte Substanz im Vesikelinneren. Wie wichtig die ordnungsgemäße Konzentration der Rezeptoren in der Region der Stachelsaum-Vesikel ist, zeigt eine Form der **familiären Hypercholesterolämie** (S. 9): Mutationen im LDL-Rezeptor behindern dessen Konzentration und damit eine erfolgreiche Endocytose.

Nach Abspaltung des Clathrins werden die Endocytosevesikel entweder durch die Zelle hindurchtransportiert und

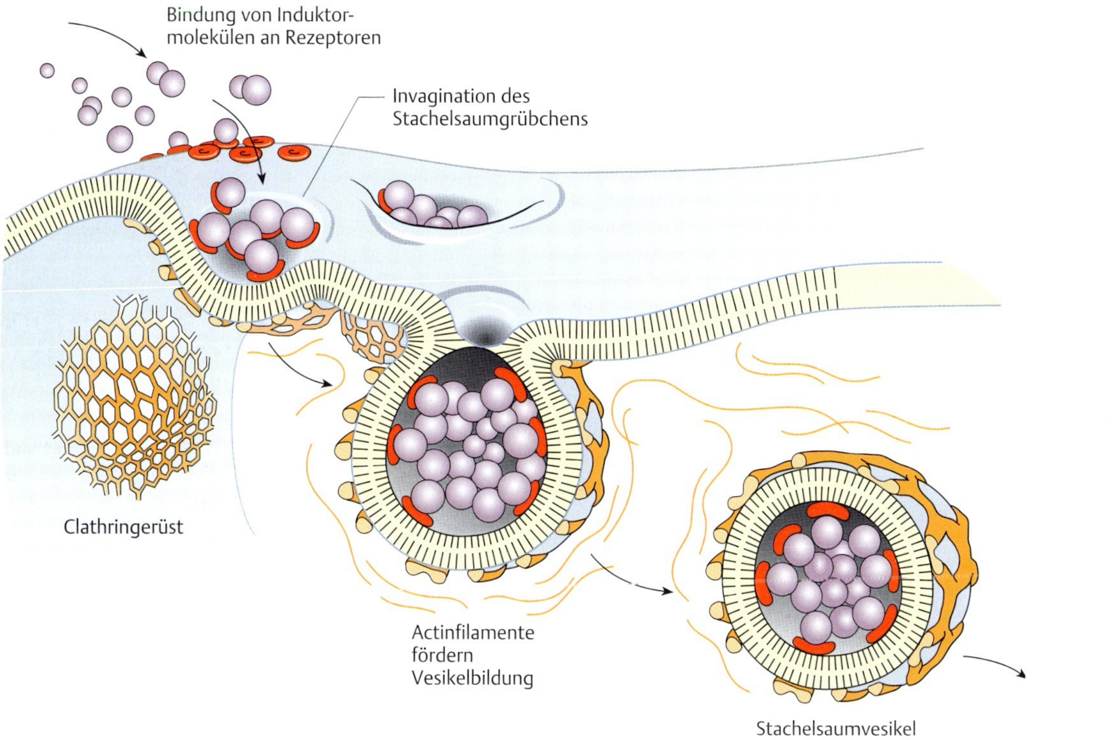

Abb. 1.22 Endocytose: Rezeptor-vermittelte Endocytose. Schematische Darstellung der Endocytose kleiner Partikel. Moleküle (Liganden) werden an Rezeptoren der Membran-Außenseite gebunden, und zwar oft in Regionen, in denen die Membran-Innenseite Stacheln trägt (coated pits). Intrazelluläre Actinfasern (stress fibers) sind am Vorgang der Invagination und Vesikelbildung beteiligt. Schließlich erfolgt die Abschnürung eines Vesikels (Stachelsaum-Vesikel, coated vesicle).

---

ungeöffnet exocytiert, wie es häufig bei Endothelzellen der Fall ist (**Transcytose**), oder die Vesikel fusionieren im Zellinnern untereinander bzw. mit primären **Lysosomen** (S. 35) und bilden sekundäre Lysosomen. Die in den Lysosomen kompartimentierten Verdauungsenzyme besorgen den Abbau der eingeschleusten Materialien. Unverdauliches bleibt liegen und bildet **Residualkörper** (S. 35).

Bevor es zur Fusion des Endocytosevesikels mit Lysosomen kommt, wird ein für die Zelle außerordentlich ökonomischer Schritt eingeschaltet: Die **Rezeptoren** (z. B. für LDL) werden vom **Liganden** getrennt und an die Zellmembran zurückgeschickt. Dieser Vorgang findet sich fast immer bei Rezeptor-vermittelten Endocytosen, und es bedarf eines besonderen Tricks, um die zunächst so feste und spezifische Bindung vom Rezeptor an seinen Liganden zu lösen. Die Regulation erfolgt über Veränderungen des **pH-Milieus**. Dazu verschmilzt der vom Clathrin befreite Vesikel (frühes Endosom) mit einem sog. späten Endosom. In diesen Vesikeln herrscht ein **saurer pH** von ca. 5,0, der durch eine wandständige ATP-abhängige Protonenpumpe aufrechterhalten wird. (Schon ca. 10 Protonen genügen in einem Vesikel von der Größe eines Endosoms – ca. 80 nm –, um den pH-Wert von 7,0 auf 5,0 zu senken!) Unter diesen Bedingungen löst sich der Rezeptor vom Liganden. Die Rezeptoren werden vom Endosom in einem eigenen Vesikel abgeschnürt und zur Plasmamembran transportiert. Auch die **Eisenaufnahme** in Zellen funktioniert mittels Rezeptor-vermittelter Endocytose (Transferrin-Rezeptoren) und **Viren**, wie z. B. das Influenzavirus, werden über spezifische Zellrezeptoren aufgenommen (S. 306).

Auch **Invagination von nicht Rezeptor-tragenden Plasmamembran-Anteilen** ist möglich. Dabei wird **unselektioniert** extrazelluläres, kleines Material eingefangen und es entstehen glatte Vesikel. So verfügen die Plasmamembranen fast aller Zellen über eine spezielle Vesikelart, die zur **Pinocytose** befähigt ist. Diese **Caveolae** sind Invaginationen, deren Membranareale hauptsächlich aus **Cholesterol** und **Sphingomyelin** bestehen (Lipid-Flöße S. 7), und damit einen fluiden Zustand gewährleisten. An den Caveolae, deren cytoplasmatische Seite von **Caveolin**, einem im Bilayer verankerten Protein bedeckt ist, lagern sich spezifisch Rezeptor- und Signalproteine an, die eine Kommunikation zwischen extrazellulären- und intrazellulären Signalen herstellen. Auch die Caveolae werden mittels Dynamin abgeschnürt. Sie werden entweder ungeöffnet quer durch die Zelle zur Plasmamembran transportiert (Transcytose) oder entleeren ihren Inhalt in Endosomen (**Caveosomen**). In derartigen Caveosomen werden u. a. **Papilloma-Viren** in die Zelle eingeschleust (S. 305), von wo aus sie weiter über das ER bis in den Kern transportiert werden.

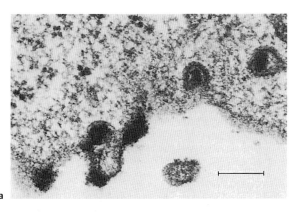
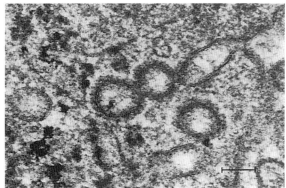
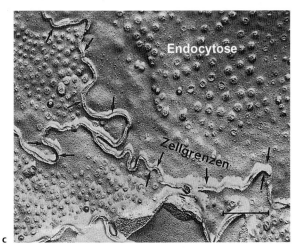
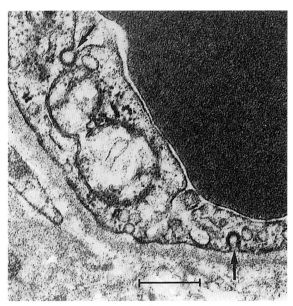

Abb. 1.23 **Endocytose in der elektronenmikroskopischen Darstellung. a** Endocytose von kationischem Ferritin, Adenokarzinom des Pankreas des Menschen (M: Balken ≙ 0,2 μm). **b** Endocytose, coated pit, coated vesicle, Adenokarzinom des Pankreas des Menschen (M: Balken ≙ 0,15 μm). **c** Endothel einer Kapillare, Nachweis der Endocytose, Gefrierbruchtechnik (M: Balken ≙ 0,2 μm). **d** Kapillare aus dem Pankreas des Menschen, Beispiel für Pinocytose; Pfeile zeigen auf coated pits (Aufnahmen: H. F. Kern, Marburg; M: Balken ≙ 0,5 μm).

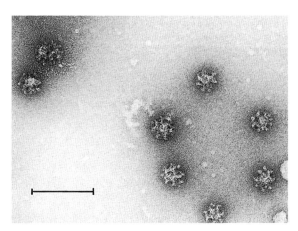

Abb. 1.24 **Clathringerüste um Stachelsaum-Vesikel, isoliert aus Rindergehirn** (Aufnahme: E. Robbins, D. Sabatini, New York; M: Balken ≙ 0,15 μm).

Die Endocytose großer Materialien, die **Phagocytose**, ist die Aufgabe spezifischer Phagocytosezellen (*Abb. 1.25*, *Abb. 1.26*), die den weißen Blutzellen zuzurechnen sind: den **Makrophagen** und den **Neutrophilen**. Ein Teil der Körperabwehr funktioniert über diesen Mechanismus, z. B. durch die Phagocytose von Bakterien oder Viren. Außerdem werden Membranbruchstücke und überalterte Erythrocyten – bis zu Hundert Milliarden pro Tag – beseitigt. Allerdings wird nicht alles, was sich an Makrophagen anlagert, auch verschlungen. **Rezeptoren** spielen bei diesem Prozess eine wichtige Rolle. So z. B. Rezeptoren für die **Fc-Fragmente von Antikörpern** (S. 262). Dabei wird ein eindringendes Bakterium zunächst von Antikörpern besetzt und dadurch für die Makrophagen mundgerecht gemacht. Gerät ein derartig hergerichtetes Bakterium in die Nähe eines Makrophagen, dann umfließt dieser mit langen zellulären Fortsätzen (Lamellipodien) seine Beute.

Die Plasmamembran hangelt sich dabei von einem Antigen-Antikörper-Komplex zum anderen, bis das Bakterium in eine Membranvakuole (**Phagosom**) eingeschlossen ist. Der Makrophage verschlingt und verdaut seine Beute mit Hilfe der Lysosomen (*Abb. 1.26* und S. 35).

Auch Komplement-Komponenten (S. 263) oder Oligosaccharide werden von spezialisierten Rezeptoren erkannt. Eine wichtige Aufgabe der Makrophagen ist es, Zellen, die durch Apoptose (S. 319) abgetötet wurden, aus dem Verkehr zu ziehen. Dabei helfen den Phagocyten Membransignale, um lebende von toten Zellen zu unterscheiden. Letztere verlieren nämlich die asymmetrische Anordnung ihrer Phospholipide in der Membran (S. 7), wodurch negativ geladene Phosphatidylserine an die Außenseite der toten Zellen gelangen und so die Phagocyten anlocken.

1.3.12 Zellkontakte

Höhere Organismen sind **multizellulär.** Unzählige individuelle Zellen bilden Gewebe und Organe, wobei jede Zelle im Kontakt mit ihrer Umgebung am harmonisch funktionierenden Ganzen mitwirken muss. Zu diesem Zweck sind die Zelloberflächen zur **Kommunikation** ausgebildet. Dass Zellen „spüren", wenn sie eine andere Zelle berühren, zeigt sich in der Zellkultur (*Abb. 1.27*). Hier wachsen Fibroblasten nur so lange, bis sie an allen Seiten an Zellen anstoßen. Dann stellen sie die Vermehrung ein: **Kontaktinhibition**.

> Krebszellen haben diese Reaktionsmöglichkeit verloren. So finden sich z. B. (s. u.) in Tumorzellen **Mutationen** in den Genen für Adhäsionsmoleküle (**Cadherine**) oder deren Adaptermoleküle (**Catenine**). Eine Hypermethylierung des Promotors des E-Cadheringens z. B. bewirkt dessen Produktionsminderung und führt damit zu einer Beeinträchtigung der Zelladhäsion: Zellen wachsen ungehemmt, können ihren Zellverband verlassen und Tochtergeschwülste (**Metastasen**) ausbilden.

Zellkommunikation wird im Wesentlichen durch vier transmembrane Adhäsionsproteingruppen (CAMs = Cell-Adhäsions-Moleküle) vermittelt: **Selektine**, **Integrine**,

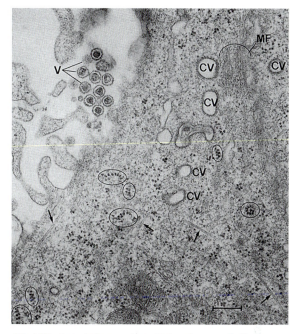

Abb. 1.25 **Ausschnitt aus einem Makrophagen mit phagocytierten Viren.** CV coated vesicles, MF Actin-Mikrofilamentbündel, V Virus, ↑ Mikrotubuli im Längsschnitt, ○ Kreise umgeben freie Ribosomen (Aufnahme: E. Robbins, D. Sabatini, New York; M: Balken ≙ 0,25 µm).

Mitglieder der Immunglobulin-(Ig-)Superfamilie (z. B. das interzelluläre Adhärens-Molekül **ICAM**) und durch **Cadherine**. Dabei können **transiente** (vorübergehende) Kontakte ausgebildet werden, wie z. B. zwischen Leukocyten und Kohlenhydraten auf Endothelzellen (S. 9). Es können gleichartige, aber auch unterschiedliche Adhäsionsmoleküle zum Kontakt interagieren. **Cadherine** (ihre Wirkung wird durch Ca^{2+} beeinflusst: „**C**alcium **adher**ing") vermitteln **stabile** Kontakte, wie in den Desmosomen und den Verschlusskontakten, haben aber auch große Bedeutung bei Signaltransduktion und Differenzierung.

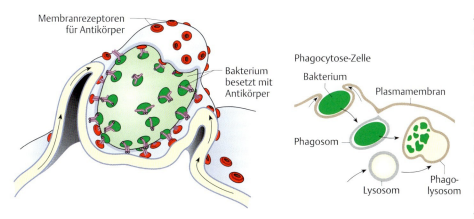

Abb. 1.26 **Phagocytose eines Bakteriums** (schematische Darstellung). Die Rezeptoren an der Membran-Außenseite binden an Antikörper, die am Bakterium haften. Die Membran bildet eine Vakuole um das Bakterium. Der Vakuolen-Eingang wird immer enger. Schließlich vereinigen sich die Membranen. Die so entstandenen Phagosomen gelangen ins Zellinnere, wo sie mit Verdauungsvesikeln verschmelzen.

Tab. 1.7 Zell-Zell-Kontakte (in multizellulären Organismen)

Name	Synonym	Form	Interzellularraum	Hauptaufgabe
Verschlusskontakt	*Zonula occludens*, Tight junction	gürtelförmige Nähte	nicht mehr vorhanden	Permeationseinschränkung
Gürtel-Desmosom	*Zonula adhaerens*	gürtelförmiges Band	normal (20 nm)	mechanischer Zellzusammenhalt
Punkt-Desmosom	*Macula adhaerens*	druckknopfartig	normal bis breiter (20–30 nm)	mechanischer Zellzusammenhalt
Kommunikations-Kontakt	elektrische Synapse, Nexus, Gap junction	fleckförmig	verengt (2–4 nm)	interzellulärer Substanzaustausch
Hemi-Desmosom		kein eigentlicher Zellkontakt		Verschweißung von Epithelzellen mit Bindegewebe (Basalmembran)

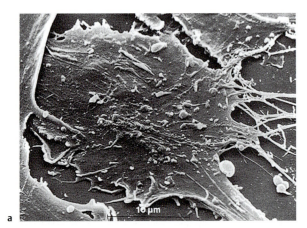

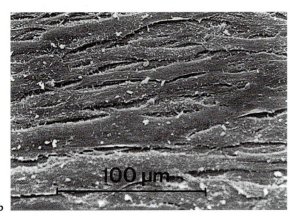

Abb. 1.27 **Fibroblasten in Kultur** (Rasterelektronenmikroskopische Aufnahmen). **a** Logarithmisch wachsende Zellen (M: Balken ≙ 10 µm). **b** Kontaktinhibierte Zellen (M: Balken ≙ 100 µm) (Aufnahmen: S. Berger, H. G. Schweiger, Heidelberg).

Zellkontakte (Tab. 1.7) haben verschiedenen Aufbau und verschiedene Funktionen. Sie spielen u. a. eine wesentliche Rolle zwischen Epithelzellen. Diese Zellen bedecken als Gewebe die Oberfläche unseres Körpers und kleiden alle inneren Hohlräume aus.

Entsprechend der Beteiligung von CAMs an verschiedensten Zell-Zell-Interaktionen ergeben sich bei Mutationen in den Genen der entsprechenden Proteine unterschiedlichste Krankheitsbilder. Die Bedeutung der CAMs in der Embryogenese wird z. B. durch die Ausbildung von **Zystennieren** deutlich. In diesem Buch können nur punktuell Beispiele für einzelne Ausfälle angeführt werden. Für weiterführende Informationen sei im Besonderen auf das Lehrbuch der Pathophysiologie von Schwarz et al. verwiesen.

Die interzellulären Verbindungen werden, entsprechend ihren Funktionen, in drei Hauptgruppen unterteilt

- Die **Zonula occludens** (**Verschlusskontakt**, tight junction) macht Zellschichten **impermeabel**. Funktion: Aufrechterhaltung eines interzellulären Milieus, das sich von dem der Umgebung unterscheidet;
- **Zonula adhaerens** bzw. **Macula adhaerens** (Gürtel-Desmosom und Punkt-Desmosom). Funktion: feste Verankerung der Zellen untereinander zum **Schutz gegen Scherkräfte**;
- **Kommunikationskontakte** oder **Nexus** (elektrische Synapse, gap junction) bilden ein Rohrpostsystem zwischen den Zellen. Funktion: Ermöglichung direkten Stoffaustausches von Zelle zu Zelle.

Erregungsfortleitung zwischen Zellen mit Hilfe von **Neurotransmittern** – und deshalb kein Kontakt im engeren Sinn – ist die Funktion einer vierten Gruppe, der chemischen **Synapsen**.

Hemi-Desmosomen sind keine eigentlichen Zellkontakte. Sie verschweißen Epithelzellen mit dem darunter gelegenen Bindegewebe.

Zellkontakte unterscheiden sich

- durch ihre Ausdehnung:
  - **Zonula:** gürtelförmig um die Zelle herumführende Kontaktlinien
  - **Macula:** punktförmige Kontakte zwischen den Zellen
- durch die Breite des interzellulären Spaltes:
  - **Adhaerens:** ein interzellulärer Spalt bleibt erhalten
  - **Occludens:** der interzelluläre Spalt verschwindet

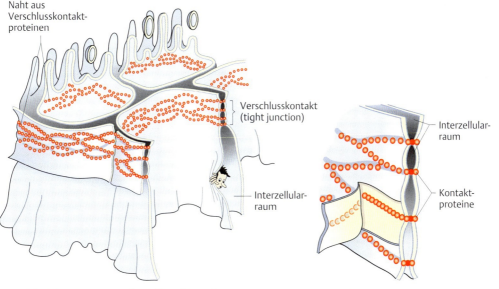

Abb. 1.28 **Verschlusskontakte.** Schematische Darstellung übereinander liegender Reihen von Verschlusskontakten am apikalen Rand von Zellen. Am Ort der Kontakte rücken die Membranproteine zweier benachbarter Zellen Kopf an Kopf zusammen, sodass zwischen ihnen der Interzellularraum verschwindet. Es bildet sich eine feste Naht.

Verschlusskontakte machen Epithelien undurchlässig

Verschlusskontakte (tight junctions) *(Rep. 1.10)* bilden **Permeationsschranken.** In diesen Kontakten sind die äußeren Plasmamembran-Schichten zweier benachbarter Zellen so dicht aneinander gerückt, dass der Interzellularraum zwischen ihnen verschwindet (*Abb. 1.28*). Von beiden Seiten rücken Transmembranproteine (**Occludin, Claudin**) Kopf an Kopf dicht zusammen und bilden eine feste Naht, die gürtelförmig um die Zellen verläuft. Je mehr derartige Nähte aneinander gelegt sind, umso undurchlässiger ist der Kontakt (*Abb. 1.29*).

Repetitorium 1.10

Verschlusskontakte

Aufbau	– Verzahnung von Plasmamembran-Proteinen (Occludin, Claudin) benachbarter Zellen – mehrere Nähte können untereinander liegen und miteinander verzweigen
Aufgaben	– Verschluss des Interzellular-Raumes des Epithels – Permeationsschranke – Einschränkung der Lateraldiffusion von Transportproteinen in einer Membran

häufiges Vorkommen	– in Epithelzellen
	  – des Dünndarms
	  – der Niere
	  – der Blase
	  – der Gehirngefäße (Blut-Hirn-Schranke)
	  – der vorderen Augenkammer

Verschlusskontakte finden sich u. a. an der apicalen Seite von Epithelzellen, die das Dünndarmlumen auskleiden (S. 16). In der Epithelzelle findet ein gerichteter, selektiver Transport der Glucose statt: apicale Resorption aus dem Darmlumen und basaler und lateraler Export der Glucose in den Interzellularraum und in die Blutgefäße. Die Verschlusskontakte am apicalen Zellpol verhindern dabei den Rückfluss der Glucose via Interzellularraum. Sie sind eine **Barriere** für die **Lateraldiffusion** der Proteine in der fluiden Membran (S. 8) und ermöglichen so eine regionale Anordnung von Transportproteinen. **Bakterielle Toxine** (z. B. das des Cholerabakteriums) verändern die Permeabilität der Verschlusskontakte (S. 287). Sie bewirken massive Ionen- und Wasserausscheidung ins Darmlumen (**Diarrhoe**).

Verschlusskontakte sind wesentlich an der Aufrechterhaltung der **Blut-Hirn-Schranke** beteiligt. Die Blut-Hirn-Schranke schützt das Gehirn vor dem Übertritt schädigender Substanzen aus dem Blutstrom in die empfindliche Gehirnmasse. Außer Glucose und Neurohormonen werden viele Moleküle an der Permeation stark behindert – leider weder Alkohol noch Morphium.

Diese Tatsache bietet ein großes therapeutisches Handikap: Z. B. sind **Antibiotika**, die gegen **Meningitis** eingesetzt werden, nicht in der Lage, diese Schranke zu überwinden. Auch die Behandlung des **Morbus Parkinson** bietet Probleme.

Verschlusskontakte an der **vorderen Augenkammer** sorgen für die Aufrechterhaltung eines hohen Ionenmilieus. Verschlusskontakte wurden schon im Zweizellstadium des Embryos nachgewiesen und sind entscheidend für die ordnungsgemäße **Embryonalentwicklung**.

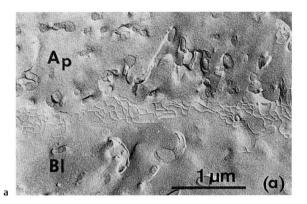
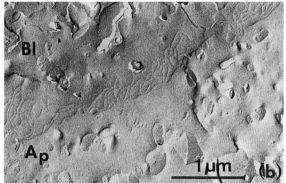
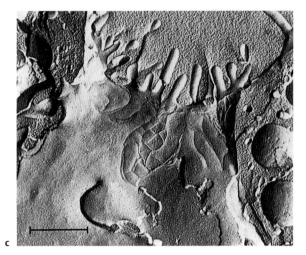
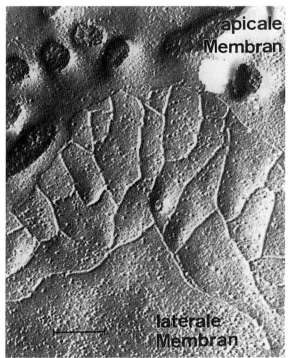

Abb. 1.29 **Verschlusskontakte im elektronenmikroskopischen Bild. a** und **b** Gefrierbruchaufnahmen von Verschlusskontakten (tight junctions); in den Bildmitten ist deutlich die verzweigte Anordnung der Partikelreihen zu erkennen. Ap apicale Region, Bl basolaterale Region (Aufnahme: E. Robbins, D. Sabatini, New York; M: Balken ≙ 0,5 μm). **c** und **d** Verschlusskontakte, tight junctions, Pankreas des Menschen in zwei verschiedenen Vergrößerungen (Aufnahme: H. F. Kern, Marburg; M: Balken ≙ 1 μm und d: M: Balken ≙ 0,2 μm).

Desmosomen sorgen für den mechanischen Zusammenhalt von Gewebszellen

Diese Kontakte (*Rep. 1.11*) finden sich besonders zwischen Zellen, die einer intensiven mechanischen Belastung standhalten müssen, wie z. B. Epithelzellen und Herzmuskelzellen. Zwei Verbindungsarten können unterschieden werden: **gürtelförmige** und **punktförmige Desmosomen**.

Gürtelförmige Kontakte schließen bei den Epithelzellen bzw. Endothelzellen unmittelbar basalwärts an die Verschlusskontakte an (*Abb. 1.30*, *Abb. 1.31*). Hier ist der Interzellularraum wieder vorhanden. Er ist mit filamentösem Material angefüllt. Im Bereich des Desmosomenbandes verlaufen intrazellulär unterhalb der Plasmamembran **kontraktile Actinfasern**, die über Adapter-Proteine (**Catenine**) an die transmembranen **Cadherine** des Interzellularraums gebunden werden. Diese Art der Kontakte spielt in der **Embryonalentwicklung** eine wichtige Rolle: Durch Kontraktion dieser Actinfilamente werden linear angeordnete Epithelzellen in ihrem oberen, lumenwärts gerichteten Bereich zusammengerafft und die Epithelzellreihe ordnet sich zu einem Rohr, dem **Neuralrohr** (s. Kap. 8).

Die **punktförmigen Desmosomen** sind wie Druckknöpfe zwischen den Zellen verteilt. Sie sind für ihre Aufgabe, die Zelle gegen mechanische Belastungen widerstandsfähig zu machen, mit einem besonderen Fasersystem ausgerüstet. Der Interzellularraum ist mit Glycoproteinen und Mucopolysacchariden vollgepackt. In der Mitte verdickt sich diese Kittsubstanz zu einem Streifen, dem **zentralen Stratum**. Cytoplasmawärts finden sich an den Membran-Innenseiten plattenartige Verdickungen, in die sich, senkrecht zur Plasmamembran ziehend, Bündel von Fibrillen, sog. **Tonofilamente**, senken. Diese Tonofilamente sind nicht kontraktil. Sie bestehen aus Keratin, durchziehen die ganze Zelle und strukturieren das Cytoplasma.

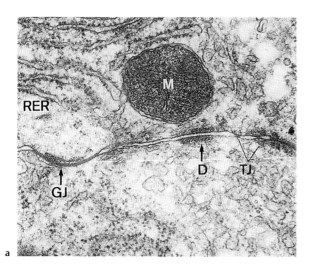

Abb. 1.30 **Zellkontakte. a** Komplex von Kontakten zwischen zwei aneinander grenzenden Hepatocyten unmittelbar im Anschluss an einen Gallenkanal. D Desmosom mit Tonofilamenten, GJ Gap Junction, GK Gallenkanal, M Mitochondrium, RER Raues Endoplasmatisches Reticulum, TJ Tight Junction (Aufnahme: E. Robbins, D. Sabatini, New York; M: Balken ≙ 0,4 µm). **b** Verschlusszonen in Azinuszellen, Pankreas der Ratte. D Desmosom, ZA Zonula adhaerens, ZO Zonula occludens. **c** Desmosom und Intermediärfilamente. (Aufnahmen: H. F. Kern, Marburg; M: Balken ≙ 0,5 µm und c: M: Balken ≙ 0,2 µm).

Auch durch den Interzellularraum ziehen derartige Tonofilamente und verankern sich im zentralen Stratum, in dem Mitglieder der Cadherin-Superfamilie liegen (**Desmoglein** und **Desmocollin**). Diese nehmen über die cytoplasmatischen Plaques Verbindung zu Intermediärfilamenten benachbarter Endothelzellen auf.

Hauptvorkommen der Desmosomen: Herzmuskel, Uterushals und Haut.

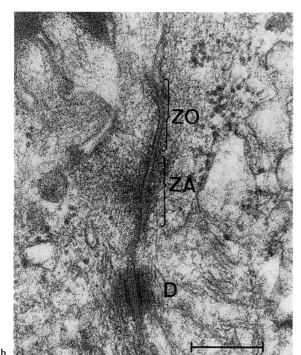

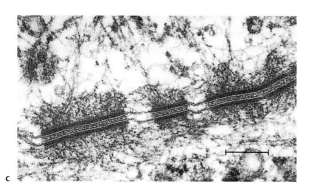

Repetitorium 1.11

Desmosomen

Gürtel-Desmosomen

Aufbau	– Interzellularraum gefüllt mit filamentösem Material – Actin-Filamente parallel zur Plasmamembran – Cadherine und Integrine als transmembrane Zell-Adhäsions-Moleküle (CAMs) – Catenine als Adaptor-Proteine
Aufgaben	– mechanischer Zusammenhalt – Beteiligung auch an embryonaler Organbildung
häufiges Vorkommen	– Epithelzellen im Anschluss an Verschlusskontakte

Punkt-Desmosomen

Aufbau	– Interzellularraum normal bis leicht verbreitert, gefüllt mit filamentösem Material – **Zentralstratum-Tonofilamente** (nicht kontraktil) ankern in scheibenförmigen Verdickungen unter der Plasmamembran – ziehen zum Stratum – strukturieren das Cytoplasma
Aufgabe	– mechanischer Zusammenhalt
häufiges Vorkommen	– Epithelzellen der Haut – Epithelzellen des Uterushalses – Herzmuskelzellen

Hemi-Desmosomen: keine Zell-Zell-Kontakte!

Aufbau	– scheibenförmige Verdickungen an der cytoplasmatischen Seite der Plasmamembran mit Tonofilamenten
Aufgabe	– Verankerung der Epithelzellen mit der Basalmembran, dem Bindegewebe
Vorkommen	– Basalmembran

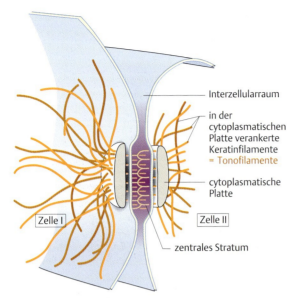

Abb. 1.31 **Desmosomen.** Skizze eines Desmosoms zwischen zwei Zellen. Erweiterter Interzellularraum mit zentralem Stratum. Transmembranfilamente verbinden dieses mit der cytoplasmatischen Platte. Tonofilamente durchziehen die Cytoplasmen und senken sich in die cytoplasmatische Platte ein.

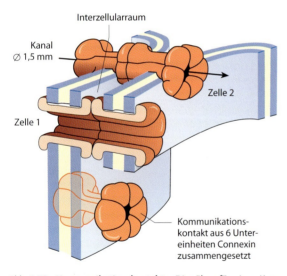

Abb. 1.32 **Kommunikationskontakte.** Die röhrenförmigen Kommunikationskontakte, die aus sechs Untereinheiten zusammengesetzt sind, verbinden Zelle 1 mit Zelle 2. Der Interzellularraum ist dabei stark eingeengt.

Werden vom Patienten **Autoantikörper** gegen **Desmoglein** gebildet, zerstören diese die enge Bindung zwischen den Epithelzellen (Keratinocyten). Es kommt zum Krankheitsbild des **Pemphigus vulgaris** mit **extensiver Blasenbildung an der Haut** (s. Tab. 9.4). Beim schwereren Krankheitsbild des **Pemphigus bullosus** werden **Autoantikörper** gegen Proteine der **Hemi-Desmosomen** gebildet, die die Verbindung zwischen Epithelzellen und Bindegewebe lösen. Diese Erkrankungen bieten ein gutes Beispiel dafür, dass Ausfallserscheinungen eines Proteins nicht immer eine genetische Mutation zugrunde liegen muss. Autoantikörper-Reaktionen setzen Proteine ebenfalls außer Kraft.

Kommunikationskontakte ermöglichen den Stoffaustausch zwischen Zellen

Kommunikationskontakte (Nexus, **gap junctions**) (Rep. 1.**12**), die zum Informationsaustausch zwischen Zellen dienen, sind die häufigsten Kontakte und können überall fleckförmig auf der Zellmembran vorkommen. Der Interzellularraum ist stark eingeengt (2–4 nm) und wird von Proteinen durchquert, die kanalartig die Zellmembranen zweier aneinander grenzender Zellen durchziehen (Abb. 1.32, Abb. 1.33). **Connexin**, für dessen Information mehrere Gene existieren, ist das Hauptprotein, dessen sechs Untereinheiten einen Zylinder bilden; diese Röhren haben eine Porengröße von 1,5 nm und lassen wasserlösliche Moleküle bis zu einer rel. Molekülmasse (M_r) von etwa 1500 direkt hindurch. Zu solchen Molekülen zählen Disaccharide, Aminosäuren, Nucleotide, Vitamine, Steroidhormone und cAMP. Gibt man eine Fluoreszenzmarkierung in eine Zelle, so taucht die Markierung unmittelbar in der benachbarten Zelle auf. Gibt man hingegen die Substanz in den Interzellularraum, dann breitet sie sich zwar zwischen den Zellen aus, erscheint aber nicht intrazellulär.

Die Kommunikationskontakte verbinden Zellen unter Überbrückung des Interzellularraums auf dem kürzesten Weg. Diese Tatsache erklärt ihre Funktion.

Eine Information kann sich von einer Zelle mit hoher Geschwindigkeit auf andere ausbreiten. Dazu gehören elektrische Impulse. Dieser Kontakt wird deshalb auch elektrische Synapse oder Nexus genannt. Die Signale werden ohne Zwischenschaltung eines Neurotransmitters

Repetitorium 1.12	
Kommunikationskontakte	
Aufbau	- Interzellularraum eingeengt - transmembrane, zylindrische Proteine **(Connexin)** verbinden Intrazellularräume, Öffnung 1,5 nm - Ausbildung der Kontakte erst bei Zellberührung, Ca^{2+}-abhängig
Aufgaben	- **Zellkommunikation:** Passage von Disacchariden, Aminosäuren, Nucleotiden, Vitaminen, Steroidhormonen, cAMP möglich - metabolische Synchronisation der Gewebsdifferenzierung und embryonale Wachstumskontrolle - **elektrische Kopplung:** – Erregungsleitung im embryonalen Gewebe; am adulten Myokard; bei der Synchronisation der Dünndarmperistaltik - **Abkopplung** toter Zellen aus dem Zellverband - eventuelle Beteiligung an der Kontaktinhibition: einige Krebszelltypen defekt in Kommunikationskontakt-Bildung
Vorkommen	in allen Zellen an beliebigen Stellen der Plasmamembran

(s. chemische Synapsen, nächster Abschnitt) weitergegeben. Mit Hilfe von Kommunikationskontakten ist eine Erregungsleitung während der Embryonalentwicklung noch vor Ausbildung der ersten Nervenendplatten möglich. Die Kopplung elektrischer Impulse wird durch derartige Kontakte mit besonderer Exaktheit erreicht, so z. B. im Myokard (**Herzmuskulatur**) oder bei der **Darmperistaltik.** Kommunikationskontakte werden auch im Zentralnervensystem gefunden.

Wie wichtig die Zellkommunikation über Kommunikationskontakte ist, zeigt sich besonders in der **Embryonalentwicklung.** Wachstumsfördernde Stoffe können von einer Zelle auf andere übergehen. Auch der Nahrungstransport zwischen embryonalen Zellen vor Ausbildung des Blutgefäßsystems erfolgt über Kommunikationskontakte.

Die Ausbildung von Kommunikationskontakten setzt erst ein, wenn Zellen Kontakt zueinander aufgenommen haben. Sie ist stark von **Ca^{2+}-Ionen** abhängig. Die intrazelluläre Ca^{2+}-Ionen-Konzentration ist 10 000-fach niedriger als die extrazelluläre (*Tab. 1.5*). Strömen Ca^{2+}-Ionen in die Zelle ein, z. B. als Folge einer Verletzung, dann werden die Kommunikationskontakte sofort verschlossen, um das Ausfließen lebenswichtiger Stoffe zu verhindern. Dieses Kollabieren der Kontakte bei Ca^{2+}-Ionen-Einstrom ermöglicht es dem Organismus, tote Zellen vom Gewebe abzukoppeln, da die Membran toter Zellen für Ca^{2+}-Ionen permeabel wird.

> **Mutationen** in den **Connexingenen** führen zu genetischen Krankheiten wie z. B. **neurosensorischer Taubheit, Herzfehlbildungen** oder der progressiven Degeneration peripherer Nerven bei einer Form der **Charcot-Marie-Tooth-Erkrankung** (S. 5).

Die gängige Art der Reizleitung erfolgt über chemische Synapsen

Synapsen (*Rep. 1.13*) finden sich
- an Muskelzellen, als motorische Endplatten (neuromuskulär)
- an Sinneszellen (neurosensorisch)
- an Drüsenzellen (neuroglandulär)
- zwischen Neuronen (neuroneural)

An der Synapse unterscheidet man **präsynaptische** und **postsynaptische** Elemente (*Abb. 1.34*). Beide werden durch den **synaptischen Spalt** getrennt, der mit 25–35 nm breiter ist, als ein normaler Interzellularraum. Im präsynaptischen Element, einer knopfartigen Verdickung der Nervenendigung, werden in den Vesikeln Überträger, also **Neurotransmitter** wie z. B. Acetylcholin, Adrenalin, Serotonin, Dopamin, gespeichert. Wird durch Reizleitung die präsynaptische Membran depolarisiert, verschmelzen die Vesikel mit dieser über einen Proteinkomplex zwischen **Synaptobrevin** (v-SNARE) und **Syntaxin** (t-SNARE) (S. 17) und der Vesikelinhalt wird in den synaptischen Spalt exocytiert. Der Neurotransmitter diffundiert durch den Spalt und wird von Membranrezeptoren der postsynaptischen Empfängerzelle gebunden. Es kommt zur Depolarisierung dieser Membran und damit zur Fortleitung der Erregung. Der Neurotransmitter wird schnell enzymatisch durch die **Acetylcholinesterase** inaktiviert. Bei der Spal-

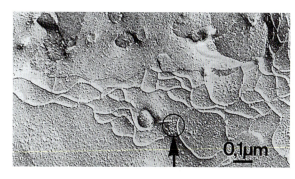

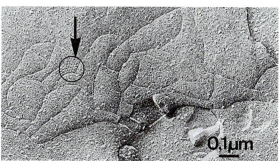

Abb. 1.33 **Elektronenmikroskopische Gefrierbruchaufnahmen von Kommunikationskontakten** (gap junctions). Die Pfeile bezeichnen Aggregationen von Kommunikationskontakten (Aufnahmen: E. Robbins, D. Sabatini, New York; M: Balken ≙ 0,1 µm).

Repetitorium 1.13

Chemische Synapsen

Aufbau	▪ Nervenendigung verdickt zum präsynaptischen Element
	▪ Speicherung von Neurotransmittern in Vesikeln
	▪ synaptischer Spalt (25–35 nm) trennt präsynaptische Membran von postsynaptischer, die Neurotransmitter-Rezeptoren trägt
Aufgabe	▪ Erregungsleitung
Vorkommen	▪ Muskelzellen

tung des Acetylcholins entstehendes Cholin wird von der präsynaptischen Zelle resorbiert und mit Hilfe der *Acetylcholin-Synthetase wieder* zu Acetylcholin aufgebaut und erneut gespeichert.

Überschüssiges Glutamat, das an bestimmten Synapsen Neurotransmitterfunktion ausübt und zu diesem Zweck in hohen Konzentrationen in den synaptischen Spalt exocytiert wird, muss wegen seiner hohen Toxizität unschädlich gemacht werden. Na$^+$-getriebene Glutamattransporter, z. B. in Gliazellen, ziehen das Glutamat im Verhältnis 3 Na$^+$:1 Glutamat aus dem Verkehr.

> **Nervengifte** greifen an den verschiedenen Stellen dieses Prozesses ein: **Curare**, das Gift der Indianerpfeile, bindet an die Acetylcholin-Rezeptoren der motorischen Endplatte und blockiert diese. **Botulin**, das Toxin von *Clostridium botulinum*, und **Tetanospasmin**, das Toxin von *Clostridium tetani* (S. 287) sind *Endopeptidasen*, die an Synaptobrevin, das Protein der v-SNAREs binden und es spalten. Dadurch kommt es

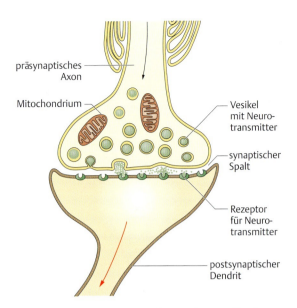

Abb. 1.**34** **Chemische Synapse** (schematische Darstellung).

zu keiner Vesikel-Membran-Fusion und die Ausschüttung von Neurotransmittern wird verhindert. Botulin reagiert spezifisch an peripheren Nervenendigungen (**Botulismus**). Ohne Ausschüttung von Acetylcholin kommt es zu einer **schlaffen Lähmung** (Paralyse). Tetanustoxin bindet ebenfalls an periphere Nervenendigungen, wandert aber bis ins Zentralnervensystem und unterbindet die Ausschüttung von inhibitorischen Neurotransmittern an Motoneuronen. Das führt zu Dauererregung (**spastische Lähmung**) und den Symptomen des **Tetanus** mit seiner hohen Mortalität. **E 605,** ein Insektizid, hebt die Wirksamkeit der *Acetylcholinesterase* auf, Acetylcholin kann nicht mehr abgebaut werden – es kommt zu einer Dauererregung.

1.3.13 Intrazelluläre Membransysteme

Membranen durchziehen das Cytosol

Das Cytoplasma einer Eukaryontenzelle zeigt eine hoch differenzierte Ultrastruktur: Im Cytosol, dem Grundplasma, eingebettet liegt ein dreidimensional netzförmig die Zelle durchziehendes Kanalsystem. Membranen bilden die Wände der Becken und Röhren, deren Zahl die Funktion der jeweiligen Zelle widerspiegelt. Zu diesem **endomembranösen System** gehören: **Kernhüllen, Endoplasmatisches Reticulum, Golgi-Apparat.**

Repetitorium 1.14

Membran-begrenzte Kompartimente

Endo-membran-system	• Endoplasmatisches Reticulum • Golgi-Komplexe • Kernhüllen
membran-umschlossene Organellen	• Kern • Mitochondrien • Chloroplasten (in Pflanzenzellen) • Lysosomen • Peroxisomen (Glyoxisomen in Pflanzenzellen)

Außerdem umschließen Membranen Hohlräume und bilden **Organellen.** Dazu gehören: **Kern** (Nucleus), **Mitochondrien, Chloroplasten** (bei Pflanzen), **Lysosomen** und **Peroxisomen** (Rep. 1.**14**).

Diese Membransysteme bewirken eine Kompartimentierung innerhalb der Zelle (Rep. 1.**15**). Solche Kompartimente sind essenziell, denn sie separieren in der Zelle verschiedene enzymatische Aktivitäten (z. B. gegenläufige wie Aufbau und Abbau einer Substanz). Durch Abgrenzung kleinerer Bereiche können in der Zelle unterschiedliche pH-Gradienten und Ionengradienten aufgebaut werden, eine hohe Flexibilität intrazellulärer Aktivitäten wird ermöglicht. Ein weiterer Vorteil des Membranreichtums ist der Gewinn an Oberflächen, die lebenswichtigen membrangebundenen Enzymen Platz bieten.

Repetitorium 1.**15**

Aufgaben des Endomembransystems
- Trennung bzw. Assoziation von Enzymsystemen durch Kompartimentierung
- Bildung von Diffusionsbarrieren
- Aufbau von:
  – Ionengradienten
  – pH-Gradienten
  – Membranpotenzialen
- Oberflächenvergrößerung

Alle Membran-umschlossenen Kompartimente sind vom Cytosol, dem Grundplasma, umgeben, das ca. 55 % des Cytoplasmas ausmacht. Hier ist der Ort des Intermediärstoffwechsels. Enzyme, Proteine, tRNAs und Ribosomen sind im Cytosol enthalten. Außerdem befinden sich hier die Proteine des Cytoskeletts: Tubulin, aus dem sich Mikrotubuli und mikrotubulinhaltige Organellen (Cilien, Zentriolen) zusammensetzen, bzw. Actin und Myosin, aus denen sich Mikrofilamente bilden (s. Tab. 1.**2**). Im Cytosol werden in manchen Zellen auch Speicherprodukte wie Glycogen oder Fett eingelagert.

Die **intrazellulären Membranen** sind für die jeweiligen Funktionen spezialisiert. Ihr Aufbau gleicht dem jeder biologischen Membran: eine Lipid-Doppelschicht mit auf- und eingelagerten Proteinen. Diese Schichten sind im Aufbau asymmetrisch, und es muss unterschieden werden zwischen der dem Cytosol zugewandten, cytoplasmatischen Seite und der dem Lumen des Kompartiments zugekehrten endoplasmatischen Seite. (Das im Lumen einer Organelle eingeschlossene Cytoplasma heißt Endoplasma.) Die endoplasmatische Seite entspricht in ihrem Aufbau der extrazellulären Seite der Plasmamembran (s. Abb. 1.**9**).

Das Endoplasmatische Reticulum (ER) ist ein weit verzweigtes Kanalsystem

Dieses Membransystem, mengenmäßig von Zelltyp zu Zelltyp verschieden, entwickelt sich im Laufe der Zelldifferenzierung. Es besteht aus einer großen Zahl **anastomosierender**, Membran-begrenzter **Röhren** und **Becken** (**Zisternen**) (Abb. 1.**35**). Zum Verständnis seiner Entstehung hilft am besten folgende Vorstellung: Ein riesiges

Membrantuch schließt sich um einen Teil des Cytoplasmas zu einem schlaffen Sack. Dieser Sack wird in unzähligen Windungen hin und her gefaltet, der Innenraum, das endoplasmatische Lumen (lichte Weite 5 bis mehrere 100 nm), zieht sich wie der Gang eines Labyrinths durch die Zelle. Die endoplasmatische Membran setzt sich auf die äußere Kernhülle fort. Das Lumen bekommt Kontakt zum perinucleären Raum und über die Kernporen zum Karyoplasma. Ebenso besteht eine Verbindung zum extrazellulären Raum.

Das Endoplasmatische Reticulum wird in ein **Raues** (**granuläres**) (**RER**) und ein **Glattes** (**samtenes**) **ER** (**SER**) unterteilt.

(Um eine Vorstellung über die Menge an Endomembranen zu geben: 1 ml Lebergewebe enthält 10 m² ER, davon entfallen 2/3 auf das RER.) Die Funktion des Endoplasmatischen Reticulums ist unterschiedlich.

Am Rauen Endoplasmatischen Reticulum (RER) werden Proteine synthetisiert

Das **RER** (Rep. 1.16) ist besonders stark in **sekretorischen Zellen** mit intensiver Proteinbiosynthese entwickelt. Beispiele: Insulin-produzierende Zellen der Bauchspeicheldrüse, Kollagensynthese in Bindegewebszellen, Immunglobulin-Synthese in Plasmazellen, Nissl-Schollen in Nervenzellen. In diesen Zellen ist die cytoplasmatische Seite der Membran des Endoplasmatischen Reticulums perlschnurartig mit kleinen schwarzen Granula besetzt, den **Membran-gebundenen Ribosomen** (Abb. 1.36). Bis zur Hälfte aller Ribosomen können am RER gebunden sein. Eine **intensive Proteinsynthese** kann sogar zu einer Ausweitung des Lumens des ER führen, so z. B. bei Antikörper-Produktion in Plasmazellen. Die Proteine sind entweder für die eigene Zelle oder zum Export bestimmt; Letztere werden sekretorische Proteine genannt.

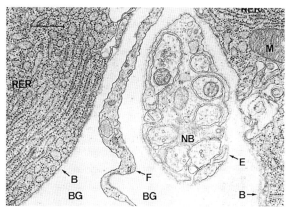

Abb. 1.35 **Stark ausgebildetes Raues Endoplasmatisches Reticulum (RER) in zwei Pankreaszellen der Ratte.** Im Bindegewebe (BG) zwischen den Zellen liegt ein markloses Nervenbündel (NB); B Basalmembran, F Fibroblastenfortsatz, M Mitochondrium (Aufnahme: E. Robbins, D. Sabatini, New York; M: Balken ≙ 0,5 μm).

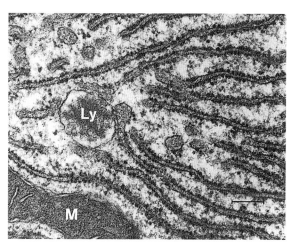

Abb. 1.36 **Raues Endoplasmatisches Reticulum.** Membran-gebundene Ribosomen sind deutlich als schwarze Punkte auf den Membranschläuchen sichtbar. Ly Lysosom, M Mitochondrium (Aufnahme: S. Berger, H. G. Schweiger, Heidelberg; M: Balken ≙ 0,25 μm).

Repetitorium 1.16

Raues Endoplasmatisches Reticulum (RER)

Aufbau	– anastomosierendes **Kanalsystem** aus fluiden Membranen – cytoplasmatische Membranseite mit Ribosomen besetzt
Aufgaben	**Synthese** von – strukturellen Proteinen (z. B. Kollagen, Membranproteine) – sekretorischen Proteinen (Mucin, Albumin, Immunglobuline) – enzymatischen und proteolytischen Proteinen (z. B. lysosomale Proteine, Trypsin in der Bauchspeicheldrüse) **Transport** – Proteine zum Golgi-Apparat – transmembrane Proteine innerhalb der Zelle **Posttranslationale Modifikation** – Hydroxylierung – Disulfidbrücken-Bindung – Vorbereitung der N-Glycosylierung – korrekte Proteinfaltung – Verknüpfung zu Multimeren
Vorkommen	– besonders in sekretorischen Zellen

Das ER hat neben der Syntheseleistung noch die Aufgabe des Transportes. Die Proteine werden zum **Transport** in Membranvesikel verpackt. Von hieraus wandern die Vesikel, geleitet von der Spezifität der Coatomere (S. 17), zum Golgi, zu den Lysosomen und zur Plasmamembran.

Proteine, die für das ER selbst bestimmt sind, sind durch eine spezifische Aminosäuresequenz am C-terminalen Ende des Peptids gekennzeichnet (Lys-Asp-Glu-Leu bzw. KDEL nach dem Ein-Buchstaben-Code für Aminosäuren, s. Tab. 2.5).

Proteine können nach ihrer Synthese noch verändert werden. Im Zuge der **posttranslationalen Modifikation** findet z. B. die **Hydroxylierung** von den im Kollagen häufigen Aminosäuren Prolin und Lysin statt.

> Das beteiligte Enzym, die **Hydroxylase,** enthält zweiwertiges Eisen (Fe^{2+}), das durch Ascorbinsäure vor Oxidation zu Fe^{3+} geschützt wird. Bei massivem **Vitamin-C-Mangel** kommt es zu Störungen in der Kollagensynthese. Knochen- und Gelenkveränderungen, Zahnfleisch- und Hautblutungen sind die fatalen Symptome von **Skorbut.**

Auch **Disulfidbrücken** werden in Proteine, die am RER synthetisiert wurden (*Disulfid-Isomerase*) eingeführt. Spezielle Enzyme, wie die an Polypeptidketten bindenden **Chaperone,** sorgen für eine ordnungsgemäße **Faltung** der Proteine und halten fehlgefaltete Proteine zurück, sodass diese durch die Translocons (s. u.) ins Cytoplasma zurückbefördert und über Proteasomen abgebaut werden können.

> Eine Punktmutation im Gen für **α1-Antitrypsin** bewirkt eine fehlerhafte Faltung dieses Proteins und Aggregation im RER. Das Protein kann dadurch seine normale Funktion, die Inhibition von *Trypsin* und der Blut-Protease *Elastase* nicht ausüben. Die Protease verdaut das zur Sauerstoffabsorption notwendige Lungengewebe: Es resultiert das Krankheitsbild eines **Lungen-Emphysems.**

Proteine, die aus mehreren Polypeptidketten bestehen, werden im RER zu **Multimeren** zusammengefügt. Proteine, die mit Zuckerketten versehen werden sollen, werden im ER zur **Glycosylierung** vorbereitet, indem ein an einem Lipidanker vorgefertigtes Oligosaccharid (S. 35) auf spezifische Asparagine der wachsenden Peptidkette übertragen wird.

Nicht alle Proteine werden an Ribosomen des RER synthetisiert. So werden u. a. Histone, einige mitochondriale und ribosomale Proteine an freien Ribosomen direkt im Cytosol gebildet. Wie weiß die Zelle, welche Proteine am RER produziert werden sollen?

Die Ribosomen werden über Signalsequenzen der gebildeten Proteine an das RER gebunden

Sekretorische Proteine besitzen eine **Signalsequenz,** für die die Information auf der mRNA festgelegt ist (s. Kap. **2**). Die Signalsequenz schließt unmittelbar an das Startcodon an. Sie codiert für 15–30 meist **hydrophobe Aminosäuren,** die sich am NH_2-Terminus der wachsenden Polypeptidkette befinden. Sobald diese Sequenz an Ribosomen des Cytosols synthetisiert worden ist, bindet ein **Signal-Erkennungspartikel** (SRP = **s**ignal **r**ecognition **p**article aus 6 Polypeptiden und einer kleinen RNA) des Cytosols an diese Sequenz und das Ribosom, verhindert die Fortsetzung der Translation und führt das Ribosom samt Messenger und begonnener Polypeptidkette zum ER. Hier helfen **Rezeptoren** (SRP-Rezeptor), den Ribosomenkomplex an die Membran zu binden. Nach Ablösung des SRP wird das Ribosom an einen Translokationskomplex (**Translocon**) gebunden, der aus drei Transmembranproteinen besteht. Diese formen einen Protein-ausgekleideten Tunnel durch die ER Membran, in den die wachsende Peptidkette eingefädelt wird. Die Signalsequenz des zukünftigen Proteins erreicht das Lumen des ER, wobei das Ribosom wie mit einer Stecknadel auf der cytoplasmatischen Seite der ER-Membran fixiert ist. Die Signalsequenz wird enzymatisch abgespalten (*Abb. 1.37*), die Proteinsynthese geht weiter, und die Polypeptidkette wird ins Innere der Zisternen hineingeschoben. Proteine, die für die Sekretion nach außen oder für den Transport in andere Zellorganellen bestimmt sind, werden ganz ins ER-Lumen sezerniert und die Polypeptidkette zum aktiven Protein gefaltet.

Viele Proteine werden zum weiteren Modifizieren, z. B. zum Glycosylieren, in den **Golgi-Apparat** transportiert. (Im Cytosol synthetisierte Proteine sind nie glycosyliert!) Andere Proteine bleiben transmembranös in der ER-Membran stecken. Diese können mitsamt einem kleinen Membranstück (Vesikel) ausgebaut und in eine andere Membran, z. B. in die Zellmembran, eingebaut werden. Die Ribosomen fallen nach Fertigstellung des Proteins vom ER ab und stehen im Cytosol zur neuen Initiation zur Verfügung.

Zellen, in denen das RER besonders dicht gepackt ist, z. B. exokrine Pankreaszellen oder Nissl-Schollen der Nervenzellen, können wegen ihres hohen Anteils an rRNA mit basischen Farbstoffen angefärbt werden. Diese schon im Lichtmikroskop sichtbaren Cytoplasmaregionen werden in der Cytologie als **Ergastoplasma** bezeichnet und erweisen sich im Elektronenmikroskop als dicht gepacktes RER.

Am Glatten Endoplasmatischen Reticulum (SER) werden Lipide und Steroide synthetisiert und transportiert

Das **Glatte Endoplasmatische Reticulum** (*Abb. 1.38*) ist nicht in allen Zellen gleich gut ausgebildet (*Rep. 1.17*). Es ist zur **Synthese** folgender Moleküle ausgerüstet: Triglyceride, Phospholipide, Ceramide, Cholesterol und Steroidhormone. Hauptsächliches Vorkommen ist deshalb in Darmzellen, Leberzellen (Hepatocyten), Talgdrüsenzellen, Nebennierenrindenzellen und Steroidhormon produzierenden Zwischenzellen der Gonaden. Neben der Syntheseleistung hat das SER die Aufgabe, die Syntheseprodukte zu transportieren. Die **Phospholipid-Synthese,** die zur Membranbildung erforderlich ist, findet nur an der cytoplasmatischen Seite der Membran-Doppelschicht des SER statt. Neue Lipide werden in der angrenzenden Einzelschicht eingebaut und durch Transportproteine (Flippasen) auf die lumenwärts gelegene Schicht transferiert. Aus der so vergrößerten Membran des ER werden Stücke abgespalten, in sich zirkulär zu Vesikeln geschlossen und zusammen mit intramembranen Proteinen über den Golgi-Apparat zu den Lysosomen und zur Plasmamembran transportiert. Da glycosylierende Enzyme nur im Lumen des ER vorhanden sind, ergibt sich daraus die Asymmetrie der Membranschichten, d. h. die Zuckerketten befinden sich nur an der endoplasmatischen Membranseite.

Neben Lipidsynthese und Transport kommen den Enzymen des SER weitere wichtige Aufgaben zu. So findet sich z. B. in der Leber das **Cytochrom P450,** ein Enzym mit stark oxidativer Wirkung. Durch Oxidation **entgiftet** die-

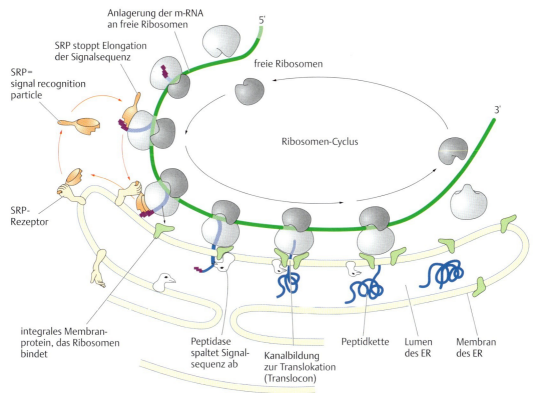

Abb. 1.37 Schematische Darstellung der Synthese eines sekretorischen Proteins nach Blobel. Eine mRNA, die die Information für ein sekretorisches, ein lysosomales oder ein integrales Protein trägt, wird von freien Ribosomen besetzt und translatiert. Sobald die Signalsequenz am Ribosom erscheint, blockiert ein Partikel unter Bindung an das Ribosom die weitere Translation. Dieses Partikel wird SRP (signal recognition particle) genannt und besteht aus 6 Polypeptidketten und einer kleinen RNA. Das SRP wird seinerseits von einem SRP-Rezeptorprotein, einem integralen Protein der ER-Membran, gebunden. Diese Fixierung ermöglicht eine Bindung des Ribosoms an andere integrale Membranproteine. Es wurde gezeigt, dass diese Proteine einen Tunnel (Translocon) bilden, durch den die hydrophile Polypeptidkette ins Innere des ER-Lumens geschoben wird. Die Ablösung vom SRP und seinem Rezeptor bewirkt die Fortsetzung der Translation. Die Signalsequenz kann von einer *Peptidase* abgespalten werden. Das fertige Protein wird ins Lumen entlassen, integrale Proteine werden in der Membran festgehalten. Die Ribosomen fallen ab, dissoziieren und werden in den Ribosomen-Cyclus eingeschleust. Auch die mRNA und die beteiligten Proteine (SRP etc.) stehen zur neuerlichen Verwendung zur Verfügung.

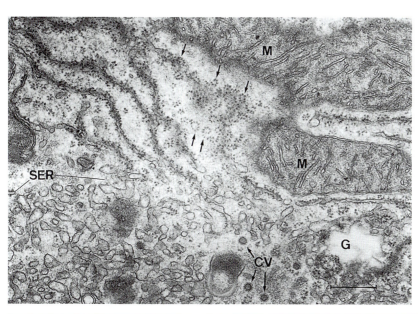

Abb. 1.38 Hepatocyt einer gehungerten Ratte. Neben den gebundenen Ribosomen des RER (Pfeile) ist eine Region mit Glattem Endoplasmatischem Reticulum (SER) zu sehen. CV Coated vesicles, G Glycogen-Speicherareal, das entleert ist, M Mitochondrium (Aufnahme: E. Robbins, D. Sabatini, New York; M: Balken ≙ 0,4 µm).

> **Repetitorium 1.17**
>
> **Glattes Endoplasmatisches Reticulum (SER)**
>
> | | |
> |---|---|
> | Aufbau | – anastomosierendes **Kanalsystem** aus fluiden Membranen
– hoher Enzymgehalt der Membranen und des Lumens |
> | Aufgaben | **Synthese** von
– Triglyceriden
– Phospholipiden
– Ceramiden
– Cholesterol
– Steroidhormonen
enzymatische Leistungen
– Glycogenmobilisierung
  (*Glucose-6-phosphatase* in Leberzellen)
– Calciumbereitstellung, Calciumspeicherung
  (*ATPase* im SER der Myofibrillen)
– Proteinreifung (*Peptidasen, Glycosyl-Transferasen, Hydroxylasen* im SER-Lumen)
Transport neu synthetisierter Membranteile in Form von Vesikeln zum Golgi-Apparat
Entgiftung:
– Cytochrom P450 in der Leber
– Oxidation von Pestiziden und Drogen
– fettlösliche Stoffe werden wasserlöslich (nierengängig) |
> | Vorkommen | bevorzugt in
– Darmzellen
– Leberzellen
– Talgdrüsenzellen
– Nebennierenrindenzellen
– Steroidhormon produzierenden Zellen der Gonaden |

ses Enzym körperfremde Stoffe (**Xenobiotika**) wie z. B. Pestizide und Drogen (z. B. Barbiturate). Die Entgiftung des Organismus besteht darin, fettlösliche Stoffe wasserlöslich und damit nierengängig, d. h. ausscheidungsfähig zu machen. Die Überfunktion einer derartigen Oxidationsleistung kann allerdings auch nachteilige Folgen haben. So führen Gaben von Phenobarbital, einem Schlafmittel, bzw. Hormone zur Hypertrophie des SER und zur Induktion der dort befindlichen Enzyme. Wird dem Organismus nun z. B. **Benzpyren**, ein an sich harmloses Produkt, zugeführt, so wird es durch Oxidation in ein potentes **Karzinogen** umgesetzt (S. 87).

Weiterhin befindet sich im SER der Leberzellen das wichtige Enzym *Glucose-6-phosphatase.* Mit Hilfe dieses Enzyms kann aus Glucosephosphat Glucose gebildet werden, die in der dephosphorylierten Form aus der Zelle hinausgelangen und ans Blut abgegeben werden kann: Die Folge ist die Mobilisierung der Glycogen-Reserven der Leber.

> Bei der seltenen angeborenen **Defizienz der *Glucose-6-phosphatase*** kann Glucose aus der Leber nicht mehr freigesetzt werden und es kommt zu einer Störung des Glycogenabbaus (**Glycogenose Typ I**) mit Lebervergrößerung und Hypoglycämie.

Auch im **Lumen des SER** finden sich Enzyme. Wir haben sie bei der Prozessierung der Proteine bereits als *Peptidase* und glycosylierende Enzyme kennengelernt. Eine Sonderform des SER umgibt die Myofibrillen der quer gestreiften Muskulatur: das **Sarcoplasmatische Reticulum.** In diesem Reticulum liegt die *Calcium-ATPase*, die die für die Muskelkontraktion notwendigen Ca^{2+}-Ionen in die Zellen pumpt.

Der Golgi-Apparat besteht aus Stapeln von Zisternen

1898 beschrieb Camillo Golgi ein intrazelluläres Membransystem, das aber erst nach der Entdeckung des Elektronenmikroskops etabliert wurde. **Golgi-Komplexe** (*Rep. 1.18*) kommen in allen Eukaryontenzellen vor; eine Ausnahme davon bilden einige hochspezialisierte Zellen, wie z. B. Erythrocyten. Obwohl Golgi-Komplexe in verschiedenen Zellen verschieden stark ausgeprägt sind, ist ihr Erscheinungsbild charakteristisch (*Abb. 1.39, Abb. 1.40, Abb. 1.41, Abb. 1.42*). Von glatten Membranen umschlossene, **flache Zisternen** sind suppentellerförmig übereinander gestapelt. Fünf bis sieben derartige Zisternen bilden eine Einheit, einen Stapel, auch **Diktyosom** genannt. Die Zahl solcher Stapel kann zwischen 1 und 100 variieren. Sie können verstreut über die ganze Zelle oder gehäuft an einer Stelle auftreten. In den Schleim sezernierenden Becherzellen des Dünndarms machen die Golgi-Zisternen einen Großteil des Cytoplasmas aus. In Leberzellen finden sich ca. 50 derartige Strukturen, diese entsprechen 2 % des Cytosols. Bei den Vertebraten liegen sie am häufigsten in Kernnähe. Mehrere Stapel, die über Vesikel miteinander in Verbindung stehen, bilden den Golgi-Komplex. Die Golgi-Zisternen sind halbmondförmig gebogen (*Abb. 1.41, Abb. 1.42*). Dabei ist die konvexe Seite dem Kern, die konkave der Zellmembran zugekehrt. Entsprechend diesen Seiten unterscheidet man die konvexe oder **Regenerationsseite** bzw. cis-Seite (Bildungsseite) von der konkaven oder **Sekretionsseite** bzw. trans-Seite (Reifungsseite). Diese Polarität zeigt sich auch in der Membrandicke: Die Membran der konvexen Seite ist dünner als die der konkaven. Ein steigender Cholesterolgehalt in den Membranen ist dafür verantwortlich. Die Regenerationsseite ist dem ER zugekehrt. Von diesem lösen sich Übergangsvesikel ab, die mit den Golgi-Zisternen verschmelzen, ihr Sekret ins Innere des Golgi-Lumens abgeben und mit ihrem Membrananteil den Golgi-Apparat regenerieren (**cis-Golgi-Netzwerk**). Abschnürung und Aufnahme von Vesikeln ermöglichen den Transport von einer Zisterne zur nächsten. An der Sekretionsseite werden vom Golgi-Komplex große Sekretionsvesikel abgeschnürt, die ihrerseits mit anderen Organellen (Lysosomen) oder der Zellmembran verschmelzen. Dieser Sekretionsvorgang bedeutet für den Golgi-Komplex einen dauernden Membranverlust. Neue Membranen werden an der Regenerationsseite aus dem ER nachgeliefert; auch aus dem Plasmalemma werden Membranvesikel reinkorporiert, ein unermüdlicher Kreislauf der Erneuerung (**trans-Golgi-Netzwerk**).

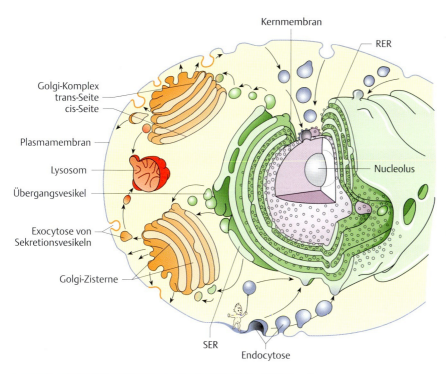

Abb. 1.39 **Schema zur Membrandynamik mit Darstellung der Orientierung des Golgi-Komplexes innerhalb der Zelle.** Aus dem Endoplasmatischen Reticulum abgeschnürte Membranvesikel wandern durch die Zisternen des Golgi-Apparates und werden an der Reifungsseite als Vesikel abgeschnürt, deren Membranen durch Exocytose in die Plasmamembran inkorporiert werden können. Membranstücke der Plasmamembran gelangen ihrerseits auf dem Wege der Endocytose zurück zum Golgi-Apparat bzw. zum SER und erneuern auf diesem Weg auch das Raue Endoplasmatische Reticulum bzw. die Kernmembran.

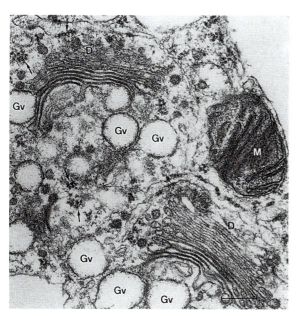

Abb. 1.40 **Golgi-Komplexe von Acetabularia mediterranea.** Deutlich sichtbar sind die Zisternenstapel (D). Von der Reifungsseite haben sich große Golgi-Vesikel (Gv) abgeschnürt. M Mitochondrium; die Pfeile zeigen auf Polysomen (Aufnahme: S. Berger, H. G. Schweiger, Heidelberg; M: Balken ≙ 0,3 µm).

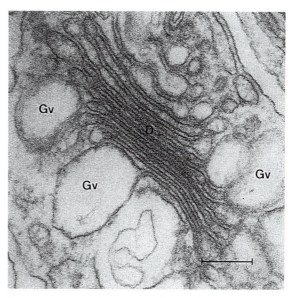

Abb. 1.41 **Großaufnahme eines Golgi-Komplexes von Acetabularia mediterranea.** D Zisternen-Stapel, Gv Golgi-Vesikel (Aufnahme: S. Berger, H. G. Schweiger, Heidelberg; M: Balken ≙ 0,2 µm).

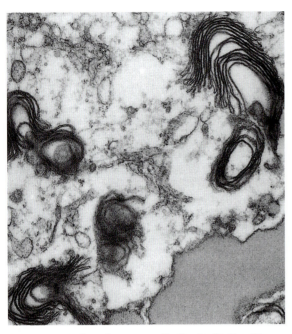

Abb. 1.42 **Golgi-Komplexe einer reifenden Eizelle eines Muschelkrebses** (Aufnahme: J. Klima, Innsbruck; M.: 1,9 cm ≙ 1 μm).

Im Golgi-Apparat werden Proteine und Lipide modifiziert

Die Aufgaben des Golgi-Apparates bestehen im Wesentlichen im Modifizieren und Transportieren von Makromolekülen (*Rep. 1.18*). Proteine, auch Lipide, werden im Golgi-Lumen durch Wirkung von *Glycosyltransferasen*, die ein Anhängen von **Kohlenhydraten** bewirken, modifiziert (**α-Glycosylierung**). Es entstehen Proteine der Glycokalix, z. B. Oberflächenerkennungsmoleküle (S. 9). Auch die Immunglobuline sind Glycoproteine. Ebenso werden **Sulfate** an Proteine angeheftet; dabei entstehen beispielsweise die schwefelhaltigen Glycoproteine (**Mucopolysaccharide**) der Knorpelzellen. Andere Proteine werden durch Anhängen von Fettsäuren **acyliert.**

> Manche Polypeptide werden in größeren Vorstufen vom Trans-Golgi aus sezerniert (**Proproteine**) und in den Vesikeln proteolytisch gespalten. Hierher gehört auch das in den Langerhans-Inseln des Pankreas gebildete **Insulin**, das zum Erreichen seiner aktiven Form mehrmals gespalten wird. Es resultieren die durch Disulfidbrücken verbundenen N-terminale B- und die C-terminale A-Kette und das zentrale C-Peptid. Störungen dieser Spaltung führen zum Insulinmangel und **Diabetes mellitus**.

Proteine werden im Golgi-Apparat verpackt und sezerniert

Der Golgi-Apparat ist ein **Umschlagplatz für Makromoleküle.** Hier werden Moleküle sortiert und das Schicksal jedes einzelnen Moleküls bestimmt. Fertiggestellte Sekrete (Hormone, Enzyme, Enzymvorstufen) können in Membranvesikeln verpackt und gespeichert werden. Zu diesem Zweck wird das Sekret häufig eingedickt. So hat mehr abzuspeichernde Substanz Platz und steht für den Bedarfsfall bereit. Neurotransmitter werden in den Synapsen gespeichert. Die Möglichkeit, Zellprodukte in Speichern zu lagern, schützt die Zelle auch vor momentaner Überproduktion.

Manche Sekrete sind für den intrazellulären Gebrauch bestimmt. Dazu gehören die lysosomalen Enzyme. Andere werden nach außen sezerniert. **Verpackung in Vesikeln** garantiert in jedem Fall einen schnellen und gerichteten Transport unter Abschirmung gegen störende Einwirkungen des Zellmilieus. Die Mechanismen, die es ermöglichen, zielgerichtet bestimmte Proteine in bestimmte Vesikel zu verpacken und diese an den richtigen Bestimmungsort zu befördern, sind teilweise bereits bekannt. Diverse Signalsequenzen in Proteinen und passende Membranprotein-Rezeptoren ermöglichen eine **spezifische Beladung von Vesikeln**, deren Hüllproteine wiederum spezifisch für ausgewählte Ziele sind (S. 17 f).

Repetitorium *1.18*

Der Golgi-Komplex

Aufbau	• Membran-umgebene Hohlräume (Zisternen) suppentellerartig aufeinander gestapelt • 5–8 **Zisternen** bilden ein **Diktyosom**, mehrere dieser Stapel bilden den Golgi-Komplex **Polarität** • konvexe Seite liegt Nucleus-seitig = Bildungsseite = Regenerationsseite = cis-Seite • konkave Seite liegt Plasmamembran-seitig = Reifungsseite = Sekretionsseite = trans-Seite
Aufgaben	**Posttranslationale Proteinmodifikation** • Glycosylierung von Proteinen (und Lipiden) • Anheftung von Sulfaten (Mucopolysaccharide) • Phosphorylierung lysosomaler Proteine • kovalente Anheftung von Fettsäuren **Umschlagplatz** für Makromoleküle • sekretorische Proteine • Membranproteine • Proteoglycane • lysosomale Enzyme **Vesikelbildung** • zur Speicherung • zum gezielten Transport • zur Sekretion
Vorkommen	in Eukaryontenzellen

So gibt es z. B. genauere Vorstellungen über den Mechanismus der intrazellulären Auswahl und des Weitertransports von lysosomalen Proteinen. Zuvor soll jedoch kurz der Vorgang der **Reifung** von Glycoproteinen im RER und Golgi erwähnt werden. Wird ein sekretorisches Protein ins Lumen des RER sezerniert, dann wird ein vorgefertigtes **Oligosaccharid** N-glycosidisch an bestimmte Aminosäuren des Peptids gebunden. Dieses Oligosaccharid, das aus drei Molekülen Glucose, neun Molekülen Mannose und zwei N-Acetylglucosamin-(NAcGlc-)Resten besteht, wird an **Dolichol**, einem in der Lipidschicht der RER-Membran befestigten Donormolekül, synthetisiert. Viele solche Mannose-haltigen Ketten werden angefügt, von denen anschließend, noch im RER, die drei Glucose-Moleküle und bis zu vier Mannose-Moleküle abgespalten werden. Weitere Modifikationen – Abspaltung oder Anhängen von Mannose-Molekülen, Anhängen von zusätzlichen NAcGlc-Resten, von Galactose, Neuraminsäure und Fucose – finden in verschiedenen Regionen des Golgi-Apparates statt. Hier befinden sich die entsprechenden Enzyme in Kompartimenten der cis-Seite bzw. der Golgi-Mitte bzw. der trans-Seite. Lysosomale Proteine werden als typische Mannose-reiche Glycoproteine im RER synthetisiert und beschnitten (getrimmt). Die Erkennungssequenz, ein **Mannose-6-phosphat-Rest**, wird in cis-Zisternen des Golgi-Apparates angehängt. **Mannose-6-phosphat-Rezeptoren** im Trans-Golgi-Netzwerk erkennen und binden diesen Marker. Die Vesikel verlieren ihre Hülle und fusionieren mit späten Endosomen. Der leicht **saure pH** dieses Kompartiments ermöglicht die **Lösung des lysosomalen Enzyms vom Rezeptor** und eine *Phosphatase* entfernt das endständige Phosphat. Vesikel schnüren sich vom Endosom ab und führen den M6P-Rezeptor zurück zum Trans-Golgi bzw. zur Plasmamembran, wo er evtl. sezernierte lysosomale Enzyme auffangen kann. Das Endosom fusioniert mit Lysosomen, sodass die lysosomalen Enzyme an den Ort ihrer Wirkung gelangen. Oft sind diese Enzyme noch inaktiv (**Proenzyme**) und werden erst durch *Proteasen* zu aktiven Enzymen gespalten.

> Ein erblicher Defekt im Enzym, das die Mannose in Position 6 phosphoryliert, bewirkt, dass die *Hydrolasen* nicht in die Lysosomen aufgenommen werden. Sie werden vielmehr in Vakuolen im Cytoplasma gespeichert (inclusion bodies) und führen zum Krankheitsbild **I-cell disease** (**I-Zellen-Krankheit, Mucolipidose II**).

Membranen unterliegen einer ständigen Membrandynamik

Durch den Transport von Vesikeln ist der Golgi-Apparat wesentlich an der **Membrandynamik** beteiligt (*Rep. 1.19*). Membranen werden **nie de novo** gebildet. (Bei der Differenzierung der Erythrocyten ausgestoßene Membranen werden deshalb nicht mehr nachgebildet.) Sollen Membranen vermehrt werden, so werden vorhandene vergrößert und anschließend geteilt. Wie Zellen von Zellen, so stammen Membranen immer von Membranen ab. Grundmembranen werden modifiziert. Die einzelnen Membranbestandteile unterliegen einem dauernden Erneuerungsprozess (**turn-over**). Nach maximal 20 Tagen ist eine Membran von Grund auf erneuert. Nicht, dass ein Alterungsprozess Bestandteile unbrauchbar gemacht hätte, es werden vielmehr alle Membranbausteine völlig unabhängig von ihrem Alter ausgetauscht. Die Membrandynamik trägt zu diesem Erneuerungsprozess bei: Membranen des SER gelangen über die Golgi-Vesikel in die Zellmembran, dort wiederum führen Endocytoseprozesse zur Membraninkorporation in die Zelle und zum Einbau derselben in endomembranöse Systeme – ein dauernder Prozess der Recyclisierung (s. *Abb. 1.39*).

> **Repetitorium 1.19**
>
> **Membrandynamik**
>
> Membranen gehen aus Membranen hervor:
> - Membranvermehrung erfolgt durch Vergrößerung und Teilung vorhandener Membranen
> - Membranen gehen ineinander über; durch Exocytose an die Zellmembran verlorene Membranen werden durch endocytierte ersetzt (Recyclisierung)
> - Membranbestandteile unterliegen einer dauernden Erneuerung (Halbwertszeit 1–10 Tage)
> - Membranen werden entsprechend den Erfordernissen der Umgebung modifiziert

1.3.14 Membran-begrenzte Organellen: Lysosomen, Peroxisomen

Lysosomen verdauen zelleigenes und zellfremdes Material

Lysosomen sind Magen und Abfalleimer der Zelle zugleich. Sie sind Membranvesikel, die von der Reifungsseite des Golgi-Apparates als kleine, schmale Vesikel, die primären Lysosomen, abgeschnürt werden. In ihrem Inneren befinden sich **Verdauungsenzyme** mit **Hydrolaseaktivität**. Da diese Enzyme ihre Wirkung nur bei einem für die Zelle erstaunlich niedrigen pH-Wert entfalten, herrscht hier der saure pH-Wert von 5. Eine wandständige Protonenpumpe pumpt H^+-Ionen von außen nach innen, wobei schon einige wenige Ionen genügen, um in diesen kleinen Kompartimenten eine deutliche pH-Erniedrigung zu erreichen. Lysosomale Enzyme werden am RER synthetisiert, durch das SER in den Golgi-Apparat transportiert und hier in Lysosomen verpackt. Lysosomenmembranen sind so beschaffen, dass sie von ihren eigenen Enzymen nicht angegriffen werden können. Wird die Membran jedoch von außen verletzt oder dringt ein zur Verdauung geeignetes Substrat in die Lysosomen ein, dann werden die Enzyme aktiv. Lysosomen sind in der Lage, sowohl zelleigenes (**Autophagie**) als auch zellfremdes (**Heterophagie**) Material zu verdauen. Dieser Vorgang wird durch Fusion der **primären Lysosomen** mit Membran-umgebenen Substraten eingeleitet. Es entstehen **sekundäre Lysosomen**, Autophagosomen zur Verdauung zelleigener Substrate und Heterophagosomen – nach Fusion mit Phagocytose-Vesikeln – zum Verdauen zellfremden Materials (*Abb. 1.43, Rep. 1.20*).

Durch die Hydrolyse der Substrate (wobei ein Lysosom ein oder mehrere Enzymarten enthalten kann) gewinnt die Zelle lebenswichtige Grundbausteine. Diese werden durch aktive bzw. passive Transportvorgänge ins Cytoplasma transportiert. **Unverdauliche Reste**, wie z. B. Schwermetalle oder das Alterspigment Lipofuscin, werden entweder durch Exocytose aus der Zelle entfernt oder sie bleiben im Lysosom zurück und bilden **Residualkörper**, sog. **Telolysosomen**. Möglicherweise tragen Anhäufungen derartiger Residualkörper zum Altern eines Organismus bei.

Beim Menschen sind die polymorphkernigen, granulären **Leukocyten** und die **Makrophagen** besonders zur Pha-

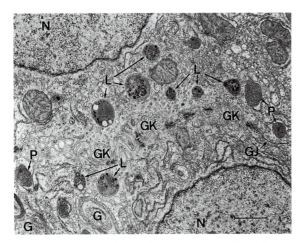

Abb. 1.43 Lysosomen (L) im Cytoplasma zweier Leberzellen um einen Gallenkanal (GK). G Golgi, GJ Gap Junction. N Nucleus, P Peroxisomen (Aufnahme: E. Robbins, D. Sabatini, New York; M: Balken ≙ 1 µm).

Lysosomale Enzyme aktivieren Enzyme und Hormone

Die Aufgaben der Lysosomen werden durch die Vielfalt der **lysosomalen Enzyme** – es sind etwa 40 – bestimmt. Es werden nicht nur Substrate (*Rep. 1.21*) verdaut, es werden auch **inaktive Vorstufen**, z. B. von Hormonen, enzymatisch in aktive Formen überführt.

Repetitorium 1.21

Lysosomale Enzyme

Bildung	– als Sekretionsproteine am RER, Transport über SER in Golgi-Komplex, Einschluss in primäre Lysosomen
Aufgabe	– hydrolytische Spaltung von Makromolekülen; Abbau
Enzyme	– *Phosphatasen, Esterasen, Nucleasen, Proteasen, Peptidasen, Kollagenasen, Glycosidasen, β-Galactosidase, Hexosaminidasen, Neuraminidase, α-Glucuronidase, Phospholipase, Sphingomyelinase, Hyaluronidase* etc.

gocytose befähigt. Leukocyten enthalten mehrere Lysosomen. Ist deren Kapazität erschöpft, stirbt der Leukocyt. Makrophagen gibt es in den verschiedenen Geweben: Im Bindegewebe sind es die Histiocyten, im blutbildenden und lymphatischen System die Reticulumzellen. Die **Heterophagolysosomen** spielen in diesen Zellen durch Verdau invasierender Mikroorganismen eine bedeutsame Rolle bei der Infektionsabwehr.

Repetitorium 1.20

Lysosomen

Aufbau	– schmale Membranvesikel werden als **primäre Lysosomen** von der Golgi-Reifungsseite abgeschnürt – sie enthalten Verdauungsenzyme; pH-Wert = 5,0! – **sekundäre Lysosomen** entstehen durch Fusion mit Substratvesikeln – polymorphes Aussehen
Aufgaben	– Verdauung von zelleigenem (**Autophagie**) bzw. zellfremdem (**Heterophagie**) Material – Ernährung – Fremdkörperabwehr (Müllabfuhr)

Autophagosomen

Entstehung	– Fusion primärer Lysosomen mit zelleigenem Material
Aufgaben	– Abbau zelleigenen Materials – Rückgewinnung verwertbarer Substanzen – Einschluss unverdaulicher Reste in Residualkörpern (Telolysosomen; dense bodies)

Heterophagosomen

Entstehung	– Fusion von primären Lysosomen mit zellfremdem Material
Aufgaben	– Abbau zellfremden Materials – Rückgewinnung verwertbarer Substanzen – Fremdkörperabwehr – Einschluss unverdaulicher Reste in Residualkörpern

In der Schilddrüse wird die Speicherform des Schilddrüsenhormons, das Thyreoglobulin, in Tri- und Tetrajodthyronin überführt. Lysosomale Enzyme, von Osteoklasten sezerniert, können auch Knorpel und Knochen abbauen. Weiterhin sorgen sie für den **Zellabbau** beim organischen Zelltod. Der Abbau alter Erythrocyten und die **Thrombenauflösung** gehören ebenso zu ihren Aufgaben wie die Beseitigung überalterter Mitochondrien. (Die Halbwertszeit von Lebermitochondrien beträgt beispielsweise 10 Tage.) Auch der Zellabbau während der Entwicklung wird durch lysosomale Enzyme garantiert (Larvengewebe, Müllerscher- und Wolffscher Gang, unbefruchtete Eizellen, Rückbildung des Uterus nach der Schwangerschaft, mit einer Gewichtsreduktion auf ¹⁄₄₀ innerhalb von 10 Tagen). Lysosomale Enzyme ermöglichen die Befruchtung: Das **Akrosom des Spermiums**, ursprünglich ein Lysosom, setzt *Hyaluronidase* frei und bahnt dem Spermienkern den Weg ins Ei. Ausfälle eines der lysosomalen Enzyme bzw. Wirkung der lysosomalen Enzyme am falschen Ort führen zu zahlreichen Krankheiten (*Tab. 1.8*). Große pathophysiologische Bedeutung haben **Störungen des Abbaus der Sphingo- und Glycosphingolipide**. Fällt beim schrittweisen enzymatischen Abbau dieser Strukturen eines der Enzyme durch einen genetischen Defekt aus, häufen sich die Vorläuferprodukte in den Lysosomen an und führen schließlich zum Zelltod. Entsprechend dem Hauptvorkommen dieser Lipide werden bestimmte Organe besonders in Mitleidenschaft gezogen. So finden sich Ganglioside bevorzugt in der grauen Substanz des ZNS (s. **Morbus Tay-Sachs** und **Morbus Sandhoff**). Die Sulfatide in der weißen Substanz (**Metachromatische Leukodystrophie**) und Cerebroside in den Neuronen (**Morbus Gaucher**). Progrediente neurologische Ausfälle und schwere geistige Behinderung sind die Folge. Pränatale Diagnostik bei familiärer Vorgeschichte aus Zellkulturzellen (S. 194) ist möglich.

Es sei erwähnt, dass bei entzündlichen Prozessen lysosomale Enzyme in die Umgebung freigesetzt werden. **Kortisone** wirken entzündungshemmend, indem sie die Lysosomenmembran stabilisieren.

Tab. 1.8 **Lysosomale Fehlleistungen**

Speicherkrankheiten			
Ursache	genetisch bedingte Reduktion der Abbauaktivitäten von lysosomalen Enzymen		
	Krankheit	**betroffenes Enzym**	**Folge**
Glycogenosen II	Pompe	*Glucosidase*	Speicherung von Glycogen in Leber und Muskel
Glycosphingolipidosen	Tay-Sachs; Sandhoff	*Hexosaminidase A,B*	Speicherung von Gangliosid bzw.
	Niemann-Pick	*Sphingomyelinase*	Sphingomyelin in Lysosomen besonders im Gehirn
	Gaucher	*Glucocerebrosidase*	Speicherung von Glucocerebrosid in Makrophagen von Leber und Milz, Demenz, Epilepsie
	Metachromatische Leukodystrophie	*Arylsulfatase A*	Ataxie, Spastik
Mucopolysaccharidosen	Heterogen Typ I–VII	Glycosamino-Glycan-Abbauenzyme	Speicherung diverser Abbauprodukte mit Entwicklungsstörungen, Skelettveränderungen, Hornhauttrübungen
Transportstörungen			
Ursache	ungenügender Abtransport eines Hydrolyseproduktes ins Cytoplasma		
Beispiel	**Cystinose.** Die Aminosäure Cystin wird in Lysosomen verschiedener Organe angehäuft		
Fehlwirkungen lysosomaler Enzyme			
Ursache	Brüchigwerden der Lysosomenmembran, z. B. durch Überschuss an fettlöslichen Vitaminen (A, K, D und E) Schädigung der Lysosomenmembran durch angesammelte Harnsäure bzw. Silikatkristalle		
Beispiel	Hypervitaminose A, Gicht, Silikose Freisetzung von lysosomalen Enzymen z. B. aus Osteoklasten: Spontanfrakturen, Entzündungsreaktionen		
Enzymlose Lysosomen			
Ursache	Defekt bei der Synthese des Erkennungssignals verhindert Enzymtransport in Lysosomen		
Krankheit	**I-cell-Erkrankung** (Mucolipidose II). Lysosomale Enzyme werden im Cytoplasma in Vesikeln als Einschlusskörperchen (inclusion bodies) abgelagert		

Peroxisomen enthalten *Oxidasen* und *Katalasen*

Eine von den Lysosomen abgrenzbare Vesikelgruppe bilden die **Peroxisomen** oder **Microbodies** (*Rep. 1.22*, Abb. 1.44). Sie enthalten *Oxidasen* (die *Urat-Oxidase* in der Matrix, die *α-Hydroxysäure-Oxidase B* in den Marginalplatten an der Membran) und *Katalasen* und sind zur β-Oxidation sehr langkettiger Fettsäuren, z. B. der Prostglandine und Leukotriene und zur Synthese der Plasmalogene (Phospholipide besonders in Myelin, Gehirn und Muskel) fähig.

Bei der X-chromosomal erblichen **Adrenoleukodystrophie** ist ein ABC-Transportprotein (S. 16) in der Peroxisomenmembran defekt, dessen Aufgabe es ist, sehr langkettige Fettsäuren zur Oxidation in die Peroxisomen zu transportieren. Diese Fettsäuren reichern sich im Cytosol an und schädigen das Gewebe. Neurologische Ausfälle und früher Tod sind die Folge.

Durch Oxidation entstandenes Wasserstoffperoxid, das extrem giftig für die Zelle ist, kann mit Hilfe der *Katalase* in Wasser und Sauerstoff gespalten werden. Vorkommen: besonders in Leber- und Nierenzellen.

Peroxisomen vermehren sich durch Wachstum und Teilung. Da sie aber, anders als Mitochondrien und Chloroplasten, keine DNA enthalten, müssen sie alle Proteine aus dem Cytosol importieren. Dafür tragen viele dieser Proteine ein Erkennungssignal: Am Carboxylende befindet sich eine Sequenz aus 3 Aminosäuren (Ser-Lys-Leu), die ein Rezeptorprotein auf der Außenseite der Peroxisomen erkennt. Das Transportsystem kann gefaltete Proteine, auch sehr große, importieren. Die katastrophale Auswirkung fehlerhaften Transports demonstriert die schwere erbliche Krankheit **Zellweger-Syndrom:** Diese Patienten haben funktionsuntüchtige Peroxisomen und sterben früh an Veränderungen in Gehirn, Leber und Niere (Cerebro-Hepato-Renales Syndrom). Beim Ausfall nur des einen oder anderen peroxisomalen Enzyms kommt es zu weniger dramatischen Krankheitsbildern (s. o.).

Repetitorium 1.22

Peroxisomen	
Aufbau	– kleine Membranvesikel gefüllt mit *Peroxidasen* und *Katalasen*
Aufgaben	– Abbau von Wasserstoffperoxid – β-Oxidation langkettiger Fettsäuren
Vorkommen	– besonders in Leber- und Nierenzellen
Anmerkung	– in Pflanzenzellen finden sich **Glyoxisomen** (Abb. 1.45). Sie enthalten Enzyme, die für die Zuckersynthese der Samenzellen notwendig sind (Glyoxylatcyclus)

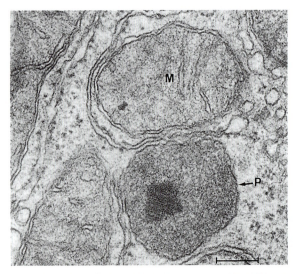

Abb. 1.44 **Leberperoxisom (P).** Das Peroxisom enthält ein kristallines Core des Enzyms *Uratoxidase*; M = Mitochondrium (Aufnahme: E. Robbins, D. Sabatini, New York; M: Balken ≙ 0,2 μm).

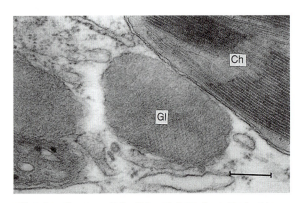

Abb. 1.45 **Glyoxisom (Gl) mit Proteinkristall von Euphorbia.** Ch Chloroplast (Aufnahme: J. Klima, Innsbruck; M: Balken ≙ 0,5 μm).

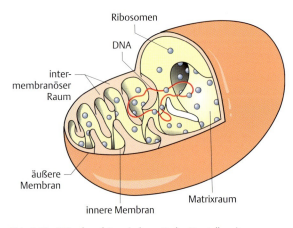

Abb. 1.46 **Mitochondrium** (schematische Darstellung).

1.3.15 Mitochondrien sind Doppelmembran-begrenzte Organellen

Zu den Organellen, die von Doppelmembranen umgeben sind, gehören Mitochondrien, Chloroplasten (bei Pflanzen) und der Nucleus.

Mitochondrien sind die Energieproduzenten der Zelle

Bereits in der Mitte des 19. Jahrhunderts wurden von Flemming färbbare Granula im Cytoplasma beschrieben, die später in fast allen Zellen gefunden wurden. Aussagen über die biochemische Funktion dieser **Mitochondrien** (*Rep. 1.23*) konnten allerdings erst gemacht werden, nachdem man sie mit Hilfe der Zellfraktionierung reinigen und konzentrieren konnte. Die Zahl der Mitochondrien wechselt von Zelltyp zu Zelltyp. Haben Erythrocyten keine, so können Leberzellen 1000–2000 dieser kleinen 1–5 μm langen Organellen enthalten. Im Allgemeinen gilt, dass Zellen, die energieverbrauchende Funktionen haben, besonders reich an Mitochondrien sind, so z. B. die Herzmuskulatur, die Nierentubuli oder die Spermiengeißel. Diese Tatsache und ihr Aufbau reflektieren die Aufgabe der Mitochondrien, nämlich die Bereitstellung von leicht zugänglicher **Energie**.

Der Aufbau der Mitochondrien (Abb. 1.46, Abb. 1.47) ist in allen Zellen vergleichbar: Eine **Doppelmembran** unterteilt das Mitochondrium in einen inneren **Matrixraum** und in einen schmalen, zwischen den Membranen gelegenen, **intermembranösen Raum**. Jede einzelne der Membranen besteht aus einer Lipid-Doppelschicht. Die **äußere Membran** dient dem Schutz des Organells. Sie wird durch **Porin**, ein transmembranes Kanalprotein, für viele Substanzen durchgängig. Die **innere Membran** ist durch Falten, Röhren oder säckchenartige Ausstülpungen stark **vergrößert**. Diese Cristae, Tubuli oder Sacculi können, je nach Aktivität

Repetitorium 1.23

Mitochondrien

Aufbau	- 1–5 μm lang - eine **Doppelmembran** begrenzt den intermembranösen Raum - die **äußere Membran** ist permeabel, Porin - die **innere Membran** (gefaltet als Cristae, Tubuli oder Sacculi) durchzieht den Matrixraum, *Permeasen*, Kardiolipin - die innere Membran enthält Enzyme der Atmungskette - der **Matrixraum** enthält abbauende Enzyme: Citratcyclus, Fettsäureabbau etc.; DNA; 70S-Ribosomen
Aufgabe	- Energieproduzent (ATP) - Trennung von Auf- und Abbauprozessen - Calciumspeicherung - cytoplasmatische Vererbung
Vorkommen	vermehrt in energieverbrauchenden Zellen: - Herzmuskel - Nierentubuli - Spermien

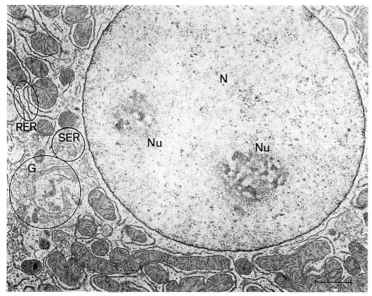
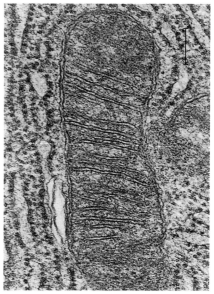
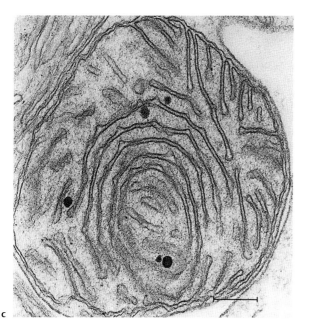

Abb. 1.47 **Mitochondrien. a** Ausschnitt aus einer Leberzelle der Ratte mit zahlreichen Mitochondrien. G Golgi-Apparat mit Lipoprotein-Partikeln, N Nucleus, Nu Nucleolus, RER Endoplasmatisches Reticulum, SER Glattes Endoplasmatisches Reticulum (Aufnahme: E. Robbins, D. Sabatini, New York; M: Balken ≙ 1 µm). **b** Mitochondrium, Pankreas der Ratte (Aufnahme: H. F. Kern, Marburg; M: Balken ≙ 0,2 µm). **c** Mitochondrium von *Acetabularia mediterranea* (Aufnahme: S. Berger, H. G. Schweiger, Heidelberg; M: Balken ≙ 0,3 µm).

des Mitochondriums, vermehrt werden. In tierischen Zellen überwiegt der Cristae-Typ. In Testes, Ovar und Nebennierenrinde findet man hauptsächlich den Tubulus-Typ.

An den inneren Membranen sitzen die **Enzyme der Atmungskette**. Dem Matrixraum zugekehrt liegt das ATP-bildende Enzym, die *ATP-Synthetase*. Die Permeabilität dieser Membran wird durch die Konzentration an **Kardiolipin** (Diphosphatidyl-Glycerin) eingeschränkt. *Permeasen*, Transporter, die ihre Energie aus der Spaltung von ATP schöpfen, ermöglichen den Durchtritt von Aminosäuren, Zuckern, Vitaminen, Peptiden u. ä.

Durch Mitochondrien werden Abbau- und Aufbauprozesse getrennt

Im Mitochondrien-Innenraum sind **Substrat abbauende Enzyme** kompartimentiert; hierzu gehören u. a. die Enzyme des Citronensäure-Cyclus und des Fettsäurekatabolismus, der sog. β-Oxidation. Durch den Besitz derartiger Kompartimente ist es der Eukaryontenzelle möglich, komplizierte Synthesewege (**anabole Prozesse**), die sich im Cytoplasma abspielen, von Abbauwegen (**katabole Prozesse**) zu trennen.

Das Mitochondrium ist ein Calciumspeicher

Eine weitere wesentliche Funktion des Mitochondriums ist die **Ca^{2+}-Ionen-Speicherung**. Da Calcium eine Reihe von Stoffwechselwegen aktiviert, würde eine freie Speicherung im Cytoplasma zum Chaos führen. Mit Hilfe der Mitochondrien werden Ca^{2+}-Ionen aus dem Verkehr gezogen, um bei Bedarf wieder entlassen zu werden. Calcium wird im Mitochondrium-Inneren als Calciumphosphat präzipitiert.

Die Mitochondrien sind autonom

Die Mitochondrien-Membranen nehmen nicht an der Membrandynamik des endomembranösen Systems teil. Die Mitochondrien sind quasi **autonom**. Sie enthalten, ähnlich wie der Nucleus, **eigene DNA** (mtDNA). 0,5 % der gesamten Zell-DNA in Mammalia entfällt auf mitochondriale DNA. Die mitochondriale DNA (16 569 bp) ist ringförmig an die innere Membran gebunden und liegt in mehreren identischen Kopien vor.

Die DNA ist **doppelsträngig** bis auf eine kleine Region, in der ein kurzes DNA-Stück einen dritten Strang (D-Schleife) bildet. Nach Denaturierung sedimentieren die DNA-Einzelstränge mit unterschiedlicher Dichte. Man unterscheidet einen schweren H-Strang (**h**eavy) und einen leichten L-Strang (**l**ight). Ersterer enthält die meisten Gene, die, **ohne Introns**, dicht gepackt sind und für 13 Proteine, 2 RNAs und 22 tRNAs codieren.

Infolge der gesteigerten Produktion von **Sauerstoff-Radikalen** im Verlauf der Atmung ist die mtDNA zehnmal so **mutationsanfällig** wie Kern-DNA.

> Hierin, und in den daraus resultierenden fatalen Folgen für den Zellstoffwechsel, liegt vermutlich mit ein Grund für das Altern von Eukaryontenzellen. Alterserkrankungen wie z. B. **Morbus Parkinson** und **Diabetes Typ II** werden mit Erhöhung der Sauerstoff-Radikalen in Zusammenhang gebracht.

Alle von der mtDNA codierten Proteine sind Bestandteile der Atmungskette. Eigene **70S-Ribosomen**, eigene **tRNA** und **Enzyme** helfen bei der Expression mitochondrial codierter Proteine. Ein Großteil der mitochondrialen Enzyme wird vom Kern codiert, an Ribosomen des Cytosols synthetisiert und in die Mitochondrien transportiert. Einen Gegentransport von Proteinen oder Nucleinsäuren aus den Mitochondrien ins Cytosol gibt es nicht.

Beim **Import von Proteinen aus dem Cytosol** in den Matrixraum müssen zwei Membranen und der intermembranöse Raum überwunden werden. Dieser Prozess ist dank intensiver Forschung sehr gut verstanden: Proteine, die für die Mitochondrien bestimmt sind, tragen, wie Gottfried Schatz erstmals beschrieben hat, am N-Terminus eine ca. 15–35 Aminosäuren lange **Presequenz**. Diese Sequenz wird von Rezeptorproteinen erkannt, zum Mitochondrium geführt und an einen Proteinkomplex gebunden, der die Translokation des Proteins durch die äußere Membran bewerkstelligt. Bindung an einen weiteren Proteinkomplex auf der inneren Membran ermöglicht den Transport auch durch diese. Die Presequenz wird im Mitochondrium abgespalten. Da Proteine nur im teilweise entfalteten Zustand durch Membranen hindurchtreten können, binden **Faltungsproteine**, sog. **Chaperone**, nicht nur im Cytosol, sondern auch nach dem Transfer in den Matrixraum an das Protein. Hier wird das Protein mit Hilfe der Chaperone nicht nur wieder ordnungsgemäß gefaltet, sondern auch aktiv in den Innenraum hineingezogen. Sowohl die Translokation als auch die Faltungen benötigen Energie aus dem Membranpotenzial der inneren Membran und aus ATP.

Die Vermehrung der Mitochondrien erfolgt immer durch Wachstum und Teilung bereits vorhandener Organellen. Diese Vermehrung kann während der gesamten Interphase der Zelle erfolgen. Auch die damit verbundene Organellen-DNA-Synthese ist autonom und nicht an die S-Phase der Zelle gekoppelt.

Die Gene der Mitochondrien-DNA werden cytoplasmatisch vererbt

Mitochondrien werden bei der Zellteilung, dem Zufall folgend, mit dem Cytoplasma auf die Tochterzellen verteilt. Deshalb unterliegen die mitochondrialen Gene in ihrer Vererbung nicht den Mendelschen Gesetzen. Man spricht von **cytoplasmatischer** oder **extrachromosomaler Vererbung**. Da die Mitochondrien eines Individuums fast ausschließlich von der Mutter stammen (eine Oocyte besitzt zum Zeitpunkt der Befruchtung mehr als 10^5 Mitochondrien, während der befruchtende Spermiumkopf keine Mitochondrien beisteuert), spricht man auch von **maternaler Vererbung**.

> Beim Menschen gibt es zahlreiche **Erkrankungen**, die auf **Mutationen** (Punktmutationen, Deletionen, Duplikationen) **des mitochondrialen Genoms** zurückzuführen sind und die anhand bestimmter Kriterien diagnostiziert werden können:
> Da mtDNA Enzyme der oxidativen Phosphorylierung codiert, sind **atmungsintensive Organe** wie Herz, Muskel, Nervengewebe, Niere und Leber besonders betroffen (*Tab. 1.9*). Entsprechend der **cytoplasmatisch maternalen Vererbung** der Mitochondrien werden diese Krankheiten von erkrankten Müttern auf alle Nachkommen übertragen. Kranke Väter haben gesunde Kinder. Entsprechend dem Erbgang werden die Mitochondrien, dem Zufall folgend, auf die Zellen des Nachkommen verteilt. Daraus resultiert auch die **große Variabilität**, die allen mitochondrialen Krankheiten gemein ist. Dabei sind diejenigen Zellen und Gewebe am schwersten betroffen, die die meisten defekten Mitochondrien erhalten haben. Das gleichzeitige Vorhandensein von Mitochondrien mit defekter und gesunder DNA in einer Zelle bezeichnet man als **Heteroplasmie**. Enthalten Zellen nur gesunde bzw. nur mutierte Organellen, so spricht man von **Homoplasmie**.

Mitochondriale Vererbung ist in der Natur weit verbreitet und beschränkt sich nicht auf den Menschen. Bei den **Pflanzen** sind außer den Mitochondrien auch die **Chloroplasten** Träger von DNA. Beim Löwenmäulchen z. B. gibt es gescheckfarbige Blätter, in denen, je nach Chlorophyll-Gehalt, helle und dunkle Plastiden, Chloroplasten, zu finden sind. Die Teilung derartiger Blattzellen kann zur Trennung dunkler von hellen Plastiden und damit zu einheitlich dunklen oder hellen Blättern führen (*Abb. 1.48*).

Tab. 1.9 **Einige mitochondriale Erkrankungen des Menschen**

Krankheit	klinische Symptome	Mutationstyp
- Lebersche Hereditäre Optikus Neuropathie (LHON)	bilaterale Erblindung im frühen Erwachsenenalter	Missense-Mutation (*NADH-Dehydrogenase*)
- Mitochondriale Encephalomyopathie, Lactat-Acidose mit Schlaganfall-ähnlichen Symptomen (MELAS)	epileptische Anfälle, Erbrechen	Mutation im Bereich der 16S-RNA
- Myoklonische Epilepsie der Ragged Red Fibers (MERRF)	Myoklonische Epilepsie, Myopathie	Punktmutation in der Lys-tRNA
- Neurogene Muskelschwäche mit Ataxie und Retinitis pigmentosa (NARP)	Retinitis pigmentosa, Ataxie, Krämpfe, Demenz, prox. Muskelschwäche	Punktmutation in Untereinheit 6 der *Synthetase*
- Kearns-Sayre-Syndrom	Augenlähmung, Retina-Depigmentierung, Taubheit, Kardiomyopathie	große Deletionen

1.3.16 Chloroplasten sind auch von Doppelmembranen begrenzt

In den Chloroplasten findet Photosynthese statt

Chloroplasten (*Rep. 1.24*) sind Organellen in Pflanzenzellen, die zur **Photosynthese** spezialisiert sind. Sie sind in ihrer Energieproduktion abhängig vom Tageslicht. Während der Dunkelheit sorgen ausschließlich die Mitochondrien der Pflanzenzellen für ATP-Nachschub. Die Chloroplasten ähneln in vielem den Mitochondrien. Auch sie sind von **Doppelmembranen** umgeben, deren äußere permeabel ist, deren innere einen zentralen Raum, das **Stroma**, umgibt und zwischen denen ein schmaler **intermembranöser Spalt** bleibt (*Abb. 1.49*).

Repetitorium 1.24

Chloroplasten

Aufbau	- **Doppelmembran** begrenzt intermembranösen Spalt - **Thylakoide** befinden sich im zentralen **Stroma** - DNA, 70S-Ribosomen, tRNAs liegen im Strom
Aufgabe	- Photosynthese – Energiegewinn
Vorkommen	- Pflanzenzellen

In den Chloroplasten gibt es ein System gefalteter, flacher, miteinander kommunizierender Säcke im Stromaraum, die **Thylakoide** (*Abb. 1.50*). In sie sind das **Chlorophyll** – das photochemische Pigment –, Enzyme der **Elektronentransport-Kette** und eine **ATPase** integriert. Die Chloroplasten enthalten, wie die Mitochondrien, **DNA**, **RNA**, **Ribosomen** und **Enzyme**, sie vermehren sich durch Teilung während des Zellwachstums. Wird im Herbst das Chlorophyll in den Blättern abgebaut, dann verursachen Carotinoide die Buntfärbung. Die Chloroplasten werden zu **Chromoplasten**. Die geordnete Thylakoid-Struktur verschwindet.

Sowohl Mitochondrien als auch Chloroplasten weisen eine große Ähnlichkeit mit bakteriellen Systemen auf: Während der Entwicklung der Eukaryonten wurden Bakterien als **Symbionten** aufgenommen – die heutigen Mitochondrien. Als Tier- und Pflanzenzellen sich voneinander trennten, nahmen die späteren Pflanzenzellen nochmals Bakterien endocytotisch auf, die sich zu Chloroplasten gewandelt haben (s. Kap. **7**, S. 221).

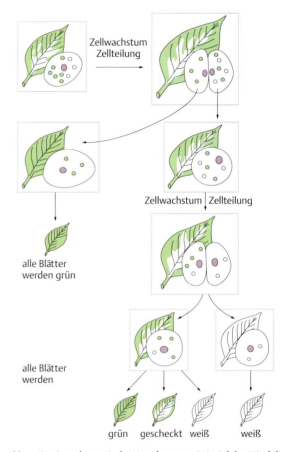

Abb. 1.48 **Cytoplasmatische Vererbung am Beispiel der *Mirabilis jalapa*.** Die Eigenschaft *Blattfärbung* wird nur über das Cytoplasma vererbt, da sie durch den Chlorophyll-Gehalt der Chloroplasten bestimmt wird.

Der Protonengradient ist die zentrale Form der Energie der Zelle

Die Organellen, Mitochondrien und Chloroplasten, sind die wichtigsten **Energielieferanten**. In den Mitochondrien wird die Energie aus organischen Substanzen über die Atmungskette in Energie, die die Zelle für ihre Lebens-

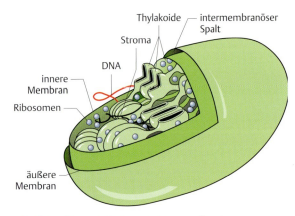

Abb. 1.49 **Chloroplast** (schematische Darstellung).

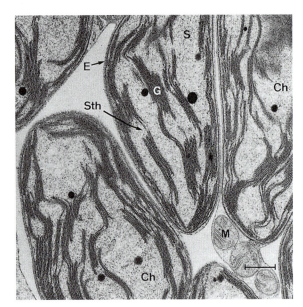

Abb. 1.50 **Chloroplasten von *Acetabularia mediterranea*.**
Ch Chloroplast, E Hüllmembran, G Granum, M Mitochondrium, S - Stroma, Sth Stromathylakoid (Aufnahme: S. Berger, H. G. Schweiger, Heidelberg; M: Balken ≙ 0,5 µm).

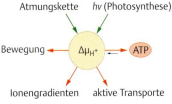

Abb. 1.51 **Der elektrochemische Protonengehalt ist der Hauptumschlagplatz der Zellenergie.**

prozesse benötigt, umgesetzt. In den Chloroplasten wird die Energie der Lichtquanten des Sonnenlichts in Zellenergie umgewandelt. Das gemeinsame **Prinzip dieser Energieumwandlungen** wurde 1961 von Peter Mitchell erkannt. Es ist erstaunlich einfach. Verbindendes Glied ist der **Protonengradient** (Abb. 1.51). Im Mitochondrium werden durch die in der inneren Membran lokalisierte Atmungskette Protonen von innen nach außen befördert. Dadurch entsteht ein Konzentrationsanstieg von innen nach außen (Gradient). Wenn außen mehr Protonen als innen sind, ist die äußere Seite der Membran positiv geladen und die innere negativ. Dieses Potenzial (ΔΨ) ist eine Komponente der Energie des Protonengradienten, und zwar die **elektrische**. Daneben gibt es die **chemische Energiekomponente**, die von Konzentrationsgradienten dargestellt wird. Der elektrochemische Protonengradient (ΔµH⁺) setzt sich also zusammen:

$$\Delta\mu H^+ = \Delta\Psi - 2{,}3 \frac{RT}{F} \Delta pH$$

R   Gaskonstante
T   Temperatur in Kelvin
F   Faraday-Konstante

Variabel ist im zweiten Ausdruck der pH-Wert. Da der pH-Wert der negative Logarithmus der Protonenkonzentration ist, folgt

$$\Delta pH = -\log [H^+]_{außen} + \log [H^+]_{innen}$$

oder

$$\Delta pH = \log [H^+]_{innen} / [H^+]_{außen}$$

Das heißt, entscheidend für den Konzentrationsgradienten ist das Verhältnis der Konzentrationen innen zu außen.

Kleine Zellen – Bakterien – können einen Protonengradienten zwischen dem kleinen Zellvolumen und dem umgebenden Medium aufbauen. Durch die Vergrößerung der Zellen infolge differenzierterer Aufgaben in der Phylogenese wurde die **Einführung eines kleinen Raumes** für die Errichtung von ausschöpfbaren Protonengradienten notwendig. Es entwickelten sich Mitochondrien und Chloroplasten.

Wie bei den Mitochondrien werden auch bei den Chloroplasten Protonengradienten aufgebaut. Die Bestandteile der Lichtreaktion sind in Membranen lokalisiert. Hier wird jedoch der Protonengradient im Gegensatz zum Mitochondrium von außen nach innen aufgebaut. Die Protonen werden bei der Energiekonservierung von außen nach innen gepumpt (Abb. 1.52).

Die **Energie** der elektrochemischen Protonengradienten kann bei Bakterien direkt für die **Fortbewegung** benutzt werden oder zur Errichtung der für die Zelle notwendigen **Ionengradienten** und damit zur Aufrechterhaltung des osmotischen Drucks dienen. Diese Energie kann auch direkt für **aktive Transporte** herangezogen werden. Der elektrochemische Protonengradient ist die wichtigste Quelle chemischer Energie der Zelle, des **ATP** (Abb. 1.51). Das Bergabfließen der Protonen treibt die in der Membran befindliche Protonen-getriebene *ATP-Synthetase* an, die aus dem Protonengradienten ATP erzeugt (Abb. 1.52). Bei den

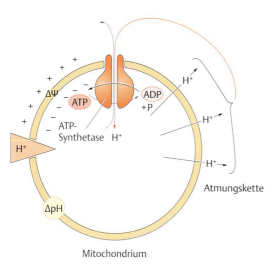 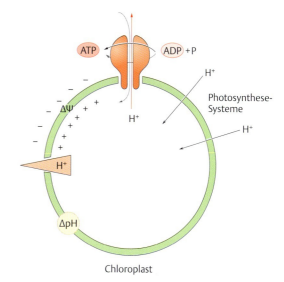

Abb. 1.**52 Der Protonengradient bei Mitochondrien und Chloroplasten.** Bei Mitochondrien werden durch die Atmungskette, bei Chloroplasten durch das Photosynthesesystem Protonen durch die Membran bewegt. Dadurch wird ein Protonenkonzentrationssprung, Protonengradient, aufgebaut, der aus der Konzentrationsdifferenz ΔpH und der Ladungsdifferenz Δψ besteht. Die Energie des Protonenrückflusses wird zur ATP-Synthese genutzt.

Chloroplasten ist die *ATP-Synthetase* natürlich gegensätzlich zu Mitochondrien orientiert.

Der **elektrochemische Protonengradient** ist das wichtigste generelle Energieprinzip der Zelle, für dessen Entdeckung Peter Mitchell mit dem Nobelpreis ausgezeichnet wurde.

1.3.17 Der Nucleus besitzt ebenfalls eine Doppelmembran

Die äußere Membran des Kerns ist RER

Eine der auffälligsten und bereits im Lichtmikroskop wahrnehmbare Organelle der Eukaryontenzelle ist der **Zellkern** (*Rep. 1.25*). Das Kernplasma (Karyoplasma) ist vom Zellplasma (Cytoplasma) durch eine **Doppelmembran** (Kernhülle) getrennt, die zwischen sich einen 20–40 nm breiten Spalt, den **perinucleären Raum**, lässt. Dieser Raum steht in direkter Verbindung mit dem Lumen des Endoplasmatischen Reticulums, und die äußere Kernmembran ist eine direkte Fortsetzung des Rauen Endoplasmatischen Reticulums (RER) (*Abb. 1.53* und *S. 29*). Demzufolge kann sie dicht mit Ribosomen besetzt sein. Der **inneren Kernhülle** lagert sich karyoplasmawärts eine **fibröse nucleäre Lamina** auf, die in allen Eukaryontenzellen zu finden ist und der bei der Organisation des Chromatins und beim Auf- und Abbau der Kernmembran während der Zellteilung und der Organisation der Kernporen eine wesentliche Funktion zukommt. In Säugetierzellen aggregieren und disaggregieren die drei **Hauptpolypeptide** (Lamin A, B, C) **der Lamina** je nach ihrem Phosphorylierungszustand spontan. Unphosphoryliert vernetzen sich diese Polypeptide zu Intermediärfilamenten (S. 60), die gemeinsam ein regelmäßiges Netzwerk bilden. Die Lamine gehen auch Verbindungen mit anderen Proteinen der inneren Kernmembran, u. a. dem **Emerin**, ein.

In den letzten Jahren wurden zahlreiche **Mutationen im Lamin-A-Gen** gefunden, die Ursache verschiedener Krankheiten sind. Sie werden auch unter dem Begriff der **Laminopathien** zusammengefasst. Zu den Krankheiten zählen die **Emery-Dreifuss Muskeldystrophie** (eine weitere wird durch Mutation im Gen des Emerins hervorgerufen), die **dilatative Kardiomyopathie** und das Präsenilitätssyndrom **Hutchinson-Gilford-Progerie**, dem ein fehlerhaft gespleißtes Lamin A zugrunde liegt.

Die **Organisation des Kerninhalts** in einem Kompartiment hat außerordentliche Bedeutung. Auf diese Weise können, anders als bei Prokaryonten, Prozesse, die im Cytoplasma ablaufen, z. B. die Proteinsynthese, strikt von solchen des

Repetitorium 1.25

Nucleus

Aufbau	– eine **Doppelmembran** begrenzt den perinucleären Raum – die Membranen sind von **Poren** durchsetzt – die äußere Membran ist mit Ribosomen besetzt – die innere Membran trägt karyoplasmawärts eine **nucleäre Lamina** (3 Hauptpolypeptide sind in fibrösem Material eingebettet) – das **Karyoplasma** enthält Chromatin und Nucleoli
Aufgaben	– Schutz der DNA – Ort der DNA-Replikation – Ort der RNA-Synthese – Organisation des Chromatins (nucleäre Lamina)
Vorkommen	– in allen Eukaryontenzellen (Ausnahme: Erythrocyten der Mammalia)

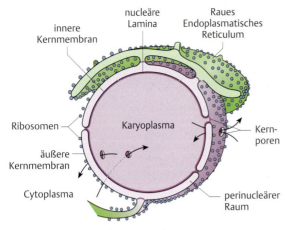

Abb. 1.53 **Der Kern und seine Membranen.**

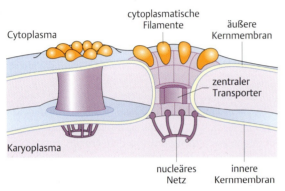

Abb. 1.54 **Schnitt durch die Kernmembranen mit Kernporen** (schematische Darstellung). Ringförmige Poren sind in die Kernmembran eingelassen, an deren Rändern äußeres und inneres Kernmembranblatt miteinander verschmelzen. Die Poren werden umgrenzt von Porenproteinen, die einen inneren Kanal frei lassen. In diesem Kanal liegt ein zentraler Transporter.

Karyoplasmas, z. B. der RNA- oder DNA-Synthese, getrennt werden. Außerdem wird das Informationsgut der Zelle, die DNA, bestmöglich geschützt und ein Zuschneiden der RNA vor ihrer Verwendung als „messenger" ermöglicht (s. Kap. **2** S. 100).

Karyoplasma und Cytoplasma stehen durch Poren in der Kernmembran miteinander in Verbindung

Eine Doppelmembran bietet besondere Transportprobleme. Um dennoch einen Austausch zwischen Kern und Cytoplasma zu ermöglichen, wobei Proteine importiert, RNA-Moleküle exportiert werden müssen, sind in die Kernmembran Poren eingelassen, die beide Membranblätter durchsetzen. Über 3000 Poren existieren pro Kern (*Rep.* **1.26**). Die Porenkomplexe werden durch Proteingranula gebildet, die einen 3-lagigen oktaederförmigen Ring um einen zentralen Transporter formen und am Rande des Porenlumens die Doppelmembranen miteinander verschweißen (*Abb.* **1.54**–*Abb.* **1.56**).

Die Proteingranula setzen sich aus ca. 30 Proteinen (**Nucleoporinen**) zusammen, aus denen karyoplasmawärts Filamente ziehen, die mit der nucleären Lamina in Verbindung stehen und an ihrem distalen Ende durch einen Proteinring Fischernetz-artig zusammengezogen werden. Auch in Richtung Cytoplasma ziehen Filamente.

Moleküle bis zu einem Mr von 40 000 können durch diese Poren frei permeieren. Größere Moleküle, wie z. B. Transkriptionsfaktoren, *RNA-* und *DNA-Polymerasen*, tRNAs, mRNAs oder Ribosomen müssen transportiert werden. Dieser Import und Export verläuft mit Hilfe von löslichen Transporterproteinen: **Importine** und **Exportine**, die einerseits spezifische Aminosäuresequenzen in den zu transportierenden Proteinen (**Kernlokalisations-Signale**) erkennen, andererseits an zentral im Porenkomplex gelegene Proteine binden, die wegen des gehäuften Auftretens von Phenylalanin(F)-Glycin(G)-Sequenzen FG-Wiederholungen genannt werden. Derartige **Adapterproteine** interagieren, mit ihrer Ladung im Schlepptau, mit den Nucleoporinen der Kernpore, indem sie sich von Porin zu Porin hangeln. Die Bindung und Lösung von den Transportern wird durch das *GTPase*-Aktivität besitzende G-Protein Ran (Guanin-Nucleotid bindendes Protein, S. 129) vermittelt, das je nach Bindung von GTP oder GDP Kern-Export oder -Import einer Ladung steuert.

(Zahlreiche weitere Proteine sind am reibungslosen Ablauf des nucleär-cytoplasmatischen Transportprozesses beteiligt. Nur so erklärt es sich, dass nur reife, erfolgreich gesplicte mRNA den Kern verlässt. Unfertige oder fehlerhaft zugeschnittene mRNAs etc. werden, ans Spleißosom gebunden, im Kern zurückgehalten.)

Repetitorium 1.26

Kernporen

Aufbau	• Porenkomplexe bestehen aus 8 oktaederartig angeordneten symmetrischen Proteineinheiten, die Ringstrukturen auf äußerer und innerer Kernmembran bilden (Nucleoporine) • an diesen Stellen fusionieren die Membranen • zentraler Transporter • innerer Porendurchmesser: ca. 40 nm
Aufgabe	• selektiver Transport von Partikeln, z. B. Ribonucleoproteine
Vorkommen	• ca. 3000 Poren bedecken ca. ein Fünftel der Kernoberfläche

1.4 Der Zellkern ist das Organell der genetischen Information

1.4.1 Im Kern ist die DNA zusammen mit Proteinen zu Chromatin organisiert

Die Poren sind für DNA undurchlässig. Sie bleibt in Form von riesigen Nucleinsäure-Molekülen (in menschlichen Keimzellen sind dies $3 \cdot 10^9$ Nucleotidpaare [3000 Mbp], verteilt auf 23 Chromatinfäden) als fädiges Netzwerk im Kern liegen (*Tab.* **1.10**). Bei den Dimensionen eines DNA-Fadens mit 2 nm Durchmesser bei einer durchschnittlichen Länge von 5 cm pro menschlichem Chromosom erhebt sich die absolute Forderung nach einem Ordnungsprinzip. (Auch ein Gartenschlauch muss aufgewickelt

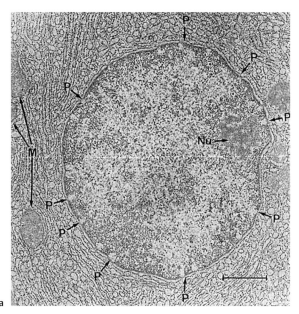 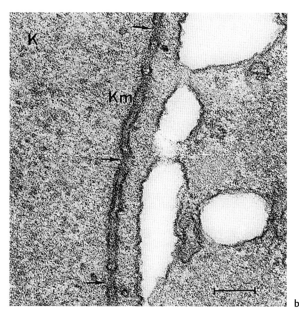

Abb. 1.55 **Die Kernmembran und ihre Poren. a** Kern einer Pankreaszelle der Ratte. Die Kernmembran ist von Poren (P) durchsetzt. Die äußere Kernmembran strotzt von Ribosomen. Das umgebende Cytoplasma ist angefüllt mit Rauem Endoplasmatischem Reticulum. Vereinzelte Mitochondrien (M); im Kern liegt ein Nucleolus (Nu) (Aufnahme: E. Robbins, D. Sabatini, New York; M: Balken ≙ 1 μm). **b** *Acetabularia mediterranea:* Kernmembran, quer geschnitten. K Zellkern, Km Kernmembran. Die Pfeile zeigen auf die Kernporen (Aufnahme: S. Berger, H. G. Schweiger, Heidelberg; M: Balken ≙ 0,17 μm).

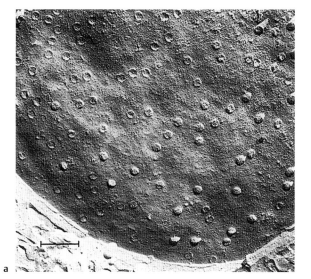 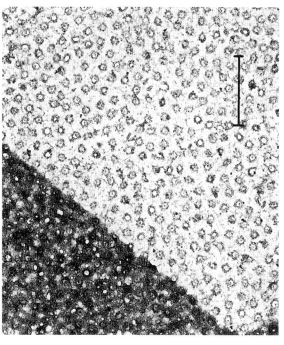

Abb. 1.56 **Die Kernmembran und ihre Poren. a** Kernmembran mit Kernporen, Gefrierbruchschnitt (Aufnahme: H. F. Kern, Marburg; M: Balken ≙ 0,5 μm). **b** *Acetabularia mediterranea:* isolierte Kernmembran mit Kernporen. In der Mitte eine einfache Membranlage (Aufnahme: S. Berger, H. G. Schweiger, Heidelberg; M: Balken ≙ 1,5 μm).

werden, will man lästige Verknotungen und Verwirrungen vermeiden.) Unter Zuhilfenahme von spezifischen DNA-Bindungsproteinen, sog. Histonen, wird die DNA organisiert. Als **Chromatin** bezeichnet man das Nucleoprotein, d. h. die DNA mit ihren Proteinen. Zu diesen Proteinen zählen neben den basischen Histonen auch Nicht-Histon-Proteine, die unter anderem regulatorische und als Matrix-Proteine strukturelle Aufgaben erfüllen. Alles in allem macht die DNA weniger als 20 % des Chromatins aus; 80 % sind Proteine. Chromosomen bestehen aus Chro-

Tab. 1.10 Vergleich der DNA-Molekül-Längen einiger Pro- und Eukaryonten (haploider Chromosomensatz)

Art	Länge	Basenpaare (bp)
Simian Virus 40 (SV 40)	1,7 µm	5 226
ψ x174	1,7 µm	5 375
T7	12,5 µm	38 000
Escherichia coli	1,36 mm	4 000 000
Hefe	4,6 mm	13 500 000
Drosophila	5,6 cm	160 000 000
Mensch	0,93 m	3 000 000 000

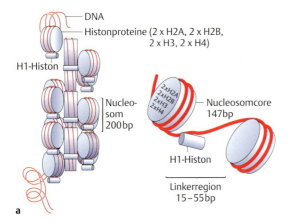

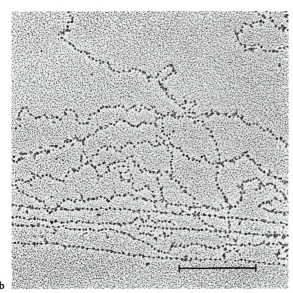

Abb. 1.57 **Nucleosomen. a** Schematische Darstellung der Nucleosomenstruktur. **b** Oocytenchromatin einer reifen *Rana esculenta* Oocyte (Aufnahme: H. Spring, Heidelberg; M: Balken ≙ 0,5 µm).

sich entweder anhand seiner Viskosität – je länger, umso viskoser – oder durch Ausmessen im Elektronenmikroskop bestimmen lässt.

(Die DNA der Prokaryonten bildet ausschließlich netzartige Knäuel. Auch hier ist die DNA in Schleifen organisiert, aber durch fehlende Kondensierung im Lichtmikroskop nicht sichtbar, ebensowenig wie die von Mitochondrien oder Chloroplasten.)

> Bei einer schweren Autoimmunerkrankung, dem **systemischen Lupus erythematodes** (s. *Tab. 9.4* S. 269), bilden die Patienten **Antikörper** gegen verschiedenste **Kernkomponenten**: DNA, Histone, chromosomale Nicht-Histon-Proteine, snRNA des Spleißosoms etc. Die Krankheit tritt häufiger bei Frauen auf als bei Männern (ca. 1500:1 Mill. Frauen mittleren Alters). Die Ablagerungen der Antigen-Antikörper-Komplexe in den Organen und Verstopfung kleiner Blutgefäße, z. B. der Niere, führen u. a. zu **Arthritis** und **Nierenversagen**. Die Ursache der Entgleisung der Immunregulation ist bisher unbekannt.

1.4.2 Spiralisierungs- und Faltungsprozesse packen die DNA auf kleinsten Raum

Die Gesamt-DNA menschlicher Chromosomen ist, könnte man sie lang ausgestreckt messen, ca. 1 m lang (pro haploide Zelle). Der Kerndurchmesser beträgt aber nur ca. 5 µm (0,000 005 m). Um dieses Missverhältnis zu überwinden, wird die DNA durch Zuhilfenahme der DNA-Bindungsproteine, der **Histone**, intensiv gefaltet. Diese Proteine haben viele basische Aminosäuren, sodass sie durch ihre positive Ladung eine hohe Affinität zur negativen Ladung der DNA bekommen. Histone haben ihre Aminosäuresequenz im Verlauf der Evolution konserviert, was die funktionelle Bedeutung erhellt. Vier verschiedene Histone (**H2A, H2B, H3** und **H4**) lagern sich zu einer an den Polen abgeflachten Proteinkugel zusammen, einem Oktamer aus den Dimeren jedes einzelnen Histons. Viele Millionen Histone müssen pro Zelle gebildet werden. Ihre Synthese findet hauptsächlich während der DNA-Synthese-Phase statt. Da sie in derartig großer Menge benötigt werden, gibt es für jedes Histon mehrere Gene, an denen bei Bedarf gleichzeitig mRNA transkribiert wird. Um jene Proteinkugeln wird der DNA-Faden schraubenförmig gewunden, es entsteht ein **Nucleosom** (*Abb. 1.57*, *Abb. 1.58*). In der sog. **Linker-Region**, dem DNA-Stück zwischen zwei derartigen Nucleosomen (man bezeichnet den kompakten Teil des Nucleosoms auch als „Core"), liegt ein fünftes Histon, **H1**, das evolutionär weniger konserviert ist als die anderen.

Für einige Histone existieren **Varianten**. Das gilt z. B. für das Histon H2A. Die Variante H2AX wird mit kleiner Kopienzahl in die Nucleosomen eingebaut. Kommt es in der DNA zu Doppelstrangbrüchen (S. 94), dann wird **H2AX** phosphoryliert und erleichtert die Bindung von Reparaturenzymen. Eine Variante des Histons H3, das Protein **CENP-A**, findet sich in Zentromer-Regionen (S. 49, S. 50) und bindet dort die im Zentromer vorliegende repetitive α-Satelliten-DNA.

Jedes der Histone besitzt an seinem N-terminalen Ende einen beweglichen Schwanz von bis zu 40 Aminosäuren,

matin, das durch seine besonders enge Verpackung (**Kondensierung**) im Mikroskop zum Zeitpunkt der Teilung (Mitose) sichtbar wird.

Jedes Chromosom besteht aus einem durchgehenden Chromatin-Faden (uninemes Chromosom), dessen Länge

der aus dem „Core" heraushängt. Diese Aminosäuren unterliegen starken kovalenten **Modifikationen**: Sie können u. a. an Lysinen methyliert oder acetyliert, an Serin und Threonin phosphoryliert, an Lysin Mono-ubiquitiniert oder an Glutaminsäure ADP-ribosyliert werden. Diese Modifikationen sind reversibel und werden einerseits durch spezifische Enzyme bewirkt, die die Modifikation einführen und andererseits durch solche, die sie wieder beseitigen. Durch die Veränderung der Aminosäuren in den Histonschwänzen wird u. a. die Packung der DNA und damit die **Chromatinstruktur** verändert. So bewirkt z. B. Acetylierung der Histone in umschriebenen DNA-Bereichen eine Auflockerung der Bindung zwischen Nucleosom und DNA. Es resultiert der Übergang von **Heterochromatin** zu **Euchromatin** (S. 49), ein Vorgang, der direkt die Expression von Genen beeinflusst. Wegen dieser Potenz der Histonmodifikation spricht man vom **Histon-Code**. Von besonderer Bedeutung ist, dass Modifikationsmuster der Histone nicht nur von speziellen Proteinen geschrieben, sondern auch erkannt (gelesen) werden. Diese Maschinerie variiert ihrerseits das Chromatin und setzt Regulationsprozesse in Gang. Die streng kontrolliert verlaufende Modifikation der Histone mit den daraus resultierenden Auswirkungen auf die Chromatinstruktur haben weitreichende Folgen für die Zellfunktion. Die Information dazu findet sich in den modifizierten Basen der DNA. Hier sind es besonders die methylierten Cytosine der CpG-Inseln (nach ihrem Entdecker Bird-Inseln genannt), die die Grundlage der **Epigenetik** (S. 168) bilden. In der Tat werden aus diesen Modifikationen resultierende epigenetische Muster (wie u. a. Lage und Chromatinstruktur des Zentromers) auf die Nachkommen vererbt!

Auch die **Inaktivierung** eines der beiden **X-Chromosomen** der Frau (S. 162) ist ein epigenetischer Prozess: Die Expression von Genen wird hierbei durch die Chromatinstruktur und nicht durch die Nucleotidsequenz bestimmt. Die durch Modifizierung der Histone ausgelöste Inaktivierung wird von der Mutter auf die Töchter vererbt und von Zelle zu Zelle weitergegeben.

1.4.3 Die DNA wird zu Nucleosomen verpackt, zur 30-nm-Fiber spiralisiert und in Schleifen gelegt

Im Elektronenmikroskop betrachtet, erscheinen die **Histonkomplexe** perlschnurartig aneinander gereiht. Jede Perle bildet ein **Nucleosom** (Abb. 1.57b), das mit Hilfe von Verdauungsexperimenten näher analysiert wurde: *Endonucleasen* schneiden die nicht Protein-gebundene DNA. Es entstehen Einheiten, in denen DNA mit einer Länge von ca. 200 Basenpaaren (bp) in 1,7 Touren um ein Histon-Oktamer gewunden ist. *Exonuclease*-Verdau der überstehenden DNA-Enden in der Linker-Region – (ihre Länge kann zwischen wenigen und mehr als 80 Nucleotiden variieren) – reduziert die Zahl der Basenpaare auf 147 und lässt das **Core** des Nucleosoms übrig. Die Position der Nucleosomen auf der DNA ist nicht stationär, sondern

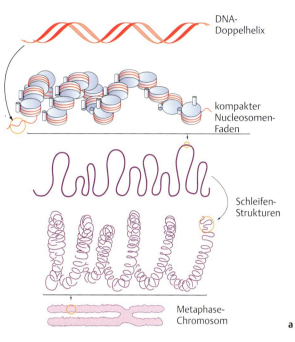

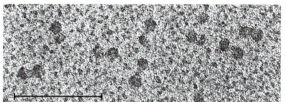

Abb. 1.58 **Nucleosomen. a** Schematische Darstellung der Aufwindung der Nucleosomen zum kompakten Chromatin.
b Nucleosomen-Dimere (Aufnahme: R. Marx, D. Doenecke, Marburg; M: Balken ≙ 100 µm).

vielmehr äußerst dynamisch und wird u. a. durch die Bindung von **Nicht-Histon-Proteinen** an die DNA und die Aktivität zahlreicher, von ATP-abhängigen **Chromatin-Umformungsproteinen** bestimmt. Das sog. **Nucleosomen-Gleiten** ermöglicht Enzymen, die in der DNA-Sequenz gespeicherten Informationen umzusetzen, bzw. an der DNA aufgetretene Fehler zu reparieren.

Eine Verkürzung des DNA-Fadens wird des Weiteren durch die **H1-Histone** erreicht, mit deren Hilfe mehrere Nucleosomen helical aufgedreht werden. Eine 40-fache Verkürzung ist die Folge. Der so entstandene Chromatinfaden, wegen seiner Dicke **30-nm-Fiber** genannt, wird weiter um das ca. 20-fache durch **Schleifenbildungen** verkürzt, wobei die Schleifen unterschiedlich groß sind. Gleichartige Schleifen werden wieder zu sog. **Domänen** zusammengefasst, um schließlich im **Metaphasechromosom** (S. 54) nochmals aufgewunden zu werden. Dadurch wird insgesamt eine ca. 20 000-fache Verkürzung des DNA-Fadens erreicht (Abb. 1.58a).

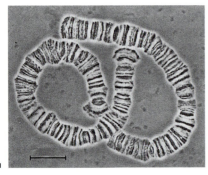
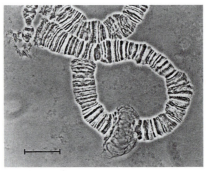

Abb. 1.59 **Polytäne Chromosomen.** **a** Polytänes Chromosom von *Chironomus* (Zuckmücke). **b** Polytänes Chromosom von *Chironomus* (Zuckmücke) mit Balbiani-Ring (Aufnahmen: J. E. Edström, Heidelberg; M: Balken ≙ 20 µm).

1.4.4 In polytänen Chromosomen werden Gene als Banden sichtbar

Jeder Schleifenkomplex kann im Metaphasechromosom durch Spezialfärbung sichtbar gemacht werden (**Chromomere**). Solche Banden enthalten beim Menschen mehr als 10^6 bp und damit das Material meistens mehrerer Gene. Besonders gut sichtbar werden die zu einer Bande zusammengefassten Domänen bei den **Riesenchromosomen** der Speicheldrüsen von *Drosophila* (Taufliege) (*Abb. 1.59*). Diese Chromosomen entstehen durch **Endoreduplikation**, d. h. über zehn DNA-Synthesecyclen hin werden die Chromosomen repliziert, ohne dass sich die replizierten DNA-Stränge (Chromatide) voneinander trennen (**Endomitose**) (*Abb. 1.59*, *Abb. 1.60*). Diese Chromosomen, bestehend aus einem Bündel von 1024 stark gestreckten Chromatiden, sind wegen ihrer Dicke (bis 10 µm!) auch im Interphasekern zu sehen. Sie sind über 100-mal so lang wie Metaphasechromosomen. Die Homologe (von Vater und Mutter stammende gleiche Chromosomen) sind gepaart und damit auch identische Genabschnitte bzw. Schleifenkomplexe. So entstehen in Regionen starker Kondensation ca. 5000 Querbanden (**Chromomere**). Auch die Zwischenbanden sind informativ: Jede trägt die Information für ein Protein.

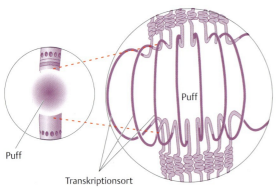

Abb. 1.60 **Polytänes Chromosom mit Puffbildung** (schematische Darstellung).

1.4.5 Transkription der DNA erfordert Dekondensierung des Chromatins

Wird eines der Gene transkribiert, entfaltet sich die DNA der Schleifenstruktur, und es entstehen sog. **Puffs** als Zeichen genetischer Aktivität. Besonders große Puffs werden als **Balbiani-Ringe** bezeichnet (*Abb. 1.59*, *Abb. 1.60*). Ähnliche Beobachtungen können an anderen, gut sichtbaren Chromosomen gemacht werden, die sich in Oocyten finden. Diese **Lampenbürsten-Chromosomen** (*Abb. 1.61*) wurden wegen ihrer besonderen Größe hauptsächlich in Amphibieneiern untersucht. Treten **Oocyten** in die Meiose (s. Kap. 1.6) ein, durchlaufen die Chromosomen zunächst in der Interphase die DNA-Synthese, sodass sie anschließend aus zwei Chromatiden bestehen. Gepaarte homologe Chromosomen bilden eine Tetrade aus vier Chromatiden und können in diesem Zustand (Diktyotän, s. Kap. **8**) lange Zeit verharren. Da das unreife Ei während dieses Ruhe-

Die Schleifenböden werden an Nicht-Histon-Proteine, die die Kern**matrix** (engl.: scaffold) bilden, angeheftet. Die Anheftungsstellen **SARs** (**s**caffold **a**ttachment **r**egions) auch **MARs** (**m**atrix **a**ttachment **r**egions) genannt, binden bevorzugt AT-reiche DNA-Regionen. Regionen eines Chromosoms, in denen zahlreiche kurze Schleifen nebeneinander liegen, lassen sich bevorzugt mit Giemsa oder Quinacrin anfärben und lassen auf **repetitive DNA** schließen (S. 173). Diese Anheftungsstellen liegen zwischen Transkriptionseinheiten und „isolieren" die Gene voneinander, sodass sie sich gegenseitig bei der Expression nicht beeinträchtigen.

Zu den **Matrixproteinen** gehört u. a. **Topoisomerase II**, ein Protein, das mithilft, bestimmte DNA-Abschnitte zur Transkription bereitzustellen (s. Kap. **2.4**) und Proteine (**Kondensine**), die die Chromatinkondensation neu gebildeter Schwesterchromatiden fördern.

stadiums **RNA-Vorrat** produzieren muss, werden Regionen der Oocytenchromosomen zur Transkription entfaltet. Die DNA, an diesen Stellen nur noch über Histonkomplexe organisiert und mit Transkriptionsprodukten dicht bepackt, steht in Schleifen aus den Chromosomen heraus. Diese haben zu der Bezeichnung „Lampenbürsten-Chromosomen" geführt (Abb. 1.**61**). (Ihre Form erinnert an die Bürsten, die man in vergangener Zeit zur Reinigung der Öllampen benötigte.)

Sowohl die Puffs polytäner Chromosomen als auch Lampenbürsten-Chromosomen offenbaren ein wesentliches Prinzip: Gene können nur dann aktiv sein, wenn ihr Chromatin entfaltet, dekondensiert ist (s. o.). Die in der Mitose maximal kondensierten Chromosomen werden nicht transkribiert, sie sind für die Enzyme der Transkriptionsmaschine nicht zugänglich.

1.4.6 Das Chromatin kommt in zwei Formen vor: als Euchromatin und als Heterochromatin

Berücksichtigt man, dass die menschliche DNA aus $3 \cdot 10^9$ Nucleotidpaaren pro haploider Zelle besteht, dann erhebt sich die Frage, ob überhaupt zu irgendeinem Zeitpunkt im Zellcyclus das gesamte genetische Material transkribiert bzw. jemals die gesamte DNA voll dekondensiert wird. Bevor in neuester Zeit die Sequenzierung ganzer Genome, inklusive des menschlichen, Aufschluss über die genaue Basenfolge der DNA geben konnte, haben Zellbiologen das Chromatin bereits entsprechend seinem Kondensierungszustand in zwei Gruppen unterteilt (Rep. 1.**27**): das weniger kondensierte, daher potenziell **aktive Euchromatin** und das **inaktive Heterochromatin**. Prinzipiell kann jede

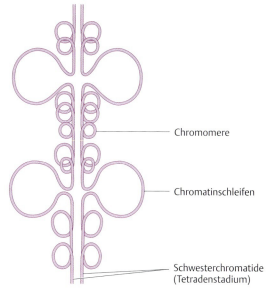

Abb. 1.**61** **Lampenbürsten-Chromosom** (schematische Darstellung).

Chromosomenregion durch Kondensation heterochromatisch werden. Einige Regionen sind permanent (konstitutiv) heterochromatisch. Sie sind auch im Interphasekern sichtbar, werden nicht transkribiert, spät repliziert und als Heterochromatin auf die Tochterzellen vererbt.

1.4.7 Konstitutives Heterochromatin steht fakultativem gegenüber

Konstitutives Heterochromatin kommt in allen Zellen eines Organismus vor. Dazu gehört z. B. das Chromatin der **Zentromerregion**, jene Region, durch die die beiden Chromatiden eines Chromosoms zusammengehalten werden. Dieses Heterochromatin hebt sich sogar während der Mitose in Präparaten durch seine intensive Färbung vom übrigen ab. Es kann mit Spezialmethoden, wie z. B. der C-Bandierung, angefärbt werden. Die Basensequenz bietet eine Besonderheit: Sie ist hochrepetitiv, d. h. kurze Sequenzen, 6–250 bp, wiederholen sich ständig. (10 % der Gesamt-DNA ist **hochrepetitiv** und kann als sog. Satelliten-DNA im CsCl-Gradienten dargestellt werden.) Zentromer-DNA wird besonders spät, erst während der Mitose, repliziert.

Fakultatives Heterochromatin spiegelt den physiologischen Zustand bzw. den Entwicklungszustand einer Zelle wider. So haben embryonale Zellen wenig, ausdifferenzierte Zellen viel Heterochromatin. Gene, die nicht mehr gebraucht werden, können durch Kondensierung stillgelegt werden. Ruhigstellung der Genaktivität durch Heterochromatin-Bildung ist somit eine Möglichkeit der Genregulation. Ein Beispiel für fakultatives Heterochromatin ist das **Sexchromatin**, jenes X-Chromosom in Zellen weiblicher Individuen, das zum Gen-Dosis-Ausgleich mit männlichen Zellen inaktiviert wird (S. 162). Es kann im

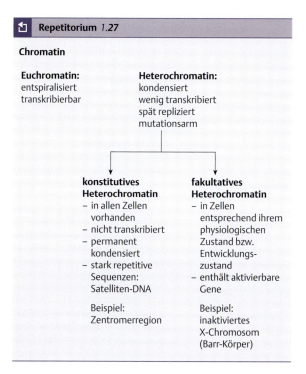

Tab. 1.11 **Haploider DNA-Gehalt verschiedener Spezies**

Spezies	Haploider Chromosomensatz	Basenpaare (bp)	Teilchenmasse	DNA-Länge (in m)
Lilie	11	$3 \cdot 10^{11}$	$2 \cdot 10^{14}$	100
Mais	10	$6{,}6 \cdot 10^{9}$	$4{,}4 \cdot 10^{12}$	2,2
Mensch	23	$2{,}75 \cdot 10^{9}$	$1{,}9 \cdot 10^{12}$	0,93
Kuh	30	$2{,}45 \cdot 10^{9}$	$1{,}6 \cdot 10^{12}$	0,83
Drosophila	4	$1{,}75 \cdot 10^{8}$	$1{,}2 \cdot 10^{11}$	0,0595
Hefe	18	$1{,}75 \cdot 10^{7}$	$1{,}2 \cdot 10^{10}$	$6 \cdot 10^{-3}$
T4-Phage	1	$1{,}75 \cdot 10^{5}$	$1{,}2 \cdot 10^{8}$	$6 \cdot 10^{-5}$
λ-Phage	1	$4{,}65 \cdot 10^{4}$	$3{,}3 \cdot 10^{7}$	$1{,}6 \cdot 10^{-5}$
SV40-Virus	1	5226	$3{,}5 \cdot 10^{6}$	$1{,}7 \cdot 10^{-6}$

1 bp entspricht $M_r \approx 660$
1 µm entspricht $M_r \approx 2 \cdot 10^{6}$

Tab. 1.12 **Einteilung hochrepetitiver DNA-Sequenzen**

I. Tandemwiederholungen	1. Satelliten	α-Satelliten β-Satelliten Zentromerregion
	2. Minisatelliten	u. a. VNTRs (hypervariabel) Telomernahe
	3. Mikrosatelliten	u. a. „Fingerabdrücke" Triplett-Wiederholungs-Expansion
II. verstreute Sequenzwiederholungen		Transposons Retrotransposons SINE (Alu) LINE (Kpn)

Interphasekern durch Anfärbung als Barr-Körper sichtbar gemacht werden. Fakultatives Heterochromatin hat keine Besonderheiten in Bezug auf die Basensequenz.

1.4.8 30% der DNA wird transkribiert, 70% besteht aus repetitiven Sequenzen

Setzt man die durchschnittliche rel. Molekülmasse eines Proteins mit 40 000 an, dann codieren etwa 1200 Nucleotide für ein Protein. Damit hätte die menschliche DNA die Kapazität für mehr als 1 Million Proteine. In der menschlichen Zelle werden aber nach heutiger Schätzung nur etwa 25 000 Proteine ausgeprägt. Mit einem enormen materiellen Aufwand werden seit einigen Jahren Genome höherer Organismen durchsequenziert, inzwischen sind die Genome von Viren, Bakterien, Hefen, der Fruchtfliege *Drosophila melanogaster*, des Zebrafischs und des Rundwurms *Caenorhabditis elegans* u. a. m. bekannt. 2002 wurde das menschliche Genom erstmals weitestgehend von einer amerikanischen in Konkurrenz zu einer europäischen Gruppe (HUGO: Human Genome Organization) durchsequenziert. Seither wird intensiv versucht, Gene zu lokalisieren und Regulationsprinzipien aufzudecken.

Im Laufe dieser Bemühungen wurde deutlich, dass nur ca. 30% der genomischen DNA in hnRNA transkribiert wird. **95%** dieser umgeschriebenen DNA ist **nicht codierend**. D.h., nach augenblicklichen Schätzungen codiert nur 1,5% der in Genen organisierten DNA für Proteine. Dabei gibt es auf den Chromosomen Gen-reiche und Gen-arme Regionen. So liegen Gene mitten in nicht codierenden Genomabschnitten und die codierende DNA der meisten Gene (**Exons**) ist ihrerseits von nicht codierenden Abschnitten (**Introns**) unterbrochen (S. 104). Daraus erklärt es sich auch, dass der DNA-Gehalt einer Art an sich noch nichts über deren Entwicklungsgrad aussagt: die Lilie hat z. B. mehr DNA als der Mensch (*Tab. 1.11*). Etwa 50% der Protein-codierenden Gensequenzen sind **einmalig**. Bei der anderen Hälfte liegen **Duplikationen** vor, die durch ungleiches Crossing-over (S. 188) entstanden sind. Die Sequenzen dieser Gene sind nicht gleich, aber sehr ähnlich. Liegen mehrere dieser Gene beieinander, handelt es sich um **Genfamilien**, wie z. B. beim β-Globingen. Die Bedeutung der übrigen (70%) sich in unterschiedlichem Ausmaß wiederholenden (**repetitiven**) DNA-Sequenzen, ist weitgehend unbekannt. Ein Teil von ihnen (0,3%) wiederholt sich in **Tandemform** und codiert für tRNA, 5S-RNA, Histone und die zahlreichen Gene für rRNA. Letztere sind hintereinandergeschaltet auf den kurzen Armen aller Satelliten-tragenden Chromosomen, mit Ausnahme des Y-Chromosoms, lokalisiert (*Rep. 1.28*). Zu den nicht codierenden Sequenzen zählen mit 3% die **hochrepetitiven Satelliten-DNAs** (so genannt wegen ihres Verhaltens bei der Dichtegradienten-Zentrifugation von DNA: durch ihren hohen Anteil an Adenosin und Thymidin bilden sie neben der Bande der Gesamt-DNA „Satelliten"-Banden). Sie zeichnen sich durch kurze, monotone Tandem-Wiederholungen aus und werden als **konstitutives Heterochromatin** hauptsächlich im Zentromer- und Chromosomen-Endbereich (Telomere) gefunden. **Verstreute repetitive Sequenzen** (interspersed repeats) sind länger, werden von einmaligen Sequenzen unterbrochen und machen den größten Teil der repetitiven DNA aus. Die meisten dieser Sequenzen (ca. 45% des Gesamtgenoms!) werden dabei „beweglichen Elementen", **Transposons** und **Retrotransposons** (S. 292) zugeschrieben (*Tab. 1.12*).

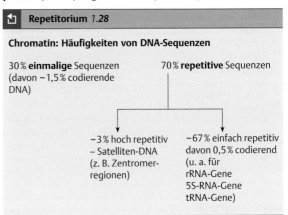

Repetitorium *1.28*

Chromatin: Häufigkeiten von DNA-Sequenzen

30% **einmalige** Sequenzen (davon ~1,5% codierende DNA)

70% **repetitive** Sequenzen

~3% hoch repetitiv – Satelliten-DNA (z. B. Zentromerregionen)

~67% einfach repetitiv davon 0,5% codierend (u. a. für rRNA-Gene 5S-RNA-Gene tRNA-Gene)

Die **Häufigkeit von Sequenzen** innerhalb des Genoms lässt sich anhand von Kinetiken der Geschwindigkeit der Selbst-Hybridisierung von DNA ermitteln. Dazu muss die DNA, z. B. durch Erhitzen, zu Einzelsträngen denaturiert und anschließend fragmentiert werden. Die Geschwindigkeit, mit der die einzelnen DNA-Fragmente wieder zum Doppelstrang renaturieren, gibt Auskunft über ihre Basenzusammensetzung: Häufig wiederkehrende Sequenzen werden schnell, einmalige Sequenzen viel langsamer zueinander finden.

Die **hochrepetitiven Sequenzen** können anhand ihrer Größe noch in zwei große Gruppen, Tandemwiederholungen und verstreute Sequenzwiederholungen, unterteilt werden. Diese lassen sich wiederum definierten DNA-Regionen zuordnen (*Tab. 1.12*).

Die Wiederholungen der **Satelliten-DNA** sind 14–500 bp lang und können sich über 20–100 kb erstrecken. Neben regelmäßigen Sequenzwiederholungen gibt es komplexe Wiederholungsmotive, die z. B. die α-Satelliten aus 171 bp mit ca. 100 000 Kopien und die β-Satelliten aus 68 bp ebenfalls mit ca. 100 000 Kopien in der Zentromerregion bilden.

Entsprechend ihrer Größe werden Satelliten (sie liegen häufig Telomer-nahe) mit Wiederholungen bestehend aus 15–100 bp und einer Länge von 1–5 kb als **Minisatelliten** bezeichnet. Die Längen der Wiederholungscluster sind „hypervariabel", d. h. jedes Individuum hat eine variable Anzahl derartiger Tandem-Wiederholungen (s. VNTRs, Kap. **12**), die mit Hilfe gentechnologischer Methoden einen persönlichen „Fingerabdruck" ermöglichen.

Noch kürzere Wiederholungen finden sich in den **Mikrosatelliten**. 1–13 bp werden wiederholt. Zahlreich sind Wiederholungseinheiten von 1–4 bp auf einer Länge von 150 bp, die über alle Chromosomen verteilt vorkommen. Sie bieten ebenfalls durch die Variation ihrer Längen eine Möglichkeit zur **Personenidentifizierung**.

> Manchmal können sie, besonders, wenn sie innerhalb von Genen liegen, in der Länge expandieren und zu „**Triplett-Wiederholungen mit variabler Ausdehnung**" führen (S. 86), die Ursache zahlreicher neuromuskulärer Erkrankungen, u. a. der **Chorea Huntington**, sind. In einigen dieser Krankheiten beeinträchtigen die Wiederholungen (repeats) nur die Expression des betroffenen Gens. In anderen jedoch, wie z. B. in der **Myotonen Muskeldystrophie**, wird der Reifungsprozess der gesamten RNAs der betroffenen Zellen in Mitleidenschaft gezogen.
>
> Die Länge der **verstreuten Sequenzwiederholungen** variiert von mehreren 100 bis mehreren 1000 bp. Sie treten ca. alle 6000 bp auf. Einige werden als Pseudogene transkribiert. Wegen ihrer großen Zahl und der Möglichkeit, in Gensequenzen „hineinzuspringen" und dadurch Krankheiten auszulösen, sind zwei Familien beim Menschen von Interesse: die **Alu-Familie** (so genannt wegen einer Schnittstelle für die *Restriktionsendonuclease AluI*), die zu den „**s**hort **i**nterspersed **n**uclear **e**lements" **SINE** gehört, und die **KpnI-Familie** (Schnittstelle für die *Endonuclease KpnI*), die zu den selteneren, längeren (6 kb) „**l**ong **i**nterspersed **n**uclear **e**lements" **LINE** gehört. Erstmals beschrieben wurden solche Mutationen in DNA von Patienten mit **Hämophilie** oder **Myotoner Muskeldystrophie**. Man geht davon aus, dass ca. 1 von 600 genetischen Krankheiten SINE- oder LINE-Insertionen zuzuschreiben ist.

1.4.9 Im Nucleus liegt der Nucleolus, der Ort der rRNA-Synthese

Die Transkription der rRNA-Gene führt zur Bildung des im Nucleus auffälligen **Nucleolus** (*Rep. 1.29*). Der Nucleolus ist der **Bildungsort der Ribosomenuntereinheiten**. Seine Größe entspricht der Aktivität der Zelle. Er wird am Ende der Mitose, der Telophase, gebildet und bleibt während der Interphase erhalten. Manche Zellen haben mehrere Nucleoli entsprechend der Zahl der Chromosomen, die rRNA-Gene tragen. Die menschlichen diploiden Zellen haben zunächst zehn kleine Nucleoli, die dann zu einem großen fusionieren. Im Elektronenmikroskop zeigt sich, dass der Nucleolus keine Membran hat (*Abb. 1.62*). Er besteht aus drei Bestandteilen:

- **DNA-Schleifen**, die die rRNA-Gene tragen. Diese Schleifen heißen **Nucleolus-Organisator-Region** und erscheinen in Metaphasechromosomen als sekundäre Konstriktionen unterhalb der Satelliten. Diese DNA wird sehr spät repliziert;
- **fibrillärem Material**, das wiederum aus **rRNA-Transkripten** besteht, an die aus dem Cytoplasma importierte ribosomale Proteine gebunden sind;
- **granulärem Material**, das aus fertigen und unfertigen **ribosomalen Untereinheiten** aufgebaut ist. Die großen Untereinheiten sind teilweise inkomplett, sie werden erst beim Transfer ins Cytoplasma fertiggestellt: ein spezieller Mechanismus, der verhindert, dass Ribosomen bereits im Kern an die hnRNA, Vorstufen der mRNA, gebunden werden.

Ribosomale RNA wird in rasantem Tempo transkribiert, oft gleichzeitig an allen rRNA-Genen. In Zellen besonderer Aktivität, z. B. Amphibien-Oocyten, können an der Nucleolus-Organisator-DNA die wachsenden RNA-Ketten im Elektronenmikroskop sichtbar gemacht werden. Die verschieden langen Transkripte sind mit der pyramidenförmigen Anordnung der Zweige eines Christbaumes vergleichbar (Kap. **2**).

Repetitorium 1.29

Nucleolus

Aufbau	- membranlos - **zentral**: fibrilläres Material, DNA-Schleifen, die rRNA-Gene tragen, rRNA-Transkripte (45S-Vorstufen) - **peripher**: granuläres Material - ribosomale Untereinheiten (z. T. inkomplett)
Aufgabe	- Produktion der ribosomalen Untereinheiten
Vorkommen	- in allen Zellkernen während der Interphase - an der Nucleolus-Organisator-Region (NOR) akrozentrischer Chromosomen

1.5 Zellcyclus

1.5.1 Der Zellcyclus unterteilt sich in die Phasen G_1, G_2, die S-Phase und die Mitose

Beobachtet man eine Zelle über einen längeren Zeitraum hinweg, beispielsweise menschliche Hautzellen in Kultur über 24 Stunden, dann wächst die Zelle so lange, bis sie eine gewisse Größe erreicht hat, und teilt sich anschließend, um erneut zu wachsen. Die Periode von einer Zellteilung bis zur nächsten heißt **Zellcyclus** (*Rep. 1.30*) und

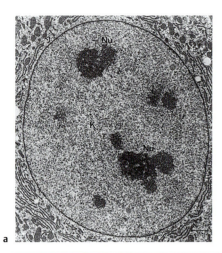
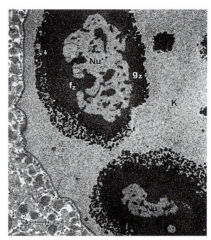

Abb. 1.62 **Nucleoli** (elektronenmikroskopische Aufnahmen). **a** Zellkern (K) mit mehreren Nucleoli (Nu) in einer Leberzelle der Ratte (M: Balken ≙ 0,5 µm). **b** Nucleoli (Nu) bei *Acetabularia mediterranea* (M: Balken ≙ 3 µm). K Zellkern, fz fibrilläre Zone, gz granuläre Zone (Aufnahmen: S. Berger, H. G. Schweiger, Heidelberg).

wird in einzelne unterschiedlich lange Phasen unterteilt (Abb. 1.67). Die regelrechte Abfolge dieser Phasen wird durch Proteine, **Cycline** und Cyclin-abhängige *Proteinkinasen*, organisiert (Abb. 1.66).

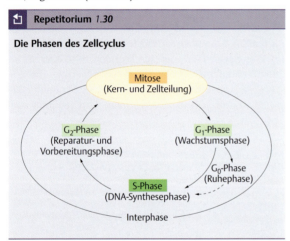

Repetitorium 1.30

Die Phasen des Zellcyclus

Das markanteste Ereignis ist die Zellteilung, die **Mitose**, der der übrige Zellcyclus als **Interphase** gegenübersteht. Herausragendes Ereignis der Interphase ist die Verdoppelung der DNA. Diese **DNA-Replikation** ist notwendig, damit die Tochterzellen, die aus dem Teilungsprozess hervorgehen, die gleiche DNA-Menge erhalten, wie sie die Mutterzelle hatte. Die Replikationsphase der DNA wird als **S-Phase**, Synthesephase, bezeichnet. Die zwischen Mitose und S-Phase einerseits und zwischen S-Phase und nächster Mitose andererseits verbleibenden Perioden sind die **G-Phasen** (G = gap) G_1 und G_2. Während Proteine innerhalb des gesamten Zellcyclus in annähernd gleicher Menge produziert werden, werden Histone hauptsächlich während der S-Phase synthetisiert, was aus ihrer Funktion als DNA-Bindungsproteine leicht verständlich ist. Die G_1-**Phase** ist die intensive **Wachstumsphase** der Zelle. RNA- und Proteinsynthese laufen auf Hochtouren.

In der späten G_1-Phase werden außerhalb des Kerns im Cytoplasma die Zentriolen verdoppelt.

In der S-Phase wird durch **semikonservative Replikation** die DNA verdoppelt: Aus einem Chromatinfaden, einem Chromatid, werden zwei Chromatinfäden, sog. **Schwesterchromatiden.** Sie werden durch einen Proteinkomplex zusammengehalten. Während der Kondensation des Chromatins in Mitose und Meiose (S. 57) wird dieser **Kohesinkomplex** auf die Region des Zentromers beschränkt, das somit die Schweißstelle für die Chromatiden bildet.

1.5.2 Die Kern- und Zellteilung ist der Höhepunkt des Zellcyclus

Das Ende der Replikation markiert den Beginn der G_2-**Phase**. Die verdoppelten Chromatiden liegen entwunden als Netzwerk vor. Jetzt können **Korrekturen**, wie Reparaturen, an der DNA vorgenommen werden. Spezifische, zur Zellteilung notwendige Proteine werden synthetisiert. Dazu gehört eine *Proteinkinase* (MPF, s. u.), die das **H1-Histon phosphoryliert**, das die dichte Packung chromosomalen Materials bewirkt. Auch werden die **Polypeptide der nucleären Lamina phosphoryliert**, die in der Prometaphase disaggregiert werden, und die Kernmembran löst sich auf. Der Zugriff cytoplasmatischer Spindelelemente zu den Chromosomen wird ermöglicht.

Am Ende der G_2-Phase kündigt eine zunehmende Spiralisierung – Kondensierung – der Chromatide das Nahen der Mitose an. Liegen alle Chromosomen kondensiert vor, so ist die erste Phase der Mitose, die Prophase, erreicht (Abb. 1.64a). In menschlichen Zellen finden sich zu diesem Zeitpunkt 46 Chromosomen, deren jedes aus zwei Chromatiden besteht.

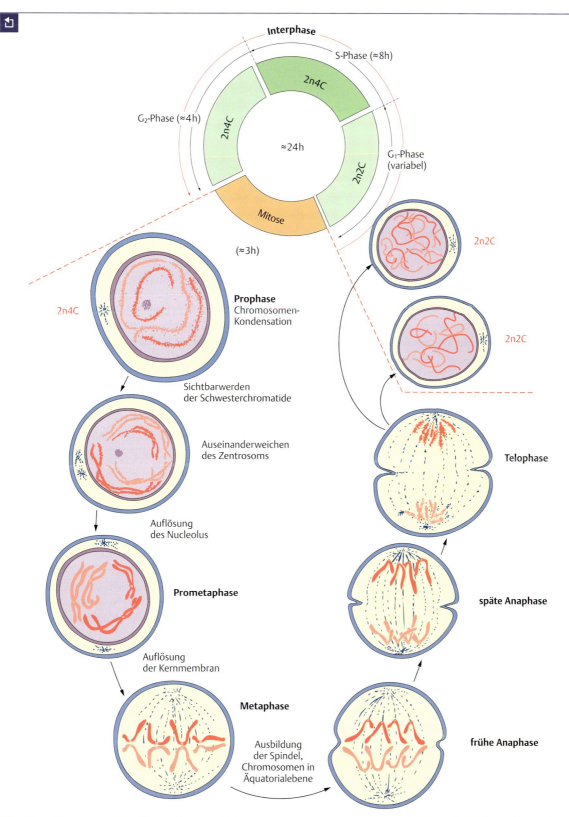

Abb. 1.63 **Zellcyclus mit Mitose-Phasen in schematischer Darstellung.** Die Zellcyclus-Phasen sind im Kreis aufgetragen – mit Angabe der ungefähren Zeitdauer jeder Phase (ermittelt an Zellen in Zellkulturen). Der einfache Chromatin-Gehalt des diploiden Chromosomensatzes (2n, 2C) wird während der DNA-Synthese (S-Phase) verdoppelt (2n, 4C), um im Verlauf der Stadien der Mitose wieder halbiert zu werden (2n, 2C).

In der Prophase der Mitose wird der Nucleolus aufgelöst, es bildet sich der Spindelapparat

Die Mitose läuft in sechs aufeinanderfolgenden Stufen ab (*Rep. 1.31, Abb. 1.64*). In der ersten, der **Prophase**, löst sich der **Nucleolus**, dessen Chromatinschleifen ebenfalls kondensieren und nun nicht mehr transkribiert werden, auf und **verschwindet**.

Im Cytoplasma werden **Mikrotubulus-Strukturen** der Interphasezelle disaggregiert. Mikrotubuli sind Strukturen des Cytoskeletts (S. 60), die aus Tubulinuntereinheiten bestehen, aus denen im Verlauf der Kernteilung der zur Verteilung der Chromosomen nötige Spindelapparat aufgebaut wird. Der Ausgangspunkt der Spindelpolymerisation ist das **Mikrotubulus-Organisationszentrum (MTOZ)**, dessen Mittelpunkt die in der späten G1-Phase verdoppelten **Zentriolen** (S. 63) bilden. Es entstehen im Verlauf der Mitose drei Sorten von Mikrotubuli: im direkten Umfeld der Zentriolen die **Astralfasern**. Sie fixieren die Zentriolen an den Zellpolen. Weiterhin entstehen zu Beginn der Mitose **polare Spindelfasern**, die zur Zellmitte hin polymerisieren und einander überlappen. Sie sind zu unterscheiden von den **Kinetochor-Spindelfasern**, die an den Zentromeren der Chromosomen ansetzen (S. 63). An der Organisation dieser Fasern sind **Motorproteine** aus der **Dynein- und Kinesinfamilie** beteiligt (s. auch S. 65). Sie binden an die Mikrotubuli (MAPs, **M**ikrotubulus **a**ssoziierte **P**roteine) und wandern an ihnen entlang. Mit Hilfe von Energie, die sie aus der Hydrolyse von ATP gewinnen, ermöglichen sie, bei zunehmender Länge der polaren Spindeln, die Verschiebung der Zentrosomen an entgegengesetzte Zellpole.

In der Prometaphase löst sich die Kernmembran auf

Diese Phase (*Abb. 1.64b*) wird durch den **Zusammenbruch der Kernmembran** charakterisiert. Auch die Lamine der Kernlamina (S. 43) werden depolymerisiert. Dies geschieht durch Phosphorylierung von Lamin A, B und C durch die **Kinaseaktivität** des **Mitose-Promotor-Faktors (MPF)**. Lamin B bleibt mit seinem Fettsäureanker an den sich zu Vesikeln schließenden Kernmembranfragmenten hängen, während sich die beiden anderen Lamine im Cytoplasma verteilen. Der bisher außerhalb des Kerns gelegene Spindelapparat bekommt über die Kinetochor-Spindelfasern direkten Zugriff zu den Chromosomen (S. 63).

Metaphase: Die Chromosomen werden „an die Leine gelegt"

In diesem Stadium haben die Kinetochor-Spindelfasern alle Chromosomen an die Leine gelegt. Dabei setzen die Fasern der entgegengesetzten Pole jeweils an den ihnen zugewandten Kinetochoren der einzelnen Chromatiden an. Sie orientieren die Chromosomen und halten sie in der **Äquatorialebene** durch Zug und Gegenzug in der Schwebe (*Abb. 1.64c*). Die maximal kondensierten Chromosomen verharren kurzfristig in der **Metaphaseplatte**. Dabei liegen die Zentromere der Chromosomen einander so gegenüber, dass der Eindruck einer Sternfigur (**Monaster**) entsteht. Zum Zeitpunkt der Metaphase ist es möglich, Chromosomenanalysen durchzuführen (S. 174).

> Werden die Chromosomen nicht ordnungsgemäß an die Spindelfasern angebunden, dann kommt es bei der Zellteilung zu **Chromosomenfehlverteilungen (non-disjunction)** und **Mono-** bzw. **Trisomien** (S. 179).

Anaphase: Trennung der Chromosomen

Wenn die Kinetochoren aller Chromatiden erfolgreich an Mikrotubuli angebunden sind, wird der **Kohesinkomplex** im Zentromerbereich durch eine *Separase* gespalten. In der **frühen Anaphase** werden die **Chromatiden** durch Depolymerisation der Kinetochor-nahen Anteile der kinetochoren Mikrotubuli mit einer Geschwindigkeit von 1 nm pro min **an die Zellpole** gezogen, jede Chromatide eines Chromosoms an einen entgegengesetzten Pol (*Abb. 1.64d*). Diese Teilungsphase imponiert im Mikroskop durch die Entstehung eines **Diasters**. Das Motorprotein **Kinesin** achtet darauf, dass die Bindung des Chromosoms an den depolymerisierenden Mikrotubulus erhalten bleibt. Im **späten** Teil der **Anaphase** werden die Zellpole mittels der polaren Spindelfasern weiter auseinandergeschoben. Hierbei ermöglicht das Kinesin das Aneinandervorbeigleiten der durch Dynein verlängerten polaren Fasern (S. 64).

Repetitorium 1.31

Mitose – der Vorgang der Zellteilung

Prophase	– maximale Kondensierung des Chromatins zu Chromosomen, H1-Histon-Phosphorylierung – Sichtbarwerden der Chromatiden – Auflösung des Nucleolus – Bildung der polaren Spindelfasern an den Mikrotubulus-Organisationszentren – Verschiebung der Zentriolen an die Zellpole – Phosphorylierung der Lamine
Prometaphase	– Zusammenbruch der Kernmembran – Ausbildung der Kinetochor-Spindelfasern
Metaphase	– Orientierung der Chromosomen in der Äquatorialebene durch Zug und Gegenzug der Spindelfasern
Anaphase	– Lösung des Kohesinkomplexes im Zentromerbereich – Verschiebung der Chromatiden zu den Zellpolen
Telophase	– Ausbildung eines Teilungsringes – Bildung neuer Kernmembranen – Dekondensation des Chromatins – Beginn der rRNA-Synthese – Formierung der Nucleoli
Cytokinese	– Durchschnürung der Mutterzelle und Bildung von zwei Tochterzellen unter Verteilung der Organellen

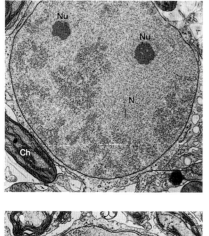
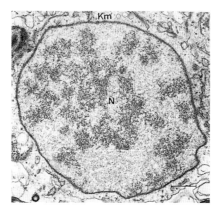
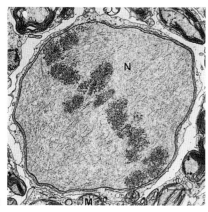
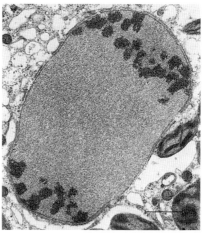
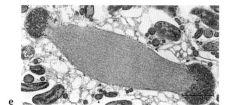
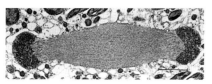

Abb. 1.64 **Stadien der Mitose.** Objekt: *Batophora oerstedii* (einzellige Grünalge). Ch Chloroplast, M Mitochondrium, N Zellkern, Nu Nucleolus, Kernmembran. **a Prophase** mit kondensiertem Chromatin (M: Balken ≙ 1 µm). **b Prometaphase:** Das Chromatin ist stark kondensiert, die Nucleoli sind aufgelöst (Balken ≙ 1 µm). **c Metaphase:** Die Chromosomen sind in der Äquatorialplatte angeordnet. Im Zellkern sind die Mikrotubuli (längs geschnitten) sichtbar (M: Balken ≙ 1 µm). **d Anaphase:** Die Chromosomen sind zu den Polen gezogen (M: Balken ≙ 2,5 µm). **e Telophase:** Der Zellkern ist geteilt (2 Teile) (M: Balken ≙ 5 µm) (Aufnahmen: S. Berger, H. G. Schweiger, Heidelberg).

Telophase: Abschluss der Kernteilung

In Höhe der Äquatorialplatte bildet sich ein **Teilungsring**. Die Chromosomen an beiden Zellpolen werden von Kernmembranfragmenten umhüllt, die zu einheitlichen Membranen zusammenfließen. Die phosphorylierten Lamine werden durch *Phosphatasen* dephosphoryliert und aggregieren unter Bildung einer **nucleären Lamina**. Die Chromosomen dekondensieren, die rRNA-Synthese beginnt, und die Nucleoli formieren sich wieder (*Abb. 1.64e*).

Cytokinese: Teilung des Cytoplasmas

Die eigentliche Mitose wird jetzt abgeschlossen. Das Cytoplasma wird geteilt, indem sich ein **Teilungsring** aus Myosin II und Actinfasern bildet. Phosphorylierung des Myosins sorgt dafür, dass eine Interaktion mit Actin erst stattfindet, wenn die Zelle zur Teilung des Cytoplasmas bereit ist. Der Ring vertieft sich mehr und mehr. Schließlich bleibt nur noch eine feine Brücke erhalten, nach deren Zusammenbruch **zwei selbstständige Tochterzellen** entstehen, jede mit dem artspezifischen diploiden Chromosomensatz. Während des Teilungsvorganges müssen auch Organellen verteilt werden. So erhält z. B. jede Zelle ein Zentriolenpaar. Da zwei Zellen mehr Plasmamembran brauchen als eine, werden in der mütterlichen Zelle bereits Reservemembranstücke unter der Plasmamembran gespeichert. Der Spindelapparat wird abgebaut zugunsten von Mikrotubulus-Bestandteilen des Cytoskeletts in Interphasezellen.

1.5.3 Der Zellcyclus wird intensiv kontrolliert

Das gesunde Überleben eines Organismus ist abhängig von dem korrekten Wachstum seiner Zellen, der exakten Verdoppelung seiner DNA und der fehlerlosen Verteilung der Schwesterchromatiden auf einwandfreie, zum weiteren Wachstum befähigte Tochterzellen. Äußere und innere Signale müssen ineinander greifen, um die jeweilige Situation im Zellcyclus zu prüfen und die nächsten Schritte

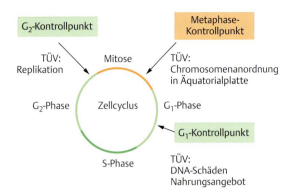

Abb. 1.65 **Der Zellcyclus unterliegt strengen Kontrollen.** Kritische Punkte im Zellcyclus werden scharf kontrolliert, bevor der Startschuss zum Beginn einer weiteren Cyclus-Phase gegeben wird. Bei Nichterfüllung der Kriterien des „Technischen Überwachungsvereins (TÜV)" der Zelle wird der Zellcyclus in der jeweiligen Phase angehalten, bis die Mängel beseitigt sind, oder die Zelle wird ausrangiert.

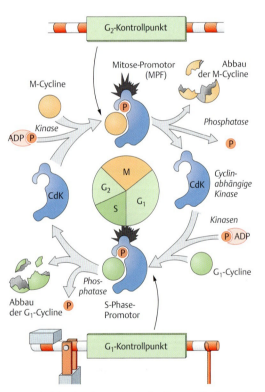

Abb. 1.66 **Die Triebfedern des Zellcyclus sind Cycline und Cyclin-abhängige Proteinkinasen.** Eintritt in Mitose und S-Phase und Austritt aus der Mitose werden durch Auf- und Abbau spezifischer Cycline bewerkstelligt, die ihrerseits konstitutiv vorhandene *Proteinkinasen* aktivieren. Empfänglichkeit dieser CdKs für Cyclin-Aktivierung wird durch Phosphorylierung (*Kinasen*) und Dephosphorylierung (*Phosphatasen*) reguliert. Aktivierte CdKs können als Mitose- und S-Phase-Promotoren ihrerseits Proteine phosphorylieren, die in der jeweiligen Zellcyclusphase gebraucht werden.

vorzubereiten. Zu diesem Zweck gibt es an den entscheidenden Übergängen von einer Phase zur anderen **Kontrollpunkte**, an denen der Zellcyclus angehalten wird, und erst nach erfolgreicher Qualitätskontrolle wird der nächste Schritt freigegeben (Abb. 1.65). **Drei** derartige **Kontrollpunkte** sind bekannt: 1. der G_2-Kontrollpunkt am Übergang G_2/Mitose, 2. der Metaphase-Kontrollpunkt am Übergang Mitose/G_1 und 3. der G_1-Kontrollpunkt am Übergang G_1-/S-Phase. Das gesamte Kontrollsystem beruht auf **zwei** großen **Gruppen von Proteinen**, die miteinander interagieren (Abb. 1.66): Die eine Gruppe treibt durch Phosphorylierung diverser Strukturen den Ablauf des Zellcyclus voran. Diese Proteine sind *Kinasen* (Phosphat-übertragende Enzyme). Sie heißen wegen ihrer Abhängigkeit von der zweiten Proteingruppe *Cyclin-abhängige (dependent)-Protein-Kinasen (CdK)* und sind **konstitutiv** vorhanden. Ihre Aktivität wird durch Phosphorylierung und durch Assoziation an **Cycline** reguliert. Die Cycline ihrerseits, – man kennt inzwischen die Gruppen A bis H –, unterliegen einem periodischen Auf- und Abbau. Die **G_1-Cycline** binden während der G_1-Phase an CdKs und sind mitverantwortlich für den Eintritt in die S-Phase (**S-Phase-Promotor**), indem sie die Hemmung der S-Phase Cycline aufheben. Die **G_2-Cycline** sind mitotische Cycline (**M-Cycline**). Sie aktivieren CdKs während der G_2-Phase und sorgen für den Eintritt in die Mitose. Ein wichtiger Vertreter ist **Cyclin B**.

Dieses Protein hat **zwei funktionelle Domänen**. Die C-terminale Domäne zur Bindung und Aktivierung von Cdc2, einer Untereinheit der CdK. Die N-terminale Domäne beinhaltet eine Signalsequenz, die sog. destruction-box, die den Abbau des Cyclins fördert. Dieser Abbau wird über ein Protein-abbauendes System (Proteasom) bewerkstelligt, das die abzubauenden Proteine durch Ubiquitin-Modifikation kennzeichnet.

Am G_2-Übergang wird der Mitose-Promotor-Faktor aktiv

Steigende Produktion von Cyclin B führt zur Bindung an Phosphat-aktiviertes Cdc2. Es bildet sich der **Mitose-Promotor-Faktor** (**MPF**). Wie bereits oben erwähnt ist der MPF eine aktive *Proteinkinase*, die durch Phosphorylierung zahlreiche Zellkomponenten zum Eintritt in die Prophase und für die Teilung vorbereitet. Dazu gehört die Kondensierung der Chromosomen (MPF phosphoryliert auch **Histon H1**), die Reorganisation des Cytoskeletts und des Spindelapparates (MPF phosphoryliert **Mikrotubuli-assoziierte Proteine**) und damit die ordnungsgemäße Anordnung der Chromosomen in der Äquatorialplatte sowie die Auflösung der Kernmembran (MPF phosphoryliert die **Lamine** der Lamina interna).

Am Metaphase-Anaphase-Übergang wird die Chromosomenanordnung kontrolliert

Sind alle Chromosomen in der Metaphase geordnet, wird das Ende der Mitose eingeleitet. Phosphatgruppen müssen durch *Phosphatasen* wieder abgebaut werden. MPF induziert den **Abbau von Cyclin B** (Aktivierung des proteolytischen Systems, s.o.) und führt zu seiner eigenen Inaktivierung, die für die Cytokinese wichtig ist. Generell spielt der durch Ubiquitinierung eingeleitete Proteinabbau über das **Proteasomensystem** (S. 118) eine wesentliche Rolle in der Feinabstimmung des Zusammenspiels der Zellcyclus-Komponenten. Zwei große Proteinkomplexe sorgen für diesen Abbau: der eine (**SCF**) baut Inhibitoren der S-Phase-Cycline ab, der andere sorgt für den ordnungsgemäßen Übergang von Metaphase zu Anaphase: **A**naphase-**P**romotor-**C**omplex (**APC**). Er ubiquitiniert das Protein, das die Schwesterchromatiden zusammenhält, sodass diese an die Zellpole gezogen werden können und organisiert den Abbau der S- und M-Cycline. In Folge davon dephosphorylieren *Phosphatasen* die entsprechenden CdK-Substrate (so kann sich z. B. die Zellmembran wieder reorganisieren) und die Mitose wird beendet (Rep. 1.**32**).

Repetitorium 1.32

Faktoren der Zellcyclus-Kontrolle

Cycline	▪ zahlreich, Cyclus-Phasen abhängig ▪ ondulierend, regulatorisch ▪ *Proteinkinasen* aktivierend
Proteinkinasen	▪ Cyclin-abhängig ▪ konstitutiv, katalytisch ▪ phosphorylieren Cyclus-Substrate
APC; SCF	▪ Proteinkomplexe, *Ubiquitin-Ligasen* ▪ Metaphase-Anaphase-Kontrollpunkt ▪ ubiquitinieren Proteine zum Abbau im Proteasom
MPF	▪ Mitose-Promotor-Faktor ▪ M(Mitose)-Cyclin CdK-Heterodimer (*Proteinkinase*) ▪ Mitose-Kontrollpunkt

Der G_1-Übergang bestimmt den Eintritt in die S-Phase

Die Synthese von G_1-Cyclinen stoppt zunächst den Abbau von Cyclin B durch Inaktivierung des proteolytischen Systems. Mitotische Cycline regenerieren sich langsam wieder. Den Eintritt in die S-Phase bewerkstelligt Cdc2, diesmal in Assoziation mit G_1-Cyclinen.

> Der **Kontrollpunkt zur S-Phase** ist der strikteste im Zellcyclus. Hier hält die Zelle inne, kontrolliert, ob sie groß genug ist, d. h. ob der Nährstoffgehalt korrekt ist (so werden Zellen in Zellkultur z. B. durch Serumentzug in ein Wartestadium, die G_0-Phase, versetzt), und vor allem, ob keine DNA-Schäden vorliegen. Diese Kontrolle wird mit Hilfe des Proteins **p53** durchgeführt. Ist dieses Protein mutiert, wird der Zellcyclus nicht mehr in G_1 arretiert: Es kommt zur Replikation mutierter DNA: Entgleisung der kontrollierten Zellproliferation und Cancerogenese sind die Folge. (In zahlreichen Tumoren sind Mutationen von p53 gefunden worden.) Auch andere Funktionsstörungen in den Kontrollpunkten können zur Krebsentstehung führen. So kann ein Zuviel an Cyclin oder ein Zuwenig an Inhibitoren den Weg der normalen Zellvermehrung durcheinander bringen. Der **Mitoseindex** gibt Auskunft über die Geschwindigkeit, mit der sich die Zellen eines Gewebes vermehren (z. B. Tumorgewebe). Dabei wird zu einem bestimmten Zeitpunkt die Anzahl der Mitosen einer bestimmten Zellpopulation (z. B. 1000 Zellen) in Prozent bzw. Promille angegeben.

Die Zellcyclus-Kontrollen stehen unter dem Einfluss von **Wachstumsfaktoren**. Einer Proliferationsentgleisung wirken Produkte der **Tumorsuppressorgene** entgegen (S. 317).

Nicht alle Zellen sind jederzeit zur Vermehrung bereit. Einige Zellen, z. B. ausdifferenzierte Gehirnzellen, bleiben zwar vital, teilen sich aber nicht mehr. Diese Ruheperiode wird auch als G_0-**Phase** bezeichnet. Diese Phase ist reversibel. So können auch Zellen des Gehirns durch geeignetes Training wieder zur Vermehrung angeregt werden!

1.6 Meiose

Zellen, die zur geschlechtlichen Vermehrung bestimmt sind, d. h. die **Zellen der Keimbahn**, sind zu einer besonderen Form der Zellteilung befähigt, der Reduktionsteilung oder **Meiose** (Rep. 1.**33**, Abb. 1.**67**).

Repetitorium 1.33

Meiose

Reifeteilung zur Bildung befruchtungsfähiger Gameten
Zwei Teilungsschritte:
▪ Meiose I = Reduktionsteilung
▪ Meiose II = Äquationsteilung (s. Mitose, Rep. 1.31)

Meiose I

Prophase I verläuft in 5 Stufen:

1. Leptotän:	Sichtbarwerden des kondensierten Chromatins als Chromosomen (2n, 4C), Fixierung der Chromosomenenden an der nucleären Lamina: **Bukett-Stadium**
2. Zygotän:	Paarung homologer Chromosomen: ▪ **Synapse** ▪ Synaptonemaler Komplex garantiert exakte Paarung ▪ Ergebnis: Bivalente bzw. Tetraden
3. Pachytän:	**Crossing-over** bewirkt Durchmischung des genetischen Materials
4. Diplotän:	Auflösung des Synaptonemalen Komplexes leichtes Auseinanderrücken der homologen Chromosomen **Chiasmata** werden sichtbar
5. Diakinese:	Weitere Kondensierung lässt Schwesterchromatiden sichtbar werden
Metaphase I:	Anordnung der Bivalente in der Äquatorialebene
Anaphase I:	Trennung **homologer** Chromosomen unter Lösung der Chiasmata
Telophase I:	Aus einer Keimzelle mit diploidem Chromosomensatz entstehen zwei Zellen mit haploidem Satz und durchmischtem genetischem Material (1n, 2C)

Meiose II

Prophase II, Metaphase II, Anaphase II und Telophase II entsprechen den Phasen einer Mitose, Interphase zwischen Meiose I und Meiose II kurz und ohne S-Phase
Anaphase II trennt **Schwesterchromatiden** voneinander
Endresultat: Entstehung von vier Zellen mit haploidem Chromosomensatz (1n, 1C).

n = Chromosomensatz, C = Anzahl der homologen Chromatiden = Chromatin-Gehalt

Sinn dieses speziellen Teilungsvorganges ist es, den doppelten (diploiden) Chromosomensatz (2n) auf die Hälfte, d. h. auf den einfachen (haploiden) Satz (1n) zu reduzieren. Nur so kann aus der Vereinigung zweier Geschlechtszellen (Gameten) ein neues Individuum, das Zellen mit diploidem Chromosomensatz enthält, hervorgehen.

Der Prozess der Meiose besteht aus zwei aufeinander folgenden Teilungsvorgängen, deren erster die eigentliche Reduktion zum haploiden Chromosomensatz beinhaltet – die **Reduktionsteilung**. Der zweite verläuft im Wesentlichen wie eine Mitose – **Äquationsteilung**. Beide Prozesse durchlaufen die Hauptstadien Prophase, Metaphase, Anaphase und Telophase, die der Zusatz I bzw. II zuordnet. Aus einer diploiden Ausgangszelle entstehen über zahlreiche Schritte vier haploide Zellen. Beim Mann gehen auf diese Weise aus der Spermatocyte I. Ordnung die Spermatiden hervor, die zu reifen Spermien ausdifferenzieren. Bei der Frau entstehen aus der Oocyte I. Ordnung durch ungleiche Verteilung des Cytoplasmas eine reife Eizelle und drei Polkörperchen (s. Kap. 8, S. 232).

In der einer meiotischen Teilung vorausgehenden **Interphase** wird die DNA während der **S-Phase** verdoppelt. Jedes der dekondensierten Chromatiden wird dabei repliziert. Wie während jeder Interphase bleiben diese Schwesterchromatiden eng gekoppelt. Erst in der späten Prophase I wird ein Spalt zwischen ihnen sichtbar.

1.6.1 Die Prophase I ist in fünf Phasen gegliedert

Die Prophase I der Meiose wird durch Kondensierung des genetischen Materials eingeleitet und erfolgt in charakteristischen Schritten.

Leptotän

Chromosomen, bestehend aus den optisch noch nicht differenzierbaren Schwesterchromatiden, werden durch Anfärbung sichtbar. Mit beiden Enden, den **Telomeren**, ist jedes Chromosom an der nucleären Lamina fixiert. Man nennt diesen Zustand **Bukett-Stadium**.

Zygotän

Der wesentliche Vorgang dieses Stadiums ist die **Synapsis**. Anders als bei der Mitose werden in der Prophase I der Meiose **homologe Chromosomen gepaart**. Darunter versteht man Paare gleicher Chromosomen, die als Erbteil von Vater und Mutter im neuen Individuum vereinigt wurden. Die exakte Paarung derartiger Homologen ist außerordentlich wichtig und beginnt, indem die Enden eines Chromosomenpaares durch ihre Anheftung an der Kernmembran einander finden und erkennen. Sobald die Enden gepaart sind, erfolgt die Aneinanderlagerung reißverschlussartig von beiden Seiten gleichzeitig. Dieser Vorgang muss exakt erfolgen: **Gleiche Genloci** müssen **einander gegenüberliegen**. Jedes Chromosom wird in seiner Längsachse durch ein proteinartiges Band verstärkt, an das beide Schwesterchromatiden seitlich angelagert sind. Diese Proteinachsen beider Homologen liegen einander gegenüber. Im zwischen ihnen frei liegenden Raum, der breiter als 100 nm ist, werden Querverbindungen sichtbar, sodass ein leiterartiges Gerüst, der **Synaptonemale Komplex**, entsteht (*Abb. 1.68*). Mit Hilfe dieser Schienung und durch Verzahnung der Leitersprossen werden gleiche Regionen erkannt und exakt gepaart. Die gepaarten homologen Chromosomen bilden ein **Bivalent**. Da jedes Chromosom bereits aus zwei Chromatiden besteht, ist auch die Bezeichnung **Tetrade** geläufig. Kohesine (S. 52) halten diese Tetraden zusammen.

Die Paarung von X- und Y-Chromosom beim männlichen Chromosomensatz erfolgt in einem sog. **Sex-Vesikel**. Hier lagern sich die pseudoautosomalen Regionen der kurzen Arme von X- und Y-Chromosom (S. 162) aneinander und erlauben Paarung homologer Gene. Der Gehalt an repetitiven Sequenzen in diesen Bereichen führt zu einer außergewöhnlich hohen Rekombinationsrate.

Pachytän

Während dieses Stadiums findet das für die Durchmischung des genetischen Materials so wichtige **Crossing-over** statt. Nicht-Schwesterchromatiden überkreuzen sich und Gene werden durch **Rekombination** (s. Kap. 2 u. 3) ausgetauscht. Knoten erscheinen auf dem Synaptonemalen Komplex, die den zur Rekombination nötigen Multienzymkomplexen entsprechen.

Diplotän

Der Synaptonemale Komplex löst sich auf. Da die Proteine des Kohesinkomplexes gespalten werden, können die **homologen Chromosomen** auseinander weichen. Allerdings verhindert ein spezielles Protein die Auflösung der Kohesine im Bereich der Zentromere, sodass die Schwesterchromatiden nicht vorzeitig voneinander getrennt werden. Auch bleiben sie an den Stellen des Crossing-over – 1–3 pro Chromosom – verbunden. Diese Kreuzungsstellen werden als **Chiasmata** sichtbar und rücken, je weiter die Chromosomen auseinander weichen, an deren Enden. Diesen Vorgang nennt man **Terminalisierung**.

In den Oocyten kann dieses Stadium als **Diktyotän** Jahrzehnte bestehen bleiben – bis zur Ovulation der entsprechenden Oocyte. Die Chromosomen werden dabei dekondensiert, sodass RNA-Synthese stattfinden kann. Die Chiasmata bleiben erhalten.

Diakinese

Dieses letzte Stadium der Prophase I führt in die Metaphase I über. Die Chromosomen kondensieren weiter, werden von der Kernmembran abgelöst und der Spalt zwischen den Schwesterchromatiden der Bivalente wird sichtbar. Die Schwesterchromatiden bleiben im Zentromer gekoppelt. Nicht-Schwesterchromatiden hängen noch immer im Bereich der Chiasmata zusammen.

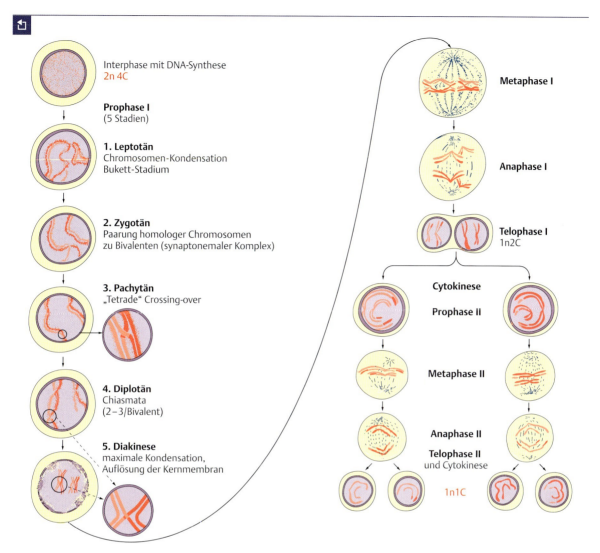

Abb. 1.67 **Stadien der Meiose.** Stellvertretend für den diploiden Chromosomensatz von 23 homologen Paaren beim Menschen werden zwei homologe Chromosomenpaare durch die Stadien der Meiose verfolgt. Vor der Prophase I findet in der S-Phase der Interphase eine Verdoppelung des Chromatin-Gehaltes von 2n, 2C zu 2n, 4C statt. Während des Pachytäns der Prophase I findet das Crossing-over mit Stückaustausch statt; der Vorgang ist vergrößert herausgezeichnet, ebenso ein Chiasma. Nach der Metaphase I werden homologe Chromosomen in der Anaphase I getrennt. In der Telophase I besitzen die Zellen einen haploiden Chromosomensatz mit noch verdoppeltem Chromatin-Gehalt 1n, **2C**. Trennung der Chromatiden in der Anaphase II führt zu Zellen mit haploidem Chromosomensatz und einfachem Chromatin-Gehalt 1n, 1C.

1.6.2 Metaphase I, Anaphase I, Telophase I ähneln den Stadien einer Mitose

Die nun folgenden Phasen der Meiose gleichen denen zweier aufeinanderfolgender mitotischer Teilungen. In der Metaphase I werden die gepaarten homologen Chromosomen in der Äquatorialebene ausgerichtet. In der **Anaphase I** lösen sich die Chiasmata, und es werden, anders als in einer Mitose, die **homologen Chromosomen**, jedes bestehend aus zwei Chromatiden, voneinander getrennt. Die Telophase I produziert zwei Zellen mit je einem haploiden Chromosomensatz. Die eigentliche Reduktion ist erfolgt. Jetzt enthält jede Zelle entsprechend zufälliger Verteilung von jedem Chromosomenpaar entweder das mütterliche oder das väterliche Chromosom. Bei einem haploiden Chromosomensatz von n = 23 gibt es demnach theoretisch 2^{23} = 8 388 608 verschiedene Chromosomenkombinationen in den haploiden Gameten.

1.6.3 Die zweite Teilung, die Meiose II, ist eine Mitose ohne DNA-Replikation

Meiose I ist von Meiose II durch eine kurze **Interphase II** getrennt, die aber **keine S-Phase** beinhaltet, denn jedes Chromosom liegt ja bereits repliziert vor. Die Meiose II entspricht in allen Einzelheiten einer Mitose mit Prophase II, Metaphase II, Anaphase II und Telophase II. Während der **Anaphase II** werden die **Schwesterchromatiden** jedes Chromosoms voneinander getrennt. Aus einer diploiden Zelle gehen im Verlauf der Meiose vier Zellen mit haploidem Chromosomensatz und einfachem DNA-Gehalt hervor. Fehler in Zellteilungsprozessen können zu Chromosomenfehlverteilungen (s. Kap. **5**) führen.

1.7 Cytoskelett

Im Gegensatz zu Bakterien- und Pflanzenzellen sind tierische Zellen nicht von einer festen Zellwand, sondern nur von einer Plasmamembran umgeben. Trotzdem sind sie in der Lage, ihre Gestalt zu wahren. Diese Fähigkeit verdanken sie einem feinen Netz von Röhren (**Mikrotubuli**) und Fasern (**Mikrofilamente**), die das Cytoplasma durchziehen und in ihrer Gesamtheit das **Cytoskelett** der Zelle ausmachen (*Abb. 1.69*). Neben diesen Strukturen gibt es die Gruppe der sog. **intermediären Filamente**. Zu ihnen gehören z. B. die **Cytokeratinfilamente** der Desmosomen.

> Mutationen in einem Keratingen (K14) haben sich als Ursache für eine autosomal-dominante Erbkrankheit, die **Epidermolysis bullosa simplex,** herausgestellt. Geringe Traumatisierung der Haut führt bei Patienten mit dieser Krankheit zu extensiver Blasenbildung, da die Ausbildung geordneter Zell-Zell-Kontakte gestört ist (s. auch Kollagendefekt Kap. 1.**8**).

Finden sich Mikrotubuli und Mikrofilamente (*Tab. 1.***13**) in allen Zellen, so sind die **Intermediärfilamente** (*Tab. 1.***14**) für spezifische tierische Zellen charakteristisch. Es fügen sich α-helical gewundene Polypeptidketten zu kurzen Filamenten zusammen. So findet sich z. B. das weit verbreitete **Vimentin** (S. 2, *Abb. 1.***2a**) in Leukocyten, Fibroblasten, Endothelzellen, **Desmin** in Muskelzellen, **Peripherin** in peripheren Neuronen, **GFAP** (**G**lial **f**ibrillary **a**cidic **p**rotein) in Gliazellen und **Neurofilamente** im neuronalen Axon. Ebenfalls aus Intermediärfilamenten besteht die **nucleäre Lamina** (S. 43), die unterhalb der inneren Kernmembran liegt.

> Eine pathologische Ansammlung von Neurofilamenten in Zellkörpern und Axonen motorischer Neuronen findet sich bei der **Amyotrophen Lateralsklerose** (**ALS**). Der dadurch behinderte axonale Transport (s.u) ist mitverantwortlich für die Degeneration von Nervenzellen, die Atrophie der Muskeln nach sich zieht, die schließlich durch Atemlähmung etc. zum Tode führt.
> Die Stabilität und Spezifität der Neurofilamente wird für die **Tumordiagnostik** genutzt. Oft ist die Morphologie einer Tumorzelle durch die Entartung derart verändert, dass man ihr Herkunftsgewebe nicht mehr identifizieren kann. Mit Hilfe von Antikörpern gegen bestimmte Intermediärfilamente kann die Zuordnung erfolgen, sodass eine gewebsspezifische Therapie eingeleitet werden kann.

Die Elemente des Cytoskeletts haben neben der statischen auch eine dynamische Funktion: Einmal bewegen sie die Chromosomen (Spindelapparat) und bewirken die Cytokinese (Zellteilung), zum anderen verschieben sie intrazellulär Organellen und Transportvesikel. Außerdem ver-

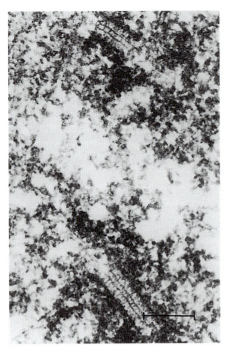

*Abb. 1.***68 Struktur des Synaptonemalen Komplexes.** Die Ausschnittvergrößerung zeigt die Strukturelemente des Synaptonemalen Komplexes (M: Balken ≙ 0,25 μm) (Aufnahmen: M. Trendelenburg, Heidelberg).

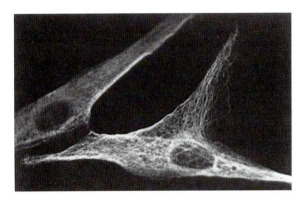

*Abb. 1.***69 Teil des Cytoskeletts (Mikrotubuli) von Fibroblasten in Kultur.** Zur Darstellung wurde ein fluoreszierender Antikörper gegen Tubulin verwendet (Aufnahme: G. Wiche, Wien).

*Tab. 1.***13 Filamente des Cytoskeletts**

Name	Vorkommen	Proteinuntereinheit	Durchmesser
Mikrotubuli	generell	α-, β-Tubulin	12–25 nm
Intermediärfilamente	spezialisiert	Keratin Desmin	10 nm
		Peripherin	
		Vimentin	
Mikrofilamente	generell	Actin	6 nm
Myofilamente		Myosin	15 nm

helfen sie bestimmten Zellen zur Eigenbeweglichkeit (S. 70).

Die Grundbausteine des Cytoskeletts sind Proteine – **Tubulin** für Mikrotubuli, **Actin** für Mikrofilamente –, die im Cytosol liegen und je nach Bedarf polymerisieren und wieder dissoziieren (*Tab. 1.13*).

Neben diesen labilen Strukturen treten Tubuli und Filamente zu geordneten, stabilen Systemen zusammen: den Cilien und Geißeln, den Basalkörpern, Zentriolen und Myofibrillen.

Tab. 1.14 **Intermediärfilamente**

Filament-Typ	Vorkommen
Keratine (basisch, sauer)	Epithelzellen
Vimentin	Leukocyten, Fibroblasten Endothelzellen
Desmin	Herz-, Skelett-, glatte Muskelzellen
Peripherin	periphere Neuronen
GFAP	Gliazellen
Neurofilamente	Neuronen
Lamin A,B,C	nucleäre Lamina

1.7.1 Mikrotubuli

Mikrotubuli sind Zylinder aus Tubulin

Die **Mikrotubuli** (*Rep. 1.34*) sind Strukturen, die sich durch Autoaggregation aus Tubulin aufbauen. **Tubulin**, ein globuläres Protein, kommt in einer α- und einer β-Form mit sehr ähnlicher Aminosäuresequenz vor und hat eine rel. Molekülmasse von 54 000. Bei der Polymerisation zum Mikrotubulus lagern sich α- und β-Monomere mit Hilfe von S–S-Brücken zu **Heterodimeren** aneinander und bilden kettenförmige **Protofilamente**. 13 derartige Protofilamente lagern sich parallel, über Wasserstoff-Brücken verbunden, aneinander, wobei die Ketten immer um 1 Monomer versetzt sind, und bilden einen Hohlzylinder mit einem Durchmesser von 18–25 nm. Die Ketten umwinden dabei diesen Zylinder leicht schraubenförmig (*Abb. 1.70*, *Abb. 1.71*). Mikrotubuli sind in Kernnähe am dichtesten, von hier aus verteilen sie sich netzartig bis zur Zellperipherie.

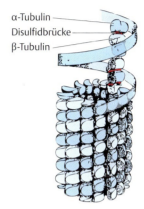

Abb. 1.70 **Aufbau eines Mikrotubulus.** Die Wand eines Mikrotubulus wird aus 13 Protofilamenten gebildet, die sich ihrerseits aus α- und β-Tubulin-Untereinheiten zusammensetzen.

Repetitorium 1.34

Mikrotubuli

Aufbau	• **Protofilamente:** Filamentöse Ketten (4–5 nm dick) aus Tubulinuntereinheiten, α- und β-**Tubulin** (globuläre Proteine) bilden Heterodimere • 13 parallele Protofilamente umwinden helical ein Zentrum und bilden einen Hohlzylinder (18–25 nm) • labile Struktur: dauernder Aggregation und Disaggregation unterworfen
Aufgaben	• Prägung und Erhaltung der Zellform • Verteilung von Organellen und Makromolekülen • Polarität der Bewegung
Vorkommen in Eukaryonten:	• Cytoplasma • Spindelapparat • Zentriolen (Basalkörper) • Cilien • Geißeln

Da die Tubulindimere Heterodimere sind, die Kopf-an-Schwanz polymerisieren, entstehen die Protofilamente als **gerichtete Moleküle** mit einem schnell wachsenden Plus- und einem Minuspol, der dem **Zentrosom** (Zellzentrum) zugekehrt ist. Die freien, zur Polymerisation bereiten Tubuline haben GTP gebunden und können nur an GTP-tragende Tubuline angefügt werden. Solange im Cytoplasma ein Überschuss an GTP-Tubulin vorliegt, kommt es deshalb zur Filamentverlängerung. Allerdings tendiert das GTP des polymerisierten β-Tubulins dazu, zu GDP + P zu hydrolysieren, wodurch die Depolymerisation eingeleitet wird. Man spricht von einer **dynamischen Instabilität**: Das Ende eines Mikrotubulus, das GTP-gebundene Tubuline trägt, ist stabil und wächst, während gleichzeitig eine vermehrte GTP-Hydrolyse das andere Ende schrumpfen lässt.

> Genetische Defekte des Tubulins und daraus resultierende Ausfälle der Mikrotubuli sind vermutlich letal. Die Mikrotubulus-Polymerisation kann durch **Gifte** unterbunden werden. So bindet das **Colchicin** (Colcemid), ein Alkaloid der Herbstzeitlosen, an die Tubulin-Dimere und verhindert ihre Polymerisation. Auf diese Weise wird die Ausbildung der Spindelfasern blockiert und die Zellen werden an der Teilung gehindert (s. Kap. **5**). Colchicin wurde lange Zeit zur Schmerzbekämpfung bei Gicht benutzt. Sein Einfluss auf die Mikrotubulus-Stabilität verminderte die Beweglichkeit der weißen Blutzellen und damit ihre Ansammlung am Ort der Entzündung. **Vinblastin** und das synthetische **Nocodazol** sind ebenfalls **Mitosegifte**. Sie präzipitieren die Tubulinkomplexe. **Taxol** verhindert die Depolymerisation der Mikrotubuli. Alle diese Drogen werden wegen ihres Einflusses auf die Mitosespindel **therapeutisch** gegen entartete, sich schnell teilende **Tumorzellen** verwendet.

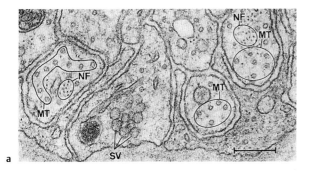

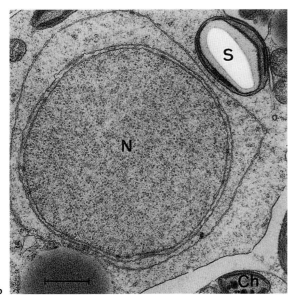

Abb. 1.71 **Mikrotubuli. a** Querschnitt durch ein unmyelinisiertes Nervenbündel; Objekt: Meerschweinchendarm. Gruppen von Mikrotubuli (MT) und Neurofilamenten (Intermediärfilamente, NF) sind eingekreist, SV synaptische Vesikel. (Aufnahme: E. Robbins, D. Sabatini, New York; M: Balken ≙ 0,2 µm). **b** Quer geschnittene Mikrotubuli in einem Mitosekern von *Acetabularia mediterranea*. Ch Chloroplast, M Mitochondrien, N Zellkern, S Stärke (Aufnahme: S. Berger, H. G. Schweiger, Heidelberg; M: Balken ≙ 1 µm).

Der Spindelapparat besteht aus Mikrotubuli

Zum Zeitpunkt der Ausbildung der Spindelfasern während der Mitose (Prophase) werden zahlreiche Mikrotubuli polymerisiert (S. 54). Diese entspringen einem **Mikrotubulus-Organisationszentrum** (MTOZ, Zellzentrum oder Zentrosom), das häufig Zentriolen enthält (Ausnahmen: höhere Pflanzen, Mäuseoocyten) und in der Mitose die Spindelpole bildet. Die Spindelfasern ziehen entweder als **polare Mikrotubuli** zur Äquatorialebene oder als **Kinetochor-Mikrotubuli** zu den Kinetochoren. Kinetochoren sind am Zentromer eines Chromosoms einander gegenüberliegende Spindelansatzregionen jeder Chromatide. Bei menschlichen Chromosomen können bis zu 40 Spindelfasern an einem Kinetochor ansetzen. Cirka 3000 Mikrotubuli werden zum Aufbau des Spindelapparates benötigt. Die Chromosomen wirbeln so lange ungeordnet zwischen den beiden Zellpolen hin und her, bis ihre Kinetochoren von Spindelfasern wie mit einem Lasso eingefangen und fixiert werden. Dabei setzen immer gleich viele Fasern an beiden Kinetochoren an, orientieren damit die Chromatiden gegen die beiden Zellpole hin und halten das Chromosom in der Äquatorialebene in der Schwebe.

Ziehen die Spindelfasern von beiden Kinetochoren eines Chromosoms zu einem Pol, so entsteht ein kritischer Zustand. Löst dieser sich nicht, kommt es zu Chromatid-Fehlverteilungen, **Non-disjunction**, Anaphase-Lage (s. Kap. 5). Die **Anaphase**, das Auseinanderweichen der Chromatiden zu den Zellpolen, kommt nur scheinbar durch eine Kontraktion der Kinetochor-Mikrotubuli zustande. Vielmehr kommt es zu einer einseitigen Verkürzung der Chromosomen-Spindelfasern am Kinetochor durch Depolarisation. Außerdem schiebt eine, ebenfalls einseitige, Verlängerung der polaren Mikrotubuli im Bereich der Äquatorialebene die Pole weiter auseinander (*Abb. 1.72*).

Basalkörper und Zentriolen bestehen aus neun Mikrotubulus-Tripletts

Basalkörper (Kinetosome) und **Zentriolen** sind Konstruktionen aus Mikrotubuli, die, im Cytoplasma gelegen, häufig im **Mikrotubulus-Organisationszentrum** zu finden sind. In Interphasezellen werden die Mikrotubuli vom **Zentrosom** aus organisiert. Basalkörper und Zentriolen haben gleiche Struktur und sind auch funktionell vergleichbar (*Rep. 1.35*). Sie bestehen jeweils aus Mikrotubuli in der Anordnung **9 × 3**. Dabei bilden neun Dreiergruppen einen kurzen, dicken Zylinder.

Repetitorium 1.35

Basalkörper und Zentriolen

Aufbau	kurze **Zylinder:** Durchmesser 150–250 nm, Länge bis 500 nm; Grundelemente: Mikrotubuli Anordnung: Ring aus 9 Mikrotubuli-Tripletts (9 × 3) **Triplett:** – A-Tubulus kompletter Mikrotubulus (13 Protofilamente) – B-Tubulus inkompletter Mikrotubulus (10 Protofilamente) – C-Tubulus inkompletter Mikrotubulus (10 Protofilamente) – radiale Strukturen zum Zentrum keine Membran
Aufgaben	– Organisation von Cilien und Geißeln als Basalkörper (essenziell) – Organisation von Spindelfasern als Zentriol (nicht essenziell, z. B. nicht in höheren Pflanzen)
Vorkommen	– in Eukaryontenzellen

Diese Tripletts sind aus einem vollständigen Mikrotubulus, der aus dreizehn Protofilamenten besteht, und zwei unvollständigen Mikrotubuli zusammengesetzt. Diese ergänzen ihre zehn Protofilamente durch drei des jeweiligen Nachbarrings, an dem sie partizipieren. Die neun Tripletts sind miteinander verbunden. Radiäre Strukturen ziehen besonders im basalen Anteil zum Zylinderinneren (*Abb. 1.73*).

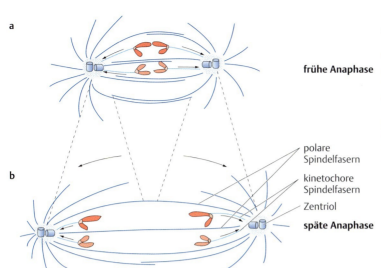

Abb. 1.72 **Der Spindelapparat besteht aus polaren und kinetochoren Spindelfasern.**
a Polare Fasern schieben die Mikrotubulus-Organisationszentren an entgegengesetzte Zellpole. Nach Auflösung der Kernmembran: Angriff der kinetochoren Spindelfasern an den Zentromerregionen (Kinetochoren) der Chromosomen. **b** Depolarisation der polnahen Anteile der kinetochoren Spindelfasern und Verlängerung der polaren Mikrotubuli im Bereich der Äquatorialebene bewirken ein Auseinanderweichen der Chromatiden.

Zentriolen scheinen aus Basalkörpern hervorzugehen. So werden z. B. die Basalkörper des Spermiums zu den Zentriolen des befruchteten Eies und ermöglichen die erste mitotische Teilung. An zahlreichen Beispielen lässt sich belegen, dass Basalkörper zu Zentriolen werden, wenn die Zelle zur Teilung bereit ist.

Zentriolen kommen **paarweise** vor. Dabei liegen beide Zylinder im rechten Winkel zueinander (*Abb. 1.74*). Ihre Verdoppelung fällt im Zellcyclus mit dem Zeitpunkt des Beginns der DNA-Synthese zusammen. Vor der Verdoppelung weicht das Zentriolenpaar auseinander und jedes Zentriol bildet einen neuen Partner. Es gibt auch Zentriolensynthese de novo, z. B. in unbefruchteten Eiern bei der Parthenogenese.

Cilien und Geißeln haben eine charakteristische Tubulusanordnung

Die **Basalkörper** bilden das **Organisationszentrum für Cilien und Geißeln** und kommen in allen Eukaryontenzellen vor, die Cilien und Geißeln ausbilden.

Cilien (Kinocilien) sind kurz (5–10 µm) und zahlreich, **Geißeln** sind lang (ca. 150 µm) und stehen vereinzelt (*Rep. 1.36*). Beide Strukturen sind ihrem Aufbau nach einander ähnlich. Cilien zeigen im Verlauf der Evolution eine Konservierung ihrer Struktur: ein wichtiger Hinweis auf die gemeinsame Evolution eukaryonter Organismen.

Folgende **Funktionen** kommen diesen Fortsätzen an der Zelloberfläche zu:
- Fortbewegung der Zelle, z. B. Spermiengeißel
- Nahrungssuche, z. B. Protozoen
- bei statischen Zellen Bewegung der zellumgebenden Flüssigkeit:
  – Flimmerepithel des Bronchialgewebes: Reinigung der Atemwege
  – Flimmerepithel des Genitaltraktes: Fortbewegung der Eizelle im Oviduct
- nicht bewegliche Cilien: sensorische Rezeptoren, z. B. in den Stäbchenzellen der Retina

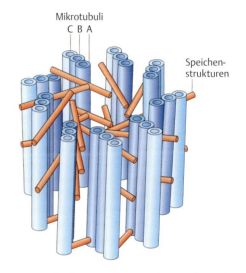

Abb. 1.73 **Zentriolen bzw. Basalkörper.** Schematische Zeichnung eines Zentriols als Hohlzylinder, bestehend aus 9 Tripletts von Mikrotubuli: Radspeichenähnliche Strukturen ziehen im unteren Teil des Zentriols ins Innere des Zylinders, Verbindungen zwischen den A- und C-Tubuli halten auf der gesamten Länge des Zentriols die Tripletts zusammen.

Auf Cilien und Geißeln, die dünne Ausläufer des Cytoplasmas sind, setzt sich die Plasmamembran fort. Im Zentrum findet sich eine fädige Struktur, der sog. **Axialfaden**. In ihm werden die Mikrotubuli-Tripletts der Basalkörper als Dupletts weitergeführt. Der dritte Mikrotubulusring wird beendet. Dafür treten zwei zentrale Mikrotubuli auf. Die charakteristische **(9 × 2) + 2**-Struktur entsteht und erstreckt sich über die ganze Länge der Fortsätze. Neun Mikrotubuluspaare bilden einen Kranz, in dessen Zentrum zwei einzelne Mikrotubuli liegen. In den Doppelstrukturen ist, vergleichbar mit den Basalkörpern, nur der äußere A-Mikrotubulus vollständig (13 Protofila-

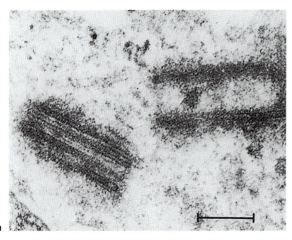
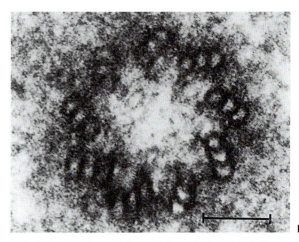

Abb. 1.**74 Zentriolen.** Querschnitt und Längsschnitt durch Zentriolen (Aufnahmen: H. F. Kern, Marburg; M: Querschnitt Balken ≙ 0,1 µm; Längsschnitt Balken ≙ 0,25 µm).

Repetitorium 1.36

Cilien und Geißeln

Aufbau	dünne cytoplasmahaltige Ausstülpungen der Plasmamembran mit zentralem, semirigidem Axialfaden; in ihm Fortsetzung der Mikrotubulus-Tripletts des Basalkörpers als **Mikrotubulus-Dupletts** Anordnung: Ring aus 9 Mikrotubulus-Dupletts plus 2 zentralen Mikrotubuli (9 × 2) + 2 Duplett: - A-Tubulus, kompletter Mikrotubulus (13 Protofilamente) - B-Tubulus, inkompletter Mikrotubulus (10 Protofilamente) proteinhaltige Brücken (**Nexin**) verbinden die Dupletts Hakenpaar an A-Tubulus besteht aus **Dynein** (Protein mit *ATPase*-Aktivität) zentrale Mikrotubuli: verbunden durch Proteinbrücke, umgeben von Proteinscheide radiale Speichen: dyneinhaltige Zacken vom A-Tubulus zur zentralen Scheide hin
Cilien	kurz (5–10 µm), zahlreich
Geißeln	lang (bis 150 µm), vereinzelt
Aufgaben	Zellbewegung Mediumbewegung Partikelbewegung
Vorkommen	**Cilien:** undulierende Membran **Flimmerepithelien** (Respirationstrakt, Urogenitaltrakt, Eitransport) nicht bewegliche Cilien: Sensorische Rezeptoren u. a. in Stäbchen und Zapfen der Retina (Aufbau: (9 × 2) + 0) **Geißeln:** Spermium-Schwanz (**Achtung:** Bakteriengeißeln sind aus Flagellin aufgebaut!)

mente). Der B-Tubulus besteht aus zehn Protofilamenten und teilt sich die drei weiteren mit dem A-Tubulus. Die Doppelringe sind durch Proteinbrücken (**Nexin**) miteinander verbunden. Außerdem trägt jede A-Subfiber ein Hakenpaar, das aus dem Protein **Dynein** besteht (*Abb. 1.75*, *Abb. 1.76*). Dieses Dynein ist eine **ATPase**: Bekommt ein Dyneinarm Kontakt zum benachbarten Doppelring, dem B-Tubulus, dann wird ATP, das aus umliegenden Mitochondrien bereitgestellt wird, gespalten. Die frei werdende Energie reicht aus, den kontaktierten Mikrotubulus-Doppelring ein wenig in Richtung Cilienspitze zu verschieben. Dieses Verschieben der Mikrotubuli-Doppelringe gegeneinander ist der **Gleitmechanismus**, der zur Beugung des Ciliums führt. Die Lösung des Dyneinarmes von der benachbarten Subfiber führt zum rhythmischen Zurückschlagen des Ciliums. Die Cilienbewegung kommt also durch relative Verschiebung der Mikrotubuli innerhalb des Axialfadens zustande. An diesem Gleiten beteiligen sich auch dyneinartige **radiäre Strukturen**, die dicht an die zentrale Scheide heranreichen. Die **zentrale Scheide** besteht aus Proteinarmen, die von den beiden inneren Mikrotubuli ausgehen, die ihrerseits durch Brückenproteine verbunden sind. All dies sind Strukturelemente, die für den **geordneten Bewegungsablauf** sorgen.

Der geschilderte Bewegungsablauf gilt auch für alle Geißeln der Eukaryonten. (Nicht verwechselt werden, sollten diese mit den Geißeln der **Prokaryonten**, den **Flagellen**, deren Protein das Flagellin ist und deren Bewegung durch einen turbinenartigen Antrieb ausgelöst wird; s. Kap. **10**.)

Ausfallerscheinungen im Bereich dieser Bewegungselemente führen zu diversen Krankheitserscheinungen. Bei einer Erbkrankheit, dem **Kartagener-Syndrom,** fehlen die Dyneinarme der Cilien und Geißeln. Die Patienten sind wegen der Unbeweglichkeit ihrer Spermien unfruchtbar. Da auch die Cilien im Flimmerepithel des Respirationstraktes betroffen sind, gehören rezidivierende Bronchitiden sowie chronische Stirn- und Kieferhöhlenerkrankungen zum Krankheitsbild. Besonders bemerkenswert ist das gehäufte Auftreten eines **Situs inversus**, d. h. alle im Körper asymmetrisch angelegten Organe liegen seitenverkehrt. Die Schlussfolgerung liegt nahe, dass der Cilienschlag in der **frühembryonalen Entwicklung** eine ausschlaggebende Rolle bei der richtigen Organanordnung spielt.

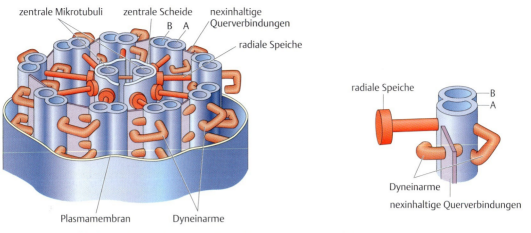

Abb. 1.75 **Querschnitt durch ein Cilium** (schematische Darstellung). Die Pfeile zeigen die Bewegungsrichtung an.

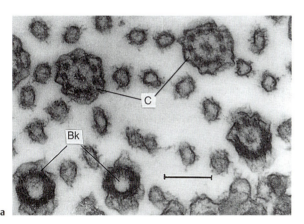

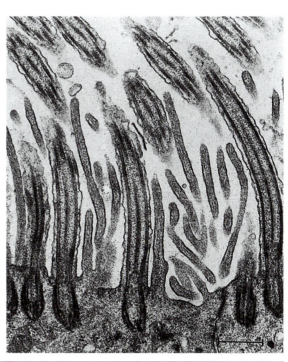

Abb. 1.76 **Cilien. a** Querschnitt durch Cilien (C), nahe der Basis geschnitten. BK Basalkörper (die zentralen Mikrotubuli fehlen noch) (Aufnahme: J. Klima, Innsbruck; M: Balken ≙ 0,25 μm). **b** Cilien in der Trachea des Hundes, längs geschnitten (Aufnahme: H. F. Kern, Marburg; M: Balken ≙ 1 μm).

Zahlreiche Proteine sind Mikrotubulus-assoziiert

Mikrotubulus-assoziierte Proteine (**MAPs**) sind weit verbreitet, wurden aber bevorzugt in Nervenzellen untersucht, wo sie einerseits zur Stabilität der Mikrotubuli beitragen, andererseits als **Motorproteine** den Transport von Vesikeln und Organellen entlang den Mikrotubuli vorantreiben. Diese MAPs besitzen zwei Bindungsdomänen, von denen nur eine an Mikrotubuli bindet. Diese Domäne hat *ATPase*-Funktion. Die andere stellt den Kontakt zu anderen Zellbestandteilen her. Da die Mikrotubuli durch ihren Syntheseort an ihrem einen Ende an das MTOC fixiert sind, sorgen **Kinesine** und **Dyneine** für richtungsspezifischen Transport von Zellbestandteilen in beide Richtungen. Aufregende Experimente konnten zeigen, wie Motorproteine (ähnlich dem Myosin am Actin S. 68), auf den Mikrotubuli entlangspazierend, ihre Lasten (z. B. Melaningranula oder Organellen etc.) von der Zellmitte zur Peripherie und zurück oder durch die langen Axone der Neuronen zwischen Nervenzelle und Synapse hin- und herschleppen.

> Zu den MAPs gehört auch die Proteingruppe **Tau**. Sie quervernetzt und stabilisiert Mikrotubuli in Nervenzellaxonen. Veränderungen in den Eigenschaften von Tau werden bei der Genese der **Alzheimer-Krankheit** und der Entstehung der Plaques (S. 308) diskutiert.

1.7.2 Mikrofilamente

Mikrofilamente sind Bestandteile der „Zellmuskulatur"

Neben den Mikrotubuli bilden die Mikrofilamente das zweite große Strukturelement des Cytoskeletts. Diese Filamente sind in allen Eukaryontenzellen vertreten und bestehen aus **Actin**, das, außer mit zahlreichen anderen Proteinen, mit dem Myofilament **Myosin** assoziiert sein kann. Tatsächlich sind Actin und Myosin die **Strukturelemente der Muskelzellen**, sei es im Herzmuskel, der glatten Muskulatur oder dem quer gestreiften Skelettmuskel. Actin ist das Hauptprotein der Mikrofilamente und macht 5–10 % des gesamten Zellproteins aus. In Assoziation mit Myosin bildet es in Nicht-Muskelzellen kleine „Mini-Sarcomere", z. B. im Teilungsring bei der Zellteilung, in den Stressfasern unterhalb der Zellmembran und im Blutpfropf bei der Thrombocytenaggregation. Actin kann, muss aber nicht mit Myosin assoziiert sein. Ohne Myosin ist es nicht kontraktil und übernimmt strukturelle Funktionen.

Obwohl das Protein Actin von verschiedenen Genen codiert wird und sich je nach Zellart immer ein wenig unterscheidet, ist seine Sequenz stark konserviert, wohingegen das Myosin in vielen verschiedenen Arten vorkommt. Um über Aufbau und Funktion dieser Proteine Näheres zu erfahren, bietet sich als Untersuchungsobjekt die **quer gestreifte Muskulatur** mit ihrem Reichtum an Actin und Myosin an (*Rep. 1.37*).

Repetitorium 1.37

Elemente eines Skelettmuskels

Muskel besteht	aus Muskelfasern = Synzytium
Synzytium	Zusammenschluss vieler Zellen unter Verlust der Zellgrenzen, vielkernig, lang gestreckt, Durchmesser 50–200 µm
Sarcolemma	umgibt sarcosomenreiches Sarcoplasma
Sarcoplasma	durchzogen von Myofibrillen
Myofibrillen	bestehen aus Myofilamenten, umgeben von Sarcoplasmatischem Reticulum (Durchmesser 1–3 µm)
Sarcoplasmatisches Reticulum	steht durch Transversaltubuli mit Sarcolemma in Verbindung
Sarcomer	kontraktile Einheiten (Länge 2,5 µm) einer Myofibrille, enthalten Myofilamente
Myofilamente	faserige Proteine, machen 80 % einer Myofibrille aus
dünne Myofilamente	Durchmesser 5 nm, Länge 1,0 µm **F-Actin** (fibrillär) polymerisiert aus **G-Actin** (globulär) 2 Actinketten helixartig umeinander gewunden
dicke Myofilamente	Durchmesser 15 nm, Länge 1,5 µm **Myosin** – stark asymmetrisches Molekül 2 schwere Ketten, helixartig umeinander gewunden, bilden Schaft und globulären Kopfbereich 4 leichte Ketten addieren sich im Kopfbereich Kopf hat *ATPase*-Aktivität bindet an Actin

Die Muskelfaser ist die Zelle des Muskelgewebes, sie enthält Actin und Myosin

Der Muskel besteht aus **Muskelfasern**. Diese sind mehrkernige Zellen (**Synzytium**) mit einem Durchmesser von 50–200 µm und einer Länge von mehreren Zentimetern. Die Plasmamembran dieser Zellen heißt **Sarcolemma**, das Cytoplasma **Sarcoplasma**, in dem sich, wegen des hohen Energiebedarfs, viele Mitochondrien, die **Sarcosomen**, befinden. Die Plasmamembran steht mit **T-Tubuli**, transversalen Einstülpungen, mit dem Endoplasmatischen Reticulum – in der Muskelzelle **Sarcoplasmatisches Reticulum** genannt –, in Kontakt. Dieses umgibt mit einem dichten Netzwerk die intrazellulären Bündel von **Myofibrillen**, die sich ihrerseits aus den Myofilamenten Actin und Myosin zusammensetzen. Die Myofibrillen, die 1–3 µm dick sind, erscheinen im Elektronenmikroskop durch hellere und dunklere Bänder gestreift. In ihnen befindet sich die eigentliche kontraktile Einheit, das **Sarcomer** (*Abb. 1.77a*). Dieser 2,5 µm lange Abschnitt wiederholt sich mehrere Hundert Mal im Verlauf einer Myofibrille. Da die Sarcomere benachbarter Myofibrillen mit ihrer Bänderung genau parallel zueinander angeordnet sind, ergibt sich im Mikroskop eine Streifung (*Abb. 1.78, Abb. 1.79*). Die Sarcomere sind durch den **Z-Streifen** gegeneinander abgegrenzt. Ein schmales, helleres **I-Band** (isotrop) schließt sich an und geht in ein breites, dunkleres **A-Band** (anisotrop) über. Dieses wird in der Mitte durch ein **H-Band** aufgehellt, dessen Mittellinie die **M-Linie** (bestehend aus einem M-Protein) markiert. Bänder und Linien ergeben sich durch das Vorkommen von Proteinen. Zu ihnen gehören die Myofilamente Actin und Myosin, die mit 80 % den Löwenanteil der Myofibrillen-Proteine ausmachen. Sie sind parallel angeordnet. Actin ist an die Z-Linie, die hauptsächlich aus dem Faserprotein **α-Actinin** besteht, angeheftet, verläuft aber nicht durch die gesamte Breite des Sarcomers. Die Myosinfilamente ziehen von einer I-Bande zur nächsten. Die **Actinfilamente** sind halb so dick wie die **Myosinfilamente**. Im Querschnitt betrachtet, werden die Myosinfilamente, die die Ecken eines Sechsecks markieren, von jeweils sechs Actinfilamenten umgeben. Die Regelmäßigkeit der Struktur erinnert an einen Kristall (*Abb. 1.79b*). Während des Kontraktionsvorganges kann sich ein Sarcomer bis um 1 µm – das sind fast 50 % seiner Länge – verkürzen. Dabei kontrahieren sich die Myofilamente nicht, sondern verschieben sich gleitend gegeneinander und verzahnen sich dabei (*Abb. 1.77c*).

Myofilamente sind aus Protein-Einheiten aufgebaut

Actin besteht aus globulären Monomeren, dem **G-Actin**, wie es auch in Fibroblasten vorkommt. Dieses Protein (Mr 41 800) bindet je ein Molekül Calcium und ATP. Im normalen Milieu des Cytosols polymerisieren diese Moleküle energieunabhängig zum strangförmigen **F-Actin** mit doppelhelicaler Struktur (*Abb. 1.80*).

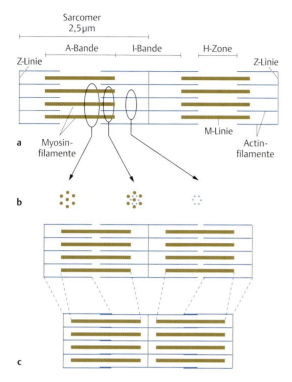

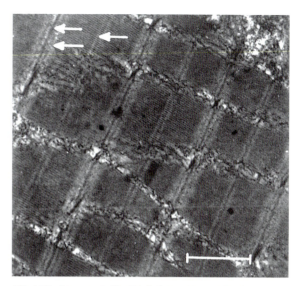

Abb. 1.77 **Schematische Darstellung der Bänder und Linien, die die Querstreifung der Skelettmuskulatur im Mikroskop hervorrufen. a** Darstellung eines Sarcomers, der kleinsten Längeneinheit einer Myofibrille (näheres s. Text). **b** Ansicht der Actin- und Myosinfilamente im Querschnitt; Schnitthöhe im Bereich der A-Bande. **c** Verzahnung der Myofilamente bei der Muskelkontraktion.

Abb. 1.78 **Quer gestreifte Muskulatur.** Weißer, Mitochondrienarmer, quer gestreifter Muskel. Die dunkleren Z-Streifen (durch Doppelpfeile gekennzeichnet) heben sich von den helleren M-Streifen (durch Einfachpfeil gekennzeichnet) im Sarcomer gut ab. Die Myofibrillen sind regelmäßig angeordnet (Aufnahme: J. Klima, Innsbruck; M: Balken ≙ 2 µm).

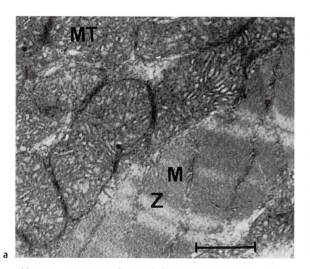

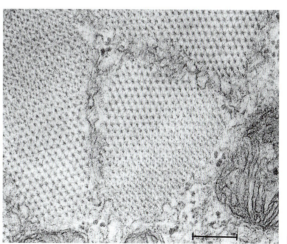

Abb. 1.79 **Quer gestreifte Muskulatur. a** Roter (Mitochondrienreicher) quer gestreifter Muskel. Zahlreiche Mitochondrien liegen zwischen den Myofibrillen (M: Balken ≙ 0,5 µm). **b** Krötenmuskel. Querschnitt durch die A-Bande, wobei die Myosinfilamente leicht schräg getroffen sind, sodass reine Myosingitter mit solchen mit zusätzlichen Actinfasern in der Überlappungszone abwechseln. Die Myofibrillen sind durch das Sarkoplasmatische Reticulum voneinander getrennt. (M: Balken ≙ 0,25 µm). M M-Streifen, MT Mitochondrien, Z Z-Streifen (Aufnahmen: J. Klima, Innsbruck).

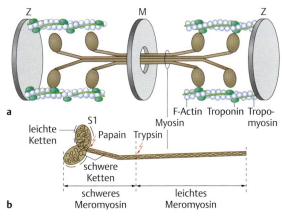

Abb. 1.80 Actin und Myosin (schematische Darstellung). **a** Zwei Actinketten sind umwunden von Tropomyosin. Troponin sitzt in Abständen auf diesen Komplexen, die an den Z-Strukturen verankert sind. Die Myosinmoleküle kommen mit M-Strukturen in Berührung. **b** Myosin kann durch Trypsin oder Papain in die Bruchstücke leichtes und schweres Myosin und in die S 1-Fragmente mit den leichten Ketten zerlegt werden.

verlängerten F-Actin ab. Im Gegensatz zu Muskel-Actin können die Nicht-Muskel-Actine einem starken Auf- und Abbau unterworfen sein (Abb. 1.81).

Myosin ist komplexer aufgebaut als Actin. Es besteht aus einem **fibrillären Schaft** und einer **globulären Kopfregion**. Im Schaft sind zwei Polypeptid-Ketten in Helixstruktur umeinander gewunden (Mr 200 000). Im Kopfbereich weichen beide Ketten auseinander, um ihr N-terminales Ende globulär aufzuknäulen. Zu jedem globulären Kettenende treten hier im Kopf noch kurze, leichte Ketten hinzu (Mr 15 000–27 000). Behandelt man das Myosin mit Trypsin, spaltet dieses den Schaft in der Mitte. Es entstehen ein leichtes und ein schweres Halbmyosin, das **Meromyosin**. Verdaut man das Molekül mit Papain, so trennt man den Kopf vom Schaft. Der Kopf zerfällt in zwei **S 1-Fragmente** (Abb. 1.80b). Myosinmoleküle lagern sich zu Bündeln zusammen, indem sich die Schäfte aneinander legen und rechts und links vom Molekül die Köpfe wie aus einem doppelseitigen Blumenstrauß herausstehen (Abb. 1.80a). Jedes dicke Filament hat ca. 500 Myosinköpfe. Der Kopf ist die aktive Region des Myosins. Er besitzt **ATPase-Aktivität** und kann an Actin binden.

Jedes Actinmonomer hat eine Bindungsstelle für ein S 1-Fragment eines Myosins. Diese Bindung an Actin wiederum stimuliert die *ATPase*-Aktivität. Jedes Myosinmolekül kann 5–10 ATP-Moleküle pro Sekunde hydrolysieren. Die ATP-Moleküle werden von Mitochondrien geliefert, dabei bedient sich die Zelle eines ATP-Speichers: **Kreatinphosphat** kommt in der Muskelzelle in 5-fach höherer Konzentration als ATP vor und kann im Bedarfsfall sein Phosphat mit Hilfe der *Kreatinphosphokinase* auf ADP unter Bildung von ATP übertragen (Abb. 1.82).

Globuläre Actine haben zwei Enden, sodass bei der gerichteten Zusammenlagerung von Kopf- an Schwanzenden ein **polares Molekül** mit einem Plus(+)- und einem Minus(–)-Pol entsteht. Die Polymerisation am Plus-Pol geht schneller voran als am Minus-Pol. Nach der Polymerisation hydrolysiert das ATP zu ADP, das am Actin hängen bleibt und eine neuerliche Polymerisation erschwert. Auch ein dem Actin assoziiertes Protein reguliert pH-abhängig die Polymerisation zum F-Actin. Dieses **Profilin** (Mr 15 000) bindet mit einer 1:1-Rate an G-Actin. Der Komplex **Profilactin** kann keinen Proliferationskern bilden und verhindert auf diese Weise einen verfrühten Beginn der Polymerisation. Profilactin kann jedoch an F-Actin binden, allerdings nur an den Plus-Pol. Nach der Bindung dissoziiert Profilin vom nun

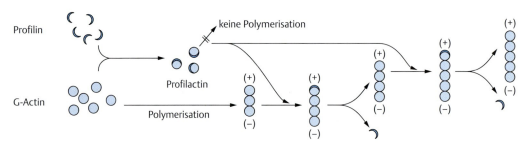

Abb. 1.81 Die Wirkung von Profilin auf die Aggregationsfähigkeit von Actin. Actinmonomere können spontan zu F-Actin aggregieren, wobei die Verlängerung am Plus-Pol schneller vonstatten geht als am Minus-Pol. Die Anlagerung von Profilin an Actin ist ein Hilfsmechanismus, um zu schnelle Aggregation zu verhindern, da sich aus Profilactin keine Polymerisationskerne bilden können. Profilactin kann sich jedoch am Plus-Pol eines wachsenden Filaments anlagern und dieses nach Abspaltung von Profilin um ein Monomer verlängern.

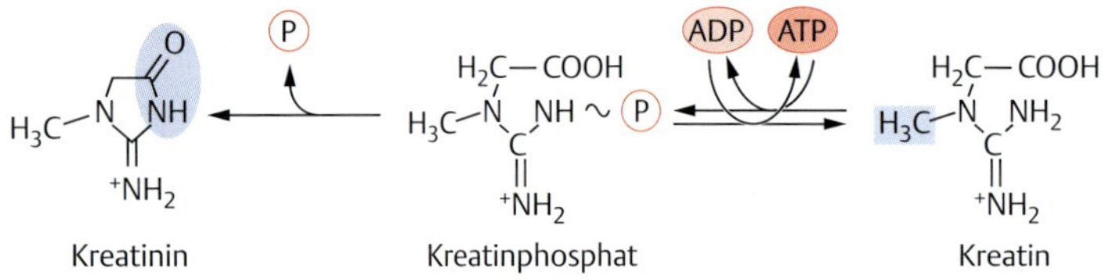

Abb. 1.82 Kreatinphosphat als Energiespeicher.

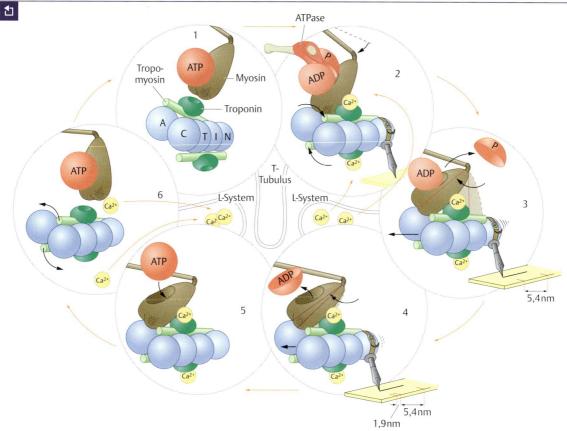

Abb. 1.83 **Vorgänge während der Muskelkontraktion.**
I ATP bindet an Myosin. Der Myosinkopf ist gespannt. Troponin hält Tropomyosin in einer Position, in der es die Myosin-Bindungsstelle am Actin blockiert. **II** Die *Myosin-ATPase*-Aktivität spaltet ATP. Die Erregung erfolgt durch Ca^{2+}-Ionen (Konzentration 10^{-7}–10^{-5} mol/l) aus dem Sarcoplasmatischen Reticulum. Die Ca^{2+}-Ionen binden an Troponin und drücken Tropomyosin in eine Rille des Actinfilaments. Die Myosinbindungsstelle wird frei. **III** Phosphat spaltet ab. Der Myosinkopf wird entspannt; dadurch erfolgt eine Winkeländerung! Myosin bindet an Actin; die Folge ist Kontraktion. **IV** ADP spaltet ab. Der Myosinkopf wird weiter entspannt → Winkeländerung! Kontraktion. **V** und **VI** ATP bindet an den Myosinkopf. Dieser wird gespannt und löst sich aus der Actinbindungsstelle. Weiter wie **II**. Am Ende der Kontraktion lösen sich die Ca^{2+}-Ionen vom Troponin ab und werden wieder im Sarcoplasmatischen Reticulum gespeichert.

Die elementare Muskelkontraktion besteht aus Einzelschritten

Bei der **Muskelkontraktion** bedarf es zunächst eines **Reizes**, der durch einen Nerv an den Muskel herangetragen wird (*Rep. 1.38*). Nerv und Muskel stehen an der motorischen Endplatte über den synaptischen Spalt durch die **Freisetzung von Neurotransmittern** miteinander in Verbindung (S. 22). Die Bindung des Neurotransmitters an Rezeptoren der Muskelzellen führt zur **Eröffnung von Ionenkanälen** und zu einer **Depolarisation der Membran** (Ruhe-Membranpotenzial 100 mV). Diese Depolarisation setzt sich schlagartig über das T-System auf das Sarcoplasmatische Reticulum fort und führt zu einer **Permeabilitätssteigerung für Ca^{2+}-Ionen**. Diese strömen aus den Zisternen durch die geöffneten Calciumkanäle in die Zelle. Die Molarität für **Calcium** wird auf das Hundertfache angehoben und bietet einen Stimulus für die *Myosin-ATPase*.

Es geschieht dabei zweierlei (*Abb. 1.83*, *Rep. 1.38*):
- Das am Myosinkopf angelagerte **ATP wird gespalten**. ADP und P bleiben an Ort und Stelle, die frei werdende Energie ist in der Lage, den Myosinkopf im Gelenk zwischen Kopf und Schaft zu heben. Der **„aufgerichtete" Kopf** bildet eine Querverbindung hin zum Actin und ist bereit, sich an die Actinbindungsstelle anzulagern.
- **Calcium-Ionen** bereiten das Actinmolekül auf die Bindung des Myosins vor: F-Actin wird von einem Proteinmolekül, dem **Tropomyosin**, derart umwunden, dass alle Bindungsstellen für Myosin blockiert sind. Besonders an dieser Blockade beteiligt sind Untereinheiten des **Troponins**, ein Protein, das in Abständen dem Tropomyosin aufgelagert ist (*Abb. 1.80a*). An diese Moleküle bindet das Calcium und führt zu einer **Konfigurationsänderung**, sodass das Tropomyosin ins Innere des Actinfilamentes gedrängt wird und die Bindungsstellen frei zugänglich werden.

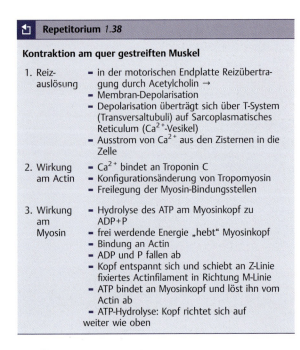

Repetitorium *1.38*

Kontraktion am quer gestreiften Muskel

1. Reizauslösung
   - in der motorischen Endplatte Reizübertragung durch Acetylcholin →
   - Membran-Depolarisation
   - Depolarisation überträgt sich über T-System (Transversaltubuli) auf Sarcoplasmatisches Reticulum (Ca^{2+}-Vesikel)
   - Ausstrom von Ca^{2+} aus den Zisternen in die Zelle

2. Wirkung am Actin
   - Ca^{2+} bindet an Troponin C
   - Konfigurationsänderung von Tropomyosin
   - Freilegung der Myosin-Bindungsstellen

3. Wirkung am Myosin
   - Hydrolyse des ATP am Myosinkopf zu ADP+P
   - frei werdende Energie „hebt" Myosinkopf
   - Bindung an Actin
   - ADP und P fallen ab
   - Kopf entspannt sich und schiebt an Z-Linie fixiertes Actinfilament in Richtung M-Linie
   - ATP bindet an Myosinkopf und löst ihn vom Actin ab
   - ATP-Hydrolyse: Kopf richtet sich auf weiter wie oben

Der erhobene **Myosinkopf** lagert sich an die **Actin-Bindungsstelle** an. ADP und P fallen ab. Der Myosinkopf entspannt sich, der Hals wird länger und schiebt das Actinfilament in Richtung M-Linie. Da das Actin im Z-Streifen fixiert ist, wird dieser mitgezogen (s. *Abb.* **1.77a**). Ein neues ATP kommt heran, schiebt sich zwischen Actin und Myosin, lagert sich an den Myosinkopf an und löst diesen dabei vom Actin ab. ATP wird durch die aktive *ATPase* gespalten, der Myosinkopf wird aktiviert, richtet sich auf und lagert sich an das nächste Actinmonomer an. Neuerliche Entspannung führt zum Weiterschieben des Actins um eine Actineinheit. Die Myosinköpfe einer Filamentseite greifen alle in der gleichen Richtung an. Die Polarität rechts und links einer M-Linie ist entgegengesetzt: Actin-Filamente ziehen die Z-Linien hin zur Mittellinie.

Da ein dickes Myosinfilament bis zu 500 Myosinköpfe besitzen kann, deren jeder 5–10-mal pro Sekunde an Actin binden und abfallen kann, kommt es zur kurzen und kräftigen Kontraktion der quer gestreiften Muskulatur.

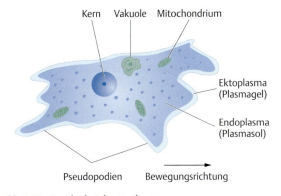

Abb. **1.84** Amöbe bei der Fortbewegung.

Kontraktionen der **glatten Muskeln** sind langsamer, dafür dauerhafter, so wie es z. B. die **Darm-Peristaltik** erfordert. Die Regulation dieser Bewegung verläuft über eine Phosphorylierung der leichten Ketten des Myosins.

1.7.3 Das Cytoskelett ist an der Zellbewegung beteiligt

Actinfilamente beeinflussen die Zellgestalt

Actinfilamente bilden in Assoziation mit zahlreichen anderen Proteinen unterhalb der Zellmembran ein **Netzwerk**, das für Form und Funktion der Zelle entscheidend ist. So bindet **Spektrin** an Actin, und beide Proteine bekommen durch **Ankyrin** Kontakt zur Erythrocytenmembran (S.10). Auch **Dystrophin**, ein Protein, dessen mutierte Formen zur erblich bedingten Erkrankung der Muskeldystrophie Duchenne führen (S.161), stellt durch seine Bindung an das Actin-Netzwerk eine Verbindung zwischen Plasmamembran und extrazellulärer Matrix her. **Stressfasern** (sie verhelfen u. a. den Endothelzellen zur Widerstandsfähigkeit gegen Belastung und ermöglichen Fibroblasten das Haften an Oberflächen) sind **Actinbündel**, die durch das Vorhandensein von Myosin in Minisarcomeren **kontraktil** werden. In den **stark adhäsiven Kontakten** (Verschlusskontakte, Desmosomen) sorgen Actinfilamente entlang der Plasmamembran über Adapter-Proteine (**Integrine**) für festen Kontakt zu den **Cadherinen** (transmembrane Adhäsionsmoleküle) in den beteiligten Membranen (S. 23).

Actin-assoziierte Proteine beeinflussen die Cytoplasmakonsistenz

Koordiniertes Zusammenwirken der Komponenten des Cytoskeletts ermöglicht die **Zellbewegung**. Diese Form der Bewegung wird besonders deutlich bei Einzellern, den Amöben (*Abb. 1.84*, *Abb. 1.85b*), und ist als **amöboide Bewegung** bekannt. In ähnlicher Weise, wenn auch sehr viel langsamer, bewegen sich die Leukocyten (weiße Blutzellen) fort (*Abb. 1.85a*), auch bei Fibroblasten in Zellkultur können derartige Kriechbewegungen beobachtet werden (*Abb. 1.85c* u. *d*).

Während des Bewegungsablaufs werden Fortsätze (Pseudopodien = fingerförmige, Lamellipodien = schaufelförmige Scheinfüßchen) aus dem Cytoplasma ausgestülpt und der Zellkörper nachgezogen. Dieser Vorgang wird durch die spezifische Beschaffenheit des Cytoplasmas ermöglicht.

Bei den Amöben können zwei cytoplasmatische Regionen unterschieden werden. Ein flüssiges Cytoplasma – **Endoplasma** oder **Plasmasol** – im Zellinneren wird umgeben von einem festeren, durchsichtigen Cytoplasma, dem **Ektoplasma** oder **Plasmagel** (*Abb. 1.84*). Wird die Bewegung durch Ausstülpen der Plasmafortsätze initiiert, so strömt flüssiges Endoplasma in die Pseudopodien hinein und verfestigt sich zu Plasmagel. Gleichzeitig wird Ektoplasma zu Endoplasma verflüssigt. Dieser dauernde

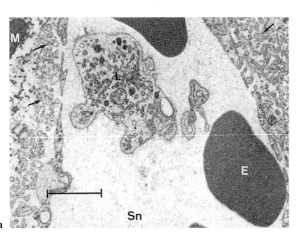
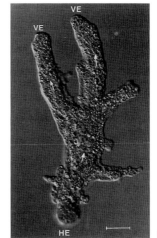
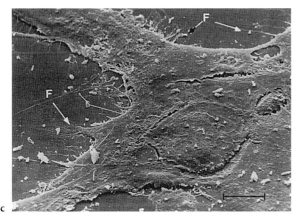
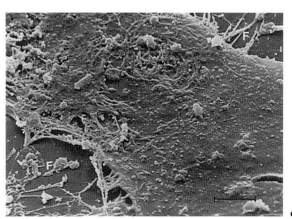

Abb. 1.85 **Zellen, die zu amöboider Bewegung fähig sind.**
a Leukocyt (L) in Sinusoid (Sn) einer Rattenleber (M: Balken ≙ 2 μm), E Erythrocyt, M Mitochondrium; Pfeile zeigen auf Mikrovilli (Aufnahme: S. Berger, H. G. Schweiger, Heidelberg). **b** Amöbe mit Pseudopodien; *A. proteus*, polytaktische Form (M: Balken ≙ 50 μm) → Strömungsrichtung, HE Hinterende, VE Vorderende (Aufnahme: W. Stockem, Bonn). **c** Filopodien (F) eines Fibroblasten in Kultur (M: Balken ≙ 40 μm). **d** wie c, nur stärker vergrößert (M: Balken ≙ 5 μm) (Rasteraufnahmen: S. Berger, H. G. Schweiger, Heidelberg).

Wechsel von solartigem und gelartigem Zustand wird durch das Zusammenspiel von Actin mit verschiedenen anderen Proteinen, unter anderem Myosin, bewirkt.

Filamin kann (ähnlich wie Villin) mit seinen beiden Enden an Actinfilamente binden und sie zu einem dreidimensionalen Geflecht vernetzen, das dem Cytoplasma eine gelartige Konsistenz verleiht. Im Gegensatz dazu ist **Gelsolin** in der Lage, Actinfilamente zu fragmentieren. Abhängig von der Ca^{2+}-Konzentration und dem pH-Wert bindet das sonst freie Gelsolin an Actin und führt zu Brüchen im Molekül und zum Übergang vom Gel- zum Solzustand (*Abb. 1.86*).

1.7.4 Elemente des Cytoskeletts durchziehen die Mikrovilli

Actin und Actin-bindende Proteine verleihen den Mikrovilli eine rigide Struktur

Cytoplasmatische Fortsätze ganz besonderer Art finden sich an Epithelzellen der inneren Körperoberfläche. **Mikrovilli** (*Rep. 1.39*) sind Ausstülpungen der Zellmembran, die, sind sie wie im Dünndarmepithel regelmäßig angeordnet, bereits im Lichtmikroskop als **Bürstensaum** zu erkennen sind. Die Mikrovilli haben die Aufgabe der **Oberflächenvergrößerung**. Besonders gut sind sie an resorbierenden Epithelien ausgebildet, wie im Dünndarm oder in den Nierentubuli. Die gewisse Stabilität der senkrecht zur Zelloberfläche stehenden Mikrovilli wird durch Filamentbündel bewirkt, die von der Spitze der Fortsätze bis zur Basis ziehen und dort Anschluss an das Cytoskelett der Zelle finden.

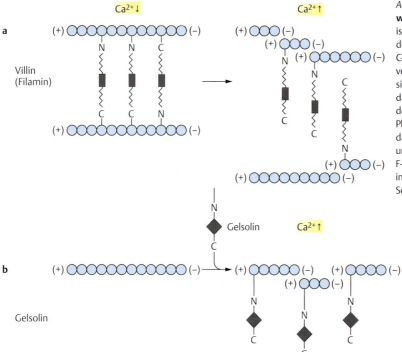

Abb. 1.86 **Villin, Filamin und Gelsolin wirken auf Actinfilamente.** Villin, Filamin ist in der Lage, bei niedrigem Ca^{2+}-Gehalt in den Mikrovilli durch Bindung seines N- und C-terminalen Endes Actinfilamente quer zu vernetzen. Steigt der Ca^{2+}-Gehalt an, löst sich das C-terminale Ende vom Filament und das andere wird neben der Bindungsstelle des N-terminalen Endes in Richtung zum Plus-Pol gespalten. Ebenso wirkt Gelsolin, das allerdings nur mit seinem N-Terminus und nur bei hohem Ca^{2+} an F-Actin bindet. F-Actin wird dann geschnitten und dadurch im Cytoplasma der Amöben der Gel- in den Solzustand überführt.

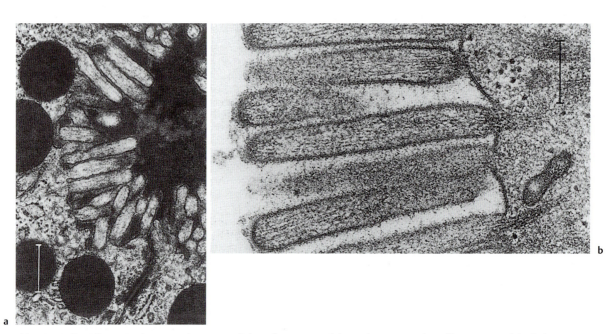

Abb. 1.87 **Mikrovilli. a** Azinuslumen, Pankreas, Mensch (M: Balken ≙ 0,5 µm). **b** Duodenum, Ratte (M: Balken ≙ 0,25 µm) (Aufnahmen: H. F. Kern, Marburg).

Die Filamentbündel bestehen aus parallel angeordneten Actinfilamenten, die mit Hilfe verschiedener Proteine (Villin, Fimbrin) untereinander vernetzt und an der Zellmembran bzw. am Übergang zur Zelloberfläche fixiert werden (Abb. 1.86a, Abb. 1.87).

Das wichtigste Protein, das dem Filamin (s. oben) gleicht, aber nur in Mikrovilli vorkommt, ist **Villin**. Dieses Protein kann, im Gegensatz zu Gelsolin, mit seinen beiden Enden an Actin binden, allerdings nur bei niedrigem Ca^{2+}-Gehalt. Bei hoher Ca^{2+}-Konzentration (µM-Bereich) verändert es seine Struktur so, dass es nur noch einseitig Actin binden kann. An der Bindungsstelle wird Actin fragmentiert, was z. B. bei bestimmten Diarrhöen zur Auflösung der Mikrovilli führen kann.

Besonders spezialisierte Mikrovilli (**Stereocilien**) vermitteln in den Haarzellen des Gehörs anhand von Vibrationen die Wahrnehmung von Geräuschen.

Repetitorium 1.39

Mikrovilli

Aufbau	– Cytoplasma-haltige Ausstülpungen der Zellmembran (**Bürstensaum**) – beweglich – Actin-Filamentbündel im Inneren gewinnen Anschluss an Cytoskelett im apikalen Zellbereich – Actinfilamente quervernetzt durch Villin, Fimbrin
Aufgaben	– Oberflächenvergrößerung – Resorption
Vorkommen an resorbierenden Epithelien:	– Dünndarm – Nierentubuli

1.8 Extrazelluläre Matrix

Obwohl die Zelle autonom ist, muss sie sich im multizellulären Organismus zu Geweben und Organen zusammenfügen. Die Zellen stehen dabei durch Zellkontakte und Bindegewebe miteinander in Verbindung. Die Zellzwischenräume werden von einer **extrazellulären Matrix** ausgefüllt (*Rep. 1.40*), deren Bestandteile **von Zellen** (u. a. von Chondrocyten, Osteoblasten oder Fibroblasten) **sezerniert** werden. Diese Substanz (auch die Basalmembran gehört hierher, *Rep. 1.7*) ist weit mehr als ein einfacher Kitt. Je nach ihrer Zusammensetzung hat sie mannigfaltige Rückwirkungen auf die Zelle: Sie bestimmt die **Form**, die **Beweglichkeit**, die **Aktivität** einer Zelle und nimmt Einfluss auf ihre **Entwicklung**.

Je nach Art des multizellulären Komplexes variiert ihre Konsistenz: Bindegewebe, Bänder, Knorpel, Knochen charakterisieren die verschiedenen Gewebsarten.

In dieser Matrix durchziehen **Faser bildende Proteine**, wie Kollagene, Elastin, Fibrillin, Fibronectin und Laminine eine **gelartige Grundmasse aus Proteoglycanen**.

Kollagen (Abb. 1.88) ist eines der häufigsten Proteine. Drei Polypeptidketten von je ca. 1000 Aminosäuren mit einem auffallenden Reichtum an den Aminosäuren Glycin, Prolin und Hydroxyprolin sind α-helical zu einem Strang umeinander gewunden. Es sind mittlerweile 19 verschiedene Kollagene mit gewebsspezifischer Verteilung be-

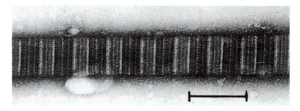

Abb. 1.88 **Isolierte Kollagenfaser aus Mäuseschwanz.** Das Bandenmuster ist typisch für Typ-I-Kollagen (Aufnahme: E. Robbins, D. Sabatini, New York; M: Balken ≙ 0,1 µm).

kannt. **Kollagen I** ist der Hauptvertreter, **Kollagen IV** ist das Kollagen der Basalmembran (S. 10). Die Kollagen-Gene sind sehr groß, und das Herausschneiden der codierenden Exons aus den langen Intronbereichen im Zuge der Reifung der RNA (S. 103) führt zu zahlreichen Spleiß-Varianten und birgt die Gefahr für das Auftreten fehlerhafter Produkte. Die Kollagene werden am Rauen Endoplasmatischen Reticulum zunächst als größeres Prokollagen synthetisiert und nach Abspaltung der Signalsequenz und Hydroxylierung u. a. von Prolin in den Golgi-Apparat sezerniert. Dort werden die Moleküle durch Anhängen von Zuckerketten modifiziert (z. B. glycosyliert) und aus der Zelle nach außen exocytiert. Im Extrazellularraum lagern sich Kollagenmoleküle zu Fibrillen und Fasern zusammen. Je straffer das Bindegewebe sein soll, umso stärker werden sie quer vernetzt.

> Zahlreiche genetische Krankheiten resultieren aus fehlerhafter Kollagensynthese. Zu den **Kollagenopathien** gehören z. B. die **Ehlers-Danlos-Syndrome**. Überstreckbarkeit der Gelenke, Überdehnbarkeit und Verletzlichkeit der Haut, aber auch Beteiligung anderer Organsysteme (Aneurysmen, Hernien, Skelettanomalien) sind Symptome dieser heterogenen Krankheitsbilder. Die **Osteogenesis imperfecta** ist auf eine meist dominant erbliche Störung im Kollagen I zurückzuführen, und ihre Symptome betreffen bevorzugt das Skelettsystem. Die erhöhte Knochenbrüchigkeit hat zu der Bezeichnung „**Glasknochenkrankheit**" geführt. Auch der **Knorpelmetabolismus** kann durch gestörte Kollagensynthese beeinträchtigt sein. Bei Defekten des Kollagen IV kommt es zu **Veränderungen der Basalmembran** mit Niereninsuffizienz und Innenohrschwerhörigkeit, z. B. beim **Alport-Syndrom**. Ein genetischer Defekt des Kollagen VII äußert sich im Krankheitsbild der schweren Form der **Epidermolysis bullosa** (s. auch Keratindefekte S. 60). Die Haut reagiert dabei auf kleine Verletzungen mit extremer Blasen- und Narbenbildung. Auch **erworbene Basalmembranveränderungen** können Krankheitswert haben: so führt der Diabetes mellitus zu Verdickungen der BM durch gesteigerte Synthese von Kollagen, Laminin und Fibronectin mit den bekannten Schäden an Gefäßen, Retina und Nierenglomerulae.

In Geweben mit großer Elastizität, wie Haut oder Blutgefäßen, wird ein Nicht-Kollagen Protein, das **Elastin**, sezerniert.

Repetitorium 1.40

Extrazelluläre Matrix

Aufbau	– gelartige Grundmasse aus **Proteoglycanen** – Faser-bildende Proteine (**Kollagene, Elastin, Fibrillin, Fibronectin, Laminine**)
Aufgabe	– Beeinflussung der Zellen im Hinblick auf Form, Beweglichkeit, Aktivität und Entwicklung
Vorkommen	– Interzellularraum, von Zellen sezerniert

> Mutationen im Gen für Elastin werden autosomal dominant vererbt und führen mit einer Häufigkeit von ungefähr 100:1 Mill. zum **Williams-Beuren-Syndrom**. Aorten- und periphere Pulmonalarterienstenosen, Störungen im Calciumstoffwechsel, Zahnfehlbildungen und geistige Defekte kennzeichnen dieses Syndrom. Eine verminderte Quervernetzung von Kollagen und Elastin führt zur X-chromosomal vererbten **Cutis laxa**. Neben einer exzessiv schlaffen Haut leiden derartige Patienten vermehrt unter Hernien, Divertikel und Lungenemphysem.

Bestandteil von Mikrofibrillen, auch in Verbindung mit Elastin, ist das Glycoprotein **Fibrillin**. Seine Fähigkeit zur **Calciumbindung** macht dieses Protein zum Vermittler zwischen diversen Matrixbestandteilen.

> Autosomal dominant vererbte Mutationen im Gen für Fibrillin-1 verursachen das **Marfan-Syndrom**. Beeinträchtigung von Augen, Skelett- und Blutgefäßsystem sind auf Veränderungen elastischen Gewebes zurückzuführen.

Ein weiteres Faser-bildendes Protein ist das **Fibronectin**. Es ist bei der Anheftung der Zellen an Oberflächen, z. B. durch Interaktion mit Integrin-Rezeptoren, z. B. in vitro an Kulturschalen, in vivo an Matrixbestandteile, beteiligt und ist auffällig **vermindert in Tumorzellen**. Dank seiner Fähigkeit zur Adhäsion nimmt es offensichtlich Einfluss auf die Zellbeweglichkeit. Außer in der extrazellulären Matrix wird Fibronectin auch löslich im Blutplasma gefunde.

Laminine (s. S. 10) finden sich nur in Basalmembranen.

> Auch Laminine interagieren, wie Kollagen oder Fibronectin, über eine spezielle Aminosäuresequenz (Arg-Gly-Asp) mit Rezeptoren vom Integrintyp und vermitteln u. a. die Bindung von Leukocyten an Elemente der Extrazellulären Matrix. Pharmakologisch interessant sind synthetisch hergestellte Peptide, die diese Sequenz tragend, der Zellbindung entgegenwirken und gegen Entzündung, Thrombose und Tumorzellmetastasierung eingesetzt werden können.

Die **gelartige Grundmasse** wird von einer Reihe von Molekülen gebildet, die früher unter dem Begriff Mucoproteine bzw. Mucopolysaccharide bekannt waren, heute als **Proteoglycane** definiert werden.

Glycane sind lange, unverzweigte Polysaccharidketten, die aus **Disacchariden** aufgebaut werden. Häufig finden sich Einbau von **Schwefel** im Molekül sowie größere Polysaccharidketten (Glycosaminoglycane), die an Proteine gebunden sind (**Proteoglycane**). **Hyaluronsäure**, ein Glycan, und **Heparin**, ein Proteoglycan, sind zwei Vertreter dieser Gruppe. Über Aggregation untereinander können große Molekülkomplexe entstehen, die zusammen mit den fibrillären Strukturen das Bindegewebe definieren.

> Inkompletter Abbau durch defekte lysosomale Enzyme und pathologische Speicherung dieser Moleküle führt zu schweren genetischen Krankheiten, den **Mucopolysaccharidosen** (*Tab. 1.8*, S. 37). Vergrößerungen von Leber und Milz, Augenproblemen, Skelettveränderungen und Herzbeteiligung sind häufige Symptome.

Weiterführende Literatur

Alberts B, Johnson A, Lewis J, Raff M, Roberts K, Walter P: Molecular Biology of the Cell. 5th ed. Garland Science, New York 2008.

Kleinig H, Sitte P: Zellbiologie. 4. Aufl., Urban & Fischer, München 1999.

Lodish H, Berk A, Kaiser CA, Krieger M, Scott MP, Bretscher A, Ploegh H, Matsudaira P: Molecular Cell Biology. 6th ed. W.H.Freeman and Company, New York 2008.

Schwarz S, Förster O, Peterlik M, Schauenstein K, Wick G: Pathophysiologie. Molekulare, zelluläre, systemische Grundlagen von Krankheiten. 1. Auflage, Wilhelm Maudrich Verlag, Wien 2007

Ude J, Koch M: Die Zelle. 2. Aufl., Fischer, Stuttgart 1994.

2 Molekulare Biologie

Ein wesentliches Merkmal alles Lebendigen ist die Fähigkeit zur Reproduktion, zur Vermehrung der eigenen Art. Form, Gestalt und Eigenschaften werden an die Nachkommen weitergegeben, sie werden vererbt. Die biochemische Analyse der Natur der Erbfaktoren, der DNA, ihrer Vermehrung, Weitergabe und Ausprägung sowie ihrer Veränderungen wird als molekulare Biologie zusammengefasst. Im Zentrum stehen die Nucleinsäuren.

2.1 Das genetische Material ist Desoxyribonucleinsäure (DNA)

Von den Makromolekülen einer Zelle wurden lange Zeit Proteine als Träger des genetischen Materials favorisiert. Erst 1944 lieferten Oswald T. Avery (1877–1955) und Mitarbeiter den klaren Beweis, dass das **Genmaterial** aus **Nucleinsäure** besteht.

2.1.1 Mit Hilfe von virulenten und avirulenten Pneumokokken bewies Avery die Transformation

Die grundlegenden Experimente dazu wurden an Bakterien gemacht. Das eigentliche Experiment reicht in das Jahr 1928 zurück. Damals arbeitete der englische Bakteriologe **Fred Griffith** mit **Pneumokokken**, bakteriellen Erregern der Lungenentzündung (Pneumonie). Er machte folgende Beobachtung: Pneumokokken bilden eine **Polysaccharid-Kapsel**, die ihren Kolonien ein glattes, glänzendes Aussehen verleiht. Er nannte sie deshalb „smooth" (S). Nach längerer Züchtung im Labor können Mutanten auftreten, die ihre Fähigkeit zur Kapselbildung verloren haben. Sie haben eine rauhe Oberfläche und werden als „rough" (R) bezeichnet. Spritzt man Mäusen S-Zellen, so sterben diese innerhalb kürzester Zeit an Lungenentzündung, während R-Bakterien praktisch unschädlich sind. Sie haben ihre Virulenz verloren. S-Zellen können durch Erhitzen abgetötet werden (schädigende Proteine werden denaturiert). Griffith fand, dass eine Mischung von abgetöteten S-Zellen und avirulenten R-Zellen, Mäusen gespritzt, zu deren Tod führte (Abb. 2.**1**). Aus den Mäusen konnten wieder virulente Kapsel bildende Zellen isoliert werden. Anhand von Typenanalysen wurde sichergestellt, dass die lebenden, aber unschädlichen R-Zellen zu virulenten Zellen vom Typ der abgetöteten S-Zellen geworden waren. Das heißt, die toten Zellen hatten ihre Eigenschaft,

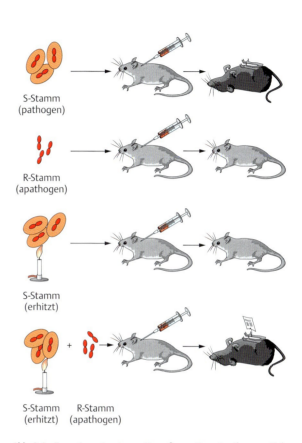

Abb. 2.**1** **Experimentserie zur Transformation.** Apathogene Kokken werden durch die Zugabe von pathogenen, jedoch durch Hitze inaktivierten Keimen pathogen.

Kapseln zu bilden, und damit ihre Virulenz, auf die lebenden Zellen übertragen. Eine **Transformation** hatte stattgefunden (Abb. 2.**3**). Dieses Experiment wurde drei Jahre später in verfeinerter Form im Reagenzglas wiederholt. Extrakte von S-Zellen waren geeignet, R-Zellen zu transformieren. Die Erklärung für dieses Phänomen fand **Avery** 1944 (Abb. 2.**2**). Er identifizierte in Zellextrakten die **DNA** als **transformierendes Agens**. Sein Beweis: Ein DNA-zerstörendes Enzym, die *DNAase*, verhindert die Transformation, während Inaktivierung der anderen Bestandteile des Zellextraktes, wie z. B. der Proteine oder Lipide, keinen Einfluss hatte. Mit dieser Erkenntnis war der Grundstein für die molekulare Genetik gelegt.

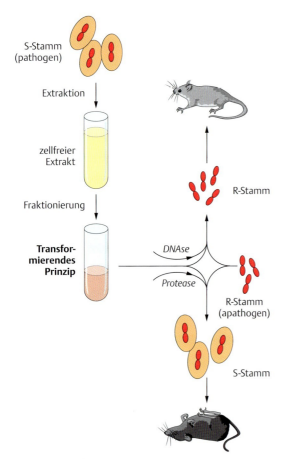

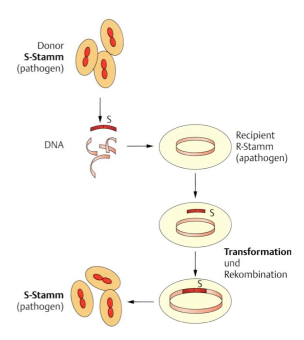

Abb. 2.2 **Das Experiment von Avery zum Nachweis der DNA als das transformierende Agens.** Zellextrakt von pathogenen Bakterien wurde mit DNA- bzw. Protein-zerstörenden Enzymen behandelt. Der *DNAase*-behandelte Extrakt verlor seine Pathogenität.

Abb. 2.3 **Transformation von apathogenen Zellen durch die DNA pathogener Zellen.** Die DNA mit dem Marker für Pathogenität wird durch die Zellmembran einer apathogenen Recipientenzelle aufgenommen und in das Genom eingebaut. Es entsteht ein pathogener Zellstamm.

2.1.2 Auch Phagenexperimente bewiesen die DNA als Informationsträger

Noch ein anderes Experiment soll seiner Bedeutung wegen erwähnt werden, das das Wissen um die DNA als Träger der genetischen Information bestätigte. 1952 machten **Hershey** und **Chase** Experimente mit Phagen (*Abb. 2.4*). Diese bakteriellen Viren sind auf einen Wirt, z. B. eine Bakterienzelle, angewiesen, in den sie eindringen und dessen Stoffwechsel sie in schmarotzender Art und Weise zur Reproduktion ihrer eigenen Information ausnutzen. Sind genügend neue Phagen produziert, bricht die Wirtszelle auseinander (lysiert) und entlässt die Viren (*Abb. 2.5*). Mit solchen Viren (T-Phagen) bewiesen Hershey und Chase, dass nur DNA die genetische Information gespeichert hat (*Abb. 2.6*). Sie vermehrten Viren in Bakterien, die in Medium wuchsen, das entweder radioaktives Methionin (^{35}S) oder radioaktiv markiertes Phosphat (^{32}P) enthielt. Die Phagen bauten das **markierte Methionin** in ihre **Proteinhülle** ein. Das **markierte Phosphat** benutzten sie beim Aufbau ihrer **DNA**. Mit derartig ausstaffierten Viren wurden Bakterien infiziert. Die Phagen heften sich während der Adsorption mit ihrer Grundplatte an Rezeptoren der Bakterienwand (dieser Vorgang kann elektronenmikroskopisch verfolgt werden) und entlassen den Inhalt der Proteinhülle, die DNA, ins Innere der Wirtszelle (Infektion). Die Hülle selbst bleibt außen am Bakterium hängen und kann mechanisch abgetrennt werden. Verwendeten die Forscher Viren, deren DNA mit Phosphor markiert war, so fand sich die Radioaktivität in den Bakterien und in Phagen-Nachkommen wieder. Waren die Phagen jedoch in ihrer Proteinhülle mit Schwefel markiert, blieb die Radioaktivität im Überstand und weder Bakterien noch Phagen-Nachkommen besaßen Markierung. Damit war gezeigt: Nur die **DNA** wird zur Vermehrung eines Individuums benötigt. In ihr liegt die **Information** zur Synthese der für den Gesamtorganismus notwendigen Bausteine gespeichert. Die DNA legt fest, ob Pneumokokken eine Polysaccharid-Kapsel bilden sollen oder nicht, und sie enthält auch das Rezept zur Bildung der Phagen-Proteinhülle.

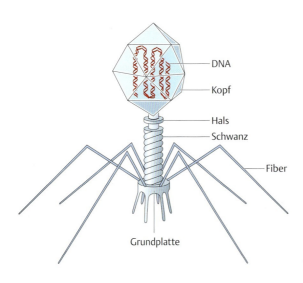

Abb. 2.4 **Aufbau eines bakteriellen Virus (Bakteriophage).**

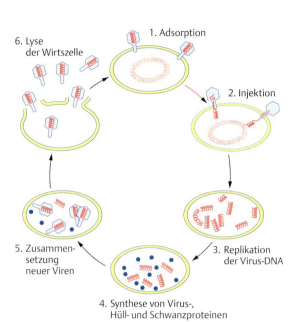

Abb. 2.**5** **Infektionscyclus eines bakteriellen Virus.**
1. Adsorption: Anheftung der Spikes an Membranrezeptoren
2. Infektion: Einschleusen der viralen DNA
3. Replikation viraler DNA
4. Synthese viraler Proteine
5. Bildung neuer Viren
6. Lyse der Wirtszelle
7. Entlassung zahlreicher infektiöser Viren

Abb. 2.**6** **Das Experiment von Hershey und Chase zum Nachweis der DNA als Träger der genetischen Information.** Die unterschiedliche radioaktive Markierung von DNA und Protein von Viren ermöglicht es, die DNA als einzigen Informationsträger für die Virussynthese zu identifizieren.

2.1.3 Auch RNA kann Informationsträger sein

Nicht nur DNA wurde auf diese Weise als genetisches Material erkannt. Auch die Nucleinsäure **RNA** kann **Informationsträger** sein. **Schramm** und Mitarbeiter isolierten RNA aus Tabakmosaik-Viren. Rieben sie diese RNA unter Verletzung der Oberfläche in Tabakblätter ein, zeigten diese Pflanzen alle Zeichen einer Virusinfektion: Die **RNA** war demnach voll **infektiös**.

2.1.4 DNA-abhängige Enzymsynthese in vitro rundet die Beweiskette ab

Der letzte und endgültige Beweis, dass die DNA Träger der genetischen Information ist, wurde durch die **DNA-gesteuerte Enzymsynthese** in vitro erbracht. 1966/67 wurde als erstes ein T3-Phagenenzym, das das physiologische Methylierungssubstrat der Zelle, S-Adenosylmethionin (SAM) hydrolysiert, hergestellt. **Manfred Schweiger** gelang es, diese *SAMase*, codiert von T3-DNA, im Reagenzglas zu synthetisieren.

2.1.5 Nucleinsäuren sind fadenförmige Makromoleküle

1871 wurden **Nucleinsäuren** erstmals von **Friedrich Miescher** in Zellen menschlichen Eiters entdeckt, als riesige **fadenförmige Makromoleküle** (rel. Molekülmasse mehrere Millionen) beschrieben und Nuclein genannt. Grundsätzlich müssen zwei Sorten von Nucleinsäuren unterschieden werden, einmal die **DNA** (Desoxyribonucleinsäure), von der im Weiteren zunächst die Rede sein wird als dem genetischen Material der meisten Arten mit Ausnahme einiger Viren, und zum anderen die **RNA** (Ribonucleinsäure), die wir später als Zellbestandteil mit verschiedenen Aufgaben kennen lernen werden. Die Bausteine der Nucleinsäuren sind die **Nucleotide**, die ihrerseits aus drei Komponenten bestehen: einer **Pentose** (Fünfringzucker), einer **Base** und einer **Phosphorsäure**. Zucker und Base allein werden auch als **Nucleosid** bezeichnet. Die Base (Abkömmling von Purin bzw. Pyrimidin) ist N-glycosidisch an das C 1-Atom der Pentose gebunden, während die Phosphorsäure eine Esterbindung mit der Hydroxy-Gruppe des C 5-Atoms des Zuckers eingeht. Nucleotide werden zu Polymeren (**Polynucleotiden**) verknüpft, indem es zwischen der Hydroxygruppe des C 3-Atoms der

2.1.6 Die Struktur der DNA erklärt ihre Funktion

Avery und nach ihm Hershey und Chase hatten gezeigt, dass die Übertragung von genetischer Information an DNA gebunden ist. Es galt nun, zu erklären, wie ein Molekül, dessen Variationsmöglichkeit durch nur vier Basen gegeben ist, eine solche Fülle von verschiedenen Informationen speichern kann, wie sie zum Aufbau eines Organismus benötigt werden. Durch **Röntgenstrukturanalyse** (**Rosalind Franklin** und **Wilkens**) lernte man, dass der DNA-Faden aus **zwei Ketten** zusammengesetzt ist. **Chargaff** veröffentlichte 1950 chemische Analysen verschiedenster DNAs, woraus hervorging, dass die Menge des Purins Adenin stets der des Pyrimidins Thymin entspricht und die des Purins Guanin der des Pyrimidins Cytosin (*Tab. 2.1*). Eine **spezifische Paarung** zwischen den entsprechenden Basen wurde demzufolge im doppelsträngigen Molekül angenommen. **Pauling** hatte bereits bei Proteinmolekülen eine schraubenförmige Struktur eines linearen Polypeptid-Stranges beschrieben, die sog. α-Helix. Alle diese Faktoren zusammen ermöglichten es schließlich **Watson** und **Crick**, 1953 das Modell der DNA vorzustellen (*Rep. 2.1*).

Ein DNA-Molekül setzt sich aus **zwei fadenförmigen Polynucleotid-Strängen** mit **gegenläufiger Polarität** (Richtung) zusammen. Eine Phosphorsäure am C5-Atom der Pentose des Start-Nucleotids markiert das 5'-Ende, eine freie OH-Gruppe am C3-Atom der Pentose des wachsenden Polynucleotidstrangs das 3'-Ende (*Abb. 2.7*). Die Aneinanderreihung der Nucleotide ergibt die **Primärstruktur**

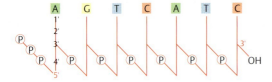

Abb. 2.7 Bausteine von Nucleinsäuren.

Pentose eines Nucleotids und der Hydroxygruppe der Phosphorsäure eines zweiten unter Wasserabspaltung zur Esterbindung kommt. Die Nucleotide der Desoxyribonucleinsäure (**DNA**) besitzen als Zucker eine **2-Desoxyribose** und die Basen **Adenin** (A), **Guanin** (G), **Cytosin** (C) bzw. **Thymin** (T).

Die Nucleotide der Ribonucleinsäuren (**RNA**) (Adenosin-, Guanosin-, Cytidin-, Uridin-Monophosphat) enthalten, wie der Name sagt, eine **Ribose** und statt der Base Thymin die Base **Uracil** (U) (*Abb. 2.7*).

Repetitorium 2.1

Bauprinzipien der DNA

- **Doppelhelix** aus zwei um eine gemeinsame Achse gewundenen Polynucleotid-Strängen
  Rückgrat: Zucker-Phosphat-Ketten
  im Inneren: Basen – buchartig aufeinander gestapelt
- beide Stränge zueinander **komplementär**
  Gesetz der spezifischen Basenpaarung: A=T
  G≡C
- Richtung der Stränge: **antiparallel**
- Zusammenhalt: Wasserstoff-Brücken und hydrophobe Bindungen
  – Primärstruktur: Reihenfolge der Nucleotide
  – Sekundärstruktur: Doppelstrang-Helix (Wasserstoff-Brücken)
  – Tertiärstruktur: räumliche Struktur des ganzen Moleküls (z. B. Ringform bei Bakterien)

Tab. 2.1 Verhältnis der Basen in DNAs verschiedener Herkunft

	A	T	A/T	G	C	G/C
Mensch	30,9	29,4	1,051	19,9	19,8	1,005
Huhn	28,8	29,2	0,986	20,5	21,5	0,954
Weizen	27,3	27,1	1,007	22,7	22,6	1,004
Hefe	31,3	32,9	0,951	18,7	17,1	1,094
E. coli	24,7	23,6	1,047	26,0	25,7	1,012
Mittelwert			1,008			1,014
Fazit	**A = T**			**G = C**		

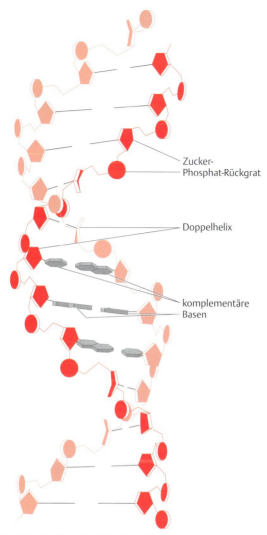

Abb. 2.8 **Struktur der DNA.** Doppelstrang-Helix mit Basenpaarungen.

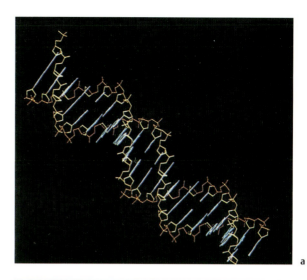

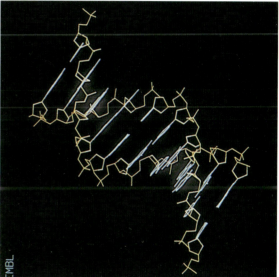

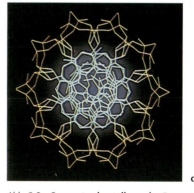

Abb. 2.9 **Computerdarstellung der Basenpaarung.** a B-DNA, 20 Basenpaare. b B-DNA, 10 Basenpaare. c B-DNA entlang der Helixachse.
(Aufnahme: H. Bossard, Heidelberg, EMBL).

des Moleküls. Das Rückgrat des Moleküls, die **hydrophilen Ketten** aus Zucker und Phosphat, liegt außen, die **hydrophoben Basen** verbergen sich im Inneren: Damit besitzt die DNA im wässrigen Zellmilieu eine optimale Ausrichtung hydrophiler und hydrophober Reste (*Abb. 2.8*, *Abb. 2.9*). Die beiden Fäden mit 2 nm Durchmesser sind schraubenförmig aufgewunden (**α-Helix**). Dadurch bekommt das Molekül eine spezifische Geometrie (**Sekundärstruktur**), die zur Paarung gegenüber liegender Basen unter Ausbildung von Wasserstoff-Brücken führt. Durch die räumliche Beschränkung im Molekül werden nur **Adenin und Thymin** unter Ausbildung von zwei Wasserstoff-Brücken und **Guanin und Cytosin** unter Ausbildung von drei Wasserstoff-Brücken zur Paarung zugelassen. Diese **Basen** sind somit **komplementär**. Die Basen liegen mit ihren 0,34 nm dicken Ringen wie Bücher aufeinander gestapelt, wobei als Folge der schraubigen Aufwindung des DNA-Fadens jedes Basenpaar zum darunterliegenden um 36 Grad verdreht wird. Nach 10

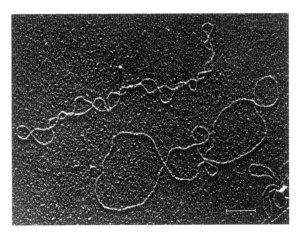

Abb. 2.10 **DNA des Plasmids pBR322.** Die DNA-Moleküle sind in vertwisteter und in entspannter ringförmiger Form dargestellt (Aufnahme: G. Klotz, Ulm; M: Balken ≙ 10 µm).

Nucleotiden (Basenpaaren) ist eine volle Drehung erreicht. Jede Windung der DNA hat eine Höhe von 3,4 nm. Durch die Asymmetrie der Basen entstehen die großen und die kleinen **Gruben** an der Außenseite des DNA-Fadens: Hier können **DNA-bindende Proteine** die im Inneren verborgenen Basen „erfühlen" und sich sequenzspezifisch anlagern. Die feste Packung der Ringe (hydrophobe Wechselwirkungen) und die Ausbildung der Wasserstoff-Brücken zwischen A und T bzw. G und C bewirken die **Stabilität** der DNA (Abb. 2.10). Die geometrisch spannungslose Einpassung der Basenpaare AT und GC in das DNA-Molekül erlaubt eine beliebige Reihenfolge der Basen im Verlauf des DNA-Fadens. Es treten keinerlei Verzerrungen im Molekül auf, solange die komplementäre Paarung eingehalten wird. Austausch ganzer Basenpaare ist ebenso möglich wie Positionswechsel innerhalb eines Paares von einem Strang zum anderen. So wie die Morseschrift Textinformation mit Hilfe von drei Symbolen ausdrückt, verschlüsselt die **Reihenfolge der vier Basen im DNA-Molekül die genetische Information** (S. 109). Bemerkenswert ist, dass ein DNA-Molekül jede Information doppelt speichert. Denn die Basensequenz eines Stranges zieht notwendigerweise durch komplementäre Paarung die des anderen nach sich. Dieses gleichzeitige Vorkommen von „Positiv" und „Negativ" garantiert eine der fundamentalen Fähigkeiten der DNA: die **identische Selbstverdopplung**.

2.2 DNA-Replikation

2.2.1 Die DNA-Replikation braucht einen Startpunkt

Biologische Vorgänge sind am leichtesten mit Hilfe einfacher, einzelliger Organismen zu analysieren. So wurde auch die **Replikation** (Rep. 2.2, Abb. 2.11) des genetischen Materials an Bakterien studiert, deren DNA „nackt" im Zellcytoplasma liegt. Mehrere Enzyme sind am Vorgang der Replikation beteiligt (**Multienzymsystem**). Sie sind in Form eines Replikationskomplexes Zellmembran-gebunden.

Repetitorium 2.2

DNA-Replikation

- semikonservativ
- **Replikation an beiden Strängen zugleich**
  Problem: 5'-3'-Replikation, daher:
  - Vorwärtsreplikation nur an einem Strang
  - am gegenläufigen Strang Replikation in kleinen Stücken (sog. Okazaki-Stücke ≈ 1000 Nucleotide lang)
  - Replikation am Membran-gebundenen Replikationskomplex (Multienzym)

Initiation

Wo? • am Ursprungspunkt auf der DNA (Prokaryonten: einer, Eukaryonten: viele)

Wie? • regionale Entwindung der Helix (*Helicase*)
  - Bruch eines Stranges (*Topoisomerase*)
  - Auseinanderweichen der Einzelstränge
  - Stabilisierung der entschraubten DNA (Proteine)

Elongation

Wo? • am freien 3'-OH-Ende der wachsenden Kette

Wie? • *DNA-Polymerase III* knüpft in 5'-3'-Richtung dNTP an unter P~P-Abspaltung (Energiegewinnung! Anknüpfungsrate ≈ 2000 Nucleotide je Sekunde)
  - sofortiges Korrekturlesen (*Exonuclease*-Aktivität des Enzyms)
  - Abbau der RNA-Starter durch *DNA-Polymerase I* (*Exonuclease*-Aktivität des Enzyms)
  - Zupolymerisieren der Lücke in 5'-3'-Richtung unter Korrekturlesen (*Exonuclease*-Aktivität des Enzyms); Geschwindigkeit ≈ 60–100 Nucleotide je Sekunde

Ligation

Wo? • Spaltstellen zwischen Replikationsfragmenten und Initiationsbruchstellen

Wie? • durch *Ligase* Vereinigung von 5'-Enden mit 3'-Enden der DNA

Bei **Bakterien** beginnt die Replikation von einem **einzigen Startpunkt** aus, dem sog. Ursprung der Replikation (Abb. 2.12, Abb. 2.13). Hier muss zunächst die Doppelhelix aufgewunden werden – Aufgabe einer *„Helicase"*, die mit 9000 Umdrehungen pro Minute die beiden Stränge umeinander dreht. Zur Verminderung der Spannung werden vereinzelt Einzelstrangbrüche in die DNA gesetzt. Dies ist Aufgabe der *Topoisomerase*. Ein weiteres Enzym spreizt die beiden Polynucleotid-Stränge so, dass Einzelstrangregionen von ca. 2000 Basenpaaren (bp) Länge frei werden und sich die Wasserstoff-Brücken zwischen den Basen lösen. **DNA-Bindungsproteine** stabilisieren die einzelsträngige DNA, indem sie eine neuerliche Nucleotidpaarung sterisch verhindern. Jetzt kann die eigentliche Replikation beginnen, deren zentrales Enzym eine *DNA-Polymerase* ist (M_r 109000). Die Replikationsgabel schreitet vom Ursprung der Replikation nach beiden Seiten fort. Repliziert wird dabei an beiden Strängen gleichzeitig. Eine Replikationsrunde dauert bei *Escherichia coli* ca. 40 min. Die Replikationsgeschwindigkeit beträgt dabei 12 µm

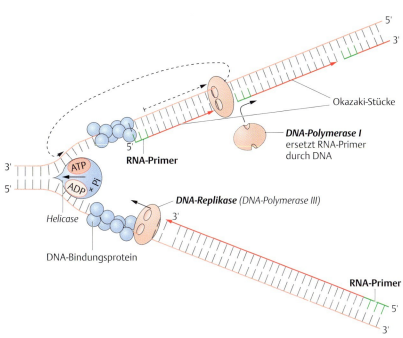

Abb. 2.11 **Vorgänge bei der DNA-Replikation.** *Helicase* und DNA-Bindungsproteine entwinden den DNA-Doppelstrang unter Energieaufwand und stabilisieren die Einzelstränge. Replikation durch *DNA-Polymerase III* in 5'-→3'-Richtung, beginnend an RNA-Primern. Ersatz der RNA-Primer mittels *DNA-Polymerase I* durch DNA. Ligieren der neuen DNA-Stücke durch die *DNA-Ligase*.

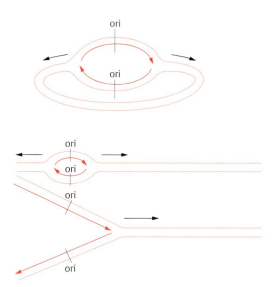

Abb. 2.12 **Startpunkte (Initiation) der Replikation bei Prokaryonten.** Startpunkte (ori) und Replikationsrichtung für zirkuläre (*Escherichia coli*) und lineare (Phage T7) DNA-Moleküle.

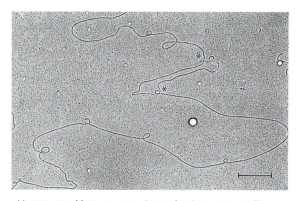

Abb. 2.13 **Replikations-Loops (Sternchen) in einem *PvuII*-Fragment von *Euglena*-Chloroplasten-DNA.** (Aufnahme: B. Koller, H. Delius, Heidelberg; M: Balken ≙ 1 µm).

pro Minute. Schnelleres Replizieren wird nur dadurch ermöglicht, dass bereits neue Replikationsrunden gestartet werden, bevor die alte beendet ist.

2.2.2 Die Eukaryonten-DNA hat mehrere Replikations-Startpunkte

Bei **Eukaryonten** gibt es **mehrere Startpunkte** (ca. $1 \times 10^4 – 1 \times 10^5$), die gleichzeitig oder zeitlich versetzt zum Zeitpunkt der Synthesephase (S-Phase) gestartet werden (*Abb. 2.14*). Allerdings gibt es während einer Replikationsrunde keine Neuaktivierung eines einmal benutzten Startpunktes. Die Replikationsgabel schreitet bei Eukaryonten viel langsamer fort. Möglicherweise ist dies auf eine sterische Behinderung der Replikationsenzyme durch die Organisation der DNA in Nucleosomen (s. Kap. 1) zurückzuführen. Viele Replikations-Startpunkte sind für die Mammalia-Zelle essenziell. Bedenkt man, dass ein DNA-Stück im menschlichen Zellkern bis zu $2 \cdot 10^5$ µm (0,2 m!) lang ist, so würde die Replikation, einen einzigen

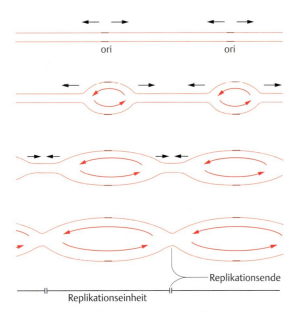

Abb. 2.14 **Startpunkte (Initiation) der Replikation bei Eukaryonten.** Mehrere Startpunkte (ori) werden auf dem Chromosom gleichzeitig zur Replikationsinitiation benutzt. Replikationseinheit beim Menschen ~ 30 μm, bei der Maus ~ 50 μm.

Tab. 2.2 *DNA-Polymerasen*

Aufgabe	Prokaryonten	Eukaryonten
Replikation	Polymerase III	Polymerase α, δ
Korrektur, Reparatur	Polymerase I	Polymerase β
Replikation der Mitochondrien-DNA		Polymerase γ
Reparatur?	Polymerase II	
Replikation, Reparatur		Polymerase δ, ε

Startpunkt vorausgesetzt, ca. 300 Stunden (etwa 2 Wochen) dauern, statt, wie in Wirklichkeit, 8–12 Stunden!

Die Abstände der Startpunkte sind von Organismus zu Organismus verschieden. Sie betragen durchschnittlich 10–100 μm. Aber auch innerhalb eines Organismus können sich die Abstände verändern, so z. B. in der Furchungsphase des Eis (Blastula). Hier dauert eine Replikationsrunde nur 10–15 Minuten, ohne dass die Replikationsgabel schneller wandern würde. Es werden einfach **zusätzliche Startpunkte** eröffnet – die Abstände werden dadurch kürzer.

2.2.3 Die *DNA-Polymerase* ist das Replikationsenzym

Das eigentliche Replikationsenzym ist eine *DNA-Polymerase*, die die einzelnen Nucleosidtriphosphate zu einer langen Kette polymerisiert. Das Strickmuster findet sie aufgezeichnet in den Basen des auseinander gespreizten DNA-Stranges, der Matrize. Für jede Base muss das Enzym das komplementäre Nucleotid beschaffen und auf diese Weise einen Tochterstrang zusammenstellen. Es gibt **mehrere** *Polymerasen*, deren Aufgaben unterschiedlich sind (*Tab. 2.2*). In den Bakterien übernimmt die *Polymerase III* die eigentliche Replikation. Ihre Funktionsfähigkeit ist von mehreren Bedingungen abhängig:
- Sie kann nur an einzelsträngiger DNA arbeiten.
- Alle vier Nucleotide müssen in Form von Nucleosidtriphosphaten in der Zelle vorliegen. Sie werden enzymatisch bereitgestellt.
- Sie braucht ein Startermolekül.

2.2.4 Ein RNA-Startermolekül beginnt die Kette

Wozu dient ein **Startermolekül**? Die *DNA-Polymerase* kann nur **reine Polymerisationsfunktion** ausüben, aber keine neue Kette starten. An die freie 3'-OH-Gruppe der wachsenden Polynucleotid-Kette lagert sie das neue Nucleotid so an, dass sie unter Abspaltung von Pyrophosphat eine Brücke zu der am 5'-C-Atom der Pentose hängenden Phosphat-Gruppe schlägt. Die Freisetzung von Pyrophosphat liefert dabei die Energie zur Ausbildung der Phosphodiester-Bindung.

Die Kette wird von einem Enzym, der *Primase*, gestartet, das eine **kleine Ribonucleotid-Kette** synthetisiert. Auch dieses Enzym findet sich im Replikationskomplex, bei Eukaryonten ist es Teil der *Polymerase α*, hat als Polymerisationsprodukt allerdings eine **RNA**. Dieses Startermolekül (**Primer**), ein RNA-Stück von 20–500 Nucleotiden Länge, wird, wenn die DNA-Replikation begonnen hat, durch ein Korrekturenzym (*DNA-Polymerase I* bzw. *Polymerase β* bei Eukaryonten) abgebaut und **durch DNA ersetzt**.

2.2.5 Die Polymerisation erfolgt in 5'-3'-Richtung

Sobald am Startpunkt der Replikation der RNA-Starter synthetisiert worden ist, verlängert die **DNA-Polymerase III** die Kette fortlaufend in der **5'-3'-Richtung** des wachsenden Tochtermoleküls (*Abb. 2.15*). Sie sucht sich dazu ein Desoxyribonucleosid-Triphosphat, lagert es probehalber an die zu kopierende Base der Matrize an, verwirft es, wenn es sich als nicht komplementär erweist, und probiert so lange, bis sie das passende gefunden hat. Mit diesem verlängert sie dann die wachsende Kette (*Abb. 2.16*).

Ein Handikap ist allen *Polymerasen* gemeinsam: Sie können ihre einmal begonnene Kette nur in 5'-3'-Richtung verlängern. Das Enzym behält, bildlich gesprochen, während des Nähens die 5'-Phosphat-Gruppe im Rücken, das freie 3'-OH-Ende im Auge. Dieser **Richtungszwang** ist kein Problem für die Synthese des Vorwärtsstrangs (**Leitstrangs**), der von dem zu dieser Richtung komplementär laufenden Matrizeneinzelstrang abgelesen wird. Wir wissen aber, dass beide DNA-Stränge gleichzeitig repliziert werden. Was passiert am anderen, der Polymerisationsrichtung gleichsinnigen, Strang? Da das Enzym eine Syntheserichtung beibehalten muss, benutzt es einen

Trick: Es repliziert rückwärts, d. h. es läuft vom Startpunkt aus ein Stückchen den Matrizenstrang entlang, findet dort einen kurzen RNA-Starter vor und polymerisiert in gewohnter 5'-3'-Richtung „zurück" zum Start (Rückwärtsstrang, **Folgestrang**). Dann springt es wieder ein Stück vor, diesmal etwas weiter als zuvor, und verlängert ein weiteres RNA-Startermolekül zu einer DNA-Kette. Auf diese Weise, vorausspringend und zurückreplizierend, werden DNA-Kettenstücke von ca. 1000–2000 Nucleotiden Länge bei Bakterien, 200 Nucleotiden bei Eukaryonten synthetisiert, die nach ihrem Entdecker **Okazaki-Stücke** genannt werden (Abb. 2.**11**).

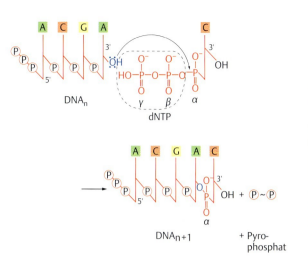

Abb. 2.**15 Die Richtung der Nucleotid-Polymerisation.** Die *DNA-Polymerase* verbindet das 3'-OH-Ende eines Polynucleotids mit dem α-Phosphat eines Nucleosidtriphosphats unter Abspaltung von Pyrophosphat.

2.2.6 Die RNA-Starter werden durch DNA ersetzt

Um die vielen kleinen RNA-Starterfragmente wieder zu beseitigen, wird die **DNA-Polymerase I** eingesetzt. Dieses Enzym arbeitet sehr viel langsamer (100–1000 Nucleotide pro Sekunde gegenüber der *Polymerase III* mit ca. 2000–10 000 Nucleotiden pro Sekunde), dafür aber auch sorgfältiger und findet seine Aufgabe hauptsächlich im **Korrekturlesen**. Das ist dadurch möglich, dass der Fähigkeit zum Polymerisieren auch eine solche zum Ausschneiden (*Exonuclease*-Aktivität) beigegeben ist. Die *Polymerase I* kann Fehler in der Polymerisationsrichtung 5'-3' ausräumen, d. h. sie kann nachträglich **falsche Nucleotide**, auch mehrere, **ausschneiden** und gleichzeitig durch neue, richtige, ersetzen. Auf diese Weise baut sie die RNA-Starter ab und sorgt für einwandfreie DNA-Ketten. Auch die *Polymerase III* kann ein falsch angelegtes Nucleotid ausschneiden. Diese den *Polymerasen* beigegebenen Korrekturfunktionen sind außerordentlich wichtig. Nur so können spontane Fehler beim Replizieren der DNA (einer pro 10^4–10^5 Nucleotide!) auf Größenordnungen von einem Fehler pro 10^9 Nucleotide reduziert und die **Konstanterhaltung der genetischen Information** gewährleistet werden.

2.2.7 Die DNA-Fragmente werden durch DNA-Ligase verbunden

Bleibt noch die Notwendigkeit, DNA-Fragmente zum einheitlichen Strang zu verbinden. Diese Aufgabe erfüllt die **DNA-Ligase**. Sie verknüpft freie 3'-OH-Enden mit freien 5'-Phosphat-Resten unter Wasseraustritt und sorgt für ein lückenloses Phosphodiester-Rückgrat der neu gebildeten DNA-Tochterstränge (Abb. 2.**17**). Jeder Tochterstrang bildet dann zusammen mit seiner Matrize (einem Einzelstrang des elterlichen Doppelstranges) das neue DNA-Molekül. Diese Art der **Replikation** nennt man **semikonservativ**: Die Hälfte (semi) des elterlichen DNA-Materials wird in der Tochter-DNA konserviert.

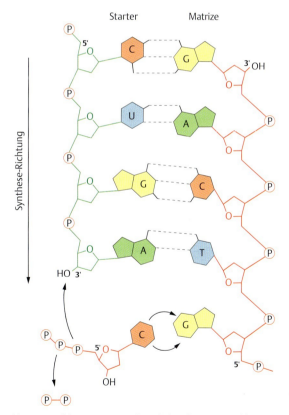

Abb. 2.**16 Addition eines Nucleotids bei der DNA-Replikation.** Die *DNA-Polymerase* selektioniert das Nucleosidtriphosphat, dessen Base zu der des zu kopierenden Einzelstranges komplementär ist. Dieses Nucleotid wird an den RNA-Starter unter Abspaltung von Pyrophosphat und Wasser polymerisiert.

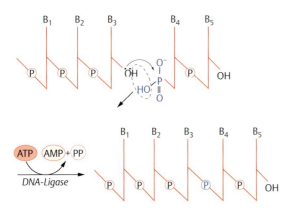

Abb. 2.17 Die Reaktion der *DNA-Ligase*. Brüche im DNA-Strang werden mit Hilfe der *DNA-Ligase* gekittet, die ein freies 3'-OH mit der OH-Gruppe einer Phosphorsäure unter Wasserabspaltung und Energieaufwendung (ATP → AMP + PP) verbindet.

2.2.8 Die *Telomerase* beugt der Verkürzung der Chromosomen vor

Der Richtungszwang der Replikation führt bei der Verdopplung eukaryontischer Chromosomen zu einem **Problem am 5'-Ende** der neu synthetisierten linearen DNA: Hier kann die *DNA-Polymerase* nach Abbau des endständigen RNA-Starters die entstehende Lücke nicht mit DNA ausfüllen, da zum Synthesebeginn kein freies 3'-OH-Ende zur Verfügung steht. Als Konsequenz wäre eine Chromosomenverkürzung von Replikation zu Replikation unvermeidlich. Dieser Gefahr wird folgendermaßen vorgebeugt:

- Die **Telomere** (distale Enden) der Chromosomen enthalten keine codierenden Sequenzen, sondern **Minisatelliten-DNA** (S. 50, *Tab. 1.12*), die z. B. beim Menschen aus bis zu 1000 Wiederholungen eines G-reichen **Hexanucleotids** (GGGTTA) besteht.
- Es existiert ein spezifisches Enzym, die *Telomerase*, das **Telomere repliziert**. Dabei wird zunächst das 3'-Ende des Elternstranges verlängert, damit anschließend mit Hilfe dieses zusätzlichen Matrizenstücks neue Nucleotide an den Tochterstrang angefügt werden können.

Wie ist die *Telomerase* für diese Aufgabe ausgerüstet? Das Enzym enthält neben Proteinen eine **RNA** mit einem kleinen Stückchen Telomersequenz (ca. 1½ Wiederholungen), das zum DNA-Elternstrang komplementär ist. Mit einigen dieser komplementären Basen lagert sich die *Telomerase* an das 3'-Ende des parentalen Stranges an (*Abb. 2.18*). Sie schient dabei den überhängenden Einzelstrang und bietet gleichzeitig die **Matrize für die Verlängerung** um eine Telomer-Wiederholung. Dabei fungiert die größte Untereinheit der Telomer-Proteine als *Telomerase-Reverse-Transkriptase* TERT (Enzym, das RNA in DNA übersetzt) und fügt in 5'-3'-Richtung neue DNA-Nucleotide an den Elternstrang an. Ist eine Telomer-Einheit fertig, springt sie an deren Ende und beginnt von neuem. An das so verlängerte Strangende kann ein neuer RNA-Starter binden, an dem nun die *DNA-Polymerase*, ebenfalls in 5'-3'-Richtung, das Tochterstrang-Telomer verlängert. Nicht im Doppelstrang fixierte Enden falten sich zu **Haarnadelstrukturen** zurück und bilden durch Basenpaarung mit internen Nucleotiden komplexe Regionen, die die dicht mit Proteinen besetzten Telomerenden versiegeln.

Die *Telomerase* ist auch in der Lage, Chromosomen, die z. B. ein Telomer durch ein Bruchereignis verloren haben und deren nun „klebriges" Ende Gefahr läuft, mit einem anderen Chromosom zu verkleben, mit einem neuen Telomer zu versehen.

Interessanterweise findet sich beim Menschen eine enzymatisch **aktive *Telomerase*** nur in den Keimzellen und den Stammzellen des Knochenmarks, nicht aber in den Körperzellen. Auf diesen Umstand führt man den Befund zurück, dass in menschlichen Zellen die Telomere immer kürzer werden, sodass man die **Telomerlängen** in direkten Zusammenhang mit dem **Alterungsprozess** von Zellen bringt. Andererseits findet sich in **Tumorzellen**, die sich unbegrenzt teilen und nicht altern, **aktive *Telomerase***. Grund genug Wege zu suchen, Telomerase-Hemmer in der Tumortherapie einzusetzen.

2.3 Mutation und Rekombination

2.3.1 Spontane und induzierte Mutationen ändern die Basensequenz

Welche Möglichkeiten gibt es, **Schäden** in der DNA zu erzeugen (*Rep. 2.3*)?

Repetitorium 2.3

Entstehung und Einteilung von Mutationen

1. **Spontanmutationen**
   - 1 pro 10^9 bis 1 pro 10^{10} Nucleotide/Genom/Generation
   - Atmung (Sauerstoffradikale)
   - Spontanhydrolyse der DNA
   - Anstieg im Alter

2. **induzierte Mutationen**
   - bis 1 pro 10^2 Nucleotide/Genom/Generation verursacht durch:
     - Strahlen
     - chemische Agenzien
     - Umweltschäden
     - Viren
   - Mutationsarten:
     - Punktmutationen (revertierbar)
     - Substitution
     - Addition ⎱ von Basen führt zu
     - Deletion ⎰ Leseraster-Verschiebung
     - Trinucleotid-Wiederholungen
     - Blockmutationen

Generell müssen wir zwei große Gruppen unterscheiden.

- **Spontanmutationen.** Sie entstehen spontan in einer Häufigkeit von 1 pro $1 \cdot 10^9 – 1 \cdot 10^{10}$ Nucleotiden. Sie werden durch Synthesefehler, aber auch durch Sauerstoffradikale, wie sie u. a. bei der Atmung entstehen, verursacht. Spontane Basenverluste kommen auch durch DNA-Hydrolyse bei 37 °C zustande.

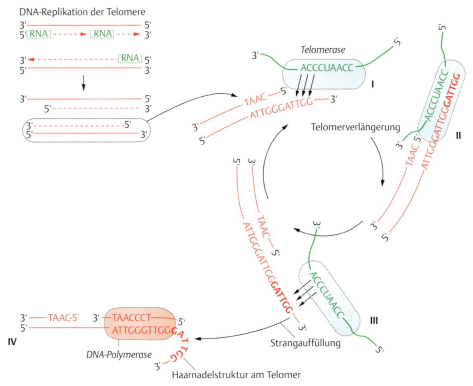

Abb. 2.18 Die *Telomerase* wirkt der Verkürzung der Telomere entgegen. Nach Abbau der RNA-Starter am 5'-Ende der neu synthetisierten Stränge verbleiben Lücken, die im Laufe der Zeit zur Chromosomenverkürzung führen würden. Die *Telomerase* enthält in ihrer RNA 1½ Sequenzmotive der repetitiven Telomerhexamere, die dem 5'-3' parentalen Strang als Matrize dienen. Mit ca. 3 Nucleotiden bindet die *Telomerase* an die Endnucleotide dieses Stranges (I), sodass dieser in 5'-3'-Richtung verlängert werden kann (II). Die Telomerase löst sich ab und rückt ein Hexamer weiter (III). Ist der parentale Strang lang genug, kann ein neuer RNA-Starter binden, an dem die *DNA-Polymerase* in 5'-3'-Richtung den Tochterstrang auffüllt. Überstehende Einzelstrangenden klappen um, bilden komplexe Quadruplices und verschließen die Chromosomenenden.

- **Induzierte Mutationen.** Sie werden durch Mutagene ausgelöst und können in Häufigkeiten bis zu 1 pro $1 \cdot 10^2$ Nucleotiden auftreten.

Mutationen sind **Veränderungen der DNA**. Sie werden sowohl von den Replikationsenzymen als auch den Transkriptionsenzymen, die der Umschreibung der DNA in RNA dienen, also allgemein bei der Verarbeitung der Information, als Fehler weitergegeben. Mutationen sind nicht gleichmäßig über das Genom verteilt. Vielmehr gibt es Ballungszentren, sog. „hot spots".

Es hat sich herausgestellt, dass Deletionen und Additionen hauptsächlich in Regionen mit repetitiven Sequenzen vorkommen. Erstaunlicherweise gibt es auch für Punktmutationen Cluster. Sie entstehen vorrangig an den Dinucleotiden CpG, wenn das C methyliert ist. Durch hydrolytische Deaminierung des Methylcytosins entstehen Thymine, die vom Reparatursystem nicht erkannt werden können. Ca. 30% aller Nucleotid-Austausche gehen auf dieses Konto. Deshalb finden sich in codierenden Bereichen im Lauf der Evolution immer weniger CpGs.

Nur solche Veränderungen werden als Mutation beobachtet, die sichtbare Folgen haben. So werden alle „letalen" Mutationen erkennbar, da sie den Tod der Zelle bewirken. Auch grobe Abweichungen vom Normaltyp, dem sog. Wildtyp, können als Mutationsfolgen realisiert werden. Sehr viele Mutationen bleiben aber unbemerkt, da sie sich nach außen hin neutral verhalten (**stille Mutationen**). Ganz besonders gilt das auch für Organismen mit doppeltem Chromosomensatz. In ihnen können sich Mutationen häufig erst dann ausprägen, wenn sie zufällig in beiden Chromosomen, dem vom Vater und dem von der Mutter ererbten, auftreten.

Bei den Mutationsarten müssen Punktmutationen von Blockmutationen unterschieden werden. **Punktmutationen** betreffen nur **eine einzige Base**. Die Basen können dabei durch eine falsche ersetzt werden (**Substitution**). Es können Basen eliminiert (**Deletion**) oder hinzugefügt werden (**Addition**). In fast allen Fällen führen die Veränderungen in der Basensequenz der DNA zu einer **Veränderung der Aminosäuresequenz** im entsprechenden Protein, die unterschiedliche Auswirkungen auf die Qualität des gebildeten Produktes hat.

Bei der zweiten Mutationsart, den **Blockmutationen**, werden **mehrere Nucleotide** betroffen. Solche Mutationen können am Chromosom zu sichtbaren Strukturveränderungen führen.

Tab. 2.3 Krankheiten mit expandierten Triplett-Wiederholungen

Krankheit	Häufig-keit	Erb-gang	Triplett/Lage	Norm.	Prä-mutation	Mutation	Gen/Lokalisation	Kate-gorie
Fragiles X-Syndrom	500	X	CGG/5'-UTRExon1	6–54	bis 200	bis 4000	FMR1/Xq27.3	II
Myotone Dystrophie	120	ad	CTG/3'-UTR	5–37	bis 100	bis >3000	MTPK/19q13.3	II
Chorea Huntington	<100	ad	CAG/Exon 1	11–34		42–121	IT15/4p16.3	I
Kennedy disease	<20	X	CAG/Exon1	11–34	keine	40–62	AR/Xq11–12	I
Spinocerebellare Ataxie Typ1	selten	ad	CAG/Exon1	19–36		43–81	6p22–23	I
Dentatorubrale pallidoluysianische Atrophie	selten	ad	CAG/Exon1	7–23		50–75	12p12–13	I
Fragiles XE mentale Retardierung (mild)	selten	X	GCC/5'-UTR	6–35	bis 150	bis >200	Xq28	II
Spinocerebellare Ataxie Typ3 (Machado-Joseph-Disease)	selten	ad	CAG/ORF	13–36		68–79	14q32.1	I
Friedreichsche Ataxie	selten	ar	GAA/Intron	7–22		200–>1000	9p13	II

Häufigkeit: pro 1 Million
Erbgang: ad = autosomal dominant, ar = autosomal rezessiv,
X = X-chromosomal
UTR: untranslatierte Region
ORF: offener Leserahmen (open reading frame)

FMR1: Fragiles X mentale Retardierung
MTPK: Myotonin-Protein-Kinase
IT15: Huntingtin
AR: Androgenrezeptor

Eine erst seit 1991 als Ursache wichtiger, wenn auch seltener genetischer Krankheiten erkannte Mutationsart (bisher gehören ca. 40 Krankheitsbilder zu diesem Formenkreis) ist die der **Trinucleotid-Wiederholungen mit variabler Ausdehnung (triple repeat expansion)**. Im betroffenen Gen selbst oder in angrenzenden untranslatierten Regionen findet sich in Mikrosatelliten-DNA eine über die Norm gehäufte Anzahl von Wiederholungen eines bestimmten Tripletts. Die **Zahl der Triplett-Wiederholungen** verhält sich in Zellen der Keimbahn, aber auch in somatischen Zellen **instabil**. So kann ein Elternteil z. B. eine sog. **Prämutation** tragen: mehr Wiederholungen als normal, aber noch nicht genug für die volle Ausprägung des Krankheitsbildes. Die Nachkommen können plötzlich eine enorme Vervielfältigung der Anzahl der Trinucleotide erfahren, die in weiteren Generationen noch erhöht werden kann und damit zur Erschwerung des Krankheitsbildes oder frühem Krankheitsbeginn (**Antizipation**) führt. Derartige Mutationen sind bisher ausschließlich beim Menschen gefunden worden und betreffen Krankheitsbilder, die alle mit **neurodegenerativen Symptomen** einhergehen. Entsprechend der Länge der Wiederholungen, ihrer Lage im Gen (Exon, Intron, 3'- oder 5'-untranslatierte Regionen), ihrer phänotypischen Ausprägung etc. werden sie unterschiedlichen Kategorien zugeordnet. Bei der **Kategorie I** handelt es sich um neurologische Erkrankungen mit **Expansion von CAG**, einem Codon, das für Glutamin codiert und, da es innerhalb von einem Exon liegt, als langes Polyglutamin exprimiert wird. **Kategorie II** umfasst Wiederholungen anderer Tripletts, die alle **in nicht-codierenden Regionen eines Gens** liegen. Die Anzahl der Wiederholungen ist wesentlich höher als die der Kategorie I.

Zwar sind die genauen molekularen Auswirkungen derartiger Mutationen noch nicht voll verstanden, aber Polyglutamine tendieren dazu zu präzipitieren. Ablagerungen in Neuronennähe können diese schädigen. Auch die Translation überlanger mRNAs und Komplikationen beim intrazellulären Transport veränderter Moleküle kann zur Pathologie beitragen.

Zu den bekanntesten Krankheiten der Kategorie I zählen die **Chorea Huntington** (S. 164) und die große Gruppe von acht **Spinocerebellären Ataxien** mit progressiver Ataxie als Hauptsymptom. Die **Myotone Muskeldystrophie** mit spätem Beginn, verzögerter Muskelentspannung (starres Gesicht), Muskelschwäche und Linsentrübung (Katarakt) gehört zur Kategorie II. Sie ist die häufigste Muskeldystrophie des Erwachsenenalters. Hierher gehört auch das **Fragile X-Syndrom** (Martin-Bell-Syndrom) mit charakteristischer Physiognomie (große Ohren, längliches Gesicht), Hodenvergrößerung (Makroorchismus), überstreckbaren Gelenken und geistiger Retardierung. Männer sind doppelt so häufig betroffen wie Frauen. Weitere molekularbiologische Daten s. *Tab. 2.3*. Das Wissen um die Existenz derartiger Mikrosatelliten-Expansionen ermöglicht eine genaue Diagnostik mit Hilfe gentechnologischer Methoden (s. VNTR-Bestimmung, S. 335).

Mutationen sind wichtig bei der Aufklärung der genetischen Grundeinheit, des Gens, und seiner Ausprägung im **Phänotyp**. **Gene** und ihre Veränderungen können nur bedingt direkt beobachtet werden. Sie müssen sich durch ihre genetische Wirkung zu erkennen geben. Polysaccharid-Kapseln der Pneumokokken, Haarfarbe eines Menschen oder Form und Größe einer Frucht sind nur der Ausdruck dafür, dass durch die Aktivität von Genen der Organismus in der Lage war, sich in dieser oder jener Form auszuprägen. Der **Genotyp** eines Individuums, also die Gesamtheit aller Gene, wird in den Phänotyp, das äußere Erscheinungsbild, umgesetzt. Mutationen in einem Gen führen zu einem von der Norm (**Wildtyp**) abweichenden Genprodukt und ermöglichen Rückschlüsse auf die Genfunktion, seine Lage im Chromosom, seine Regulation etc.

2.3.2 Chemische Substanzen können Mutationsauslöser sein

Chemische Agenzien können direkt auf die Base eines Nucleotids wirken. Salpetrige Säure (HNO_2) führt zur **Deaminierung** (*Abb. 2.19*). Die Aminogruppe ($-NH_2$) von Cytosin, Adenin und Guanin kann verloren gehen. Cytosin wird dadurch zu Uracil. Paarte sich Cytosin mit Guanin, dann paart sich jetzt Uracil mit Adenin. Eine solche Mutation wird bei der Replikation zum Tragen kommen.

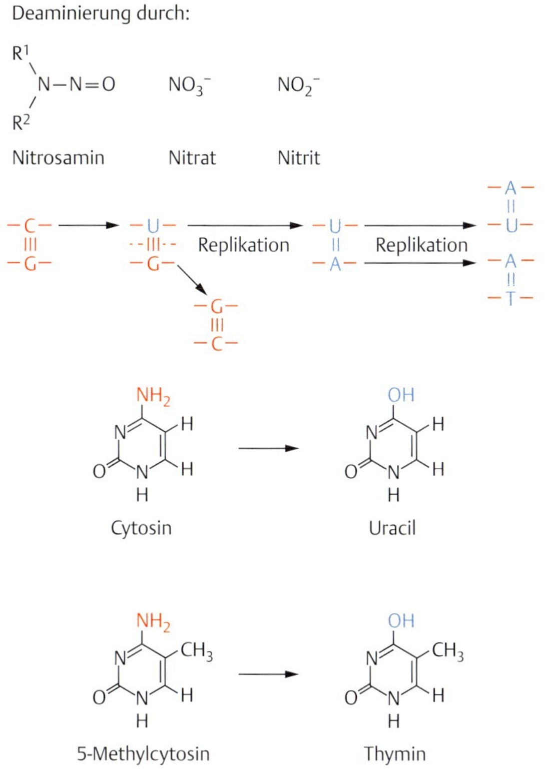

2.3 Mutation und Rekombination

Deaminierung durch:

$$\begin{array}{c} R^1 \\ \diagdown \\ N-N=O \\ \diagup \\ R^2 \end{array} \quad NO_3^- \quad NO_2^-$$

Nitrosamin   Nitrat   Nitrit

−C− → −U− --Replikation--> −U− --Replikation--> −A−
−G−   −G−   −A−   −T−
              ↓
              −G−
              −C−

Cytosin → Uracil

5-Methylcytosin → Thymin

Abb. 2.19 Mutagene Veränderungen von Nucleotiden der DNA: DNA-Deaminierung. Die deaminierende Wirkung einiger chemischer Agenzien führt zur Substitution der ursprünglichen Base durch eine andere. Siehe zum Beispiel Überführung von Cytosin in Uracil und von Methylcytosin in Thymin.

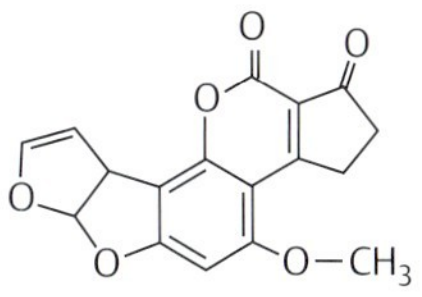

Abb. 2.20 Struktur des Aflatoxin B_1 des Schimmelpilzes *Aspergillus*.

Benzpyren → Oxidation zum Epoxid → (+) anti BP−7,8 Diol−9,10 Epoxid

+ DNA, Reaktion mit Guanin

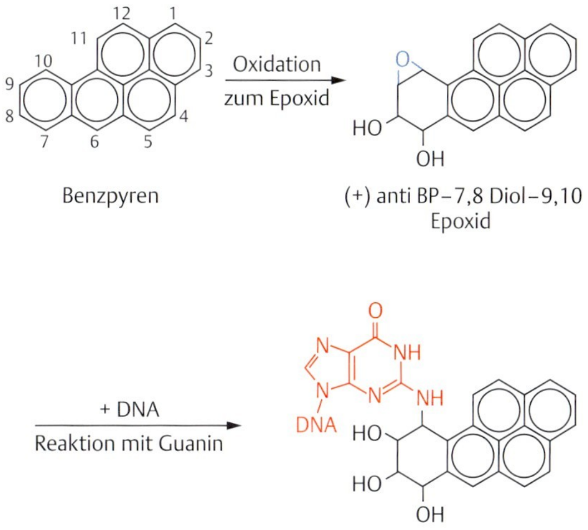

Abb. 2.21 Wirkung des Benzpyrens (BP). Durch Oxidation wird es aktiviert. Das aktivierte Epoxid reagiert mit Guanin der DNA.

Nicht alle mutagenen Substanzen, die man dem Organismus zuführt, sind sofort als Mutagene wirksam. Zu ihnen zählen das **Nitrosamin** und das **Benzpyren**, beides Bestandteile im **Zigarettenrauch**, die erst durch Umsetzungen im Organismus selbst zu Mutagenen werden (s. Kap. 1). Benzpyren gehört zur Gruppe der polycyclischen Kohlenwasserstoffe. Hierher gehört auch das **Aflatoxin B**, ein Produkt des Schimmelpilzes *Aspergillus* (Abb. 2.20). Polycyclische Kohlenwasserstoffe und andere schwer lösliche organische Verbindungen werden im Glatten Endoplasmatischen Reticulum (SER) enzymatisch oxidiert. Dadurch werden sie aktiviert, und es entstehen gleichzeitig aggressive Sauerstoffradikale. Die aktivierten Kohlenwasserstoffe können mit der DNA reagieren und wirken dadurch kanzerogen (Abb. 2.21). Wegen des Aflatoxins wird vor dem Genuss verschimmelter Nahrungsmittel gewarnt.

So genannte **alkylierende Substanzen** sind ebenfalls chemische Mutagene (Abb. 2.22). Zu ihnen zählen Gruppenüberträger, z. B. für Methylgruppen (CH_3) oder Ethylgruppen (CH_2CH_3). Wird eine Base in der DNA alkyliert, so können diese Schäden im Zuge der Reparatur zu Brüchen im DNA-Strang führen. Werden diese Brüche dann mit Hilfe einer inkorrekten Base repariert, kann es zu einer bleibenden Mutation kommen.

Mutierend können auch **Basenanaloge** wirken (Abb. 2.23). Diese Substanzen ähneln den normalen Nucleotidbasen. Hierzu gehört das **5-Bromuracil**. Bei dieser Substanz ist die Methylgruppe des Thymins durch ein Bromatom ersetzt. Da sich sonst beide Molekülformen nicht unterscheiden, kann Bromuracil ohne Schwierigkeiten anstelle von Thymin in die Nucleinsäure eingebaut werden und würde auch zu keinen weiteren Folgen führen, wenn nicht die Bromseitengruppe der Base die Ausbildung der Enolform des Bromuracils begünstigen würde. Diese Enolform ist in der Lage, eine dritte Wasserstoff-Brücke zu schlagen, und zwar statt zum Adenin zum Guanin. Auch bei dieser Substanz kommt es erst dann zu einer bleibenden Mutation, wenn das Bromuracil zur Paarung einer falschen Base geführt hat, d. h. also nur in replizierenden DNA-Molekülen. Sie werden in der Krebstherapie eingesetzt, um die DNA schnellwachsender Zellen zu schädigen.

Acridin-Farbstoffe führen zur Addition oder zur Deletion einer Base (Abb. 2.24). Diese Moleküle drängen sich zwischen zwei benachbarte Basen in der DNA und verlängern auf diese Weise das Molekül. Ihre Größe entspricht genau der einer DNA-Base. Kommt es an einer derartig verlängerten DNA zur Replikation, so wird das Acridin-Molekül als zusätzliche Base gelesen und führt zur bleibenden Verlängerung des DNA-Strangs. Wird der Acridin-Farbstoff aber in eine replizierende Kette eingebaut, kann

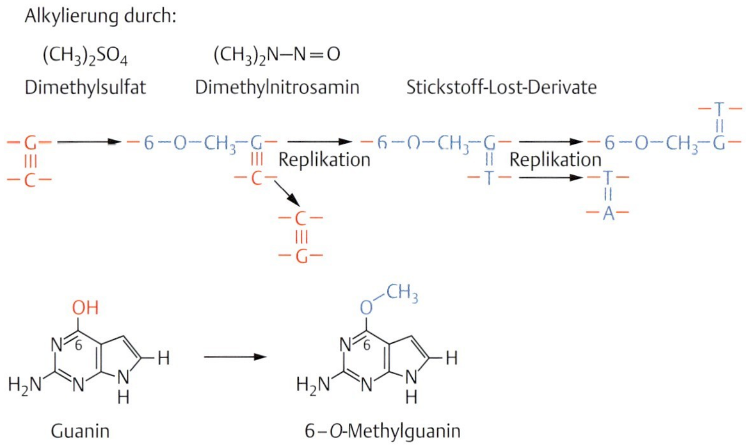

Abb. 2.22 **Mutagene Veränderungen von Nucleotiden der DNA: DNA-Alkylierung.** Alkylierung von Basen durch einige chemische Agenzien kann zu einer Veränderung der Basenpaarung führen. Zum Beispiel paart Guanin mit Cytosin, 6-O-Methylguanin mit Thymin.

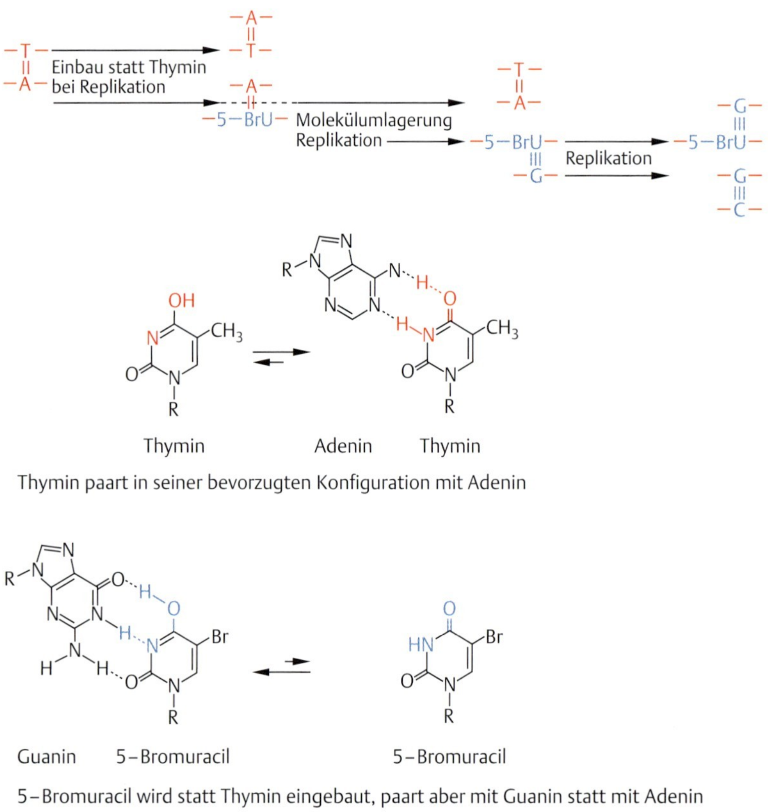

Abb. 2.23 **Mutagene Wirkung von Basenanalogen.** Basenanaloge werden statt einer üblichen Base in die DNA eingebaut. Durch Umlagerungen innerhalb des Moleküls kommt es dann zu einem veränderten Paarungsverhalten.

das zur Folge haben, dass im Elternmolekül eine Base bei der Replikation ausgelassen wird und es zu einer Deletion in der eigentlichen Information kommt.

Deletionen und Additionen sind Gefahren für die Zelle, denn es kommt zu sog. **Leseraster-Mutationen**, die meist für die Zelle fatal sind, da es zu keinem funktionstüchtigen Genprodukt mehr kommen kann.

Eine Substitution kann zu einer „**Nonsense**"-Mutation führen. Sie führt zu Kettenabbruch, zu einem unsinnigen Produkt, während Mutationen, die zwar zu einem veränderten, aber noch brauchbaren Produkt führen, als „**Missense**"-**Mutationen** bezeichnet werden (*Abb. 2.25*).

2.3.3 Auch Strahlen lösen Mutationen aus

Die zweite große Gruppe Mutations-auslösender Faktoren sind **energiereiche** und **ionisierende Strahlen**. Dazu gehören elektromagnetische (UV-, Röntgen-, γ-) und korpuskulare (α-, β-, Höhen-) Strahlen (*Rep. 2.4*).

Repetitorium 2.4

Strahlenschäden

Dosis für energiereiche = ionisierende Strahlen:

- alt 1 Röntgen (R): induziert in 1 cm³ Luft
  $2{,}08 \cdot 10^9$ Ionenpaare
  (NTP*: 760 mmHg, 0 °C)
- neu 1 C/kg Ionendosis
  Umrechnung: 1 R = $2{,}58 \cdot 10^{-4}$ C/kg
  C = Ladungseinheit, Coulomb, gilt nur für Luft!

Strahlenwirkung:

- alt 1 rad (radiation absorbed dose)
  = 100 erg/g = Energiedosis
  gilt für jede Art Materie
  1 erg = 10^{-7} J
- neu 1 Gray = 1 J/kg
  Umrechnung: 100 rad = 1 Gray (Gy)

Strahlenbelastung:

- alt rem (radiation equivalent men)
  gilt nur für den Menschen – Äquivalentdosis
  1 rem = $QF \cdot$ rad
  QF = Qualitätsfaktor, der die schädigende Wirkung der Strahlen angibt
- neu Sievert   1 Gy = 1 J/kg
  1 Sv = $QF \cdot$ Gy
  Umrechnung: 100 rem = 1 Sv

Qualität der Strahlen:

QF	Strahlenart
1	harte β, γ, Rö
1,7	weiche β, γ, Rö ($E < 35$ keV)
10	α
3–10	Neutronen (QF hängt von der Energie ab)

* NTP: Normaltemperaturdruck

Strahlung wurde in **Röntgen** (**R**) gemessen. Heute ist die Einheit Coulomb C/kg Ionendosis. 1 R ist dabei die Strahlenmenge, die in Luft einer Ionendosis von $2{,}58 \cdot 10^{-4}$ Coulomb/kg entspricht. Da hauptsächlich die **schädigende Wirkung** von Strahlen auf lebende Zellen interessiert, wurde diese früher aus rad (**radiation absorbed dose**) berechnet. (Heute benutzt man die **Einheit Gray** [**Gy**], die 100 rad entspricht und deren Dimension in Joule J/kg angegeben wird.) Um der verschiedenen Qualität der einzelnen Strahlen in Bezug auf ihre **schädigende Härte** gerecht zu werden, gibt es für jede Strahlungsart einen „Qualitätsfaktor" (QF), mit dem die Energiedosis rad multipliziert die eigentliche Strahlenbelastung angibt. Die **Strahlenbelastung** für den Menschen wurde durch rem (**radiation equivalent men**) charakterisiert. Neuerdings wird die **Einheit Sievert** (**Sv**) benutzt, wobei 100 rem 1 Sv entsprechen.

Wie schädigen Strahlen die Zelle? Ihre Wirkungsweise ist unterschiedlich. Einmal können sie sich direkt auf die DNA auswirken (UV-Strahlung wird von Nucleinsäuren absorbiert!). Es kommt dabei z. B. zur **Dimerisierung von Basen**, zur Bildung von **Pyrimidinhydraten** etc. (*Abb. 2.26*). Aber auch **Strangbrüche** werden hervorgerufen. Zum anderen haben gebildete Sauerstoff-**Radikale** ihrerseits wiederum indirekt schädigende Wirkung auf das genetische Material. Eine Strahlendosis, die zu einer **Verdoppelung der Spontanmutationsrate** in der Zelle führt, heißt **Verdoppelungsdosis**. Experimente an Zellkulturen (**C**hinesi-**H**amster-**O**varzellen, CHO) haben gezeigt, dass in einem derartigen System Röntgenbestrahlung von 1 Gy diese Wirkung hervorbringt.

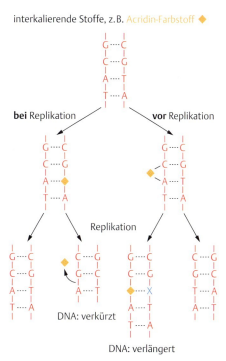

Abb. 2.24 Mutagene Wirkung von interkalierenden Substanzen. Entscheidend für die mutagene Wirkung der interkalierenden Substanzen auf die DNA ist, ob sie vor oder erst während der Replikation der DNA anwesend sind. Vor der Replikation schiebt sich ein derartiges Molekül zwischen zwei Basen, wird bei der Replikation als Nucleotid gewertet und daher repliziert. Das Ergebnis ist eine DNA-Verlängerung. Bei Anwesenheit während der DNA-Replikation wird die interkalierende Substanz anstelle eines Nucleotids in die DNA eingebaut. In der nächsten Replikationsrunde wird die Fehlerstelle wieder ausgelassen und es entsteht eine verkürzte DNA.

DER HUT IST ROT	Wildtyp
DER HUT ISS ROT	„stille" Mutation – sinngemäß –
DER HUT IST TOT	Missense Mutation – Sinn fehlt – (Protein z. B. mit einer veränderten Aminosäure)
DER HUI STR OT	Deletion – Leserasterverschiebung – (kein funktionierendes Protein)
DER IHU TIS TRO T	Addition – Leserasterverschiebung – (kein funktionierendes Protein)
DER HUX … …	Nonsense Mutation – Kettenabbruch durch Nonsense Triplett – (kein funktionierendes Protein)

Abb. 2.25 Verschiedene Punktmutationen in der DNA und ihre Folgen.

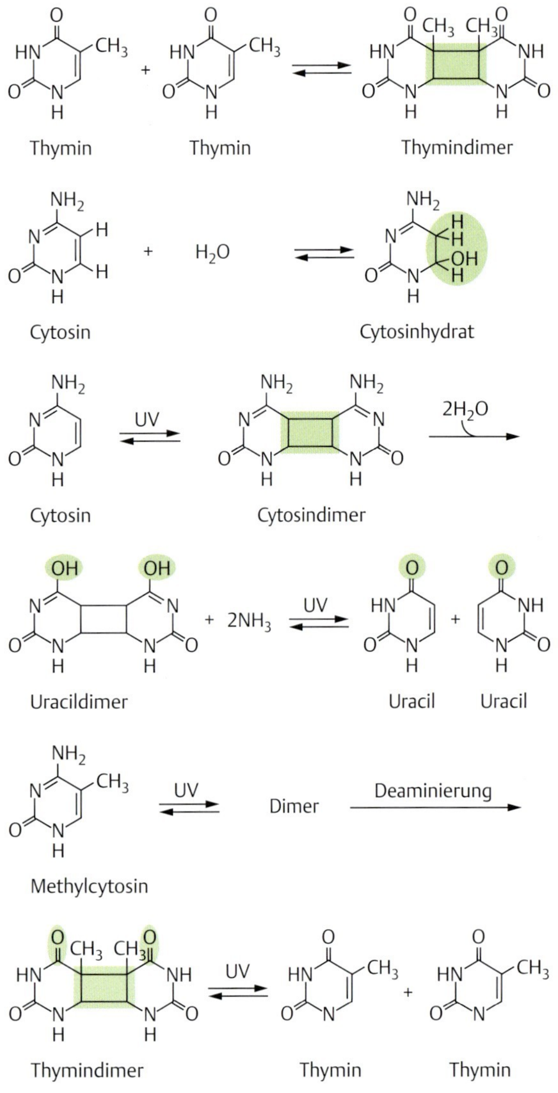

Abb. 2.26 **UV-Schäden in der DNA.**

2.3.4 Der Mensch kann nur eine gewisse Strahlendosis tolerieren

Wie viel Strahlen sind für den menschlichen Organismus tolerierbar? Bei dieser Frage ist zu berücksichtigen, dass auch kleine Strahlendosen im Laufe des Lebens addiert werden. Außerdem ist von Bedeutung, welche Zellen der Strahlung ausgesetzt werden: somatische, d. h. Körperzellen, oder Gonaden, d. h. Keimzellen. Trifft eine Mutation eine **Somazelle**, wird sie sich besonders in schnell wachsenden Geweben auswirken (Haut, Haarfollikel, Knochenmark). Hier kann sie zur Entartung der Zelle führen und damit zum Ausgangspunkt für einen **Tumor** werden. Solche Tumoren, z. B. solide Tumoren der Haut oder Leukämie bei Befall des Knochenmarks, betreffen nur das Individuum selbst. Besondere Bedeutung haben die Schäden, die die **Keimzellen** mutieren. Werden diese Zellen an die Nachkommen weitergegeben, führt das zu **fehlgebildeten Individuen** (s. Kap. 5).

An den schrecklichen Folgen der atomaren Verseuchung von Hiroshima, Nagasaki und Tschernobyl konnten die Folgen übermäßiger Strahlenbelastung auf das Individuum und auf die Nachfolgegenerationen studiert werden. Es ist schwer abzuschätzen, welche Röntgendosis (und das ist bei der medizinischen und therapeutischen Bedeutung der Röntgenstrahlen von eminenter Bedeutung) das Individuum tolerieren kann.

Mehrere Faktoren müssen einkalkuliert werden:
- Wie groß ist und wird in Zukunft die generelle Strahlenbelastung sein?
- Wie gut funktioniert das Reparatursystem des betreffenden Individuums?
- Welche Steigerung der Mutationsrate ist man gewillt, bei den Nachkommen zu tolerieren?

Aus einer Studie über die durchschnittliche Strahlenbelastung der Gonaden eines Individuums pro Jahr geht hervor, dass es allein durch die natürliche Strahlung einer jährlichen, unvermeidbaren Strahlenbelastung von 3 mSv ausgesetzt ist. Veranschlagt man, wie es als Richtwert gilt, eine **Toleranzdosis** von 50 mSv pro 30 Jahre, dann ist, eine mittlere Strahlenbelastung vorausgesetzt, diese Grenze bereits nach etwa 15 Jahren erreicht (Rep. 2.**5**)! Berücksichtigt man ferner die außerordentlichen Strahlendosen, die durch eine einzige erforderlich werdende medizinische Untersuchung hinzukommen können (1 Urographie = Nierendarstellung = 1,6 mSv), so muss mit allen Mitteln dafür gesorgt werden, dass eine unnötige Belastung der Strahlendosis, wie z. B. durch Atombombentests, unterbleibt!

Repetitorium 2.5

Strahlenbelastung in Sievert/Jahr (Zielorgan: Gonaden)

1. Natürliche Belastung durch
   - kosmische Strahlung 0,75 mSv/a (abhängig von der Höhe über dem Meeresspiegel)
   - terrestrische Strahlung (Bundesrepublik Deutschland, Österreich, Schweiz) 1,0 mSv/a (abhängig von der geographischen Lage)
   - interne Strahlung (Isotope) 0,2 mSv/a
2. zusätzliche Belastung durch
   - Atombombentests 0,08 mSv/a
   - Zivilisation (Leuchtziffern etc.) <0,02 mSv/a
   - medizinische Diagnostik (Durchschnittswerte) <0,3 mSv/a
   ≈ 2,35 mSv/a
3. Tschernobyl-Folgen (1986–87) 0,65 mSv/a

Toleranzdosis: 50 mSv/30 Jahre
→ In etwa 20 Jahren ist die Toleranzdosis bereits aufgebraucht!
Eine Urographie belastet die Gonaden mit 1,6 mSv!

2.3.5 Die Mutagenität von Noxen wird durch Mutagenitätstests ermittelt

Die **mutagene Wirkung** von Chemikalien und Medikamenten wird mit Hilfe verschiedener Testverfahren ermittelt:
- Tierversuche (langwierig, aufwendig und teuer)
- mikrobiologische Systeme (Bakterien, Pilze, Viren)
- Zellkulturzellen (Lymphocyten, Fibroblasten)

Dabei wird der durch Mutation veränderte Phänotyp registriert oder die direkte **Auswirkung auf das Genom** (Chromosomenveränderungen) beobachtet. Einige der gängigen Methoden sollen wegen ihrer Bedeutung kurz beschrieben werden. Allgemein gilt, dass, wie bereits bei den polycyclischen Kohlenwasserstoffen dargelegt, viele Noxen erst durch Aktivierung im Glatten Endoplasmatischen Reticulum (SER) der eukaryontischen Zelle zum Kanzerogen werden. Um dieser Tatsache Rechnung zu tragen, müssen rein bakteriellen Testsystemen sog. Mikrosomenfraktionen, z. B. gewonnen aus Lebergewebe, zugesetzt werden.

Der **spezifische Locus-Test** ist eine traditionelle Nachweismethode, die mit **speziellen Mäusestämmen** durchgeführt wird. Diese Mäuse zeichnen sich durch das Vorhandensein von 7 im Phänotyp leicht identifizierbaren, rezessiven Mutationen aus (Augenfarbe – Fellfarbe – Ohrenform etc.), die homozygot vorliegen. Derartige Mäuse werden mit für die Merkmale homozygoten Wildtypmäusen gekreuzt, die zuvor mit dem zu testenden Mutagen behandelt worden sind. Hat die Behandlung in einer Wildtypmaus zu einer Mutation in einem der 7 Genloci geführt, werden in der F_1-Generation neben den zahlreichen uniformen heterozygoten Wildtypmäusen auch Mäuse auftreten, die das mutierte Allel homozygot tragen und es somit im Phänotyp ausprägen (Abb. 2.27).

Der **Ames-Test** ist ein Schnelltest, für den spezielle **nichtpathogene Salmonella-Stämme** herangezogen werden. Diese Stämme tragen eine Mutation, die ihnen die Synthese von einer spezifischen Aminosäure unmöglich macht. D. h., diese Bakterien können auf histidinlosen Agarböden nicht wachsen. Werden diese Zellen mit einem chemischen Mutagen behandelt, kann es zu Rückmutationen im Histidinsynthese-Gen kommen; die Bakterien werden wieder autotroph und wachsen ohne Histidinzugabe. Je mehr Rückmutationen stattfinden, umso mutagener ist die getestete Noxe (Abb. 2.28).

Im **Wirts-vermittelten Test** (host-mediated assay) werden die **Bakterien** in die **Leibeshöhle von Mäusen**, die dem Mutagen ausgesetzt wurden, injiziert. Nach einiger Zeit werden die Bakterien wieder gewonnen und auf Rückmutationen (wie oben beschrieben) untersucht. In der Maus werden latente Mutagene aktiviert.

Einfacher ist es, den Bakterienkulturen eine **Mikrosomenfraktion** aus Rattenleber zum Agarboden zuzusetzen. Die Mikrosomen aktivieren latente Noxen.

Chromosomenanalysen können in verschiedener Weise für Mutagenitätstests herangezogen werden: Im einfachsten Fall geschieht dies im **Mikronucleus-Test**, der häufig an Knochenmarkszellen von Nagern durchgeführt wird. Das Auftreten von „Minikernen" neben dem Hauptkern ist ein Zeichen für die Instabilität des genetischen Materials, die zu Translokationen und Chromosomenfragmenten führen kann. Genetisches Material wird dann in kleineren Extrakernen (Mikronuclei) abgeschnürt, die mit geeigneten Färbungen im Cytoplasma nachgewiesen werden können.

Ein weiteres Kriterium für die Einwirkung von Mutagenen auf die Chromosomen ist eine induzierte Steigerung des **Schwesterchromatid-Austauschs (SCE)**. **Rekombinationsereignisse** zwischen Schwesterchromatiden eines Chromosoms, hervorgerufen z. B. durch gehäufte Bruchereignisse, können durch geeignete Färbemethoden sichtbar gemacht werden. Für diese Methoden bieten sich **Lympho-**

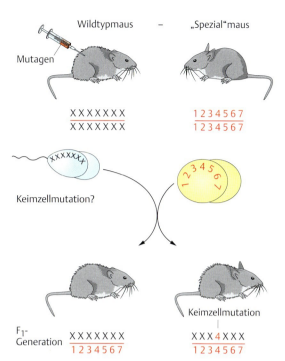

Abb. 2.27 **Der spezifische Locus-Test.** Eine mit einem Mutagen behandelte homozygote Wildtypmaus wird mit einer für 7 rezessive Allele homozygoten Spezialmaus gekreuzt. Im dargestellten Fall hat das Mutagen zu einer Mutation im Allel 4 der Wildtypmaus geführt. Unter den heterozygoten F_1-Nachkommen mit Wildtyp-Phänotyp findet sich eine, die homozygot für das Allel 4 ist und dieses in Form von großen Ohren im Phänotyp ausprägt.

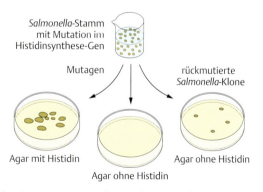

Abb. 2.28 **Ames-Test.** Ein für Histidin auxotropher Salmonella-Stamm kann auf Histidinmangelmedien nicht wachsen. Nach Behandlung mit einem Mutagen kann es zu einer Rückmutation im Histidin-Gen kommen. Die Bakterien wachsen ohne Zugabe von Histidin.

cytenkulturen an, die schnell und einfach zu handhaben sind. Schwesterchromatid-Austausch kann sowohl in vitro in Zellkulturen erzeugt als auch in Zellen behandelter Individuen nachgewiesen werden.

Zur Sichtbarmachung von SCE wird Zellen nach Schädigung Bromdesoxyuridin, das statt Thymidin in neu synthetisierte DNA eingebaut wird, im Medium angeboten. Nach Durchlaufen zweier Replikationscyclen werden die Chromosomen differenziell mit ei-

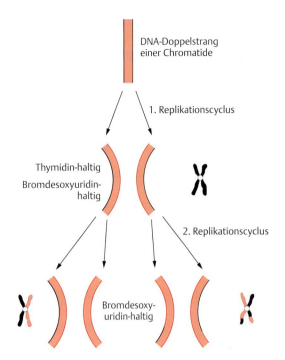

Abb. 2.29 **Methode zur Darstellung von Schwesterchromatid-Austausch (SCE).** Den Zellen wird im Verlauf der DNA-Replikation während zweier Runden Bromdesoxyuridin angeboten, das statt Thymidin in den neu synthetisierten DNA-Strang eingebaut wird. Nach der ersten Runde bestehen alle DNA-Doppelstränge aus einem Thymidin- und einem Bromdesoxyuridin-haltigen Einzelstrang. Derartige DNA färbt sich bei Spezialfärbung dunkel, d. h. alle Chromosomen der Metaphase, die aus 2 Chromatiden bestehen, erscheinen dunkel. Nach der zweiten Replikation existieren DNA-Doppelstränge, deren beide Einzelstränge substituiert sind, und solche, die in einem Strang noch Thymidin enthalten. Bilden zwei derartige DNA-Doppelstränge die Schwesterchromatiden eines Chromosoms, wird sich die eine dunkel, die andere hell färben. Fanden Rekombinationsergebnisse zwischen den Schwesterchromatiden statt, ergibt sich ein Harlekinmuster.

nem Fluoreszenzfarbstoff und Giemsa angefärbt. Komplett substituierte Chromatiden erscheinen hell, solche, die den Thymidin-haltigen Elternstrang enthalten, färben sich dunkel an (*Abb. 1.2d*).

Bei Austausch zwischen den beiden Chromatiden kommt es zu einem Muster, das als **Harlekin-Chromosom** bezeichnet wird. Nach Behandlung mit chemischen Mutagenen oder auch nach Strahleneinwirkungen erhöht sich die Anzahl der Austauschvorgänge über die Norm hinaus (*Abb. 2.29*).

Da alle Mutagenitätstests aus naheliegenden Gründen an Modellsystemen durchgeführt werden müssen, und daher keine direkte Übertragbarkeit auf den Menschen zulässig ist, wird sowohl von der Kommission der EG als auch der OECD eine **Kombination mehrerer Testsysteme** gefordert: Ames-Test, cytogenetischer Test an Zellkulturzellen und In-vivo-Test an Knochenmarkszellen behandelter Organismen erfüllen nunmehr die Forderungen des Arzneimittel- und des Chemikaliengesetzes, die die Überprüfung neuer Substanzen auf ihre Erbgut schädigende bzw. Krebs erzeugende Wirkung hin verlangen (*Rep. 2.6*).

Repetitorium 2.6

Mutagenitätstests

Art	Beispiel
Tierversuche	spezifischer Locus-Test
Bakterien	Ames-Test
Zellkultur	Mikronucleus-Test
	Schwesterchromatid-Austausch

2.3.6 DNA-Schäden können durch DNA-Reparatur eliminiert werden

DNA unterliegt ständig endogen bedingten Veränderungen: hydrolytischen Deaminierungen (z. B. Cytosin zu Uracil oder Methylcytosin zu Thymin), hydrolytischen Spaltungen (Verlust von Nucleobasen, Öffnung von glycosidischen Bindungen, die u. a. durch Replikation hervorgerufen werden). Diese Prozesse können aber auch exogen durch UVA-C des Sonnenlichts, Strahlung (radioaktiv), Röntgenstrahlen, gentoxische Substanzen (z. B. Rauchen) u. a. ausgelöst werden.

Entsprechend den unterschiedlichen Ursachen für Schäden entsteht ein ganzes Spektrum von **DNA-Veränderungen**, die mit einem Arsenal von **Reparatur-Mechanismen** beseitigt werden (*Rep. 2.7*).

Die *Fotolyase* spaltet Thymin-Dimere

Das durch UV gebildete **Thymin-Cyclobutan-Dimer** kann im einfachsten Fall durch eine *Fotolyase* gespalten werden. Die Energie wird aus dem Licht bezogen (**Fotoreaktivierung**). Aber dieser Reparaturmechanismus ist nur dort von Bedeutung, wo Licht zur Verfügung steht, also bei Einzellern bzw. an der Oberfläche von Organismen. *Fotolyasen* besitzen offenbar alle Organismen.

Eine Selbstmord-*Alkyltransferase* repariert Alkylschäden

6-O-Methylguanin wird z. B. über eine **Methyltransferase** in Guanin überführt. Dabei wird die *Transferase* als Methylakzeptor inaktiviert, d. h. das Protein begeht Selbstmord. Die *Transferase* ist somit kein Enzym (nicht katalytisch).

Die Basen-Excisions-Reparatur (BER) schneidet nur die betroffene Nucleobase heraus

Bei Veränderungen an nur einer Base wird diese durch eine **DNA-Glycosylase** abgetrennt, die basenlose Stelle (AP = Apurin/Apyrimidin-Stelle) durch die **AP-Endonuclease** herausgeschnitten und anschließend die Intaktheit der DNA, wie bei der Nucleotid-Excisions-Reparatur, wiederhergestellt.

Die Nucleotid-Excisions-Reparatur (NER) ist der Haupt-Reparaturmechanismus der DNA-Einzelstrang-Reparatur

Bei größeren Veränderungen an Basen, z. B. nach Bildung von Thymin-Dimeren bzw. im Falle von Schäden, die für die Zelle exotisch sind, tritt die **Nucleotid-Excisions-Reparatur** in Aktion.

Ein interessanter **Schadens-Ortungs-Mechanismus** lokalisiert den DNA-Schaden. Die 5. Phosphodiester-Bindung in 3'-Richtung und die 24. Phosphodiester-Bindung (bzw. 8. Phosphodiester-Bindung bei Prokaryonten) in 5'-Richtung der DNA werden geschnitten. Es werden 27–29 Nucleotide (bei Prokaryonten 12–13) herausgeschnitten. Das schneidende Enzym heißt *Excinuclease*. Das fehlende Stück Einzelstrang-DNA wird durch eine *DNA-Polymerase* (δ oder ε) aufgefüllt und durch *DNA-Ligase* mit den angrenzenden Strängen versiegelt. Obwohl die Nucleotid-Excisions-Reparatur sehr einfach erscheint, ist ihr Mechanismus komplex, und es werden viele Proteine gebraucht.

Bei **Prokaryonten** besteht die *Excinuclease* aus 3 Proteinen: **UvrA**, **UvrB**, **UvrC**. UvrA ist sowohl Schadens-Erkennungsprotein als auch *ATPase* und Komplexorganisator, der die beiden anderen Partner organisiert. Zusammen mit UvrB bindet UvrA an die geschädigte Region, entwindet die DNA-Stränge (die Energie kommt aus ATP-Spaltung) und verkrümmt die DNA. An den Komplex aus UvrA, UvrB und aufgezwirbelter DNA bindet UvrC und verdrängt UvrA. UvrC ist die eigentliche *Nuclease*, die den Einschnitt an der 5'-Seite bewirkt. UvrB schneidet an der 3'-Seite. Ein weiteres Protein **UvrD** schließlich ist eine *Helicase*, die den ausgeschnittenen DNA-Einzelstrang und UvrC entfernt. *DNA-Polymerase I* löst UvrB von der DNA ab und polymerisiert die Lücke zu. Die *DNA-Ligase* beschließt den Reparaturvorgang.

Beim **Menschen** sind für diese Prozesse statt 4 Proteine (UvrA–D) **25–30 Proteine** notwendig. Durch die Klonierung der Genprodukte, die bei **Xeroderma pigmentosum** (**XP**), einer Erbkrankheit mit hoher UV-Sensitivität, defekt sind, hat man viel über die Wirkungsweise des eukaryonten Reparaturkomplexes gelernt. XP hat 7 Komplementationsgruppen (**XPA–XPG**) und zusätzlich eine XP-Variante, die sich deutlich absetzt. Wahrscheinlich gibt es zwei verschiedene Möglichkeiten zur Auffindung eines Schadens: Das XPCgp (XPC-Genprodukt) sucht die DNA nach Schäden ab, wobei XPAgp, den Schaden verifiziert. Jetzt kann der **Transkriptionsfaktor IIH** (**TFIIH**) binden, der üblicherweise bei der Transkription für die Entwindung der DNA-Stränge sorgt. Zwei seiner fünf Untereinheiten, die Genprodukte XPB und XPD, sind **Helicasen** und entwinden ca. 30 bp des DNA-Doppelstrangs. Das **Replikationsprotein RP-A** stabilisiert durch seine Bindung an den intakten Einzelstrang die Übergangsstruktur. Die Xeroderma-**Nucleasen** XPGgp und XPFgp/ERCC 1 binden am 3'- bzw. 5'-Ende des geschädigten Strangs und schneiden ein ca. 29 bp langes Oligonucleotid aus. Der Multienzymkomplex, gemeinsam mit dem ausgeschnittenen Oligonucleotid, wird durch das **Proliferations-Zell-Nucleäre-Antigen** (PCNA) von der DNA verdrängt. Wie bei Prokaryonten wird die Einzelstrang-DNA aufgefüllt (*Polymerase δ* oder *ε*) und durch die *DNA-Ligase* mit dem Originalstrang verknüpft (Abb. 2.30a).

Bemerkenswert ist, dass **Transkription und Reparatur** durch Beteiligung der Untereinheiten des TFIIH **Hand in Hand** arbeiten können. Dadurch wird es möglich, dass transkribierte und damit für den Organismus wichtige Regionen der DNA 10-mal schneller repariert werden können als ruhende. Bei laufender Transkription wird nicht, wie oben geschildert, die DNA nach Schäden abgesucht, sondern der Schaden macht sich bemerkbar, indem er die *RNA-Polymerase* an der Transkription hindert. Dann muss die Stelle von der *Polymerase* be-

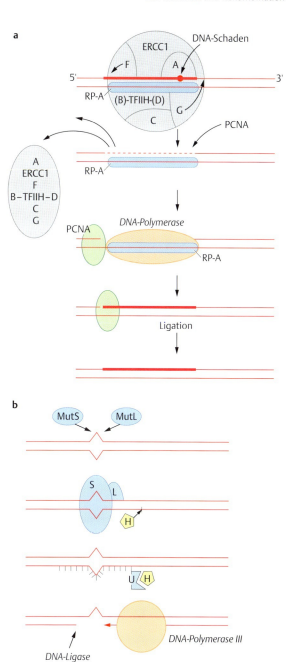

Abb. 2.**30 DNA-Reparatur. a Nucleotid-Excisionsreparatur** beim Menschen. Schäden, wie z. B. Thymindimere, oxidative Addukte, Quervernetzungen etc. werden mit Hilfe von ca. 25 Proteinen ausgeschnitten. Beteiligt sind u. a. die Proteine XPB und XPD des TFIIH mit *Helicase*-Funktion, XPA und XPC zur Sondierung des Schadens, RP-A zur Stabilisierung der aufgewundenen DNA, XPG und XPF/ERCC 1 mit *Endo/Exonuclease*-Aktivität. Nach den Einschnitten verdrängt das PCNA (Proliferations-Zell-Nucleäre-Antigen) das Oligonucleotid und die Proteine bis auf RP-A. Anschließend bindet *DNA-Polymerase δ* (oder ε) und ersetzt das fehlende Oligonucleotid. Durch Ligation wird der Strang geschlossen.
b Fehlpaarungsreparatur bei *E. coli*. MutS erkennt die Fehlpaarung, bindet und angelt sich MutL. Dieser Komplex aktiviert die GATC-*Endonuclease* MutH, die den hemimethylierten Strang schneidet. MutU ist eine *DNA-Helicase II* mit *Exonuclease*-Aktivität, die ein Stück des DNA-Stranges abbaut. Auffüllung und Ligation erfolgen durch *DNA-Polymerase-III*-Holoenzym und *DNA-Ligase*.

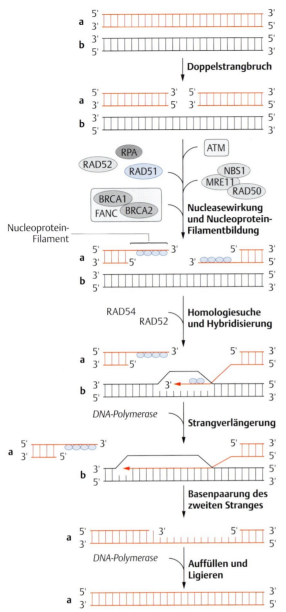

Abb. 2.**31 Reparatur durch homologe Rekombination.** In einem während der S-Phase replizierten Schwesterchromatid entsteht ein Bruch des DNA-Doppelstrangs. Dieses Ereignis alarmiert die *Proteinkinase ATM*, die *Exonukleasen* aktiviert. Diese Enzyme bauen an den Bruchenden Nucleotide derart ab, dass am 3'-Ende überhängende Einzelstränge entstehen. Mit Unterstützung zahlreicher Proteine bindet das aus der Hefegenetik bekannte Protein Rad51 an den DNA-Einzelstrang und bildet ein Nucleoprotein-Filament. Geführt durch weitere Proteine zwängt sich ein derartiges Filament im benachbarten Schwesterchromatid in den Doppelstrang und paart mit dem zu ihm komplementären Einzelstrang. Die *DNA-Polymerase* benutzt diesen Strang als Matritze, um das 3'-Ende des defekten Strangs solange zu verlängern, bis er mit dem anderen 3'-Ende des gebrochenen DNA-Strangs paaren kann. Alle verbleibenden Lücken werden mithilfe der *Polymerase* aufgefüllt und der *Ligase* verschlossen.

freit werden, damit Reparatur möglich wird. Das geschieht durch die beiden Proteine CSA und CSB (Proteine, deren Mutation zu der Reparatose **Cockayne-Syndrom** führt). **CSA und CSB** binden an die *Polymerase* und machen den Weg frei für die oben beschriebenen Reparaturschritte.

Die Fehlpaarungs-Reparatur (Mismatch-Reparatur) beseitigt DNA-Replikationsfehler

Während der DNA-Replikation gesetzte Fehler verursachen **Fehlpaarungen** zwischen den DNA-Strängen, die durch ein besonderes System mit Hilfe von Mutatorgenen (Mut) korrigiert werden. Wieder wurde der Prozess zunächst an Prokaryonten aufgeklärt: An die Fehlpaarung bindet das Protein **MutS**, das **MutL** anzieht. Der Komplex aktiviert die **Endonuclease MutH**, die den DNA-Strang schneidet. Gemeinsam mit der **DNA-Helicase II**, *MutU*, wird ein Oligonucleotid rund um den Schaden exonucleolytisch abgebaut.

Wie erkennt das Reparatur-System, welcher Strang bei der Fehlpaarung der „richtige" ist, der erhalten bleiben soll, und welcher der „defekte", der repariert werden muss? Die **prokaryontische DNA ist methyliert**. Methylierungssequenz ist GATC. Nach der Replikation (bei der Fehler vorkommen) ist der neue DNA-Strang zunächst nicht methyliert (Hemimethylierung). **Repariert wird daher der nicht methylierte Strang**. Der entstandene Einzelstrang wird durch *DNA-Polymerase III* aufgefüllt und durch *DNA-Ligase* geschlossen. Die gleiche Fehlpaarungs-Reparatur bessert auch Fehler aus, die im Zuge der Rekombination unterlaufen.

> Interessanterweise gibt es in **menschlichen Zellen** zu den Mutatorgenen MutS, MutL und MutH die **Homologe** hMSH1, hMLH1 und hMHH1. Mutationen in diesen Genen führen zu **Krebs-Disposition**. Insbesondere ist die verbreitetste Krebs-Disposition (bis 5000:1 Mill.), die Erbkrankheit **„Hereditäres Nichtpolypöses Colorectales Carcinom"** (HNPCC), mit Defekten in der Fehlpaarungs-Reparatur assoziiert. Die Disposition für HNPCC wird autosomal dominant vererbt. Die sich bildenden Tumoren sind jedoch homozygot defekt in der Fehlpaarungs-Reparatur, d. h., dass erst eine weitere Mutation im 2. Allel dieser Gene zur Tumorentstehung führt.

Trotz der Homologien und Parallelitäten zwischen bakterieller und menschlicher Fehlpaarungs-Reparatur gibt es gravierende Unterschiede. Beim Menschen sind wesentlich mehr Proteine beteiligt als bei Bakterien. Der Mensch kann auch größere Einzelstrang-Ösen „ausbessern". Als Orientierung, welcher Strang repariert werden soll, dienen bei den Eukaryonten die freien Enden wachsender DNA-Stränge, da beim Menschen keine GATC-Methylierung existiert.

DNA-Doppelstrangbruch-Reparatur durch homologe Rekombination

DNA-Doppelstrangbrüche (**DSB**) in einem Schwesterchromatid eines Chromosoms können durch Röntgenstrahlen, Radikale und Chemikalien induziert werden und bergen die große Gefahr des Informationsverlustes und der Chromosomentranslokation in sich. Deshalb führen sie sofort zum generellen Replikationsstopp z. B. durch p53, das einen Arrest in G_1 bewirkt. Die Reparatur eines DSB verläuft mithilfe der **homologen Rekombination**, wie sie in *Abb. 2.31* in ihren Grundzügen dargestellt ist.

Um die Bruchstellen im Chromatid der Reparatur zugänglich zu machen, aktiviert die **Proteinkinase ATM** (in Ataxia teleangiectatica mutiert! S. unten) *Exonucleasen*, die Nucleotide an den DSB-Stellen derart eliminieren, dass an den 3'-Enden der DNA-Doppelstrangfragmente kurze überhängende Einzelstränge entstehen. Diese Einzelstränge werden unter der Regie von RP-A durch Proteine geschient (**Nucleoproteinfilament**). Zu diesen Proteinen gehören u. a. die Proteine **BRCA1** und **BRCA2**, die als Tumorsuppressoren (S. 317) bekannt sind. Individuen mit **erblichen Defekten in den BRCA-Genen** haben ein stark erhöhtes Brustkrebsrisiko, da die homologe Rekombination beeinträchtigt ist. Eins dieser Nucleoprotein-Filamente sucht im intakten, durch Kohesine günstig positionierten, Schwesterchromatid nach dem zu seiner Nucleinsäure homologen DNA-Stück, schiebt sich mit Hilfe weiterer Proteine so zwischen den Doppelstrang, dass der DNA-Einzelstrang des Filaments mit seinem komplementären Gegenstück im unbeschädigten Doppelstrang eine Paarung eingehen und einen Heteroduplex (**Holliday-Struktur**) bilden kann. Der invasive Einzelstrang wird anhand der homologen Matrize des Schwesterchromatids verlängert und schließlich mit dem zu ihm ebenfalls komplementären, einzelsträngigen freien Bruchende verbunden. Entstandene Lücken in den DNA-Strängen werden durch *Polymerase* aufgefüllt und durch *Ligase* werden fehlerfreie, intakte Schwesterchromatiden hergestellt.

Treten **DSB in G_1-Zellen** auf, dann existieren noch keine Schwesterchromatiden. Hier werden die Brüche vermutlich durch **End-zu-End-Reparatur** direkt aneinandergefügt, ein Vorgang, der zu vielen Fehlern Anlass geben kann.

Repetitorium 2.7

Arten der DNA-Reparatur

- Fotoreaktivierung:
  – Spaltung von Thymin-Dimeren mittels *Fotolyase* und Licht
- Reparatur von Alkylschäden:
  – Selbstmord-*Alkyltransferase* überführt z. B. 6-O-Methylguanin in Guanin
- Basen-Excisions-Reparatur (BER):
  – *DNA-Glycolyase* hinterlässt basenfreie Stelle, *AP-Endonuclease* beseitigt diese mittels NER
- Nucleotid-Excisions-Reparatur (NER):
  – Herausschneiden der defekten Stelle (12 b bei Prokaryonten, 27–29 b bei Eukaryonten)
    - Prokaryonten: Proteine UvrA–UvrD, *DNA-Polymerase I*, *Ligase*
    - Eukaryonten: Genprodukte XpA bis XpF, ERCC 1 (excision-repair-cross-complementing), RP-A (Replikationsprotein), Transkriptionsfaktor IIH, Proliferations-Zell-Nucleäres-Antigen (PCNA), *DNA-Polymerase δ* oder *ε*, *DNA-Ligase*
- Fehlpaarungs-Reparaturen:
  – Ausschneiden von Basenfehlpaarungen am nicht methylierten Strang unter Beteiligung von Mutatorgenen (Mut)
- DNA-Doppelstrangbruch-Reparatur durch homologe Rekombination

Reparatosen sind Erbkrankheiten in Reparatursystemen

Die DNA-Reparatur ist defizient bei einer Reihe von autosomal-rezessiv vererbten Krankheiten (**Reparatosen**) (Rep. 2.**8**), die spontan oder durch Noxen induziert Chromosomeninstabilität zeigen (Chromosomenbruch-Syndrome). Davon betroffene Patienten entwickeln mit erhöhter Wahrscheinlichkeit Tumoren. Reparatosen sind gekennzeichnet durch die Trias: defiziente DNA-Reparatur, Chromosomeninstabilität und Tumorneigung.

Xeroderma pigmentosum (XP) ist charakterisiert durch **extreme UV-Sensitivität**. Bereits sehr wenig Sonnenlicht reicht aus, um die Haut stark zu schädigen. Die Patienten scheuen deshalb das Tageslicht und sind tagsüber an das Haus gebunden. Die geschädigten Hautregionen entwickeln sehr häufig Tumoren. Durch **somatische Zellgenetik** wurde ermittelt, dass sieben **Komplementationsgruppen** das Krankheitsbild der Xeroderma pigmentosum ergeben können. Entsprechend können sieben Genprodukte defekt sein. Das bedeutet, dass Xeroderma pigmentosum auf sieben unterschiedlichen Defekten beruhen kann. Dass alle sieben Defekte ähnliche oder gleiche Symptome ergeben, und dass die DNA nach Schädigung durch UV-Licht nicht geöffnet wird, weist auf eine gemeinsame Aufgabe der sieben Genprodukte bei der Einleitung der DNA-Reparatur durch DNA-Strangöffnung hin (s. Abb. 2.**30**).

Kann ein Krankheitssymptom durch Mutationen in unterschiedlichen Genen ausgelöst werden (Heterogenie, S. 158), dann werden Patienten mit gleichen Gendefekten sog. Komplementationsgruppen zugeordnet. Dazu werden Körperzellen zweier Patienten in Kultur miteinander fusioniert. Wird in den Hybridzellen der Phänotyp von Wildtypzellen gefunden, dann lagen die Defekte der Patienten auf verschiedenen Genen, die sich komplementieren konnten. Bleibt der pathologische Phänotyp erhalten, dann handelte es sich um Defekte im gleichen Gen: die Patienten gehören der gleichen Komplementationsgruppe an.

Ataxia-teleangiectatica-(AT)-Patienten sind besonders empfindlich gegen **Röntgenstrahlen** und gegen einige Alkylierungsmittel. Immundefizienz, progressive cerebellare Ataxia und Teleangiektasien (Gefäßerweiterungen bes. in den Augen) sind charakteristische Symptome. 1995 wurde ein Genprodukt identifiziert, das in AT-Patienten mutiert ist (ATM). Das Wildtyp-Protein ist eine *Kinase*, die das Vorhandensein von DNA-Strangbrüchen, z. B. durch Phosphorylierung von p53, signalisiert, wodurch Zellcyclus-Kontrollpunkte, DNA-Reparatur und Apoptose aktiviert werden.

Das **Bloom-Syndrom** zeigt **UV-Sensitivität** der Haut mit charakteristischem Erythem im Gesicht und Empfindlichkeit gegen einige andere Noxen. Die Patienten sind auffällig klein und entwickeln mit hoher Wahrscheinlichkeit Tumoren und akute Leukämien. Die DNA-Replikation in den Zellen dieser Patienten ist verlangsamt. Die Chromosomen zeigen eine stark erhöhte Zahl von **Schwesterchromatid-Austauschen** (S. 91), die nach spezifischer Färbung als „Harlekinmuster" imponieren (s. Abb. 5.**34**). Dieses Phänomen beruht auf einer **erhöhten Rekombinationsaktivität** in somatischen Zellen, die durch Mutationen im Bloom-Gen (BLM) ausgelöst wird. Das **BLM-Protein** gehört zu einer Familie von **Helicasen**, die an DNA-Replikation, -Rekombination und -Reparatur beteiligt sind und über die Stabilität des Genoms wachen.

Zellen von **Fanconi-Anämie** (FA) sind empfindlich gegen **bifunktionelle Alkylanzien** und **Sauerstoffradikale**. Mittlerweile sind 13 Komplementationsgruppen bekannt. Obwohl die Gene kloniert sind, ist die Funktion der meisten codierten Proteine und ihre biochemische Bedeutung noch unbekannt. Die Krankheit manifestiert sich durch therapieresistente Anämie und schließlich Panmyelophthise (Versagen der Knochenmarksfunktion), häufig bereits im Kindesalter. Eine Reihe von teils weniger spezifischen Symptomen begleiten oft die Krankheit: Entwicklungsstörungen, Zwergwuchs, geistige Retardierung, Mikrocephalie, Hypogenitalismus und gelegentlich Taubheit und Organmissbildungen. In etwa der Hälfte der Fälle treten charakteristische Fehlbildungen des fünften Strahls der Extremitäten (Radius-, Daumen-Aplasien) auf. Auch typische braune Pigmentflecken (Café au lait) charakterisieren das Krankheitsbild. Möglicherweise liegt der Fanconi-Defekt in einem System, das sowohl Reparaturgene als auch Gene des Sauerstoff-Metabolismus reguliert.

Neben den beschriebenen Reparatosen gibt es noch weitere Kandidaten für diesen Formenkreis. So gehen Syndrome mit vorzeitiger Alterung wie die **Progeria**, Hutchinson-Gilford und das **Werner-Syndrom** mit Chromosomeninstabilität und Tumorentwicklung einher.

Repetitorium 2.8

Reparatosen

Leitsymptome	Strahlensensibilität Chromosomeninstabilität erhöhtes Tumorrisiko
Ursache	defekte DNA-Reparatur
Erbgang	autosomal-rezessiv
Syndrome	u. a. Xeroderma pigmentosum Ataxia teleangiectatica Bloom-Syndrom Fanconi-Anämie Cockayne-Syndrom

Nicht nur Krankheiten sind Folge eines insuffizienten Reparatursystems. Es gibt immer mehr experimentelle Hinweise darauf, dass der normale **Alterungsvorgang** durch Schäden gefördert wird, die die Reparaturgene außer Gefecht setzen und die **Reparaturkapazität einschränken**. Ein sichtbares Zeichen ist z. B. der kontinuierliche Anstieg irreparabler Chromosomenbrüche in Körperzellen im Laufe des Alterns. Tatsächlich findet sich bei verschiedenen Spezies eine direkte Korrelation zwischen Lebensspanne und Reparaturkapazität.

2.3.7 Genetisches Material kann durch Rekombination durchmischt werden

Wir haben gesehen, dass die DNA in ihrem Informationsgehalt durch Mutationen verändert werden kann. Aber es gibt noch eine weitere Möglichkeit, die Vielfalt des genetischen Materials zu erhöhen, und zwar durch **Neukombination von Genen**.

Wie kommt es zu einer **Durchmischung des genetischen Materials**? Zum einen durch die zufällige Zuordnung der Chromosomen in den Keimzellen während der Meiose; zum anderen, und da ist die Variationsbreite noch viel größer, durch Austausch von DNA-Strangteilen zwischen zwei gleichartigen Stellen zweier homologer Chromosomen (S. 58, S. 139). Diesem Vorgang, der sich im Pachytän der Meiose während des **Crossing-over homologer Chromosomen in den Keimzellen** abspielt, liegt molekularbiologisch die Rekombination zugrunde. Die **Rekombination** war lange Zeit in ihrem Mechanismus umstritten. Heute weiß man, dass sie mit den Enzymen, die wir schon bei den Reparaturvorgängen der Zelle kennen gelernt haben, abläuft. Es kommt zur Ausbildung von Brüchen und zur Wiedervereinigung von Chromosomenstücken an diesen Bruchstellen.

2.3.8 Rekombination erfolgt durch Bruch und Wiedervereinigung

Betrachten wir zwei homologe DNA-Moleküle mit zwei Genen für spezifische Merkmale (*Abb. 2.32*). Das Chromosom a trage die Allele für die Merkmale glatte Haare, dunkle Augen und Chromosom b diejenigen für krause Haare, helle Augen. Das heißt, auf beiden Chromosomen betrachten wir verschiedene Ausprägungsformen (Allele) homologer Gene. Dabei muss gesagt werden, dass in Wirklichkeit diese Merkmale alle durch mehrere Gene (polygen) vererbt werden. Wir vernachlässigen dieses Faktum der Anschaulichkeit halber. Kommt es zur Rekombination zwischen a und b, so wird zunächst eine **Endonuclease** wirksam, die im Chromosomenstück a und b jeweils einen Einzelstrangbruch in der Region zwischen diesen beiden Genen setzt. Da beide Bruchstücke aus homologen Sequenzen bestehen, kann es zur **Basenpaarung** zwischen diesen **Einzelstrang-Bruchstücken** kommen. Es bildet sich eine Brücke, eine **Holliday-Struktur**, zwischen a und b aus.

Nun kann die *Endonuclease* im komplementären Doppelstrang a und b ebenfalls Einzelstrangbrüche einführen, ohne dass das ganze Chromosomenstück auseinander fällt. Das Allel für das Merkmal krause Haare des DNA-Moleküls b hängt jetzt an dem für dunkle Augen des DNA-Moleküls a. Das DNA-Bruchstück a mit dem Allel für das Merkmal für glatte Haare lagert sich an das Bruchstück b mit dem für das Merkmal helle Augen an. Die **DNA-Polymerase I**, die auch für Reparaturen zuständig ist, polymerisiert fehlende DNA-Stücke in Verlängerung der Einzelstrangbrüche an. Komplementäre Basen lagern sich mit

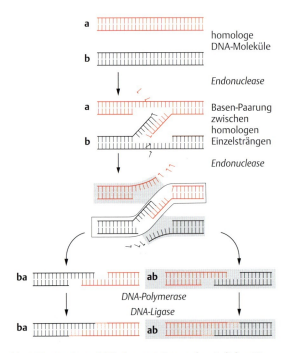

Abb. 2.32 **Bruch- und Wiedervereinigung als möglicher Mechanismus der Rekombination.** Die homologen DNA-Moleküle a und b werden durch Bruch und Wiedervereinigung an identischen Stellen des Moleküls derart miteinander verknüpft, dass zwei rekombinante Moleküle a b entstehen.

Hilfe von Wasserstoff-Brücken aneinander. Das Enzym **DNA-Ligase** hat nur noch die Aufgabe, die Bruchstücke miteinander zu verbinden. Das Produkt, das durch den Vorgang der Rekombination entstanden ist, ist ein DNA-Molekül ba, das die Information für die Merkmale krause Haare, dunkle Augen trägt, und ein DNA-Molekül ab, das die Informationen für glatte Haare und helle Augen vereinigt. Wenn auch der Gesamtvorgang der Rekombination in einigen Punkten noch nicht geklärt ist, so sind die Vorgänge des **Brechens** und der **Wiedervereinigung** als grundlegende Prozesse experimentell belegt.

Da die homologen Sequenzen in der Meiose normalerweise vom mütterlichen und väterlichen Chromosom stammen, können einige Nucleotide in den Allelen voneinander abweichen (multiple Allele, S. 139). Dann kommt es in dem Heteroduplex zu Falschpaarungen, die vom Reparatursystem erkannt und ausgeräumt werden. Dabei ist es dem Zufall überlassen, welches Nucleotid ausgetauscht wird, und es kann passieren, dass nach der Rekombination ein Allel in das andere rücküberführt worden ist. Man spricht von **Genkonversion**.

2.4 Transkription und Reverse Transkription

Experimente mit kernlosen Zellen, die ihre primäre Information, die DNA, verloren haben, oder solche mit Bakterienextrakten, denen die DNA entzogen worden ist, zeigten, dass trotz Fehlens von DNA die Proteinsynthese durchgeführt werden kann. Die Information befindet sich auf einem Zwischenträger, der Ribonucleinsäure (RNA).

2.4.1 RNA-Moleküle sind charakterisiert durch den Gehalt an Ribose, Uracil und ihre Einzelsträngigkeit

Ribonucleinsäuren sind aus Nucleotiden aufgebaut (*Abb. 2.33*). Allerdings enthalten sie, im Unterschied zur Desoxyribose der DNA, als Zucker eine **Ribose**. Außerdem tritt in den Ribonucleinsäuren **Uracil** an die Stelle von Thymin. Die RNA ist **einzelsträngig** im Gegensatz zur doppelsträngigen DNA. Allerdings gibt es ausnahmsweise auch in einzelnen Ribonucleinsäuren doppelsträngige Abschnitte. Hier faltet sich das Molekül zurück, und an Stellen komplementärer Basenabschnitte bilden sich Wasserstoff-Brücken aus. Es kommt zur partiellen Doppelstrangbildung und zur Ausbildung sogenannter **Haarnadelstrukturen**, die ganz ausgeprägt in der Transfer-RNA vorhanden sind. Die Umschreibung der Primärinformation (DNA) in ein Transkript (RNA) nennt man **Transkription**. Es besteht in der Zelle ein **Informationsfluss** (*Abb. 2.34*): Zum einen geht die Information der DNA wieder in DNA ein; dies geschieht im Verlaufe der Replikation. Zum anderen wird die Information der DNA durch die Transkription umgeschrieben in RNA, und diese RNA dient in der Translation zur Proteinsynthese. Proteine können einmal zur Bildung von Zellstrukturen herangezogen werden, zum anderen in Form von Enzymen Zellfunktionen ausüben.

2.4.2 Die *Reverse Transkriptase* schreibt RNA in DNA um

RNA-haltige Tumorviren (Retroviren) sind in der Lage, ihre genetische Information, die in Form von RNA vorliegt, nach der Infektion von Mammaliazellen in DNA umzuschreiben (S. 312). Sie bringen eigens zu diesem Zweck ein Protein mit in die Wirtszelle, die ***„Reverse Transkriptase"***. Die entstehenden DNA-Einzelstränge werden dann von wirtseigener *DNA-Polymerase* zum Doppelstrang kopiert. Ein derartiger DNA-Doppelstrang, der virale Information trägt, kann in das Wirtsgenom eingebaut werden.

Das RNA-Retrovirus bekommt so Zugang zum doppelsträngigen Wirtsgenom und wird als integrierter Bestandteil des Zellgenoms von der wirtseigenen *DNA-Polymerase* repliziert. Durch Transkription entsteht wieder Virus-RNA. Wir sehen hierbei einen der raffiniertesten Mechanismen der Viren, im „Schafspelz" wirtseigener DNA die virale, für die Zelle im Grunde unerwünschte, Information replizieren und transkribieren zu lassen.

Die Möglichkeit der reversen Transkription findet in der Gentechnologie häufig Verwendung bei der Umschreibung von mRNA in cDNA (S. 322).

2.4.3 Transkription ermöglicht Botenfunktion, Regulation und Vervielfältigung

Worin besteht der Nutzen, die DNA in RNA zu transkribieren?

Zunächst einmal wird die Information unabhängig von der DNA. Das ist besonders wichtig für Eukaryonten, denn dort befindet sich die DNA im Kern, die Proteinbiosynthese findet aber im Cytoplasma statt. Die DNA kann den Kern nicht verlassen. Sie braucht also Moleküle, die sie als **Boten** in das Cytoplasma aussenden kann. Des Weiteren bietet die Transkription eine gute Möglichkeit, **Regulationsmechanismen** einzubauen: Nicht die ganze Information muss dauernd im Zellstoffwechsel wirksam werden, sondern, entsprechend dem Bedarf, werden bestimmte Abschnitte der DNA transkribiert und andere nicht. Ein weiterer Vorteil besteht darin, dass die **Information mehrfach kopiert** werden kann. Die DNA bleibt unberührt im Kern liegen und kann so oft umgeschrieben werden, wie es der Bedarf der Zelle erfordert (*Rep. 2.9*).

> **Repetitorium 2.9**
>
> **Die Rolle der Transkription**
> - Information wird unabhängig von der DNA; sie kann den Kern verlassen
> - Regulation der Transkription:
>   nicht die ganze Information muss gleichzeitig im Zellstoffwechsel wirksam werden (z. B. Regulation durch unterschiedliche Affinität der *RNA-Polymerase* zu den Promotoren), Transkriptionsfaktoren
> - mehrfaches Kopieren der Information ist möglich; Vervielfältigung

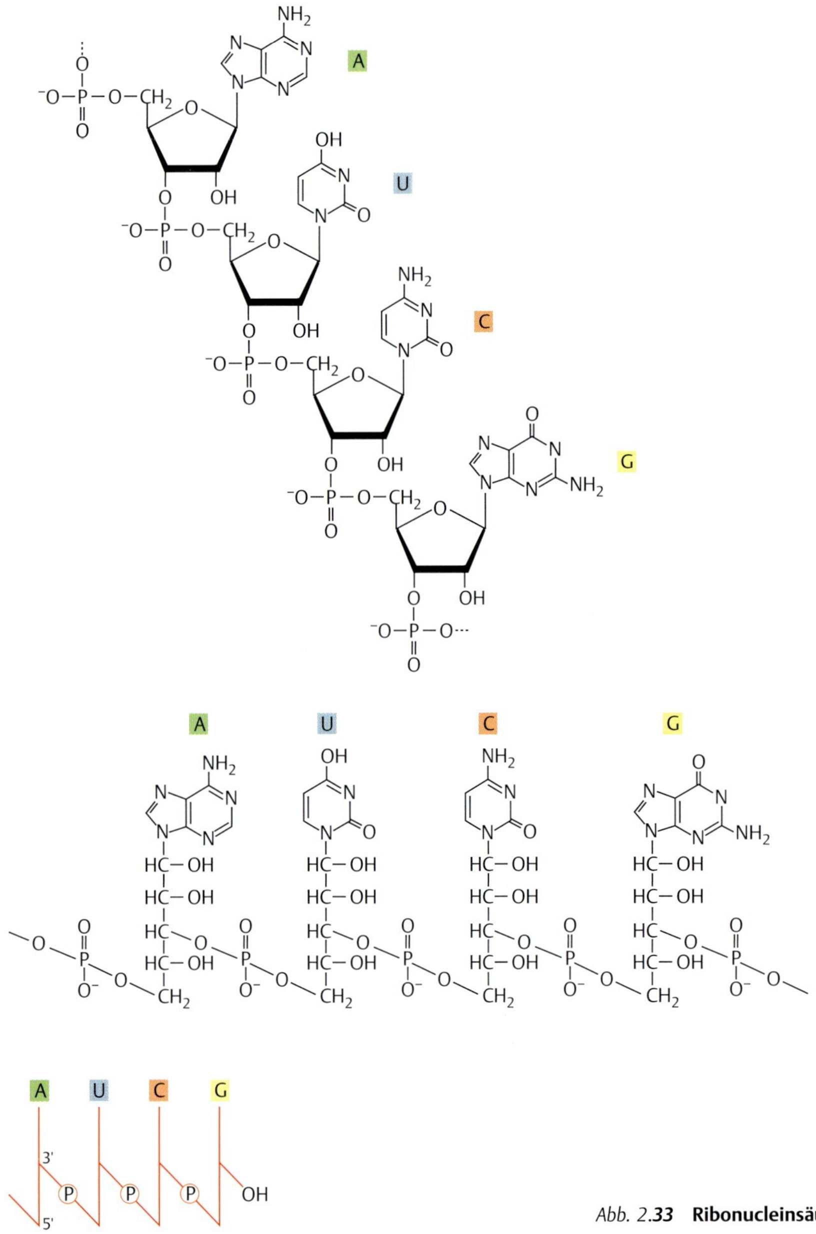

Abb. 2.33 Ribonucleinsäure (drei Schreibarten).

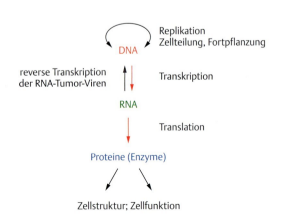

Abb. 2.34 Genetischer Informationsfluss.

2.4.4 Die DNA-abhängige *RNA-Polymerase* ist das Enzym der Transkription

Die Transkription wird von der **DNA-abhängigen *RNA-Polymerase*** vollzogen (*Abb. 2.35*). Dieses Enzym ist komplexer als die *DNA-Polymerase*. Es besteht bei den **Eukaryonten** aus 12 Untereinheiten. Darüber hinaus existieren 3 *Polymerasen*, die für die Transkription spezieller Gengruppen zuständig sind. Die *Polymerase II* transkribiert Protein-codierende Gene. *Polymerase I* ist zuständig für die 28S-, die 18S- und eine 5,8S-RNA, während die *Polymerase III* die 5S-RNA, die tRNA und andere kleine RNAs wie z. B. snRNA (S. 104) oder miRNA (S. 127) transkribiert. Bei **Prokaryonten** besteht die *RNA-Polymerase* aus 5 Untereinheiten, $\alpha_2\beta\beta'$ und σ. Das Enzym ohne *Sigma* wird **Core-Enzym**, das vollständige **Holo-Enzym** genannt.

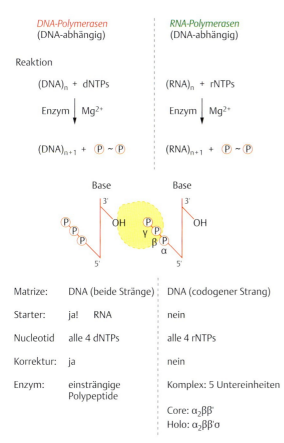

Abb. 2.35 **Eigenschaften der Nucleinsäure-Polymerasen.**

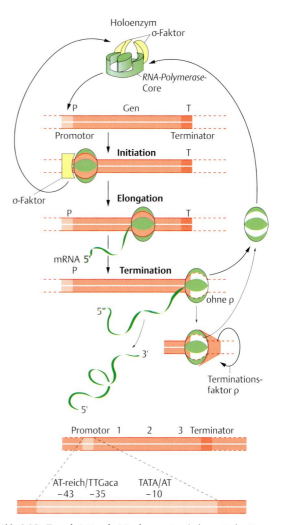

Abb. 2.36 **Transkription bei Prokaryonten** (schematische Darstellung). Für die korrekte Initiation der Transkription am Promotor (P) auf der DNA ist die DNA-abhängige *RNA-Polymerase* als Holoenzym notwendig. Das Holoenzym besteht aus dem *RNA-Polymerase*-Core und dem σ-Faktor. Nach erfolgtem Start der Transkription wird σ entlassen und kann einem weiteren Core-Enzym bei der Initiation helfen. Für die RNA-Kettenverlängerung ist das Core-Enzym zuständig. An Terminatoren, spezifischen Sequenzen der DNA, verlässt das Core-Enzym die DNA und steht für eine neue Runde zur Verfügung. Mitunter hilft bei der Termination der Terminationsfaktor ρ. Die Promotor-Region besteht aus spezifischen Nucleotidsequenzen. Bei etwa 10 Nucleotiden vor dem Start befindet sich die TATA-Box. Weiter stromaufwärts gibt es weitere spezifische DNA-Bereiche. Die Promotor-Regionen „−35" und „−10" sind Consensus-Sequenzen, d. h. sie sind in funktionell homologen Strukturelementen gleich oder sehr ähnlich. Bei der Sequenz TTGaca ist durch große Buchstaben eine sehr starke Übereinstimmung und durch kleine eine weniger starke angedeutet.

Initiation

Bei Prokaryonten ist der **Sigma-Faktor** bei der Auffindung der **Transkriptions-Startstelle** auf der DNA von Bedeutung und wird anschließend abgekoppelt. Solche **Initiationsstellen** sind der eigentlichen Protein-codierenden Sequenz vorgeschaltet und liegen in der sog. **Promotor-Region**, die mehrere, sich einander in vielen Promotoren ähnelnde, Nucleotidsequenzen (**Consensus-Sequenzen**, Abb. 2.36) enthält. An diese Sequenzen binden eine Vielzahl von Proteinen, sog. **Transkriptionsfaktoren**, von denen im menschlichen Genom ca. 2000 codiert werden. Die **Sequenzelemente innerhalb der Promotoren** sind bei den Eukaryonten von großer Bedeutung für die **Regulation**. Von ihnen hängt es ab, in welchem Gewebe und zu welcher Zeit in der Entwicklung ein Gen exprimiert werden soll. Dabei gibt es Gene, die in fast allen Zellen mit niedriger Rate, ausgehend vom Promotor, transkribiert werden. Diese **Haushaltsgene** codieren für Proteine des Grundbedarfs und geben sich im Promotor durch CG-Reichtum zu erkennen. Besonders auffällig sind **CpG-Inseln**, deren Cytosine in den Promotoren derartiger aktiver Gene meistens nicht methyliert sind. **Methylierung** und **Demethylierung** von Cytosinen sind ein probates Mittel, Transkription an oder abzuschalten (S. 48). Promotoren, die Startstellen für spezifisch regulierte Gene enthalten, sind meistens durch eine **TATA-Box** gekennzeichnet. Neben diesen Grundelementen gibt es weitere **Transkriptions-kontrollierende Elemente**, die Promotor-proximal bis zu 200 bp vom Start entfernt liegen. Noch weiter, bis zu 50 Kb entfernt, liegen „**Enhancer**" und „**Silencer**". An diese DNA-Sequenzen können ganze Komplexe aus Transkriptionsfaktoren binden, die die flexible DNA beugen und dadurch miteinander interagieren und einen steigernden oder abschwächenden Einfluss auf die Transkription ausüben. Diese Elemente sind zelltyp- und entwicklungsspezifisch.

Anders als bei der DNA-Replikation wird bei der Transkription nur ein DNA-Strang abgelesen. Der transkribierte Strang wird als **codogen** bezeichnet. Die Auswahl des DNA-Stranges erfolgt durch die Lage des Promotors.

Elongation

Die **Elongation**, d.h. die Kettenverlängerung, nimmt das **Core-Enzym** vor. Im Verlaufe der Transkription zieht der codogene Strang durch das aktive Zentrum der *RNA-Polymerase*, während der zweite DNA-Strang auf dem Rücken des Enzyms dahingleitet. Es kommt während der Transkription zu keinem völligen Auseinanderweichen des DNA-Doppelstranges wie bei der DNA-Replikation. Der Doppelstrang öffnet sich nur so weit, wie das Enzym Platz braucht, und schließt sich hinter dem Enzym sofort wieder zum intakten Doppelstrang.

Die Kettenverlängerung verläuft in **5'-3'-Richtung**: Mit einer Geschwindigkeit von etwa 50 Nucleotiden pro Sekunde werden Ribonucleosidtriphosphate an das freie 3'-OH-Ende der wachsenden Kette angelagert und unter Abspaltung von Pyrophosphat polymerisiert. Die *RNA-Polymerase* kann **nicht Korrekturlesen**. Ein falsch eingebautes Nucleotid bleibt also eingebaut. Das ist bei der RNA-Synthese nicht weiter tragisch, denn spätestens beim nächsten Transkriptionsvorgang wird dieser Fehler im neuen Molekül nicht wieder auftreten, da ja die Matrize fehlerfrei ist. Die wachsende RNA-Kette geht keine Bindungen mit den DNA-Strängen ein. Sie hängt vielmehr als einzelsträngiger Schwanz aus dem polymerisierenden Enzym heraus. Die Elongation geht weiter, bis das Ende des Gens oder der Transkriptionseinheit erreicht ist.

Termination bewirkt Kettenabbruch

Anhand von spezifischen Basensequenzen erkennt die *RNA-Polymerase* das **Ende der Transkriptionseinheit**. Manchmal hilft ein **Terminationsfaktor rho** (ρ), der sich an das Enzym anlagert und es von der Matrize ablöst. Der fertige RNA-Strang wird freigesetzt. Die DNA-Matrize ist bereit zur neuen Transkription (*Rep. 2.10*).

2.4.5 mRNA, rRNA und tRNA sind Transkriptionsprodukte

Ein Experiment, das an Prokaryonten durchgeführt worden ist, gab Aufschluss darüber, dass nicht ein langer RNA-Faden, sondern **verschiedene Produkte** das Ergebnis der Transkription sind.

Zur RNA-Identifikation wird die **Saccharosegradienten-Zentrifugation** benutzt (*Abb. 2.37*). In Zentrifugenröhrchen wird Saccharose-Lösung derart eingefüllt, dass vom Boden zum Meniskus hin eine stetig fallende Zuckerkonzentration von 20% bis 5% entsteht. Auf diese Saccharosegradienten wird die aus Bakterienkulturen extrahierte Gesamt-RNA aufgelagert. Die Bakterienkultur war eine Stunde lang in Anwesenheit von radioaktiv markiertem Phosphat ^{32}P kulti-

---

Repetitorium 2.10

Der Vorgang der RNA-Synthese heißt Transkription

Nur ein DNA-Strang wird transkribiert: codogener Strang
Enzym Prokaryonten:
- *RNA-Polymerase* Core-Enzym besteht aus $α_2ββ'$
  Holo-Enzym besteht aus $α_2ββ'σ$

Enzyme Eukaryonten:
- *Polymerase I* (für 28S-, 18S-, 5,8S-RNAs)
- *Polymerase II* (für Protein-codierende mRNA)
- *Polymerase III* (für tRNAs, 5S-RNA, kleine RNAs)

Initiation
- an spezifischen DNA-Sequenzen = Promotoren, bei Prokaryonten erkannt durch σ
- leichtes Aufwinden des Doppelstranges

Elongation
- Kettenverlängerung in 5'-3'-Richtung
- Anlagerung von rNTP an das freie 3'-OH-Ende unter Abspaltung von P-P (Energie für Nucleotidbindung)
- kein Korrekturlesen

Termination
- an spezifischen Basensequenzen oder durch Protein (ρ-Terminationsfaktor bei Prokaryonten)
- Produkte:
  Messenger-RNA (mono- oder polygenisch)
  ribosomale RNA
  Transfer-RNA
- kleine RNAs wie siRNA, miRNA etc.

---

viert worden. Die radioaktive Markierung sollte dazu dienen, schnell vergängliche und während einer Stunde neu transkribierte RNA radioaktiv zu markieren. Alle übrige, vor dieser Stunde gebildete und stabil gebliebene RNA sollte wenig radioaktive Markierung enthalten. Die RNA-Moleküle werden in den Saccharosegradienten hineinzentrifugiert. Größere RNA-Moleküle werden entsprechend ihrer Sedimentationsgeschwindigkeit, die von der Größe, Gestalt und Dichte des Moleküls abhängt und durch den **Sedimentationskoeffizienten S** (1 Svedberg = 10^{-13} s) charakterisiert wird, weiter hinunterzentrifugiert als kleinere Moleküle. Am Ende der Zentrifugation wird ein kleines Loch in den Boden des Gradientenröhrchens gebohrt und tropfenweise der Gradient gesammelt. In den „Fraktionen" wird der **RNA-Gehalt** mit Hilfe optischer Messung bestimmt und die **Radioaktivität** durch markiertes Phosphat gemessen. Das Ergebnis zeigt, dass sich erwartungsgemäß RNA-Moleküle bestimmter Größen in bestimmten Regionen des Gradienten ansammeln. Sie bilden dort definierte Banden. Die RNA kann entsprechend ihrem Sedimentationsverhalten als **23S-, 16S-** bzw. **4S-RNA** charakterisiert werden. Anders verhält es sich mit der Radioaktivität. Sie bildet keinen lokalisierbaren Gipfel, sondern zieht sich durch den gesamten Gradienten. Das ist ein Hinweis darauf, dass die RNA, die während der einstündigen Markierung Radioaktivität eingebaut hatte, in ihrer Größe **heterogen** ist. Diese schnell aufgebaute und offensichtlich labile RNA ist die Boten-RNA (**Messenger-RNA**). Die anderen Moleküle gehören zu **ribosomaler** RNA und **Transfer**-RNA, die stabil sind.

Fazit: In der Zelle werden definierte Gruppen von RNA gebildet (*Tab. 2.4*). Mengenmäßig werden sie nicht alle zu gleichen Teilen synthetisiert. Die ribosomale RNA nimmt den Löwenanteil ein mit 80% der Gesamt-RNA. Ihr folgt mit 15% die Transfer-RNA, Messenger-RNA macht nur 5–10% aus.

2.4.6 Viele RNAs werden als Vorstufen synthetisiert und während eines Reifungsprozesses zurechtgeschnitten

Die meisten RNAs werden in **Vorstufen** synthetisiert und dann in der Zelle einem **Reifungsprozess**, einem „processing", unterworfen, bis sie ihre Funktionen übernehmen können (*Abb. 2.38*). Das gilt auch für die kleinen regulato-

Tab. 2.4 Ribonucleinsäure bei *Escherichia coli*

Typ	mRNA (Messenger-RNA)	rRNA (ribosomale RNA)	tRNA (Transfer-RNA)
Vorstufen	nein	ja	ja
modifizierte Basen	nein	wenige Methyl-Gruppen	ja
Gehalt	≈ 5%–10%	≈ 80%	≈ 15%
Nucleotide	bis 10 000	3700 1700 120	75
Sedimentationskoeffizient	heterogen	23 S 16 S 5 S	4 S
Lebensdauer	kurz Halbwertszeit ≈ 20 min	lang	lang
Funktion	Informationsübertragung	Aufbau der Ribosomen	Adaptermoleküle bei der Proteinbiosynthese

RNA: Polynucleotid-Einzelstrang, ribosehaltig, uracilhaltig; Möglichkeit zur Ausbildung von Sekundärstrukturen durch Rückfaltung

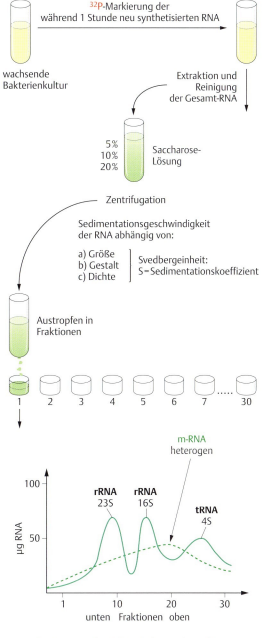

Abb. 2.37 **Identifizierung der RNA-Spezies durch Saccharosegradienten-Zentrifugation.**

rischen miRNAs (S. 131) der Eukaryonten. Die einzige RNA, die unverändert benutzt wird, ist die **mRNA der Prokaryonten**. In den Prokaryonten gibt es nicht das Problem, dass die Information im Kern eingesperrt ist, die Proteinbiosynthese aber im Cytoplasma abläuft und der Informationsüberträger vom Kern in das Cytoplasma transportiert werden muss. Die Proteinbiosynthese beginnt schon an der wachsenden mRNA.

Welche Eigenschaften haben die RNA-Vorstufen? In Prokaryonten sind sie größer als die endgültige RNA, d. h. sie enthalten entweder zusätzliche Sequenzen oder werden, wie im Falle der tRNA, zu mehreren in zunächst einem Molekül synthetisiert. Dieses wird dann in die tRNAs gespalten. Bei der rRNA werden aus der großen Prä-rRNA die gereiften 23S-, 16S- und 5S-RNAs (*Abb. 2.*38).

Ähnlich verhält es sich für rRNA und tRNA in **Eukaryonten** (*Abb. 2.*39–*Abb. 2.*41). Hier gibt es allerdings einige Besonderheiten: Die **Gene für rRNA** finden sich in den Eukaryontenzellen an Satelliten-tragenden, akrozentrischen Chromosomen (s. Kap. **5**).

Unterhalb der Satelliten befindet sich eine sekundäre Einschnürung, eine weniger färbbare Stelle des Chromosoms. Die in dieser Einschnürung gelegenen DNA-Sequenzen tragen die Information für rRNA. Dabei sind mehrere gleiche Gene hintereinander geschaltet (**Tandem**) (*Abb. 2.*39). An diesen Genen werden die Prä-RNA-Moleküle synthetisiert, die dann noch im Kern dem „processing" unterworfen werden. Die resultierenden reifen Moleküle sind größer als bei den Prokaryonten. Sie haben Sedimentationskoeffizienten von 18 S und 28 S. Diese rRNA, zusammen mit ihren Genen und ribosomalen Proteinen, die aus dem Cytoplasma zurück in den Kern wandern, bilden den **Nucleolus** (S. 51) bzw. auch mehrere. Deshalb werden diese chromosomalen Regionen auch **Nucleolus-Organisator-Region** (NOR) genannt. Partiell vorgefertigte Ribosomen-Untereinheiten werden dann durch die Poren der Kernmembran ins Cytoplasma befördert. Wenn man bedenkt, dass vor der Zellteilung ca. 1–2 Millionen Ribosomen verdoppelt werden müssen, bekommt man eine Vorstellung von der gewaltigen Syntheseleistung einer Zelle.

Die **Gene für die tRNAs** liegen über die Chromosomen verstreut. Auch hier wird die größere Prä-RNA im Kern gereift und dann in das Cytoplasma als reife tRNA entlassen.

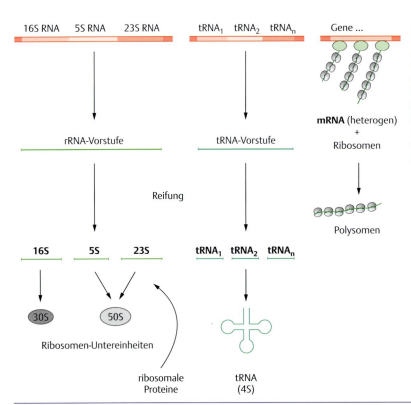

Abb. 2.38 Die Bildung verschiedener RNAs bei Prokaryonten. Die auf der DNA gelegenen Gene werden in Vorstufen transkribiert, die durch „Reifung" auf die endgültige Länge zugeschnitten werden. Die Größen der RNAs sind entsprechend ihrem Sedimentationsverhalten als Svedberg-Einheit (S) angegeben. Die mRNA durchläuft keinen Reifungsprozess. Sie wird direkt von Ribosomen besetzt und zur Proteinsynthese herangezogen.

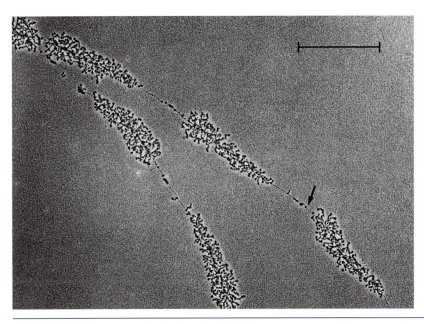

Abb. 2.39 Transkription von rRNA bei der Alge *Acetabularia mediterranea*. Hintereinandergeschaltete rRNA-Gene, in Transkription begriffen. In der nicht transkribierten Zwischenregion (durch einen Pfeil sichtbar gemacht) befinden sich *rRNA-Polymerase*-Moleküle. Die Transkripte sind unterschiedlich lang, je nach Polymerisationsfortgang (Aufnahme: S. Berger, H. G. Schweiger, Heidelberg; M: Balken ≙ 1 µm).

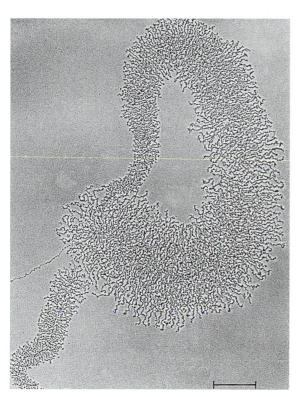

Abb. 2.40 **Transkription von mRNA bei der Alge *Acetabularia mediterranea*.** Zwei Gene für mRNA mit unterschiedlicher Länge werden von *RNA-Polymerasen* transkribiert. Lange und kurze Transkripte entsprechen den bereits transkribierten Gen-Abschnitten (Aufnahme: S. Berger, H. G. Schweiger, Heidelberg; M: Balken ≙ 0,66 µm).

2.4.7 Die eukaryontische mRNA entsteht durch Spleißen aus hnRNA und durch Modifikation ihrer Enden

Komplizierter ist die Bildung der **mRNA** (Abb. 2.41). Die eukaryontischen mRNAs werden als große Prä-mRNA-Moleküle synthetisiert. Sie sind entsprechend der Länge der verschiedenen Gene heterogen. Man nennt diese RNA auch **heterogene nucleäre RNA** (**hnRNA**). An diesem großen Molekül werden mehrere Veränderungen vorgenommen. Zunächst wird das **5'-Ende** durch Ankopplung einer ganz spezifischen Nucleotidsequenz verändert (Abb. 2.42). Dieser Abschnitt, das „**Käppchen**" (**Cap**) der mRNA, hilft später der mRNA bei der Fixierung an das Ribosom. Aber auch das **3'-Ende** wird verändert (Abb. 2.43). Es werden bis zu 200 Adenylreste angehängt (**Poly-A-Schwanz**). Eine Erklärung für diese umständliche Verbarrikadierung von 5'- und 3'-Ende, die bei den Prokaryonten nicht vorkommt, bietet das Bedürfnis der Eukaryonten, die mRNA über längere Zeiträume hinweg stabil zu halten. Werden in den Prokaryonten die mRNA-Moleküle ca. alle 20 Minuten umgesetzt, so gibt es in Eukaryonten mRNA-Moleküle, die bis zu Jahren (z. B. im Ei!) gespeichert werden müssen. Die RNA muss während dieser Zeit dem Zugriff der verschiedensten *Nucleasen* entzogen werden.

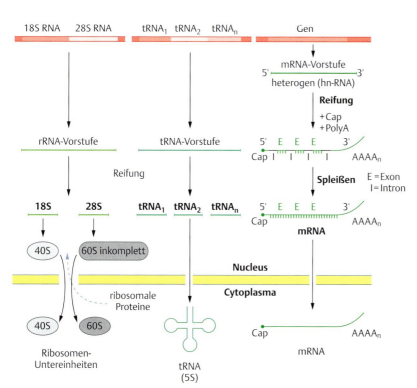

Abb. 2.41 **Die Bildung von verschiedenen RNA-Arten bei Eukaryonten.** Im Kern werden von den Genen für rRNA, tRNA und mRNA große Vorstufen transkribiert. Diese werden an Ort und Stelle zur Endgröße zugeschnitten (Reifung). Aus dem Cytoplasma hineintransportierte ribosomale Proteine verbinden sich mit rRNA-Molekülen zu Vorstufen der ribosomalen Untereinheiten und werden, ebenso wie die tRNAs, durch die Kernporen ins Cytoplasma entlassen. Die mRNA durchläuft einen spezifischen Reifungsprozess. Sie erhält ein Poly-A-Ende, ein Cap, und im Prozess des Spleißens werden die Introns herausgeschnitten. Die reife mRNA wird ebenfalls ins Cytoplasma entlassen.

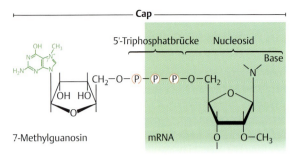

Abb. 2.42 **Die Cap-Struktur.**

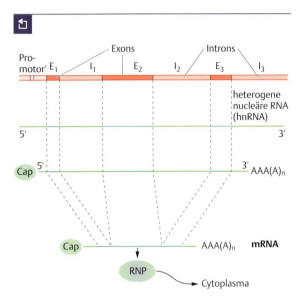

Abb. 2.43 **Die Reifung der mRNA bei Eukaryonten.** Die heterogene, nucleäre RNA (hnRNA) ist das primäre Transkript des DNA-Abschnittes, der die Information für ein Gen trägt. Die hnRNA ist die genaue Kopie der DNA und enthält sowohl Transkripte der Introns als auch der Exons. Introns haben im Gegensatz zu Exons für das Protein keinen Informationswert und werden auf dem RNA-Niveau herausgeschnitten. Die RNA wird am 5'-Ende mit dem Cap, am 3'-Ende mit einem Poly-A-Schwanz zur typischen eukaryontischen mRNA gereift.

Nach diesen Veränderungsprozessen geht das eigentliche **Zusammenschneiden** der Prä-mRNA vonstatten. Nur der kleinste Teil der Prä-mRNA enthält übersetzbare Information. Diese findet sich in **Exons** und nur diese werden exprimiert. Die übrigen Sequenzen bilden die **Introns**. Diese müssen in exakter Weise ausgeschnitten werden, damit nicht versehentlich Information verloren geht. Diesen Vorgang nennt man **Spleißen**. Die endgültig reifen mRNA-Moleküle werden dann im Kern noch an Protein gebunden und als **R**ibo**n**ucleo**p**rotein-Partikel (RNP) in das Cytoplasma entlassen.

Am Spleiß-Vorgang sind ca. 100 Proteine und kleine, nucleäre RNAs (**snRNA**) beteiligt, die im **Spleißosom-Komplex** zusammenwirken (*Abb. 2.44*). Ein Spleißosom hat etwa die Größe eines Ribosoms. An den Exon-Intron-Übergängen der hnRNA liegen **Consensus-Sequenzen**, mit denen die kleinen RNAs paaren können. Diese RNAs er-

möglichen als **Ribozyme** ein Öffnen der Spleißstellen und eine Verknüpfung der Exons (*Abb. 2.45*). Zahlreiche Proteine müssen über RNA-Protein- und Protein-Protein-Wechselwirkungen für die Genauigkeit dieses Prozesses sorgen. Fehler an dieser Stelle können schwere genetische Erkrankungen zur Folge haben (s. u.). Manche hnRNAs enthalten **alternative Spleißsignale**, d. h., sie können das eine oder das andere Signal benutzen und erhalten auf diese Weise **unterschiedliche Produkte**. So existieren z. B. 9 verschiedene Formen des Proteins α-Tropomyosin, die in den verschiedenen Geweben durch alternatives Spleißen entstehen. Die jeweils nicht benutzten RNAs werden in den entsprechenden Geweben abgebaut.

Auch die hnRNA für das Ca^{2+}-regulierende Hormon **Calcitonin** kann alternativ gespleißt werden. Die mRNA (von den 6 Exons werden Exon 5 und 6 herausgeschnitten) für Calcitonin wird in der Schilddrüse benutzt, während die alternative mRNA (in ihr fehlt Exon 4) für ein Calcitonin-ähnliches Neuropeptid codiert, das im Hypothalamus translatiert wird.

(Neueste Untersuchungen haben gezeigt, dass die gewebespezifische Regulation des **Calcitonin-Rezeptors** einem anderen Mechanismus unterliegt: sie verläuft über alternative Nutzung der diesem Gen vorgeschalteten Promotoren.)

Im Wesentlichen enthalten mRNAs der Prokaryonten keine Introns. Bei den Eukaryonten enthält Hefe kaum Introns. Beim Menschen sind Gene für Histone und Interferon und einige wenig andere Intron-frei.

> **Mutationen**, die Spleißstellen erzeugen oder verschließen, sind Ursache zahlreicher genetischer Krankheiten. Dabei kann es auch, vor allem bei besonders langen Introns, durch fehlerhafte Bindung der Spleißkomponenten an die Exon-Intron-Übergänge zum „**Exon-Skipping**" kommen. Die verkürzte mRNA wird dann entweder abgebaut oder es kommt zur Bildung eines defekten Proteins. Als Beispiel sei die **Spinale Muskelatrophie** angeführt. Formen dieser meist autosomal-rezessiv vererbten Erkrankung zählen zu den häufigsten Todesursachen im Kindesalter. Die Proteine der auf Chromosom 5 liegenden SMN (**S**urvival-**M**otor-**N**euron)-Gene sind für das Überleben der motorischen Neuronen verantwortlich. Führt eine Spleißungenauigkeit dazu, dass nur noch ein kleiner Teil der Prä-mRNA von SMN2 ordnungsgemäß gespleißt wird, reicht das resultierende Protein nicht aus, um das Überleben der spinalen Motoneurone zu gewährleisten. Es kommt zur Atrophie.
>
> 15% aller Punktmutationen, die zu genetischen Krankheiten führen, gehen zu Lasten inkorrekten Spleißens!

2.4.8 RNA-Redaktion (RNA-Editing) fügt ein, verändert oder entfernt Nucleotide von der mRNA

Primäre mRNA-Transkripte können redaktionell verändert werden (**RNA-Redaktion/RNA-Editing**). Einzelne Basen können **ausgetauscht**, ein oder mehrere Nucleotide können **eingesetzt** oder **entfernt** werden. Besonders intensive redaktionelle Veränderungen erfolgen bei mitochondrialen mRNAs, auch bei Pflanzen. Entdeckt wurde die RNA-Redaktion an Trypanosomen, bei denen mRNAs bis zu 50% durch Uridin-Nucleotide verändert werden. Die Information für die mRNA-Redaktion ist in kleinen, zusätzlichen **Leit-RNAs** (guide-RNAs) enthalten. Die Nucleotide, die eingesetzt werden, können aus solchen RNAs durch **Transesterifizierung** stammen. Leit-RNAs sind bei Trypanosomen nachgewiesen worden.

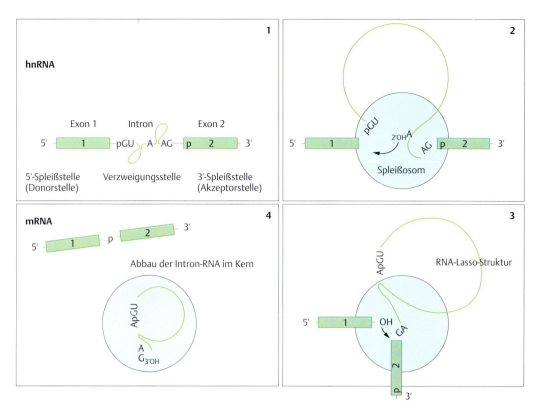

*Abb. 2.***44 Das Spleißosom ermöglicht exaktes Spleißen der hnRNA.** Die hnRNA enthält als primäres Transkript der DNA sowohl Exons als auch Introns. Letztere werden zur Bildung der reifen mRNA ausgeschnitten. Kleine nucleäre RNAs (snRNA) und assoziierte Proteine (snRNP) legen sich an die Consensus-Sequenzen der Exon-Intron-Übergänge und an ein Adenosinnucleotid im Intron-Inneren an und bilden ein Spleißosom. Die Verzweigungsstelle wird an die 5'-Spleißstelle herangeführt. Das 2'-OH des Adenosins attackiert die Phosphodiesterbindung der 5'-Donorstelle, öffnet diese und schließt das 5'-Intronende zum Ring (RNA-Lasso-Struktur). Durch die enzymatische Aktivität der snRNPs wird das 3'-OH von Exon 1 an die 3'-Spleißstelle herangeführt, die kovalente Bindung zwischen dem 3'-Ende des Introns und dem 5'-Ende von Exon 2 geöffnet und Exon 1 mit Exon 2 verbunden. Das an das Spleißosom gebundene Intron (RNA-Lasso-Struktur) wird im Kern abgebaut, die gereifte mRNA ins Cytoplasma entlassen. Alle Introns werden in gleicher Weise ausgeschnitten.

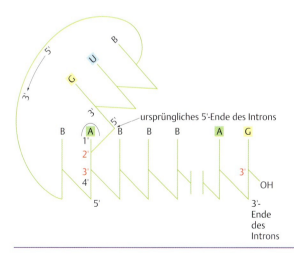

*Abb. 2.***45 Bildung der RNA-Lasso-Struktur.** Ein Adenosinnucleotid ca. 30 bp stromaufwärts von der 3'-Spleißstelle entfernt, bildet die Verzweigungsstelle. Das Spleißosom führt dieses Nucleotid an die 5'-Spleißstelle heran, wobei die Intron-RNA schleifenförmig ausbeult. Das 2'-OH des Adenosins attackiert den Exon-Intron-Übergang der Donorstelle. SnRNPs öffnen die 5'-Phosphatverbindung des Guanosins und knüpfen eine 2'-5'-Phosphodiesterbrücke. Es entsteht eine „Lasso-Schlaufe" zwischen dem 5'-Ende des Introns und der Verzweigungsstelle. Die Nucleotide zwischen Verbindungsstelle und 3'-Akzeptorstelle des Introns bleiben linear und werden vom stromabwärts angrenzenden Exon abgeschnitten.

Bei **Mammalia** wird z. B. die mRNA für das **Apolipoprotein B** redaktionell bearbeitet. Ein Nucleotid wird ausgetauscht. Dadurch entsteht ein **zusätzliches Stop-Codon**. Die originale Form des Apolipoproteins B hat eine molekulare Masse von etwa 100 000 (Apo B 100). In Zellen des Intestinums wird die mRNA gewebespezifisch redaktionell verändert. Ein CAA-Codon (Glu) wird mittels eines spezifischen Enzyms durch Deaminierung in das Stop-Codon UAA umgewandelt. Die Translation wird früher abgebrochen – Apolipoprotein B 48 (M_r = 48 000) resultiert.

Diese mRNA-Redaktion hat wahrscheinlich **regulatorische Funktion**.

> Die mRNA des Gens, das für die Empfänglichkeit für **Wilmstumor (WT-1)** codiert, kann durch die Editierung von U nach C verändert werden. In diesem Fall wird aus einem Leucin ein Prolin, und die **Tumorsuppressorwirkung** von WT-1 (S. 318) wird **aufgehoben**.
>
> Auch die Effizienz des **Glutamatrezeptors** (ein Kationenspezifischer Kanal zur Neurotransmission an zentralen Synapsen) wird durch Editierung verändert. Hier wird Glutamin zu Arginin (CGG), wodurch sich die **Calcium-Permeabilität** des Kanals deutlich **verringert**.

2.4.9 RNAs können als Enzyme wirken: „Ribozyme"

Beim Einzeller *Tetrahymena thermophila* wird ein Intron aus der großen ribosomalen RNA ohne Hilfe eines Proteins, also **autokatalytisch**, herausgeschnitten (**Selbstspleißen**). Die Enzym- und Substratfunktion der RNA kann auf zwei getrennten RNAs lokalisiert sein. Dabei kann ein enzymatisches RNA-Molekül den Umsatz mehrerer Substrat-RNAs katalysieren. Bis dahin waren solche Aktivitäten Charakteristika von Protein-Enzymen. (Enzyme sind Proteine, die durch Herabsetzung der Aktivierungsenergie den Umsatz spezifischer Substrate katalytisch beschleunigen.) Die Ribonucleinsäure-Enzyme werden *Ribozyme* genannt.

Folgende In-vitro-Aktivitäten von *Ribozymen* wurden identifiziert: *Nucleotidyl-Transferase*, Phosphattransfer (*Kinase*), Umesterungen, Sequenz-spezifische *Endo-(desoxy)-Ribonuclease, Phosphomonoesterase, Phosphodiesterase, Aminoacyl-Synthetase, Aminoacyl-Esterase, RNA-Ligase*. Auch in vivo sind RNAs katalytisch an einer Reihe von Reaktionen beteiligt. Als Beispiel sei die *Ribonuclease P* genannt, die das 5'-Ende reifer tRNAs erzeugt: Die katalytische Funktion liegt in vitro eindeutig bei der RNA-Untereinheit, obwohl *Ribonuclease* in vivo nur in Verbindung mit der Proteinuntereinheit, d. h. als Ribonucleoprotein funktionell ist. Auch die **Peptidyl-Transferase des Ribosoms** ist eine Funktion der RNA.

Repetitorium *2.11*

Funktionen der RNAs bei Eukaryonten

Informationsübertragung	Messenger-RNA
Regulation	siRNA
	miRNA
Ligantenfunktion, Strukturbildung	ribosomale RNA
Adapterfunktion	Transfer-RNA
RNA-Redaktion	kleine Leit-RNAs
	aptamere Proteinbindung
Enzymatische Aktivität	*Ribozyme*:
	Intron-Spleißen
	Knüpfung der Peptidbindung
	(*Peptidyl-Transferase-Funktion*)
	Phosphat-Transfer (*Kinase*)
	Phosphat-Esterasen
	Nucleotidyl-Transferase
	RNAase P
	RNA-Ligase
	Telomerase

Die Tatsache, dass RNAs genetische Informationen speichern und gleichzeitig als Enzyme wirken können, hat zur Hypothese einer „**RNA-Welt**" als eines frühen Stadiums der Evolution geführt (*Rep. 2.11*). Für die Entdeckung der *Ribozyme* erhielten Altman und Cech 1990 den Nobelpreis für Chemie.

In diesem Zusammenhang soll auf die Menge der kleinen RNAs verwiesen werden (siRNA und miRNA, S. 131), deren regulatorische Bedeutung und damit auch ihre klinische Relevanz von Tag zu Tag an Bedeutung gewinnt.

2.4.10 RNAs wirken als Aptamere in der Medizin

RNAs können auch als **Liganden** an andere Moleküle binden. Besondere Bedeutung haben **Bindungen an Proteine** erlangt, da sie ein ungeahntes Potential für neue **Therapeutika** eröffnen. Mit Hilfe eines raffinierten Selektionssystems (**Selex**, L. Gold) können synthetische Oligonucleotide (**RNAs**) mit Hinblick auf ihre spezifische Bindung, z. B. an ein Protein, selektioniert werden. Dazu werden an eine einzelsträngige Sequenz – sie enthält die Promotor-Information für eine einfache *RNA-Polymerase* – mit Hilfe eines spezifischen Enzyms Desoxyribonucleotide in rein zufälliger Reihenfolge angefügt. Um die Sequenzen des entstandenen Gemischs vervielfältigen zu können, werden diese enzymatisch zu DNA-Doppelsträngen aufgefüllt, repliziert und anschließend mit Hilfe der einfachen *RNA-Polymerase* in RNAs umgesetzt. Das **Protein**, für das spezifisch bindende RNAs gesucht werden, wird an eine Matrix fixiert, so dass **RNAs** aus dem Gemisch, die an das Protein binden, über dieses ebenfalls an die Matrix fixiert werden. Derart vorselektionierte RNAs werden wieder abgelöst und weiteren Selektionsstufen unterworfen. Um Sequenzen mit immer besserer Bindungsfähigkeit zu erhalten, werden Fehler in die RNAs eingeführt, entweder durch intensive Behandlung mit Mutagenen oder durch Duldung von Fehlern während der reversen Transkription der RNAs in DNAs. Nach Replikation der mutierten DNAs werden an ihnen in einem weiteren Cyclus RNAs synthetisiert, die zu den ursprünglichen leicht verändert sind. Diese werden wieder auf Bindungsfähigkeit an das Protein hin selektioniert. Nach mehreren Selektionsrunden erhält man RNAs, die eine **besonders feste Bindung an das Protein** haben. Zum Teil können diese Bindungen fester sein als die einer entsprechenden Antikörper-Protein Bindung. Solche RNAs werden **Aptamere** genannt. Um die Aptamere widerstandsfähiger gegen *Nuclease*-Abbau (RNAs sind sehr gefährdet!) zu machen, werden zur RNA-Synthese spiegelbildliche Isomere der natürlichen Nucleotide benutzt (**Spiegel-Aptamere**).

> Als Beispiel für ein **therapeutisches Aptamer** soll Macugen[R] (Wirkstoff: Pegaptamib) gegen **feuchte Makuladegeneration** angeführt werden. Es bindet an den Wachstumsfaktor „**Vascular Endothelial Growth Faktor**" (**VEGF**, S. 128) und blockiert die überschüssige Vaskularisierung in der Retina – die Ursache dieser zur Erblindung führenden Augenerkrankung. Die Maculadegeneration kann in den meisten Fällen aufgehalten werden. Neben der Therapie mit Aptameren kann die Synthese von VEGF auch mit anderen Methoden reduziert werden: siRNA (S. 128) oder spezifische Antikörper werden ebenfalls zur Blockierung eingesetzt. Außerdem können durch Einbau von Photosensitizern und Laser-Licht bereits angelegte Gefäße verödet werden.

2.4.11 Pseudogene werden nicht in Proteine übersetzt

Zu vielen Genen existieren im Genom **Pseudogene**. Diese haben Introns, Exons und DNA-Sequenzen mit hoher Ähnlichkeit zu den entsprechenden Genen, werden allerdings nicht translatiert, weil zahlreiche **Stop-Codons** dies verhindern. Wahrscheinlich sind diese Pseudogene durch Duplikation (S. 188) und Inaktivierung entstanden. Fehlender Selektionsdruck hat dann die Bildung von Stop-Codons und Nonsense-Codons gefördert.

Bei den „prozessierten Pseudogenen" fehlen Introns. Sie sind somit ähnlich der entsprechenden mRNA aufgebaut. Am 3'-Ende befindet sich eine Poly-A-Sequenz. Direkt vor und nach der Pseudogen-Sequenz finden sich wiederholende DNA-Sequenzen. Das deutet darauf hin, dass prozessierte Pseudogene durch reverse Transkription von mRNA entstanden sind. Auch sie enthalten kein offenes Leseraster, d. h. es sind Stop-Codons vorhanden, die die Translation verhindern.

2.5 Proteinsynthese – Translation

2.5.1 Die Proteinsynthese findet an Ribosomen statt

Die **Ribosomen** machen in *Escherichia coli* ¼ der gesamten Zellmasse (15 000 pro Zelle) aus. Sie sind die Komplexe, an denen in dauernder Fließbandarbeit **Proteine hergestellt** werden. Ribosomen sind nicht Membran-begrenzte Organellen im Cytoplasma und aus rRNA und Proteinen aufgebaut (Abb. 2.46). Die Ribosomen der Eukaryonten sind ein wenig größer als die der Prokaryonten. Die Größe der Partikel wird durch ihre **Sedimentationskonstante** angegeben: 70S-Ribosomen in Prokaryonten und 80S-Ribosomen in Eukaryonten. Ribosomen bestehen aus einer **großen** und einer **kleinen Untereinheit**, die ihrerseits aus RNA und Proteinen zusammengesetzt sind. Zu dem Zeitpunkt, an dem sie zur Proteinsynthese gebraucht werden, fügen sich die Untereinheiten zum kompletten Ribosom zusammen. Im Experiment kann dieser Vorgang des Zerfallens und des Wiederzusammenfügens durch Entzug oder Zugabe von Magnesium nachvollzogen werden. Die **rRNA** ist in den Ribosomen ein **Strukturelement**. Sie verhilft dazu, die Vielzahl der Moleküle zu einem Ganzen zusammenzuhalten. Einige rRNA-Moleküle haben überdies die Aufgabe, mit Hilfe komplementärer Sequenzen die mRNA in die richtige Position am Ribosom einzufädeln. Betrachtet man das Bild eines prokaryontischen Ribosoms, so erinnert die große Untereinheit an einen Armsessel mit Rückenlehne. Auf ihn ist die kleine Untereinheit in Form einer Hantel aufgelagert. Zwischen großer und kleiner Untereinheit entsteht ein Kanal, durch den die mRNA verläuft (Abb. 2.47).

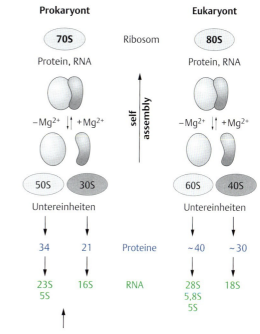

Abb. 2.46 **Aufbau der Ribosomen** (schematische Darstellung).

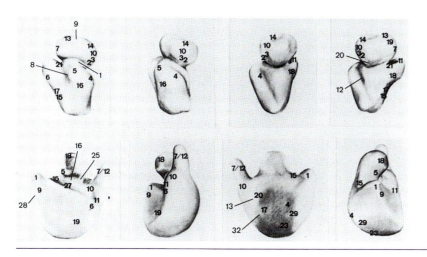

Abb. 2.47 **Ribosomenmodell.** Die angegebenen Zahlen entsprechen den individuellen ribosomalen Proteinen auf der Oberfläche (Aufnahme: G. Stöffler, M. Stöffler-Meilicke, Innsbruck-Berlin).

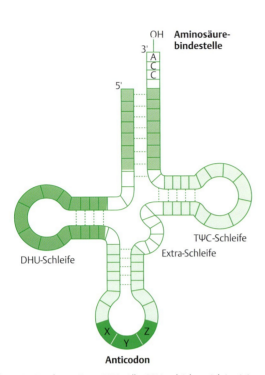

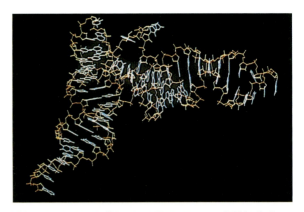

Abb. 2.49 **Tertiärstruktur einer tRNA, Computerbild** (Aufnahme: H. Bossard, Heidelberg, EMBL, Koordinaten freundlicherweise von D. Moras, P. Dumas, E. Westhof).

Abb. 2.48 **Struktur einer tRNA.** Alle tRNAs gleichen sich in einigen spezifischen Nucleotiden. Am 3'-Ende befindet sich immer die Sequenz C-C-A; am 5'-Ende steht immer ein G. Die Anticodon-Schleife interagiert mit der mRNA. Das Anticodon ist häufig von seltenen Nucleotiden eingerahmt. Die DHU-Schleife (Dihydroxy-Uridin) ist für die Erkennung durch die *Aminoacyl-tRNA-Synthetase* verantwortlich, und die T-ψ-C-Schleife zeichnet sich neben dem Pseudo-U (ψ) durch ihre Rolle bei der Wechselwirkung mit ribosomaler RNA aus. Größere Variabilität gibt es bei der Extraschleife.

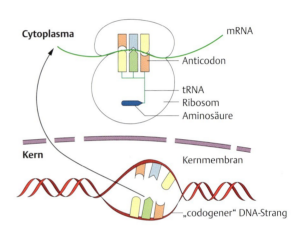

Abb. 2.50 **Beziehung zwischen einem Triplett der DNA und der codierten Aminosäure.**

2.5.2 Die tRNA ist das Verbindungsmolekül zwischen Nucleotid-Code und Aminosäure

Während der Proteinbiosynthese wird die Information, die in Nucleinsäuren niedergelegt ist, in eine Sequenz von Aminosäuren umgesetzt (*Abb. 2.50*). Wie wird die Sprache der Nucleotide, die Basensequenz, in die Aminosäuresequenz umgesetzt? Die Natur hat dazu ein einfallsreiches und doch einfaches Molekül entwickelt, nämlich die **tRNA** (*Abb. 2.48*, *Abb. 2.49*). Sie ist ein kleines RNA-Molekül. Die Form der verschiedenen tRNAs ist ähnlich. Sie bilden durch Rückfaltung spezifische Schleifenstrukturen aus. Die Sekundärstruktur der tRNA erinnert dabei an die Form eines **Kleeblattes**: Die Stielchen ergeben sich durch Paarung komplementärer Sequenzen zum Doppelstrang, die Blätter selbst sind einzelsträngige Schleifen. Dieses Kleeblatt ist dreiblättrig, sein mittleres Blatt trägt eine wesentliche Struktur, das **Anticodon** (*Abb. 2.48*). Dieses Anticodon ist eine Nucleotidsequenz, die zu einer entsprechenden Sequenz auf der mRNA komplementär ist.

An dem diesem Anticodon gegenüber liegenden Stiel des Kleeblattes findet sich am 3'-Ende des RNA-Moleküls die sog. **Aminosäure-Erkennungsregion**. Am 3'-Ende haben alle tRNAs eine einheitliche Sequenz (CCA). An das endständige Adenin wird die für jede tRNA spezifische Aminosäure gebunden. So dient die tRNA zur gleichen Zeit zwei Herren: Einerseits greift sie nach der zu ihrem Anticodon komplementären Region der mRNA; andererseits führt sie die dieser Sequenz entsprechende Aminosäure heran (*Abb. 2.50*).

Im tRNA-Molekül sind **seltene Basen** vertreten. Diese werden nicht gleich bei der Transkription eingefügt, sondern sie entstehen durch **nachträgliche Modifikation** während des Reifungsprozesses der tRNA. Die seltenen Basen können keinen komplementären Partner finden und garantieren dafür, dass diese Regionen einzelsträngig bleiben. Die seltene Base ψ liegt in der **T-ψ-C-Schleife**, die einen wichtigen strukturellen Faktor bei der Anlagerung der tRNA an das Ribosom darstellt. Die seltene Base Dihydroxyuridin ist Bestandteil der **DHU-Schleife**, die maßgeblich

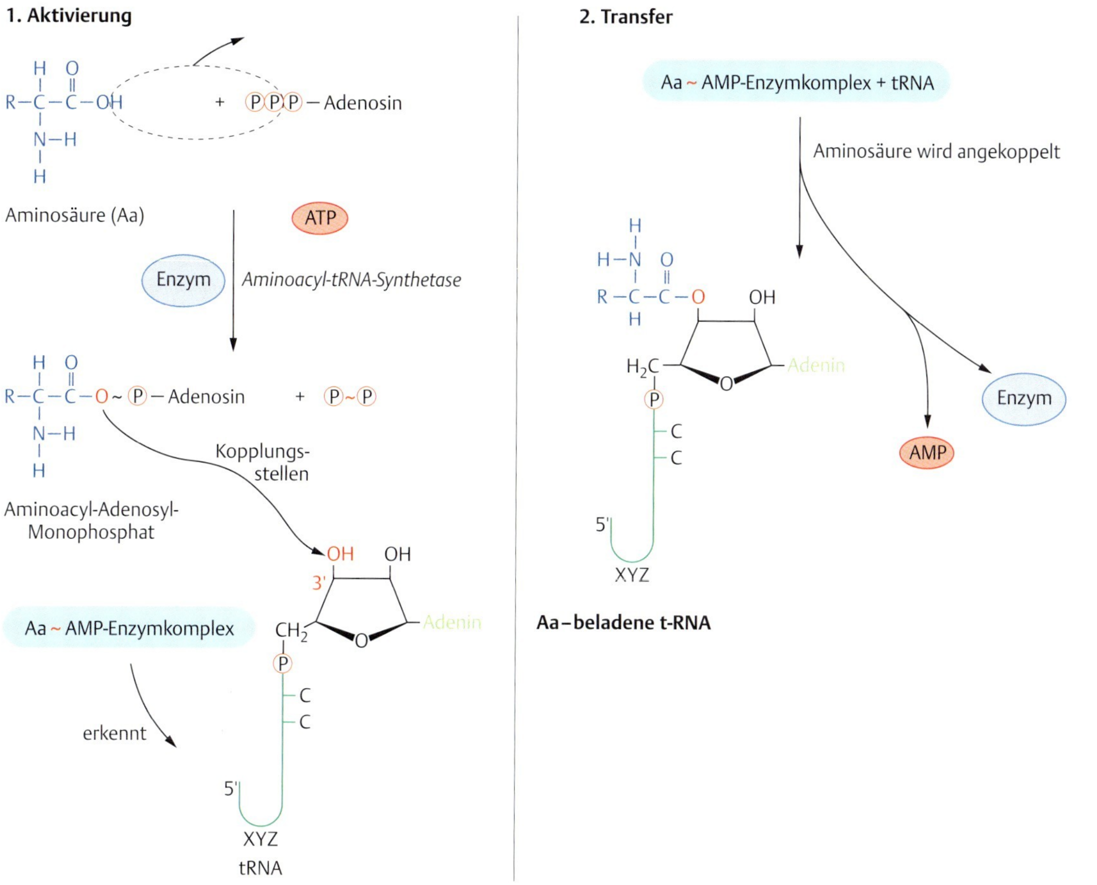

2.5 Proteinsynthese – Translation

Abb. 2.51 Bildung von Aminoacyl-tRNA. Die *Aminoacyl-tRNA-Synthetase* katalysiert die Aktivierung der Aminosäure durch ATP und überträgt das Aminoacyl auf die tRNA. Das Enzym wird wieder freigesetzt und beginnt die nächste Runde der Aktivierung.

für die Anlagerung der tRNA an die *Synthetase* verantwortlich ist.

2.5.3 Die Bindung von Aminosäuren an ihre tRNA wird durch *Aminoacyl-tRNA-Synthetasen* katalysiert

Die tRNA hat eine Aminosäure-Bindungsregion am 3'-Ende. Zur Bindung muss die **Aminosäure aktiviert** werden. Das geschieht mit Hilfe des Energielieferanten Adenosintriphosphat (ATP) (*Abb. 2.51*). Doch das Vorhandensein von Aminosäure und ATP allein würde nicht ausreichen, wäre nicht ein Enzym vorhanden, das diesen beiden Partnern zur Reaktion verhilft. Dieses Enzym heißt **Aminoacyl-tRNA-Synthetase**. Es gibt für jede Aminosäure ein derartiges Enzym. An den reaktiven Zentren dieser Proteine läuft der erste Schritt, der **Aktivierungsschritt**, ab: Aminosäure und ATP lagern sich zusammen zu Aminoacyl-AMP unter Freisetzung von Pyrophosphat. In diesem **Aminoacyl-AMP-Komplex** liegt der Aminosäure-Rest aktiviert vor. Der zweite Schritt, der **Transferschritt**, kann erfolgen. Das Enzym *Aminoacyl-tRNA-Synthetase* erkennt anhand spezifischer Tertiärstrukturen die Dihydrouridin-Schleife der zu ihm passenden tRNA. Die tRNA wird so vom Enzym ausgerichtet, dass eine freie Hydroxygruppe der Ribose des endständigen Adenosins (CCA-Ende der tRNA) in die Nähe des Aminoacyl-AMP gedreht wird. Die Energie aus der energiereichen Bindung zwischen Aminosäure-Rest und AMP wird dazu benutzt, den Aminosäure-Rest auf die Ribose des Adenosins der tRNA zu übertragen. Das AMP wird freigesetzt. Das Enzym **Synthetase** löst sich von der beladenen tRNA. Die vorher blinde Aminosäure kann nun die Nucleinsäure-Information lesen. Allerdings liegt die Information verschlüsselt vor, und es bedarf eines Codes, um sie zu entziffern: **Der Übersetzungsschlüssel zwischen Basen-Sprache und Aminosäure-Sprache ist der genetische Code**.

2.5.4 Nucleotid-Tripletts bilden die Grundlage des genetischen Codes

Seit dem Beweis durch Avery, dass die DNA der Träger genetischer Information ist, stellt sich die Frage nach dem **genetischen Code** (*Rep. 2.12*). Aus vier verschiedenen Basen werden Sequenzen gebildet, die von der Zelle verstanden und in lebensnotwendige Proteine umgesetzt

a Addition und Deletionen beweisen: Triplett-Code!

U C A – C C A – A G G –   → – Ser-Pro-Arg –
U C A – C X C – A A G – G –   → – Ser-X-Lys –
U C A – C X Y – C A A – G G – → – Ser-Y-Gln –
U C A – C X Y – Z C A – A G G – → – Ser-Y-Z-Arg –

Entsprechend für Deletionen

b Punktmutationen beweisen: Code ist nicht überlappend

U A C – C A C – A A C –   → – Tyr-His-Asn –
U A C – G A C – A A C –   → – Tyr-Asp-Asn –

nicht überlappend
nur eine AS ausgetauscht

c Deletionen beweisen: Code hat keine Interpunktion!

Abb. 2.52 **Mutationen zeigen die Grundeigenschaften des Codes.**

werden können. Zwischen 1961 und 1967 wurde dieses Problem gelöst. 20 Aminosäure-Wörter sind gegeben, die in Form von Basenbuchstaben aufgeschrieben werden sollen. Wie viele Basen bilden ein Wort? Angenommen, zwei Basen sollten ein Wort bilden, dann gäbe es bei vier verschiedenen Basen $4^2 = 16$ Kombinationsmöglichkeiten. Zu wenig für 20 Aminosäuren. Legt man drei Basen zugrunde, ergeben sich $4^3 = 64$ mögliche Kombinationen. Experimente konnten zeigen, dass diese rechnerische Annahme die richtige war (*Abb. 2.52*). Deletionen und Additionen bewiesen: Der genetische Code ist ein **Triplett-Code**. Er ist **degeneriert**, d.h. er hat mehr Wörter als Aminosäuren. Mehrere Dreierkombinationen stehen für ein und dieselbe Aminosäure zur Verfügung. Bei 64 Möglichkeiten codieren mehrere Tripletts für ein und dieselbe Aminosäure. Solche Tripletts nennt man **Synonyme**.

Die Richtigkeit dieser Annahme ergab sich aus der Analyse von Proteinen, die nach spezifischer Veränderung der Information gebildet wurden. Wurden ein oder zwei Basen aus der Informationssequenz entfernt oder ein oder zwei Basen hinzugefügt, dann riss die Kette der Aminosäure-Sequenz an der Stelle des Schadens ab. Wurden aber Deletionen bzw. Additionen von drei Basen vorgenommen, so wurde eine vollständige Polypeptidkette synthetisiert. Allerdings zeigte sich durch Aminosäure-Analyse entweder das Fehlen oder das Hinzukommen einer Aminosäure. Damit war der Beweis erbracht: Drei Basen codieren für eine Aminosäure.

Repetitorium 2.12

Eigenschaften des genetischen Code

- **Degeneriert**: bei Triplett-Code und 4 zur Verfügung stehenden Basen: $4^3 = 64$ Möglichkeiten für nur 20 Aminosäuren; daher **Synonyme**
- **nicht überlappend**: das 3. Nucleotid eines Codons ist nicht zugleich das 1. Nucleotid des nächsten Codons
- **kommafrei**: es gibt zwischen den Codons keine Pausenzeichen
- **universell**: alle Organismen besitzen die gleichen Codewörter

Wichtige Codons:
AUG: Start (und Methionin)
UAA ⎫
UAG ⎬ Stop = Kettenabbruch
UGA ⎭

2.5.5 Der genetische Code ist degeneriert, nicht überlappend, interpunktionslos und universell

Der genetische Code ist **nicht überlappend**. Punktmutationen wurden zu diesem Zweck in genetisches Material eingeführt und die dann resultierenden Proteine nach ihrer Aminosäure-Zusammensetzung analysiert. Dabei stellte sich klar heraus, dass nicht das dritte Nucleotid eines Tripletts gleichzeitig auch das erste des darauf folgenden Codons ist. Wird durch Punktmutation ein Nucleotid eines Tripletts verändert, so verändert sich dadurch nur eine Aminosäure und nicht, wie man bei einem überlappenden Code erwarten müsste, auch noch die darauf folgende.

Der genetische Code ist **kommafrei**. Auch dies konnte mit Hilfe von Mutationen bestätigt werden. Wären in die Sequenz der Nucleotide Basen eingeschaltet, die keine Information tragen, dann sollte Deletion einer Base nur eine einzige Aminosäure verändern. Die Interpunktionsbase würde den Leserahmen sofort wiederherstellen. Dass dem nicht so ist, beweisen Deletionen von einer bzw. zwei Basen, die in jedem Fall zu einer krassen Veränderung des resultierenden Proteins führen.

Der genetische Code ist **universell**. Alle Organismen besitzen den gleichen Übersetzungsschlüssel. Eine Einschränkung: Es wurden einige Codewörter in **Mitochondrien** gefunden, die andersartig sind. Allerdings stimmen diese dann wieder in allen Mitochondrien überein.

2.5.6 Synthetische, definierte Basensequenzen führten zur Entzifferung des Codes

Der entscheidende Durchbruch bei der Entzifferung des genetischen Codes war die Fähigkeit, mit Hilfe der **Polynucleotid-Phosphorylase**, einem Enzym, das Nucleotide aneinander reiht, **künstliche Informationsträger** zu synthetisieren: UTP zu einem synthetischen Poly-U, ATP zu Poly-A oder CTP zu Poly-C. Es wurden Zellextrakte hergestellt, in denen DNA und mRNA mit Hilfe von spezifischen Enzymen abgebaut wurden. Statt der natürlichen DNA und RNA wurde der künstliche Messenger, z. B. Poly-U, zugegeben. Außerdem bot man dem Zellextrakt alle Aminosäuren an, wobei **eine Aminosäure jeweils radioaktiv markiert** war, damit man sie nach erfolgter Proteinsynthese wiederfinden konnte. Nun ließ man dieses zellfreie System Protein synthetisieren. Das fertige Protein wurde mit Säure ausgefällt, auf einem Filter aufgefangen und die Radioaktivität gemessen. Da die Information, die man angeboten hatte, vollkommen monoton war, wurde auch ein **monotones Protein** erwartet, zusammengesetzt aus der Aminosäure, die das Codon UUU als das für sie spezifische Triplett erkannt hatte. Da pro Versuchsansatz immer nur eine Aminosäure radioaktiv markiert war, fand sich schließlich ein Gläschen, in dem das radioaktive Phenylalanin zum Polypeptid aneinander gereiht worden war. Das Codon UUU war damit als erstes entziffert worden. Es codiert für Phenylalanin. Auf diese Weise konnten noch

2.5 Proteinsynthese – Translation

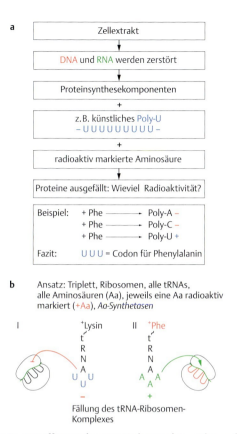

Abb. 2.53 **Entzifferung des genetischen Codes. a** Oligonucleotide codieren spezifische Peptide. **b** Synthetische Tripletts vermitteln die spezifische Bindung von Aminoacyl-tRNAs an Ribosomen.

Tab. 2.5 Der genetische Code

5'-Ende 1. Position	→ mRNA → 2. Position				3'-Ende 3. Position
	U	**C**	**A**	**G**	
U	Phe (F)	Ser (S)	Tyr (Y)	Cys (C)	U
	Phe (F)	Ser (S)	Tyr (Y)	Cys (C)	C
	Leu (L)	Ser (S)	Stop (X)	Stop (X)	A
	Leu (L)	Ser (S)	Stop (X)	Trp (W)	G
C	Leu (L)	Pro (P)	His (H)	Arg (R)	U
	Leu (L)	Pro (P)	His (H)	Arg (R)	C
	Leu (L)	Pro (P)	Gln (Q)	Arg (R)	A
	Leu (L)	Pro (P)	Gln (Q)	Arg (R)	G
A	Ile (I)	Thr (T)	Asn (N)	Ser (S)	U
	Ile (I)	Thr (T)	Asn (N)	Ser (S)	C
	Ile (I)	Thr (T)	Lys (K)	Arg (R)	A
	Met (M)	Thr (T)	Lys (K)	Arg (R)	G
G	Val (V)	Ala (A)	Asp (D)	Gly (G)	U
	Val (V)	Ala (A)	Asp (D)	Gly (G)	C
	Val (V)	Ala (A)	Glu (E)	Gly (G)	A
	Val (V)	Ala (A)	Glu (E)	Gly (G)	G

Codewörter beziehen sich auf die Basen der mRNA, deren Richtung angedeutet ist. Im Triplett gibt es drei Positionen, die jede von einer der vier Basen eingenommen werden kann. Aufsuchen der drei Basen eines Tripletts entsprechend ihrer Position ergibt die gesuchte Aminosäure. Drei Stopsignale und zwei Startsignale sind eingezeichnet.
Buchstaben-Code in lila eingetragen. Es gilt: Asn = Asparagin; Asp = Asparaginsäure; Gln = Glutamin; Gsp = Glutaminsäure

die Aminosäuren für das Triplett AAA und das Triplett CCC gefunden werden (*Abb. 2.53*).

Auch aus mehreren Basen wurden künstliche Sequenzen gebildet und in ähnlicher Weise Analysen durchgeführt. Einen entscheidenden Fortschritt brachte ein geniales Experiment: Nicht mehr ganze Sequenzabschnitte wurden synthetisiert, sondern nur noch Tripletts. Diese Tripletts, zusammen mit Ribosomen, allen tRNAs, allen Aminosäuren, den dazugehörigen *Aminoacyl-tRNA-Synthetasen* und jeweils wieder einer radioaktiven Aminosäure, führten zur Lösung des Problems. Das **synthetische Triplett** lagerte sich an das Ribosom an und wurde von einer mit einer spezifischen Aminosäure beladenen tRNA mit Hilfe des Anticodons erkannt. Aus dem Versuchsansatz mussten nur noch die Komplexe Ribosom mit angelagerter spezifischer tRNA ausgefällt werden. Man sammelte sie auf Filtern und suchte nach Radioaktivität. Das Triplett UUU hatte die tRNA mit dem Anticodon AAA gebunden, und diese tRNA hatte gleich die entsprechende Aminosäure mitgebracht, nämlich Phenylalanin. In dem Reagenzglaschen, in dem das Phenylalanin radioaktiv markiert war, ließ sich ein Komplex Ribosom-tRNA ausfällen. Jedes beliebige Triplett konnte in dieser Form analysiert werden, und der genetische Code war entziffert (*Tab. 2.5*).

Drei Codons gibt es, für die keine spezifische Aminosäure gefunden werden kann. Diese Codons **UAA**, **UAG** und **UGA** sind die **Stop-Codons**. Hier kommt die Proteinbiosynthese zum Stehen. Glücklicherweise sind nur drei Kombinationen für Stop-Codons vorgesehen. Wären es mehr, dann würden häufig Mutationen zu Stop-Signalen führen und die Proteinsynthese durcheinander bringen. Ein weiteres wichtiges Codon ist **AUG**. Es codiert für die Aminosäure **Methionin**. Dieses Codon veranlasst unter bestimmten Bedingungen den **Start**, den Beginn einer Polypeptidkette. Auch das Codon **GUG,** das sonst für **Valin** codiert, kann **Start** bedeuten.

Die **Degeneriertheit** des genetischen Codes ist für das intakte Funktionieren jedes Organismus wichtig. Dadurch, dass eine Variation innerhalb eines Tripletts nicht unbedingt zu Unsinn führen muss, sondern unter Umständen sogar als Synonym für die gewünschte Aminosäure codieren kann, können manche Mutationen toleriert werden.

Ein weiterer Mechanismus verhindert, dass sich alle Mutationen auf der DNA in veränderten Proteinen niederschlagen. So ist für die **Anlagerung des Anticodons** einer tRNA an das entsprechende Triplett das erste Nucleotid ausschlaggebend. Änderungen im dritten Nucleotid können somit trotzdem zur Anlagerung der richtigen tRNA führen (**Wobble-Theorie**).

Selbst der Einbau einer anderen Aminosäure als der ursprünglich geplanten muss für ein Protein keine Katastrophe bedeuten. Aber das Auftreten eines Stop-Signals an falscher Stelle bedeutet in jedem Fall einen Kettenabbruch und den Ausfall eines Proteins.

2.5.7 Der Mechanismus der Translation ist komplex

Welche Komponenten sind zur Proteinbiosynthese nötig (Abb. 2.**54**)?
- Ein **DNA-Abschnitt** (**Gen**), der in der Sequenz seiner Basen die Information trägt, die im Verlauf der Transkription in die **mRNA** umgesetzt wird.
- **Ribosomen** im Cytoplasma, entweder frei oder während des Synthesevorgangs in Eukaryontenzellen ans Endoplasmatische Reticulum gebunden.
- Ribosomale Bestandteile: ribosomale RNA und ribosomale Proteine
- freie **Aminosäuren**
- **Transfer-RNA-Moleküle**, die mit Hilfe des genetischen Codes die Information übersetzen.
- *Aminoacyl-tRNA-Synthetasen*

> **Repetitorium 2.13**
>
> **Proteinsynthese**
> 1. **Initiation**
>   – Ribosom (30S-Untereinheit!) sucht AUG-Startsignal auf mRNA
>   – Prokaryonten: Sequenz vor AUG ist komplementär zur Sequenz am 3'-Ende der 16S-RNA im Ribosom
>   – Eukaryonten: CAP am 5'-Ende der mRNA wird vom Ribosom erkannt und das nächstgelegene AUG als Start gelesen
>   – fmet-tRNA lagert sich in P-Stelle an, wenn AUG dort erscheint
>   Initiationsfaktoren: u. a. IF$_2$, IF$_3$; Energie aus GTP
>   – Anlagerung von 50S-Untereinheit
>   Entstehung des 70S-Initiationskomplexes
> 2. **Elongation**
>   Ablesen des Messengers von 5' → 3'
>   Wachstum der Peptidkette vom N-terminalen zum C-terminalen Ende
>   – Codonerkennung durch Aminoacyl-tRNA
>   Elongationsfaktor Tu bringt Aminoacyl-tRNA in die A-Stelle
>   – *Peptidyl-Transferase*-Aktion:
>   Diese enzymatische Funktion ist Bestandteil der 50S-Untereinheit (Ribozym); es
>   – knüpft die Peptidbindung
>
> $$-\overset{H}{\underset{}{C}}-\overset{}{\underset{O}{N}}-$$
>
>   – bringt die wachsende Kette von der P-Stelle in die A-Stelle (Elongationsfaktor G, Energie aus GTP)
>   – leere tRNA löst sich aus der E-Stelle
>   – Translokation
>   – Peptidyl-tRNA rückt aus der A-Stelle in die E-Stelle
>   – Codon rückt mit!
>   – nächstes Codon erscheint in der A-Stelle
> 3. **Termination**
>   – Stop-Codons UAG, UGA, UAA (meistens 2 in Tandem) erscheinen in der A-Stelle
>   – Ablösefaktoren werden aktiviert
>   – Kettenabbruch

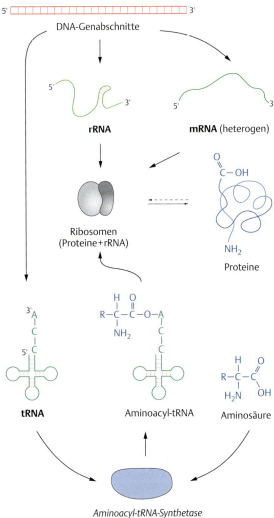

Abb. 2.**54** Komponenten der Proteinsynthese.

Die **Translation** kann gegliedert werden in den Kettenanfang, die **Initiation**, die Kettenverlängerung, die **Elongation**, und den Kettenabbruch, die **Termination** (Rep. 2.**13**, Rep. 2.**14**).

Die Initiation der Translation erfolgt an einem Initiationskomplex

Die Information für die Synthese des Proteins liegt als Transkript der DNA in der Basensequenz der mRNA vor. Diese mRNA muss in Kontakt treten mit der Proteinsynthese-Maschinerie, den Ribosomen, die sich im Cytoplasma befinden. Die kleine Untereinheit enthält bei Prokaryonten die 16S-RNA, bei Eukaryonten die 18S-RNA. Eine Sequenz am 3'-Ende der 16S-RNA, die sog. „**Shine-Dalgarno-Sequenz**", ist bei Prokaryonten komplementär zu einer Sequenz am 5'-Ende der mRNA. Diese Sequenz der mRNA ist einem AUG-Triplett vorgelagert und bestimmt dieses zum Start-Codon. Mit Hilfe der Shine-Dal-

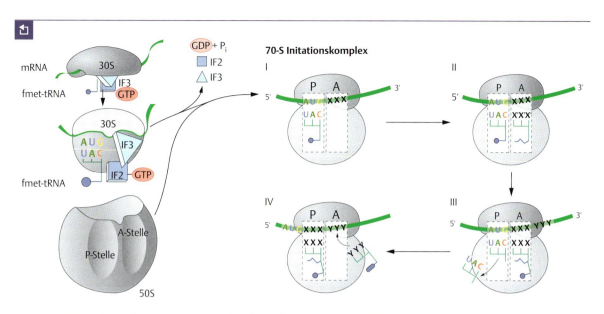

Abb. 2.55 Bildung des Initiationskomplexes der Translation bei Prokaryonten. Während der Bildung des Initiationskomplexes ist die große Untereinheit des Ribosoms abgekoppelt. Initiationsfaktoren sorgen dafür, dass das Start-Codon auf der Messenger-RNA in die P-Stelle der kleinen ribosomalen Untereinheit eingelagert wird und die fmet-tRNA binden kann. Die Energie für diesen Prozess wird aus der Spaltung von GTP zu GDP gewonnen.

garno-Sequenz wird der Messenger in der richtigen **Startposition am Ribosom** fixiert. Bei Eukaryonten nimmt man an, dass das Käppchen, das Cap, am 5'-Ende der mRNA für die Bindung an die 18S-RNA der ribosomalen kleinen Untereinheit notwendig ist.

Es gibt an den Ribosomen ausgezeichnete funktionelle Stellen, **P-Stelle** und **A-Stelle**, sowie eine **E-Stelle** zum Austritt der tRNA. Diese Bezeichnungen versteht man nur im Zusammenhang mit den Vorgängen der Proteinbiosynthese. Die P-Stelle am Ribosom ist der Ort, an dem sich die wachsende Polypeptidkette befindet, während die A-Stelle derjenige Ort ist, an dem neu hinzuzufügende Aminosäuren mit ihrer tRNA angelagert werden. P-Stelle ist demnach die Abkürzung für **Peptidyl-Stelle**, A-Stelle die Abkürzung für **Aminosäure-tRNA-Akzeptor-Stelle**. E-Stelle steht für **Exit** (Ausgang).

Für die **Initiation** (*Abb. 2.55*) der Proteinsynthese wird die mRNA an die kleine Untereinheit gebunden. Diese Fixierung des Messengers hat zur Folge, dass das Start-Codon **AUG** in die **P-Stelle** des Ribosoms rückt. Damit ist alles bereit zur Bildung des **30S-Initiationskomplexes**. Da der Start einer Polypeptidkette außerordentlich präzise vonstatten gehen muss, sind mehrere Proteine, die **Initiationsfaktoren** (**IF**), an diesem Vorgang beteiligt. Ihre Aufgabe ist es, die einzelnen Reaktionspartner sorgfältig in ihrer Position zu halten, damit keine unerwünschten Nebenreaktionen den wichtigen Prozess der Initiation stören können. Außerdem bleibt die große Untereinheit des Ribosoms zunächst abgekoppelt, um unnötigen Ballast zu vermeiden. Die zur Initiation notwendige **Energie** wird nicht von ATP, sondern von **GTP** (Guanosintriphosphat) geliefert.

Das AUG ist eigentlich das Triplett für Methionin. Sobald das erste AUG-Codon in der P-Stelle des Ribosoms erscheint, führt der Initiationsfaktor IF2 die tRNA heran, die mit Methionin beladen ist. Da dieses Methionin aber als Start-Aminosäure gedacht ist und in die P-Stelle eingelagert werden soll, die eigentlich nur für wachsende Peptidketten vorgesehen ist, wird dieses **Methionin** verkleidet, es wird sozusagen **als Peptidkette getarnt**. Zu diesem Zweck wird die Aminogruppe des Methionins mit Hilfe von Methylen-Tetrahydrofolsäure **formyliert**. So ist die erste Aminosäure einer Polypeptidkette, zumindest bei Prokaryonten, immer ein **Formylmethionin** (*Abb. 2.56*). (Im Zuge der Bakterienabwehr werden Phagocyten z. B. besonders von Peptiden angezogen, die mit N-Formylmethionin beginnen!) Sobald das Anti-Codon der Formylmethionyl-tRNA an das AUG-Codon gebunden hat, wird die große Ribosomen-Untereinheit angekoppelt und der **70S-Initiationskomplex** gebildet. Die Anlagerung der 2. Aminoacyl-tRNA an die Akzeptor-(A)Stelle und die Verknüpfung der beiden ersten Aminosäuren verläuft dann wie bei der Elongation.

Während der Elongation wächst die Peptidkette vom N-terminalen zum C-terminalen Ende

An die Initiation schließt sich die **Elongation** an (*Abb. 2.57*). Dabei erfolgt das Ablesen des Messengers von der **5'- zur 3'-Richtung**, und die Peptidkette wächst dabei vom **N-terminalen** zum **C-terminalen** Ende hin. Der Prozess selbst gliedert sich in mehrere Schritte.

Die Codonerkennung der Aminoacyl-tRNA wird vom Elongationsfaktor Tu vermittelt. Während der Initiation ist das Start-Codon AUG in der P-Stelle des Ribosoms arre-

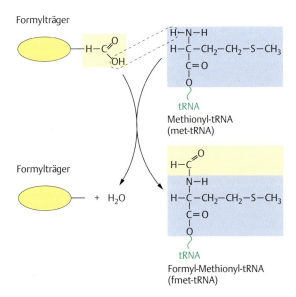

tiert worden. Das nächstfolgende Triplett liegt in der A-Stelle des Ribosoms und wartet auf die passende, mit einer Aminosäure beladene tRNA. Wieder sind Proteine, sog. **Elongationsfaktoren** (**EF**), und Energie an diesem Vorgang beteiligt (*Rep. 2.14*). Elongationsfaktor **Tu** ist dafür zuständig, die Aminoacyl-tRNA in den Akzeptorbereich des Ribosoms zu leiten. Normalerweise liegt dieser Faktor gebunden an einen zweiten Faktor **Ts** vor. Aus diesem Komplex Tu-Ts löst sich bei Anwesenheit von GTP das Tu heraus und lagert sich an das GTP an. Für seine Funktion in der Proteinbiosynthese wird das GTP in GDP und P gespalten. Der EFTu-GDP-Komplex wird wieder regeneriert durch Ts und GTP. Bemerkenswert ist, dass Tu mit allen Aminoacyl-tRNAs reagiert, außer mit der, die das formylierte Methionin trägt. Diese tRNA ist die einzige, die während der Initiation nicht in die A-Stelle, sondern in die P-Stelle eingelagert wird, und da hat Tu nichts zu suchen. Sobald Tu die mit der zum Codon passenden Aminosäure beladene tRNA in die A-Stelle eingelagert hat, kommt es zum nächsten Schritt der Elongation.

Abb. 2.56 Die Formyl-Gruppe markiert das Start-Methionin. Die Formylgruppe wird vom Überträger (Methylen-Tetrahydrofolat) auf die Amino-Gruppe der Methionyl-tRNA übertragen. Formylmethionyl-tRNA (fmet-tRNA) startet die Proteinsynthese. Es bindet an das Start-Codon der mRNA in der Peptidylstelle des Ribosoms.

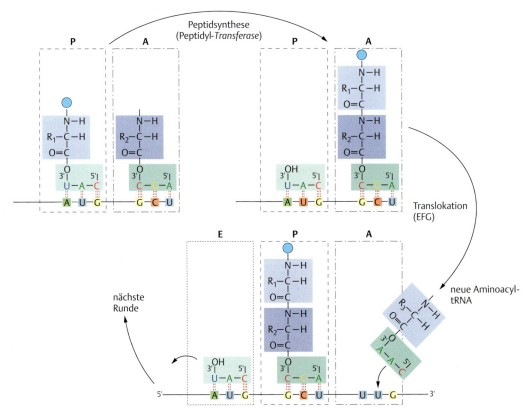

Abb. 2.57 Schema der Kettenelongation der Proteinsynthese. Das Ribosom hat zwei Bindungsstellen für tRNA: A-Stelle = Aminoacyl-tRNA-Akzeptor-Stelle und P-Stelle = Peptidyl-Stelle. Die neu eintretende Aminoacyl-tRNA wird an der A-Stelle gebunden. Die P-Stelle ist durch die Peptidyl-tRNA besetzt. Das Peptid aus der Peptidyl-tRNA in der P-Position wird auf die Aminoacyl-tRNA in der A-Stelle übertragen. Damit sitzt die Peptidkette in A und muss durch Translokation in die P-Stelle gebracht werden. An die frei werdende Akzeptorposition wird eine neue Aminoacyl-tRNA gebunden. Es beginnt ein neuer Synthesecyclus. Beim Start fungiert Formylmethionyl-tRNA wie Peptidyl-tRNA.

Die *Peptidyl-Transferase* knüpft die Peptidbindung. Die *Peptidyl-Transferase*-Reaktion funktioniert über ein Strukturelement der 23S-rRNA die ein integraler Bestandteil der großen Untereinheit ist. Ihre Aufgabe ist es, die Peptidbindung zu knüpfen. Diese entsteht als **kovalente Bindung** zwischen der Aminogruppe der Aminosäure der A-Stelle und der Carboxylgruppe der Aminosäure der P-Stelle unter Wasserabspaltung. Gleichzeitig mit dem Knüpfen dieser Bindung wird die wachsende Peptidkette aus der P-Stelle auf die Aminoacyl-tRNA, die in der A-Stelle sitzt, transferiert. Auch zu diesem Prozess wird **GTP** als Energiequelle gebraucht und ebenso der **Elongationsfaktor G** (EFG). Von der wachsenden Peptidkette befreit, löst sich die nunmehr leere tRNA aus der P-Stelle. Vor ihrer Ablösung verharrt sie in der E-Stelle bis das nächste Triplett in die A-Stelle nachgerückt ist und die nächste tRNA gebunden hat.

Während der Translokation erscheint ein neues Triplett in der A-Stelle. Ribosom und mRNA bewegen sich derart gegeneinander, dass die tRNA, die die wachsende Peptidkette trägt, aus der A-Stelle in die P-Stelle verlagert wird. Diese tRNA ist aber über ihr Anti-Codon mit dem Codon auf der mRNA verbunden. Sie zieht, bildlich gesprochen, das Codon mit in die P-Stelle hinüber. Damit verlagert sich der gesamte Messenger-Faden um ein Triplett. Ein neues Codon erscheint in der A-Stelle, bereit zur Bindung seiner spezifischen Aminoacyl-tRNA. Diese Verlagerung der Syntheseteilnehmer aus der A-Stelle auf die P-Stelle wird **Translokation** genannt. Mit ihrer Hilfe wird die A-Stelle geräumt, d. h. sie ist wieder aufnahmefähig für die nächste Aminoacyl-tRNA und somit frei für den nächsten Baustein der Peptidkette. Nach Bindung der neuen Aminoacyl-tRNA verlässt die alte das Ribosom. Der gesamte Prozess beginnt wieder von vorn.

Die Wachstumsgeschwindigkeit der Peptidkette bei Bakterien beträgt 12 Aminosäuren pro Sekunde.

Die Termination wird durch Stop-Signale eingeleitet

Der dritte Abschnitt der Proteinbiosynthese ist die **Termination**: Das Ende einer Peptidkette wird auf der mRNA durch die **Stop-Signale** UAG, UGA oder UAA angezeigt. Für diese Codons gibt es keine tRNA-Moleküle, die Aminosäuren herbeischaffen könnten. Die Elongation kommt zu einem Ende. Damit dieses Ende auch wirklich eindeutig ist, befinden sich meistens zwei Stop-Signale hintereinander. Die Situation der brachliegenden A-Stelle führt zur Aktivierung von Ablösefaktoren, sog. **Terminationsfaktoren** (TF), und es kommt zum Kettenabbruch. Die Peptidkette wird von der letzten tRNA aus der P-Stelle abgelöst, die leere tRNA verlässt ebenfalls die P-Stelle. Alle Partner sind somit zu neuer Syntheseleistung bereit (s. Rep. 2.**13**, 2.**14**).

> **Repetitorium 2.14**
>
> **Proteinsynthese (Mechanismus)**
>
> Die Ribosomen werden für die Translation durch den Initiationsfaktor IF$_3$ präpariert. IF$_3$ bindet an die kleine ribosomale Untereinheit (30S). Dadurch dissoziiert die große Untereinheit (50S) ab. An die vorbereitete 30S-Untereinheit kann zusammen und mit Hilfe von IF$_3$ mRNA binden. An den Präinitiationskomplex bindet, vermittelt durch IF$_2$, die Formylmethionyl-tRNA und die große ribosomale Untereinheit. Dieser Initiationskomplex akzeptiert an der A-Stelle die nächste Aminoacyl-tRNA. Diese Bindung der Aminoacyl-tRNA wird durch Tu und GTP bewerkstelligt. Ts regeneriert den Tu-GDP-Komplex. Im eigentlichen Peptidsyntheseschritt wird die Aminosäure von der tRNA in der P-Stelle auf die Aminoacyl-tRNA in der A-Stelle durch die *Peptidyl-Transferase*-Funktion übertragen. Durch den Elongationsfaktor G wird die entstandene Peptidyl-tRNA aus der A- in die P-Stelle überführt (Translokation) und die entstandene unbeladene tRNA entlassen; die nächste Aminoacyl-tRNA wird von Tu in die A-Stelle gebracht, und die nächste Runde der Elongation beginnt. Wenn auf der mRNA ein Stop-Codon erscheint, entlassen Terminationsfaktoren das synthetisierte Peptid, tRNA und mRNA verlassen das Ribosom, das in eine neue Initiation eintreten kann. Einige repräsentative Antibiotika sind mit ihrer spezifischen Wirkung eingetragen: Neomycin hemmt die Bildung des Initiationskomplexes und die Elongation durch Blockade des Transfers der Aminoacyl-tRNA. Chloramphenicol inhibiert die *Peptidyl-Transferase*, Tetracyclin blockiert den Tu-Ts-Cyclus und Streptomycin die Beladung mit neuer Aminoacyl-tRNA (Abb. 2.**57**).

Im Polysom translatieren viele Ribosomen gleichzeitig ein Messenger-Molekül

Obwohl die Wachstumsgeschwindigkeit einer Peptidkette schnell ist, ist es für die Zelle nicht sehr effizient, einen Messenger mit einem einzigen Ribosom zu besetzen und ablesen zu lassen. Die Gefahr, dass *Nucleasen* den lange ungenützt in der Zelle herumliegenden Messenger abbauen würden, wäre groß. So gibt es zumindest in **Bakterienzellen** eine enge Kopplung zwischen Messenger-Produktion und Umsetzung der Information in Protein. Sobald ein Stückchen Messenger an der DNA transkribiert worden ist, zieht das erste Ribosom zur Translation auf. Mit fortschreitender Transkription wandert das Ribosom an der Information entlang. Sobald das Start-Codon AUG wieder greifbar wird, kommt ein neues Ribosom herbei und initiiert eine weitere Peptidkette. So geht es weiter, bis der Messenger mit vielen Ribosomen besetzt ist, die alle die gleiche Information in Peptide umwandeln. Je nach Arbeitsfortgang finden sich am 5'-Ende des Messengers noch sehr kurze, am 3'-Ende der mRNA fast fertige Peptidketten. Die Gesamtheit einer solchen Fließband-Mannschaft nennt man **Polysom** (Abb. 2.**58**).

Die Proteinsynthese kann durch Antibiotika gehemmt werden

> Eine **Unterbrechung der Proteinbiosynthese** kann einerseits experimentell, andererseits aus therapeutischen Gründen wünschenswert sein. Die Substanzen, die dazu zur Verfügung stehen, sind **Antibiotika** (s. Kap. **10**). Sie werden in reichlicher Menge von Ärzten verschrieben, und wir sollten uns grob orientieren, an welcher Stelle diese häufig von Pilzen und v. a. von Bakterien synthetisierten Stoffe in die Proteinbiosynthese eingreifen (s. Abb. 2.**59**, Rep. 2.**14**). Das

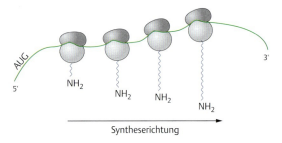

Abb. 2.58 **Ein Polysom.** An einer mRNA synthetisieren mehrere Ribosomen gleichzeitig das Protein.

Ziel der therapeutischen **Anwendung von Antibiotika** ist es, den Organismus schädigende Bakterien abzutöten, ohne den Wirt selbst zu beeinträchtigen. Antibiotika greifen an mehreren Stellen in die Proteinbiosynthese ein. Als **Transkriptionshemmer** wirkt z. B. das **Actinomycin**. Es bindet an die DNA und blockiert auf diese Weise die Funktion der *RNA-Polymerase*. Das **Rifampicin** bindet an die *RNA-Polymerase* selbst und beeinflusst sie in ihrer Aktivität.

Auf der Ebene der **Translation** wirkt das **Streptomycin**. Dieses Antibiotikum bindet direkt an das Ribosom, und zwar an das Protein 12 der 30S-Untereinheit. Es stört mit dieser Bindung die Initiation. Auch das **Chloramphenicol**, das ausschließlich auf Bakterien wirkt, bindet an Ribosomen, **Tetra-**

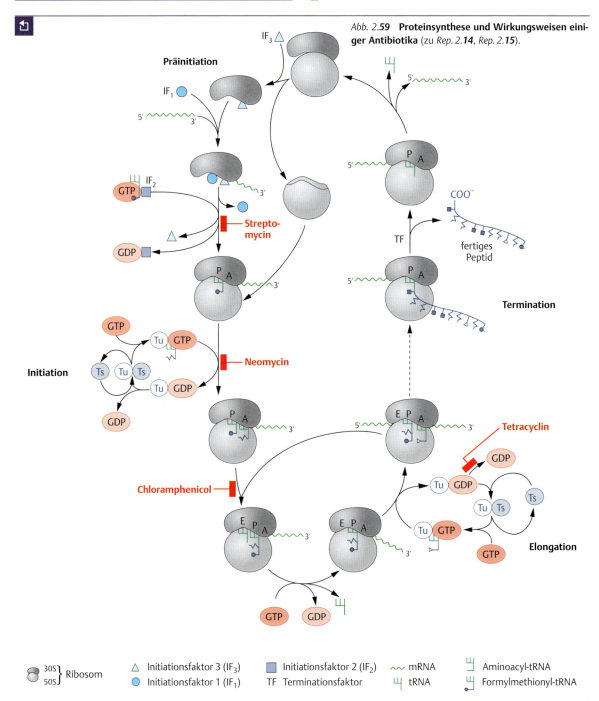

Abb. 2.59 **Proteinsynthese und Wirkungsweisen einiger Antibiotika** (zu *Rep. 2.14*, *Rep. 2.15*).

cycline und **Cycloheximid** (letzteres ist ein spezifischer Hemmer der Translation bei Eukaryonten!) beeinflussen ebenfalls die Translation. **Puromycin** hemmt die Translation auf ganz besondere Weise: Seine Struktur ähnelt einer Aminoacyl-tRNA. Dieses Molekül wird in die A-Stelle des Ribosoms eingebaut, hemmt aber den weiteren Fortgang der Proteinbiosynthese. Es kommt zum vorzeitigen Abbruch der Polypeptidkette (*Rep. 2.15*). Der Mechanismus des weit verbreiteten **Penicillins** ist ein gänzlich anderer. Es blockiert spezifisch die Bildung der Bakterienzellwand. Beim Einsatz von Antibiotika wird man neben Resistenzproblemen, auf die im Kapitel Mikrobiologie näher eingegangen wird, immer daran denken müssen, dass leider häufig nicht nur die Proteinbiosynthese des bakteriellen Eindringlings, sondern auch die der Wirtszelle beeinflusst wird.

Repetitorium 2.15

Wirkungsweisen einiger Antibiotika

Hemmung der **Synthese der Zellwand**
- Penicillin

Transkriptionshemmung
- Actinomycin bindet an DNA und blockiert *RNA-Polymerase*
- Rifampicin bindet an *RNA-Polymerase*

Translationshemmung
- Streptomycin bindet an Ribosomen (30S-Untereinheit)
- Chloramphenicol* hemmt die *Peptidyl-Transferase*: Elongationsstörung
- Tetracycline: Elongationshemmung
- Puromycin, Einbau am Ribosom statt Aminoacyl-tRNA
- Cycloheximid**
- Neomycin, Hemmer der Initiation und der Elongation

* spezifisch für Bakterien
** spezifisch für Eukaryonten

Proteine müssen reifen

Die **Primärsequenz** eines Polypeptids allein macht noch kein Protein aus. Wichtige **Faltungsprozesse** müssen stattfinden, damit ein funktionstüchtiges und zweckentsprechendes Protein entstehen kann. Allerdings hat die Primärstruktur daran entscheidenden Anteil, bestimmen doch die diversen Seitenketten der Aminosäuren die Sekundärstruktur des Moleküls. Doch nicht nur Faltung lässt ein Protein reifen. Nach der Synthese gibt es vielerlei Möglichkeiten, die Polypeptidketten zu verändern und herzurichten. So wird bei den Bakterien in den meisten Fällen die erste Aminosäure, das **Formylmethionin, abgespalten**. Die Aminosäuren im Protein können durch **Modifikation** verändert werden. Zu solchen Modifikationsprozessen gehören **Phosphorylierung, Methylierung, Acetylierung** einer Aminosäure, auch die **ADP-Ribosylierung** (*Abb. 2.60*) gehört zu diesen Vorgängen. Unter ADP-Ribosylierung versteht man das Übertragen eines ADP-Ribose-Komplexes aus Nicotinamid-Adenin-Dinucleotid (NAD) mit Hilfe einer speziellen *Polymerase*, ein Vorgang, der bei der Aktivierung von Proteinen große Bedeutung hat. So z. B. monoADP-ribosyliert das Diphtherie-Toxin den eukaryontischen Elongationsfaktor 2 (S. 287).

Auch Fette und Zucker können an Peptide angehängt werden, es resultieren daraus **Lipoproteine** und **Glycoproteine**. Einen wesentlichen Beitrag zum **Reifen** (**processing**) der Polypeptide liefern *Exo*- und *Endopeptidasen*. Diese Enzyme, die in der Lage sind, Polypeptidketten entweder von ihrem Ende her oder auch innerhalb des Moleküls zu schneiden, überführen z. B. die Proteine aus **inaktiven Vorstufen** in **aktive Endprodukte**. Solche Vorgänge sind u. a. sehr wichtig bei den Verdauungsenzymen, die als inaktive Proenzyme gebildet werden, und das mit gutem Grund. Auf diese Weise schützt sich der Organismus davor, dass derartige Enzyme an unerwünschten Stellen Verdauungsvorgänge vornehmen. Erst am Bestimmungsort und zur gewünschten Zeit führt der Einsatz von *Peptidasen* durch Spaltungsvorgänge zum eigentlichen aktiven Verdauungsenzym (*Rep. 2.16*).

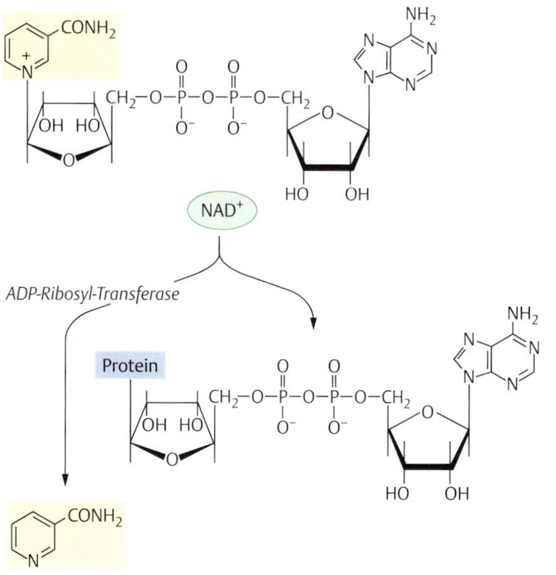

Abb. 2.60 **ADP-Ribosylierung.** Aus Nicotinamid-Adenin-Dinucleotid wird Nicotinamid abgespalten und ADP-Ribose auf ein Protein übertragen.

Repetitorium 2.16

Reifung von Proteinen

Modifikationen
- Phosphorylierung
- Methylierung
- Acetylierung
- Acylierung
- ADP-Ribosylierung
- Glycosylierung
- Kombination mit Lipiden → Lipoproteine

Aktivierung durch Spaltung
- Zuschneiden von Präenzymen (Abscheiden der Signalsequenz)
- Aktivierung inaktiver Proenzyme durch Spaltung (z. B. *Exo*- und *Endopeptidasen*)

Noch ein wichtiger Vorgang gehört zu den Reifungsprozessen der Proteine. Er betrifft hauptsächlich Proteine, die aus der Zelle sezerniert werden sollen: die **sekretorischen Proteine** (s. Kap. **1**). Es ist alles andere als selbstverständlich, dass ein Protein, das im Zellinneren gebildet worden ist, durch die Zellmembran aus der Zelle hinausgeschleust werden kann. Nicht einmal der Transport innerhalb der

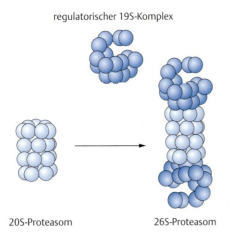

Abb. 2.61 **Proteasom-Komplex** (schematische Darstellung). Das zylindrische 20S-Proteasom beinhaltet im Inneren proteolytische Aktivitäten. Im ATP- und Ubiquitin-abhängigen 26S-Proteasom sind die beiden Öffnungen des 20S-Proteasoms von 19S-Proteinkomplexen besetzt. Die regulatorischen 19S-Proteinkomplexe vermitteln dem Proteasom den ATP- und Ubiquitin-abhängigen Proteinabbau.

Zelle ist selbstverständlich, denn auch hier müssen die verschiedensten **Membranbarrieren** überwunden werden. Membranen aber sind von ihrer Struktur her nur für lipophile Moleküle durchgängig (s. Kap. 1).

Wie überwinden die ihrer Natur nach eher hydrophilen, d. h. lipophoben Proteine diese Barriere (*Rep. 2.17*)? Sie besitzen am Anfang ihrer Polypeptidkette, d. h. am NH$_2$-Ende, mehr als 15 Aminosäuren, die lipophil sind (**Signalsequenz**), mit denen das Molekül in der Lage ist, in die Lipidschicht der Membran einzudringen. Solche Proteine werden am Endoplasmatischen Reticulum der Eukaryontenzellen synthetisiert. Hier sind die Ribosomen wie mit Stecknadeln an die Außenfläche der Membran geheftet. Diese Membranen erscheinen deshalb rau; sie erhielten den Namen „**Raues Endoplasmatisches Reticulum**" (RER). Spezifische Proteine (SRP, SRP-Rezeptor, Ribosomen-Bindungsproteine) ermöglichen es, zur Sekretion bestimmte Proteine ins Lumen des RER zu bringen (s. Kap. 1, Abb. 1.**37**). Derartige **Signalsequenzen** können auch als **Adressen für das Protein** dienen. Über spezifische Rezeptor-Erkennungsregionen lancieren sie das richtige Protein ins richtige Zellkompartiment. Sobald Signalsequenzen ihre Aufgabe erfüllt haben, werden sie abgespalten – ein weiterer Reifungsprozess.

Repetitorium 2.17

Besonderheiten sekretorischer Proteine

- Sekretorische Proteine haben am NH$_2$-Ende eine Signalsequenz (15–45 Aminosäuren lang) mit lipophiler Eigenschaft, die als Adresse für das Protein fungiert
- Mit der Signalsequenz heften sich wachsende Polypeptidketten unter Beteiligung verschiedener Proteine zusammen mit dem Ribosom an das RER (Raues Endoplasmatisches Reticulum)
- Das Protein tritt durch die Membran in den endoplasmatischen Zwischenraum
- Transport ins entsprechende Kompartiment
- Reifung des Proteins u. a. durch Abspaltung der Signalsequenz

Der Abbau von Proteinen erfolgt in Lysosomen und in Proteasomen

Proteine werden aus den verschiedensten Gründen abgebaut: So können Proteine, die für die Zelle entbehrlich sind, in Zeiten des Nahrungsmangels in den Lysosomen durch Proteasen in wieder verwertbare Grundbausteine zerlegt werden.

Andere Proteine werden durch längere oder kürzere Halbwertszeiten reguliert, wieder andere werden z. B. durch Oxidation geschädigt und müssen aus dem Verkehr gezogen werden. Soll ein **Protein zum Abbau** freigegeben werden, wird es durch **Ubiquitinierung** markiert. Zu diesem Zweck wird ein in allen Eukaryonten hoch konserviertes, kleines Polypeptid (**Ubiquitin**) in mehreren Kopien an das Protein gehängt. Ein derartig polyubiquitiniertes Protein wird von einem Proteinase-Komplex, dem **Proteasom**, selektiv erkannt und unter ATP-Verbrauch abgebaut (*Abb. 2.61*). So wird z. B. im Zellcyclus am Ende der Mitose Cyclin B abgebaut und damit der Eintritt in die Interphase ermöglicht (S. 56). Proteasomen sind zylinderförmige Partikel (M_r ca. 1,5 Millionen), die aus mehreren Untereinheiten bestehen und bei Eukaryonten, Pflanzen und Archaebakterien sowohl im Cytoplasma als auch im Zellkern gefunden wurden.

> Fehler im **Ubiquitin/Proteasomen-System**, die z. B zu einem zu schnellen oder einem nur unvollkommenen Abbau bestimmter Proteine führen, können von klinischer Relevanz sein. So werden **neurodegenerative Erkrankungen** mit Proteinablagerungen im Gehirn (**Morbus Alzheimer**, **Morbus Parkinson** oder **Chorea Huntington**) unter diesem Gesichtspunkt diskutiert.

2.6 Die Genexpression wird mannigfaltig reguliert

2.6.1 Die Rolle der Regulation ist ökonomischer Natur

In einer Zelle ist eine Fülle von Informationen in einer großen Anzahl von Genen gespeichert. Es wäre unökonomisch, die gesamte Information dauernd abzurufen. **Energieersparnis** muss die Hauptsorge eines komplexen Organismus sein. Ein vielzelliger Organismus wird deshalb Informationen, die er anfangs zu seiner eigenen Entwicklung brauchte, nach seiner Fertigstellung abschalten. Genauso werden bestimmte Produkte in der Zelle benötigt, die, sind sie einmal vorhanden, für einige Zeit ausreichen und keine neue Informationsumsetzung mehr erfordern. Bei verschiedenen Organismen gibt es Untersuchungen über die Zahl der tatsächlich vorhandenen Gene und derjenigen, deren Information zur Ausprägung kommt. Bei der kleinen Zelle *Escherichia coli* ist das Verhältnis 1:1. Es existieren ca. 3000 Gene und alle können exprimiert werden, natürlich nicht gleichzeitig, sondern jeweils nach Bedarf. Bei **Hefen** verhält es sich schon ganz anders: Nur noch ein Drittel der DNA wird transkribiert und translatiert. Bei *Drosophila*, der Taufliege, ist es dann nur noch ein

Tab. 2.6 Vergleich der Anzahl der entsprechend dem DNA-Gehalt möglichen Gene zur Zahl der tatsächlich exprimierten Gene

Organismus	Mögliche Gene	Exprimierte Gene
Escherichia coli	3000	3000
Hefe	15000	3000–5000
Drosophila	100000	10000
Amphibien	$3 \cdot 10^{-5} \cdot 10^7$	$2 \cdot 10^4 – 5 \cdot 10^4$
Säuger	$3 \cdot 10^6$	$2 \cdot 10^4$

Zehntel, und bei den **Säugern** schließlich nur noch weniger als ein Hundertstel der im Genom vorhandenen Information (*Tab. 2.6*). Es muss demnach Mechanismen geben, Gene, die im Verlauf der Evolution von Organismus zu Organismus mitgeschleppt worden sind, für das Individuum aber entbehrlich erschienen, stumm zu halten. Gene andererseits, deren Information abrufbereit bleibt, müssen zeitweilig ruhig gestellt werden, damit nicht in einem Konsumrausch die gesamte Energie verbraucht wird. Es dürfen nur Proteine bereitgestellt werden, die für das Überleben der jeweiligen Zelle und ihre spezifische Funktion unumgänglich nötig sind. Die Wege für die Zelle, die Aktivität des einen Gens hoch und die des anderen niedrig zu halten, sind mannigfaltig (s. Kap. 1). Die meisten **Experimente**, die zu Erkenntnissen auf dem Gebiet der **Genregulation** geführt haben, sind an Prokaryonten durchgeführt worden. Mit den neuen Methoden der Gentechnologie können solche Fragen im Rahmen von Transkriptomics und Proteomics auch an Eukaryonten gestellt werden.

Betrachten wir **Regulationsprozesse** näher, dann können wir davon ausgehen, dass auf jeder Ebene reguliert werden kann. Es gibt Regulation auf dem Niveau der DNA, auf dem der Transkription und dem der Translation. Es gibt für alle Vorgänge eine Regulation nach oben, d. h. eine **Regulation in Richtung Synthese**, und eine Regulation nach unten, d. h. **in Richtung Nicht-Synthese** und Abbau. Außerdem können die Aktivitäten der Enzyme selbst reguliert werden. Die **interzelluläre Regulation**, die durch Hormone und Neurotransmitter vorgenommen wird, ist dem Ganzen übergeordnet (*Rep. 2.18*).

2.6.2 Die DNA kann eliminiert oder amplifiziert werden

Um auf der Ebene der DNA zu regulieren, können überflüssige und nicht mehr verwendete **DNA-Stücke eliminiert werden**. So baut z. B. der Wurm *Ascaris* in seinen Körperzellen nach erfolgter Ausreifung eine Großzahl von Genen ab. In den menschlichen Erythroblasten wird beim Übergang zu Erythrocyten der ganze Kern mitsamt der DNA ausgestoßen. Teile der DNA können von der Informationsweitergabe z. B. durch starke Kondensierung, d. h. Veränderung der Chromatinstruktur (Heterochromatin S. 49), ausgeschlossen werden. Auch Methylierung der DNA, besonders der Cytosine, beeinträchtigt die Transkription.

Repetitorium *2.18*

Zellregulation
Intrazellulär
Interzellulär (Hormone, Neurotransmitter)

Molekulare Regulation
1. **DNA-Niveau** ⇅
   Gen-Amplifikation (Vermehrung der rRNA-Gene in Oocyten, z. B. bei *Xenopus laevis*)
   DNA-Kopien-Verminderung
   – Abbau von Genen in Somazellen (z. B. bei *Ascaris*)
   – Ausstoßung des Kerns (DNA! beim menschlichen Reticulocyten)
2. **Transkriptionsniveau** ⇅
   a. Negative Genregulation (Prokaryonten)
      Block der Transkription
      – Repressor (z. B. im Lactose-Operon)
      – Attenuator
        (z. B. im Tryptophan- und im Histidin-Operon)
      – Probegen
      – Repressor-Aktivierung durch Corepressor
        (z. B. bei Aminosäuren)
   b. Positive Genregulation (Prokaryonten – Eukaryonten)
      – Erleichterung der Transkription durch Aktivatorproteine
        (z. B. Arabinose-Operon, cAMP-bindendes Protein)
      – Veränderung der Aktivität der *RNA-Polymerase* (z. B. σ-Faktoren)
3. **Regulation durch MikroRNAs**
   – miRNA verhindert Translation der mRNA
   – siRNA baut Zielsequenz in mRNA ab
4. **Translationsniveau** ⇅
   Variation der Halbwertszeit der mRNA (z. B. Messenger in der Eizelle: Aktivierung erst nach der Befruchtung)
   Blockade des Cap durch Viren
   Manipulation der notwendigen Faktoren
   – Diphtherietoxin (blockiert EF 2)
   – Interferon (wirtsspezifischer Regulator)
   – Virustranslation (unabhängig von Co-Faktor)
   – Hämoglobinsynthese in Reticulocyten (Häm-abhängig)
   – Aconitase (Eisen-Regulationsfaktor bindet 'iron response elements')
   Eröffnung der Translation durch Replikation (z. B. RNA-Virus)
   – Regulation durch Sekundärstruktur
   a) Protein nicht translatierbar

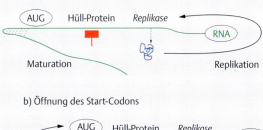

b) Öffnung des Start-Codons

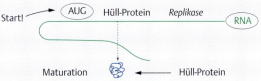

5. **Regulation der Enzymaktivität** ⇅
   Modifikation
   (z. B. Spaltung, Methylierung, Phosphorylierung)
   Rückkopplungsinhibition (z. B. letztes Substrat einer Synthesekette verändert eines der Enzyme derart, dass die Kette blockiert wird)

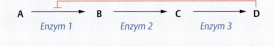

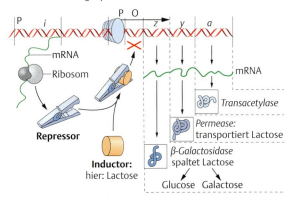

Abb. 2.62 **Operon-Modell nach Jacob und Monod und negative Genregulation.** Die Gene für Enzyme des Lactose-Abbaus liegen als Struktur-Gene in einem Operon im Anschluss an Operator und Promotor. Das Regulator-Gen codiert für ein Repressor-Protein, das den Operator verschließt und die Transkription der Struktur-Gene verhindert (negative Regulation). Lactose kann als Induktor diesen Repressor abziehen. Die Synthese von Lactose abbauenden Enzymen wird ermöglicht.

Eine **Gen-Amplifikation** lässt sich besonders gut in den **Oocyten von Amphibien** beobachten, in denen viele DNA-Kopien der Gene für ribosomale RNA produziert werden. Die an diesen Genen transkribierte ribosomale RNA wird in zahlreichen Nucleoli in der Oocyte gespeichert. Und das mit gutem Grund: Nach der Befruchtung und während der Embryonalentwicklung bliebe zu wenig Zeit, um ausreichend ribosomale RNA zu synthetisieren. Die Proteinbiosynthese muss im wachsenden Individuum in vollem Umfang ablaufen. Dazu sind diese Reserven sehr willkommen.

2.6.3 Auf dem Transkriptionsniveau wird durch kontrollierte Bereitstellung von Messenger reguliert

Die RNA ist relativ kurzlebig. Wird ein Protein in größeren Mengen gebraucht, kommt es darauf an, möglichst viel neuen Messenger in kurzer Zeit nachzuliefern. Wird aber wenig von einem Protein gebraucht, muss die Nachlieferung von Messenger möglichst verzögert ablaufen.

Grundsätzlich sind zwei verschiedene Regulationstypen zu unterscheiden: die **negative Genregulation**, wie wir sie besonders in Prokaryonten finden, und die **positive Genregulation**, wie sie in Prokaryonten, aber auch in Eukaryonten vorkommt. Negativ wird ein Regulationsmechanismus genannt, wenn das Prinzip der Regulation in einer Inhibition besteht. Positive Genregulation ist immer dann gegeben, wenn die Transkription gesteigert wird.

Repressor-Proteine kontrollieren die Gen-Expression negativ

Betrachten wir das Beispiel einer *Escherichia-coli* Zelle. Wächst die Zelle in einem Medium, das als **Kohlenstoffquelle Glucose** enthält, so werden zwischen 600 und 800 Enzyme in unterschiedlicher Quantität gemacht. Alle anderen Enzyme, d. h. die Möglichkeit, weit mehr als 2000 Polypeptidketten zu synthetisieren, blockiert die Zelle aus Sparsamkeitsgründen. Zu diesen Enzymen gehören z. B. auch die des Lactose-Abbaus. Diese Gene sind in Anwesenheit von Glucose blockiert, sie sind negativ reguliert. Was versteht man darunter? Werden mehrere Enzyme für einen Stoffwechselvorgang benötigt, so können ihre Gene, besonders in Prokaryonten, in enger Nachbarschaft zueinander auf der DNA angeordnet sein. Das trifft für die **Enzyme des Lactose-Abbaus** zu (Abb. 2.62). Drei Enzyme sind notwendig, um die Lactose in verwertbare Glucose und Galactose aufzuspalten: die **β-Galactosidase**, das Spaltungsenzym, die **Permease**, ein Transportenzym, das die Lactose erst in die Zelle holt, und eine **Transacetylase**.

Man nennt diese Gene, deren Information der Bildung von Enzymen dient, **Struktur-Gene**. Ihnen sind **Kontrollelemente** zugeordnet, unter anderem eine **Promotorregion**. Ein Promotor ist die Region auf der DNA, an die die *RNA-Polymerase* binden kann (S. 99). Diesem DNA-Stück angeschlossen ist der **Operator**. Er ist den Struktur-Genen unmittelbar vorgeschaltet. Hier bindet das **Repressorprotein**, das die negative Genregulation bewirkt. Das Repressorprotein, das eine spezifische Affinität zum Operator hat, wird von einem **Regulator-Gen** auf der DNA codiert. Alle erwähnten Elemente, Repressor-Gen, Promotor, Operator und Struktur-Gene, werden als Regulationseinheit oder **Operon** zusammengefasst.

Gene können durch Inaktivierung des Repressors induziert werden

Im Falle des **Lactose-Operons** sind die Struktur-Gene durch ein Repressorprotein verschlossen, das die Transkription durch die *RNA-Polymerase* blockiert, solange das Bakterium auf Glucose wächst. Während dieser Zeit werden nur wenige (etwa 60) Moleküle *β-Galactosidase* pro Zelle synthetisiert. Wird im Nährmedium **Glucose gegen Lactose** ausgetauscht, so werden die **Lactose-Struktur-Gene induziert**. Lactose wirkt als **Induktor**. Sie bindet an das Repressorprotein und verändert es in seiner Struktur derart, dass es nicht mehr an die Operatorregion binden kann. Die Operatorregion wird freigelegt. Dadurch kann die am Promotor schon wartende *RNA-Polymerase* mit der

Synthese des polygenischen Messengers für Lactose abbauende Proteine beginnen. Unter diesen veränderten Umständen werden nun 60 000 Moleküle β-*Galactosidase* pro Zelle synthetisiert, d. h. 3 % des gesamten Zellproteins entfallen auf β-*Galactosidase*.

Durch negative Regulation sichert sich die Zelle vor unspezifischer Expression ihrer induzierbaren Struktur-Gene.

Gene können durch Aktivierung des Repressors reprimiert werden

Haben wir mit den Lactose-Genen induzierbare Gene kennen gelernt, die durch Abziehen des Repressors vom Operator zur Synthese freigegeben werden können, so gibt es eine andere Gruppe von Genen, die **reprimierbar** ist. Zu diesen Genen gehören z. B. die **Synthese-Gene** für Aminosäuren wie **Tryptophan** (*Abb. 2.63*). Sie liegen ebenfalls räumlich benachbart in einem Operon. Auch hier gibt es Regulator-Gen, Promotorregion und Operator. Das Regulator-Gen synthetisiert einen zunächst inaktiven Repressor. Das heißt, der Operator bleibt offen, und die *RNA-Polymerase* liest die Gene für die Tryptophan-Synthese ab. Tryptophan wird synthetisiert und wirkt seinerseits als so genannter **Co-Repressor**. Es verbindet sich mit dem inaktiven Repressor und aktiviert ihn, sodass er an die Operatorregion binden kann. Die Synthese weiterer Tryptophan-bildender Enzyme wird damit unterbunden, die Enzymsynthese wird reprimiert.

Bei der Tryptophan-Synthese gibt es allerdings noch eine Besonderheit. Hier ist zwischen Operator und Struktur-Gen-Region eine weitere Kontrollregion eingeschaltet, ein „**Attenuator**" (Terminator). Diese Region agiert als Sicherheitsventil. Sollte nämlich trotz ausreichend vorhandenen Tryptophans die *RNA-Polymerase* noch nicht zufriedenstellend in ihrer Aktivität gehemmt werden, so liest sie zwar die Operatorregion bis hin zum Attenuator ab, wird dann aber am Weiterlesen gehemmt. Bei Tryptophanmangel überliest die *RNA-Polymerase* diese Terminatorstelle auf der DNA, um die Struktur-Gene ungehindert transkribieren zu können.

Histidin kontrolliert seine Synthese negativ durch ein Test-Polypeptid

Eine entsprechende Genkontrolle findet sich auch beim **Histidin-Operon** (*Abb. 2.64*). Die zur Synthese von Histidin notwendigen Struktur-Gene sollen nur bei Histidin-Mangel abgelesen werden. Dafür hat die Natur wie beim Tryptophan-Operon ein sensibles **Mess-Gen** den Histidin-Struktur-Genen vorgeschaltet. Dieses Mess-Gen misst die Histidinkonzentration der Zelle folgendermaßen: Von einem Histidin-Promotor ausgehend wird eine DNA-Sequenz transkribiert, die die Information für ein **Test-Polypeptid** enthält. Dieses Polypeptid enthält eine Sequenz von sieben aufeinander folgenden Histidinen. Ist genügend Histidin im Medium vorhanden, kann dieses Polypeptid ohne Schwierigkeiten fertiggestellt werden. Das synthetisierte Polypeptid aktiviert den Attenuator (Terminator) und verhindert die weitere Transkription der Histidin-Struktur-Gene. Besteht aber Histidin-Mangel, so wird die Proteinsynthese dieses Test-Polypeptids ge-

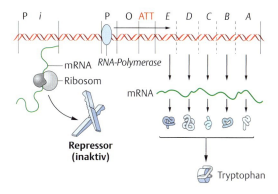

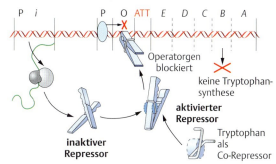

Abb. 2.63 Tryptophan-Synthese-Operon. Die Struktur-Gene für die Tryptophansynthese sind als Transkriptionseinheit mit einem Promotor (P), einem Operator (O) und einem Attenuator angeordnet. Der Repressor, das Produkt des Gens i, ist nur aktiv, wenn der Co-Repressor Tryptophan gebunden ist. Liegt kein aktiver Repressor vor, wird die Transkription gestartet. In der Region des Attenuators befindet sich ein sehr kleines Gen mit mehreren Tryptophan-Codons. Gibt es ausreichend Tryptophan, um dieses „Probepeptid" zu synthetisieren, terminiert die *RNA-Polymerase* am Attenuator. Es wird also nur dann weiter transkribiert, wenn wirklich kein Tryptophan vorhanden ist und Neusynthese notwendig wird.

stoppt. Es gibt nicht genügend Histidin-tRNA Moleküle, um das Genprodukt fertigzustellen. In diesem Fall bleiben die Histidin-Struktur-Gene zur Transkription offen und Histidin kann synthetisiert werden.

Aktivatorproteine können die Gen-Expression positiv regulieren

Spezifische und unspezifische **Aktivatorproteine** haben bei der positiven Genkontrolle eine Schlüsselfunktion. Was versteht man unter einem spezifischen Aktivatorprotein? Als Beispiel soll das **Arabinose-Operon** (*Abb. 2.65*) dienen. Arabinose ist eine Pentose, die mit Hilfe mehrerer Enzyme abgebaut wird. Die entsprechenden Enzyme werden nur gebildet, wenn Arabinose im Medium tatsächlich vorhanden ist. Vom Promotor ausgehend, wird die Information für ein **Aktivatorprotein C** abgelesen. Dieses Aktivatorprotein ist aber nur dann aktionsfähig, wenn es durch die Anwesenheit von Arabinose im Komplex gebunden und dadurch aktiviert wird.

Erst dann ermöglicht dieses C-Protein die Ablesung der Gene der Arabinose-abbauenden Enzyme. Verschwindet

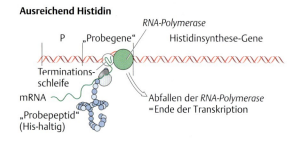

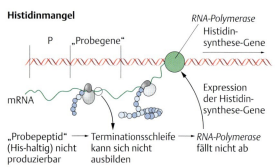

Abb. 2.**64** **Attenuation.** Auch den Histidinsynthese-Genen ist ein Attenuator-Gen vorgeschaltet. Die *RNA-Polymerase* beginnt am Promotor die Transkription zunächst des Attenuator-Gens, das für ein histidinreiches Polypeptid codiert. Ist genügend Histidin für die Synthese dieses Polypeptids vorhanden, bildet sich an der Messenger-RNA eine Terminationsschleife. Diese Struktur blockiert das Weiterlesen der *RNA-Polymerase*, die sich von der DNA löst. Bei Histidin-Mangel bildet sich diese Tertiärstruktur der mRNA nicht aus, und die *RNA-Polymerase* transkribiert die zur Histidinsynthese notwendigen Gene.

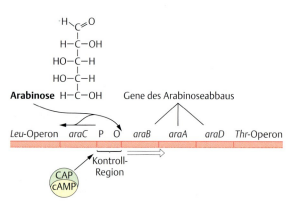

Abb. 2.**65** **Das Arabinose-Operon.** Das Arabinose-Operon wird von den Operons für Leucin und Threonin flankiert. Die Enzyme, die Arabinose in Xylulose-5-phosphat, das seinerseits am Pentose-Phosphat-Weg beteiligt ist, überführen, sind als Transkriptionseinheit gemeinsam mit einem Promotor und einem Operator angeordnet. Von dem gleichen Promotor aus wird auch das Gen araC transkribiert. Das Produkt des araC-Gens kann Arabinose binden und eröffnet in dieser Form aktiv die Transkription der Struktur-Gene (positive Genregulation). Steht keine Arabinose zur Verfügung ist diese Transkriptionseinheit blockiert. Zur Transkription der Struktur-Gene ist außerdem cAMP mit dem cAMP-bindenden Protein (CAP) notwendig.

Arabinose wieder aus dem Medium, so wird das C-Protein nicht weiter aktiviert. Es fungiert vielmehr als Repressor, und die Arabinose-Gene werden wieder verschlossen.

In ähnlicher Weise ist auch eine **Gen-Wirkketten-Aktivierung** zu verstehen. Hier ist die Synthese eines Genproduktes notwendig, um die Synthese eines weiteren Genproduktes zu ermöglichen. Durch solche Gen-Wirkketten-Aktivierungen ist eine **Differenzierung innerhalb eines Organismus** vorstellbar: Genprodukte, die zu einem frühen Zeitpunkt der Entwicklung notwendig sind, aktivieren ihrerseits die Synthese der zeitlich darauf folgenden Gene und stellen ihre eigene Synthese ein.

Ein Komplex zwischen cyclischem AMP und einem Aktivatorprotein vermittelt eine positive Genkontrolle

Nicht nur durch Mitwirkung spezifischer Proteine, wie im Fall der Arabinose, kann die Gen-Aktivität positiv reguliert werden, sondern auch durch **generelle Kontroll-Proteine**, wie z. B. das **„cyclische AMP-bindende Protein"** (**CAP**). Dieses Protein bildet mit **cyclischem AMP** (**cAMP**) einen Komplex, der an eine der Promotorregion unmittelbar vorgeschaltete Region auf der DNA bindet und die Promotorregion so beeinflusst, dass die *RNA Polymerase* binden kann. Die Transkription wird dadurch gefördert, d. h. es handelt sich um eine **positive Genregulation**. Dieses Protein tritt aber nur dann in Aktion, wenn cAMP vorhanden ist.

Woher kommt cAMP und was ist es (*Abb. 2.***66**)? **cAMP entsteht aus ATP**. Das Adenosintriphosphat wird dabei zu einem ringförmigen Adenosinmonophosphat umstrukturiert unter Abspaltung von Pyrophosphat. Das Enzym, das zu diesem Vorgang notwendig ist, ist die *Adenylatcyclase*, ein Protein der Zellmembran. Seine Aktivität wird durch den Energietransport kontrolliert.

Zum Verständnis dieser Regulation müssen wir zurückgehen zum Beispiel der Bakterien, die, auf Glucose gewachsen, auf Lactosemedium umgestellt werden (*Abb. 2.***62**, **2.67**). Glucose ist ein transportierbares Molekül, d. h., solange Glucose durch die Membran ins Zellinnere gelangt, **notiert die *Adenylatcyclase* Energietransport**. Lactose im Gegensatz dazu kann erst transportiert werden, wenn die *Permease*, ein Enzym des Lac-Operons, synthetisiert worden ist. Das heißt, bei einer **Umstellung von Glucose auf Lactose wird die *Adenylatcyclase* den Energietransport vermissen**. Dieser Umstand aktiviert das Membranprotein, das, da die Energieversorgung der Zelle in Frage gestellt ist, aus ATP cyclisches AMP macht. Dieses cAMP bildet einen Komplex mit dem cAMP-bindenden Protein CAP, und beide

Cyclisches AMP

Abb. 2.**66** **Cyclisches AMP.** Das cyclische AMP entsteht durch Cyclisierung des Adenosintriphosphats ATP unter P-P-Abspaltung. Seine Synthese wird durch das Enzym *Adenylatcyclase* kontrolliert.

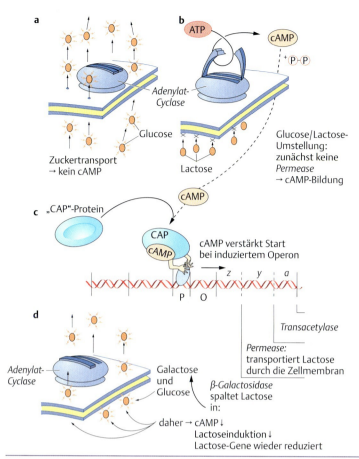

Abb. 2.67 **Die *Adenylatcyclase* und die positive Genregulation durch cAMP.** Die *Adenylatcyclase* ist ein Membranprotein, das den Transport von Energiesubstrat registriert und entsprechend cAMP als Alarmsignal synthetisiert, wenn zu wenig Energiesubstrat aufgenommen wird. Das cAMP bindet an cAMP-Rezeptorproteine (CAP). Dieser Komplex erleichtert die Transkription von Promotoren aus, die zu Operons gehören, deren Genprodukte für die Energiebeschaffung notwendig sind. Ein Beispiel hierfür ist das Lac-Operon.

gemeinsam sind in der Lage, die Promotorregion, in diesem Fall des Lac-Operons, positiv zu beeinflussen. Die Lactose-Struktur-Gene werden transkribiert und translatiert, unter anderem die *Permease*, die es nun der Lactose ermöglicht, in die Zelle zu gelangen. Hier wirkt die Lactose als Induktor und zieht den Repressor vom Operator. Der weiteren Transkription der Lactose-Struktur-Gene steht nun nichts mehr im Wege. Die *Adenylatcyclase* notiert, dass Energie transportiert wird. Die cAMP-Produktion wird reduziert.

Die eukaryonte Genregulation verläuft über komplexe Signalketten

Anders als bei den Prokaryonten wird die Genregulation bei Eukaryonten nicht nur durch die Bedürfnisse der Einzelzelle, sondern auch durch die des Gesamtorganismus bestimmt. Zellen kommunizieren miteinander entweder direkt über **Zell-Zell-Kontakte** (Kommunikationskontakte) oder über **extrazelluläre Signalmoleküle**. Hierzu zählen u. a. Aminosäurederivate wie **Adrenalin** oder **Histamin**, Fettsäurederivate wie die **Prostaglandine**, Peptidhormone wie **Insulin**, **Wachstumshormone** u. v. a. Der Aktionsradius dieser Moleküle ist unterschiedlich groß. So werden z. B. Hormone von Drüsen sezerniert und über das Blut zum Erfolgsorgan transportiert (**endokrine** Signalübertragung). Oder Signale werden von einer Zelle in die direkte Umgebung abgegeben und wirken auf nah benachbarte Zielzellen (**parakrine** Signalübertragung). In dieser Weise wirken z. B. **Entzündungsmediatoren** oder **Neurotransmitter** bei Nervenzellen. Zu Signalmolekülen, die auf die sendende Zelle selbst zurückwirken, zählen u. a. Wachstumshormone, die von Tumorzellen ausgesandt werden und diese wiederum zu überschießender Proliferation anregen (**autokrine Signalübertragung**).

Diese **Signalmoleküle** binden, entweder direkt oder nach vorheriger Spaltung (z. B. Insulin), hochspezifisch an Rezeptoren, weshalb diese **Liganden** auch als „**first messenger**" bezeichnet werden (Rep. 2.19). Handelt es sich bei den Liganden um **wasserlösliche Hormone**, wie z. B. **Adrenalin**, liegen die Rezeptoren in der Plasmamembran (Abb. 2.68). Sind die Moleküle **fettlöslich**, wie **Steroid**- (Östrogene, Androgene) oder **Schilddrüsen-Hormone**, dann können sie selbst durch die Membran ins Zellinnere gelangen und dort an intrazelluläre Rezeptoren im Cytosol oder direkt im Kern binden (Abb. 2.69).

Intrazellulär werden häufig kleine Moleküle zur Weiterleitung der Signale benutzt, sog „**second messenger**", die ihrerseits Proteine aktivieren und eine Signalkette auslösen. Veränderung vorhandener Proteine z. B. durch Phosphorylierung (*Kinasen*) oder Dephosphorylierung (*Phosphatasen*) oder Beeinflussung der Genexpression durch Aktivierung von Transkriptionsfaktoren können resultieren.

Hydrophile Liganden binden an Transmembran-Rezeptoren. Die Art und Weise, in der das Signal zum Zellinne-

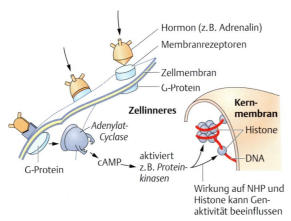
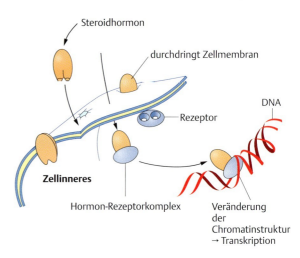

Abb. 2.68 **Regulation durch Hormone: Wirkung über Membranrezeptoren. Beispiel: Adrenalin oder Wachstumsfaktoren.** Hormone, die die Zellmembran nicht passieren können, verbinden sich mit spezifischen Membranrezeptoren. Dadurch gelangt ein Signal an das G-Protein, das seinerseits die *Adenylatcyclase* zur Bildung von cAMP veranlasst. cAMP aktiviert *Proteinkinasen*, die Phosphat z. B. auf Histone und Nicht-Histone (NHP) übertragen. Die DNA-Struktur wird verändert und damit die Gen-Expression.

Abb. 2.69 **Regulation durch Hormone: Wirkung auf die Gen-Expression. Beispiel: Steroide.** Hormone, die wie z. B. Steroide in die Zelle eindringen können, binden dort an spezifische Rezeptoren und vermitteln Veränderungen der Gen-Expression.

Repetitorium 2.19

Komponenten der Signalübertragung

Signale („first messenger"):
- hydrophile, nichtmembrangängige Moleküle
  - Aminosäure-Derivate (Adrenalin, Histamin etc.)
  - Fettsäure-Derivate (Prostaglandine)
  - Peptidhormone (Insulin, Wachstumshormon etc.)
- hydrophobe, membrangängige Moleküle
  - Steroidhormone (Östrogene, Androgene)
  - Thyroidhormone
  - Stickoxide (NO)

Rezeptoren:
- G-Protein gekoppelt (trimere G-Proteine)
- Enzymaktivität gekoppelt (z. B. *Tyrosinkinase*)
- Ionenkanal gekoppelt
- intrazelluläre Rezeptoren

Effektor-Proteine:
- *Adenylatcyclase*
- *Guanylatcyclase*
- *Phospholipase C*

Signaltransmitter („second messenger"):
- cAMP, cGMP
- Diacylglycerol (DAG)
- Inositol-tris-Phosphat
- Ca^{2+}

Zielmoleküle:
- z. B. *Kinasen/Phosphatasen*
- Transkriptionsfaktoren

Kommunikationswege:
- endokrin (humoral)
- parakrin (geringe Reichweite)
- autokrin (Rückwirkung auf Sendezelle)
- (Zell-Zell-Kontakte)

ren transduziert und dort in Information umgesetzt wird, hängt von der Art des Rezeptors ab. So gibt es bei den **Membran-gebundenen Rezeptoren** viele Möglichkeiten. Einige seien hier aufgeführt:

1. G-Protein-gekoppelte Rezeptoren: Diese Rezeptoren sind in allen Eukaryontenzellen vorhanden und gemeinsam mit weiteren Signalproteinen in den Caveolae (S. 19) konzentriert. Das menschliche Genom codiert für mehrere Tausend dieser Rezeptoren, deren Liganden vor allem Neurotransmitter und Hormone zur Regulation des Kohlenhydrat-, Aminosäure- und Fett-Stoffwechsels sind. Bindet an einen derartigen **7-Transmembran-Rezeptor** (das Protein durchquert 7-mal die Membran) extrazellulär ein Hormon (s. auch Proliferationskette S. 315), dann verändert sich die Konfiguration der intrazellulär gelegenen Rezeptordomäne. In diesem Bereich, an der Plasmamembran-Innenseite, ist ein trimeres (aus α-, β- und γ-Ketten bestehendes) **G-Protein** derart an den Rezeptor gekoppelt, dass es durch die Konfigurationsänderung ebenfalls verändert wird. Die **α-Untereinheit** (**Gα**) dieses Guanin-Nucleotid-bindenden Proteins löst sich vom Komplex, bindet GTP statt GDP und wird dadurch aktiviert. In diesem Zustand kann es ein weiteres Signalprotein (**Effektor**) aktivieren: in diesem Fall die *Adenylatcyclase*, die daraufhin **cAMP**, einen „second messenger", aus ATP macht. Dieser Stimulus ist sehr kurzlebig, weil das G-Protein durch den Abbau des GTPs zu GDP (*GTPase*-Funktion von Gα) wieder ausgeschaltet wird.

> Diese Kurzlebigkeit der Aktivierung ist sehr wichtig. Toxine wie z. B. das **Choleratoxin**, die die Hydrolyse des GTPs verhindern und damit zu einer Dauerproduktion von cAMP führen, oder das **Keuchhustentoxin**, das das G-Protein so verändert, dass GDP ständig gebunden bleibt und eine Aktivierung unmöglich wird, lösen **schwere Krankheitszustände** aus.

Das **cAMP** aktiviert in der Mammaliazelle eine Reihe von *Proteinkinasen* (Phosphat-übertragende Enzyme). Diese *Proteinkinasen* können z. B. direkt Einfluss auf Stoffwechselenzyme nehmen (Regulation des Glycogenstoffwechsels, s. Lehrbücher der Biochemie), oder sie können Gene aktivieren, die eine spezifische Consensus-Sequenz, das cAMP-response-element (**CRE**), enthalten. Die *Proteinkinase* aktiviert durch Phosphorylierung den Transkriptionsfaktor **CREB** (CRE-Bindungsprotein), der diese Consensus-Sequenz erkennt und Gene auf cAMP-Induktion hin aktiviert.

> Derartige Gene haben nicht nur Bedeutung bei der Zellproliferation und -differenzierung, sondern spielen durch ihre Funktion in den Neuronen des Gehirns auch eine wesentliche Rolle für die Molekularbiologie des Lernens, des Langzeit-Gedächtnisses: Knock-out-Mäuse (S. 339) für das CREB-Gen haben größte Einschränkungen bei Lernvorgängen.
>
> An den Transkriptionsfaktor CREB bindet ein **Coaktivator**, das Protein **CBP** (**C**REB-**B**indungs-**P**rotein). Dieses Protein führt, indem es Histone acetyliert (*Histon-Acetyl-Transferase*) (S. 47), zu einer Auflockerung der Chromatinstruktur und Beeinflussung der Genexpression. Eine **Mikrodeletion** im Gen für dieses Protein (16p13.3) verursacht das **Rubinstein-Taybi-Syndrom** mit Skelett-Missbildungen, „Vogelgesicht", Pulmonalstenose und vor allem geistiger Retardierung.

cAMP-aktivierte *Proteinkinasen* können auch die **Chromatinstruktur** verändern, indem sie z. B. Histone und Nicht-Histone phosphorylieren und eine vorher strukturell behinderte Information nunmehr für die Transkription frei zugänglich wird (*Abb. 2.68*). Ein derartiger Vorgang kommt z. B. bei der differenziellen Genexpression der Globingene über *DNAse I*-hypersensitive Stellen zum Tragen (s. S. 126).

Ähnlich wie die *Adenylatcyclase* kann auch die **Phospholipase C** aktiviert werden, die in der Proliferationskette (S. 316) mitwirkt. Durch Spaltung des Membranbestandteils **Phosphatidyl-Inositol-bis-Phosphat** entstehen zwei wichtige „second messenger": **Diacylglycerol** (**DAG**) und **Inositol-tris-Phosphat** (**IP₃**). Letzteres öffnet Ca^{2+}-Kanäle im Endoplasmatischen Reticulum und erhöht regional die Ca^{2+}-Konzentration. Ca^{2+} selbst ist ein wichtiger „second messenger", dessen Aktivität durch Bindung an ein Protein, das **Calmodulin**, streng kontrolliert wird.

Ca^{2+}/**Calmodulin** kontrolliert u. a. die Wirkung von cAMP, indem es die *cAMP-Phosphodiesterase* aktiviert, die cAMP spaltet und aus dem Verkehr zieht, es reguliert die *NO-Synthase* (s. u.), *Proteinkinasen* und *-Phosphatasen* und die Aktivität von Transkriptionsfaktoren.

> Die Spaltung von Phosphatidyl-Inositol-bis-Phosphat (PIP₂) durch *Phospholipase C* nach Hormonbindung hat auch Bedeutung bei dem Problem der **Fettsucht**. Die Erforschung der Regulation des Gefühls der Sättigung gewinnt in Zeiten der Überernährung immer mehr an Bedeutung: **Leptin**, ein Protein, das von Fettzellen synthetisiert wird, überwindet die Blut-Hirnschranke und signalisiert über seine Bindung an G-Protein-gekoppelte Rezeptoren dem Hypothalamus den Gehalt an Fettgewebe in der Peripherie. Je nach Bedarf werden daraufhin das **Neuropeptid Y** und das **Melanocyten-stimulierende Hormon MSH** ausgeschüttet, die den Fettmetabolismus in der Peripherie regulieren. Leptin seinerseits reguliert auch das **Tubby-Gen**, das in mutierter Form in Mäusen Fettsucht auslöst. Dieses Gen wird hauptsächlich im Gehirn exprimiert. Das Tubby-Genprodukt, möglicherweise ein Transkriptionsfaktor, ist eng an die Plasmamembran gebunden. Man geht davon aus, dass bei der Spaltung des PIP₂ durch die *Phospholipase C* Tubby aus dieser Bindung befreit wird, in den Kern wandert und dort eine Verbindung herstellt zwischen der Leptin-Rezeptorbindung und der Transkription Appetit-regulierender Hormone.

2. Enzymaktivität-gekoppelte Rezeptoren: Eine wichtige Gruppe der transmembranen Rezeptorproteine besitzt an ihrer cytoplasmatischen Seite eine Domäne mit **Tyrosinkinase**-Aktivität, d. h., auf die Bindung eines Liganden hin werden intrazelluläre Proteine an ihren Tyrosinresten phosphoryliert und gegebenenfalls aktiviert. Zu diesen Proteinen gehört auch **Ras**, das seinerseits *Kinase*-Kaskaden auslöst (*Abb. 11.14*, S. 318). **Rezeptoren**, die eine endogene **Guanylatcyclase**-Aktivität besitzen, reagieren auf Bindung eines Liganden wie z. B. NO (s. u.) mit cyclischer GMP-(**cGMP**)Produktion, das als „second messenger" einen Stoffwechselweg in Gang setzt, der zu Muskelentspannung und Gefäßerweiterung führt.

3. Ionenkanal-gekoppelte Rezeptoren: Diese Rezeptoren sind Teil eines Ionenkanals, der sich auf Bindung eines Liganden hin öffnet oder schließt. Dadurch wird das Membranpotential verändert oder es kommt, wie bei IP₃-Bindung im Endoplasmatischen Reticulum, zur Ca^{2+} Freisetzung.

Hydrophobe Signalmoleküle gelangen direkt ins Zellinnere. Anders als bei Peptid- oder anderen wasserlöslichen Hormonen, die auf Rezeptoren auf der Zellmembran angewiesen sind, verhält sich die Regulation durch **fettlösliche Hormone**. Zu ihnen zählen die Steroide (Östrogene, Androgene) und Schilddrüsenhormone, die durch die Zellmembran ins Zellinnere gelangen können. Diese Hormone binden im **Zellinneren** an Proteine (**Steroidrezeptoren**), die als Transkriptionsfaktoren fungieren. Sie haben sowohl Bindungsstellen für den Liganden (Hormon) als auch Domänen für DNA-Bindung und Transkriptionsaktivierung. Der Rezeptor-Hormon-Komplex nimmt dabei auf die Chromatinstruktur Einfluss. Werden bestimmte Rezeptoren erst nach Bindung eines Liganden zur Bindung an DNA befähigt, so binden Thyroid-Rezeptoren per se an DNA, erfahren aber durch die Bindung eines Hormons eine Konfigurationsänderung, die sie zur Transkription bestimmter Gene veranlasst. Experimente hierzu wurden am Riesenchromosom der Taufliege *Drosophila* gemacht. Man fand verstärkte mRNA-Synthese nach Ecdyson-Gabe (Ecdyson ist ein Steroidhormon) (*Abb. 2.69*).

> Mutation im **Androgenrezeptor** führt zum Krankheitsbild der **testikulären Feminisierung** (S. 230). Trotz eines männlichen Karyotyps 46,XY und trotz vorhandenen Testosterons haben diese Patienten einen weiblichen Phänotyp, da durch das **Fehlen des Androgenrezeptors** die Ausprägung männlicher Sexualmerkmale nicht stattfinden kann.

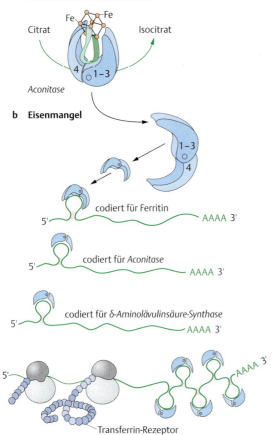

Abb. 2.70 **Eisen-vermittelte Regulation der Translation.** Eisen ist in Form eines Eisen-Schwefel-Komplexes (4Fe-4S) Bestandteil der *Aconitase*, die im Citratcyclus Citrat in Isocitrat überführt. Bei Eisenmangel zerfällt der 4Fe-4S-Komplex. Dadurch wird das Aconitase-Protein zum IRE (iron response element)-bindenden Protein, das die Translation der Ferritin-mRNA hemmt (durch Bindung an die 5'-Region) und die des Transferrin-Rezeptors verstärkt (durch Stabilisierung der TR-mRNA, Bindung an die 3'-Region).

Anders als Peptid- oder Steroidhormone verhält sich **Stickoxyd** (**NO**) als Signalmolekül. NO ist ein wichtiger Bestandteil der Abgase (S. 379), wird aber auch **in den Endothelzellen der Blutgefäße gebildet**. Binden G-Protein-gekoppelte Rezeptoren in diesen Zellen den Neurotransmitter Acetylcholin, dann kommt es zur Aktivierung der *Phospholipase C* und über IP_3 zur Ca^{2+} Freisetzung. Ca^{2+}/Calmodulin veranlasst die *NO-Synthase* zur Bildung von NO (s. o.). NO ist in der Lage, durch die Membran der Effektorzelle zu diffundieren. So bindet es in glatten Muskelzellen an einen intrazellulären Rezeptor und veranlasst die rezeptoreigene *Guanylatcyclase* zur Synthese von cGMP. Das cGMP wirkt auf eine Proteinkinase, die letztendlich eine Muskelentspannung und **Gefäßerweiterung** herbeiführt.

Die differentielle Genexpression ermöglicht entwicklungs- und gewebsspezifische Proteinmuster. Die Existenz eines so komplexen Organismus wie der des Menschen wird nur ermöglicht durch die **differenzielle Regulation** der Transkription und Expression seiner Gene. Ein eindrucksvolles Beispiel dafür bietet z. B. die Regulation der **Globingene**. Vier Globin-Polypeptidketten bilden gemeinsam mit einem Molekül Häm das **Hämoglobin** (Hb), den roten Blutfarbstoff, über den die Aufnahme und Abgabe des Sauerstoffs im Organismus organisiert wird. Anpassung der Aktivität dieses Moleküls im Laufe der Entwicklung an die gegebenen Sauerstoffverhältnisse und Restriktion seiner Synthese auf blutbildende Gewebe sind Meisterwerke der Regulation.

Im Laufe der Evolution haben sich durch Duplikation aus einem Urgen zwei **Genfamilien** herausgebildet: die **α- und β-Globin-Gene**, die auf zwei verschiedenen Chromosomen liegen (S. 152). Auf Chromosom 16p13 liegt der α-Globingen-Locus mit einem α-Globingen in zwei Kopien, einigen Pseudogenen und einem ξ-Globingen. Auf Chromosom 11p15.5 liegt die β-Globingen-Familie mit einem β-Globingen, einem δ-, 2γ- und 2ε Globingenen. In Adaptation an prä- und postnatales Leben werden während der Entwicklung des Menschen unterschiedliche Polypeptidketten mit unterschiedlicher O_2-Bindungskapazität benötigt (S. 209). Das embryonale Hb ($ξ_2ε_2$), bis zur 8. Woche vom Dottersack produziert, wird vom fötalen HbF ($α_2γ_2$) abgelöst, das hauptsächlich in der Milz und der Leber gebildet wird. Nach der Geburt übernehmen blutbildende Zellen im Knochenmark die Synthese des Erwachsenen Hbs ($α_2β_2$) bzw. in geringer Menge ($α_2δ_2$). Da alle Gene von einem Urgen abstammen, haben sie mit je 3 Exons vergleichbare Strukturen. Dabei entspricht die Reihung der Gene im Locus ihrer zeitlichen Expression: am weitesten 5'-wärts liegen die Gene für die am frühesten benötigten Ketten ξ bzw. ε.

Wie werden die unterschiedlichen Bedürfnisse nun zeitlich und örtlich reguliert? Ein **grundsätzliches Regulationsprinzip** bilden sog. *DNAse I*-**h**ypersensitive **S**tellen (**DHS**). Darunter versteht man Stellen im Chromatin, an denen Histone z. B. durch Acetylierung derart modifiziert wurden, dass die DNA von ihnen „abgewickelt" und das Chromatin dadurch dekondensiert und aktiviert wird. Ein Zustand, der experimentell durch Hypersensitivität gegen *DNAse I* dokumentiert werden kann. An diese Stellen binden Transkriptionsfaktoren und aktivieren die Genexpression.

In den Globingen-Clustern finden sich derartige DHS:
- Am untranslatierten 5'-Ende vor dem ersten Gen. Hier liegen mehrere DHS in einer Locus Control Region, die übergeordnet alle Gene kontrolliert. Die Gewebespezifität wird dadurch gewährleistet, dass sich eine derartige Ansammlung von DHS nur in Zellen findet, die Hb exprimieren sollen.
- Vor jedem einzelnen Gen der Gruppe findet sich ebenfalls eine DHS. Diese sind aber nur während der Embryonalentwicklung nachweisbar. Sobald ξ, ε und γ nicht mehr gebraucht werden, verschwinden sie vor diesen Genen, bleiben aber vor den Genen für die adulten δ- und β-Ketten erhalten.

2.6.4 Die Mechanismen zur Regulation auf dem Translationsniveau sind zahlreich

Zu den **Translationskontrollen** (s. Rep. 2.**18**) gehören die Variationsmöglichkeiten der **Halbwertszeiten der mRNA**. So findet sich z. B. ein besonders langlebiger Messenger in der Eizelle, der erst bei Befruchtung aktiviert wird.

Eine weitere Möglichkeit besteht in der **Manipulation** der für die Proteinsynthese notwendigen **Faktoren**.

> Als Beispiel sei der Trick der **Diphtherie-Bakterien** angeführt. Das Diphtherietoxin blockiert den zellulären Elongationsfaktor 2. In aller Ruhe überwältigt das Bakterium die ohne funktionstüchtige Proteinsynthese lahmgelegte Zelle. Ein weiteres Beispiel: die Umschaltung zelleigener Translation auf die Translation von Virus-spezifischen Proteinen. Benötigt z. B. nach Virusinfektion ein Virus zur eigenen Proteinbiosynthese einen Co-Faktor nicht, den die Zelle zur wirtseigenen Proteinsynthese braucht, dann zerstört das Virus einfach den Co-Faktor und vermehrt seine eigenen Proteine. So beraubt das **Poliomyelitisvirus** die Wirts-Messenger ihrer Caps und macht sie funktionsunfähig. Gegen die virale Proteinsynthese wirkt das **Interferon** (S. 312). Es

ist ein **körperspezifischer Abwehrstoff** gegen Viren. Seine Wirkungsweise: Es fängt einen Faktor weg, der für die Virus-Proteinsynthese notwendig ist und verhindert somit die Vermehrung viruseigener Proteine.

Ein weiteres Beispiel einer Translationsregulation ist die Synthese des Proteins Hämoglobin in den Reticulocyten. Die Proteinbiosynthese des Hämoglobins wird nur angeschaltet, wenn der **Cofaktor Häm** zur Verfügung steht.

Ein Regulator für eine Gruppe von mRNAs ist die **cytoplasmatische** *Aconitase*, die im Citratcyclus Citrat über Aconitat in Isocitrat überführt. Cofaktor für diese Reaktion ist ein 4Fe-4S-Cluster, das die Domänen 1–3 und 4 des Enzyms zusammenhält. Bei Eisenmangel kann das Enzym nicht mit dem 4Fe-4S-Cluster befriedigt werden und die Domänen klaffen auseinander. Die *Aconitase* verliert dadurch ihre Aktivität und **wird zum Eisen-Regulationsfaktor IRF**, der an IREs (iron response elements), haarnadelförmige Strukturen mit Schleifen in mRNAs, bindet (*Abb. 2.70*). Bei den mRNAs für Ferritin, δ-Aminolävulinsäure-Synthase (Hämsynthese) und *Aconitase* befinden sich die IREs im untranslatierten 5'-Teil. Dadurch wird die Translation blockiert. Bei Eisenmangel wird das Eisen-Speicherprotein Ferritin nicht zusätzlich gebraucht. Stattdessen ist eine verstärkte Eisenaufnahme erforderlich, also soll mehr Transferrin-Rezeptor synthetisiert werden. Dafür wird die entsprechende mRNA durch IREs und IRF-Bindung im 3'-untranslatierten Teil der RNA stabilisiert. Dies schützt sie vor einem Abbau durch *Nucleasen*. In diesem raffinierten Kontrollsystem ist das Enzym des Citratcyclus, *Aconitase*, gleichzeitig über sein 4Fe-4S-Cluster Sensor für den Eisenbedarf und **Regulator** der Synthese von Proteinen des Eisenstoffwechsels.

Eine andere Möglichkeit, die Translation zu kontrollieren, findet sich in **RNA-Viren** (s. *Rep. 2.18*). Die RNA des Virus M 12 kodiert im Wesentlichen für drei Proteine: Maturationsprotein (Reifungsprotein), Hüllprotein und *Replikase*. Die **Sekundärstruktur der RNA** ist so angelegt, dass sie eine Rückfaltung der RNA Wasserstoff-Brückenbindungen zwischen einem Stück des Maturationsgens und dem Start-Codon des Hüllproteins erlaubt. Das heißt, hier findet sich eine RNA-Doppelstruktur. Durch diese Sekundärstruktur ist das Start-Codon für die Translation des Hüllproteins verschlossen. Sobald das dritte Protein, die *Replikase*, synthetisiert ist, wird der RNA-Strang repliziert. Im Verlauf der Replikation wird die RNA-Doppelstruktur geöffnet. Die notwendige Änderung der Sekundärstruktur beeinflusst der RNA-Faltung so, dass das Start-Codon des Hüllproteins freigelegt wird und nun zur Translation benutzt werden kann.

Wir lernen: Auch Sekundärstrukturen können regulatorisch wirken.

2.6.5 Kleine RNAs vermitteln RNA-Interferenz

In letzter Zeit sorgte die Entdeckung kleiner **regulatorischer RNAs** für viel Beachtung. Diese **Mikro-RNAs** (**miRNA**) haben durch ihre vielseitige Möglichkeit, die **Genexpression zu regulieren** und damit an fast allen wichtigen molekularbiologischen Phänomen wie Differenzierung, Proliferation, Entwicklung und Apoptose beteiligt zu sein, große Popularität in der Molekularbiologie erlangt. Es handelt sich um **nichtcodierende**, kleine RNAs, die aus einer Prä-mi RNA von mehreren 100 Nucleotiden Länge durch mehrere Prozesse zu etwa 22 Nucleotiden Länge reifen, und die **an das 3'-untranslatierte Ende** einer für sie spezifischen **Ziel-mRNA** hybridisieren. Sie führen für den Zeitraum ihrer Bindung entweder zu Degradierung oder zum Translationsstop der codierenden RNA. Soll die Ziel-mRNA wieder zur Translation zur Verfügung stehen, wird die miRNA abgebaut.

Mit miRNAs kann die **Genexpression** auch **künstlich reguliert** werden. Ist für eine mRNA eine spezifische miRNA bekannt (es gibt derer schon mehrere hundert!), kann diese künstlich in die Zelle eingeführt werden und damit die Expression der speziellen RNA abgeschaltet werden. Entgegengesetzt kann eine Anti-Mikro-RNA (**Antagomir**) die passende Mikro-RNA blockieren. Damit besteht die Möglichkeit, die Genexpression spezifisch an- oder abzuschalten. Diese Techniken haben ein ungeheuer großes Zukunftspotential. Wegen der Brisanz der Befunde seien zwei konkrete Beispiele aus der klinischen Forschung ausführlicher dargestellt:

Die **Herzmuskel-Insuffizienz** zählt zu den häufigsten Todesursachen in der westlichen Welt. Bei der Analyse des **Expressionsmusters** (**Signatur**) der miRNAs wurde festgestellt, dass parallel zur Schwere der Herzmuskel-Insuffizienz miRNAs dereguliert werden. Expressionssignaturen der miRNAs werden durch miRNA-Arrays (S. 342) analysiert, direkt sequenziert oder mit Fluoreszenzfarben markiert.

Für das aktuelle Experiment wurden miRNAs aus Herzmuskel-Gewebeproben von Patienten mit Herzmuskel-Insuffizienz und solche gesunder Kontrollpersonen isoliert, mit unterschiedlichen Farben markiert und auf die Array-Sequenzen hybridisiert. Dabei zeigte sich, dass eine der Mikro-RNAs, die **miRNA-21**, bei Herzinsuffizienz **stark vermehrt** wird. Diese Befunde wurden durch eine andere Methode zur Analyse von RNA, durch Northern blotting (s. S. 335 „blotting"), bestätigt. Wie erklärt sich nun der Zusammenhang zwischen miRNA-21 und der Ursache der Insuffizienz, die in einer Umwandlung der Muskelfasern in fibrotisches Material und in Folge dessen in einer Herzdilatation zu sehen ist? MiRNA-21 wirkt regulierend über das Genprodukt SPRY1 auf den ERK-MAP-Kinase-Signalweg auf Fibroblasten. Entsprechend wird die **Proliferation der interstitiellen Herzmuskelfibroblasten** stimuliert, deren Vermehrung schließlich zur **Fibrose** führt. Der Herzmuskel wird verhärtet und instabilisiert. Wird in vivo die Menge an **miRNA-21 verringert**, sinkt die Menge an ERK-MAPK, die interstitielle Fibrose wird reduziert und die Herzfunktion wieder aktiviert. Blockiert wird dabei die Aktion der miRNA-21 durch einen **Antagonisten**, eine zur miRNA-21 komplementäre miRNA, genannt **Antagomir-21**. Diese bereits am Maus-Modell erfolgreich durchgeführte Therapie wird demnächst hoffentlich auch beim Menschen als Heilmittel gegen die lebensbedrohliche Herzmuskel-Insuffizienz eingesetzt werden können.

Neben Herz-Kreislauf-Erkrankungen sind **Tumoren und ihre Metastasen** die häufigste Todesursache, wobei das Wissen um die molekularen und zellulären Mechanismen der Metastasierung noch völlig unzureichend ist. Großes Interesse erregt deshalb die **Rolle der Mikro-RNAs**, die sie bei Tumorentwicklung und Metastasierung spielen.

Mikro-RNA-Profile, erhalten über miRNA-Arrays, zeigten, dass in metastatischen Zellen mehr als jede dritte miRNA vermehrt produziert wird. **Einige miRNAs** fanden sich jedoch **verringert in Metastasen** im Vergleich zu Tumorzellen. Um zu prüfen, ob diese Verminderung der miRNA ursächlich mit der Metastasierung in Zusammenhang gebracht werden kann, wurden diese miRNAs kloniert und mit Hilfe von retroviralen Vektoren in Metastasezellen eingebracht. Die erhöhte Menge an miRNA reduziert tatsächlich die Fähigkeit dieser Zellen, sich als Metastasen in anderen Geweben (z. B. Lunge) anzusiedeln. Die Reduktion in der Anzahl der Metastase-Herde brachte den Beweis, dass diese spezifischen miRNAs in der Lage waren, metastatische Aktivitäten zu unterdrücken. Als **Kontrollexperiment** wurden Tumorzellen benutzt, die von Hause aus kaum Metastasen bilden. In sie wurde ein **Antagomir gegen die miRNA** eingeführt, die metastatische Aktivitäten zu unterdrücken in der Lage ist. Das Ergebnis war überzeugend: die sonst nicht metastasierenden Tumorzellen führten zu einer Steigerung der Lungen-Metastasierung.

Diese Kenntnisse eröffnen Perspektiven für **neue Therapien**: Klonierte miRNA, in Metastase-aktive Zellen eingebracht, sind potenzielle Kandidaten, um Metastasierung zu unterdrücken. Bisher sind diese Ergebnisse hauptsächlich in Maus-Modellen für Brustkrebs erhoben worden. Es ist anzunehmen, dass auch beim humanen Brustkrebs entsprechende miRNAs derart zentrale Funktionen haben und damit in hoffentlich nächster Zukunft für therapeutische Zwecke herangezogen werden können.

Eine ähnliche Funktion wie miRNAs haben kurze **spezifische Interferenz RNAs** (**s**mall **i**nterference RNA, **siRNA**). Aus einer kleinen doppelsträngigen RNA wird einer der Stränge in einen **Multiprotein-Komplex** eingebunden: **R**NA-induzierter **s**ilencing **C**omplex (**RISC**). Dieser bindet an eine Ziel-RNA, die exakt komplementär zur Einzelstrang-RNA des Komplexes ist und baut diese ab. Es wird diskutiert, ob diese Mechanismen einen frühen zellulären Abwehrmechanismus gegen Viren und mobile Elemente wie die Transposons offenbaren!

siRNAs bieten vielversprechende **therapeutische Ansätze** für anderweitig schwer heilbare Krankheiten. Drei Beispiele sollen erläutert werden: Eine **Makuladegeneration** führt bei rund 25 % der über 65-Jährigen zur Erblindung. Bei der sog. **feuchten Makuladegeneration** wachsen übermäßig viele Blutgefäße in die Retina ein und beeinträchtigen so das Sehvermögen. Gesteuert wird diese Gefäßwucherung durch einen Transkriptionsfaktor, den „**Vascular Endothelial Growth Factor (VEGF)**". Durch Einspritzen künstlich produzierter, kurzer, doppelsträngiger RNAs in den Augapfel in Retinanähe kann die **Synthese von VEGF** behindert werden. Dieser Therapie kommt entgegen, dass die VEGF-produzierenden Zellen auch für die Reinerhaltung des Auges zuständig sind und deshalb die ins Auge gespritzte siRNA aufnehmen und im Zuge der „Entsorgung" der Fremdsubstanz für deren Wirksamkeit sorgen: So wird die gespritzte doppelsträngige RNA durch ein Entwicklungs-Enzym (processing enzyme) in eine 21–23 Nucleotid-lange RNA prozessiert, die anschließend im Nuclease-Komplex RISC Sequenz-spezifisch die VEGF-codierende mRNA spalten kann. Auf diese Weise kann die sonst progredient verlaufende feuchte Maculadegeneration verlangsamt werden (weitere neue Behandlungsansätze S. 106).

Ein weiteres Beispiel für einen Therapieansatz mittels siRNA findet sich bei der **Hypercholesterolämie** (S. 10, S. 19). Pathologische Steigerung von **Apolipoprotein B** (ApoB) und low density lipoprotein (LDL), gefolgt von erhöhten Serum-Cholesterolwerten, verursachen Erkrankungen der Coronararterien mit Herzinfarkten und frühem Tod. Deshalb wird versucht, mit Hilfe von cholesterolarmer Diät und HMG-CoA-Reduktasehemmern (Statinen) das Serum-Cholesterol abzusenken. Einen deutlich besseren Erfolg zeigt der Einsatz von **ApoB-spezifischer siRNA**. Allerdings sind diese vielversprechenden Experimente erst in Affen, also nichthumanen Primaten, durchgeführt worden. Besonders günstig scheint es zu sein, die ApoB-siRNA in stabile Nucleinsäure-Liposomen zu verpacken, die bevorzugt von Leberzellen, dem eigentlichen Wirkungsort, aufgenommen werden. Es besteht die begründete Hoffnung, mit dieser Methode auch die Lebenserwartung von Individuen mit **familiärer Hypercholesterolämie** deutlich zu verlängern.

Auch gegen **Viren** können siRNAs therapeutisch eingesetzt werden, so z.B. gegen die 3D RNA-dependent *RNA-Polymerase* des Echovirus 30. Dieses Virus verursacht **aseptische Meningitis**, gegen die spezifisch selektionierte siRNAs gute Wirksamkeit zeigen. Hier könnte sich eine Möglichkeit eröffnen, endlich besonders bösartige Viren, wie z.B. hämorrhagische Fieberviren wie Ebola u.a. zu bekämpfen.

2.6.6 Auch während der Proteinreifung kann reguliert werden

Auch im Anschluss an die Translation können noch **aktivitätsregulierende Mechanismen** eingreifen. Während des gesamten Reifungsprozesses der Proteine kann die Aktivität eines Proteins reguliert werden. Manche Enzyme werden erst aktiv, nachdem ihre Vorstufen gespalten worden sind. Sehr wichtig sind solche Prozesse bei den **Verdauungsenzymen**, die, wie wir schon gesehen haben, als inaktive Vorstufen (**Proenzyme**) gebildet werden und erst durch Spaltung am Ort ihrer Wirkung ihre eigentliche Aktivität entfalten. Auch Veränderungen an den Proteinen selbst in Form von Methylierung oder Phosphorylierung kann die Aktivität eines Enzyms modifizieren. Ein wichtiges Regulationsmoment ist außerdem die **Rückkopplungsinhibition** (s. Rep. 2.18). Solche Vorgänge finden sich bei Syntheseketten. Hierbei entsteht über mehrere Zwischenstufen durch die Mitwirkung verschiedener Enzyme ein Endprodukt. Wird das Endprodukt in ausreichender Menge hergestellt, kann es selbst durch Hemmung eines der Enzyme der Synthesekette (meistens ist es das erste Enzym) die weitere Bereitstellung des Endproduktes inhibieren.

Die Reihe der Regulationsmechanismen ließe sich noch weiter fortsetzen. Hier sollten nur Prototypen für die einzelnen Möglichkeiten angeführt werden. Das Zusammenspiel der Regulationsmechanismen, wobei gröbere Regulationen neben feinen Regulationsmechanismen stehen, ermöglicht es den Organismen, sich an wechselnde Situationen der Umwelt anzupassen und in bestmöglicher Weise zu überleben.

Weiterführende Literatur

Alberts, B., A. Johnson, J. Lewis, M. Raff, K. Roberts, P. Walter: Molecular Biology of the Cell. 5th ed. Garland, New York 2008

Frank, D. A. and M. E. Greenberg: Cell 79 5–8 (1994) CREB: A mediator of long-term memory from mollusks to mammals.

Friedberg, E. C., G. C. Walker, W. Siede: DNA repair and mutagenesis. American Society for Microbiology, Washington D. C. 1995

Jorde, L. B., J. C. Carey, M. J. Bamshad R. L. White: Medical Genetics, 3rd ed. Mosby, Elsevier, USA 2006

Knippers, R.: Molekulare Genetik. 9. Aufl. Thieme, Stuttgart 2006

Lodish, H., A. Berk, C. A. Kaiser, M. Krieger, M. P. Scott, A. Bretscher, H. Ploegh, P. Matsudaira: Molecular Cell Biology, 6th Edition, Freemann, New York 2008

Pschyrembel, Klinisches Wörterbuch. 261. Auflage, Walter de Gruyter, Berlin 2007

Schwarz, S., O. Förster, M. Peterlik, K. Schauenstein, G. Wick: Pathophysiologie, Molekulare, zelluläre, systemische Grundlagen von Erkrankungen, Wilhelm, Nfg., Wien, 1. Auflage Maudrich 2007

Scott, J.: A place in the world for RNA-editing. Cell 81 (1995) 833–836

Tavazole, S. F., C. Alarcon, T. Oskarrson, D. Padua, Q. Wang, P. D. Bos, W. L. Gerald, J. Massague: Endogenous human micro RNAs that suppress breast cancer metastasis. Nature 451 (2008), 147–152

Thum, T., J. Bauersachs, T. Tuschl, S. Engelhardt et al.: MicroRNA-21 contributes to myocardial disease by stimulating MAPkinase signalling in fibroblasts. Nature, 456 (2008), 980–984

Willems, P. J.: Nature Genetics 8 (1994), 213–215

Zimmermann, T. S., A. C. H. Lee, A. Akinc, B. Bramlage et al.: RNA-mediated gene silencing in non-human primates. Nature 441 (2006), 111–114

3 Genetik

3.1 Weismann und Mendel sind die Begründer der Genetik

Genetik ist die Wissenschaft von der Vererbung, der Stabilität, aber auch der Variabilität der Erbfaktoren. Das Wissen um die Existenz biologischer Vererbung ist uralt. Sie manifestiert sich auffällig in der Ähnlichkeit zwischen Eltern und ihren Kindern. Tiere und Pflanzen haben stets artgleiche Nachkommen. **Aristoteles** (384–322 v. Chr.) machte als Erster den Versuch, Sexualität als Voraussetzung und Grundlage für Vererbung zu erklären, und stellte die Theorie der **Pangenese** auf. In ihr postulierte er den Samen als Träger der Vererbung. Dieser Samen wird überall im Körper gebildet, um dann von Blutgefäßen in die Testes transportiert zu werden, d. h. jede Körperregion bildet ihren eigenen, für sie typischen Samen. Noch heute sind Ausdrücke wie „von gleichem Blut" oder „von königlichem Blut" Reminiszenzen an diese irrige Vorstellung. Diese Theorie hielt sich bis in das 20. Jahrhundert. Selbst die Begründer der modernen Biologie, Baptist de Lamarck (1744–1829) und Charles Darwin (1809–1882), waren noch in diesem Glauben befangen.

Erst **August Weismann** (1834–1914) ging dagegen an. Er begründete die **Keimplasmatheorie**. In dieser Theorie wird klar unterschieden zwischen dem **Keimplasma**, aus dem sich die Geschlechtszellen entwickeln, und dem **Somatoplasma**, aus dem alle anderen Zellen hervorgehen. Das Keimplasma wird von Generation zu Generation weitergegeben. Das Somatoplasma leistet dabei nur Hilfestellung, ist aber nicht selbst die Quelle der Samenentwicklung. Als Beweis führte Weismann ein Aufsehen erregendes Experiment durch: Er schnitt Mäusen die Schwänze ab und verfolgte die Nachkommen dieser Mäuse über Generationen hinweg. Da alle Nachkommen wieder Schwänze entwickelten, schloss er daraus, dass der Samen für Schwanzbildung nicht im Schwanz selbst seinen Ursprung genommen haben konnte, sondern in jenem Keimplasma, das er postulierte. Dieses Keimplasma wurde durch die Schwanzamputation nicht in Mitleidenschaft gezogen.

Es galt, nähere Aufschlüsse über die Zusammensetzung und die Gesetzmäßigkeiten der Weitergabe des Keimplasmas zu erhalten. Schon der Botaniker **Koelreuter** hatte versucht, durch Kreuzung von verschiedenen Tabaksorten dem Geheimnis der Vererbung näher zu kommen. Er stellte Vergleiche zwischen den Nachkommen an, sah,

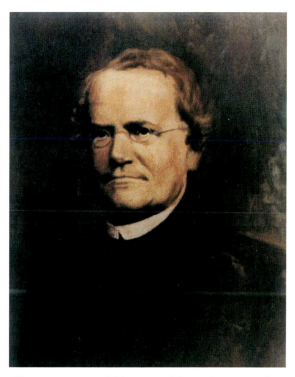

Abb. 3.**1** **Gregor Mendel** (1822–1884) (zur Verfügung gestellt von: G. Czihak, Salzburg).

dass er Mischungen bekommen hatte, und folgerte, dass Vater und Mutter zur Vererbung beitragen. Er kam aber zu keinem weiterführenden Resultat, da er nicht einzelne Merkmale, sondern Gesamtpflanzen analysierte. Den Durchbruch brachten Experimente von **Gregor Mendel** (1822–1884) (Abb. 3.**1**). Er experimentierte im damals österreichischen Brünn im Klostergarten mit Gartenerbsen. Dieses Untersuchungsobjekt gab ihm die Voraussetzung für Erfolg versprechende Untersuchungen:

- Die Gartenerbse ist ein schnell wachsender und beliebig zu vermehrender Organismus.
- Sie prägt einfache und leicht zu verfolgende Merkmale aus (Farbe, Samenform, Stiellänge etc.).
- Durch die große Zahl ihrer Nachkommen war eine statistische Auswertung über das Auftreten bestimmter Merkmale möglich.

- Die Durchführung von Rückkreuzungen eröffnete Mendel die Möglichkeit zu Kontrollexperimenten, mit denen er die Richtigkeit seiner Theorien überprüfte.

1866 publizierte Mendel seine Ergebnisse in den Verhandlungen des Naturforschenden Vereins Brünn und fand kein Gehör! Erst 1900, nachdem die Vorgänge von Mitose und Meiose entdeckt waren, erinnerten unabhängig voneinander der Deutsche **Karl Correns**, der Holländer **Hugo de Vries** und der Österreicher **Hugo von Tschermak** an die Ergebnisse jenes Mönchs. 1902 entwickelten der Amerikaner **Walter S. Sutton** und der Deutsche **Theodor Boveri** die **Chromosomentheorie** der Vererbung, in der sie die Befunde Mendels mit den Gesetzmäßigkeiten der Chromosomenverteilung während Mitose und Meiose in Verbindung brachten. Die Gesetzmäßigkeiten der Vererbung seiner Zeit voraus erkannt zu haben, dokumentiert das Genie Mendels und rechtfertigt es, seine berühmten Experimente, auch die an Erbsen, gedanklich nachzuvollziehen.

3.2 Experimente an Erbsen zeigten die Grundgesetze der Genetik auf

Die **Gartenerbse** besitzt im diploiden Satz 14 Chromosomen. Die reife Pflanze ist ein **Zwitter**, d. h. sie hat männliche (Staubblätter) und weibliche (Fruchtknoten) Geschlechtsorgane und ist damit zur Selbstbefruchtung in der Lage (*Abb. 3.2*). Um den Vererbungsmodus von Merkmalen verfolgen zu können, musste Mendel zunächst für in einem bestimmten Merkmal **reinerbige Pflanzen** sorgen. Mehr als zwei Jahre hindurch kultivierte er deshalb Inzuchtpflanzen, indem er immer wieder diejenigen eliminierte, die das gewünschte Merkmal nicht eindeutig ausprägten. Auf diese Weise erhielt er verschiedene für ein Merkmal reinrassige Pflanzen, die er miteinander kreuzte (**Monohybride**). Selbstbefruchtung machte er durch Entfernung entweder der Pollenschläuche oder der Fruchtknoten unmöglich. Die Nachkommen aus solchen Kreuzungen analysierte er im Hinblick auf die vorgegebenen Merkmale und wertete die Ergebnisse statis-

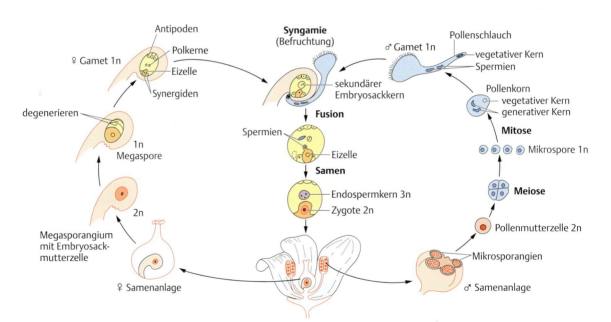

Abb. 3.2 **Entwicklungskreislauf einer Blütenpflanze.** Männliche und weibliche Geschlechtszellen werden in der Pflanze in getrennten Anlagen produziert: für das weibliche Geschlecht im Fruchtknoten, für das männliche in Staubblättern.
Entwicklung der Eizelle: In einem undifferenzierten Gewebe (Megasporangium) grenzt sich eine plasmareiche diploide Embryosack-Mutterzelle ab. Durch meiotische Teilung entstehen 4 haploide Zellen, von denen 3 degenerieren. Die vierte (Megaspore) wächst heran. Drei aufeinander folgende Endomitosen lassen einen achtkernigen Embryosack entstehen. Die Kerne ordnen sich in charakteristischer Weise an: An einem Pol liegt die eigentliche Eizelle, flankiert von 2 Synergiden, am gegenüberliegenden Pol 3 Zellen, die Antipoden. 2 Kerne (Polkerne) bleiben in der Mitte des Embryosackes liegen und fusionieren bei Befruchtung zum sekundären Embryosackkern.

Entwicklung der Spermazellen: In den Pollensäcken (Mikrosporangien) liegen die diploiden Pollen-Mutterzellen. Durch Meiose entstehen haploide Mikrosporen. Nach mitotischer Teilung während der Reifung des Pollenkerns entstehen vegetative und generative Zellen. Letztere bilden sich zu den eigentlichen Spermazellen aus.
Befruchtung: Nach Auftreffen des Pollens auf die Narbe des Fruchtknotens wächst der Pollenschlauch hin zum Embryosack. Eine Synergide wird aufgelöst, ebenso die vegetative Zelle des Pollenschlauches. Eine Spermazelle fusioniert mit der Eizelle **zur diploiden Zygote**, die andere fusioniert mit dem sekundären Embryosackkern zum triploiden Endospermkern. Das Endosperm dient als Nährgewebe für den aus der Zygote entstehenden Embryo.

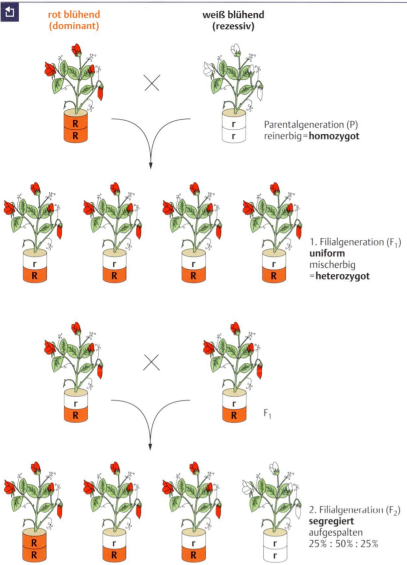

Abb. 3.**3** **Kreuzungsexperimente von Mendel.** Reinerbige Elternrassen (P), die sich in nur einem Merkmal unterscheiden (Monohybride), werden gekreuzt. Die F_1-Generation ist uniform, sie prägt im Phänotyp das dominante Merkmal aus, ist im Genotyp heterozygot. Kreuzung von F_1-Nachkommen untereinander führt in der F_2-Generation zur Segregation (Aufspaltung) der Merkmale. Es resultieren reinerbige und heterozygote Nachkommen.

tisch aus (*Tab. 3.**1***). Es ergab sich folgende Gesetzmäßigkeit: Die erste Nachkommengeneration (F_1 = 1. Filialgeneration) war uniform (**Uniformitätsgesetz**). Nur das Merkmal eines Elternteils (P = Parentalgeneration) war zur Ausprägung gekommen. Mendel nannte das ausgeprägte Merkmal **dominant** und das unterdrückte Merkmal **rezessiv**. Dabei spielte es keine Rolle, ob die väterliche oder die mütterliche Pflanze das dominante Merkmal trug. Es wurde in jedem Fall ausgeprägt (**Reziprozität**) (*Abb. 3.**3***).

Über das Schicksal des rezessiven Merkmals gaben Kreuzungen der F_1-Generation untereinander Aufschluss: 75% der Nachkommen (F_2-Generation) zeigten das dominante, 25% das rezessive Merkmal – Aufspaltung 3:1. Daraus ging eindeutig hervor: Das rezessive Merkmal war in der F_1-Generation in unausgeprägter Form konserviert worden, um in der F_2-Generation wieder herauszusegregieren (**Segregationsgesetz**) (*Abb. 3.**3***). In Unkenntnis von Chromosomen und meiotischen Prozessen interpretierte Mendel seine Ergebnisse folgendermaßen:

- **Faktoren** (heute als **Allele** bekannt) werden von Vater und Mutter mittels Keimzellen an die Nachkommen vererbt.
- Solche Faktoren können in alternativen Formen vorliegen (z. B. Normalform und Varianten).
- In den Nachkommen werden die Faktoren konserviert, aber nicht vermischt. Sie können in der nächsten Generation (F_2) wieder segregieren.
- Das Heraussegregieren eines „überdeckten" Merkmals in der F_2-Generation deutet auf paarweises Vorliegen der Erbfaktoren hin. Die uniforme F_1-Generation muss die Faktoren sowohl für das dominante als auch für das rezessive Merkmal enthalten.
- Liegen die Faktoren im einzelnen Individuum paarweise vor, so muss gefordert werden, dass sie in den Keim-

Tab. 3.1 **Zahlen aus Mendels Protokoll: Kreuzung von Erbsen, die sich jeweils in einem Merkmal unterscheiden.** Durchschnitt der F_2-Phänotypen dominant zu rezessiv ≙ 3:1. dominantes Allel fett gedruckt

Merkmal	F_1 uniform	F_2 dominant	F_2 rezessiv	Verhältnis
Samenform				
rund	rund	5474		74,7%:25,3%
runzlig			1850	2,96:1
Samenfarbe				
gelb	gelb	6022		75,1%:24,9%
grün			2001	3,01:1
Blüte				
rot	rot	705		75,9%:24,1%
weiß			224	3,15:1
Schote				
grün	grün	428		73,8%:26,2%
gelb			152	2,82:1
Stamm				
hoch	hoch	787		74,0%:26,0%
kurz			277	2,84:1

zellen einfach enthalten sind. Entsteht ein Individuum aus zwei Keimzellen mit für ein gegebenes Merkmal gleichen Keimfaktoren, so ist es reinerbig oder **homozygot** für diese Anlage. Bildet es sich aus Keimzellen mit zwei verschiedenen Erbfaktoren, ist es mischerbig oder **heterozygot**.
- Das äußere Erscheinungsbild (**Phänotyp**) eines Individuums offenbart nicht unbedingt alle seine Erbanlagen (**Genotyp**). Dominante Faktoren können rezessive überdecken (*Rep. 3.1*).

> **Repetitorium *3.1***
>
> **Mendel erkannte die Grundprinzipien der Genetik**
> - **Dominantes** bzw. **rezessives** Verhalten der Erbmerkmale
> - Individuen können für ein Erbmerkmal reinerbig sein = **homozygot**
> - Individuen können für ein Erbmerkmal mischerbig sein = **heterozygot**
> - Erbfaktoren liegen in den Keimzellen einfach (haploid) vor (nicht doppelt, diploid, wie in Körperzellen)
> - **Uniformität** der F_1-Generation
> - **Segregation** der Erbmerkmale in der F_2-Generation
> - Erbmerkmale können **unabhängig** voneinander vererbt werden
> - Der **Phänotyp** eines Individuums entspricht nicht unbedingt seinem **Genotyp**

3.3 Homozygotie und Heterozygotie für ein dominantes Merkmal werden im Testkreuz erkannt

Um zu testen, ob ein Individuum für ein seinen Phänotyp prägendes, dominantes Merkmal genotypisch homozygot oder heterozygot ist, entwickelte Mendel das **Testkreuz**. In ihm wird das fragliche Individuum mit einem Angehörigen der Elternrasse gekreuzt, der das rezessive Allel homozygot trägt (**Rückkreuzung**) (*Abb. 3.4*). Da sich rezessive Allele im Phänotyp der Nachkommen nicht ausprägen, offenbaren diese mit ihrem Phänotyp direkt den gesuchten Genotyp. Handelte es sich bei dem fraglichen Individuum um einen homozygoten Träger des dominanten Allels, so werden die F_1-Nachkommen der Testkreuzung uniform das dominante Merkmal exprimieren. Trug es jedoch das dominante Allel nur heterozygot, dann werden 50% der Nachkommen das dominante und 50% das rezessive Allel (Verhältnis 1:1) ausprägen. Durch derartige Rückkreuzungen stellte sich heraus, dass nach Kreuzung reinerbiger Eltern unter den 75% dominanten Merkmalsträgern der F_2-Generation nur 25% homozygot, 50% jedoch heterozygot waren. Die Genotypen der F_2-Generation spalten demnach im Verhältnis 1:2:1 auf.

3.4 Erbmerkmale werden unabhängig voneinander vererbt

Was geschieht, wenn die Kreuzungspartner sich in mehr als einem Merkmal unterscheiden (**Dihybride, Mehrfaktorkreuzung**) (*Abb. 3.5*)? Auch in diesem Fall gilt für die F_1-Generation das Uniformitätsgesetz mit Ausprägung der dominanten Allele im Phänotyp. Bei der Bildung der Gameten trennen sich die Anlagen voneinander und werden in der F_2-Generation neu kombiniert (**Unabhängigkeitsregel**). Dabei gilt für jede einzelne Anlage das Segregationsgesetz. Bei Dominanz **eines** Merkmals spaltet die F_2-Generation 3:1 auf, es resultieren zwei verschiedene Phänotypen (S. 133). Für **zwei** Merkmale (Dihybrid) gilt dann: $(3:1) \cdot (3:1) = 9:3:3:1$, d. h. vier verschiedene Phänotypen sind zu erwarten etc. Für die Anzahl der Genotypen gilt entsprechend: $(1:2:1) \cdot (1:2:1) = 1:2:1:2:4:2:1:2:1$, d. h. neun verschiedene Genotypen sind möglich. Diese Unabhängigkeitsregel gilt allerdings nicht uneingeschränkt. Sie gilt nicht für Merkmale, die gekoppelt an ein gemeinsames Chromosom gemeinsam vererbt werden (S. 138). Das Wissen um das Vorhandensein von Chromosomen und die Aufklärung mitotischer und meiotischer Prozesse öffnet die Augen für die bedeutsamen Ergebnisse Mendels.

3.5 Allele sind die Zustandsformen eines Gens

Die **Erbfaktoren**, **Gene**, sind jene Abschnitte auf der chromosomalen DNA, deren Nucleotidsequenzen die Information zur Ausprägung bestimmter Merkmale tragen (*Rep. 3.2*). Jedes Gen liegt bei einem diploiden (doppelten)

3.5 Allele sind die Zustandsformen eines Gens **135**

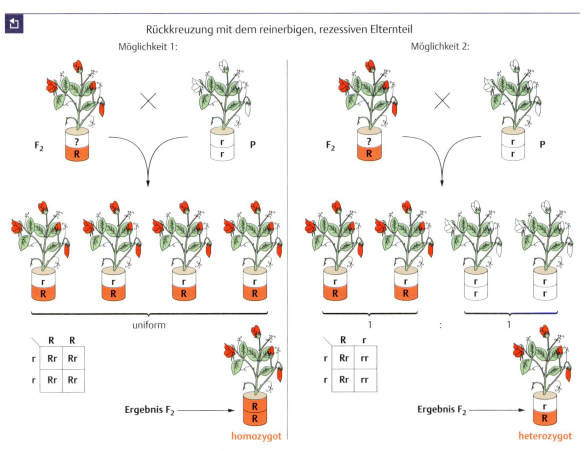

*Abb. 3.*4 **Mendels Testkreuz: Ein Weg zur Ermittlung des Genotyps.** Phänotypisch gleiche Individuen können durch Rückkreuzung mit dem für das rezessive Merkmal reinerbigen Elternteil auf ihren Genotyp hin analysiert werden.

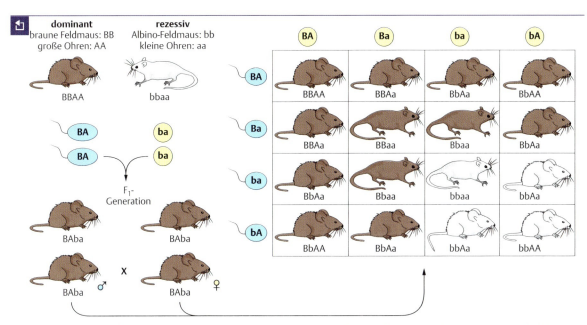

*Abb. 3.*5 **Mendels Genetik: die Unabhängigkeitsregel.** Werden Rassen, die sich in zwei Merkmalen unterscheiden, miteinander gekreuzt (**Mehrfaktorkreuzung**), entstehen Dihybride. Die F_1-Generation ist wieder uniform. Kreuzung der F_1-Nachkommen führt zu F_2-Individuen, deren Genotypen und Phänotypen mit Hilfe des **genetischen Kombinationsquadrates** ermittelt werden können. Jeder mögliche Gamet des einen Elternteils wird mit jedem möglichen Gameten des anderen Elternteils kombiniert. Die Phänotypen werden durch die dominanten Allele geprägt.

Chromosomensatz paarweise in sog. **Allelen** (Allel = das Andere, die alternative Möglichkeit) vor. Ein Allel ist die Zustandsform eines Gens, gegeben durch seine Nucleotidsequenz. Das Allel eines Gens, dessen Sequenz für das als „normal" klassifizierte Merkmal codiert, ist das **Wildtyp-Allel**. Basenveränderungen innerhalb einer solchen Sequenz führen zu **varianten Allelen**, von denen es theoretisch sehr viele geben kann. Solche Allele müssen keinen Krankheitswert haben, sie führen vielmehr zu Normvarianten (**multiple Allelie**) in einer Population. Trotz der Vielfalt der möglichen Allele eines Gens kann ein diploider Organismus maximal zwei Allele eines Gens enthalten: eines auf dem väterlichen (**paternalen**), eines auf dem mütterlichen (**maternalen**) Chromosom. Gleiche Gene liegen in allen Individuen einer Spezies auf **homologen** (gleichen) **Chromosomen** am gleichen Ort (**Genlocus**).

Repetitorium 3.2

Einige Grundbegriffe der Genetik

Gen	Für ein Protein (bzw. eine spezifische RNA wie rRNA, tRNA, miRNA) codierende DNA-Sequenz mit den dazu gehörigen Signalen wie Start für Transkription (Promotor) und Translation, Ribosomenbindung der mRNA, Termination der Transkription und Translation, gegebenenfalls Regulationssequenzen und Introns. Bei Prokaryonten sind Gene häufig Teil einer Transkriptionseinheit (Operon). Dann gehören die Transkriptionssignale nicht direkt zum Gen.
Allel	„Das Andere"; Zustandsform eines Gens, die durch eine bestimmte Nucleotidsequenz gegeben ist. Durch Mutation eines oder mehrerer Nucleotide geht ein Allel in ein anderes über.
multiple Allele	Ein Gen kann in sehr vielen allelen Formen vorkommen. Im diploiden Organismus kann ein Gen in zwei Allelen vorliegen (heterozygot).
homozygot	Ein Gen liegt in zwei identischen Allelen im diploiden Organismus vor.
heterozygot	Ein Gen liegt in zwei verschiedenen Allelen im diploiden Organismus vor.
Genotyp	Gesamtheit der Erbanlagen eines Individuums
Phänotyp	Erscheinungsbild eines Individuums als Summe der Ausprägung von im Genotyp angelegten Erbanlagen und Auswirkungen von Umweltfaktoren

Besitzt ein Individuum für ein Gen **zwei identische Allele**, dann spricht man von Reinerbigkeit oder **Homozygotie**. Liegen **zwei verschiedene Allele** am homologen Genlocus, spricht man von Mischerbigkeit oder **Heterozygotie**. Die phänotypische Ausprägung zweier verschiedener Allele eines Gens kann auf verschiedene Weise erfolgen (Rep. **3.3**):

- Das Genprodukt des einen Allels unterdrückt das des anderen (**Dominanz – Rezessivität**). Dominante Merkmale[1] werden mit großen, rezessive mit kleinen Buchstaben bezeichnet. Die dominante Form gilt häufig auch als Wildtyp und wird mit einem „+" versehen, gegenüber der rezessiven „–"-Variante. Als Beispiel sollen die Blutgruppen 0 und A bzw. B dienen. A und B sind dominant über 0, d. h. ein Individuum hat nur dann die Blutgruppe 0, wenn das Blutgruppen-Gen J homozygot (J^0 in beiden Allelen) vorliegt. Liegt eines der Gene als J^A- oder J^B-Allel vor, dann prägen diese sich dominant über J^0 als Blutgruppe A bzw. als Blutgruppe B aus.
- Genprodukte beider Allele werden gleichberechtigt ausgeprägt (**Codominanz**). Auch hierzu bietet die Blutgruppenvererbung ein Beispiel. Kombinieren sich in einem Individuum die Allele J^A und J^B des Blutgruppen-Gens J, dann resultiert die Blutgruppe AB. Beide Eigenschaften werden ausgeprägt und führen zu einem neuen Phänotyp.
- Die Genprodukte beider Allele eines Gens werden gleichzeitig ausgeprägt und vereinigen sich zu einem Zwischenprodukt (**intermediär**, **semidominant** bzw. unvollständig dominant). Den Prototyp intermediärer Vererbung hat schon Mendel erkannt und beschrieben (Abb. **3.6**). Kreuzte er weiße und rot blühende Wunderblumen miteinander, dann erhielt er in der F_1-Generation uniform rosa blühende Blüten. Diese waren heterozygot für das Farben-Gen, das bei fehlender Dominanz eines seiner Allele zu einer **Mischung** beider Genprodukte führte. Auch die F_2-Generation spaltete nicht wie erwartet in zwei, sondern in drei Phänotypen auf: weiße, rote und rosa blühende Formen. Diese Form der intermediären Vererbung kann in den meisten Fällen nur an Enzymaktivitäten nachgewiesen werden. Der Enzymspiegel zeigt dabei eine Zwischenstellung zwischen beiden reinerbigen Ausgangsformen (Abb. **3.7**).

Repetitorium 3.3

Phänotypische Ausprägungsmöglichkeiten von Merkmalen in Heterozygoten

AA × BB → AB

1. Ausprägung der Eigenschaften von A **oder** B → **Dominanz**
   Beispiel:
   Blutgruppen $J^0J^0 × J^AJ^A → J^0J^A$ Blutgruppe A
   „A" dominant über „0"
2. Ausprägung der Eigenschaften A **und** B → **Codominanz**
   Beispiel:
   Blutgruppen $J^AJ^A × J^BJ^B → J^AJ^B$ Blutgruppe AB
   „A" und „B" codominant
3. Ausprägung der Eigenschaften intermediär **zwischen** A und B → intermediär, **Semidominanz**
   Beispiel:
   Katalaseaktivität
   A = keine Aktivität
   B = 100% Aktivität
   AB = 50% Aktivität
   „A" und „B" semidominant

---

[1] Obwohl der Ausdruck „dominantes bzw. rezessives Merkmal" nicht ganz korrekt ist – es handelt sich um Allele für dominant bzw. rezessiv ausgeprägte Merkmale –, wird dieser in der Genetik beibehalten.

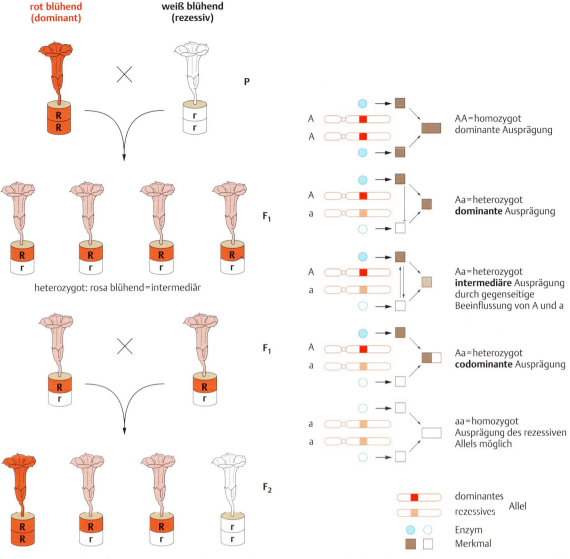

Abb. 3.6 **Intermediärer Erbgang bei der Wunderblume (Mirabilis jalapas).** Kreuzung rot und weiß blühender Pflanzen führt zu einer intermediären Farbe (rosa) in der F_1-Generation. In der F_2-Generation entspricht in diesem Falle die Zahl der Phänotypen der der Genotypen, da keines der Farballele dominant ist und sich die Heterozygoten somit von den Homozygoten phänotypisch unterscheiden. Beide Farballele tragen zum Phänotyp bei, es herrscht Semidominanz.

Abb. 3.7 **Dominante, rezessive, codominante und intermediäre (semidominante) Ausprägung der Allele eines Gens.** Symbolische Darstellung eines Gens im diploiden Zustand, dessen Genprodukt (Enzym) entsprechend den jeweiligen Zustandsformen des Gens (Allels) gebildet wird. Das vorliegende Enzym führt seinerseits zur Ausbildung eines Merkmals, das den Phänotyp prägt.

3.6 Das genetische Kombinationsquadrat zeigt die Genotypen und Phänotypen der nächsten Generation

Das Vorliegen eines Gens in allelen Formen auf homologen Chromosomen eines diploiden Individuums und das Wissen um die Vorgänge während der Reifung der Keimzellen (Meiose) erhellen die Vererbungsgesetze Mendels: Im Verlauf der Keimzellentwicklung werden die homologen Chromosomen und damit die Allele eines Gens getrennt. Jede **haploide Keimzelle** (einfacher Chromosomensatz) enthält nunmehr je eines der Allele eines Gens (Segregation der Erbfaktoren). Es ist dem Zufall überlassen, welche der Keimzellen (mit welcher genetischen Ausstattung) sich mit welcher Keimzelle eines zweiten Individuums zur **diploiden Zygote** vereinigt. Welche Genotypen in der nächsten Generation erwartet werden können (und bei bekanntem Ausprägungsmodus der Allele welche Phänotypen), lässt sich am leichtesten aus dem **genetischen Kombinationsquadrat** (s. *Abb. 3.5*) ableiten. In diesem Quadrat werden senkrecht alle möglichen Allele der Keimzellen des einen Elternteils, waagerecht alle die des anderen aufgetragen. Nun wird jede Keimzelle mit jeder anderen kombiniert: Es ergeben sich alle denkbaren Genotypen der nächsten Generation. Dekliniert man im genetischen Quadrat die Möglichkeiten der F_1-Generation für reinerbige Eltern durch, dann ergibt sich eine uniforme Nachkommenschaft. Werden F_1-Nachkommen untereinander gekreuzt, so zeigt das Quadrat die erwartete Segregation im Verhältnis 1:2:1 bei Monohybriden etc. Die Analyse zur Klärung der **Frage nach Reinerbigkeit** bzw. **Mischerbigkeit** eines Individuums wird durch das **Testkreuz** ermöglicht.

3.7 Gene des gleichen Chromosoms werden gekoppelt vererbt

Genetische Merkmale segregieren nur dann **unabhängig** voneinander (Unabhängigkeitsregel), wenn sie **auf verschiedenen Chromosomen** lokalisiert sind. Oder umgekehrt ausgedrückt: Gene, die auf einem Chromosom liegen, können **gemeinsam** vererbt werden (**Kopplungsgruppen**) (*Abb. 3.8*a, b). Sind zwei Merkmale gekoppelt, vererben sie sich gemeinsam und spalten in der F_2-Generation bei vorliegender Dominanz im Phänotyp 3:1 auf. Sind die Merkmale ungekoppelt, segregieren sie unabhängig und ergeben F_2-Nachkommen von $(3:1) \cdot (3:1) = 9:3:3:1$. Tatsächlich sind die meisten Merkmalspaare dem ersten oder zweiten Erbgang zuzuordnen. Einige Fälle gekoppelter Merkmale verhalten sich allerdings nicht eindeutig. Hier scheint die **Kopplung eingeschränkt** zu sein.

3.8 Rekombination schränkt die Kopplung ein

Eingeschränkte Kopplung von auf einem Chromosom liegenden Genen gibt es generell bei allen Lebewesen. Die Erklärung für die „teilweise Kopplung" lieferte die mikroskopische Beobachtung der Ausbildung von **Chiasmata** (S. 59), dem morphologischen Substrat des **Crossing-over** (S. 140). Die Ausbildung der Chiasmata findet durch Überkreuzungen von **Nicht-Schwesterchromatiden** statt. An den Stellen des Crossing-over findet durch Bruch und Wiedervereinigung ein Austausch homologer Chromoso-

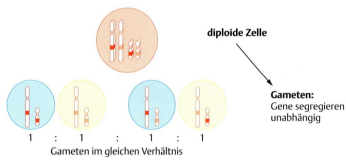

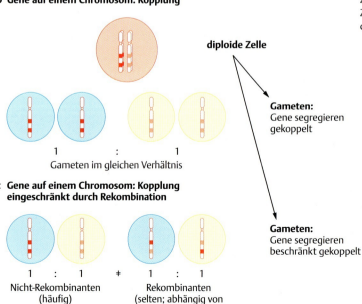

Abb. 3.8 **Die Vererbung zweier unterschiedlicher Gene entsprechend ihrer Lage auf den Chromosomen. a** Liegen nicht-allele Gene auf verschiedenen Chromosomen, dann werden sie mit diesen unabhängig voneinander auf die Gameten verteilt. Vier verschieden ausgestattete Gameten sind möglich, deren Verhältnis zueinander gleich ist. **b** 100%ige Kopplung: Die Gene werden gekoppelt vererbt; zwei Gametenarten sind möglich. **c** Eingeschränkte Kopplung: Durch selten eintretende Rekombinationsereignisse (Häufigkeit entspricht der Entfernung der Gene voneinander) werden die Gene voneinander getrennt. Es gibt vier verschiedene Gameten, wobei zwei häufig sind und die Gene gekoppelt enthalten. Zwei weitere sind selten und enthalten die Gene durch Rekombination ausgetauscht.

menabschnitte zwischen Chromosomen statt. **Dabei werden ursprünglich gekoppelte Gene getrennt**. Dieser Vorgang, der **Rekombination** genannt wird, findet zwischen zwei Genen mit umso größerer Wahrscheinlichkeit statt, je weiter diese auf dem Chromosom voneinander entfernt sind.

Die durch **Rekombination getrennten Gene** werden dann bei der Keimzellbildung im Zuge der Trennung homologer Chromosomen unabhängig voneinander in **verschiedene Keimzellen** (**Gameten**) befördert. Dadurch segregieren diese Gene, obwohl sie ursprünglich gekoppelt auf einem Chromosom lagen. Da nur ein kleiner Teil der gekoppelten Gene durch Rekombination unabhängig gemacht wird, wird ein gewisser Prozentsatz Gameten die Gene nach wie vor gekoppelt auf einem Chromosom und nur ein geringerer Prozentsatz sie entkoppelt als Rekombinationsprodukte enthalten. Der **Verdacht auf Rekombination** zwischen relativ eng gekoppelten Genen ergibt sich immer dann, wenn neben den zahlreichen Nicht-Rekombinanten einige Rekombinanten auftreten (Abb. 3.**8c**).

Experimentell kann die **Frage, ob Rekombination** erfolgt ist oder nicht, in diploiden Organismen mit Hilfe des **Testkreuzes** abgeklärt werden:

Im Testkreuz (S. 135) wird die F$_1$-Generation mit einem für jedes der zu betrachtenden Gene rezessiven Partner gekreuzt. Es offenbaren sich im **Phänotyp der Nachkommen** alle Allelkombinationen so, wie sie in den Gameten des F$_1$-Individuums verteilt vorlagen. Die Analyse der in den Testkreuz-Nachkommen ausgeprägten Gene gibt das Verhältnis Rekombination zu Nicht-Rekombination an (Abb. 3.**9**).

3.9 Tetradenanalyse bei *Neurospora* beweist: Rekombination durch Chromatidenüberkreuzung (Crossing-over)

Der Vorgang der Chromosomenüberkreuzung, der während des Pachytäns der Prophase in der **Meiose** zwischen Chromatiden der gepaarten homologen Chromosomen stattfindet (s. Kap. **1**), ist sichtbarer Ausdruck der Rekombination. In diesem **Tetradenstadium** kommt es zu Überlagerungen der Chromatiden, wobei prinzipiell jede Nicht-Schwesterchromatide mit jeder anderen homologen durch Chromosomenüberkreuzung zur Entkopplung von Genen führen kann (Abb. 3.**10**). Dieser Austausch ist ein wichtiger Mechanismus zur **Durchmischung** des genetischen Materials. Er trägt neben der zufälligen Zuordnung mütterlicher und väterlicher Chromosomen zu den Tochterzellen wesentlich zur **Varianz** der Nachkommen bei. Ist n = 23 die Zahl der Chromosomen in jedem elterlichen Gameten, ergeben sich durch zufällige Zuordnung für die diploiden Nachkommen theoretisch 2^{46} Kombinationsmöglichkeiten (Abb. 3.**11**). Diese Zahl der Möglichkeiten wird noch wesentlich durch Rekombination erhöht.

Bei den meisten Organismen hat man keine Möglichkeit, die Tetraden direkt zu analysieren, da man keinen Einblick in die Gameten erhält. Einzig und allein Rückschlüsse, gezogen aus der Analyse der rekombinanten

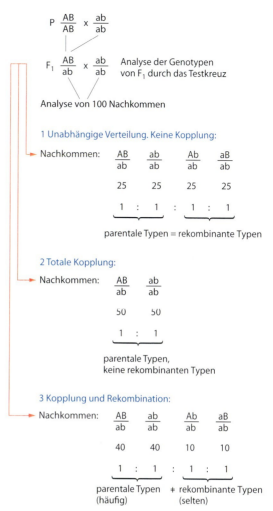

Abb. 3.**9** **Analyse, ob Allele gekoppelt oder ungekoppelt vererbt wurden.** Für die Merkmale A/a und B/b heterozygote F$_1$-Nachkommen werden mit einem Individuum der Parentalgeneration rückgekreuzt, das die rezessiven Gene a/b trägt. Die zahlenmäßige Verteilung der Merkmalsträger gibt an, ob die Gene 1. unabhängig verteilt, 2. streng gekoppelt oder 3. durch Rekombination eingeschränkt gekoppelt vererbt wurden.

Nachkommen, geben Auskunft über das chromosomale Muster der Gameten.

Anders ist es bei **Neurospora crassa**, einem Schimmelpilz. Dieser Pilz kann sich sowohl ungeschlechtlich als auch geschlechtlich vermehren (Abb. 3.**12**). Bei der geschlechtlichen Vermehrung kommt es zur Fusion zweier Zellen, zur Bildung einer diploiden Zygote, in der zur Ausbildung **haploider Keimzellen** (**Sporen**) eine Meiose induziert wird. Im Verlauf der Meiose wird das Tetradenstadium durchlaufen, es kommt durch Trennung homologer Chromosomen zur Entwicklung haploider Kerne, die sich durch Trennung der Schwesterchromatiden in der Meiose II nochmals teilen. Die haploiden Kerne durchlaufen anschließend noch eine Mitose. Um jeden Kern herum bildet sich eine Spore, die in ihrem Aussehen (z. B. Pigmentierung) die in ihr ruhende genetische Information widerspiegelt. Die Sporen bleiben, von einer gemeinsamen Hülle (**Ascosporus**) umgeben, in strenger Reihenfolge liegen. Hatte man zwei Pilze, die sich in einem Merkmal unterscheiden (z. B. pigmentierte und unpigmentierte Spo-

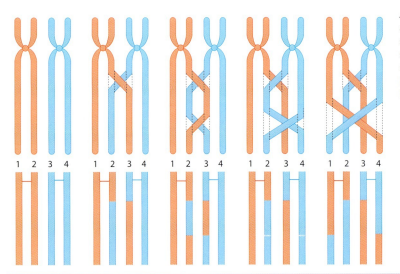

Abb. 3.**10** **Beitrag zur genetischen Varianz: Crossing-over (Überkreuzung) zwischen Chromatiden homologer Chromosomen.** Crossing-over findet im Tetradenstadium statt und führt, erfolgt es zwischen beliebigen Nicht-Schwesterchromatiden, zur Rekombination genetischen Materials.

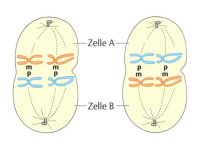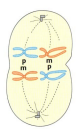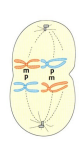

Abb. 3.**11** **Beitrag zur genetischen Varianz: Zufallsverteilung.** Stellvertretend für einen diploiden Chromosomensatz sind 2 Paar homologe Chromosomen aufgezeichnet, deren Herkunft mit m = maternal und p = paternal gekennzeichnet ist. Dem Zufall folgend, kann bei der Teilung jedes maternale Chromosom mit jedem beliebigen paternalen in eine Tochterzelle (A oder B) geraten. Es gibt bei 2n = 46 insgesamt 2^{46} Möglichkeiten.

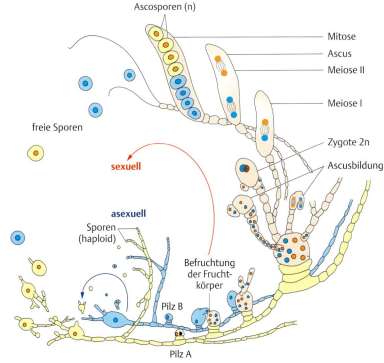

Abb. 3.**12** **Entwicklung des Schimmelpilzes *Neurospora crassa*.** Asexuell aus Sporen entstandene Mycelien bilden einerseits haploide Sporen, andererseits Fruchtkörper aus. Sporen eines Mycels können auf Fruchtkörper eines anderen auftreffen. Es kommt zur Befruchtung und Verschmelzung der Kerne in der diploiden Zygote. 1. und 2. meiotische Teilung führen zu haploiden Kernen, die nach einer Mitose als Ascosporen im Ascus liegen bleiben, bis dieser platzt und haploide Sporen entlässt.

ren), zur Zygotenbildung veranlasst, so erhält man bei Analyse der Sporenanordnung im Ascosporus direkten Einblick in die Rekombinationsvorgänge während des Tetradenstadiums (**Tetradenanalyse**) (*Abb. 3.13*). Derartige Experimente haben bewiesen: Die Rekombination kommt durch Chromosomenüberkreuzung der Nicht-Schwesterchromatiden homologer Chromosomen zustande. Molekularbiologisch gesehen liegen der Rekombination Bruchbildung im DNA-Strang und Wiedervereinigung (s. Kap. 2) zugrunde.

3.10 Die Häufigkeit der Rekombination zwischen zwei Genen gibt ihre Entfernung an

Rekombination zwischen zwei Genen tritt umso häufiger auf, je größer die Distanz beider Gene auf dem Chromosom ist. Sind zwei Gene weit voneinander entfernt, kann es auch zu mehrfachen Chromosomenüberkreuzungen kommen. Liegen zwei Gene an sehr entfernten Stellen des Chromosoms, so werden sie regelmäßig durch Rekombination getrennt und erscheinen in ihrem Vererbungsmodus wie ungekoppelt. Als Faustregel kann gelten, dass Gene, deren Entfernung mehr als ein Drittel des Chromosoms beträgt, nicht mehr als gekoppelt erkannt werden können. Somit kann das Auftreten von Rekombinanten die Kopplung von Genen beweisen, ihr Fehlen spricht aber nicht unbedingt dagegen. Da die **Häufigkeit der Rekombinationen** zwischen zwei Genen unter gleichen Bedingungen immer gleich ist, ist diese Häufigkeit als **Maß für die Entfernung** zweier gekoppelter Gene auf einem Chromosom zu benutzen. Bei dicht benachbarten Genen wird die Rekombinationshäufigkeit klein, bei weit entfernten entsprechend groß sein. Da bei nicht reinerbigen Eltern die in den Gameten stattgefundenen Rekombinationsvorgänge in den Phänotypen der Nachkommen häufig durch Überdeckung der rezessiven durch dominante Allele nicht in Erscheinung treten, wird die Rekombination zwischen Genen experimentell durch Rückkreuzungsanalysen belegt (S. 135).

3.11 Der Prozentsatz der Rekombination entspricht dem Verhältnis von Rekombinanten zu Gesamtnachkommen

Der **Prozentsatz der Rekombination** zweier Gene ergibt sich aus dem Verhältnis der Summe der rekombinanten Nachkommen zur Summe aller Nachkommen, multipliziert mit 100. 1% Rekombination bedeutet demnach: 1 rekombinanter Nachkomme in 100 Nachkommen.

Die **Maßeinheit** für die **genetische Entfernung** ist das **Morgan** (*Rep. 3.4*) (Thomas H. Morgan hatte diese Zusammenhänge erstmals mathematisch festgelegt: 0,01 Morgan = 1 Centimorgan (cM) = 1% Rekombination). 50% Rekombination (50 cM) ist der Grenzwert, an dem Rekombination als solche noch wahrnehmbar ist. Liegen Gene

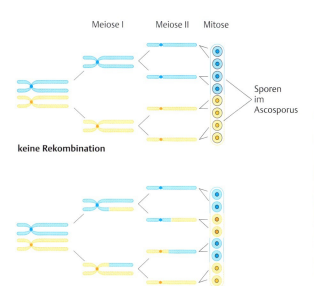

Abb. 3.13 **Tetradenanalyse bei *Neurospora crassa*.** Schematische Darstellung der Trennung homologer Chromosomen in der Meiose bzw. Chromatiden in der Mitose. Aus der Anordnung der Sporen im Ascosporus wird deutlich, dass keine Rekombination (**a**) bzw. eine Rekombination (**b**) stattgefunden hat.

weiter voneinander entfernt, so ist die Zahl der Rekombinanten gleich der der Nicht-Rekombinanten. Es liegen scheinbar ungekoppelte Gene vor (*Abb. 3.14*). Ist es nun unmöglich, Gene, die weiter als 50 cM voneinander entfernt sind, als gekoppelt zu erkennen? Keineswegs – es bedarf dazu eines Gens, das zwischen den beiden fraglichen Genen liegt und das die Durchführung einer **Dreifaktorkreuzung** ermöglicht. Denn: Ist A gekoppelt mit B und B gekoppelt mit C, dann muss auch A mit C gekoppelt sein!

Repetitorium 3.4

Rekombinationshäufigkeiten als Maß für die Entfernung zweier Gen-Orte

$$\% \text{ Rekombination} = \frac{\text{Zahl der rekombinanten Nachkommen}}{\text{Gesamtnachkommen}} \times 100$$

Einheit der genetischen Rekombination:
1% Rekombination = 1 Centimorgan (0,01 Morgan)
≙ 10^6 Basenpaare (Mensch)

Beeinflussung der Rekombinationshäufigkeit durch:
- Geschlecht
- Telomernähe
- Hot spots

Interferenz: Beeinflussung eines Kreuzungsereignisses durch ein weiteres

---

Die **Entfernungsmessungen** zwischen konsekutiven Genen haben ergeben, dass **Gene linear** angeordnet sind (**genetische Kartierung**) und dass sich, einige durch Interferenz bedingte Abweichungen unberücksichtigt, die Entfernungen addieren.

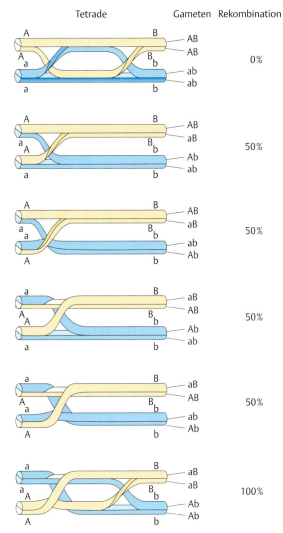

Abb. 3.**14 Grenze der Nachweismöglichkeit von Rekombinationen zwischen entfernt liegenden Genen eines Chromosoms.** Die Allele A/a und B/b liegen auf homologen Chromosomen. Das Auftreten von Rekombinationsvorgängen könnte eine Kopplung beweisen (s. Abb. 3.9). Das Verhältnis der Gameten müsste in diesem Falle ungleich sein. Die Darstellung der Crossing-over-Ereignisse in der Tetrade und die resultierenden Gameten zeigen, dass bei weit entfernten Genen eine Kopplung durch das Auftreten von Rekombination nicht mehr nachgewiesen werden kann.

- Tetrade 1: Doppel-Crossing-over führen zu keiner Neukombination der Marker. 0% Rekombination; Gametenverhältnis 1:1
- Tetrade 2–5: 50% Rekombination und 50% Nicht-Rekombination spiegeln eine Segregation ohne Rekombination vor; Gametenverhältnis 1:1
- Tetrade 6: 100% Rekombinanten, da alle Chromatiden an Crossing-over-Ereignissen beteiligt sind; Gametenverhältnis wieder 1:1.

Unter **Interferenz** versteht man die Tatsache, dass die Ausbildung eines Crossing-overs die eines zweiten in seiner Nähe negativ beeinflusst. Die Häufigkeit der Doppel-Überkreuzungen, wie sie bei weiter auseinanderliegenden Genorten zu erwarten wäre, wird dadurch reduziert.

Nicht nur Interferenz beeinflusst die Rekombinationshäufigkeiten. Aus bisher nicht geklärten Gründen kommt es während der Oogenese ca. 1½-mal häufiger zum Crossing-over als während der Spermiogenese. Auch finden sich Chiasmata häufiger an den Enden der Chromosomen, und bestimmte Chromosomenregionen haben sich als „hot spots" der Rekombination erwiesen.

Neben der Messung von Entfernungen kann durch Rekombinationsanalyse von **Dreifaktorkreuzungen** auch die **Lage von Genen zueinander** ermittelt werden. Dabei gibt sich ein in der Mitte gelegenes Gen dadurch zu erkennen, dass zu seiner Entkopplung zweifache Chromosomenüberkreuzung notwendig ist. Da sich ein derartiger Rekombinationsprozess seltener als ein einfacher ereignet, können aus der Zahl der Rekombinanten Rückschlüsse auf die Reihenfolge der Gene gezogen werden.

Die durch Rekombinationshäufigkeiten gegebenen Kopplungsinformationen werden mit statistischen Methoden ausgewertet und als **Lod-Werte** (logarithm of the odds; odds = Ungleichheit) angegeben. Die Lod-Werte geben den Logarithmus des Quotienten aus der Wahrscheinlichkeit der Kopplung der betrachteten Genloci und der Wahrscheinlichkeit ihrer Zufallsverteilung an. Wenn z. B. aus den erhobenen Daten hervorgeht, dass die Wahrscheinlichkeit der Kopplung zweier Genloci 1000-fach höher ist als die Wahrscheinlichkeit, dass sie nicht gekoppelt sind, ist der Lod-Wert 3 (lg 1000). Bei Lod-Werten von 3 und größer geht man von einer Kopplung aus. Je größer der Lod-Wert, desto näher liegen die Gene auf einem Chromosom beieinander.

3.12 Die physikalische Chromosomenkarte korreliert gut mit der genetischen

Im Gegensatz zu genetischen Genkarten, die mit Hilfe der Auswertungen von Rekombinations-Ereignissen erstellt werden, liegt den **physikalischen** oder **molekularen Genkarten** die **Nucleotidsequenz** des gesamten Genoms zugrunde. Die modernen Techniken der Hochdurchsatzsequenzierungen (S. 342) haben in dieser Hinsicht einen enormen Fortschritt gebracht. Dass Übereinstimmung zwischen physikalischer und genetischer Chromosomenkarte besteht, ließ sich sichtbar an den Riesenchromosomen der Speicheldrüsen der Taufliege Drosophila melanogaster demonstrieren. Gene **polytäner Chromosomen** werden durch den Wechsel heterochromatischer (**Chromomere**) und euchromatischer Anteile als Banden sichtbar (Abb. 3.**15**).

Die genetische Aktivität von Genen dokumentiert sich in Form der **Puffs** (s. Kap. 1). Fehlt ein Gen – und solche Defizienzen sind mikroskopisch als Fehlen einer Bande erkennbar –, so fehlt auch das auszuprägende Merkmal bzw. der während der Genaktivität sichtbare Puff. Ein solches Merkmal ist z. B. die Fähigkeit zur Eiweißkörnchensynthese (Granulabildung), die durch deutliche Puffbildung am Chromosom 4 erkennbar wird. Anhand einer Defizienz dieses Gens können Längenmessungen der Gen-Entfernung in Elektronenmikroskopbildern mit genetischen Analysen verglichen werden (Abb. 3.**15**). Rechnet man die Länge der genetischen Karte des Menschen (4×10^3 cM) auf die Länge der physikalischen Karte

(3×10^6 Kb) um, dann entsprechen beim Menschen 1 cM ca. 750 Kb. (1 **K**ilo**b**asenpaar entspricht 1000 Basenpaaren).

3.13 Die Chromosomenzuordnung von Genen erfolgt über Aberrationen, über den Erbgang (X-Chromosom) oder über somatische Zellgenetik

Ein Hauptanliegen der medizinischen Genetik ist es, erbliche Krankheiten bestimmten Genen, und diese ihrer Lokalisation auf bestimmten Chromosomen zuzuordnen. Zahlreiche Methoden wurden entwickelt, um die Position eines Genlocus auf einem Chromosom festzulegen.

Ist die genetische Kartierung von Genen eines Chromosoms prinzipiell auch bei diploiden Organismen möglich, so ist die Zuordnung bestimmter Gene zu bestimmten Chromosomen recht problematisch. Ganz besonders gilt dies für den Menschen mit seiner zahlenmäßig beschränkten Nachkommenschaft, schwer zu identifizierenden Merkmalen, seinem Chromosomenreichtum und der Unmöglichkeit, Rückkreuzungsexperimente durchzuführen (*Tab. 3.2*). Mehrere Wege wurden zur Lösung dieses Problems eingeschlagen (*Rep. 3.5*).

> **Repetitorium 3.5**
>
> **Zuordnung von Genen zu bestimmten Chromosomen**
> - Strukturelle Chromosomenaberrationen: Deletionen oder Additionen (exakte Chromosomenbandierungen)
> - Analyse X-chromosomal gebundener Gene: Ausprägung im Hemizygoten (Stammbaumanalyse)
> - Somatische Zellgenetik (Zellhybride, Enzym-Marker)
> - In-situ-Hybridisierung: radioaktiv -oder Fluoreszenz-markierte RNAs (DNAs) an spezifischen Chromosomenregionen (Chromosomenorte, Autoradiografie [FISH])
> - Funktionelle Klonierung (bekanntes Genprodukt)
> - Positionelle Klonierung (Verwendung von DNA-Markern: Polymorphismen, Mikro- und Minisatelliten, RFLPs, SNPs)

Chromosomenstruktur-Veränderungen, partielle Monosomien oder Trisomien (s. Kap. **5**) lassen durch den Gen-Dosis-Effekt auf die Funktion des betreffenden Chromosomenstücks Rückschlüsse ziehen. Sinkt z. B. infolge Deletion der Spiegel eines bestimmten Enzyms, dann ist anzunehmen, dass das Gen für das entsprechende Protein in der Region der Deletion liegt. Durch Deletion können auch vorher überdeckte, rezessive Allele auf dem verbliebenen intakten Chromosom zur Ausprägung kommen.

Eine günstige Sonderstellung nehmen Chromosomen ein, die im diploiden Satz nur einmal vorkommen. Dazu zählen beim Menschen die **Gonosomen des Mannes**. Das Y-Chromosom ist informationsarm, im Gegensatz zum X-Chromosom. Defekte in Genen auf dem X-Chromosom prägen sich im männlichen Individuum (46, XY) direkt im Phänotyp aus, und zwar auch solche mit sonst rezessivem Charakter. Die bevorzugte Manifestation z. B. eines

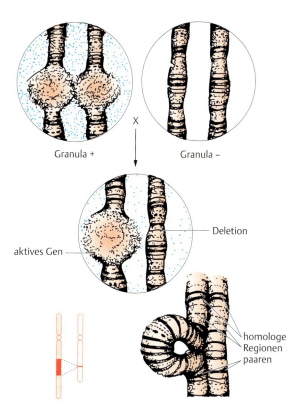

Abb. 3.15 **Drosophila-Chromosomen mendeln sichtbar.** Banden entsprechen Genen, die bei Aktivität als Puff imponieren. In Granulamutanten (Deletion) fehlen die Bande und der entsprechende Puff. Längenmessungen derartiger Deletionsmutanten können direkt im Elektronenmikroskop vorgenommen werden. Bei Paarung homologer Chromosomen bildet das intakte Chromosom am Ort der Deletion eine Schleife, deren Länge der Deletion entspricht. Derartige Längen auf dem Chromosom können zur genetischen Distanz korreliert werden.

Enzymausfalles in männlichen Individuen macht die Lage des zugehörigen Gens auf dem X-Chromosom wahrscheinlich (*Abb. 3.16*).

Einen weiteren experimentellen Ansatz bietet die **somatische Zellgenetik**. Die Grundlage dieser Technik ist folgende: Menschliche Körperzellen (Somazellen: 2 n = 46) werden u. a. mit Hilfe eines inaktivierten Virus (Sendai) oder mit Polyethylenglycol mit Tumorzellen der Maus verschmolzen (fusioniert). Dabei verschmelzen die Kerne beider Zellen und bilden eine **Hybridzelle** mit einer Mischung aus Mensch-Maus-Chromosomen. Die Mäusechromosomen unterscheiden sich von den menschlichen durch Bandierung und ihre charakteristische akrozentrische Form; sie sind als solche erkennbar. Um die Hybridzellen von den elterlichen Ausgangszellen abzutrennen, bedient man sich Zellen mit einer bestimmten Mutation und selektioniert mittels eines besonderen Mediums.

Tab. 3.2 **Zuordnung ausgewählter Gene/Gendefekte zu menschlichen Chromosomen**

Chromosom		Gene/Gendefekte
Chromosom 1		Rhesusfaktor, *Amylase* (Stärke abbauendes Enzym), *ADPRT*, Gen der 5S-RNA der Ribosomen, *Acyl-CoA-Dehydrogenase*-Defizienz, Spinale Muskelatrophie Typ Charcot-Marie-Tooth, Glycogenose Typ VII, Chediak-Higashi-Syndrom
Chromosom 2		*Saure Phosphatase 1*, Hereditäres nicht-polypöses Coloncarcinom Typ 1 und 3, Apolipoprotein-B 100-Defekt, Xeroderma pigmentosum Typ B, Ehlers-Danlos-Syndrom IV, Amyotrophe Lateralsklerose (eine Form), Interferon
Chromosom 3		Fanconi-Anämie D 2, Xeroderma pigmentosum Typ C, Hereditäres nicht-polypöses Coloncarcinom Typ 2, Glycogenspeicherkrankheit Typ 4, Retinitis pigmentosa Typ 5, Alkaptonurie, Anfälligkeit für Herpesviren
Chromosom 4		Chorea Huntington, Mucopolysaccharidose Typ 1, Mucolipidose Typ II und Typ III, Muskeldystrophie
Chromosom 5		GM2-Gangliosidose Typ Sandhoff, Gardner-Syndrom, Faktor-XII-Defizienz
Chromosom 6		HLA: Histokompatiblitätsantigene (**H**uman-**L**ymphocyte-**A**ntigen-System), Spinocerebellare Ataxie, Fanconi-Anämie E, Hämochromatose, Maculadegeneration
Chromosom 7		Zellwegersyndrom, Osteogenesis imperfecta, Hereditäres nicht-polypöses Coloncarcinom Typ 4, Cystische Fibrose, Smith-Lemli-Opitz-Syndrom
Chromosom 8		Werner-Syndrom, Sphärocytose, Burkitt-Lymphom
Chromosom 9		Malignes kutanes Melanom, Galaktosämie, Xeroderma pigmentosum Typ 1, Nagel-Patella-Syndrom, Chronische myeloische Leukämie, AB0-Blutgruppensystem
Chromosom 10		Cockayne-Syndrom, Metachromatische Leukodystrophie, Glioblastom
Chromosom 11		Niemann-Pick-Krankheit Typ A und B, Fanconi-Anämie F, Diabetes mellitus Typ II, Ataxia teleangiectatica, Epidermolysis bullosa, Lactatdehydrogenase A, β-Globin-Komplex, Hämoglobinopathien
Chromosom 12		Epidermolysis bullosa simplex, Von-Willebrand-Krankheit, Phenylketonurie, Lactatdehydrogenase B
Chromosom (akrozentrisch)	alle	Gene für ribosomale RNA
	13	BRCA2, Fanconi-Anämie D 1, Retinoblastom
	14	$α_1$-*Antitrypsin*-Defizienz
	15	Prader-Willi-Syndrom, Marfan-Syndrom, Bloom-Syndrom, Amyotrophe Lateralsklerose (eine Form)
	21	Alzheimer-Krankheit, Progressive Myoclonus-Epilepsie
	22	Di-George-Syndrom, Catch-22-Syndrom, Neurofibromatose Typ 2, Metachromatische Leukodystrophie
Chromosom 16		α-Globin-Komplex: Hämoglobinopathien, Fanconi-Anämie A
Chromosom 17		Neurofibromatose Typ 1, BRCA1-Brustkrebs, Osteogenesis imperfecta, Campomele Dysplasie, Paralyse
Chromosom 18		Niemann-Pick Typ C, Amyotrophe Lateralsklerose (eine Form)
Chromosom 19		Schwere kombinierte Immundefizienz, Familiäre Hypercholesterolämie, Mannosidose, Anfälligkeit für Polioviren
Chromosom 20		Creutzfeldt-Jakob-Krankheit, Diabetes mellitus Typ II, Schwere kombinierte Immundefizienz. (*Adenosin-Deaminase*-Mangel)
Chromosom Y		SRY-Mutation, Geschlechtsumkehr, TDF (Testis determinierender Faktor), männliche Infertilität
Chromosom X		Retinitis pigmentosa 2 und 3, *Glucose-6-phosphat-Dehydrogenase*, Rot-Grün-Blindheit, Agammaglobulinämie Typ Bruton, Hereditäre Nephritis (Alport-Syndrom), Hämophilie A/B, Muskeldystrophie Typ Duchenne/Becker, *HGPRT*-Lesch-Nyhan-Syndrom, Fragiles-X-Syndrom, Nephrogener Diabetes insipidus, Adrenoleukodystrophie, Rett-Syndrom

So wählt man z. B. menschliche Zellen, denen das Enzym *Thymidinkinase* (TK), und Mäusezellen, denen *Hypoxanthin-Phosphoribosyl-Transferase* (HPRT) fehlt. Beide Enzyme sind unter bestimmten Bedingungen wichtig für die Nucleotidsynthese (*Abb. 3.17*). Fehlen sie, dann wachsen die Zellen nur auf spezifisch substituierten Medien. Man veranlasst die Hybridbildung in einem Mangelmedium (HAT-Medium), in dem sich weder TK⁻- noch HPRT-Zellen vermehren können. Hybridzellen allerdings sind sehr wohl zum Wachstum befähigt, und zwar verhalten sie sich durch die Kombination der Chromosomensätze wie Wildtypen. Auf diese Weise können sich ausschließlich Hybridzellen mitotisch teilen und Zellklone bilden.

Solche Hybridzellen verlieren bei fortgesetzter Kultivierung nach und nach Chromosomen, und zwar vorwiegend menschliche. Man ist dadurch in der Lage, Klone zu ernten, denen die verschiedensten menschlichen Chromosomen fehlen. Lautet die Frage: „Wo liegt das Gen für das Enzym Z?", dann werden alle Klone auf die Enzymaktivität Z hin getestet (menschliche Enzyme unterscheiden sich dabei häufig von Mausenzymen durch verschiedene Wanderungsgeschwindigkeiten in der Gel-Elektrophorese). Auch können Enzyme mit Hilfe spezifischer Antikörper ausgefällt und dadurch nachgewiesen werden. Vergleiche zwischen fehlenden Chromosomen und fehlender Enzymaktivität führen schließlich zur Zuordnung des Enzyms zu einem bestimmten Chromosom (*Abb. 3.18*). Mit Hilfe dieser Methoden werden immer mehr Gene ihren Chromosomen zugeordnet und ihre Lage und Entfernung zueinander kartiert.

Die **In-situ-Hybridisierung** hat durch die Methoden der Gentechnologie (s. Kap. 12) bei der Zuordnung von Genen zu Chromosomen sehr an Bedeutung gewonnen. Teile der Nucleotidsequenzen einzelner Gene werden dabei im Reagenzglas unter Anwesenheit eines radioaktiv markierten Nucleotids synthetisiert. Derartige RNA- bzw. DNA-Stücke (**Sonden**) werden direkt an Metaphasechromosomen (s. Kap. 5) angelagert (hybridisiert), mit Röntgenfilm überzogen, inkubiert und entwickelt (**Autoradiografie**). Die Hybridisierung erfolgt über komplementäre Basen-

3.13 Die Chromosomenzuordnung von Genen

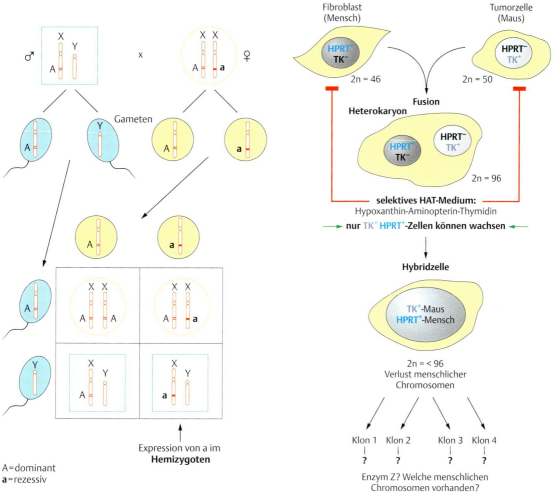

Abb. 3.16 **Entstehung hemizygoter Individuen, in denen rezessive Gene exprimiert werden** (Schema).

Abb. 3.18 **Zuordnung von Genen zu bestimmten Chromosomen mit Hilfe der Zellhybridisierung.** Maus- und Menschzelle werden fusioniert. Im Selektionsmedium wachsen nur die Hybridzellen. Diese verlieren sukzessive menschliche Chromosomen. Die verbleibenden Chromosomen und die Synthese des gesuchten Enzyms Z erlauben die Zuordnung des Genorts zu einem bestimmten Chromosom.

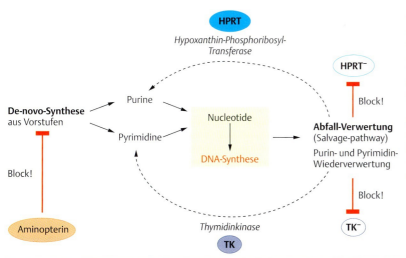

Abb. 3.17 **DNA-Synthesewege in der Zelle.** Die Synthesewege zur Wiederverwertung von Purinen und Pyrimidinen werden in Zellen mit spezifischen Enzymdefekten blockiert (TK = *Thymidinkinase*, HPRT = *Hypoxanthin-Phosphoribosyl-Transferase*). Die De-novo-Synthese kann durch die Droge Aminopterin blockiert werden. HAT-Medium enthält Hypoxanthin, Aminopterin und Thymidin. Aminopterin blockiert die Nucleotid-de-novo-Synthese. Zur Verwertung von Hypoxanthin ist HPRT und von Thymidin TK erforderlich.

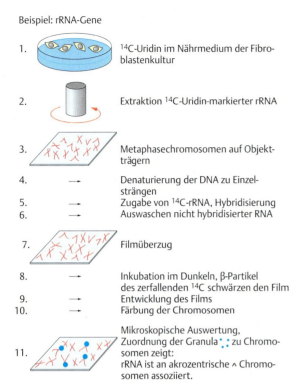

Abb. 3.19 **In-situ-Hybridisierung zur Kartierung von Genen.**

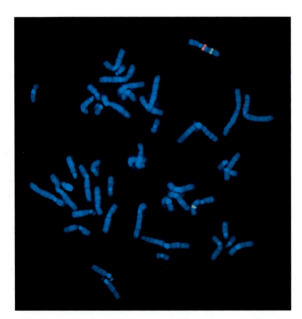

Abb. 3.20 **In-situ-Hybridisierung zum Nachweis einer Mikrodeletion.** Im Chromosom 7 wurde mit geeigneten Sonden eine Mikrodeletion in der Region 7q11.23 bei einem Kind mit Williams-Beuren-Syndrom (s. Kap. **1.8**) nachgewiesen. (Aufnahme: Christiane Bommer, Berlin)
Rotes Signal: fragliche Region in 7q11.23
Grünes Signal: Kontrollregion distal davon in 7q31
Das rote Signal fehlt im Chromosom durch Deletion der entsprechenden DNA-Region

paarung und ist deshalb für längere Oligonucleotide so spezifisch, dass Stellen, die radioaktive Markierung zeigen, dem gesuchten Gen entsprechen (*Abb. 3.***19**, *Abb. 3.***20**). Inzwischen werden nicht-radioaktive Markierungen wie Digoxigenin oder Biotin für die Oligonucleotide bevorzugt, die dann mit Hilfe von Fluoreszenz-markierten Antikörpern sichtbar gemacht werden können (**F**luoreszenz-**i**n-**s**itu-**H**ybridisierung, **FISH**). Das „Anmalen von Chromosomen" (**chromosomal painting**, *Abb. 3.***21**) ist eine faszinierende Möglichkeit, ganze Chromosomen oder große Regionen durch spezifische, sequenzkomplementäre Sonden mit unterschiedlichen Fluorochromen anzufärben, (s. *Abb. 5.***5**). Die Sonden stammen von DNA sortierter Einzelchromosomen, aus der die unspezifischen repetitiven Sequenzen entfernt worden sind.

Funktions- und **Positionsklonierung** sind Möglichkeiten, die chromosomale Lage des für eine monogene Krankheit verantwortlichen Gens aus der Vielzahl anderer Gene herauszufinden. Ist bei einer Krankheit das die Krankheit verursachende Genprodukt (Protein) bekannt, kann anhand seiner Aminosäure-Sequenz (S. 111) auf die Nucleotidsequenz der codierenden DNA geschlossen werden. Eine Fluoreszenz-markierte Teilsequenz kann als Sonde an Metaphasechromosomen hybridisiert werden und verhilft über **funktionelle Klonierung** zur Detektion des gesuchten Gens (S. 144).

Der lange Weg der **positionellen Klonierung** muss beschritten werden, wenn von einer Krankheit nur der Phänotyp bekannt ist. Der Vererbungsmodus informiert, ob das gesuchte Gen auf einem Autosom oder einem Gonosom liegt. Eine genauere Kartierung des Krankheitsgens erfolgt mit Hilfe von „**Meilensteinen**" auf der DNA, sogenannten **Polymorphismen**, die als erbliche Basensequenzunterschiede die Genome einzelner Individuen voneinander unterscheiden lassen (S. 333). Diese „**DNA-Marker**" können mehrere Nucleotide lang sein (**Mikro-** oder **Minisatelliten**, S. 51), sie können einzelne Nucleotide betreffen und dadurch Schnittstellen für Restriktionsenzyme verändern (**RFLP**, S. 333), oder sie können in großer Zahl (bisher etwa 1 pro 1000 Nucleotide) als **Einzelnucleotid-Polymorphismen** [**SNP**, gesprochen Snip]) zur Individualität der Genome beitragen. Diese Marker, die wie Allele in der Meiose rekombiniert werden, haben den Vorteil, dass ihre Sequenz bekannt ist, und sie sich deshalb durch Hybridisierung mit kurzen, markierten, komplementären Oligonucleotiden in der chromosomalen DNA nachweisen lassen. **Allele** bzw. DNA-Marker, die eng **gekoppelt auf einem Chromosomenabschnitt** liegen, bilden einen **Haplotyp**. Diese Haplotypen werden in konstanten **Blöcken** über Generationen vererbt, da in ihnen die Allele so eng gekoppelt sind, dass sie nur äußerst selten durch Rekombination getrennt werden.

Seit 2005 sind Wissenschaftler bemüht, durch Vergleich mehrerer hundert Genome weltweit möglichst viele SNPs in einer **Genkarte** (**HapMap**) zusammenzufassen. Da in Haplotypen konsekutiv angeordnete Allele blockweise vererbt werden, finden sich in ihnen bestimmte SNPs eng gekoppelt mit bestimmten Genen. Wird ein Gen verantwortlich für einen kranken Phänotyp gemacht, dann kann die Suche nach überdurchschnittlich häufiger Assoziation von SNPs und Erkrankungsbild Klonierung des Gens, Diagnostik und genetische Beratung möglich machen. Im Vergleich zu den langwierigen Klonierungsarbeiten der früheren Jahre (S. 333) ist in der letzten Zeit geradezu ein Klonierungsboom ausgebrochen. Ca. 2400 **monogene Erbkrankheiten** sind bereits lokalisiert und molekularbiologisch definiert worden.

Weiterführende Literatur

Griffiths AJF, Miller JH, Suzuki DT, Lewontin RC, Gelbart WM: An Introduction to Genetic Analysis. 7th ed. Freeman, New York 2000.
Graw J: Genetik, 4. Aufl. Springer, Berlin, Heidelberg 2005
Knippers R: Molekulare Genetik. 9. Aufl. Thieme Verlag Stuttgart, New York 2006.
Passarge E:Taschenatlas Humangenetik. Thieme Verlag Stuttgart, New York 2008.
Schilcher F: Vererbung des Verhaltens. Thieme, Stuttgart 1988.
Strachan T, Read AP: Molekulare Humangenetik, 3. Aufl. Spektrum, Elsevier GmbH München 2004.

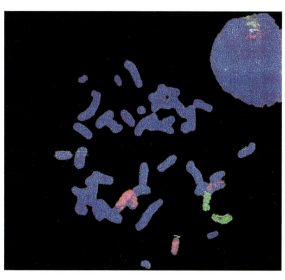

Abb. 3.21 **„Chromosomal painting" zum Nachweis einer Translokation zwischen Chromosom 2 und Chromosom 10.** Chromosom 2 (rot) wurde mit Digoxygenin 11-dUTB markiert und über Anti-Digoxygenin-Cy3 Fluoreszenzfarbe detektiert. Chromosom 10 (grün) wurde mit Biotin-16-dUTP markiert und über Avidin-FITC-Fluoreszenz detektiert. Die übrigen Metaphase-Chromosomen sind DAPI-gefärbt. Die Aufnahme wurde in 100-facher Vergrößerung mit einem Zeiss-Epifluoreszenz-Mikroskop gemacht, das mit einer gekühlten CCD-Kamera (Photometrics PMS 12) ausgerüstet war, die über einen Apple-Macintosh-Computer kontrolliert wurde. Zu sehen sind die beiden intakten Chromosomen 2 und 10 und die beiden Translokationschromosomen als Produkte einer reziproken Translokation (Aufnahme: Marie-Laure Yaspo, Berlin).

4 Humangenetik

4.1 Schwierigkeiten der Humangenetik sind bedingt durch die Art der Vermehrung und die Komplexität des Genoms

Die Anwendung der Erkenntnisse Mendels und der Analysen der Genetik auf den Menschen heißt Humangenetik. Dieser Wissenschaftszweig befasst sich u. a. mit dem Vererbungsmodus normaler und varianter Merkmale (s. auch Erbkrankheiten) sowie mit den menschlichen Chromosomen und ihren pathologischen Veränderungen. Die geringe Zahl der Nachkommen, die lange Entwicklungszeit und die **Komplexität des Genoms** (Diploidie, 46 Chromosomen) bereiten besondere Schwierigkeiten. Sehr problematisch gestaltet sich auch die Definition eines reinen Merkmals (Phän). Viele Merkmale, wie z. B. Farbe der Augen, der Haare oder der Haut, werden durch das Zusammenspiel mehrerer Gene bedingt (Polygenie).

4.2 Die Stammbaumanalyse ergibt den Genotyp und den Typ des Erbgangs

Voraussetzung zur Erkennung von Gesetzmäßigkeiten ist das Auffinden von Merkmalen, die durch ein einziges Gen codiert werden (monogen). Einem autosomal-dominanten Erbgang folgt z. B. die Fähigkeit, die Zunge seitlich aufzurollen, einem autosomal-rezessiven Erbgang das Vermögen, Phenylthioharnstoff (PTH) als bitter zu schmecken. Ein gutes Mittel, Erbgänge zu verfolgen, sind **monogene Erbkrankheiten**, von denen bereits mehrere Tausend beschrieben sind, und es kommen ständig neue hinzu.

Allerdings erschwert auch hier die geringe Nachkommenzahl die Erbgangsanalyse und macht die Untersuchungen ganzer Sippen und die Erstellung von **Stammbäumen** notwendig (Abb. 4.1). Den Ausgangspunkt einer solchen Untersuchung bildet eine erkennbare Eigenschaft (Phän) bzw. deren Mutation (Krankheitssymptom) in einem Individuum (**Proband**). Mittels der Stammbaumanalyse wird es u. U. möglich, den Genotyp zu bestimmen und zu klären, ob zur Ausprägung im Phänotyp das Gen **homozygot, heterozygot, dominant** oder **rezessiv** vorliegen muss. Des Weiteren wird auf diese Weise offensichtlich, ob das zugehörige Gen auf den Geschlechtschromosomen (**Gonosomen** X bzw. Y) oder einem der übrigen Chromosomen (**Autosomen**) liegt. Das Wissen um die Faktoren ist Voraussetzung für jede vom Arzt geforderte genetische

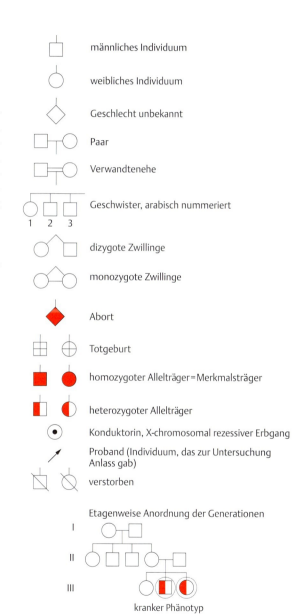

Abb. 4.**1** Stammbaumsymbole und Schema der Generationsfolge.

Familienberatung. Aus dem Gesagten folgt, dass die Vererbung eines Merkmals auf verschiedene Weise erfolgen kann:
- autosomal-dominanter Erbgang
- autosomal-rezessiver Erbgang
- X-chromosomal-dominanter Erbgang
- X-chromosomal-rezessiver Erbgang

4.2.1 Bei der Codominanz werden beide Allele ausgeprägt

Bevor wir Beispiele für die dominanten und rezessiven Erbgänge kennenlernen, zunächst eine Sonderform der Vererbung, die uns auch in der formalen Genetik bereits begegnet ist: **codominante Vererbung**. Von Codominanz spricht man immer dann, wenn ein Gen, das in zwei allelen Formen (heterozygot) vorliegt, beide Allele zur phänotypischen Ausprägung bringt.

Codominanz: Blutgruppen A, B, 0

Das bekannteste Beispiel ist das **Blutgruppensystem AB0** (*Tab. 4.1*). Das Gen (J) zur Ausprägung der Blutgruppen liegt auf dem Chromosom 9. Dieses Gen kann in verschiedenen Allelen auftreten, und somit ist das Blutgruppensystem ein Paradebeispiel für **multiple Allelie** (S. 136). Für uns sollen hier nur die Blutgruppen A, B und 0 von Bedeutung sein. (A unterteilt sich noch einmal in A_1 und A_2, wobei A_1 über A_2 dominant ist.) Jeder Mensch verfügt über Enzyme, die eine kurze Oligosaccharidkette an Proteine und Lipide der Erythrocytenmembran hängen. Gegen dieses **Oligosaccharid**, werden keine Antikörper produziert. Die Allele A und B codieren für *Glycosyltransferasen*, die diese Zuckerkette um je einen Zucker verlängern: **Allel A** fügt ein **N-Acetyl-Galactosamin** und **Allel B** eine **Galactose** an. Diese Zucker sind für die **antigenen Eigenschaften** der so ausgerüsteten **Erythrocyten** verantwortlich. Erythrocyten mit Blutgruppenantigenen werden daher von einem Individuum, das diese Antigene nicht besitzt, als körperfremd empfunden, und es werden Antikörper dagegen produziert. Antigenfreie Erythrocyten haben nur Individuen, die homozygot für das Allel 0 sind. Treffen die Allele A und 0 oder B und 0 heterozygot zusammen, so entstehen die Blutgruppen A bzw. B. Diese Vorgänge ergeben sich aus der Dominanz der Allele A bzw. B über 0. Treffen aber die Allele A und B heterozygot zusammen, dann führen beide zur Ausprägung ihrer spezifischen Erythrocytenantigene. Der Träger solcher Erythrocyten hat die Blutgruppe AB. Hier führt **Codominanz** zur phänotypischen Manifestation beider Merkmale.

Das Wissen um den Vererbungsmodus der Blutgruppen ist wichtig für den **Vaterschaftsausschluss** (*Tab. 4.2*). Sind die Blutgruppen des Kindes und der Mutter bekannt, so kann in vielen Fällen, besonders unter Berücksichtigung der zahlreichen Untergruppen, ein Vaterschaftsverhältnis geklärt werden: Z. B. Mutter A/0, Kind 0/0, Vater AB: dieser Vater kann mit Sicherheit ausgeschlossen werden.

Tab. 4.1 **Das AB0-Blutgruppensystem**. Die Allele A und B des Genlocus J sind dominant über das Allel 0 (A_1, ist seinerseits dominant über A_2 – dies ist aber hier nicht berücksichtigt). Treffen A und B heterozygot zusammen, dann verhalten sie sich codominant. A und B führen im Phänotyp zur Ausbildung spezieller Glycoproteine auf der Erythrocytenmembran (Spalte 3); diese haben antigene Wirkung. Sie rufen Antikörperproduktion in einem Individuum mit anderer Blutgruppe hervor. Das obligatorische Vorhandensein von Antikörpern im Serum gegen die nicht-eigene Blutgruppe (Spalte 4) erklärt sich als Antikörperproduktion gegen antigene Determinanten von Darmbakterien, die denen von A und B ähneln.

Genotyp	Phänotyp (Blutgruppe)	Antigen (Erythrocytenmembran)	Antikörper (Serum)
$J^A J^A$	A	A	Anti-B
$J^A J^0$	A	A	Anti-B
$J^B J^B$	B	B	Anti-A
$J^B J^0$	B	B	Anti-A
$J^A J^B$	AB	AB	–
$J^0 J^0$	0	weder A noch B	Anti-A und Anti-B

Genlocus J auf Chromosom 9
Allele: A(A_1; A_2), B; 0
A dominant über 0 (A_1 dominant über A_2)
B dominant über 0
A und B codominant

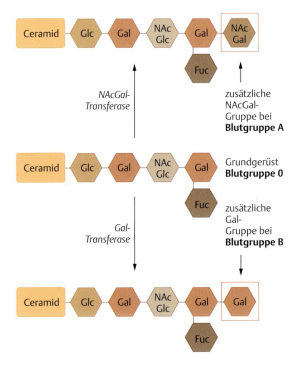

Abb. 4.2 **Blutgruppen-Antigene A, B und 0 des Menschen**. Covalent an Glycolipide und Glycoproteine der Plasmamembran gebundene Oligosaccharide vermitteln die antigenen Eigenschaften der Blutgruppen. Dabei synthetisieren alle Menschen das Grundgerüst der Blutgruppe 0. Die genetisch bedingte Möglichkeit, *Glycosyltransferasen* zu synthetisieren, die an diese Grundstruktur entweder Galactose oder N-Acetylgalactosamin anhängen, führt zu Individuen mit Blutgruppe A, B oder AB.

Wegen der Bedeutung der Blutgruppen für den Arzt seien noch einige weiterführende Erläuterungen hinzugefügt. Antigene auf den Erythrocyten setzen, falls sie in ein Individuum gelangen, das diese Antigene nicht trägt, die **Antikörperproduktion** in Gang. Antikörper lagern sich an die Antigene an, und da es sich um **bivalente Antikörper** handelt, gleichzeitig an zwei Erythrocyten: Sie bringen dadurch die roten Blutzellen zur Verklumpung (**Agglutination**). Auflösung und Untergang der Erythrocyten sind die Folgen. Erstaunlich allerdings ist die Tatsache, dass Individuen, die noch nie mit fremden Erythrocyten in Kontakt gekommen sind, bereits Antikörper in ihrem Serum haben, die gegen das fremde Erythrocytenantigen gerichtet sind. Das ist durch die Tatsache zu erklären, dass bestimmte **Darmbakterien den Blutgruppenantigenen gleiche Strukturen** auf ihrer Oberfläche tragen und dadurch ihren Wirt zur Antikörperproduktion veranlasst haben. D. h., Träger der Blutgruppe A haben in ihrem Serum Antikörper gegen B, solche der Blutgruppe 0 haben Anti-A und Anti-B, während jene der Blutgruppe AB keine Antikörper im Serum aufweisen (Abb. 4.**3**).

Die Kenntnis dieses Umstands ist bei **Bluttransfusionen** von eminenter Wichtigkeit. Nur Blut der gleichen Blutgruppe darf vom Spender auf den Empfänger übertragen werden.

Wird z. B. Blut der Blutgruppe B auf einen Empfänger der Blutgruppe A übertragen, dann agglutinieren die Anti-B-Antikörper des Empfängers die transfundierten Erythrocyten. Dass auch Anti-A-Antikörper des Spenderblutes Empfänger-Erythrocyten agglutinieren könnten, fällt nicht so ins Gewicht. Die meisten Antikörper des transfundierten Serums werden von Gewebszellen des Empfängers absorbiert und damit aus dem Verkehr gezogen, außerdem werden sie im größeren Blutvolumen des Empfängers stark verdünnt.

Da die Agglutination artfremder gespendeter Erythrocyten zu **schwersten Komplikationen** bis hin zum tödlichen Schock führen kann, darf ohne vorangegangene Kreuzprobe (**Agglutinationstest**) kein Blut transfundiert werden. Früher bezeichnete man den Träger der Blutgruppe 0 als Universalspender – keine agglutinierbaren Antigene –, den Träger der Blutgruppe AB als Universalempfänger – keine agglutinierenden Antikörper. Heute dürfen aber auch diese Blutgruppen nicht ohne Test übertragen werden.

Weitere Blutgruppensysteme sind mittlerweile bekannt geworden und haben unter anderem große Bedeutung in der Gerichtsmedizin bei Vaterschaftsprozessen oder Aufklärung von Verbrechen gefunden: MN, Duffy, P, Ss und Rh-Systeme. Das **Rhesussystem** soll wegen seiner klinischen Bedeutung kurz besprochen werden, obwohl der Vererbungsmodus nicht codominant, sondern autosomal-dominant ist. 1940 spritzte **Landsteiner** Blut von Rhesusaffen in Kaninchen und Meerschweinchen. Gab er deren Serum in die Rhesusaffen zurück, so wurden die Affen-Erythrocyten agglutiniert: Kaninchen und Meerschweinchen hatten Antikörper gegen Affen-Erythrocyten gebildet. Aber nicht nur in Rhesusaffen führten diese Antikörper zur Agglutination, auch die roten Blutkörperchen von 85% der Einwohner New Yorks reagierten mit Verklumpung, d. h., diese Personen trugen das gleiche Antigen wie die Rhesusaffen (Rh$^+$). Dieses Antigen ist ein Eiweiß, das als **Protein „D"** (**Rhesusfaktor**) bezeichnet wird. Individuen, die dieses Antigen nicht haben, sind

Tab. 4.**2** **Vaterschaftsnachweis (Ausschluss) aufgrund der AB0-Blutgruppen**

Mutter	Kind	Mögliche Väter
A/0	0/0	A/0, B/0, 0/0
B/B	A/B	A/0, A/A, A/B
A/B	B/0	B/0, A/0, 0/0
0/0	0/0	A/0, B/0, 0/0

Bei Kenntnis der Genetik der Blutgruppensysteme können, z. B. bei Vaterschaftsklagen, vermeintliche Väter anhand ihrer Blutgruppenkonstellation ausgeschlossen werden.

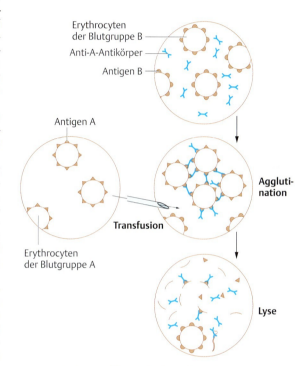

Abb. 4.**3** **Antigen-Antikörper-Reaktion bei Blutgruppenunverträglichkeit.** Wird einem Träger der Blutgruppe B Blut der Blutgruppe A übertragen, dann agglutinieren die Anti-A-Antikörper die zugeführten Erythrocyten. Es kommt zur Hämolyse und gegebenenfalls zum tödlichen Schock.

Rhesusfaktor-negativ (rh$^-$). Die Fähigkeit, Protein „D" zu bilden, wird dominant vererbt, d. h., es wird auch im Heterozygoten ausgeprägt. Mittlerweile kennt man verschiedene Untergruppen (Allele) des Protein-„D"-Gens, das auf dem Chromosom 1 lokalisiert ist (Abb. 4.**4**).

Wo liegt die Bedeutung dieses Rh-Systems? Zum einen muss es bei Bluttransfusionen berücksichtigt werden. Der Rh-negative Empfänger bildet Antikörper gegen das D-Protein und agglutiniert Rh-positive Erythrocyten eines Spenders. Zum anderen kommt aber der Gefährdung der Nachkommen von (rh$^-$)-Müttern und (Rh$^+$)-Vätern größte Bedeutung zu (**Rh-Inkompatibilität**) (Abb. 4.**5**). **Jede 200. Schwangerschaft** ist davon betroffen. Durch die Dominanz des Rhesusfaktors beträgt die Wahrscheinlichkeit, dass der Fötus (Rh$^+$) ist, bei für das Protein-„D"-Gen homozygoten Vätern 100%, bei heterozygoten 50%. Der (Rh$^+$)-Fötus produziert Protein

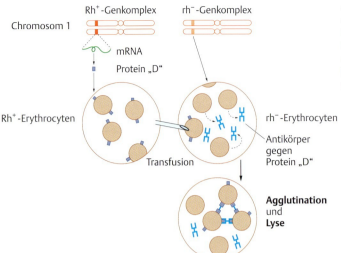

Abb. 4.4 **Rhesusfaktor und Rhesus-Inkompatibilität.** Allele des (Rh⁺)-Genkomplexes führen zur Synthese eines Produkts, das als Antigen auf der Erythrocytenmembran erscheint. Gegen dieses Antigen bilden Menschen, die dieses Genprodukt wegen ihrer (rh⁻)-Allelkonstellation nicht besitzen, Antikörper, die zur Agglutination und Lyse von (Rh⁺)-Erythrocyten führen.

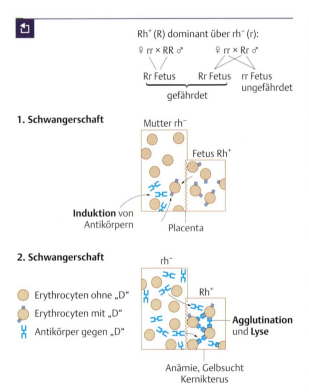

Abb. 4.5 **Die Rhesus-Inkompatibilität in der Schwangerschaft.** Gefährdet sind (Rh⁺)-Kinder rh-negativer Mütter. Während der ersten Schwangerschaft wird die Antikörperproduktion gegen eingeschleustes D-Protein in der Mutter induziert. Während der zweiten Schwangerschaft können Antikörper in den kindlichen Kreislauf eindringen und die Erythrocyten des Fötus zur Agglutination und Lyse bringen.

„D", das im Verlauf der ersten Geburt in den mütterlichen Kreislauf gelangt und dort die Antikörperproduktion anregt. Diese Antikörper dringen bei einer **zweiten Schwangerschaft** diaplacentar in den kindlichen Kreislauf ein und agglutinieren die Erythrocyten des Fötus. Der massive Abbau von austretendem rotem Blutfarbstoff (Hämoglobin) in der Leber zu **Bilirubin** führt zu einer starken Gelbsucht, die kindliche Gehirnzentren schädigt (**Kernikterus**). Weiß der Arzt um die Rh-Konstellation der Ehepartner, kann Vorsorge getroffen werden. So kann z. B. spätestens beim Neugeborenen das Blut ausgetauscht werden (**Austauschtransfusion**). Oder es können der Mutter während der Schangerschaft von außen Antikörper zugeführt werden, die das kindliche Protein „D" auf den wenigen Erythrocyten, die in den mütterlichen Kreislauf gelangen, neutralisieren, noch bevor der mütterliche Organismus Zeit zur Produktion der das nächste Kind gefährdenden Antikörper hat.

Codominanz: Sichelzellanämie

Ein weiteres Beispiel für codominante Vererbung aus der Sicht der Genprodukte ist die **Sichelzellanämie**. (Da nur homozygote Genträger das volle Krankheitsbild ausprägen, liegt aus der Sicht des Genotyps ein autosomal-rezessiver Erbgang vor.) Diese Krankheit bietet einige interessante Aspekte (*Abb. 4.6*).

Die Erythrocyten sind zu einem großen Prozentsatz ihres Volumens mit **Hämoglobin** angefüllt. Hämoglobin ist ein globuläres Protein, das eine Quartärstruktur aufweist, bestehend aus vier Polypeptidketten (2α-, 2β-Ketten) und einer Nichtproteingruppe, dem Häm (Farbstoffkomponente). Diese Ketten werden von zwei Genen codiert. Die α-Kette besteht aus 141, die β-Kette aus 146 Aminosäuren.

Im Erwachsenen liegt das Hämoglobin als **HbA** vor und hat die Aufgabe, Sauerstoff in der Lunge zu binden, in die Peripherie zu transportieren und dort abzugeben. Enthalten die Erythrocyten HbA, dann sind sie kreisrunde Scheibchen, die in der Mitte eingedellt (wie zwischen Daumen und Zeigefinger zusammengedrückt) erscheinen.

In **Sichelzellanämie**-Patienten liegt das Hämoglobin mutiert als **HbS** vor. In der Elektrophorese gibt sich das HbS durch veränderte Mobilität zu erkennen. Dieses Hämoglobin **bindet weniger Sauerstoff** als das normale und hat außerdem die Tendenz, bei niedrigem Sauerstoffpartialdruck (also bei „dünner Luft") auszukristallisieren. Dieses auskristalli-

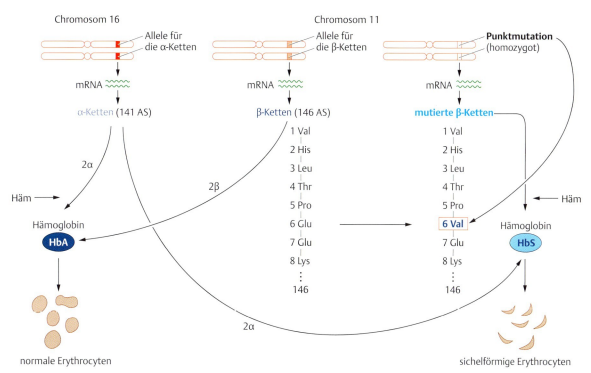

Abb. 4.6 **Die molekulare Grundlage der Sichelzellanämie.** Das HbA besteht aus zwei α- und zwei β-Ketten sowie dem Häm. Eine Punktmutation im Gen der β-Kette führt zu einem veränderten Hämoglobin, dem HbS, das ein Absicheln der Erythrocyten zur Folge hat.

sierte Hämoglobin verändert die Form der Erythrocyten: Sie nehmen **Sichelgestalt** an. Diese Sichelzellen bestätigen die Diagnose Sichelzellanämie. Für den **Homozygoten** bedeutet das **schwerste Anämie** mit zahllosen Sekundärerscheinungen, die u. a. durch Verstopfung der Blutgefäßkapillaren bzw. der Nierentubuli durch verklumpte Erythrocyten zustande kommen (Abb. 4.7).

Im **Heterozygoten** kommt die **codominante Vererbung** zum Tragen. HbA wird neben HbS ausgeprägt. Diese Individuen sind so lange völlig gesund, wie das Sauerstoffangebot der Luft ausreicht. Sinkt aber der Sauerstoffpartialdruck ab (z. B. in größeren Höhen), so kristallisiert das HbS aus, und Sichelzellen erscheinen im Blut mit allen daraus folgenden Konsequenzen.

Die Sichelzellanämie wurde in den USA bei der Verfrachtung eines mit Soldaten dunkler Hautfarbe besetzten Flugzeuges über die Rocky Mountains entdeckt. Ein Großteil der Passagiere klagte über heftige Bauchschmerzen. Die Erkrankten wurden sofort nach der Landung untersucht, in ihrem Blut fanden sich sichelförmige Erythrocyten. Durch den fallenden Sauerstoffpartialdruck in der Kabine hatten sich die Heterozygoten für Sichelzellanämie manifestiert.

Mittlerweile kennt man den genetischen Defekt, der zur Bildung des HbS führt. In der β-Kette des Hämoglobins ist in der Position 6 die Aminosäure **Glutaminsäure gegen Valin** ausgetauscht. somit liegt in der genetischen Information zur Bildung der β-Kette eine **Punktmutation** vor. Wie kann ein einziger Aminosäureaustausch derart verheerende Folgen haben? Die Aminosäure in Position 6 befindet sich an einer strategisch wichtigen Stelle des Proteins. Deshalb führt der Austausch einer polaren Aminosäure (hydrophil) gegen eine apolare (hydrophob) zur funktionellen Katastrophe.

Ein Aminosäureaustausch der **Glutaminsäure zu Lysin** führt ebenfalls zu einem veränderten Hämoglobin: **HbC**. Da Lysin aber, so wie Glutaminsäure, polare Eigenschaften besitzt, ist die Funktionsänderung weniger krass, die resultierende Anämie im Homozygoten weniger schwer. Fast 100 bekannte Mutationen in den Genen der α- oder β-Kette führen zu α- bzw. **β-Thalassämien**, die im **Mittelmeerraum** vorherrschen. Hierbei wird eine der Ketten nicht ausreichend oder gar nicht produziert, und es kommt zur **chronischen Anämie**. So führt u. a. eine Nonsense-Mutation im β-Globingen zum Verlust der β-Kette (β-Thalassämie). Das Merkmal „Anämie" kann demnach durch Veränderung in verschiedenen Genen zustande kommen (**Heterogenie**). Über 150 Hämoglobinvarianten sind mittlerweile beschrieben, wobei immer dann pathologische Erscheinungen auftreten, wenn reaktive Zentren eines Enzyms betroffen werden. Die Anämie ist nur eines der durch ein verändertes Hämoglobin resultierenden Symptome. Andere Symptome treten parallel oder als Folge der Anämie auf. Man spricht klinisch dann von einem **Syndrom** (s. Abb. 4.7).

Sichelzellanämie ist ein Beispiel für **Pleiotropie** oder **Polyphänie**: Ein Gen führt zur Realisierung vieler Phäne. Derartige Merkmale, die überdurchschnittlich häufig z. B. in Form eines Syndroms gemeinsam auftreten, sind korreliert. Man spricht von **Korrelation** der Merkmale. Da dieses Zusammentreffen von Merkmalen durch die Polyphänie eines Gens zustande kommt, muss es von der ebenfalls

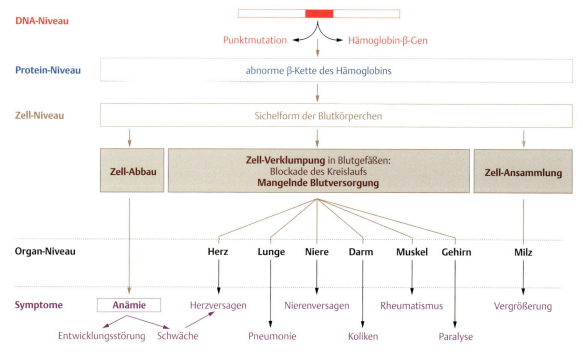

Abb. 4.7 **Das Sichelzellsyndrom: eine Punktmutation mit pleiotroper Wirkung.** Eine Punktmutation im Gen für die β-Kette des Hämoglobins führt zu einem veränderten Protein. Die resultierende Sichelform der Erythrocyten führt in fast allen Organen zu Schädigungen. Zahlreiche Krankheitssymptome bilden das Sichelzellsyndrom.

gleichzeitig auftretenden Merkmalsausprägung gekoppelter Gene streng getrennt werden.

Noch ein anderer Aspekt macht die Sichelzellanämie besonders bemerkenswert: Sie tritt gehäuft in Gegenden auf, in denen **Malaria** herrscht. Der Malaria-Erreger *Plasmodium falciparum* entwickelt sich im Erythrocyten unter Sauerstoffverbrauch. Träger des HbS reagieren auf Absinken des Sauerstoffgehalts mit Sicheln der Erythrocyten. Das wiederum verhindert die Reifung der Plasmodien und ihre Ausschüttung ins Blut und verhütet dadurch den Befall neuer Erythrocyten. Malaria wird sozusagen im Keim erstickt. Ein **heterozygoter Träger der Sichelzellanämie** hat in Malariagebieten einen **Selektionsvorteil**. Einerseits ist er weniger Malaria-gefährdet – andererseits, wenn seine Erythrocyten befallen werden, wird es nicht zu jener explosionsartigen Zunahme der Parasiten führen, und der Organismus hat mehr Möglichkeiten, dem Erreger entgegenzuwirken (**Heterozygotenvorteil**).

4.2.2 Beim autosomal-dominanten Erbgang wird der Phänotyp vom dominanten Allel bestimmt

Autosomal-dominant werden Merkmale vererbt, deren genetische Information auf einem der Autosomen liegt und die auch bei Codierung durch nur ein Allel (**heterozygot**) zur Ausprägung kommen. Um diesen Erbgang zu studieren, ist es vorteilhaft, sich auf monogene Merkmale zu beschränken. In diesen Fällen gibt es eine klare Ja-Nein-Antwort: Entweder das Individuum prägt das Merkmal aus oder nicht. Bei polygen vererbten Merkmalen ist die Varianz in der Expression derartig groß, dass klare Aussagen schwierig sind.

Autosomal-dominante Erbgänge betreffen meist Veränderungen an **Strukturproteinen** (Tab. 4.3). Offensichtlich braucht der Organismus zur ordnungsgemäßen Synthese dieser Proteine eine doppelte Gendosis: Allein schon das heterozygote Vorliegen eines defekten Produktes führt zur phänotypischen Ausprägung desselben. Die Heterozygoten sind krank – die Homozygoten in der Regel noch kränker. Allerdings haben nicht alle autosomal-dominant vererbten Merkmale Krankheitswert. Erinnert sei an die „Habsburglippe", die bis ins 14. Jahrhundert zurückverfolgt werden kann und von der auch Maria Theresia (1717–1780) betroffen war.

Falls es sich nicht um eine der relativ **häufigen Neumutationen** handelt, fallen autosomal-dominante Erbkrankheiten dadurch auf, dass sie sich über viele Generationen zurückverfolgen lassen. **Geschlechtsunabhängig** erkrankt jedes Individuum, das das defekte Gen trägt, d. h. auch die Heterozygoten (Abb. 4.8). Die Zahl der erkrankten Nachkommen ist natürlich abhängig vom Genotyp der Eltern (Abb. 4.8). Setzt man nur einen Elternteil als heterozygot voraus, so erkrankt die Hälfte der Kinder. Homozygote Kranke sind nur bei der Vereinigung zweier heterozygot kranker Elternteile zu erwarten. Bei schwerwiegenden Defekten ist dies ein seltenes Ereignis, wenn auch, z. B. beim Zwergwuchs durch eingeschränkte Partnerwahl, gehäuft (Rep. 4.1).

Mehrere Faktoren können die **Ausprägung** einer dominant vererbten Krankheit beeinflussen (S. 164): später Zeit-

4.2 Die Stammbaumanalyse

Tab. 4.3 **Einige autosomal-dominant vererbte Merkmale und Krankheiten**

Krankheit bzw. Merkmal	Symptom	Häufigkeit pro 1 Mill.
Brachydaktylie	Kurzfingrigkeit	häufig
Polydaktylie	Vielfingrigkeit (auch Zehen!)	400 in Europa
Spalthand, Spaltfuß	Verwachsungen von Fingern oder Zehen	30
Familiäre Hypercholesterolämie	hohes Cholesterol, Arteriosklerose	2000
Marfan-Syndrom	Kollagensynthesestörung	50–100
Achondroplasie	Zwergwuchs durch zu kurze Extremitäten	20 (in manchen Ländern bis 100)
Chorea Huntington	Nervenerkrankung	50
Neurofibromatose	Neurofibrome der Haut	400
Retinoblastom	Netzhauttumor	50
Akute intermittierende Porphyrie	Defekt der *Uroporphyrinogen-I-Synthase*	1000 bei Lappen
Fähigkeit, Zunge seitlich aufzurollen		
„Habsburglippe"	s. Merkmal auffällige Lippenform	häufig (beschränkt bes. auf Habsburger-Familie)

punkt der **Manifestation** (Merkmalsausprägung entweder spät oder gar nicht mehr zu Lebzeiten), unvollständige **Penetranz** (nicht jeder Genträger prägt das Merkmal aus) und unterschiedliche **Expressivität** (die Expression des Merkmals hängt von der Art der Mutation und dem genotypischen Umfeld ab) können die genetische Risikoabschätzung erschweren.

Repetitorium 4.1

Charakteristika des autosomal-dominanten Erbgangs
- häufig Anomalien von Strukturelementen
- geschlechtsunabhängig
- Merkmalsausprägung: Homozygote und Heterozygote
- Stammbaum: gehäuft in allen Generationen
- Nachkommen merkmalsfreier Personen sind merkmalsfrei
- Familie eines Merkmalsträgers:
  – Eltern: mindestens ein Elternteil betroffen
  – Geschwister: häufig betroffen
  – Kinder: statistisch zwischen 50% und 100% betroffen
  – Verwandtenehen: kein erhöhtes Risiko
- Allelhäufigkeit < 1/10000
- Gesamthäufigkeit aller Erkrankten: ~7000/1 Mill. Neugeborene

4.2.3 Beim autosomal-rezessiven Erbgang wird der defekte Phänotyp nur bei Homozygoten ausgeprägt

Autosomal-rezessiv werden Merkmale vererbt, deren genetische Information wie bei den dominant erblichen auf den Autosomen liegt. Allerdings werden sie nur bei **homozygotem Auftreten** phänotypisch ausgeprägt (*Abb. 4.10*). Da nur das Zusammentreffen von zwei Allelträgern einen homozygoten produziert, kann dieser nur dann relativ oft erwartet werden, wenn das Gen in der Population häufig auftritt, so z. B. bei der Blutgruppe 0 oder der Schmeckfähigkeit für Phenylthioharnstoff. Bei selteneren Allelen werden die rezessiven Allele zwar auch von Generation zu Generation durch die heterozygoten Genträger weitergegeben, bleiben aber stumm. Das hat zur Folge, dass das Merkmal über Generationen untertauchen kann und ein scheinbar unbelasteter Stammbaum vorliegt (*Abb. 4.11*). Sehr seltene Allele haben überhaupt nur die Chance, phänotypisch manifest zu werden, wenn es zu **Verwandten-**

ehen kommt. Auch **Neumutationen**, die in einem gesunden Gameten auftreten können, führen bei der Vereinigung mit einem gesunden Gameten nur zu heterozygoten Genträgern und bleiben somit oft über mehrere Generationen unbemerkt.

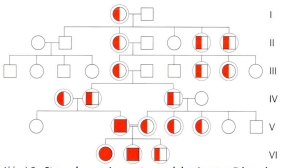

Abb. 4.8 **Stammbaum eines autosomal-dominanten Erbmerkmals.** Die Merkmalsträger sind durch Kreise gekennzeichnet. Sowohl heterozygote als auch homozygote Allelträger beiderlei Geschlechts sind betroffen.

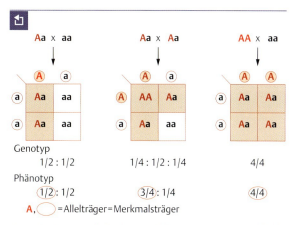

Abb. 4.9 **Autosomal-dominanter Erbgang: Genotypen und Phänotypen.** A = dominant vererbtes Merkmal; a = rezessiv vererbtes Merkmal; AA, aa = homozygot; Aa = heterozygot.

Autosomal-rezessiv werden häufig **Enzymdefekte** in Form von Stoffwechselstörungen vererbt (*Tab. 4.4*). Bei dieser Art der Proteine reicht offensichtlich die im Heterozygoten synthetisierte Dosis des normalen Enzyms meistens noch für ein intaktes Funktionieren des Organismus aus, und erst das Fehlen des entsprechenden Enzyms im Homozygoten führt zur Krankheitsausprägung. Das Charakteristische dieses Erbganges ist die **geschlechtsunabhängige** Weitergabe eines Allels und phänotypische Ausprägung nur im Homozygoten (*Rep. 4.2*). Die Heterozygoten sind scheinbar gesund, und es ist ein größeres Problem, sie trotzdem zu erkennen, um möglichen Heterozygotenkombinationen vorzubeugen. Solche Erkennungsmöglichkeiten gibt es leider nur für einige dieser Erbkrankheiten: **Heterozygotentests**.

> **Repetitorium** *4.2*
>
> **Charakteristika des autosomal-rezessiven Erbgangs**
> - häufig Vererbungsmodus von Stoffwechselstörungen
> - geschlechtsunabhängig
> - Merkmalsausprägung:
>   – nur bei Homozygoten
>   – Heterozygote = Allelträger
> - Stammbaum: Nur die wenigen Homozygoten sind krank
> - Nachkommen merkmalsfreier Personen können Merkmalsträger sein
> - Familie eines Homozygoten:
>   – Eltern: phänotypisch unauffällig → beide Allelträger
>   – Geschwister: meist phänotypisch unauffällig
>   – Kinder: immer phänotypisch unauffällig → (bei gesundem Partner) alle Allelträger
>   – Verwandtenehen: bei seltenen Genen Förderung homozygoter Manifestation → erhöhtes Risiko
> - Allelhäufigkeit:
>   – Heterozygote: 1/100 bis 1/1000
>   – Homozygote: 1/10000 bis 1/1000000
> - Gesamthäufigkeit aller Erkrankten: ~2500/1 Mill. Neugeborene

Im einfachsten Fall wird die Aktivität des entsprechenden Enzyms gemessen und mit gesunden Kontrollpersonen verglichen. Heterozygote liegen dabei deutlich niedriger. Eine andere Möglichkeit bietet ein Belastungstest. Dem Organismus wird von außen vermehrt die Substanz angeboten, die das zu testende Enzym umzusetzen in der Lage sein sollte. Ein Heterozygoter wird dabei eher dekompensieren als ein Gesunder.

Schon 1904 erkannte der englische Arzt Garrod (1858–1936) in der **Mutation eines Enzyms** die Ursache für einen Stoffwechseldefekt. Die ersten beschriebenen Krankheiten waren **Albinismus** und **Alkaptonurie**. In seinem berühmt gewordenen Vortrag führte Garrod die Gesetzmäßigkeiten der „Inborn Errors of Metabolism" an und begründete damit die **biochemische Humangenetik** (*Rep. 4.3*). Die Enzyme von Stoffwechselwegen werden von **Gen-Wirkketten** codiert (*Abb. 4.12*). Die Mutation in einem der Gene, die zu verminderter Produktion bzw. Stabilitätsverlust oder Aktivitätsverminderung eines der beteiligten Proteine führt, hat schwerwiegende Folgen für die ganze Kette. Stoffwechselprodukte werden vor dem Block angehäuft und in Seitenwege gedrängt bzw. fehlen hinter dem Block.

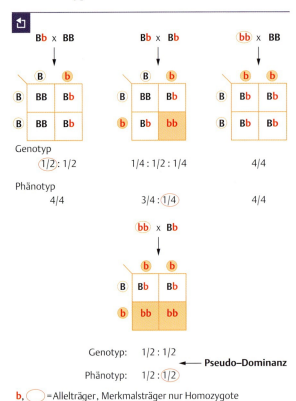

Abb. 4.10 **Autosomal-rezessiver Erbgang: Genotypen und Phänotypen.** B = dominant vererbtes Merkmal; b = rezessiv vererbtes Merkmal; BB, bb = homozygot; Bb = heterozygot.

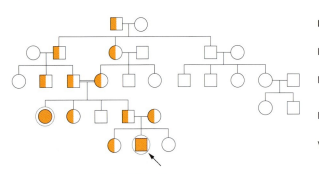

Abb. 4.11 **Stammbaum eines autosomal-rezessiven Merkmals.** Die Merkmalsträger sind durch Kreise gekennzeichnet. Nur homozygote Allelträger beiderlei Geschlechts sind betroffen. Der Pfeil verweist auf den Probanden, jenes Individuum, das durch seine Merkmalsausprägung die Stammbaumanalyse ausgelöst hat.

4.2 Die Stammbaumanalyse

Tab. 4.4 **Einige autosomal-rezessiv vererbte Krankheiten und Merkmale**

Krankheit bzw. Merkmal	Symptom	Häufigkeit pro 1 Mill.
Albinismus	Fehlen von Melanin	67 bei Schwarz-Afrikanern, selten bei Europäern
Alkaptonurie	Homogentisinsäure schwärzt Urin	50–100
Phenylketonurie	geistige Retardierung	100
Reparatosen	DNA-Reparatur-Defizienzen	100
Cystische Fibrose (Mucoviszidose)	zähes Sekret der sekretorischen Drüsen	500
Taubstummheit	fehlendes Hörvermögen	200
Schwere geistige Retardierung	s. Merkmal	500
Glycogenspeicherkrankheiten	u. a. Lebervergrößerung	20
Blutgruppe 0	s. Merkmal	380000
Schmeckfähigkeit für Phenylthioharnstoff	s. Merkmal	700000

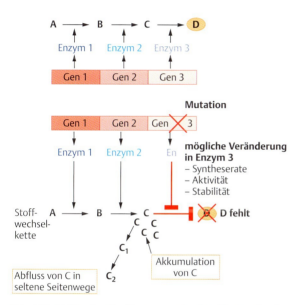

Abb. 4.12 **Folgen der Blockierung von Gen-Wirkketten durch Enzymmutationen.** Um ein Produkt D zu erhalten, muss die Ausgangssubstanz A mit Hilfe von Enzymen über B und C schließlich zu D umgewandelt werden. Eine Mutation im Gen eines der Enzyme führt zu einer Blockierung des Stoffwechselweges.

Repetitorium 4.3

Inborn Errors of Metabolism (Garrod 1908)

Gesetzmäßigkeiten angeborener Stoffwechselfehler bilden die Grundlage der biochemischen Humangenetik
Solche Gesetzmäßigkeiten sind:
- angeboren, unveränderbar
- meistens als rezessives Merkmal vererbt
- verursacht durch Blockierung eines normalen Stoffwechselweges
- Block-spezifisch für jede Erkrankung

Das Paradebeispiel für eine **Enzymopathie** (erblicher Enzymdefekt) ist die **Phenylketonurie** (Häufigkeit 100 pro 1 Mill.). In dieser Krankheit, die wegen ihres autosomal-rezessiven Erbgangs nur im homozygoten Allelträger zur Ausprägung kommt, fehlt das Enzym *Phenylalanin-Hydroxylase* (Abb. 4.13). Dieses Enzym überführt die essenzielle Aminosäure Phenylalanin in Tyrosin. Tyrosin steht am Anfang der verschiedensten Stoffwechselwege: Es ist Ausgangsstoff für Thyroxin, aber auch für Melanin (Hauptpigment) oder für Homogentisinsäure, die ihrerseits in den Citronensäurecyclus einmündet. Das **Fehlen der** *Phenylalanin-Hydroxylase* führt zum Aufstau des Phenylalanins, das dann zu Phenylbrenztraubensäure (Ausscheidung durch den Urin: Phenylketonurie) abgebaut wird. Liegt dieser Defekt bei Geburt vor, kommt es zur irreversiblen Schädigung des Gehirns und zu geistiger Retardierung (außerdem haben diese Patienten immer blonde Haare, denn durch Fehlen des Tyrosins kommt es auch zu einer verringerten Melaninsynthese!).

Wie kann man die Gehirnschädigung erklären? Eine wahrscheinliche Ursache wäre: Das Babygehirn kann nur über Ketonkörper (Aceton, Acetessigsäure, β-Hydroxybuttersäure), nicht aber über Glucose ernährt werden. Die Phenylbrenztraubensäure blockiert offenbar die Blut-Hirn-Schranke – über die das Gehirn Nahrung aufnimmt – für diese lebenswichtigen Ketonkörper. Das kindliche Gehirn verhungert. Erst nach dem 10. Lebensjahr kann das Gehirn Glucose verstoffwechseln.

Seit man die Ursache dieser Stoffwechselkrankheit erkannt hat, werden die Neugeborenen routinemäßig mit einem Schnelltest untersucht. Diesen Test entwickelte der Kinderarzt **Robert Guthrie**, der selbst ein Phenylketonuriekrankes Kind hatte. Das Prinzip dieses Tests beruht darauf, dass das Bakterium *Bacillus subtilis* auf einen spezifisch präparierten Nährboden aufgetragen wird. Dem Nährboden ist ein Alaninderivat (2-Thienylalanin) beigemischt, das das Phenylalanin-abhängige Bakterienwachstum hemmt. Wird auf diesen Nährboden Blut eines Babys mit Phenylketonurie aufgetragen, dann hebt das vermehrt vorhandene Phenylalanin die Hemmwirkung auf. Das Bakterium wächst und bildet einen trüben Hof um die Blutprobe (Abb. 4.14).

Die Diagnose Phenylketonurie muss in den ersten Lebenstagen gestellt werden. Nur dann ist **Therapie** möglich, die in einer Phenylalanin-armen Diät unter Substitution mit Tyrosin besteht. Diese Diät muss durchgehalten werden, bis das Gehirn ausgewachsen ist (ungefähr bis zum 14. Lebensjahr), und selbst später ist größte Vorsicht geboten. So schädigt z. B. der hohe Phenylbrenztraubensäure-Gehalt einer schwangeren, an Phenylketonurie leidenden Frau das Gehirn des Föten, ohne dass dieser selbst erkrankt ist.

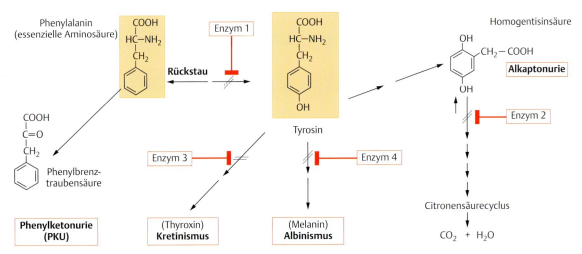

Abb. 4.13 Genetische Defekte des Phenylalaninabbaus. Beispiel für komplementäre Polyphänie; Enzym 1: *Phenylalanin-Hydroxylase*. Die Blockierung dieses Enzyms führt zur Phenylketonurie; Ausfall des Enzyms 2 führt zur Alkaptonurie; Defekt des Enzyms 3 bewirkt Kretinismus und des Enzyms 4 Albinismus.

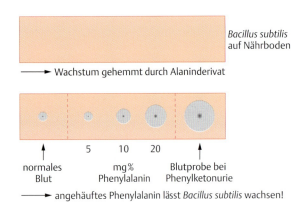

Abb. 4.14 Guthrie-Test zur Früherkennung der Phenylketonurie. Ein Teststreifen wird mit einer *Bacillus-subtilis*-Nährlösung getränkt, in der das Bakterienwachstum durch 2-Thienylalanin gehemmt ist. Steigende Konzentrationen von Phenylalanin heben diese Hemmung auf. Sind entsprechende Phenylalaninkonzentrationen im Blut des Neugeborenen enthalten, wächst der *Bacillus* aus.

Für die Phenylketonurie existiert auch ein Heterozygotentest. Durch Zufuhr von Phenylalanin wird die Kapazität des Enzyms getestet. Heterozygote überführen dabei Phenylalanin in Tyrosin deutlich schlechter als homozygot Gesunde, aber besser als homozygot Erkrankte.

Viele andere Enzymopathien sind bekannt. Nur wenige können erfolgreich behandelt werden. Viele führen früher oder später zum Tode, z.B. cystische Fibrose, DNA-Reparatosen etc.

Die **cystische Fibrose** soll noch kurz erläutert werden. Diese Krankheit, früher als Mucoviszidose bekannt, ist leider häufig und außerordentlich schwerwiegend. Die Aufklärung des Primärdefektes ist inzwischen weit fortgeschritten. Das Gen konnte kloniert und auf dem langen Arm von Chromosom 7 lokalisiert werden. Dadurch wurden Pränataldiagnose und Heterozygotentest möglich, teils durch indirekte RFLPs (s. Kap. 12), teils durch direkte DNA-Diagnostik.

Das CF-Gen ist ein großes Gen mit 24 Exons, die für ein Genprodukt codieren, das „**Cystische-Fibrose Transmembran-Regulator-Protein**" (**CFTR**) genannt wird. Dieses Protein ist ein Transmembranprotein, das mit je 6 Schleifen zweimal die Membran durchquert und an seiner cytoplasmatischen Seite zwei ATP-Bindungsdomänen und eine phosphorylierbare, regulatorische Domäne enthält. Dieser Aufbau ähnelt anderen ATP-getriebenen Transportproteinen (S. 15). Das CFTR **reguliert einen Chloridkanal**, der im apikalen Teil von Epithelzellen liegt und durch cyclisches AMP aktiviert werden kann. Bei 70% der Kaukasier liegt eine Deletion von 3 Basen (ΔF508) in einer ATP-Bindungsstelle vor. Da es noch zahlreiche andere Mutationen gibt, können diagnostisch nach wie vor nicht alle Mutationsträger erfasst werden. Allerdings wäre bei der Häufigkeit des Gens ein Heterozygoten-Screening für die Familienplanung wünschenswert. Die **Häufigkeit der erkrankten Homozygoten** beträgt bei Nordeuropäern **500 bis 1000 pro 1 Mill.** Das Krankheitsbild führt durchschnittlich bis zum 25. Lebensjahr zum Tode. Die Ausführungsgänge der sekretorischen Drüsen sind befallen. Es wird ein zähflüssiges Sekret produziert, das unter anderem Bronchien und Pankreasgänge verstopft, mit allen daraus resultierenden Folgen: rezidivierende Bronchitiden, Bronchiektasen, cystische Erweiterung und fibröse Veränderung des Pankreasgewebes, Verdauungsinsuffizienz etc. Diese Krankheit mit Beteiligung des leicht zugänglichen respiratorischen Endothels bietet sich für den Versuch zu gentherapeutischen Behandlungsmethoden an. Mittels geeigneter viraler Vektoren wird CFTR cDNA in die defizienten Zellen transferiert (S. 329), in denen die Expression der cDNA laut tierexperimenteller Versuche zu einer Wiederherstellung der Cl⁻-Kanalfunktion führt.

Einem autosomal-rezessiven Erbgang folgen auch einige Formen der **Taubstummheit**, d.h. die Befallenen sind für das defekte Gen homozygot. Es ist verständlich, dass Taubstumme häufig wieder Taubstumme heiraten. Natürlich sollte man aus solchen Verbindungen taubstumme Nachkommen erwarten, da alle für Taubstummheit homozygot sind. Deshalb war die Verwunderung groß, als ein Taubstummen-Ehepaar hörende Kinder zeugte (Abb. 4.15). In diesem Fall handelt es sich um ein genetisches Grundphänomen, die **Heterogenie**. Verschiedene Gene codieren den gleichen Phänotyp, in diesem Fall Taubstummheit.

Sind für die Gene T bzw. S tt bzw. ss Konstellationen für Taubstummheit, dann können sich die Allele des „normalen" Gens beider Eltern (vorausgesetzt, sie wurden durch Mutation in unterschiedlichen Genen taubstumm) zu gesunden heterozygoten Individuen kombinieren (**Komplementation**):

$$\text{taubstumm} \quad ttSS \times TTss \quad \text{taubstumm}$$
$$\downarrow$$
$$t\,T\,S\,s \quad \text{hörend}$$

Taubstummheit muss aber keineswegs immer erblich sein. Eine Maserninfektion der Mutter kann z. B. zur Schädigung des Föten und zu angeborener Taubstummheit führen. Solche Ereignisse imitieren ein Erbgeschehen. Sie kopieren den Phänotyp einer Erbkrankheit ohne genetische Grundlage (**Phänokopie**).

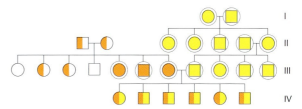

Abb. 4.15 **Stammbaum zur Vererbung von Taubstummheit – ein Beispiel für Heterogonie.** T und S seien Gene, in denen die Konstellation tt bzw. ss Taubstummheit zur Folge hat. Die Familie A besitzt das Allel s (orange), die Familie B das Allel t (gelb). Die Homozygoten für tt bzw. ss sind taubstumm und durch Kreise gekennzeichnet. Durch Komplementation zwischen den Genen T und S können Nachkommen von Taubstummen hören. Die Gene komplementieren einander.

> Für Phänokopien gibt es zahlreiche Beispiele. In den Hochtälern der Alpen tritt ein Krankheitsbild auf, dessen Symptome stark an eine autosomal-rezessive Erbkrankheit, nämlich den **sporadischen Kretinismus** (angeborene Hypothyreose mit Symptomen wie Zwergwuchs, Schwachsinn, Schwerhörigkeit und eventuell Kropfausbildung) erinnern. Hierbei handelt es sich um eine Phänokopie dieser Erbkrankheit, die exogen durch Jodmangel (jodarmes Wasser der Gebirgsbäche) hervorgerufen wird. Auch die **Thalidomidkatastrophe** um 1960 (ein in der Schwangerschaft beliebtes Schlafmittel führte zu Missbildungen der Extremitäten der Neugeborenen) war eine Phänokopie: Die Skelettmissbildungen imitierten Phänotypen, die einem Erbdefekt gleichen. Eingehende Stammbaumanalysen sind deshalb nötig, um die Erblichkeit eines Defekts zu verifizieren.

4.2.4 Bei der X-chromosomal-dominanten Vererbung sind weibliche Individuen doppelt so häufig betroffen wie männliche

Y-chromosomale Erbgänge spielen wegen der Genarmut des Y-Chromosoms kaum eine Rolle. Wir beschränken uns deshalb auf X-gebundene Gene. Auf dem X-Chromosom liegen zahlreiche Gene, die meisten von ihnen codieren für Enzyme. Wichtig bei diesem Erbgang ist die Tatsache, dass Männer ihr X-Chromosom von der Mutter erben und es nie an ihre Söhne weitergeben (Abb. 4.16). Während sich bei Frauen das X-Chromosom wie ein Autosom verhält (zwei homologe Chromosomen vorhanden), eine Frau für ein X-chromosomales Allel also homozygot oder heterozygot sein kann, hat der Mann (Gonosomenkonstellation XY) immer nur ein Allel aller Gene dieses Chromosoms. Er ist **hemizygot**, wobei sich beim Mann alle Allele des X-Chromosoms auch in seinem Phänotyp ausprägen. Es gibt in diesen Fällen keine Dominanz bzw. Rezessivität.

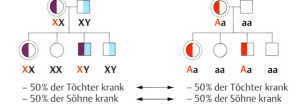

Abb. 4.16 **X-chromosomal-dominanter Erbgang.** Genotypen (Buchstaben) und Phänotypen (Stammbaumsymbole) im Vergleich zum autosomal-dominanten Erbgang. X gefärbt = X-chromosomal-dominant vererbtes Allel; A = autosomal-dominant vererbtes Allel; a = autosomal-rezessiv vererbtes Allel.

> Es gibt nur wenige **X-chromosomal-dominante Erbkrankheiten** (Tab. 4.5). Erwähnt sei die **Vitamin-D-resistente Rachitis**. Sie ist gekennzeichnet durch einen niedrigen Serumspiegel an organischem Phosphat (Hypophosphatämie) mit Zahndefekten, neurologische Veränderungen und Pigmentanomalien der Haut. Auch eine Unterentwicklung des Zahnschmelzes und eine Anomalie der Haarfollikel folgen diesem Erbgang. Bei diesem Vererbungsmodus sind sowohl Frauen als auch Männer erkrankt (Abb. 4.17), Männer häufig schwerer als heterozygote Frauen. Die Väter vererben dabei die Krankheit nur auf ihre Töchter, nie auf ihre Söhne (Rep. 4.4).
> Ebenfalls eine X-chromosomal dominante Vererbung wird beim **Rett-Syndrom** beobachtet. Mutationen im Gen

Tab. 4.5 **Einige X-chromosomal-dominant vererbte Krankheiten** (selten)

- Hypophosphatämie mit Vitamin-D-resistenter Rachitis
- erbliche Zahnschmelzdefekte (Amelogenesis imperfecta)
- Anomalie der Haarfollikel
- Incontinentia pigmenti mit rezessivem Letalfaktor
- Rett-Syndrom mit Autismus, Krämpfen und mentaler Retardierung

für das Protein MeCP2, das auf Xq28 liegt, führen zu geistigen, sprachlichen und koordinativen Entwicklungsstörungen (S. 169). Vermutlich wird durch das mutierte Protein die Chromatinkondensation und damit die Expression von Genen verändert, die an der Entwicklung des Gehirns beteiligt sind.

Eine Besonderheit bei einem X-chromosomal-dominanten Erbleiden zeigt die **Incontinentia pigmenti**. Dieses Allel beinhaltet einen rezessiven **Letalfaktor**, der bei männlichen Föten (hemizygot) zum Frühabort führt. Frauen mit Incontinentia pigmenti haben gehäuft Aborte, weil die 50% der männlichen Zygoten, die das Krankheits-verursachende Allel enthalten, nicht lebensfähig sind. Incontinentia pigmenti tritt deshalb, bis auf wenige Ausnahmen, die einer Spezialerklärung bedürfen, nie bei Männern auf.

Repetitorium 4.4

Charakteristika des X-chromosomal-dominanten Erbganges

- seltener Vererbungsmodus
- geschlechtsgebunden
- Merkmalsausprägung: Bei Männern und Frauen (Männer oft schwerer erkrankt)
- Stammbaum: Ähnlich wie beim autosomal-dominanten Erbgang, jedoch sind die Söhne kranker Väter gesund!
  - Vater krank: Alle Töchter krank, alle Söhne gesund
  - Mutter krank: 50% der Kinder krank
- Verwandtenehen: Kein erhöhtes Risiko
- Allelhäufigkeit: sehr selten

Ein **Y-chromosomaler Erbgang** scheint von marginaler Bedeutung zu sein, da das Y-Chromosom informationsarm ist. Auf dem kurzen Arm liegt das Sex-Determinationsgen SRY (S. 229). Auch das Merkmal für die Ausbildung spezifischer Haarbüschel am Ohrmuschelrand (gehäuft bei Indern) wird, wenn auch unter Vorbehalt, als Y-Chromosom-codiert angenommen.

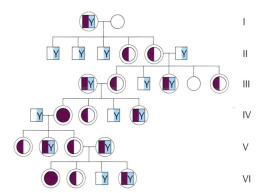

Abb. 4.17 **Stammbaum eines X-chromosomal-dominant vererbten Merkmals.** Die Merkmalsträger sind durch Kreise gekennzeichnet. Sowohl Männer als auch Frauen sind befallen, Homo- und Hemizygote sind stärker befallen als Heterozygote.

4.2.5 Bei der X-chromosomal-rezessiven Vererbung sind vor allem die Männer betroffen, die Frauen meist Konduktorinnen

Charakteristisch für diesen Erbgang ist (*Rep. 4.5*), dass alle Männer, die das „defekte" Allel auf ihrem X-Chromosom tragen, krank sind, es aber nie auf ihre Söhne übertragen (*Abb. 4.18*). Die Frauen hingegen erkranken nur, wenn sie homozygote Genträger sind. Im heterozygoten Zustand übertragen sie, die phänotypisch Gesunden, das Krankheits-verursachende Allel auf ihre Nachkommen (**Konduktorin**) (*Abb. 4.19*).

Das wohl bekannteste Beispiel (neben der **Rot-Grün-Blindheit**) für eine solche Erbkrankheit ist die **Hämophilie**. Sie wurde die „Krankheit der Könige" genannt. Ausgehend von der Königin Victoria von England (1819–1901) als Konduktorin, suchte sie die Herrscherhäuser Europas heim (*Abb. 4.20*). Von dieser Krankheit und ihrem Erbgang weiß auch schon der Talmud zu berichten. So wurde die rituelle Beschneidung der männlichen Babys solcher Frauen verboten, die schon zwei Söhne bei dieser Prozedur durch Verbluten verloren hatten. Gleichzeitig wurden auch die Söhne ihrer Schwestern von der Pflicht der Circumcision befreit. Söhne des Vaters aus anderen Ehen wurden jedoch nicht ausgenommen. Man war sich schon damals über den Erbgang im Klaren: Männliche

1. Vater ist Allelträger (krank)

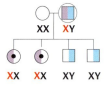

– alle Töchter Konduktorinnen
– alle Söhne gesund

2. Mutter ist Allelträgerin = Konduktorin

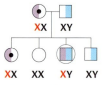

– 50% der Töchter Konduktorinnen
– 50% der Söhne krank

3. Mutter Konduktorin – Vater krank

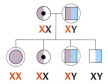

– 50% der Töchter krank
– nicht erkrankte Töchter Konduktorinnen
– 50% der Söhne krank

Abb. 4.18 **X-chromosomal-rezessiver Erbgang.** Genotypen der Gonosomen sind unter den Stammbaumsymbolen angegeben, die ihrerseits die Phänotypen symbolisieren; X farbig = X-Chromosomen mit dem rezessiv erblichen Allel.

Individuen, die das kranke X-Chromosom tragen, erkranken an Hämophilie.

Homozygot erkrankte Frauen finden sich sehr selten. Sie können mit einigen Ausnahmen nur aus der Ehe einer Konduktorin mit einem Hämophilen hervorgehen. Tatsächlich sind einige von ihnen beschrieben worden, die sowohl Menstruation als auch in einem Fall eine Geburt überstanden, ohne dabei zu verbluten. Erklärlich wenn man bedenkt, dass diese spezielle Blutstillung vorwiegend durch Uterus-Kontraktion und nicht durch Gerinnungsfaktoren hervorgerufen wird.

> **Repetitorium 4.5**
>
> **Charakteristika des X-chromosomal-rezessiven Erbgangs**
> - Vererbungsmodus z. B. einiger Stoffwechseldefekte
> - geschlechtsgebunden
> - Merkmalsausprägung: Fast nur Männer erkrankt
> - Stammbaum: Männer erkrankt
>   – Vater krank: alle Söhne gesund, alle Töchter Konduktorinnen
>   – Mutter Konduktorin: 50% der Söhne krank, 50% der Töchter Konduktorinnen
> - Verwandtenehe: Gefahr der Kombination eines phänotypisch Kranken mit Konduktorin
> - Allelhäufigkeit: 1/10000 bis 1/100000
> - Gesamthäufigkeit der Erkrankten: ~800/1 Mill. männliche Neugeborene

Gerinnungsfaktoren sind es, die bei der Hämophilie durch Mutation verändert sind. Es handelt sich im Wesentlichen um zwei Faktoren:
- Faktor VIII = antihämophiles Globulin
- Faktor IX = Christmas-Faktor

Fehlen des Faktors VIII führt zur **Hämophilie A**, mit 80 % die häufigste Form.

Fehlen des Faktors IX führt zur **Hämophilie B**, mit 15 % die seltenere Form.

Die Konsequenzen einer Gerinnungsstörung sind fatal. Jeder Unfall, jede Zahnextraktion wird zur bedrohlichen Affäre. Blutungen in die Gelenke führen zu Schmerzen und Immobilisation. Als Therapie wird heute die Zufuhr von Gerinnungsfaktoren angeboten, die aus dem Serum Gesunder gewonnen bzw. mittels gentechnologischer Methoden hergestellt werden. Aber auch das ist kein Allheilmittel. Die Fremdproteingaben führen häufig zu Antikörperbildung, die ihrerseits (IgE! s. Kap. 9) zur Allergie führen. Obwohl ein Drittel aller Hämophiliefälle auf Neumutationen beruht,

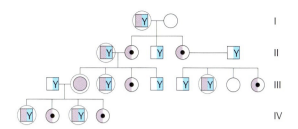

Abb. 4.**19 Stammbaum eines X-chromosomal-rezessiv vererbten Merkmals.** Die Merkmalsträger sind durch Kreise gekennzeichnet.

muss versucht werden, die Konduktorinnen zu erkennen. Im **Heterozygotentest** zeigt sich bei ihnen ein verzögertes Gerinnungsverhalten. Allerdings wird man erst Verdacht schöpfen, wenn bereits ein hämophiler Sohn in der Familie geboren worden ist.

Viele andere schwere Erkrankungen werden X-chromosomal-rezessiv vererbt (*Tab. 4.***6**). So z. B. das **Lesch-Nyhan-Syndrom**, eine Krankheit, die durch Ausfall des Enzyms *Hypoxantin-Guanin-Phosphoribosyl-Transferase* **HGPRT** (wichtig beim Purinstoffwechsel) zu derartigen psychischen Veränderungen führt, dass man die Patienten vor Selbstverstümmelung (Mutilation), d. h. Abkauen der eigenen Lippen und Finger, schützen muss. Dass diese Krankheit schon vor langer Zeit bekannt war, zeigt das Bild eines Inkakönigs mit deutlichen Lesch-Nyhan-Symptomen.

Eine weitere schwere und leider recht häufige Erkrankung (1:3000 männlichen Geburten) ist die X-chromosomal gebundene **Muskeldystrophie vom Typ Duchenne**. Es ist mittlerweile gelungen, das Gen – mit 2400 kb das größte bisher beim Menschen bekannte – genau zu lokalisieren (Xp21). Die cDNA (s. Kap. **12**) des gesamten Gens liegt vor und codiert für ein muskelspezifisches Protein, das **Dystrophin**, das bei Duchenne-Patienten fehlt. In 60 % der Fälle sind Deletionen der 5'-Region, in 5% der Fälle Duplikationen und ansonsten Punktmutationen die Ursache für ein defektes oder fehlendes Protein. Dystrophin ist in der Muskelzellmembran ein **Bestandteil des Cytoskeletts** und gehört zur **Spectrin-Familie**. Es bindet mit seinem N-Terminus an **F-Actin**, mit seinem C-terminalen Ende ist es mit einem

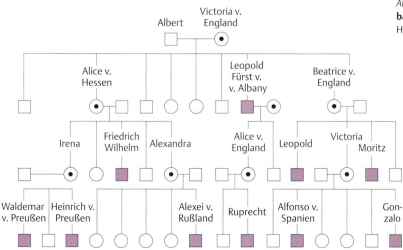

Abb. 4.**20 Auszug aus einem Stammbaum der Königin Victoria.** Vererbung der Hämophilie.

Tab. 4.6 Einige X-chromosomal-rezessiv vererbte Merkmale und Krankheiten

Krankheit bzw. Merkmal	Erkrankungen je männlicher Lebendgeburt
Muskeldystrophie Typ Duchenne	3:10000
Hämophilie A und B	1:10000
HGPRT-Defizienz (Lesch-Nyhan-Syndrom)	selten
Rot-Grün-Blindheit	8:100 in Europa
*Glucose-6-phosphat-*Dehydrogenase-Mangel	1:2 kurdische Juden 1:7 Sarden 1:8 Schwarz-Amerikaner 1:250 Italiener

Glycoprotein-Komplex des Sarkolemms assoziiert, den es stabilisiert. Eines dieser Proteine, **Dystroglycan**, bindet seinerseits im Extrazellularraum an **Laminin** (S. 74), ein bedeutendes Basalmembran-Protein, so dass **Dystrophin ein Verbindungsglied** zwischen Actinfilamenten und extrazellulärer Matrix darstellt. Es scheint an der Ca^{2+}-Durchlässigkeit des Sarkolemms und an der durch Acetylcholin vermittelten Signaltransduktion des Nervenimpulses beteiligt zu sein. Die Kenntnis des Gens ermöglicht eine gezielte **pränatale Diagnostik und Testmöglichkeit für Heterozygote**. Die Mutationsrate für dieses Gen ist hoch. ⅓ aller Fälle beruht auf **Neumutationen**. Die Krankheit wird in den befallenen Knaben erst um das dritte Lebensjahr bemerkt, wenn sie Schwierigkeiten beim Treppensteigen entwickeln. Im Verlauf der Zeit wird die gesamte Muskulatur in Bindegewebe umgewandelt, die Kinder sind an den Rollstuhl und schließlich ans Bett gefesselt, wo sie bei meist ausgeprägter Intelligenz dahinsiechen, bis Schwund der Atem- und Herzmuskulatur zu einem **frühen Tod**, meist Anfang des zweiten Lebensjahrzehnts, führen. Dies bedeutet ein furchtbares Schicksal für die ganze Familie; die weitere Erforschung und Bekämpfung dieser Krankheit ist aller nur erdenklichen wissenschaftlichen Anstrengung wert!

Der *Glucose-6-phosphat-Dehydrogenase-*Mangel, von dem 100 Millionen Menschen betroffen sind, kann nach Einnahme bestimmter Arzneimittel, unter anderem Malariamittel, Sulfonamide, zu **hämolytischen Krisen** führen. Auch andere genetisch bedingte Fehlreaktionen nach Medikamentengaben sind bekannt – oft multifaktoriell bedingte. Die **Pharmakogenetik** beschäftigt sich mit diesen für den Arzt außerordentlich wichtigen Varianten.

4.2.6 Die Lyon-Hypothese: Nur ein X-Chromosom bleibt aktiv, alle anderen werden inaktiviert

Wenn sich, wie wir sahen, viele wichtige Gene auf dem X-Chromosom finden, dann erhebt sich die Frage, wie der männliche Organismus den halben Gensatz bzw. der weibliche eine gegenüber dem Mann doppelte Gendosis kompensiert. **Mary Lyon** postulierte eine Hypothese, die inzwischen als **Lyon-Hypothese** allgemeine Anerkennung genießt. Da die Gendosis nur eines einzigen X-Chromosoms (s. männliche Individuen) das normale Funktionieren eines Organismus garantiert, wird im weiblichen Organismus zur Dosiskompensation jeweils ein **X-Chromosom inaktiviert**. Seine genetische Information wird dabei für die Dauer des Lebens lahmgelegt, indem das Euchromatin durch Kondensierung in fakultatives Heterochromatin (S. 49) umgewandelt wird. Dieser Prozess findet im frühen Embryonalstadium (Gastrula) statt (12.–18. Tag nach Befruchtung, ungefähr 10000 Zellen), und zwar in den somatischen Zellen (S. 239). In den Gametogonien werden die X-Chromosomen nach neuesten Erkenntnissen ebenfalls zunächst inaktiviert, dann aber kurz vor der Meiose wieder aktiviert. In den reifen Keimzellen muss dagegen jedes X-Chromosom aktiv bleiben, weil die Gameten im haploiden Satz jeweils nur ein X-Chromosom enthalten!

Die Inaktivierung geht aktiv von einem **X-Inaktivierungs-Center** (**XIC**) aus. Ein Gen in diesem Bereich codiert für eine RNA, die nicht translatiert werden kann und strukturelle Aufgaben hat. Sie wird nur vom inaktiven X-Chromosom transkribiert, weshalb das Gen auch **X-inaktives spezifisches Transkript** (**XIST**) genannt wird. Die RNA-Transkripte werden nach Differenzierungsbeginn stabil am zu inaktivierenden X-Chromosom angelagert. Dieser Vorgang wird stark durch Proteine kontrolliert, die die XIST-Expression fördern bzw. hemmen. Auch Methylierung und Acetylierung von Genen auf dem X-Chromosom spielen eine wichtige Rolle bei der Aufrechterhaltung der X-Inaktivierung (S. 47 und Kap. 4.3.7).

Die Inaktivierung trifft in jeder Zelle, dem Zufall folgend, einmal das vom Vater, einmal das von der Mutter erbte X-Chromosom. Die erfolgte Inaktivierung ist irreversibel. Alle Nachkommenzellen einer Zelle, d.h. der gesamte Zellklon, behalten das Inaktivierungsmuster. Testet man die Gewebe eines Individuums auf Aktivität eines X-gebundenen Enzyms hin, das in zwei alternativen Formen vom Vater bzw. der Mutter vererbt wurde, so finden sich Zellareale eindeutig mütterlichen und solche eindeutig väterlichen Ursprungs, je nachdem, welches X-Chromosom inaktiviert wurde. Wir sprechen von einem **Mosaik** (*Abb. 4.21*). Das kondensierte X-Chromosom wird im Zellcyclus sehr spät repliziert, so dass auch während der zur Replikation notwendigen Entspiralisierung keine Transkription mehr erfolgen kann. Das während des gesamten Zellcyclus kondensierte inaktive X-Chromosom ist in gefärbten Zellen unterhalb der Kernmembran als rundes Körperchen (**Barr-Körper**) sichtbar (S. 182). Der Nachweis dieses Barr-Körperchens dient zur cytogenetischen Geschlechtsbestimmung. Es ist nur in solchen Kernen vorhanden, die mehr als ein X-Chromosom enthalten.

So wie das XIST selbst nicht inaktiviert wird, so entgehen ca. 15% des X-Chromosoms, vor allem ein kleiner Teil am distalen Ende des kurzen Arms des X-Chromosoms, die **pseudoautosomale Region**, der Inaktivierung. Gene dieser Region benötigen möglicherweise die doppelte Gendosis und entgehen deshalb im weiblichen Organismus der Inaktivierung auf dem ansonsten inaktivierten X-Chromosom. Im männlichen Organismus befindet sich eine entsprechende Region auf dem kurzen Arm des Y-Chromosoms. Diese kurzen Abschnitte von X- und Y-Chromosom paaren sich in der Meiose als homologe Partner (S. 58).

> Die inkomplette X-Inaktivierung erklärt unter anderem, dass bei einem Krankheitsbild, dem **Turner-Syndrom**, bei einer Chromosomenkonstellation 45,X, kein völlig unauffälliger weiblicher Phänotyp auftritt. Die Ausbildung von Stranggonaden ist z. B. eine Folge des Fehlens eines zweiten aktiven X-Chromosoms während der frühen Embryonalphase.

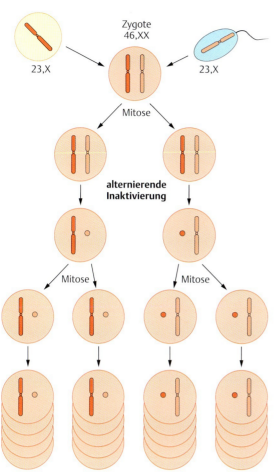

Abb. 4.**21** **Gendosiskompensation in weiblichen Individuen: Lyon-Hypothese.** Symbolische Darstellung der X-Chromosomen in Ei, Spermium und Zygote als Striche, inaktivierte X-Chromosomen als Punkte.

4.3 Die Ausprägung des Phänotyps unterliegt Variationen

Erinnern wir uns an die Experimente Mendels zum Nachweis der Gesetzmäßigkeiten bei der Vererbung von Erbfaktoren: Diese Mendelschen Gesetze werden an klar umrissenen Merkmalen demonstriert. Von einem bestimmten Genotyp konnte auf einen zu erwartenden Phänotyp geschlossen werden und vice versa. Zwar mussten Dominanz und Rezessivität eines Erbfaktors berücksichtigt werden. Aber alles in allem galt: Ein Gen führt zur Ausprägung eines bestimmten Merkmals. Mendelsche Merkmale führen zu einer **diskontinuierlichen Varianz**: Entweder ein Individuum hat das Merkmal oder es hat es nicht. Allerdings führen nicht alle Merkmale zu klar abgrenzbaren Klassen von Phänotypen, wie es z.B. bei den Blutgruppen der Fall ist. Die Menschen kommen nicht nur in zwei uniformen Phänotypen vor: Groß oder klein, dick oder dünn, es findet sich vielmehr eine **Variabilität**. Diese Variabilität der Phänotypen kommt normalerweise nicht durch Instabilität (Mutation) im genetischen Material zustande. Vielmehr trägt ein Netzwerk der verschiedensten Einflüsse dazu bei, dass sich ein Genotyp zum jeweiligen Phänotyp entwickelt. Dabei ist keineswegs gesagt, dass vergleichbare Genotypen auch zu vergleichbaren Phänotypen führen müssen (Rep. 4.**6**).

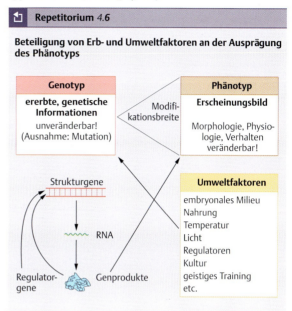

Repetitorium 4.6

Beteiligung von Erb- und Umweltfaktoren an der Ausprägung des Phänotyps

4.3.1 Genetische Konstitution und Umwelt beeinflussen die Ausprägung des Phänotyps

Welche Ursachen sind für diese **Variabilität** verantwortlich?
- **Genetische** Ursachen, d.h. Wechselwirkung zwischen Genen. Dazu gehören sowohl der Einfluss anderer Struktur-Gene und die Wirkung von Regulator-Genen auf das betreffende Gen als auch epigenetische Vorgänge durch Veränderungen am Chromatin (Rep. 4.**7**).
- **Modifikatorische** Ursachen, d.h. Wechselwirkungen zwischen Genen und Umweltfaktoren (Rep. 4.**8**).

Umweltfaktoren können zum einen **determinierend** auf ein Gen wirken, d.h. sie legen ein für allemal **für die gesamte Lebensdauer des Individuums** fest, in welcher Form das Gen im Phänotyp ausgeprägt werden soll.

Sie können zum anderen **modulierend** auf ein Gen wirken, d.h. sie legen **für die Zeit ihrer Einwirkung** fest, in welcher Form das Gen im Phänotyp ausgeprägt werden soll.

Es gibt zahlreiche Umweltfaktoren: Nahrung, Licht, Temperatur, Hormone, Krankheiten etc.

Die Erbinformation steckt nur die Grenzen ab, innerhalb derer bestimmte Merkmale, stark beeinflusst von der Umwelt, realisiert werden können. Dabei gibt es Umweltlabile Merkmale wie z.B. das Gewicht oder Umwelt-stabile Merkmale wie z.B. die Körpergröße.

Repetitorium 4.7

Genetisch bedingte Faktoren, deren Wechselwirkungen zur Variabilität eines phänotypischen Merkmals beitragen

- Wechselwirkungen am gleichen Genlocus: Dominanz, Rezessivität, Codominanz
- Penetranz: Manifestationshäufigkeit eines Allels
- Expressivität: Manifestationsstärke eines Allels
- Pleiotropie: Ein Gen bewirkt die Ausprägung mehrerer Merkmale
- Polygenie: Mehrere Gene bewirken gemeinsam die quantitative Ausprägung eines Merkmals
- Struktur-Gene: Produkte einer Gen-Wirkkette können sich gegenseitig beeinflussen
- Regulator-Gene: Genprodukte regulieren die Genaktivität von Struktur-Genen
- Modifizierende Gene: Genprodukte wirken auf die phänotypische Expression eines an einem anderen Genlocus liegenden Gens
- Epistatische Gene: Genprodukte unterdrücken die phänotypische Expression eines an einem anderen Genlocus liegenden Gens
- Epigenetik: Vererbbare Modifikationsmuster der DNA u. a. CpG-Methylierung. Kondensationszustand des Chromatins bestimmt Genexpression

Repetitorium 4.8

Umweltbedingte Faktoren, deren Wechselwirkungen zur Variabilität eines phänotypischen Merkmals beitragen

- Modifikation (Determination, Modulation): Variabilität, die auf Umwelteinflüsse zurückzuführen ist
- Faktoren:
    - cytoplasmatische
    - embryonale
    - klimatische
    - Nahrung
    - Krankheitserreger
    - Hormone
    - kulturelle
    - intellektuelle

Durch Umwelt erworbene Veränderungen des Phänotyps während der Individualentwicklung sind nicht erblich!

Betrachten wir zunächst Faktoren, die zur **genetischen Variabilität** führen.

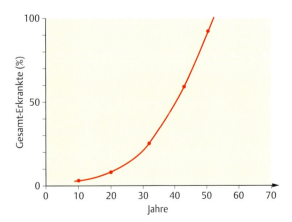

Abb. 4.22 Manifestationsalter für Chorea Huntington. Im Alter von 40 Jahren zeigen erst ca. 50 % der Allelträger für Huntingtonsche Chorea Krankheitssymptome. Die Penetranz dieses dominant erblichen Merkmals ist unvollständig.

4.3.2 Penetranz und Expressivität bestimmen die Ausprägung des Genotyps

Das einfache Vorhandensein eines Gens genügt noch nicht zu seiner Ausprägung. Seine Penetranz und seine Expressivität müssen berücksichtigt werden.

Unter **Penetranz** eines Allels versteht man seine **Manifestationshäufigkeit**, d. h. wie viele Individuen prägen den erwarteten Phänotyp aus.

- 100 % Penetranz bedeutet, dass alle Genträger das Merkmal ausprägen
- 50 % Penetranz, dass 50 % der Genträger das Merkmal ausprägen

Nicht alle dominanten Allele müssen 100 %ig penetrant sein. Einwirkungen anderer Gene des Individuums oder Umweltfaktoren können unvollständige Penetranz eines Gens zur Folge haben.

Unter **Expressivität** eines Gens versteht man die **Manifestationsstärke** eines penetranten Allels. Häufig haben Allele mit 100 %iger Penetranz auch 100 %ige Expressivität, z. B. die Blutgruppen-Gene und andere Gene für monogene Erbkrankheiten.

> Ein Beispiel für **unvollständige Penetranz** ist die **Chorea Huntington** (im Volksmund Veitstanz). Dieses Leiden (eine progressive degenerative Veränderung des Nervensystems, die bis zum Tode führen kann) folgt einem autosomal-dominanten Erbgang. Allerdings sind Penetranz und Expressivität sehr variabel. Diese Krankheit kann in so späten Jahren (Durchschnittsalter 40–45 Jahre) zum Ausbruch kommen, dass manche Genträger scheinbar gesund sterben (Abb. 4.22). Dadurch kann eine Generation übersprungen werden und eine scheinbar vom autosomal-dominanten Erbgang abweichende Vererbung im Stammbaum auftreten.
>
> Das Gen für Chorea Huntington (HD) konnte inzwischen auf dem kurzen Arm des Chromosoms 4 lokalisiert und die Krankheit auf **expandierte Trinucleotid-Wiederholungen** zurückgeführt werden (s. S. 86). Damit ergibt sich eine Möglichkeit für pränatale Diagnostik bzw. Beratung von Genträgern.

Das Genprodukt des HD-Gens ist das **Huntingtin**. Durch die Triplett-Expansion des CAG-Codons im Exon 1 erscheint im Protein eine Kette von Glutaminen. Derartig mutierte HD-Proteine tendieren zur Zusammenlagerung. Die unlöslichen Aggregate lagern sich in den Kernen der Gehirnzellen ab. Zwar ist die Funktion von Huntingtin weitgehend unbekannt, aber möglicherweise hemmt es bestimmte Gene, u. a. den Transkriptionsfaktor CREB (S. 125), der eine wichtige Rolle im Gehirn spielt.

Penetranz und Expressivität eines Gens werden einmal gegeben durch Interaktion des Gens mit anderen Genen des Individuums (z. B. modifizierende Gene), durch epigenetische Einflüsse, aber auch durch Interaktion des Gens mit nicht genetischen Umweltfaktoren. So treten manche Verhaltensmerkmale erst nach einem erfolgten exogenen Stimulus zutage (z. B. Drogen).

4.3.3 Viele Merkmale werden polygen vererbt

Neben variabler Penetranz und Expressivität eines Allels kommt es zum quantitativen Vererbungsmuster eines

Merkmals, wenn mehrere Gene an der Ausbildung eines Merkmals beteiligt sind. In solchen Fällen spricht man von **Polygenie** oder unter Berücksichtigung von Umweltfaktoren von **multifaktorieller Vererbung**.

Polygen angelegte Merkmale sind z. B. Körpergröße, Hautfarbe, Fruchtbarkeit, Gewicht etc. Diese Gene wirken additiv. Jedes Gen steuert einen kleinen Effekt zum Merkmal bei. Der Vererbungsmodus jedes einzelnen dieser Gene richtet sich dabei streng nach Mendel (Abb. 4.23).

Schon Mendel hatte Variabilität der Merkmalsausprägung bei einer Kreuzung von weißen mit rotvioletten Pflanzen gesehen: Die F_1-Generation war wie erwartet uniform. In der F_2-Generation gab es jedoch viele Farbschattierungen. Mendel führte dieses Phänomen auf das Vorhandensein mehrerer Gene zurück. 1909 formulierte Nilsson-Ehle die These, dass für eine **kontinuierliche Variation eines Merkmals** mehrere Gene zusammenwirken müssen, wobei jedes einzelne für sich den Mendelschen Gesetzen folgt.

4.3.4 Das Zusammenspiel von Polygenie und Umweltfaktoren führt zur kontinuierlichen Varianz des Phänotyps

Betrachtet man eine Population im Hinblick auf ein **quantitatives Merkmal**, so findet sich eine kontinuierliche Variation der Phänotypen innerhalb eines bestimmten Rahmens. Für das Merkmal **Körpergröße** sind z. B. von 1,45–1,85 m alle Zwischengrößen vertreten. Der Hauptteil der Population wird eine mittlere Größe ausprägen. Hier halten sich fördernde und hemmende Einflüsse die Waage. Je mehr Gene beteiligt sind, umso kontinuierlicher wird die Kurve. Das Kennzeichen einer kontinuierlichen Variabilität ist ein Verteilungsmuster, das einer eingipfeligen **Gauß-Kurve** entspricht (Abb. 4.24). Solche Gauß-Verteilungen finden sich sowohl bei polygen bedingter Merkmalsausprägung als auch bei Merkmalen, die ausschließlich durch Umwelteinflüsse modifiziert werden.

Welche Beispiele kann man anführen und wie kann man zwischen genetischer und modifikatorischer Bedingtheit unterscheiden?

Will man den **Einfluss von Umweltfaktoren** untersuchen, muss man von genetisch einheitlichen Individuen ausgehen, so z. B. von einer Population von *Paramecien* (Pantoffeltierchen), die alle durch Teilung von einem Tier abstammen. Alle haben den gleichen Genotyp, sie bilden einen **Klon** oder eine **„reine Linie"** und sind **isogen**. Vermisst man diese Tierchen nach ihrer Länge, so variiert diese von 138–200 μm und verteilt sich idealerweise unter einer Gauß-Kurve.

In diesem Fall hatte jedes Tier die **gleiche Erbinformation** zur Ausbildung des polygenen Merkmals „Größe". **Umweltfaktoren** bestimmten für jedes Individuum die **endgültige Größe** zwischen 138 und 200 μm (Abb. 4.25).

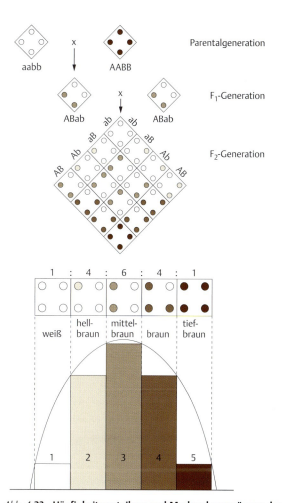

Abb. 4.23 **Häufigkeitsverteilung und Merkmalsausprägung der Pigmentierung.** Zwei Gene A und B für Pigmentierung wirken additiv. Die Kombination der Punkte gibt die Farbintensität an. AABB = pigmentierte Granula; aabb = pigmentlose Granula.

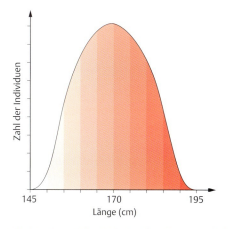

Abb. 4.24 **Kontinuierliche Variation der Phänotypen bei einem multifaktoriell bedingten Merkmal (Körpergröße).** Genetisch bedingte Variabilität zwischen den einzelnen Individuen und umweltbedingte Variabilität bewirken eine Verteilung der Phänotypen nach Gauß.

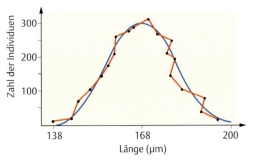

Abb. 4.25 Modifikationskurve: umweltbedingte Variabilität.
Die Modifikationskurve zeigt eine Gauß-Verteilung für ausschließlich umweltbedingte Variation der Zellgröße bei genetisch identischen Pantoffeltierchen. (Ein Paramecien-Klon besteht aus isogenen Individuen!)

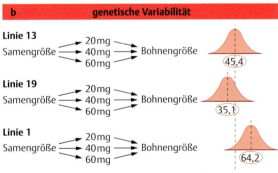

Abb. 4.26 Multifaktorielle Variabilität. Experimentelle Unterscheidungsmöglichkeit zwischen Umweltkomponente und genetischer Komponente; die Analyse erfolgt anhand von Bohnengrößen nach Johannsen. **a Umweltbedingte Variabilität.** Bei genetischer Identität (Linie 13) ist die kontinuierliche Variation des Bohnengewichts ausschließlich umweltbedingt. Alle Bohnensamen entwickeln Bohnen von gleicher mittlerer Größe. **b Genetische Variabilität.** Bei genetisch nicht identischen Linien (1, 13, 19) ist die Variabilität des mittleren Bohnengewichts genetisch bedingt

Eine vergleichbare Analyse kann an **Bohnen** ausgeführt werden zur Klärung der Frage: Inwieweit sind **genetische Faktoren** und inwieweit **Umweltfaktoren** an der **Gewichtsentwicklung** von Bohnen beteiligt?

Aus einer käuflichen Bohnenpopulation wurden Bohnen verschiedenen Gewichts herausgesucht, einzeln gezüchtet und nach ausgiebig langer **Inzucht** einzelner Pflanzen **reine Linien** erhalten. Wurde das Gewicht der Bohnen, die einer solchen reinen Linie entstammten, bestimmt, dann verteilten sie sich wieder nach Gauß. Genetisch waren diese Bohnen alle reinerbig identisch. Die Variation beruhte ausschließlich auf Umweltfaktoren (*Abb. 4.26a*).

Im zweiten Versuch wurden Bohnen ausgewogen, die von drei **verschiedenen reinen Linien** abstammten. Diesmal ergaben sich drei Gauß-Kurven, deren Mittelwerte divergierten. Die Linien brachten im Mittel unterschiedlich schwere Bohnen hervor. Die Ursache für diese Unterschiede war in der genetischen Information der drei Linien zu suchen. Der genetische Rahmen, in dem das Gewicht der Bohnenkerne, bedingt durch Umwelteinflüsse, variieren konnte, war in beiden Linien verschieden gesteckt (*Abb. 4.26b*).

4.3.5 Monozygote Zwillinge sind isogene Menschen

Beim Menschen ist die Frage, inwieweit bei einem Merkmal (Krankheit) Gene, Umwelt oder beides eine Rolle spielen, schwierig. Hier gibt es isogene Individuen nur in Form der **monozygoten** (eineiigen) **Zwillinge**. Solche Zwillinge entstehen durch frühembryonale, totale Spaltung des Keims im Gegensatz zu zweieiigen Zwillingen (**dizygot**), die durch gleichzeitige Befruchtung zweier Eier mit zwei Spermien zustande kommen. Die Häufigkeit von Zwillingsgeburten in Mitteleuropa beträgt 1:85, davon sind ⅔ dizygot und 4 von 1000 Geburten monozygot Die **Zwillingsforschung** ist ein wichtiges Mittel, um beim Menschen die Erblichkeit eines Merkmals von der reinen Varianz durch Umwelteinflüsse abzugrenzen (*Rep. 4.9*). Stimmen Zwillinge in einem Merkmal vollkommen überein, so besteht **Konkordanz**. Eineiige Zwillinge besitzen einen identischen Genotyp: Sie sollten in allen Merkmalen konkordant sein.

Wie stark diese Konkordanz ist, bekam die Justiz in Berlin im März 2009 zu spüren: Bei einem spektakulären Einbruch in ein weltberühmtes Kaufhaus mit einem Juwelenraub in Millionenhöhe wurden biologische Spuren (Haare etc.) der Verbrecher sichergestellt. Bald konnten die DNA-Muster (S. 337) entsprechenden Individuen zugeordnet werden. Zwei Verdächtige wurden inhaftiert, mussten jedoch wieder entlassen werden. Es handelte sich um eineiige Zwillinge, deren DNA-Fingerprints zu 100% übereinstimmten! Obwohl deren Beteiligung am Verbrechen unzweifelhaft feststand, konnte die DNA-Analyse nicht klären, welcher der beiden Zwillinge der Täter war, oder waren es gar beide? Nicht genug der Verwirrung. Richtig kompliziert wurde es, als sich ein drittes Individuum freiwillig stellte und sich als Drilling der beiden Verdächtigen entpuppte! Die einzige denkbare Möglichkeit, in diesem Fall Klarheit zu schaffen, wären epigenetische DNA-Muster, aber dazu fehlen noch die experimentellen Vorarbeiten!

Diskordanz in einem Merkmal sollte bei monozygoten Zwillingen rein **umweltbedingt** sein. Unterschiede zwischen zweieiigen Zwillingen, die unter gleichen Umweltbedingungen aufwachsen, sind hingegen auf genetische Ursachen zurückzuführen. Um einem Merkmal eine erbliche Komponente (**Heritabilität**) zuzuschreiben, muss bei eineiigen die Konkordanz, bei zweieiigen Zwillingen jedoch die Diskordanz groß sein. Besteht für ein Merkmal kein **Konkordanz-Diskordanz-Unterschied** zwischen eineiigen und zweieiigen Zwillingen, dann ist die Variation umweltbedingt.

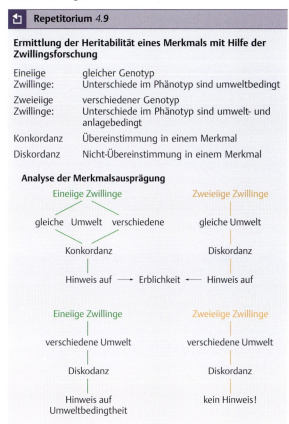

Repetitorium 4.9

Ermittlung der Heritabilität eines Merkmals mit Hilfe der Zwillingsforschung

Eineiige Zwillinge:	gleicher Genotyp Unterschiede im Phänotyp sind umweltbedingt
Zweieiige Zwillinge:	verschiedener Genotyp Unterschiede im Phänotyp sind umwelt- und anlagebedingt
Konkordanz	Übereinstimmung in einem Merkmal
Diskordanz	Nicht-Übereinstimmung in einem Merkmal

Analyse der Merkmalsausprägung

4.3.6 Abweichung vom Normdurchschnitt offenbart multifaktorielle Erbleiden

Der Phänotyp für quantitative Merkmale setzt sich, wie wir gesehen haben, bei nicht isogenen Individuen aus genetischen und Umweltfaktoren unterschiedlichen Ausmaßes zusammen. (Eine Ausnahme bilden die **Hautleisten der Fingerbeeren**, die charakteristische Fingerabdrücke verursachen. Sie sind bedingt durch **rein genetische Variabilität**!) Zu polygenen Merkmalen gehören neben Körpergröße, Gewicht, Haarfarbe, Hautfarbe u. a. auch der arterielle Blutdruck und die Intelligenz (Tab. 4.7). Vergleicht man die Ausprägung derartiger quantitativer Merkmale zwischen **Verwandten** und Individuen einer beliebigen Population, so zeigt sich bei ersteren eine gewisse **Korrelation**, die mit Hilfe eines **Korrelationskoeffizienten** angegeben wird. Diese Korrelation wird umso stärker, je mehr gemeinsame Gene vorhanden sind, vorausgesetzt, die Allele werden intermediär, d. h. ohne Dominanz oder Rezessivität ausgeprägt. Die **Gauß-Verteilungskurven bei polygenem Erbgang** können dazu benutzt werden, individuelle, krankhafte Abweichungen vom normalen Mittelwert zu erkennen. So gibt es z. B. in der Kinderheilkunde **Somatogramme**, mit deren Hilfe man für jedes Alter den altersentsprechenden Durchschnittswert, z. B. für Körpergröße oder Gewicht, ablesen kann.

Tab. 4.7 **Multifaktoriell vererbte Merkmale**

– Augenfarbe	– Hautleistenzahl der Fingerbeeren (keine Beteiligung der Umwelt)
– Hautfarbe	
– Haarfarbe	
– Körpergröße	– psychische Merkmale: Intelligenz psychische Labilität
– Körpergewicht	
– Arterieller Blutdruck	

Polygener Vererbung folgen einige **Krankheiten** des Erwachsenenalters, die wegen ihrer Häufigkeit für den Arzt oft bedeutsamer sind als monogene Erbleiden (Tab. 4.8). Dazu gehören z. B. **Diabetes mellitus**, **Hypertonie**, **Coronare Herzerkrankung** und **Schlaganfall**, **Asthma**, **Arthritis** verschiedene Formen **mentaler Retardierung** und **Epilepsie**. Auch für **Schizophrenie**, **psychische Labilität** (z. B. Alkoholismus, Drogenabhängigkeit), **Fettsucht** und bestimmte **Krebsarten** konnten erbliche Komponenten, teilweise sogar beteiligte Einzelgene, nachgewiesen werden. Da mehrere Gene bei der Ausbildung eines polygen bedingten Krankheitsbildes zusammenwirken müssen, ist die Wahrscheinlichkeit, eine derartige Krankheit auszuprägen, unter Angehörigen einer Familie größer als innerhalb einer nicht verwandten Population. Das Erkrankungsrisiko jedes einzelnen Familienmitglieds wächst mit der Zahl der bereits erkrankten Angehörigen.

Bei einigen **polygenen** Merkmalen gibt es eine Abweichung von der kontinuierlichen Normalverteilung. Das trifft immer dann zu, wenn zur Manifestation des Merkmals ein **Schwellenwert** erreicht werden muss. Die Gene zur Merkmalsausprägung sind vorhanden, kommen aber erst zur Manifestation, wenn eine Mindestmenge in einer Richtung additiv wirkender Gene ausgeprägt wird (Abb. 4.27).

Die Krankheitsneigung (**Disposition**) zeigt kontinuierliche Varianz, bis, nach Erreichen des Schwellenwertes, die Krankheit zum Ausbruch kommt. Zu solchen multifaktoriell vererbten congenitalen Krankheiten mit Schwellenwert zählen: **Lippen-Kiefer-Gaumen-Spalte**, **angeborene Hüftgelenksluxation**, **Pylorusstenose**, **Spina bifida** und **Klumpfuß**. Ein Schwellenwert kann für ein und dasselbe Merkmal innerhalb der Population unterschiedlich hoch liegen, z. B. durch Geschlechtsabhängigkeit. Der Schwellenwert für die Ausprägung von Pylorusstenose liegt z. B. bei Mädchen sechsmal höher als bei Jungen (Tab. 4.9), d. h. Jungen sind häufiger betroffen.

Tab. 4.8 **Multifaktoriell vererbte Krankheiten**

Diabetes mellitus
Hypertonie, Koronare Herzerkrankungen, Schlaganfall
Spezielle Formen mentaler Retardierung
Asthma
Arthritis
Epilepsie
Fettsucht
bestimmte Tumoren
Schizophrenie
Psychosen

Tab. 4.9 **Polygene Erbleiden mit Schwellenwert**

	Häufigkeit (%)
Lippen-Kiefer-Gaumen-Spalte	0,1–0,18
Spina bifida	0,29
Klumpfuß	0,1
Pylorusstenose	♀ 0,1; ♂ 0,6
Hüftgelenksdysplasie	♀ 0,3; ♂ 0,05

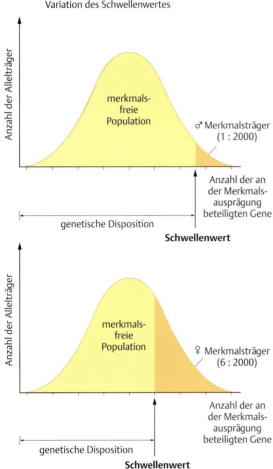

*Abb. 4.*27 **Polygene Vererbung mit Schwellenwert.** Das polygene Erbleiden Hüftgelenksdysplasie kommt nur in einem kleinen Teil der Population zum Ausbruch. Dieser Teil ist in der weiblichen Population größer, die Schwelle ist hier niedriger als in der männlichen. Der übrige Teil der Population ist merkmalsfrei, hat aber die genetische Disposition entsprechend der Zahl der zusammenwirkenden Gene.

4.3.7 Epigenetik: die Vererbung von Chromatinveränderungen erlangt große Bedeutung

Zur Variabilität des Phänotyps trägt auch die **Epigenetik** bei, deren molekulare Basis **Veränderungen des Chromatins** sind. Wie die Vorsilbe „Epi" zeigt, handelt es sich hierbei um ein Phänomen „neben" der eigentlichen Genetik. Ohne die Nucleotidsequenz zu verändern werden Informationen vererbt, die über einen „epigenetischen Code" zu einem „Epi-Genom" führen, das den Gesamt-Status der Zelle „epigenetisch" beeinflusst.

Die angesprochenen **Veränderungen** betreffen zum einen **Proteine**, wobei vor allem Aminosäuren der **Histone** posttranslational durch Methylierung, aber auch durch Acetylierung modifiziert werden (Histon-Code S. 47). Zum anderen **Cytosine der DNA**, vor allem solche in CG-Dinucleotid-reichen Regionen (**CpG-Inseln** S. 47) am 5'-Ende und in Promotoren exprimierter Gene. Sind diese CpG-Inseln methyliert, sinkt die Promotoraktivität und damit die Genexpression.

Diese spezifische **Cytosin-Methylierung** ist eine Funktion der höheren Organismen. *Drosophila*, Nematoden und auch Hefe zeigen keine ausgeprägte Cytosin-Methylierung. Im Gegensatz zu Vertebraten finden sich bei Pflanzen auch Methylierungen außerhalb der CpGs. Eine besondere Schwierigkeit ergibt sich aus dem Umstand, dass eine eventuelle Demethylierung des 5-Methylcytosins, die spontan durch Hydrolyse erfolgt, zu Thymin führen kann, das, anders als Cytosin, nicht mit Guanin, sondern mit Adenin paart, und damit bei der Replikation der DNA eine **Neumutation** entsteht (S. 87). Aus diesem Grund geht die Natur mit der Cytosin-Methylierung sparsam um: Die CpG-Inseln in den Promotoren von aktiven Genen sind meist unmethyliert, während die von inaktiven Genen stark methyliert sind.

Wann und wie kommt es zu dieser Methylierung? Während der ersten Phase der Embryonalentwicklung wird das Genom zunächst demethyliert und zwar das paternale direkt nach der Befruchtung, das maternale während der ersten Zellteilungen. Während der Implantation des Embryos in die Uterusschleimhaut kommt es wieder zur Cytosin-Methylierung, dessen Muster im Verlauf der weiteren Differenzierung, der Gewebeentwicklung angepasst, verändert werden kann. Beim Menschen erfolgt die Methylierung durch sechs *DNA-Methyl-Transferasen*. Den Hauptanteil daran haben die beiden Enzyme Dnmt-1 und Dnmt-3a/3b (***D**NA-**M**ethyl-**T**ransferasen*), wobei letztere für **„Neu-Methylierung"** verantwortlich ist. Über die Regulation dieses Enzyms ist wenig bekannt. Was bewirkt nun die Methylierung spezifischer CpG-Einheiten? Dnmt-1 erkennt Methylgruppen-tragende Cytosine und methyliert nach der DNA-Replikation an semimethylierter DNA den neuen Tochterstrang entsprechend dem Methylmuster des parentalen Strangs.

> Beide Enzyme sind essentiell. Knock out Mäuse ohne Dmnt-1 oder Dnmt-3a/3b sterben während der frühen Embryonalentwicklung. Beim Menschen verursacht ein defektes Dnmt-3 das **ICF-Syndrom** (defekte Gesichtsentwicklung, Zentromer-Instabilität und Immundeffizienz).

Im Zuge der Differenzierung von Zellen hin zu bestimmten Funktionen, Geweben und Organen werden die in der DNA-Sequenz gespeicherten Informationen in unterschiedlichem Ausmaß abgerufen, d. h., aus dem Angebot von Genen wird deren Expression je nach Bedarf gesteuert. Diese Steuerung wird u. a. durch die Zugänglichkeit des Chromatins erreicht, wobei der **Kondensierungsgrad** des Chromatins Proteinen der Expressionsmaschinerie den Zugriff entweder erleichtert oder versperrt. So behindern Methyl-Cytosingruppen in Promotoren die spezifische Transkription, indem die Bindung von Transkriptionsfaktoren an die DNA beeinträchtigt wird. Darüberhinaus vermitteln spezielle **Methyl-Cytosin-Bindungsproteine**, wie z. B. das **M**ethyl-**C**ytosin-**P**rotein **2** (**MeCP2**), die Bindung weiterer Methyl-Cytosin-Bindungsproteine an die DNA.

Zu diesen Bindungsproteinen gehören eine *Histon-Deacetylase* (**HDAC**), die Acetat von modifizierten Histonen entfernt, und eine *Histon-Methyl-Transferase* (**HMT**), die Histone an Lysinresten methyliert. Beide Veränderungen tragen zur Kondensation des Chromatins bei. Außerdem vermittelt McCP2 die Bindung von **Sin3A**, das in Hefe als „**s**witch-**in**dependent" charakterisiert wurde. Dieses Protein ist eine Untereinheit des SW1/SNF-Chromatin-Umformungs-Komplexes, der die Translokation des Nucleosoms vermittelt (S. 46).

Die Methylierung von Cytosin bewirkt also die direkte Bindung von einem Methyl-Cytosin-Bindeprotein, das seinerseits die Bindung von anderen Bindeproteinen, *HDAC*, *HMT* und *Sin*, nach sich zieht. Das Zusammenspiel all dieser Proteine führt zur **Kondensation** des Chromatins und damit zur **Inaktivierung** der Genexpression.

> Mutationen im **MeCP2** führen u. a. zum **Rett-Syndrom** (S. 159). Mit einer Inzidenz von 50–100 pro 1 Million Geburten (ähnliche Häufigkeit wie die Phenylketonurie) führt das Rett-Syndrom zu geistiger Behinderung, die sich im 2. Lebensjahr durch verzögerte Sprachentwicklung und gestörte Bewegungskoordination ankündigt. Das Gen für MeCP2 liegt auf dem langen Arm des X-Chromosoms. Ausschließlich Mädchen sind von dieser schweren neurologischen Erkrankung betroffen.

Die Mechanismen der Epigenetik wirken sich entscheidend auf die Ausprägung des Phänotyps aus. Zahlreichen Prozessen liegt Epigenetik zugrunde (*Rep. 4.***10**).

> **↑ Repetitorium 4.10**
>
> **Prozesse mit epigenetischer Beteiligung**
> - Vererbung geprägter Expressionsmuster für Gewebe-und Organentwicklung
> - Kontrolle der Genexpression von Genclustern durch Locuskontrollregion
> - Allelausschluss und elterliche Genprägung (Imprinting Center)
> - Inaktivierung von X-Chromosomen (X-Inaktivierungs-Center)
> - Inaktivierung bestimmter Gene in Tumoren durch miRNAs
> - Schutz vor Transposon-Aktivitäten

So wird durch sie die **Vererbung geprägter Expressionsmuster** ermöglicht. Während der Embryonalentwicklung werden durch Ausbildung von Zell-Zellkontakten und durch Zellpolarisierung spezifische Expressionsmuster etabliert, die durch epigenetische Mechanismen vererbt werden, sodass, über Zellteilungen hinweg, die Muster erhalten bleiben und zur Bildung von Geweben und Organen beitragen können.

Neben der **Stabilisierung und Vererbung** von Expressionsmustern bietet die DNA-Methylierung vermutlich einen **Schutz gegen Transposon-Aktivitäten**. Der überwiegende Teil der Methyl-Cytosine findet sich in Retroposons (S. 315) und dürfte deren Aktivität unterdrücken.

Cytosin-Methylierung ist auch **großräumig** an der **Kontrolle der Genexpression** beteiligt. Bei Eukaryonten werden **Gene** oft nicht nur einzeln über ihre Promotoren und spezifische Kontrollelemente an- bzw. abgeschaltet, sondern sie werden auch **in „Gruppen" oder Clustern reguliert**. Ein Cluster kann durch eine **Locuskontrollregion** (**LCR**) gesteuert werden, die sich unter Umständen weit weg, stromaufwärts vom Promotor, befindet. LCRs ähneln den Enhancern (S. 99). Als Beispiel einer derartigen Regulation sei die Synthese der Globin- (S. 209) bzw. der HOX-Gene (homeotischer Genkomplex S. 254) angeführt, die in zeitlich festgelegter Reihenfolge an- und abgeschaltet werden. Verantwortlich für das **sequentielle An- und Abschalten** der Globingene, das „hemoglobin-switching", ist eine LCR, deren Wirkung über Eröffnung von Chromatinstellen und daraus resultierender Genaktivierung erfolgt (*Abb. 7.***3**).

Allelausschluss ist auch epigenetischen Mechanismen zuzuschreiben. Jede Körperzelle eines Individuums hat einen diploiden Chromosomensatz, d. h., jedes Gen auf einem Autosom liegt in zwei Allelen vor. Werden in einer Zelle nicht beide Allele, sondern nur **entweder das paternale oder das maternale exprimiert**, spricht man von Allelausschluss. Das Gen zeigt **funktionelle Hemizygotie**. Welches der beiden Allele exprimiert wird, wird während der **Prägung** (**Imprinting**) festgelegt. Das Muster der Allelinaktivierung wird dann, früh in der Entwicklung beginnend, an die Nachkommen-Zellen weitergegeben. Die **elterliche Genprägung** eines Gens kann bei pathologischem Ausfall des Expressions-aktiven Allels (z. B. durch eine Deletion) Ursache für diverse Erbkrankheiten sein. Im Kap. 4.3.8 wird wegen der klinischen Bedeutung noch einmal näher auf dieses Phänomen eingegangen.

Auch an der **Inaktivierung eines der beiden X-Chromosomen** im weiblichen Organismus sind epigenetische Mechanismen beteiligt (S. 162).

Bei **Tumorzellen** wird die **epigenetische Inaktivierung** von Gruppen von Genen (z. B. Tumor- bzw. Tumorsuppressorgene, S. 317) über **Micro-RNAs** (S. 127) gesteuert, ein besonders interessanter Aspekt der Epigenetik! Das Muster der nachweisbaren miRNA (**miRNA-Signatur**) zeigt die Expression und Regulation von Proteinen der malignen Transformation an (S. 127). Es ist zu hoffen, dass miRNA-Signaturen Auskunft geben werden über Metastasierungs-Potential und Malignität sowie über den Zustand von Tumoren.

4.3.8 Elterliche Prägung von Genen (imprinting of genes) kann zur Variabilität der Ausprägung führen

Aus den Mendelschen Regeln ist bekannt, dass Merkmale der Individuen über Gene vererbt werden. Dabei sollte es gleich sein, ob ein bestimmtes Allel von dem einen oder dem anderen Elternteil stammt. Das ist aber nur mit Einschränkung richtig. Das gleiche **Allel** kann ganz **unterschiedlich ausgeprägt** werden, je nachdem, ob es auf einem **paternalen** oder **maternalen Chromosom** liegt. Inzwischen ist **Genprägung (Imprinting)** für etwa 80 Gene bekannt.

Für das Überwiegen eines vom Vater oder von der Mutter ererbten Chromosoms gibt es drei Möglichkeiten:
- Das Merkmal wird gonosomal (s. gonosomale Vererbung) oder
- extrachromosomal vererbt (s. Kap. 1). Bei extrachromosomaler Vererbung ist die genetische Information in den Mitochondrien enthalten. Diese Organellen werden bei der Zygotenbildung von der Eizelle eingebracht, so dass Merkmale, die **mitochondrial** festgelegt sind, **maternal** vererbt werden. So wird z. B. die „genetische Krankheit" **mitochondriale Enzephalomyopathie** über rein mütterlichen Erbgang vererbt (s. Tab. 1.9).
- Als dritte Möglichkeit für Geschlechts-abhängige Ausprägung eines Allels existiert die **elterliche Genprägung**.

Ein Experimenttyp, der zur Entdeckung der Genprägung beigetragen hat, benutzt die Fusion von einzelnen Chromosomen, so dass Embryos mit z. B. zwei von der Mutter bzw. zwei vom Vater stammenden Chromosomen 11 (**Disomie**) entstehen können. Dieses Experiment beobachtet die Prägung einzelner Chromosomen. Mäuse mit zwei Chromosomen 11 der Mutter sind sehr klein, während die mit zwei paternalen Chromosomen 11 gigantisch groß sind. Ausstattung mit gemischten Chromosomen 11 führt zur normalen Entwicklung. Und hier die Erklärung:

Auf 11p15.5 liegt das Gen für den **Insulin-ähnlichen Wachstumsfaktor 2** (IGF2), das durch **elterliche Prägung** maternal inaktiv, aber paternal aktiv ist. Deshalb wachsen Mäuse mit maternaler Disomie 11 schlecht, und Mäuse mit paternaler Disomie 11 (doppelte Dosis IGF2-Gen) werden riesig.

Interessanterweise sind die **Nachkommen** der Minimäuse mit zwei maternalen Chromosomen 11 bzw. der Giganten mit zwei paternalen normal entwickelt. Das zeigt, dass die **Genprägung nur eine Generation** wirkt, dann wieder gelöscht wird und neu geprägt werden muss.

Die **Genprägung** ist eine Veränderung der genetischen Information, die, anders als Mutationen, wieder beseitigt werden kann. Diese Prägung von Genen geschieht durch DNA-Methylierung an bestimmten Cytosinen, und entspricht, wie in 4.3.7 beschrieben, den Vorgängen der **Epigenetik**. Das Imprinting geschieht in der frühen Gametogenese und betrifft besonders Entwicklungsgene. Methylierung von DNA wird allgemein als Modifikation hin zum inaktiveren Zustand angesehen (X-Inaktivierung, Alterung). Die Regulation der Prägung geht von einem **Imprinting Center** (IC) aus, das, ähnlich dem XIST-Gen (S. 162) eine RNA mit vermutlich strukturellen Aufgaben produziert und damit die Inaktivierung bestimmter Gene in Gang setzt. Mit der Genprägung bahnt sich eine interessante Erweiterung unseres genetischen Wissens an.

> Eine interessante Genprägungssituation ist beim **Prader-Willi-Syndrom** gegeben (mentale Retardierung, Fettsucht, Wachstumsstörung, disproportionierte kleine Hände und Füße, Hypotonie, Hypogonadismus und Hypopigmentierung) sowie beim **Angelman-Syndrom** (motorische und mentale Retardierung, puppenartige Bewegung, exzessives Lachen, Hyperkinesen, auffälliges EEG, Hypopigmentierung). Die Allele für Prader-Willi-Syndrom und Angelman-Syndrom liegen eng beieinander auf 15q11–13. Das Allel der Prader-Willi-Region ist paternal aktiv, maternal inaktiv (geprägt). Beim Angelman-Allel liegen die Verhältnisse genau umgekehrt (Abb. 4.28). Fällt zusätzlich zu einem geprägten und dadurch inaktiven Allel das zweite, aktive Allel z. B. durch eine Deletion aus, so kommt es zur Ausbildung eines Syndroms. Der Nachweis einer solchen Deletion kann z. B. cytogenetisch mit Hilfe der FISH-Technik geführt werden (Abb. 4.29). Stammen beide Chromosomen 15 von ein und demselben Elternteil (**uniparentale Disomie**), z. B. als Folge einer Non-disjunction (s. Kap. 5.2), ist dies der Deletion eines Chromosoms gleichzusetzen (Tab. 4.10).

Tab. 4.10 Vorgänge der Genprägung als Ursache von Erbkrankheiten

Prader-Willi-Syndrom	beide Chromosomen 15 maternalen Ursprungs
Angelman-Syndrom	Deletion einiger Sequenzen auf dem maternalen Chromosom 15
Rhabdomyosarkom, Osteosarkom, Wilms-Tumor	Inaktivierung von Genen durch Prägung des einen und Mutation des anderen Allels
Beckwith-Wiedemann-Syndrom Chorea Huntington (frühe Form)	Inaktivierung des nicht betroffenen mütterlichen Allels durch Genprägung führt zu frühzeitiger Expression des defekten väterlichen Allels

Auch bei der Entstehung des **embryonalen Rhabdomyosarkoms** dürfte Genprägung eine entscheidende Rolle spielen. Ursache dafür ist die Inaktivierung des auf dem Chromosom 11 befindlichen Rd-Gens. Das eine Allel wird durch paternale Prägung, das andere durch Mutation, z. B. Deletion, inaktiviert.

Weitere Beispiele für elterliche Genprägung sind der **Wilms-Tumor** und das **Osteosarkom**. Beim Wilms-Tumor (Wilms-Nieren-Tumoren machen 8% aller kindlichen malignen Tumoren aus) sind 2 genetische Marker beteiligt, die sehr eng benachbart auf 11p15.5 liegen: **Insulin-ähnlicher Wachstumsfaktor 2** (IGF2), der maternal inaktiv ist, und ein **Tumorsuppressorgen** (H19), das paternal inaktiv ist. Tumorbildung erfolgt bei paternaler Disomie (2 aktive IGF2, 2 inaktive Tumorsuppressoren H19) oder bei maternaler Deletion. In besonderen Fällen kann auch unprogrammäßige Aktivierung des maternalen IGF2 zum Tumor führen. Die Region 11p15.5 ist auch assoziiert mit dem **Beckwith-Wiedemann-Syndrom**, das ebenfalls durch elterliche Genprägung verursacht wird (BWS: Nabelhernien, Riesenwuchs, Riesenzunge, Krebsdisposition, mitunter verbunden mit Wilms-Tumor).

Ebenfalls ein Beispiel für Genprägung scheint die dominant vererbte **Chorea Huntington** zu sein (neurologische Erbkrankheit, s. S. 164). Die Krankheit wird im mittleren Lebensalter diagnostiziert (durchschnittlich im 38. Lebensjahr). 10% aller Fälle beginnen aber bereits in den ersten

4.3 Die Ausprägung des Phänotyps unterliegt Variationen   **171**

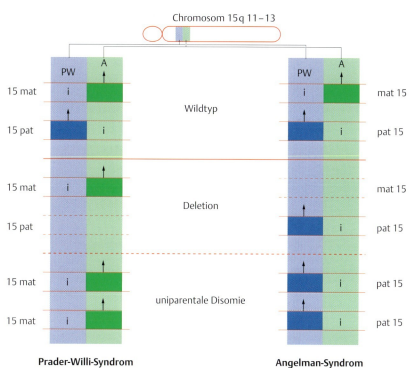

Abb. 4.28 **Elterliche Prägung führt zu unterschiedlichen Syndromen beim Ausfall einer chromosomalen Region.** Zwei eng benachbarte Genloci auf Chromosom 15 werden unterschiedlich geprägt, je nachdem, ob sie auf dem mütterlichen (mat) oder väterlichen (pat) Chromosom liegen. Diese Prägung führt zur Unterdrückung der Information dieser Region. Treffen zwei gleichartige Chromosomen (uniparentale Disomie) zusammen oder fällt das aktive Gen durch Deletion aus, kommt es zum Prader-Willi- (PW-Expression fehlt) bzw. Angelman-Syndrom (A-Expression fehlt). Aktive Gene sind durch Pfeile, geprägte durch i (imprinted) markiert.

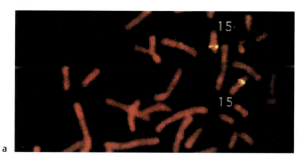
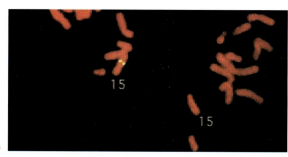

Abb. 4.29 **Nachweis eines Prader-Willi-Syndroms mittels FISH-Diagnostik.** Hybridisiert wurde mit einer Biotin-markierten Sonde, die in den kritischen Bereich für Prader-Willi und Angelman-Syndrom auf Chromosom 15 (q11–13) kartiert und durch Fluoreszenz-gekoppelte Antikörper gegen Biotin sichtbar gemacht wurde (gelbe Signale). Bei gesunden Individuen (**a**) findet man auf beiden homologen Chromosomen 15 ein fluoreszierendes Signal im langen Arm kurz unterhalb des Zentromers. Bei dem Patienten (**b**) erscheint ein fluoreszierendes Signal nur auf einem der beiden Chromosomen 15, da die Zielsequenz der Sonde auf dem anderen infolge einer Mikrodeletion fehlt (Aufnahme: M. Erdel, G. Untermann, Innsbruck).

Lebensjahren. In fast allen Fällen der **kindlichen Form** wird das kranke Gen (HD-Gen) vom Vater vererbt. Das entsprechende maternale Gen dürfte durch Prägung inaktiviert sein.

Weiterführende Literatur

Alberts, B., A. Johnson, J. Lewis, M. Raff, K. Roberts, P. Walter: Molecular Biology of the Cell. 5th ed. Garland Science, New York 2008
Emery, A. E. M., D. L. Rimoin: Principles and Practice of Medical Genetics. 2nd ed. Churchill-Livingstone, Edinburgh 1991
Fernandes, J., J. M. Saudubray, Georges van den Berghe: Inborn Metabolic Diseases. 4th edition, Springer, Berlin 2006
Jameson, J. L.: Principles of Molecular Medicine, Humana Press, 1998
Jorde, L. B., J. C. Carey, M. J. Bamshad, R. . L. White: Medical Genetics, 3rd ed. Mosby, Elsevier, USA, 2006
Knippers, R.: Molekulare Genetik. 9. Aufl. Thieme Verlag Stuttgart, New York 2006
Marinetti, G. V.: Disorders of Lipid Metabolism. Plenum Press, New York 1990
Murken, J., T. Grimm, E. Holinski-Feder, eds.: Taschenlehrbuch Humangenetik. Thieme Verlag, Stuttgart 2006
Passarge, E.: Taschenatlas Humangenetik. Thieme Verlag Stuttgart, New York 2008
Schwarz, S., O. Förster, M. Peterlik, K. Schauenstein, G. Wick: Pathophysiologie. Molekulare, zelluläre, systemische Grundlagen von Krankheiten. Maudrich 2007
Strachan, T., A. P. Read: Molekulare Humangenetik, 3. Aufl. Spektrum, Elsevier GmbH, München 2004
Wiedemann, H. R., F. R. Grosse, J. Kunze: Atlas der klinischen Syndrome. 5. Aufl. Schattauer, Stuttgart 2001

5 Cytogenetik

Die Cytogenetik umfasst die Beschreibung der Chromosomen nach Struktur und Zahl, so wie sie sich in spezifischen Darstellungsmethoden im Mikroskop präsentieren. Techniken der Cytogenetik ermöglichen es, an Chromosomen Abweichungen von der Norm festzustellen.

5.1 Chromosomen können spezifisch angefärbt werden

1956 publizierte der schwedische Cytologieprofessor John Albert Levan zusammen mit dem Amerikaner Joe Hin Tjio eine Arbeit, in der sie die **Zahl der menschlichen Chromosomen** erstmals richtig und reproduzierbar mit **2n = 46** angaben. Eine neue Technik, die Oxychinolin-Quetschtechnik, hatte das Zählen der Chromosomen im menschlichen Gewebe ermöglicht. Die Chromosomen wurden dadurch kontrahiert, die störende Spindel zerstört und viele Zellen in der Metaphase arretiert. Einzelne Chromosomen können in ihrer Struktur erst seit 1968 charakterisiert werden. Caspersson, ein schwedischer Zellbiologe, färbte Chromosomen mit Quinacrin-Mustard (Abb. 5.1). Im Fluoreszenzmikroskop wurden helle und dunkle Banden sichtbar, die sich in einem für jedes Chromosomenpaar charakteristischen Muster abwechseln. Diese Banden werden **Q-Banden** genannt. 1970 wurde eine Technik entwickelt, Banden ohne Fluoreszenz darzustellen. Hierbei werden Chromosomen mit Trypsin vorbehandelt und mit Giemsa gefärbt. Die sog. **G-Banden** sind den Q-Banden sehr ähnlich. Diverse andere Bandierungstechniken sind

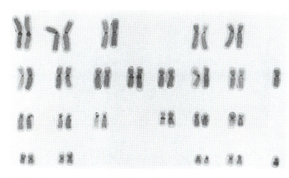

Abb. 5.2 **Karyogramm in C-Bandierung.** Darstellung des konstitutiven Heterochromatins der Zentromeregionen (Aufnahme: H. Schwaiger, M. Hirsch-Kauffmann, Innsbruck).

entwickelt worden, so z. B. **C-Banden**, eine spezifische Färbung des konstitutiven Heterochromatins der Zentromerregion (Abb. 5.2). Grundsätzlich können Chromosomen in allen kernhaltigen Geweben dargestellt werden, die zur Teilung befähigt sind. In der Routine verwendet man Lymphocyten aus heparinisiertem Blut, aber auch Knochenmarkszellen, Hautfibroblasten oder Amnionzellen werden zur Analyse herangezogen. Die Aufarbeitung einer Blutprobe umfasst die folgenden prinzipiellen Schritte.

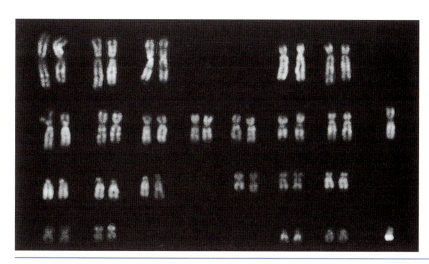

Abb. 5.1 **Normales männliches Karyogramm in Quinacrinfärbung.** Die Chromosomen sind ihrer Größe und dem Bandenmuster nach sortiert. Deutlich sichtbar der stark fluoreszierende lange Arm des Y-Chromosoms (Aufnahme: H. Schwaiger, M. Hirsch-Kauffmann, Innsbruck).

5.1.1 Zur Darstellung werden die Chromosomen in der Metaphase fixiert

Zur Darstellung der Chromosomen werden einige Tropfen sterilen Blutes in Kulturmedium gegeben (*Rep. 5.1*). Nicht proliferierende Lymphocyten werden durch **Phytohämagglutinin**, ein Pflanzenlectin, bei 37 °C zur Mitose angeregt. Nach ca. 70-stündiger Kulturdauer zerstört der Zusatz von **Colchicin**, einem Spindelgift, die Tubulinorganisation und arretiert dadurch die Chromosomen in der Metaphase. Die Zellen werden abzentrifugiert und in **hypotoner Salzlösung** aufgenommen. Das durch die semipermeable Zellmembran einströmende Wasser lässt Zellen und Chromatin schwellen. **Fixation** in diesem Zustand mit einem Eisessig-Methanol-Gemisch und Auftropfen der Zellen auf einen Objektträger führt zur Ausbreitung der **Chromosomen** jener Zellen, die sich **in der Metaphase** befunden hatten. Dazwischen verteilen sich die in der Interphase befindlichen Lymphocytenkerne, die keine Chromosomen erkennen lassen (*Abb. 5.3*). Die Präparate werden zur Zählung oder zur Darstellung von Banden gefärbt und bei 1000-facher Vergrößerung im Mikroskop fotografiert. Die Vergrößerung geeigneter Metaphasen ermöglicht das Ausschneiden der einzelnen Chromosomen und die Zuordnung homologer Partner zur Anfertigung eines **Karyogramms** (*Abb. 5.4, Rep. 5.1*). In menschlichen Chromosomen zeigen sich, je nach Qualität der Präparation, etwa 500 Banden/haploidem Satz. DNA der G-Banden repliziert spät, die der Zwischenbanden früh. In den Zwischenbanden liegen auch die Haushaltsgene (s. Kap. **2.4**).

Repetitorium 5.1

Gang einer Chromosomenanalyse

Anreicherung von Zellen in der Mitose. Die Chromosomen sind nur in der Metaphase maximal kondensiert und im Lichtmikroskop sichtbar.

teilungsfähige Zellen (steril!)	(Lymphocyten, Knochenmarkszellen, Fibroblasten, Fruchtwasserzellen)
37 °C	Mitosestimulierung durch Phytohämagglutinin (Pflanzenlectin); Arretierung der Mitosezellen durch Colchicin = Spindelgift, verhindert Tubulinaggregation
hypotone Behandlung	Zellen schwellen, Chromosomen sind frei beweglich
Fixierung	Ausbreiten auf Objektträger,
Färbung	z. B. Bandierung
Zählen	← **nummerische Aberration?**
Fotografieren u. Vergrößern	← **strukturelle Aberration?**
Ordnen	← **Karyogramm**

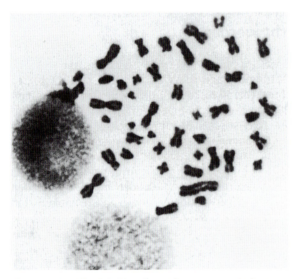

Abb. 5.3 **Ausgebreitete Metaphase-Chromosomen nach Giemsafärbung.** Kerne von sich nicht in Mitose befindlichen Zellen und Cytoplasmareste umgeben die Chromosomen.

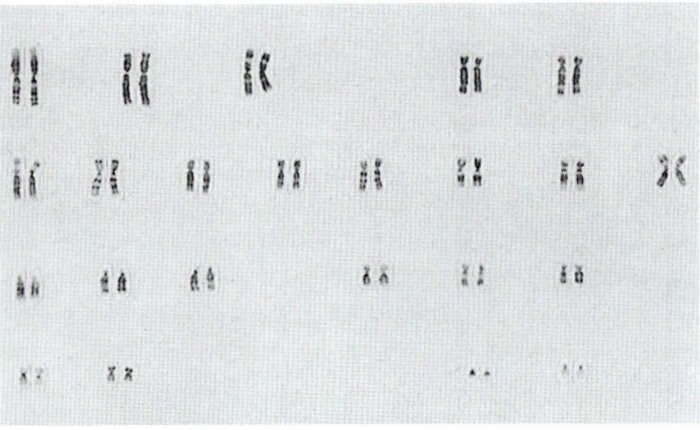

Abb. 5.4 **Normales weibliches Karyogramm (Giemsa-Trypsin-Bandierung)** (Aufnahme: H. Schwaiger, M. Hirsch-Kauffmann, Innsbruck).

Eine bessere Bandenauflösung wird in Teilungsstadien unmittelbar vor der Metaphase erreicht. Dazu müssen die Zellen z. B. in der **Prometaphase** arretiert werden. Das etwas lockerer kondensierte Chromatin lässt dann um die 850 Banden erkennen (**Hochauflösende Bandierung**). Die Nachweisgrenze für Deletionen oder Additionen liegt hier bei etwa 4 Mbp, eine Menge, die dem DNA-Gehalt in einer Bande entspricht.

Mit weiterer Verbesserung der Sensitivität hat deshalb die **molekulare Cytogenetik**, u. a. mit Techniken der **Fluoreszenz-in-situ-Hybridisierung** (**FISH**) besondere Bedeutung gewonnen (S. 146) Kleinste strukturelle Veränderungen (S. 185) bis zu einer Größe von 0,1 Mbp können erkannt und durch „**chromosomal painting**" (24-Farben-Karyotypisierung) bestimmten Chromosomen zugeordnet werden (*Abb. 5.5*). Da ein Fluoreszenz-markiertes Chromosom auch im Interphasekern aufleuchtet, können mit geeigneten **Hybridisierungssonden** Trisomien oder Bruchpunkte bei Translokationen (**Tumordiagnostik**, z. B. Philadelphia-Chromosom S. 193) an Zellen durchgeführt werden, ohne dass diese zum Wachstum und Durchlaufen einer Mitose angeregt werden müssen (**Interphasecytogenetik**, *Abb. 5.6*).

Eine besondere Verfeinerung dieser Technik ist die Methode der **Fiber-FISH**, bei der die Sonden an auf Objektträger fixierte **Chromatinfäden** hybridisiert (S. 325) werden.

In der **Tumordiagnostik**, aber auch in der **postnatalen genetischen Diagnostik**, ermöglicht eine schnelle, trotz hoher Auflösung relativ einfache Suchmethode Aufklärung darüber, ob unklaren Fehlbildungen eine Abweichung von der normalen DNA-Menge zugrunde liegt. Die **vergleichende Genomhybridisierung** (**C**omparative **G**enomic **H**ybridization, **CGH**) spielt besonders zur Erkennung submikroskopisch kleiner Chromosomenveränderungen (häufig bei **mentaler Retardierung**) eine herausragende Rolle.

Die CGH erfolgt durch vergleichende Hybridisierung von Patienten-DNA mit normaler Referenz-DNA auf einem DNA-Chip (**Chip-Diagnostik**, **Array-CGH**). Zu dessen Herstellung wird genomische DNA in Stücke zerlegt, mit Hilfe von „BAC" oder viralen Genbänken kloniert und mit einem Fluoreszenzfarbstoff markiert (s. Kap. **12**). Die einzelnen Klone werden als winzige Flecken, z. B. auf Objektträgern, fixiert. Derartige Chips sind im Handel erhältlich. Die zu hybridisierende Patienten-DNA wird ebenfalls zerschnitten und mit einem andersfarbigen Fluoreszenzfarbstoff gefärbt. Die einzelsträngigen DNA-Stücke hybridisieren mit ihren komplementären Partnern. Nach erfolgter Hybridisierung werden die Fluoreszenzen der zu diagnostizierenden und der Referenz-DNA gemessen. Bereits Mikro-Deletionen bzw. -Additionen werden als Unregelmäßigkeiten im Hybridisierungsmuster erkannt. Die Schärfe der Analyse hängt dabei von der Größe der DNA-Stücke auf dem Chip und der Anzahl der Klone ab (*Abb. 5.7*).

Wird z. B. im Genom eines Kindes mit einem unklaren Symptomenkomplex über CGH eine Veränderung gefunden, so kann die Signifikanz dieses Befundes durch Analyse der DNAs der Eltern überprüft werden. Zeigt sich bei einem phänotypisch unauffälligen Elternteil der gleiche Defekt wie bei dem Kind, kann die chromosomale Veränderung als Normvariante eingeschätzt werden. Tritt die chromosomale Aberration ausschließlich bei dem Kind auf, dann kann sie ursächlich für die Fehlbildung verantwortlich gemacht werden. Über Chip-Diagnostik wurden schon einige Deletionen und deren Signifikanz aufgeklärt (z. B. die Region 22p11 als Ort des Mikrodeletions-Syndroms **CATCH-22**, *Tab. 5.4*) und damit unsere Kenntnis, auch im Hinblick auf pränatale Beratung (S. 193), wesentlich erweitert. Auf methodischen Fortschritten in der Cytogenetik begründet sich auch die Hoffnung, in absehbarer Zukunft an fetalen Zellen bzw. an fetaler DNA, gewonnen aus mütterlichem Blut, Pränataldiagnostik für Aneuploidie-Syndrome (z. B. Down-Syndrom) betreiben zu können (S. 194) Die wenigen ins mütterliche Blut übergetretenen fetalen Zellen sind kernhaltige rote Blutzellen, wie sie nur in frühen Entwicklungsstadien vorkommen. Sie können anhand ihrer Zell-spezifischen Merkmale aus den mütterlichen Blutzellen aussortiert werden.

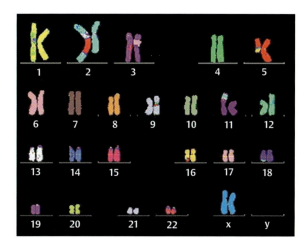

Abb. 5.5 **Karyogramm mittels Multicolor Fluoreszenz-in-situ-Hybridisierung.** Diese Art der Karyotypisierung ist eine hochkomplexe Methode, mit deren Hilfe man Umbauten (hier Insertionen und Translokationen) von Chromosomen erkennen und ihrem Herkunftschromosom zuordnen kann. (Aufnahme: Seval Türkmen, Gundula Thiel, Berlin)

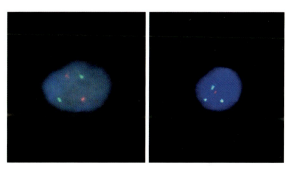

Abb. 5.6 **Diagnostik einer Trisomie 21 in Interphasekernen mittels Fluoreszenz-in-situ-Hybridisierung.** Zwei Sonden wurden in der Interphase Chromosomen-spezifisch an die ihnen komplementären Regionen hybridisiert und mit Hilfe von Fluoreszenz-Markern sichtbar gemacht. Rot: X-Chromosom, blau: Chromosom 21. li. = normaler weibl. Kern, re.: tri 10 mer männlicher Kern (Aufnahme: Rolf-Dieter Wegner, Berlin)

5.1.2 Ein Chromosom besteht aus zwei Schwesterchromatiden, die im Zentromer zusammengehalten werden

Der weibliche Chromosomensatz setzt sich zusammen aus 44 Autosomen bzw. aus 22 homologen Paaren und zwei **Gonosomen**, den X-Chromosomen, die ebenfalls homolog sind. Der männliche Chromosomensatz besteht ebenfalls aus 22 homologen Autosomenpaaren und zwei Gonosomen, in diesem Fall **Heterosomen**, dem X- und dem Y-Chromosom (*Abb. 5.8*).

Zum **Metaphasechromosom** lagern sich in Längsrichtung zwei **Schwesterchromatiden** aneinander, die im Zentromer zusammengehalten werden. Die Schwesterchromatiden liefern die cytogenetische Dokumentation für die während der S-Phase abgelaufene Verdopplung des genetischen Materials. Das **Zentromer**, das sich im Metaphasechromosom als Konstriktion darstellt, bezeichnet man auch als **primäre Konstriktion**. Hier ist der Ansatzort der Spindelfasern, das **Kinetochor**. Das DNA-Material dieser Region ist heterochromatisch und enthält α-Satelliten-DNA mit 171 bp langen Sequenzen als Tandem-Wiederholungen, die genetisch weitgehend inaktiv sind (S. 51). Die Lage des Zentromers ist das auffälligste Kriterium, nach dem die Struktur eines Chromosoms beschrie-

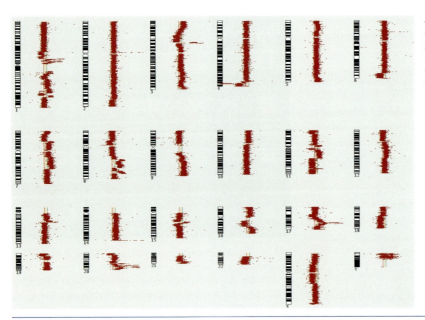

Abb. 5.7 **Comparative Genomhybridisierung (CGH) als Suchmethode für Abweichungen von der Norm.** Array-CGH-Analyse der Zelllinie MCF7. Verwendet wurde ein 244k Agilent Array. Verluste an DNA-Material (Deletionen) erscheinen als Zacken nach links. (Aufnahme: R. Ullmann, H. Ropers, Berlin)

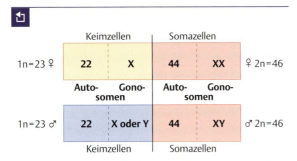

Abb. 5.8 **Normale menschliche (weibliche ♀ und männliche ♂) Chromosomensätze in Keimzellen (n = 23) und Somazellen (2n = 46).** Die Gonosomen sind gesondert angegeben: ♀ 46,XX; ♂ 46,XY.

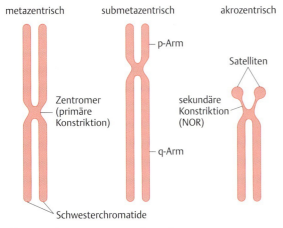

Abb. 5.9 **Schematisierte Metaphase-Chromosomen.**

ben werden kann. Das Zentromer teilt das Chromosom in zwei Arme: den kurzen **p-Arm** (petit) und den langen **q-Arm**. Je nach Lage des Zentromers unterscheidet man **metazentrische**, **submetazentrische** und **akrozentrische** Chromosomen (Abb. 5.9).

5.1.3 Die Nucleolus-Organisator-Region liegt an Satelliten

Die akrozentrischen Chromosomen können, mit Ausnahme des Y-Chromosoms, als Besonderheit **Satelliten** tragen (nicht zu verwechseln mit Satelliten-DNA). Diese Satelliten (sind zwei hintereinander geschaltet, so spricht man von Tandemsatelliten) können sehr stark in ihrer Größe variieren.

Sie bestehen aus heterochromatischem, besonders in der Fluoreszenzfärbung hervorstechendem und somit genetisch weitestgehend inaktivem Material. Die Satelliten imponieren häufig als Chromosomenfragmente. Ihre Verbindung zum übrigen Chromosom ist dermaßen negativ heteropygnotisch (gering spiralisiert), dass sie kaum sichtbar anfärbbar ist. Diese heteropygnotische Region, auch als **sekundäre Konstriktion** bezeichnet, ist die sog. **Nucleolus-Organisator-Region** (**NOR**). An dieser Region bildet sich in der Telophase der Nucleolus und bleibt mit dieser während der gesamten Interphase und Prophase der Mitose assoziiert. Auf der DNA im Gebiet der sekundären Konstriktion liegen die Gene für die **rRNA**. Jede Spezies besitzt mindestens ein homologes Chromosomenpaar mit einer NOR-Region.

5.1.4 Die Chromosomen werden nach Größe, Form und Banden klassifiziert

Entsprechend der Denver-Konvention von 1960 und dem Pariser Übereinkommen von 1971 werden die Chromosomen einander nach Form, Größe, Lage des Zentromers und Bandenmuster zugeordnet (Abb. 5.10). Dazu werden die Chromosomen mit ihrem p-Arm nach oben orientiert, von 1–22 durchnummeriert und in Gruppen A bis G zusammengefasst. Die Gonosomen werden getrennt behandelt, wobei die X-Chromosomen der C-Gruppe, das Y-Chromosom der G-Gruppe zugeordnet werden können. Ein geordnetes Chromosomenbild eines Metaphasekerns zeigt den **Karyotyp** des Individuums an. Dieser wird nach internationaler Vereinbarung durch die Gesamtzahl der Chromosomen und die durch Komma abgetrennten Gonosomen beschrieben. Also z. B. 46,XX für normal weiblich und 46,XY für normal männlich. Abweichungen von der normalen Zahl oder der Struktur einzelner Chromosomen werden wie folgt angeführt: 47,XX +21 (weiblicher Karyotyp mit Trisomie des Chromosoms 21) oder 46,XY,-del(13)(q34) (männlicher Karyotyp mit Deletion der Bande 4 der Region 3 des langen Arms von Chromosom 13).

5.1.5 Chromosomale Polymorphismen sind charakteristische Merkmale

Im Karyogramm werden auch die sog. **chromosomalen Polymorphismen** (nicht zu verwechseln mit den Einzelnucleotid- Polymorphismen, SNPs S. 146) angegeben. Das sind **erbliche Strukturvarianten**, die vermutlich keinen Krankheitswert besitzen, da sie meistens heterochromatisches Material, d. h. genetisch inaktive DNA-Abschnitte betreffen. 5–7% der Bevölkerung tragen zumindest für ein Autosom heterozygot einen Polymorphismus. Homozygotie für einen Polymorphismus wird selten beobachtet. Derartige Polymorphismen entstehen durch Duplikationen, Deletionen oder perizentrische Inversionen (S. 185) und sind besonders häufig an den Chromosomen 1, 9, 16, außerdem am Y- und den akrozentrischen Chromosomen im Bereich der Satelliten (s^+) zu finden (Abb. 5.11). Sie sind im Lichtmikroskop erkennbar. Solche Merkmale oder „Marker" werden oft bei Vaterschaftsgutachten verwendet, da sie den Mendelschen Erbgängen folgen. Ob sie gänzlich ohne klinische Bedeutung sind, kann noch nicht eindeutig gesagt werden, da die Funktion der heterochromatischen DNA als Regulator oder Ähnliches für das Euchromatin noch nicht aufgeklärt ist.

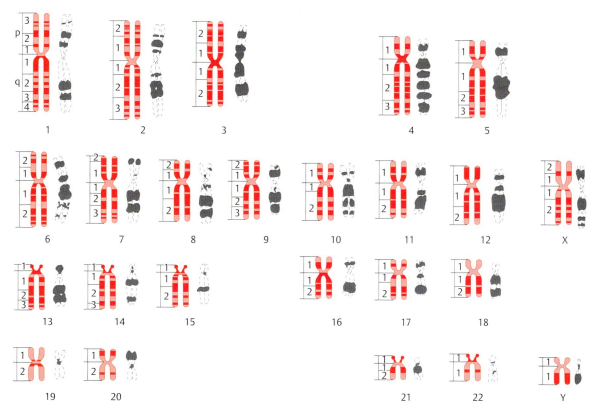

Abb. 5.10 Schema des Bandenmusters menschlicher Chromosomen entsprechend der Pariser Nomenklatur. Die Regionen des p- bzw. q-Armes sind in Banden unterteilt. Das homologe Chromosom zeigt die prominentesten in der G-Bandierung hervortretenden Banden. Gruppe A: 1–3; Gruppe B: 4,5; Gruppe C: 6–12; Gruppe D 13–15; Gruppe E: 16–18; Gruppe F: 19,20; Gruppe G: 21,22.

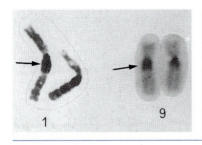
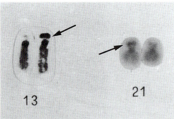

Abb. 5.11 **Chromosomaler Polymorphismus.** Chromoson 1 qh⁺; Chromosom 13 s⁺; Chromosom 9 qh⁺; Chromosom 21 s⁺ (qh⁺ = Heterochromatin am langen Arm; s⁺ = Satellit) (Aufnahme: H. Schwaiger, M. Hirsch-Kauffmann, Innsbruck).

5.2 Chromosomen können Abnormitäten, Aberrationen, zeigen

Aberrationen sind Mutationen, die größere Abschnitte oder ganze Chromosomen betreffen. Sie werden auch **Genom-Mutationen** genannt. Zwei große Gruppen werden unterschieden (*Rep. 5.2*):
- nummerische Aberrationen
- strukturelle Aberrationen

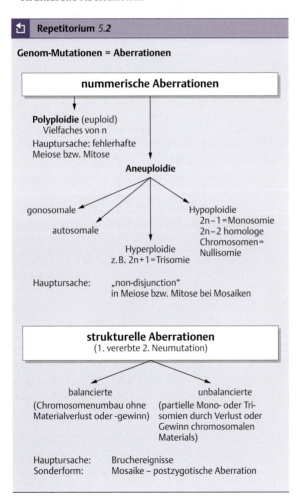

5.2.1 Bei nummerischer Aberration ist die Zahl der Chromosomen verändert

Der Chromosomensatz kann vervielfacht sein: Polyploidie

Bei der **Polyploidie** ist der gesamte Chromosomensatz vervielfacht, und zwar um das Drei- und Mehrfache des haploiden Chromosomensatzes.

Beispiele: 3n = **Triploidie**, 4n = **Tetraploidie** etc. Denkbare Entstehungsmöglichkeiten für Triploidien sind:
- Fehler in der Meiose (fehlende Reduktion) können z. B. zur Befruchtung eines unreduzierten Eies oder eines Eies durch ein unreduziertes Spermium führen.
- Eine Eizelle kann von zwei Spermien befruchtet werden.
- Reunion einer Eizelle mit einem Polkörperchen kann zu einer diploiden Eizelle, die von einem Spermium befruchtet wird, führen.

Triploidien sind über längere Zeit mit dem menschlichen Leben nicht vereinbar. Mehr als einige Tage überleben meistens nur **triploid-diploide Mosaike**, deren Entstehung auf einen Fehler in der frühen Entwicklung der Zygote zurückzuführen ist. Bei Mosaiken bestehen verschiedene Arten von Zellen nebeneinander – in diesem Fall triploide und diploide. 17 % aller Spontanaborte sind Polyploidien, gehäuft Triploidien, aber auch Tetraploidien (*Abb. 5.12*). Deren Entstehungsmechanismus ist unter anderem auf eine **Endoreduplikation** (Endomitose) zurückzuführen. Hierbei verdoppelt sich zwar der Chromosomensatz, aber bei der Zellteilung trennen sich die Chromatiden nicht, d. h. es findet eine Zellteilung ohne Kernteilung statt. Auch diese Aberration ist mit dem Leben nicht vereinbar. Tetraploide Zellen werden zuweilen in Gewebe

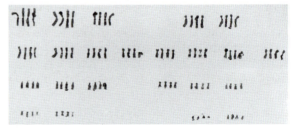

Abb. 5.12 **Menschlicher tetraploider Chromosomensatz, frühembryonal.** Giemsa-Trypsin-Bandierung (Aufnahme: H. Schwaiger, M. Hirsch-Kauffmann, Innsbruck).

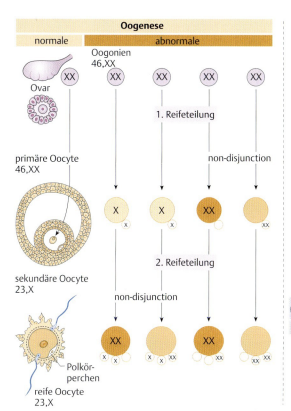
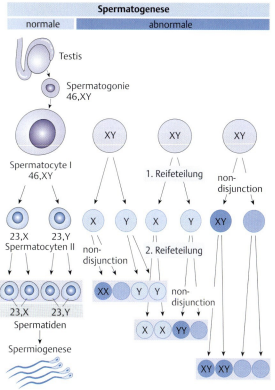

Abb. 5.13 Folgen von meiotischer Non-disjunction am Beispiel der Gonosomenverteilung. Bei der Oogenese entstehen aus der diploiden Urkeimzelle durch die erste und zweite Reifeteilung haploide Zellen. Es resultieren eine Eizelle und 3 Polkörperchen. Non-disjunction kann in der ersten oder der zweiten Reifeteilung stattfinden. In jedem Fall bildet sich eine Eizelle mit entweder 2 (n = 24) oder keinem (n = 22) X-Chromosom (n berücksichtigt auch die Autosomen in der Eizelle, in den schematischen Zellen sind nur die Gonosomen eingezeichnet). Bei der Bildung der Spermien entstehen bei einer Non-disjunction in der zweiten Reifeteilung Spermien ohne Gonosomen (n = 22), mit 2 X-Chromosomen (n = 24) oder 2 Y-Chromosomen (n = 24), bei Non-disjunction in der ersten Reifeteilung solche ohne (n = 22) bzw. solche mit einem X- und einem Y-Chromosom (n = 24). (Abgeändert nach Moore und Lütjen-Drecole).

mit besonders hoher genetischer Aktivität gefunden, so z. B. in Placentazellen, in Tumorzellen, in Megakaryocyten (den Vorstufen der Thrombocyten), in Osteoklasten und in Rattenleberzellen.

Sind Polyploidien selten bei Tier und Mensch, so kommen sie häufig im Pflanzenreich vor. Hier können sie sogar zu größeren und ertragsfähigeren Pflanzen führen. So haben in Japan entwickelte triploide Wassermelonen besonders kleine Kerne und sind deshalb beim Verbraucher sehr beliebt. Triploide Pflanzen sind in der Regel unfruchtbar, da es während der Reduktionsteilung zur Komplikation kommt.

Polyploidien dienen auch in der Züchtung zur Arterhaltung von Bastarden zweier chromosomal verschiedener Arten. Die Verschmelzung zweier unterschiedlicher Chromosomensätze und deren anschließende Verdoppelung führen zu einem großen neuen Satz, der in der Meiose reduzierbar ist, da homologe Partner vorhanden sind. Trotzdem ist in diesen Fällen eine erfolgreiche Weiterzucht nur selten gelungen.

Abweichungen von der normalen Chromosomenzahl: Aneuploidie

Unter **Euploidie** versteht man den normalen basalen Chromosomensatz oder ein Multiples davon. Abweichungen vom euploiden Chromosomensatz bezeichnet man als **Aneuploidien**. Hierbei werden einzelne Chromosomen addiert oder sie fehlen, wobei man je nach betroffenem Chromosom zwischen **gonosomaler** oder **autosomaler Aneuploidie** unterscheidet. Diesen Zustand toleriert die Natur, besonders wenn Autosomen betroffen werden, schlechter als eine Addition eines ganzen Genomsatzes. Der Phänotyp ist weitaus auffälliger verändert. Offensichtlich spielt die Verschiebung im Gendosis-Gleichgewicht bei einer Aneuploidie eine entscheidende Rolle. Bei den Aneuploidien wird das Fehlen eines Chromosoms als **Monosomie**, das Hinzutreten eines Chromosoms als **Trisomie** bezeichnet. Entsprechend ist ein Chromosomensatz von 2n-1 **hypoploid**, während ein solcher von 2n+1 **hyperploid** ist. Die Ursachen für die Abweichung von der Euploidie sind meist in Neumutationen zu suchen, und zwar durch Fehler während der Meiose.

- Der Verlust eines Chromosoms kann durch die verzögerte Bewegung eines Chromosoms in der Anaphase eintreten (**Anaphase-Lag**). Ein Chromosom, das nicht rechtzeitig aus der Äquatorialebene entfernt wird, geht beim Zellteilungsprozess verloren.
- Die weitaus häufigste Ursache ist das „Nicht-Auseinanderweichen" (**Non-disjunction**) zweier homologer Chromosomen bzw. der Chromatiden eines Chromosoms während der Meiose (Abb. 5.13) oder der Mitose. Dies

Tab. 5.1 **Häufigkeiten chromosomaler Aberrationen**

– in frühen Schwangerschaften	7–8%
– in Spontanaborten	≈ 50%
– in Totgeburten und bei perinatalem Tod	5–7%
– in Lebendgeburten	0,5%
Gonosomale Aberrationen	≈ 2500:1 Mill.
Autosomale Aberrationen	≈ 2200:1 Mill.
– Down-Syndrom (Trisomie 21)	1700 bis 33 000:1 Mill. (altersabhängig)
– Edwards-Syndrom (Trisomie 18)	≈ 500:1 Mill.
– Pätau-Syndrom (Trisomie 13)	≈ 300:1 Mill.
Strukturelle Aberrationen	
– balancierte Translokationen	2000:1 Mill.
– unbalancierte Translokationen	400:1 Mill.

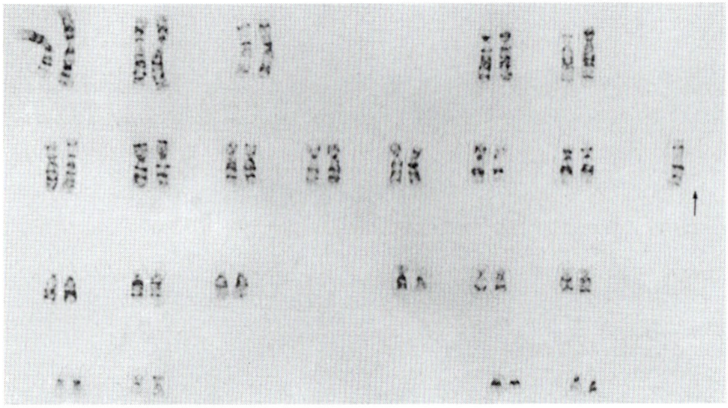

Abb. 5.14 **Karyogramm in Giemsa-Trypsin-Bandierung bei Ullrich-Turner-Syndrom; Karyotyp 45,X.** (Aufnahme: H. Schwaiger, M. Hirsch-Kauffmann, Innsbruck).

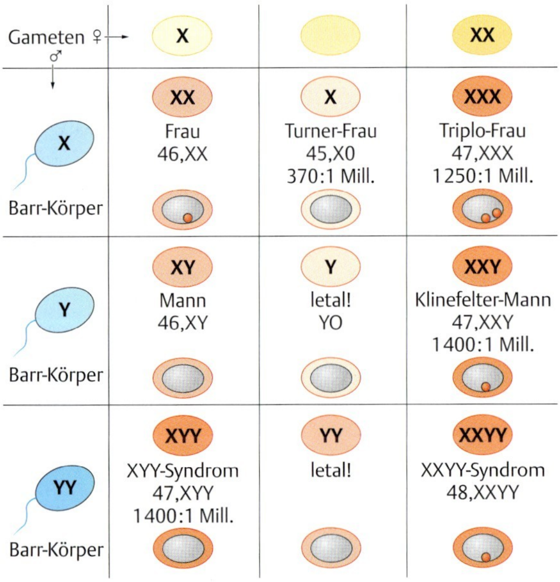

Abb. 5.15 **Gonosomale Aneuploiden. Ursache: meiotische Nondisjunction.** Schematische Darstellung der aus der Vereinigung weiblicher und männlicher Keimzellen hervorgehenden Zellen. Die Keimzellen sind in Bezug auf ihren Gonosomenbestand entweder normal oder aberrant. Die resultierenden Genotypen und Phänotypen sind angegeben, ebenso die Barr-Körperchen, die sich aus der Anzahl der inaktivierten X-Chromosomen ergeben.

führt nach erfolgter Zellteilung zu einer hypo- und einer hyperploiden Zelle. Die hypoploide Zelle geht meistens zugrunde. Höchstwahrscheinlich liegt diesem Vorgang ein Fehler im Spindelmechanismus zugrunde.

1–2% aller Zygoten sind aneuploid (*Tab. 5.1*). Meistens werden Feten mit Chromosomenaberrationen als **Spontanaborte** abgestoßen, und zwar ungefähr in 50% der Fälle. Der größte Teil davon ist heteroploid, der kleinste Teil davon hat strukturelle Aberrationen. Etwa 0,5% aller Lebendgeborenen tragen chromosomale Abnormitäten. Die **Überlebenschance** ist eine direkte Folge der **Gen-Dosis-Verschiebung**. Die Schwere des Defekts ist abhängig von der Größe des Chromosoms und der Zahl sowie Wichtigkeit der betroffenen Gene. Meist wird ein Zuviel an Information besser toleriert als ein Zuwenig. Die Auswirkungen einer Monosomie sind offenbar so katastrophal, dass sie selbst in Aborten kaum zu finden sind. Die einzige **lebensfähige Monosomie** ist die Konstellation X0 (**Ullrich-Turner-Syndrom**) (*Abb. 5.14*, *Abb. 5.15*), wobei es sich hierbei um ein Gonosom handelt und das verbliebene X-Chromosom nicht inaktiviert wird. Das Turner-Syndrom tritt in 0,03% aller weiblichen Geburten auf, 97% aller Turner-Zygoten sind nicht lebensfähig. Andere Monosomien existieren höchstens als Mosaike neben Zellen mit normalem Chromosomensatz.

Hyperploidien entstehen ebenfalls durch „Nicht-Auseinanderweichen" in der ersten oder zweiten Reifeteilung. Hierbei haben ebenfalls diejenigen, die die Gonosomen betreffen, eine bessere Überlebenschance. Ursachen dafür sind die weitgehende Inaktivierung aller überzähligen X-Chromosomen – nur ein X-Chromosom bleibt aktiv, ganz gleich, wie viele es sind – sowie die Gen-Armut des hauptsächlich heterochromatischen Y-Chromosoms.

Zu den bekanntesten gonosomalen Hyperploidie-Syndromen zählt das **Klinefelter-Syndrom** (47,XXY; *Abb. 5.16*) mit einer Häufigkeit von 1400:1 Mill., das **Triplo-X-Syndrom (47,XXX;** *Abb. 5.17*) mit einer Häufigkeit von 1250:1 Mill. und das **XYY-Syndrom** (47,XYY; *Abb. 5.18*), ebenfalls mit einer Häufigkeit von 1400:1 Mill. (*Tab. 5.2*). Auffällig ist eine mit der Zahl der X-Chromosomen zunehmende mentale Retardierung, die, trotz der Inaktivierung aller überzähligen X-Chromosomen, wahrscheinlich dadurch zustande kommt, dass der distalste Teil des X-Chromosoms der Lyon-Inaktivierung entgeht und es somit doch zu einem Gen-Dosis-Effekt kommt.

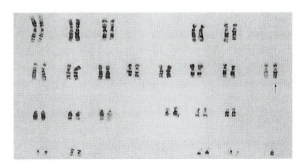

Abb. 5.16 **Karyogramm eines Klinefelter-Syndroms; Karyotyp: 47,XXY.** (Giemsafärbung, Aufnahme: H. Schwaiger, M. Hirsch-Kauffmann, Innsbruck).

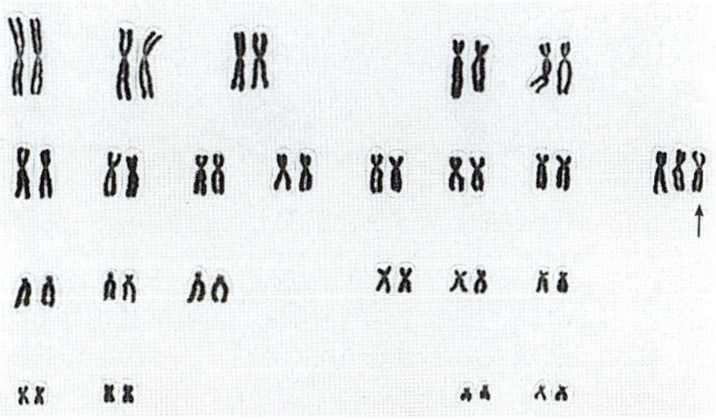

5.2 Chromosomen können Abnormitäten, Aberrationen, zeigen

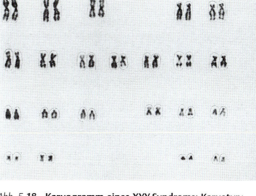

Abb. 5.17 **Karyogramm einer Triplo-X-Frau, 47,XXX.** (Giemsafärbung, Aufnahme: H. Schwaiger, M. Hirsch-Kauffmann, Innsbruck).

Abb. 5.18 **Karyogramm eines XYY-Syndroms; Karyotyp: 47,XYY.** (Giemsafärbung, Aufnahme: H. Schwaiger, M. Hirsch-Kauffmann, Innsbruck).

Tab. 5.2 **Gonosomale nummerische Aberrationen mit Leitsymptomen**

Karyotyp	Syndrom	Merkmal
45, X (Isochromosom, Deletion, Ring, Mosaike)	Ullrich-Turner-Syndrom (370:1 Mill.; häufigste Aberration in Spontanaborten)	♀; Minderwuchs, prim. Amenorrhoe → Sterilität, Pterygium coli
47, XXY (als Mosaike 5–15%)	Klinefelter-Syndrom (1400:1 Mill.)	♂; ≈ 10 cm größer als Durchschnitt; Hodenatrophie, Gynäkomastie, Azoospermie
47,XYY (auch als Mosaike)	XYY-Syndrom (1400:1 Mill.; 5% bei ♂ > 2 m)	♂; Körpergröße: 180–186 cm, evtl. IQ erniedrigt; Haltosigkeit, Passivität, Labilität, Kontaktschwäche
47,XXX (auch als Mosaike)	Triplo-X-Syndrom (1250:1 Mill.)	♀; evtl. IQ erniedrigt; sekundäre Amenorrhoe

Diese gonosomalen, nummerischen Aberrationen können durch den Nachweis von **Heterochromatin** auch im **Interphasekern**, d.h. in sich nicht teilenden Zellen, wahrscheinlich gemacht werden.

Die Inaktivierung aller X-Chromosomen bis auf eines in somatischen Zellen (s. Kap. **1.4.7**) ermöglicht die Darstellung von **Barr-Körperchen**, z.B. in gefärbten Zellen der **Mundschleimhaut** oder der **Haarfollikel**.

Auch der lange heterochromatische Arm des Y-Chromosoms zählt zum Sexchromatin und lässt sich durch Quinacrin im Interphasekern als **F-Body** färben. Geschlechtsbestimmungen anhand des Sexchromatins bedürfen, weicht die Diagnose vom phänotypischen Geschlecht ab oder macht sie eine nummerische, gonosomale Aberration wahrscheinlich, immer der Abklärung durch ein Karyogramm (Abb. 5.19).

Als erste menschliche Trisomie eines Autosoms wurde das **Down-Syndrom** (Mongolismus) bereits 1866 von Down beschrieben und 1959 von Lejeune erstmals als Trisomie des Chromosoms 21 erkannt. Mit einer Inzidenz von 1700–33000:1 Mill. ist es die **häufigste autosomale Aberration** (Tab. 5.3). Die Frequenz bei der Konzeption wird noch viel höher geschätzt, d.h. die meisten Trisomie-21-Föten führen zu Spontanaborten. Die Ursache für eine derartige „freie" Trisomie 21 (im Gegensatz zur Translokationstrisomie, s.u.) wird ebenfalls in „Non-disjunction"-Vorgängen gesehen (Abb. 5.20, Abb. 5.21).

Für solche Schwierigkeiten der regulären Verteilung scheinen kleine Chromosomen anfälliger zu sein als große. Besonders bemerkenswert ist die Zunahme der Trisomie 21 besonders mit dem **Alter der Mutter** (Abb. 5.22): Das „Nicht-Auseinanderweichen" nimmt offensichtlich altersabhängig an Häufigkeit zu.

Es wird vermutet, dass die „Klebrigkeit" der Chromosomen während des langen Diktyotäns (Ruhestadium der embryonal angelegten Eizellen) zunimmt. Eine andere Theorie besagt, dass die Zahl der Chiasmata im Laufe der Jahre abnimmt, die gepaarten Chromosomen dadurch zu viel Spielraum bekommen und deshalb Fehlverteilungen wahrscheinlicher werden. Auch eine erbliche Disposition zu „Non-disjunction" wird diskutiert.

Mithilfe von gentechnologischen Methoden konnte bewiesen werden, dass „Non-disjunction" in der Meiose I fast 4-mal häufiger auftreten als in der Meiose II. 5% der freien Trisomie 21 sind auf meiotische „Non-disjunction" in der Spermatogenese zurückzufüh-

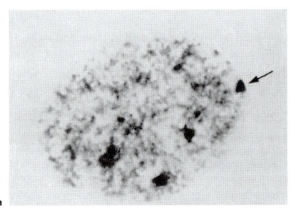
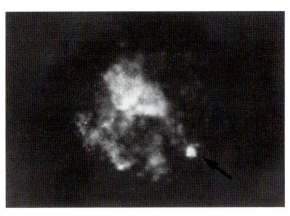

Abb. 5.19 **Sexchromatin. a Barr-Körperchen** in Zellen der Mundschleimhaut. Der Pfeil verweist auf das Kernmembran-ständige Heterochromatin. **b F-body** in Zellen der Mundschleimhaut. Das stark fluoreszierende heterochromatische Material des langen Arms des Y-Chromosoms erscheint in der Quinacrinfärbung und ist mit einem Pfeil gekennzeichnet (Aufnahme: H. Schwaiger, M. Hirsch-Kauffmann, Innsbruck).

Tab. 5.3 **Autosomale nummerische Aberrationen mit Leitsymptomen**

Aneuploidie	Syndrom	Merkmal
Trisomie 21 95% „freie" Trisomie (3–4% Translokationen, 1–2% Mosaike)	Down-Syndrom (1700–33000:1 Mill.)	kraniofaciale Dysmorphie: rundes Gesicht mit flachem Profil, mongoloide Lidachsen, weiter Augenabstand, flache Nasenwurzel, große Zunge, Vierfingerfurche, Klinodaktylie, Hautleistenveränderung, 40% Herzfehler, Duodenalstenose, IQ erniedrigt
Trisomie 18 80% „freie" (10% Translokationen, 10% Mosaike)	Edwards-Syndrom (500:1 Mill. ♀ 4:♂ 1)	Mikrognathie, tiefsitzende dysplastische Ohren, Beugekontraktur, Untergewicht, innere Fehlbildungen, Encephalopathie; Tod innerhalb des 1. Lebensjahres
Trisomie 13 (15% Translokationen, 5% Mosaike)	Pätau-Syndrom (300:1 Mill.)	Lippen-Kiefer-Gaumen-Spalte, Mikrocephalie, Mikrophthalmie, Hexadaktylie, innere Missbildungen, Tod nach ~ 4 Monaten

Abb. 5.20 **Karyogramm einer Trisomie 21; Karyotyp: 47,XY + 21** (Aufnahme: H. Schwaiger, M. Hirsch-Kauffmann, Innsbruck).

ren, allerdings ohne belegbare Altersabhängigkeit. Das heißt aber nicht, dass das **väterliche Alter** bei Neumutationen außer Acht gelassen werden könnte. Durch die ständige Vermehrung der männlichen Keimzellen machen diese viel mehr Replikationen durch als die weiblichen und gehen daher ein größeres Risiko für Mutationen ein.

Fest steht, dass jenseits des 35. Lebensjahrs das Risiko für eine Frau, ein Kind mit **Morbus Down** zu gebären, drastisch ansteigt (1:300). Bei 40-Jährigen ist es bereits jede 68igste Geburt.

Trisomien sind theoretisch für alle Chromosomen denkbar. Einige, besonders die der großen Chromosomen, führen aber wahrscheinlich derartig früh zum Abort, dass sie nie gefunden worden sind. Mit einer Häufigkeit von 500:1 Mill. ist die **Trisomie 18** (**Edwards-Syndrom**) (*Abb. 5.23*) die zweithäufigste autosomale Trisomie, gefolgt von der **Trisomie 13** (**Pätau-Syndrom**) mit einer Häufigkeit von 300:1 Mill. Bei beiden Syndromen sterben die Kinder bereits im Säuglingsalter. Bekannt sind weiterhin Trisomien, besonders partielle (nur ein Teil des Chromosoms ist trisom, s. strukturelle Aberrationen, *Rep. 5.3*), von Chromosom 8 und 9.

Findet „Non-disjunction" in einer Zelle der frühen Teilungsstadien des Föten statt (**postzygotische mitotische Non-disjunction**), so kann eine derart aberrant gewordene Zelle zu einem eigenen Klon auswachsen. Es finden sich dann in einem Individuum Zellklone mit unterschiedlichen Chromosomensätzen. Neben normalen Zellen gibt es hypo- und hyperploide. Da die monosomen Zellen nicht überleben, bleibt eine Mischung von normalen und hyperploiden Zellen übrig. Einen solchen Karyotyp bezeichnet man als **chromosomales Mosaik** (*Abb. 5.24*). Wie schwer sich das Vorhandensein eines Mosaiks auf den Phänotyp auswirkt, hängt zum einen davon ab, zu welchem Zeitpunkt die mi-

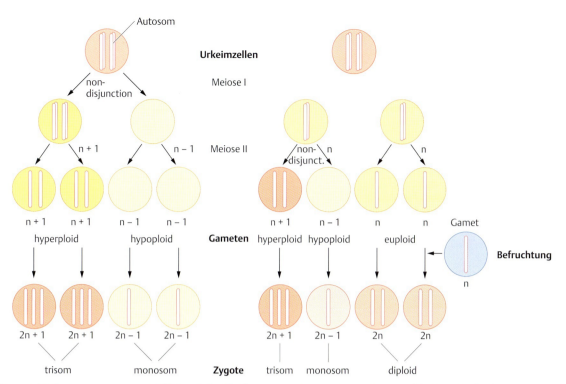

Abb. 5.21 **Entstehung einer Trisomie-21-Zygote durch „Non-disjunction" in der Meiose.** Eine Urkeimzelle mit diploidem Chromosomensatz (hier sind nur zwei der 46 Chromosomen eingezeichnet) tritt in die Meiose ein. In der ersten Teilung kommt es zur Non-disjunction. Die homologen Chromosomen 21 werden nicht getrennt. Es entsteht eine Zelle mit n + 1 (24 Chromosomen) und eine mit n − 1 (22 Chromosomen). Daraus resultieren 2 hyper- und 2 hypoploide Gameten. Werden diese mit einem normalen Gameten befruchtet, entsteht entweder eine für das Chromosom 21 trisome oder monosome Zygote.

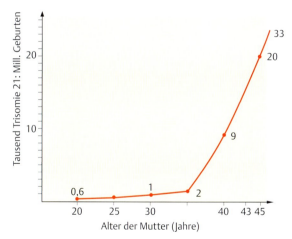

Abb. 5.22 **Trisomie-21-Geburten in Abhängigkeit vom Alter der Mutter.**

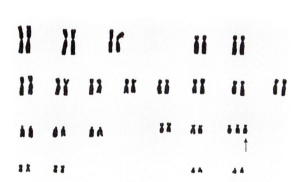

Abb. 5.23 **Karyogramm einer Trisomie 18; Karyotyp: 47,XX + 18** (Aufnahme: H. Schwaiger, M. Hirsch-Kauffmann, Innsbruck).

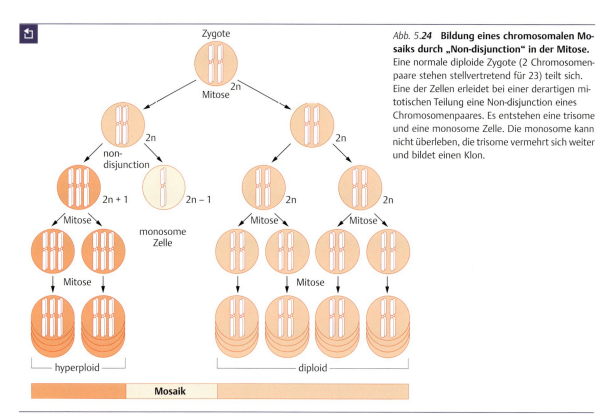

Abb. 5.**24** **Bildung eines chromosomalen Mosaiks durch „Non-disjunction" in der Mitose.** Eine normale diploide Zygote (2 Chromosomenpaare stehen stellvertretend für 23) teilt sich. Eine der Zellen erleidet bei einer derartigen mitotischen Teilung eine Non-disjunction eines Chromosomenpaares. Es entstehen eine trisome und eine monosome Zelle. Die monosome kann nicht überleben, die trisome vermehrt sich weiter und bildet einen Klon.

totische Non-disjunction stattgefunden hat, d. h. wie viele der Zellen des Individuums aberrant sind, zum anderen davon, zu welchen Geweben und Organen die aberranten Zellklone während der Organentwicklung Zellen beigesteuert haben.

5.2.2 Strukturelle Aberrationen sind sichtbare Veränderungen der Chromosomen

Um die Struktur eines Chromosoms zu verändern, muss eine **Mutation** ein ganzes Segment betreffen (Rep. 5.**3**). Derartige Mutationen unterscheiden sich von Punktmutationen dadurch, dass eine Rückmutation meist nicht mehr möglich ist. **Ursachen** für derartige Mutationen sind z. B. ionisierende Strahlen, chemische Mutagene, Mykoplasmen, Drogen (LSD, Marihuana) oder Viren, die im Chromosom zu Bruchereignissen führen können. **Brüche** sind die Voraussetzung für strukturelle Umbauten jeder Art. Diese Brüche finden sich häufig in Regionen des Chromosoms, in denen die DNA **repetitive Sequenzen** enthält und die sich cytogenetisch als heterochromatisch darstellen. 70% aller entstehenden Brüche heilen unbemerkt. Wahrscheinlich fördern die repetitiven Basensequenzen das Zusammenfinden komplementärer DNA-Stücke und erleichtern somit der Ligase ihre Wiederherstellungsfunktion.

Es ist von großer Bedeutung, zu welchem **Zeitpunkt im Zellcyclus** das Bruchereignis stattfindet:

Trifft das schädigende Agens ein Chromosom in der G_1-**Phase** und induziert ein Bruchereignis, dann wird dieses, nach Replikation des Chromosoms in der S-Phase, in der Metaphase der folgenden Mitose als Chromosomenbruch vorliegen. Dabei sind beide Chromatiden betroffen. In einem solchen Fall wird eine Brückenbildung zwischen beiden Chromosomenbruchstellen diskutiert (**Bruchfusionsbrücke**). Es kommt zur Bildung eines **dizentrischen Chromosoms**, das im Verlauf der Anaphase durch Ansatz von Spindelfasern an beiden Zentromeren (**Anaphasebrücke**) auseinandergerissen werden kann. Dieses neuerliche Bruchereignis unterteilt das dizentrische Chromosom in zwei ungleich große defekte Chromosomen. Beide Tochterzellen erhalten abnorme Chromosomen (Abb. 5.**25**).

Die zweite Möglichkeit: Das Bruchereignis findet erst in der G_2-**Phase** statt. Dieser Bruch führt dann zu einem Chromatidenbruch, da nur eine Chromatide eines bereits replizierten Chromosoms betroffen wird. Nach der Verteilung der Chromosomen auf die Tochterzellen wird nur eine Zelle ein Chromosom mit Deletion enthalten (Abb. 5.**26**).

Unterschiedlich viele Bruchereignisse können an strukturellen Chromosomenaberrationen beteiligt sein.

Grundsätzlich unterscheidet man balancierte und unbalancierte Strukturveränderungen (Abb. 5.**27**):

Balancierte Strukturveränderungen. Von balancierten Strukturveränderungen spricht man nur dann, wenn es weder zu Verlust noch zu Gewinn von chromosomalem Material kommt. Derartige Veränderungen zeichnen sich nur durch einen Umbau der Chromosomen aus, und zwar als Folge von falscher Wiedervereinigung der Bruchstücke. Solche balancierten Strukturveränderungen können über Generationen vererbt werden und führen im Träger zu keiner Beeinträchtigung des Phänotyps. Finden sie sich

Repetitorium 5.3

Strukturelle Chromosomenaberrationen

Ursache: Bruchereignisse im G_1- oder G_2-Phase-Chromosom

1. Deletion: Defizienz = Verlust von Bruchstücken

(A B C D E)(F G) → (A D E)(F G)

oder

(A B C D E)(F G) → (A B C D E)(F)

2. Inversion: Umbau = Bruchstück wird um 180° gedreht und wieder eingesetzt, Umbau innerhalb des Chromosoms

a) parazentrisch = Brüche in einem Arm:

(A B C D E)(F G) → (A B D C E)(F G)

b) perizentrisch = Brüche in beiden Armen:

(A B C D E)(F G) → (A B C D F)(E G)

3. Ringchromosomen: Abbrüche an beiden Enden

(A B C D E)(F G) → Ring(B C D E F)

4. Duplikation: Umbau = Insertion des Bruchstücks im homologen Partnerchromosom

(A B C D E)(F G)   (A B E)(F G)
→ Deletion

(A B C D E)(F G)   (A B C D C D E)(F G)
→ Duplikation

Ursache: Ungleiches Crossing-over homologer Chromosomen

(A B C D E)(F G)   (A B C B C D E)(F G)
→ Duplikation

(A B C D E)(F G)   (A D E)(F G)
→ Deletion

5. Translokationen: Umbau = Bruchstücke werden zwischen Chromosomen ausgetauscht

a) einfache (wahrscheinlich auch reziprok)

(A B C D E)(F G)   (A B C)(F G)
                   Deletion
(L M N)(O P Q)   (L M N)(O P Q D E)
Fragment   Addition

→ kein Materialverlust

b) reziproke

(A B C D E)(F G H)   (L M N C D E)(F G H)
(L M N O P)(Q R)   (A B O P)(Q R)

6. Sonderform: Zentrische Fusion: Robertsonsche Translokation (betrifft akrozentrische Chromosomen)

a) Umbau zwischen homologen Chromosomen

(A B C D E)
(A B C D E)   →   (A B C D E)(E D C B A)
(Isochromosom)
Translokationschromosom, metazentrisch, zwei gleiche Arme

b) Umbau zwischen heterologen Chromosomen

(A B C D E)
(F G H)   →   (A B C D E)(H G F)
Translokationschromosom submetazentrisch

---

allerdings auch in den Keimzellen, so bilden sie ein Risiko bei der Vererbung!

Unbalancierte Strukturveränderungen. Darunter versteht man Verlust oder Gewinn von chromosomalem Material. In diesen Fällen können ganze Chromosomenarme oder auch Chromosomensegmente beteiligt sein. Man unterscheidet bei solchen Umbauten zwischen intrachromosomalen (sie finden innerhalb eines Chromosoms statt) und interchromosomalen Umbauten (diese finden zwischen verschiedenen Chromosomen statt). Solche unbalancierten Strukturveränderungen können entweder vererbt sein – ein Elternteil ist Träger einer balancierten strukturellen Aberration (s.o.) – oder durch externe Einflüsse auf einen Gameten neu entstehen.

Der Verlust eines Chromosomenstücks, die „**Deletion**", führt zur **partiellen Monosomie**. Der Gewinn von chromosomalem Material, z. B. bei **Duplikationen** oder **Translokationen**, führt zur **partiellen Trisomie**. Derartige Veränderungen sind von allen Chromosomen bekannt. Monosomien werden auch hier schwerer toleriert als Trisomien. Jedes Chromosomensegment führt, liegt es aberrant vor, zu einem **charakteristischen Phänotyp**. Kinder mit gleichen Defekten ähneln sich dabei mehr als Geschwister (**Dysmorphiesyndrome** helfen bei der Diagnose, Rep. 5.4). Umbauvorgänge führen auch zu **Ringchromosomen**, **Isochromosomen** und Inversionen. Jeder Nachweis einer strukturellen Aberration bei einem Individuum muss unbedingt eine **Familienuntersuchung** nach sich ziehen, um abzuklären, ob diese unbalancierte Form aus einer balancierten durch Vererbung hervorgegangen ist. Diese Abklärung ist nötig, um Familienberatungen durchführen zu können.

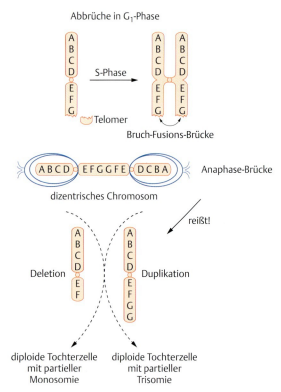

Abb. 5.25 **Strukturelle Aberrationen nach Bruchereignissen in der G$_1$-Phase.** Bruchereignisse in der G$_1$-Phase können zur Entstehung dizentrischer Chromosomen und nach der Zellteilung zu strukturellen Chromosomenaberrationen in den Tochterzellen führen. Bei diploidem Chromosomensatz betrifft das natürlich immer nur eines der Chromosomen, das homologe bleibt weiterhin intakt.

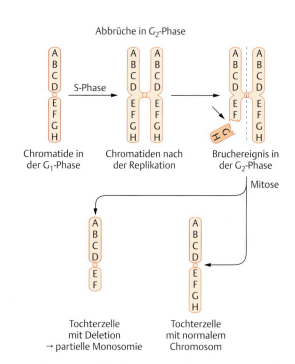

Abb. 5.26 **Strukturelle Aberrationen nach Bruchereignissen in der G$_2$-Phase.** Bruchereignisse an der Chromatide eines Chromosoms in der G$_2$-Phase können nach der Teilung zu einer strukturellen Aberration in einer der Tochterzellen führen.

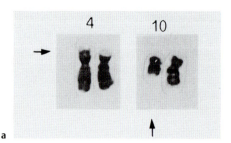

Abb. 5.27 **Translokationen. a Balancierte Translokation:** Es sind die Chromosomen 4 und 10 in der Giemsa-Trypsin-Bandierung dargestellt. Der untere Teil des langen Arms von Chromosom 10 ist auf den kurzen Arm von Chromosom 4 transloziert, ohne dass genetisches Material verloren gegangen ist. Der Phänotyp ist unauffällig. **b Balancierte und unbalancierte Translokation:** Dargestellt sind die Chromosomen 13 und 14. Im balancierten Zustand (Giemsa-Färbung) ist das Chromosom 13 zentrisch mit dem Chromosom 14 fusioniert. (Unauffälliger Phänotyp). Bei der Weitergabe eines solchen Translokationschromosoms an die Nachkommen kann dies beim Vorhandensein von zwei normalen Chromosomen 13 zu einer Trisomie 13 führen (Oninacerin-Bandierung). Unbalancierter Zustand; stark beeinträchtigter Phänotyp (Aufnahme: H. Schwaiger, M. Hirsch-Kauffmann, Innsbruck).

5.2 Chromosomen können Abnormitäten, Aberrationen, zeigen

Tab. 5.4 **Häufigkeiten und klinische Symptome struktureller Chromosomenaberrationen (partielle Monosomien)**

Chromosomenaberration	Syndrom	Merkmal
4 p⁻	Wolf-Hirschhorn-Syndrom (≈ 20:1 Mill.)	Mikrocephalie, diverse Gesichtsdysmorphien, Debilität
5 p⁻	Katzenschrei-Syndrom (≈ 20:1 Mill.)	hoher Schrei des Säuglings (Larynxmissbildung), IQ sehr niedrig, Mikrocephalie, Mondgesicht, tief sitzende Ohren
7 q⁻	Wiliams-Beuren-Syndrom (20–40:1 Mill.)	Gesichtsdysmorphie (Elfengesicht), kognitive Behinderung, supervalvuläre Aorten- und Pulmonalstenose
9 p⁻	9-Deletions-Syndrom (≈ 20:1 Mill.)	Schädelmissbildung (Trigonocephalie), IQ erniedrigt, Herzmissbildung
13 q⁻	13-Deletions-Syndrom (≈ 60:1 Mill.)	Mikrocephalie, Gesichtsasymmetrie, Augen-, Ohren-, Nasenanomalien, Retinoblastom, fehlende Daumen, IQ erniedrigt
18 p⁻	de Grouchy-Syndrom Typ I (≈ 20:1 Mill.)	Kleinwuchs, Mikrocephalie, IQ erniedrigt, abnorme Ohrmuscheln, gute Überlebenschancen
18 q⁻	de Grouchy-Syndrom Typ II (≈ 20:1 Mill.)	Hypotonie, Mikrocephalie, IQ niedrig, Ohrenfehlbildungen, gute Überlebenschancen, Infektanfälligkeit
22 q⁻	Di-George-Syndrom, Velo-Cardio-Faciales-Syndrom, Conotruncale Kardiopathie, überlappende Symptomatik **CATCH-22** (≈ 250:1 Mill.)	**C**ardialer Defekt, **A**bnormales Gesicht, **T**hymushypoplasie, **C**laffender Gaumen, **H**ypo-Calcämie, 22q11-Deletions-Syndrom, includient mehrere Gene

---

Repetitorium 5.4

Häufige Symptome bei chromosomalen Aberrationen
- körperliche und geistige Entwicklungsstörung
- Dysmorphiezeichen an Kopf, Händen und Füßen
- Fehlbildungen innerer Organe
- Hautleistenbefunde

Deletionen sind häufige strukturelle Aberrationen

Endständige Deletionen (Defizienzen) werden durch ein einzelnes Bruchereignis hervorgerufen. Ein endständiges Chromosomenstück (**Telomer**) bricht ab (*Abb. 5.29a*). Das zentromerlose Fragment geht während der nächsten Mitose verloren, da Spindelfasern nirgends ansetzen können.

Interstitielle Deletionen (zwei Bruchereignisse) brechen ein Chromosomenstück aus einem Chromosom heraus. Die Bruchstellen verschmelzen miteinander. Eine derartige Deletion kann in der Meiose sichtbar werden. Da das Deletionschromosom nur heterozygot vorliegt, bildet das intakte Chromosom während der Synapse eine Schleife an der Stelle der Deletion.

Die **Beeinträchtigung des Phänotyps** hängt von der Größe des Defekts und der genetischen Aktivität des verloren gegangenen Materials ab. Man muss davon ausgehen, dass bei einer sichtbaren Deletion mehrere Hundert Gene verloren gegangen sind. Doch nicht nur der Verlust der Gene hat nachteilige Konsequenzen für den Organismus. Vielmehr können sich Gene, die im diploiden Zustand rezessiv unterdrückt waren, durch die nunmehr für das bestimmte Chromosom entstandene partielle Monosomie u. U. ausprägen.

Zahlreiche **Deletionssyndrome** sind beim Menschen bekannt (*Tab. 5.4*). Die **5 p⁻-Deletion** oder das **Katzenschrei-Syndrom** (Cri-du-chat) ist eine Fehlbildung des Larynx und bringt es mit sich, dass Babys mit dieser Veränderung wie junge Katzen schreien. Eine geistige Retardierung, antimongoloide Lidachsenstellung, tief sitzende Ohren und Mondgesicht sind weitere Kennzeichen. Als Entstehungsmechanismus kommt entweder eine Spontanmutation in Frage oder die Vererbung durch einen Elternteil (*Abb. 5.28*), der eine balancierte Translokation trug, in der der kurze Arm des Chromosoms 5 auf ein anderes Chromosom übertragen war.

Der Träger beider am Umbau beteiligten Chromosomen (Deletion und Addition) zeigt phänotypisch keine Veränderung. In seinem Karyotyp ging kein Chromosomenmaterial verloren, er ist balanciert. Probleme entstehen erst bei der Verteilung seiner Chromosomen auf die Gameten und der Reduktion zum haploiden Chromosomensatz. Hierbei kommt es dazu, dass ein Gamet entweder das intakte oder das deletierte Chromosom 5 erhält. Das Gleiche gilt für das Chromosom, das den kurzen Arm des Chromosoms 5 als Addition trägt. Kombiniert sich der ein aberrantes Chromosom tragende Gamet mit dem intakten Gameten des Partners, dann wird die resultierende Zygote für das entsprechende Chromosomenbruchstück entweder partiell monosom oder partiell trisom sein. Es entsteht ein Syndromträger.

Neben dem Katzenschrei-Syndrom werden für fast alle Chromosomengruppen Deletionssyndrome beschrieben.

Ringchromosomen entstehen durch Deletion beider Telomere eines Chromosoms

Deletieren beide Telomere eines Chromosoms, so kann dies zur **Ringchromosomen-Bildung** führen (s. *Rep. 5.3*). Die Telomere schützen normalerweise das Chromosom vor Ringbildung. Gehen sie verloren, dann entstehen „sticky ends" (s. obige Diskussion über repetitive Sequenzen). Es kommt zur End-zu-End-Verklebung. Fast alle Chromosomen können Ringe bilden (*Abb. 5.29b*). Die Ringe sind mitotisch stabil, meiotisch gehen sie meist verloren und werden deshalb selten vererbt.

Nach der Menge des genetischen Materials, das durch die Telomerabbrüche verloren gegangen ist, richtet sich das phänotypische Erscheinungsbild der Ringchromosomen-Träger. Häufig findet man **Entwicklungsverzögerung** und **geistige Retardierung**.

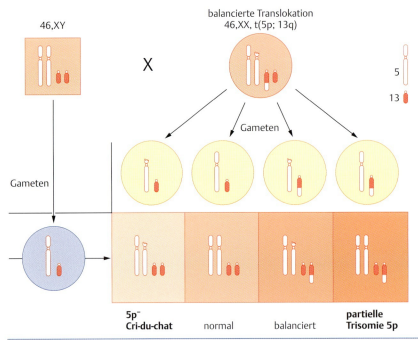

Abb. 5.28 **Entstehung des Cri-du-chat-Syndroms aus einer balancierten Translokation.** In Form eines genetischen Kombinationsquadrates sind die möglichen Keimzellen aufgezeichnet, die bei einem normalen Mann und bei einer eine balancierte Translokation zwischen Chromosom 5 und Chromosom 13 tragenden Frau entstehen können. Es sind der Übersichtlichkeit halber nur die Chromosomenpaare 5 und 13 eingezeichnet. Die Kreuzung der Gameten führt zu den theoretisch möglichen Genotypen.

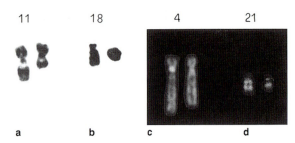

Abb. 5.29 **Strukturelle Chromosomenaberrationen. a** Deletion am langen Arm von Chromosom 11. **b** Ringchromosom 18. **c** Perizentrische Inversion am Chromosom 4. **d** Duplikation am langen Arm von Chromosom 21 (Aufnahme: H. Schwaiger, M. Hirsch-Kauffmann, Innsbruck).

Inversionen entstehen durch Doppelbrüche

Wird das herausgebrochene Chromosomenstück um 180° gedreht und an derselben Stelle wieder eingebaut, dann entstehen **Inversionen** (s. Rep. 5.3). Liegen die Bruchstellen in beiden Armen einer Chromatide, so ist die Folge eine **perizentrische** Inversion (Abb. 5.29c). Liegen sie nur in einem Arm einer Chromatide, kommt es zu einer **parazentrischen** Inversion. Obwohl bei dieser Art der Chromosomenaberration kein genetisches Material verloren geht, kann es doch phänotypisch Folgen haben: Der Verlust des Nachbarschaftseinflusses macht häufig Gene unwirksam. Der sog. **Positionseffekt** beeinflusst die geordnete Expression der genetischen Information.

So ist z. B. eine perizentrische Inversion Ursache des **Koloboms**, einer Augenmissbildung beim Menschen. Da Inversionen meist nur eines der homologen Chromosomen betreffen, werden sie ebenso wie die Deletionen in der Meiose sichtbar. Es kommt in der Synapse der homologen Chromosomen zu Schleifenbildungen.

Duplikationen sind Folge von drei Bruchereignissen

Werden Bruchstücke eines Chromosoms auf das homologe Chromosom, in dem ebenfalls ein Bruchereignis stattfand, übertragen, so kann daraus für das eine Chromosom eine **Deletion**, für das andere eine **Duplikation** des betreffenden Bruchstücks folgen (s. Rep. 5.3, Abb. 5.29d)

Duplikationen sind wesentliche Faktoren im Verlauf der **Evolution** (S. 209) und können als Folge **ungleichen Crossing-overs** homologer Chromosomen entstehen (S. 185). Ungleiches Crossing-over kann dadurch entstehen, dass die Paarung der homologen Chromosomen in der Synapse nicht ganz exakt erfolgt. So etwas geschieht vor allem in Regionen mit relativ hohem Heterochromatin-Gehalt. Nach der Trennung der Chromatiden resultieren vier Chromosomen: zwei normale, eines mit einer Duplikation, eines mit einer Deletion.

Durch eine derartige Deletion soll das abnorme **Hämoglobin Lepore** zustande gekommen sein. Hierbei werden unter Verlust von Teilen des δ- und β-Genlocus diese beiden fusioniert. Durch die im Gegenzug erfolgende Duplikation der δ/β-Sequenzen bildet sich das **Anti-Lepore**-Hämoglobin.

Die Folge von Duplikationen können veränderte Phänotypen sein. Auch hier spielt der Positionseffekt eine Rolle. Duplikationen beim Menschen wurden als **Duplikations-Deletions-Syndrom** am Chromosom 3 gefunden (angeborene

Missbildungen). Duplikationen der Satelliten haben keine Auswirkung auf den Phänotyp.

Neuerdings, durch neue Techniken ermöglicht, wurden derartige chromosomale Veränderungen auch als **„Variationen der Kopienzahl"** beim Vergleich von individuellen Genomen mit einem Standard-Genom gefunden. Man vermutet bis zu 100 Sequenz-Unterschiede zwischen einzelnen Menschen durch derartige, variabel lange **„DNA-Blöcke"**. In etwa der Hälfte dieser „Blöcke" finden sich Sequenzen bekannter Gene. Über einen eventuellen Krankheitswert dieser **„Polymorphismen"** ist noch nichts bekannt. Allerdings erforscht man, ob sie in der Tumordiagnostik als Marker Verwendung finden könnten.

Häufige Folge einer Duplikation am X-Chromosom ist die Bildung von **Isochromosomen**. Darunter versteht man metazentrische Chromosomen mit zwei homologen Armen. Diese Arme können entweder die p-Arme oder die q-Arme sein. Der **Entstehungsmechanismus** für derartige Isochromosomen ist folgender (*Abb. 5.30*): Teilt sich ein Zentromer in der Quer- statt in der Längsrichtung, so entstehen zwei telozentrische Chromosomen, die, wenn sie nicht verloren gehen, an entgegengesetzte Pole gezogen werden. Wird ein derartiges Chromosom in der S-Phase repliziert, kann ein stabiles metazentrisches Chromosom mit identischen Armen entstehen. Das Isochromosom ist meistens inaktiviert und imponiert in der Interphase als großer Barr-Körper. Im Allgemeinen gilt, dass X-Chromosomen, die eine Translokation tragen, inaktiviert werden und das unveränderte, zweite X-Chromosom entgegen der Regel der Zufallsinaktivierung in allen Zellen aktiv bleibt. (Wird X-chromosomales Material auf ein Autosom transloziert, dann bleibt dieses Chromosom aktiv und das zweite X-Chromosom wird inaktiviert – möglicherweise als Schutzmechanismus, damit kein Autosom unter der Regie eines X-Chromosoms inaktiviert wird.)

> Liegt ein X-Chromosom als Isochromosom vor (i[Xq]), so hat das betreffende Individuum eine partielle **Trisomie** für den langen Arm des X-Chromosoms und eine partielle **Monosomie** für den kurzen Arm. Der Phänotyp entspricht in diesem Fall einem Turner-Syndrom.

„Pseudo"-Isochromosomen können als Folge einer **zentrischen Fusion** entstehen: Zwei homologe, akrozentrische Chromosomen werden nach Bruchereignissen in der Zentromerregion und Verlust der kurzen Arme aufeinander transloziert und ergeben ein metazentrisches Chromosom mit identischen Armen. Derartige Isochromosomen spielen eine große Rolle in der genetischen Beratung, da sie in der Vererbung zu strukturellen Trisomien führen können (s. auch Robertson-Translokation, S. 190).

Translokationen sind Fragment-Übertragungen auf andere Chromosomen

Translokation ist die Übertragung eines Bruchstückes auf ein nicht-homologes (= heterologes) Chromosom. Bei der „einfachen Translokation" bricht ein Endstück eines Chromosoms ab und wird auf das Ende eines nicht-homologen Chromosoms übertragen. Da die Telomere die Chromosomenenden versiegeln, liegen auch der einfachen Translo-

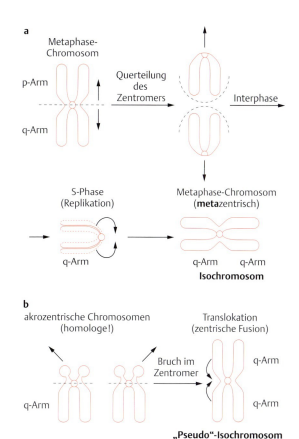

Abb. 5.30 **Möglichkeiten zur Entstehung von Isochromosomen. a** Querteilung statt Längsteilung im Zentromer. Eine Replikation der telozentrischen Chromosomen ohne anschließende Trennung der Chromatiden führt zu Isochromosomen. **b** Der Spezialfall einer zentrischen Fusion unter Beteiligung homologer, akrozentrischer Chromosomen führt zu „Pseudo"-Isochromosomen.

kation zwei Bruchereignisse zugrunde. **Reziproke Translokation** ist der wechselseitige Austausch von Abbruchfragmenten zwischen nicht homologen Chromosomen (zwei Bruchereignisse, s. auch *Abb. 5.27* u. *5.31*). Die Ursachen für solche Translokationen konnten z. B. an Pflanzen untersucht werden. So kann die Klebrigkeit der Chromosomenenden in der Meiose zum Aneinanderkleben von Chromosomen führen, die anschließend in der Anaphase I auseinander gerissen werden.

Reziproke Translokationen haben für den Träger häufig keine nachteiligen Folgen. Allerdings treten **Schwierigkeiten während der Meiose** auf (*Abb. 5.31*). Statt zur Bildung von Chromosomen-Paaren, von Bivalenten, kommt es zur Bildung von **Multivalenten**. Vier Zentromere sind in dem Fall an der Verteilung der Chromosomen beteiligt, und es kommt zur Komplikation beim Auseinanderweichen in der Metaphase I.

Es kann zu folgenden Arten der Segregation kommen (*Abb. 5.31*):

- **Alternierende Segregation.** Schräg gegenüberliegende Chromosomen werden auseinandergezogen (die normalen unveränderten Chromosomen wandern in einen

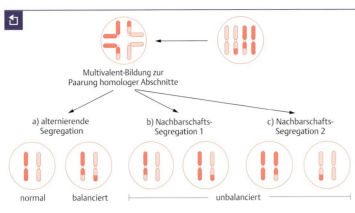

Abb. 5.**31** **Verhalten von Chromosomen mit reziproker Translokation in der Meiose.** Durch Aneinanderlagerung homologer Chromosomenabschnitte in der Meiose entstehen Multivalente. Bedingt durch die vier beteiligten Zentromere, können die Chromosomen in wechselnder Kombination an die Pole gezogen werden. **a** Alternierend: Schräg gegenüberliegende Chromosomen wandern an einen Pol. **b** Nachbarschafts-Segregation 1: Horizontal benachbarte Chromosomen wandern zusammen. **c** Nachbarschafts-Segregation 2: Vertikal benachbarte Chromosomen wandern zusammen. Die jeweils entstehenden Gameten führen bei Befruchtung mit einem normalen Gameten zu normalen balancierten bzw. unbalancierten Individuen.

Gameten bzw. beide Translokationschromosomen wandern in einen Gameten; bei Kombination mit einem normalen Partnergameten entsteht eine normale bzw. eine balancierte Zygote).
- **Nachbarschafts-Segregation.** Direkt nebeneinander liegende Chromosomen werden auseinander gezogen. Dabei gelangt jeweils ein normales Chromosom zusammen mit einem translocierten in einen Gameten. Solche Gameten führen bei Befruchtung durch einen normalen Gameten entweder zum Monosomie- oder Trisomie-Syndrom.

Reziproke Translokationen zählen beim Menschen zu den häufigsten strukturellen Aberrationen. Eine Sonderform der reziproken Translokationen bildet die sog. **Robertson-Translokation**. Sie tritt am häufigsten von allen reziproken Translokationen auf. Eine Robertsonsche Translokation ist eine **zentrische Fusion** zwischen zwei akrozentrischen Chromosomen. Eine solche zentrische Fusion wurde bereits als Ursache für die Bildung von Isochromosomen vorgestellt. Zentrische Fusionen kommen aber auch zwischen heterologen Chromosomen vor. Auch hierbei ist die Folge eine Reduktion der Chromosomenzahl um ein Chromosom, d. h. 2n = 45. Der Bruch im Zentromer führt zum Verlust der kurzen Arme, der vom Organismus wegen des vorwiegend heterochromatischen Materials als bedeutungslos toleriert wird. Nach zentrischer Fusion im Zentromer bilden die langen Arme ein submetazentrisches Chromosom (bei heterologen Chromosomen) bzw. ein metazentrisches Chromosom (bei homologen Chromosomen). Am häufigsten sind Chromosomen der D- und G-Gruppen von dieser Form der Translokation betroffen. Ursache dafür ist ihre enge Assoziation in der Zelle, da sie Nucleolus-Organisatoren tragen. Am häufigsten findet sich die D/G-Translokation 14/21. Auch die Robertson-Translokationen führen zu **Komplikationen in der Meiose** (Abb. 5.**32**). In diesem Fall werden statt Bivalenten **Trivalente** gebildet, und auch hier gibt es entweder eine alternierende oder eine Nachbarschafts-Segregation.

> Ist bei der Robertson-Translokation das Chromosom 21 beteiligt, so kann es bei einer Nachbarschafts-Segregation zu einer Kombination des Translokationschromosoms mit dem normalen Chromosom 21 kommen. Die Befruchtung mit einem normalen Gameten führt zum Vorhandensein von

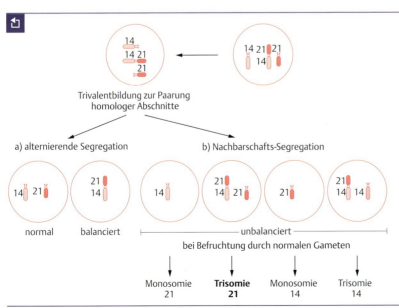

Abb. 5.**32** **Verhalten von Chromosomen mit reziproken Translokationen in der Meiose: Spezialfall Robertson-Translokation.** Akrozentrische Chromosomen, die zentrisch fusioniert sind, führen in der Meiose mit ihren homologen Partnern zu Trivalenten. Die Chromosomen werden entweder bei der meiotischen Teilung alternierend oder entsprechend ihrer Nachbarschaft auf die Gameten verteilt. Normale balancierte und unbalancierte Gameten entstehen. Letztere führen bei Befruchtung mit einem normalen Gameten zu trisomen Zygoten.

5.2 Chromosomen können Abnormitäten, Aberrationen, zeigen   **191**

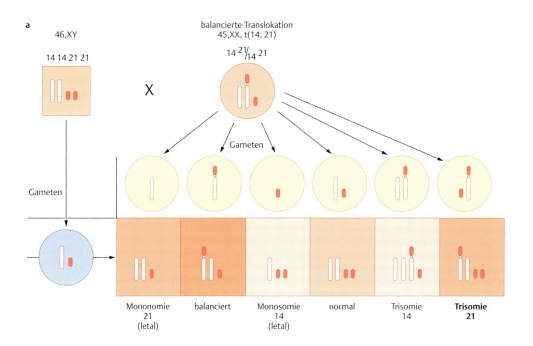

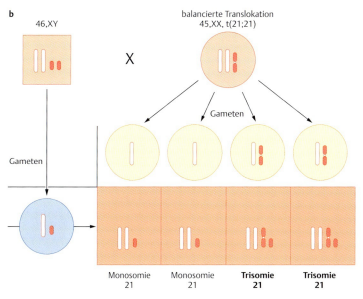

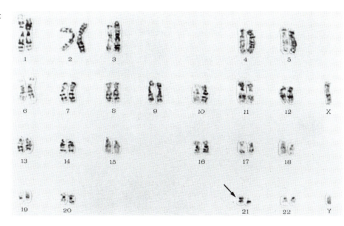

Abb. 5.33 **Translokationsmongolismus.**
a Translokationsmongolismus als Folge einer Robertson-Translokation zwischen heterologen Chromosomen. Die möglichen Gameten eines chromosomal unauffälligen Mannes und die einer Frau mit einer $^{14}/_{21}$-Translokation sind ins genetische Kombinationsquadrat eingetragen. Die möglichen resultierenden Zygoten sind angegeben, wobei nur die betroffenen Chromosomen 14 und 21 symbolisch dargestellt sind.
b Translokationsmongolismus als Folge einer zentrischen Fusion homologer Chromosomen. Eingetragen sind die möglichen Gameten eines chromosomal unauffälligen Mannes und einer Frau, die Trägerin eines Translokationschromosoms $^{21}/_{21}$ ist. Durch die Fixierung beider Chromosomen 21 im Translokationschromosom ist die Entstehung normaler oder balancierter Nachkommen ausgeschlossen. **c** Translokationstrisomie 21 im Karyogramm; zentrische Fusion zwischen Chromosom 21 und 21 Karyotyp: 45,XY, t(21; 21) (Giemsa-Trypsin-Bandierung).

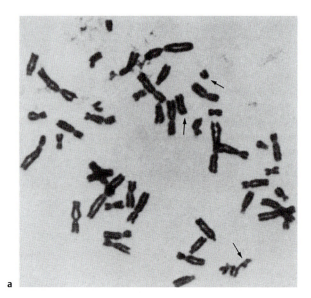

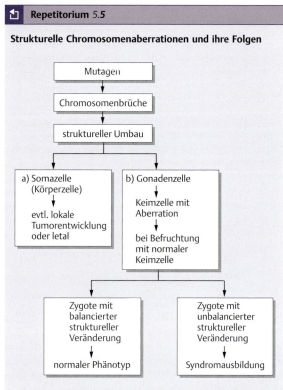

Repetitorium 5.5

Strukturelle Chromosomenaberrationen und ihre Folgen

- Möglichkeit der Entstehung einer Zygote mit balancierter struktureller Veränderung → normaler Phänotyp
- Möglichkeit der Entstehung einer Zygote mit unbalancierter struktureller Veränderung → Syndromausbildung

Reparatosen sind mit Chromosomen-Instabilität assoziiert

Einige autosomal-rezessive Erbkrankheiten sind dadurch charakterisiert, dass sie einen Defekt im DNA-Reparaturmechanismus haben. Diesen Krankheiten ist meistens neben der gesteigerten Strahlensensibilität ein erhöhtes Tumorrisiko und eine **Chromosomen-Instabilität** gemeinsam (s. Kap. 2). Diese Chromosomen-Instabilität kann sich in einem gehäuften Auftreten von Chromosomen- und Chromatidbrüchen (Abb. 5.34a) in den Fibroblasten und Lymphocyten der Patienten äußern. Die Neigung zu Brüchen führt häufig zur Ausbildung von Chromosomenumbau-Figuren. Zu diesen Krankheiten zählen **Fanconi-Anämie**, **Ataxia teleangiectatica**, **Xeroderma pigmentosum** und das **Bloom-Syndrom**. Leitbefund des Letzteren ist eine extreme Steigerung des **Schwesterchromatid-Austausches** (**SCE**) in Lymphocyten und Fibroblasten. Der SCE wird durch eine Spezialfärbung sichtbar gemacht (s. Abb. 2.29) und zeigt, dass auch in normalen Individuen ein Austausch chromosomalen Materials zwischen den Chromatiden ein und desselben Chromosoms vorkommt. Dieser Austausch ist gesteigert, wenn die Zellen zur Reparatur (z. B. nach Mutageneinwirkung) gezwungen sind (s. Kap. 2). Die normale SCE-Rate pro Mitose beträgt ca. 4–5, in Patienten mit Bloom-Syndrom ist die Rate bis 90 SCE pro Mitose erhöht. Nach Spezialfärbung erscheinen die Chromosomen im „Harlekinmuster" (Abb. 5.34b).

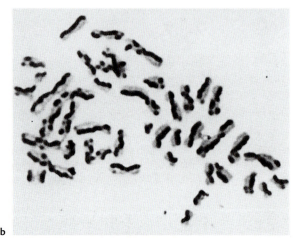

Abb. 5.34 **Instabile Chromosomen. a** Brüche; **b** „Harlekinmuster" des Schwesterchromatid-Austausches, wie er beim Bloom-Syndrom gefunden wird (Aufnahme: H. Schwaiger, M. Hirsch-Kauffmann, Innsbruck).

drei 21-Chromosomen in der Zygote und damit zum **Down-Syndrom**, in diesem Fall zu einem **Translokationsmongolismus** (Abb. 5.33).

Exogene Noxen können Chromosomenbrüche hervorrufen. Führen diese zu strukturellen Umbauvorgängen, so ergeben sich für das Individuum folgende Konsequenzen (Rep. 5.5).
1. Strukturelle Veränderungen in Chromosomen der **Somazellen**:
   - balancierte Veränderung → keine Ausprägung im Phänotyp
   - unbalancierte Veränderung → eventuell Tumorentwicklung
2. Strukturelle Veränderung in Chromosomen der **Gonaden**, bewirkt durch den Transfer der Aberration in Keimzellen (Gameten) und anschließende Befruchtung mit einem normalen Gameten:

Bei **chronischer myeloischer Leukämie** (CML) findet man das sog. **Philadelphia-Chromosom** (Abb. 5.35). Besonders in Knochenmarkszellen dieser Patienten ist eine Deletion am langen Arm des Chromosoms 22 häufig. Dieses deletierte Stück kann auf den langen Arm des Chromosoms 9 transloziert sein. Somit liegt eine reziproke Translokation vor t(9,22). Auch einige andere Neubildungen haben charakteristische Chromosomenveränderungen. So findet sich beim **erblichen Retinoblastom**, einer bösartigen Geschwulst der Retina, in ca. 50 % der Fälle eine Deletion am langen Arm des Chromosoms 13 (del 19q14) (s. Tab. 5.4). Diese Deletion eliminiert das Tumorsuppressorgen Rb1 (S. 317).

5.3 In der pränatalen Diagnose können Chromosomenaberrationen und Stoffwechseldefekte festgestellt werden

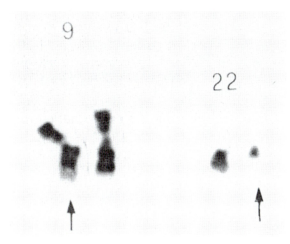

Abb. 5.35 **Philadelphia-Chromosom.** Deletion am langen Arm von Chromosom 22. Dieses Stück ist bei der myeloischen Leukämie typischerweise auf den langen Arm des Chromosoms 9 transloziert (Giemsa-Typsin-Bandierung, Aufnahme: H. Schwaiger, M. Hirsch-Kauffmann, Innsbruck).

Untersuchungen zufolge liegen in 7–8 % aller Schwangerschaften Chromosomenaberrationen vor, wobei allerdings die meisten als Spontanaborte enden (S. 180). Immerhin weisen ca. 0,5 % aller Lebendgeburten eine Chromosomenveränderung auf und das besonders bei höherem mütterlichem Alter.

Mit der Weiterentwicklung der Ultraschall-Messmethode ergeben sich neue Möglickeiten der **Risikoabschätzung.** Mit Hilfe diverser **nicht-invasiver Suchmethoden** (z. B. Erst-Trisemester-Screening) in Kombination mit dem individuellen Hintergrundrisiko der Schwangeren, können Aussagen über die **Wahrscheinlichkeit** gemacht werden, mit der eine Chromosomenaberration (z. B. eine **Trisomie 21**) vorliegen könnte. Bei einem solchen Test wird im Ultraschall die Dicke der Nackenfalte in mm („Nackentransparenz") des Fetus gemessen. Diese Messung, in Verbindung mit biochemischen Parametern (Bestimmung der freien β-Kette des **H**umanen **C**horion-**G**onadotropins [βHCG] und des **P**regnancy(Schwangerschafts)-**A**ssoziierten **P**lasma-**P**roteins **A** (PAPP-A) ermittelt aus mütterlichem Blut) ermöglicht es, mit bis zu 94 %iger Sicherheit die Wahrscheinlichkeit für das Vorliegen einer Trisomie 21 abzuschätzen. Darüberhinaus werden bei begründetem Verdacht auf eine Risikoschwangerschaft **invasive Untersuchungsmethoden** angeboten, die eine **definitive Diagnose** ermöglichen.

So können nummerische und strukturelle Chromosomenaberrationen vorgeburtlich mit Hilfe der **Amniocentese** festgestellt werden. Dazu wird im 4. Schwangerschaftsmonat nach vorheriger Ultraschalluntersuchung des Feten eine transabdominale Punktion des Amnions durchgeführt und Fruchtwasser gewonnen. Aus diesem **Fruchtwasser** lässt sich zum einen ein spezifisches Protein, das **α-Fetoprotein**, bestimmen. Erhöhte Konzentration kann z. B. (leider nicht zuverlässig) auf das Vorhandensein eines Neuralrohrdefektes (Spina bifida) verweisen. Spezielle **Feinultraschall-Diagnostik** oder in neuester Zeit auch die **fetale Magnet-Resonanz-Tomographie** (MRT) ermöglichen dann genauere Aussagen. Zum anderen lassen sich in Zellkultur **fetale Zellen** anzüchten (Abb. 5.36).

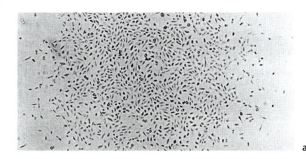

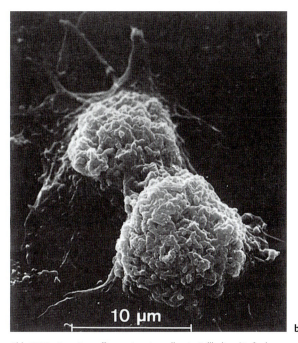

Abb. 5.36 **Amnionzellen. a** Amnionzellen in Zellkultur (Aufnahme: H. Schwaiger, Innsbruck). **b** Amnionzellen im Rasterelektronenmikroskop (Aufnahme: S. Berger, H.G. Schweiger, Heidelberg).

Diese gelangen von den fetalen Schleimhäuten ins Fruchtwasser und bleiben zu einem kleinen Teil vital.

Die Kultivierung der **Amnionzellen** dauert ungefähr zwei Wochen. Im Anschluss daran kann der **Karyotyp** des Fetus anhand dieser Zellen festgestellt werden. Auch **Enzymbestimmungen** und molekulargenetische Analysen (**DNA-Diagnostik**) können durchgeführt werden (Rep. 5.**6**). Die Indikationen für eine Amniocentese (Rep. 5.**7**) sind unter anderem erhöhtes Alter der Mutter, aber auch des Vaters, bekannte Chromosomenaberrationen bzw. bekannte erbliche Stoffwechseldefekte in der Familie. Da nur in 3% der untersuchten Fälle mit einer Aberration gerechnet werden muss, können 97% der Mütter, die eine **Risikoschwangerschaft** haben, mit größerer Ruhe der Geburt entgegensehen.

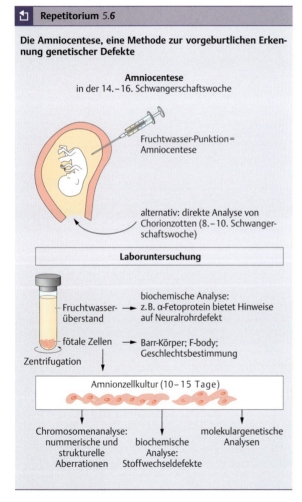

Repetitorium 5.6

Die Amniocentese, eine Methode zur vorgeburtlichen Erkennung genetischer Defekte

Repetitorium 5.7

Die wichtigsten Indikationen für Pränataldiagnostik
- erhöhtes mütterliches Alter (> 35 Jahre)
- erhöhtes väterliches Alter
- Chromosomenaberrationen in der Familie
- bekannter familiärer Enzymdefekt

Durch **Punktion der Nabelschnurvene** oder einer **fetalen Vene** im Zuge einer Amniocentese kann direkt kindliches Blut gewonnen und der weiteren Analyse zugeführt werden. Diese Möglichkeit spielt besonders in Ländern des Mittelmeerraumes eine große Rolle, in denen erbliche Hämoglobinopathien (u.a. **β-Thalassämie**), z. B. auf Zypern, in fast jeder Familie vorkommen.

Eine weitere Technik der Pränatal-Diagnostik (Rep. 5.**8**) bestimmt den kindlichen Karyotyp aus **Chorionzotten**, die bereits um die 8. bis 10. Schwangerschaftswoche vaginal gewonnen und nach einwöchiger Kultivierung analysiert werden können.

Repetitorium 5.8

Pränatale Diagnostik

Methode	Zielsetzung	Untersuchungstechnik
Ultraschall, Feinultraschall	Nachweis frühkindlicher Entwicklungsstörungen	Bildgebende Verfahren
fetale MRT	Bestimmung der Nackentransparenz Erkennung von Fehlbildungssyndromen	
Amniocentese	Kultivierung von Amnionzellen	Cytogenetik, molekulare Cytogenetik, biochemische Analysen, α-Fetoprotein, DNA für CGH
Punktion Nabelschnurvene/fetaler Vene (im Rahmen einer Amniocentese)	Gewinnung fetalen Bluts	s. o.
Chorionzotten-Biopsie	Gewinnung fetaler Zellen	s. o.
Venenpunktion (Mutter)	Gewinnung mütterlichen Bluts	Hormonbestimmung: freies β-HCG, PAPP-A Untersuchung fetaler Zellen und fetaler DNA

Neue Untersuchungen an einer repräsentativen Zahl von Schwangerschaften ergaben, dass das Risiko für eine Fehlgeburt als Folge der einen oder anderen invasiven Technik mit 0,5%, bezogen auf das Grundrisiko einer Schwangerschaft, bei weitem nicht so groß ist, wie bisher immer angenommen (Eddleman, K. A. et al. 2006, A. B. Caughey et al. 2006). Trotzdem würde man sich eine weniger invasive, zuverlässige Pränataldiagnose-Technik wünschen.

Die Entwicklung der Sequenziertechniken der neuen Generation (S. 333) scheinen endlich die seit Jahren vergeblichen Versuche, Informationen über das fetale Genom aus mütterlichem Blut zu gewinnen, zum Erfolg zu führen. Neben der Anreicherung von fetalen Zellen wird auch fetale DNA aus dem Serum gewonnen. Dabei ist es möglich, die winzig kleine Menge mehr an Sequenzen, die beim Vorliegen einer Aneuploidie anfällt, eindeutig nachzuweisen.

5.3.1 Präimplantations-Diagnostik

Mit steigendem Bedarf an **In-vitro-Fertilisationen** (künstliche Befruchtung) ist die Diskussion um Möglichkeiten, das befruchtete Ei vor seiner Implantation in die Gebärmutter auf die Intaktheit seines genetischen Materials hin zu untersuchen nicht abgerissen. Bisher wurde in Deutschland, u. a. aus ethischen Gründen, gegen eine sog. Präimplantations-Diagnostik entschieden, so dass auch belasteten Familien (s. *Rep. 5.7*) nur eine Pränataldiagnose in den ersten Schwangerschaftsmonaten zur Verfügung steht.

Erlaubt ist vor der Befruchtung die **Polkörperchen-Diagnostik**. Hierbei wird einer der im Lauf der Oogenese entstehenden Polkörper (S. 232) analysiert. Allerdings gibt es keine Diagnostik für das väterliche Material.

Weiterführende Literatur

Caughey AB, Hopkins LM, Norton ME: Chorionic villus sampling compared with amniocentesis and the difference in the rate of pregnancy loss. Obstet. Gynaecol. 2006; 108: 612–616.

Chiu WK, Chan KC, Gao Y, Lau YM, Zheng W et al.: Noninvasive prenatal diagnosis of fetal chromosomal aneuploidy by massively parallel genomic sequencing of DNA in maternal plasma. PNAS 2008; 105: 20458–20463.

Eddleman KA, Malone FD, Sullivan L et al.: Pregnancy loss rates after midtrimester amniocentesis. Obstet. Gynaecol. 2006; 108: 1067–1072.

Jorde LB, Carey JC, Bamshad MJ, White RL: Medical Genetics, 3rd ed. Mosby, Elsevier, USA 2006.

Miller OJ, Therman E: Human Chromosomes. 4th ed. Springer, Heidelberg Berlin New York 2001.

Murken J, Grimm T, Holinski-Feder E, eds.: Taschenlehrbuch Humangenetik. Thieme Verlag, Stuttgart 2006.

Passarge, E.: Taschenatlas Humangenetik. 3. Auflage, Thieme Verlag Stuttgart 2008.

Quake SR et al.: Noninvasive diagnosis of fetal aneuploidy by shotgun sequencing DNA from maternal blood. PNAS. 2008; 105(42); 16266–71.

Strachan T, Read AP: Molekulare Humangenetik. 3. Auflage, Elsevier GmbH, München 2005.

6 Populationsgenetik

6.1 Die Populationsgenetik untersucht das Schicksal von Allelen in Populationen

Betrachtet man die Erbgänge und lernt, dass rezessive Erbmerkmale nur sehr selten phänotypisch in Erscheinung treten – bei Paarung zweier Heterozygoten nur in 25% der Nachkommen –, dann könnte die Vermutung nahe liegen, dass die dominanten Merkmale auf Kosten der rezessiven mit der Zeit zunehmen werden.

Betrachtet man aber eine genügend große Population unter Berücksichtigung aller sich ergebenden Paarungstypen, so erkennt man, dass diese Vermutung nicht berechtigt ist. Dominante und rezessive Merkmale befinden sich vielmehr im Gleichgewicht. Zu dieser Erkenntnis kamen, und das mit voneinander unabhängigen Methoden, der britische Mathematiker **G. H. Hardy** und der Deutsche **W. Weinberg** (1908). Anhand von statistischen Berechnungen fanden sie, dass die **Allelhäufigkeiten** und daraus resultierend auch die **Genotypenhäufigkeiten** unter bestimmten gleichen äußeren Bedingungen von Generation zu Generation gleich sind. Dabei bildet **Panmixie** die äußeren Voraussetzungen, d. h. die Forderung nach zufälliger und uneingeschränkter Paarung der Partner in einer Population muss erfüllt sein. Die dann resultierenden Nachkommen müssen wiederum gleiche Überlebenschancen, gleiche Fruchtbarkeit und gleiche Paarungschancen haben. Diese Zusammenhänge aufzuklären ist Aufgabe der Populationsgenetik.

Die **Populationsgenetik** untersucht die **Vererbung von Allelen innerhalb** einer Gruppe von Individuen **einer Art**. Unter Art oder Spezies versteht man eine unabhängige Evolutionseinheit. Alle Individuen einer Art können theoretisch gepaart werden. Angehörige verschiedener Arten lassen sich unter natürlichen Bedingungen nicht kreuzen. Experimentell erzeugte Hybriden sind oft nicht fortpflanzungsfähig (s. Kap. **7**, S. 207). Da eine Art sich durch ihre weite regionale Verbreitung meist nur schwer untersuchen lässt, analysiert man artgleiche Individuen eines umgrenzten Gebietes (**Population**), die **fruchtbare Nachkommen** hervorbringen (**Mendel-Population**). In einer derartigen Population wird Panmixie vorausgesetzt. Allerdings ist das eine Idealisierung der Verhältnisse, denn jede Partnerwahl wird mehr oder weniger gerichtet vor sich gehen. Berücksichtigt wird die Gesamtheit aller Gene in der Population (**Gen-Pool**). Dabei bezeichnet man die Häufig-

keit, mit der ein Allel in der Population auftritt, als **Allelfrequenz**, auch Genfrequenz. Der Gen-Pool einer Population kann durch Zufuhr neuen Genmaterials (durch Einwanderer, Besatzungsmächte, Fernreisende) verändert werden (**Gen-Fluss**) (Rep. 6.1).

Repetitorium 6.1

Populationsgenetische Begriffe

Hardy-Weinberg-Gleichgewicht	Zustand einer Population, bei der, Panmixie vorausgesetzt und Selektion ausgeschlossen, Allel- und Genotypenhäufigkeiten in der Generationenfolge konstant sind
Panmixie	zufällige, uneingeschränkte Paarung der Partner
Art = Spezies	unabhängige Evolutionseinheit: Bei Paarung können alle Individuen einer Art fruchtbare Nachkommen zeugen
Population	abgesondertes, artgleiches Kollektiv
Gen-Pool	Gesamtheit aller Allele in einer Population
Gen-Fluss	Veränderung des Genbestandes einer Population durch Zufuhr neuen Genmaterials, z. B. durch Migration
Genfrequenz (Allelfrequenz)	Häufigkeit, mit der ein Gen (ein Allel) in der Population existiert

6.2 Die Allelfrequenzen charakterisieren den Gen-Pool

Soll der Gen-Pool einer Population über größere Zeiträume hinweg verfolgt werden, muss man den Gen-Pool der Elterngeneration mit dem der Nachkommen vergleichen. Aus der Frequenz eines Allels in der Elterngeneration können Rückschlüsse auf die Frequenz der resultierenden Genotypen der Nachkommen gezogen werden (Rep. 6.**2**). Betrachtet wird ein autosomaler, also geschlechtsunabhängiger, Genlocus mit den beiden Allelen A und a (dominantes und rezessives Allel). Für einen aus der Kreuzung Aa × Aa resultierenden diploiden Organismus gibt es für den Genotyp drei Möglichkeiten: AA, Aa und aa. Die Frequenz des A-Allels in der Bevölkerung sei p, die Frequenz des a-Allels sei q. Dann muss die Summe aus $p + q$ die Gesamthäufigkeit der Allele an diesem Genlocus angeben. Daraus resultiert:

$p + q$ = 100%. Genhäufigkeiten werden seltener in Prozent als in Bruchteilen von 1 angegeben: $\boldsymbol{p + q = 1}$. Die Häufigkeit der einzelnen Allele kann innerhalb der Population verschieden sein.

Z. B. für A sei $p = 0{,}6$ (60%)
für a sei $q = 0{,}4$ (40%)
für A + a gilt $p + q = 0{,}6 + 0{,}4 = 1$ (100%)

Voraussetzung bei diesen Überlegungen ist, dass nur die **Autosomen** betrachtet werden, denn nur dann ist die Allelhäufigkeit in männlichen und weiblichen Individuen gleich.

Die resultierenden Genotypen in den Zygoten (AA, Aa, aa) haben, in Abhängigkeit von der Frequenz der einzelnen Allele, ebenfalls verschiedene Häufigkeiten. Das ist einleuchtend, bedenkt man, dass die Proportionen der Keimzellen, die bestimmte Allele enthalten, die Proportionen jener Allele widerspiegeln.

Beispiel: Bei $p(A) = 0{,}6$ und $q(a) = 0{,}4$ werden gebildet:
Eizellen mit A: $A_E = 0{,}6$
Eizellen mit a: $a_E = 0{,}4$
Spermien mit A: $A_s = 0{,}6$
Spermien mit a: $a_s = 0{,}4$

Es kommt zur Zygotenbildung durch Vereinigung von Ei und Spermium, wobei, eine genügend große Population vorausgesetzt, es dem Zufall überlassen bleibt, welcher Gamet auf welchen trifft, natürlich unter Berücksichtigung des Verhältnisses ihrer Häufigkeiten (*Abb. 6.1*).

Es gilt: Die **Wahrscheinlichkeit**, dass zwei unabhängig voneinander ablaufende Ereignisse gleichzeitig eintreten, ist gleich dem Produkt der Wahrscheinlichkeit der Einzelereignisse (*Rep. 6.3*).

Beispiel: Häufigkeit der Entstehung einer Zygote AA.
$p = 0{,}6$, d. h.
$p(A_E) = 0{,}6$; $(A_s) = 0{,}6$
$p(A_E) \cdot p(A_s) = 0{,}6 \cdot 0{,}6 = 0{,}36$
p^2 = Frequenz der Bildung von AA-Zygoten

Entsprechend lassen sich die Häufigkeiten der Zygoten Aa und aa errechnen, wobei man die Frequenzen der, das entsprechende Allel tragenden, Keimzellen ins genetische Kombinationsquadrat eintragen kann.

Sind die Frequenzen der Allele A und a = p und q, dann werden die Frequenzen der aus zufälliger Paarung der A- bzw. a-tragenden Gameten hervorgehenden Genotypen dem Produkt der Allelfrequenzen entsprechen.

$$(p + q)^2 = p^2 + 2pq + q^2 = 1$$
(**Hardy-Weinberg-Gleichgewicht** der Genotypen)

Für drei Allele gilt dann entsprechend:
$$(p + q + r)^2 = 1$$

p^2 Häufigkeit des für das dominante Allel homozygoten Genotyps
$2pq$ Häufigkeit des heterozygoten Genotyps
q^2 Häufigkeit des für das rezessive Allel homozygoten Genotyps
(s. *Abb. 6.1*)

Umgekehrt wird daraus bei bekannter Häufigkeit der Genotypen die Berechnung der Allelfrequenzen möglich: Die Frequenz für das Allel A, enthalten in AA und Aa, des Nachwuchses der Paarung Aa × Aa ist dann:
$$p^2 + pq = p(p + q) = p; \text{ dabei gilt: } (p + q = 1)$$
entsprechend ist die Frequenz für das Allel a, enthalten in Aa und aa:
$$q^2 + pq = q(q + p) = q; \text{ dabei gilt: } (q + p = 1)$$
Bei rein statistischer Weitergabe der Gene in einer Population bleiben die Allelfrequenzen von Generation zu Generation gleich.

Wo liegt die praktische Anwendung; warum interessiert den Mediziner die Populationsgenetik?

> **Repetitorium 6.2**
>
> **Allelfrequenzen und Genotypenhäufigkeiten bei bestehendem Hardy-Weinberg-Gleichgewicht**
>
> A und a seien Allele eines Genlocus auf einem Autosom
> Häufigkeiten der Allele in der Population z. B.:
> A-Allele mit der Häufigkeit $p(p(A) = 0{,}6 = 60\%$
> a-Allele mit der Häufigkeit $q(q(a) = 0{,}4 = 40\%$
>
> Gesamthäufigkeit der Allele dieses Genlocus:
> $p + q = 1$ (100%)
>
> Bei Panmixie der Elterngeneration, in der männliche und weibliche Individuen Gameten mit A bzw. a bilden, sind Zygoten folgender Genotypen zu erwarten:
> AA; Aa; aa
>
> Die Häufigkeiten der Genotypen sind durch die Allelhäufigkeiten vorgegeben:
> $p^2(AA) + 2p(A)\, q(a) + q^2(aa) = 1$

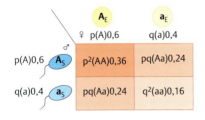

Abb. 6.1 **Die Frequenz der Genotypen nach dem Gesetz von Hardy-Weinberg.** Erklärung s. Text.

Repetitorium 6.3

Ein Grundgesetz der Wahrscheinlichkeitsrechnung
Die Wahrscheinlichkeit, dass zwei unabhängig voneinander ablaufende Ereignisse gleichzeitig auftreten, ist gleich dem Produkt der Wahrscheinlichkeit der Einzelereignisse.

6.3 Die Heterozygotenhäufigkeit kann aus der Anzahl der Homozygoten ermittelt werden

In einer Population soll die Häufigkeit, mit der ein autosomal-rezessiv vererbtes Gen auftritt, anhand der erfassbaren Homozygoten ermittelt werden. So gibt es z. B. unter 10 000 Gesunden ein Individuum, das an Phenylketonurie (S. 157) erkrankt ist (1 : 10 000). Wir sind nun in der Lage, die Zahl der Heterozygoten $2pq$(Aa), jene Dunkelziffer der phänotypisch gesunden Allelträger, mit Hilfe des Hardy-Weinberg-Gesetzes zu bestimmen. Dazu benötigen wir die Frequenzen sowohl des rezessiven Allels a (q) als auch die des dominanten Allels A (p).

Die Häufigkeit des homozygot Erkrankten ist

$$q^2(\text{aa}) = \frac{1}{10000}$$

Also ist die Frequenz des rezessiven Allels

$$q(\text{a}) = \sqrt{\frac{1}{10000}} = \frac{1}{100}$$

Da $p + q = 1$ und daraus $p = 1 - q$ ist, ergibt sich für die Frequenz des dominanten Allels

$$p(\text{A}) = 1 - \frac{1}{100} = \frac{99}{100} \cong 1$$

Gesucht ist die Heterozygotenhäufigkeit 2 pq(Aa).
Nach Einsetzen der Werte für p und q gilt:

$$2\,pq = 2 \cdot 1 \cdot \frac{1}{100} = \frac{2}{100} = \frac{1}{50}$$

D. h. jedes 50. Individuum einer Population ist heterozygot für Phenylketonurie! Ein Beispiel für eine derartige Berechnung findet sich in Abb. 6.**2**.

Seltene rezessive Gene existieren in der Population vor allem in Heterozygoten: Das Verhältnis von heterozygot ($2pq$) zu homozygot (q^2) ist dann

$$\frac{\text{heterozygot}}{\text{homozygot}} = \frac{pq}{q^2} = \frac{2p}{q}$$

d. h. das Verhältnis der Heterozygoten zu Homozygoten wird umso größer, je kleiner q wird.

Die Vorstellung, eine Population von einer autosomalrezessiven Erbkrankheit durch Ausmerzen der Homozygoten heilen zu können, ist völlig falsch! Das Allel wird unausrottbar in den Heterozygoten erhalten bleiben. Dies demonstriert die totale Unsinnigkeit der unmenschlichen Nazi-Eugenik!

Beispiel:
In einer Population sei die Häufigkeit der für das rezessive Allel a Homozygoten 16 % → q^2(aa) = 0,16
Daraus ergibt sich für q(a) = $\sqrt{0,16}$ = 0,4
Da $p+q$ = 1 ist, ergibt sich für p(A) = 0,6
Damit sind die Allelfrequenzen bekannt.
Aus dem genetischen Kombinationsquadrat ergibt sich:

♂ \ ♀	p(A)0,6	q(a)0,4
p(A)0,6	p^2(AA)0,36	pq(Aa)0,24
q(a)0,4	pq(Aa)0,24	q^2(aa)0,16

Häufigkeit der für das dominante Allel A Homozygoten:
p^2(AA) = 0,36 → 36 %
Häufigkeit der für die Allele A und a Heterozygoten:
$2pq$(Aa) = 0,48 → 48 %
Damit sind die Häufigkeiten aller möglichen Genotypen bekannt.

*Abb. 6.**2*** **Ermittlung der Frequenz eines Allels bei bekannter Genotypenfrequenz.** Davon ausgehend Berechnung der Frequenz der übrigen möglichen Genotypen in einer Population nach Hardy-Weinberg.

Auch dominante Allele sind nicht ausrottbar. Ihr eventuelles Verschwinden aus einer Population wird durch Spontanmutationen wettgemacht!

6.4 Aus der Allelfrequenz kann die Zahl der Heterozygoten und der Homozygoten ermittelt werden

Eine weitere Möglichkeit zur Anwendung des Hardy-Weinberg-Gesetzes z. B. in der genetischen Familienberatung ist folgende: Die Frequenz eines seltenen Allels sei bekannt. Gefragt wird nach der Zahl der zu erwartenden Heterozygoten und Homozygoten.

Wenn q = 0,1 % (Angabe der Häufigkeit als Teil von 1 : q = 0,001) und $p + q$ = 1 ist, dann ist $p = 1 - q$ oder $p = 1 - 0,001$ bzw. $p = 0,999$. Mit diesen Werten gehen wir ins genetische Kombinationsquadrat:

	p (0,999)	q (0,001)
p (0,999)	0,998001	0,000999
q (0,001)	0,000999	0,000001

Daraus folgt:

$$2pq = 0,001998$$
$$q^2 = 0,000001$$

oder anders ausgedrückt: Die Homozygotenhäufigkeit q^2 ergibt sich als 1 : 1 000 000, die Heterozygotenhäufigkeit $2pq$ als 0,002 oder 2 : 1000 bzw. 1 : 500.

6.5 Kleine Populationen unterliegen leicht Veränderungen

Faktoren, die zu einer Veränderung des Gen-Pools einer Population führen, verändern natürlich die Allelfrequenz und können das Hardy-Weinberg-Gleichgewicht beeinflussen (*Rep. 6.4*).

So wird die Frequenz eines Allels innerhalb einer Population von Generation zu Generation kleinen **Abweichungen** unterliegen; d. h. die Frequenz p für das Allel A wird sich zu p' und die Frequenz q für das Allel a zu q' hin verändern. Würde man genügend lange Zeiträume abwarten, dann würden sich diese Abweichungen in einer großen Population so addieren, dass schließlich das eine Allel zugunsten des anderen verschwindet (**zufällige genetische Drift**).

Anders ist das in kleinen Populationen. Hier kann die Frequenz eines Allels plötzlich stark ansteigen, oder das Allel kann ganz verschwinden (**genetische Drift**). In kleinen Populationen kommen statistische Abweichungen vom Hardy-Weinberg-Gleichgewicht deutlich zum Tragen.

Beispiel: Ein Allel hat die Frequenz 1 : 1000, d. h. in einer Stadt mit 100 000 Einwohnern gibt es 100 Allelträger, in einem Dorf mit 1000 Einwohnern jedoch nur einen Allelträger. Der Tod dieses einen kann das Allel schlagartig zum Aussterben bringen. Es verschwindet aus dem Gen-Pool. Andererseits kann die Allelfrequenz dieses Allels in der Population stark ansteigen, wenn dieser eine viele Kinder hat. In einer großen Population werden diese statistischen Schwankungen ausgeglichen. Durch genetische Drift, hervorgerufen durch Migration, ist auch der **Gründer-Effekt** in seiner Wirkung auf den Gen-Pool zu verstehen. Einige Einwandererfamilien brachten z. B. das Allel für die Tay-Sachssche Krankheit (Lipidspeicherkrankheit, S. 37) nach Pennsylvania/USA. In ihrer kleinen Population war dieses Gen besonders häufig. Herausgenommen aus der Gesamtpopulation, weitestgehend isoliert von der Umgebung (**Isolat**), vermehrten sich diese Familien durch **Inzucht** und trugen zu einer außergewöhnlichen Steigerung der Genfrequenz bei. Ähnliche Vorgänge erklären auch die **unterschiedliche Allelfrequenz des AB0-Blutgruppen-Systems** in Europa und Asien. So findet sich die Blutgruppe B in Asien bei 25 % der Bewohner, während es in Europa weniger als 10 % sind.

Die Genfrequenz beeinträchtigen können weiterhin z. B. nicht reparierte **Spontanmutationen**, deren Häufigkeit im Durchschnitt im menschlichen Genom 100 Basenveränderungen pro Generation beträgt. Nicht alle Mutationen verändern allerdings den Gen-Pool. Stumme Mutationen, die keine Veränderung des Genproduktes bewirken, bleiben unbemerkt.

Die anderen Mutationen unterliegen den **Selektionskräften** (*Rep. 6.5*). Mutationen, die die Lebensfähigkeit, Lebensdauer oder Fruchtbarkeit der Keimzellen beeinträchtigen, führen zu einer ungleichen Reproduktivität (**Fitness**) und beeinträchtigen die Panmixie. Mutationen, die für den Organismus von Vorteil sind, führen zu natürlichem **Selektionsvorteil**. Bringen sie dem Individuum in der gegebenen Umwelt Nachteile, dann wird gegen sie selektioniert. Sind solche Allele dominant, werden sie sehr schnell dadurch eliminiert, dass sowohl die Heterozygoten als auch die Homozygoten zugrunde gehen. Sind derartige Allele rezessiv, so richtet sich der Selektionsdruck nur gegen die Homozygoten oder, wie bei der Incontinentia pigmenti, gegen Hemizygoten (S. 160). Solche Mutationen nennt man **Letalfaktoren**. Dabei bezieht sich „letal" auf die Überlebenschance (fitness) des betroffenen Individuums: Es stirbt vor Erreichen der Pubertät oder ist nicht zeugungsfähig. Der Effekt solcher Prozesse ist die Eliminierung des unvorteilhaften Allels. Allerdings sorgen Neumutationen dafür, dass derartige Allele nicht aussterben. Auch für und gegen Genotypen kann selektioniert werden. Die Tatsache des „**Selten-Paarungs-Vorteils**" („rare mating"-Vorteils) besagt, dass seltene Genotypen dadurch, dass sie innerhalb der Population relativ häufig

---

Repetitorium 6.4

Faktoren, die das Populationsgleichgewicht beeinflussen

Genetische Drift	Zufällige Änderung der Genfrequenz, besonders deutlich in kleinen Populationen
Gründer-Effekt	Extreme Auswirkung der genetischen Drift durch Abspaltung einer kleinen Population von einer größeren, die dadurch für ein Allel eine abweichende Frequenz etabliert
Inzucht	Besonders in kleinen Populationen; fördert seltene Gene; bedeutsam beim Gründer-Effekt
Fitness	Fähigkeit eines Individuums, Nachkommen möglichst früh und möglichst zahlreich zu produzieren (Darwinsche Tauglichkeit)
Spontanmutation	im menschlichen Genom Austausch von $\approx 100\,\text{bp}/3 \cdot 10^9$/Generation
Selektion	Auswahl nach Fitness ($\rightarrow$ langsame Veränderung des Gen-Pools)

Repetitorium 6.5

Selektion von Allelen und Genotypen

Selektion von Allelen
- gegen dominante Allele: sehr schnell und effektiv, betrifft auch Heterozygote, Letal-Gene: negative Fitness, Genotyp kommt nicht zur Geschlechtsreife
- gegen rezessive Allele: langsam, nur Homozygote werden ausselektioniert, Letal-Gene

Tendenz: Eliminierung des Allels!
Gegenwirkung: Neumutation!

Selektion von Genotypen
- frequenzabhängig: Seltene Genotypen haben gesteigerte Fitness, sie finden mit hoher Wahrscheinlichkeit einen Partner
- Phänotyp-abhängig: ausgewählte Paarung
- Heterosis: Vorteil der Heterozygoten, ihre Fitness wird durch die Umwelt begünstigt
Beispiel: Sichelzellanämie im Malariagebiet
homozygot Gesunde: Nachteil durch Malaria
homozygot Kranke: Nachteil durch Anämie
Heterozygote: positiv selektioniert, da weniger anfällig für Malaria

einen Partner finden, zu ihrer eigenen Ausdehnung beitragen. Zu einer Verschiebung des Genotypengleichgewichts kann es auch durch sog. **ausgewählte Paarung** (assortative mating) kommen. Dabei bevorzugen sich Partner gleichen Phänotyps (Körpergröße, Intelligenz) und beeinträchtigen somit die Forderung nach Panmixie.

Ein anderes Phänomen ist das der **Heterosis**. Hybridisierung verschiedener Inzuchtstämme kann oft zu besonders umwelttüchtigen Individuen führen. Derartige Individuen vereinigen in sich die vorteilhaften Gene beider Eltern, wohingegen die Gefahr homozygot auftretender rezessiver Letalfaktoren verringert wird. Ein Beispiel für einen derartigen Heterosiseffekt bietet die Sichelzellanämie in Malariagegenden (S. 153).

6.6 Separationsmechanismen von Populationen führen zur Entstehung neuer Arten

Auch Faktoren, die die Panmixie beeinträchtigen, sind zu erwähnen. Dazu gehören alle **Separationsmechanismen**, die eine uneingeschränkte Paarung verhindern (*Rep. 6.6*). Solche **Isolate**, ganz gleich welcher Ursache, sind in Populationen die Regel (s. o. u. Kap. **7**, S. 207). Folgende Separationen können unterschieden werden:

- **Geographische Separation**. Dazu kommt es z. B. beim Auswandern eines Teils einer Population auf eine einsame Insel. Mutationen im Gen-Pool können dabei gegebenenfalls zu einer **genetischen Separation** führen, d. h. es bildet sich eine neue Art heraus, die bei Kreuzung mit der Stammpopulation nur noch sterile Hybriden bildet. Das leitet über zur
- **Fortpflanzungsseparation** (reproduktive Separation). Diese kann man einteilen in
  - **präzygotische Fortpflanzungsseparation**. Hierzu gehören alle Hemmnisse der Paarung. Dazu zählen mechanische Hindernisse, Tabus, spezifische Fortpflanzungsriten, aber auch Signale, von denen die Fortpflanzung spezifisch abhängt, wie z. B. Sexuallockstoffe, Töne oder Farben, die eine Kopulation von vornherein verhindern;
  - **zygotische Fortpflanzungsseparation**. Hier sind es Strukturunterschiede zwischen den Chromosomen oder abweichende Chromosomensätze, die in Hybridzellen die Paarung homologer Chromosomen behindern und damit die Meiose und Keimzellbildung verhindern;
  - **postzygotische Fortpflanzungsseparation**. Der Tod tritt vor der Geschlechtsreife ein, das kann z. B. durch Letalfaktoren geschehen.

> **Repetitorium 6.5**
>
> **Separationsmechanismen**
> - geographische
> - reproduktive
>   - präzygotische
>   - zygotische
>   - postzygotische (s. auch *Rep. 7.1*)

6.7 Inzucht beeinflusst nicht direkt die Allelfrequenz

Verwandtenehen beeinflussen zwar nicht die Genfrequenz in einer Population, verschieben aber die **Genotypenhäufigkeiten hin zu den Homozygoten** speziell für seltene Allele. Diese Verschiebung ist allerdings nicht permanent, da die Homozygoten häufig durch Tod eliminiert werden. Dann verschiebt sich die Genotypenhäufigkeit zu den Heterozygoten, die ihrerseits wieder gehäuft Homozygote hervorbringen etc.

Obwohl Inzucht bei Pflanzen und Tieren verbreitet ist, werden Verwandtenehen in der zivilisierten Welt vermieden. Die Sorge bei solchen Verbindungen ist die, dass **abstammungsgleiche Allele**, d. h. Gene, die auf einen gemeinsamen Vorfahren zurückzuführen sind, zusammentreffen und in ihrer homozygoten Manifestation von Nachteil sein können. Um die Relevanz dieser Meinung zu prüfen, müssen wir fragen, wie groß bei welchem Verwandtschaftsgrad die Chance für das homozygote Auftreten abstammungsgleicher Gene in einem Individuum ist (*Tab. 6.1*).

Kinder erben von jedem Elternteil einen **halben Genbestand**. Enkel haben mit jedem Großelternteil nur noch ein **Viertel des Genbestandes** gemeinsam. Über den Verwandtschaftsgrad zwischen zwei Individuen (Partnern) gibt der **Verwandtschaftskoeffizient** Auskunft. Dieser gibt die Wahrscheinlichkeit an, mit der zwei Partner für einen Genlocus auf einem Autosom identische Allele tragen. **Identische Allele** sind solche, deren DNA-Sequenz identisch ist, da sie von einem gemeinsamen Vorfahren ererbt wurden. Beispiel für den Verwandtschaftskoeffizienten zwischen Geschwistern: Jedes Kind erbt mit der Wahrscheinlichkeit von ½ das entsprechende Allel von seinen Eltern. Dass Geschwister das identische Allel bekommen, ist gleich dem Produkt der Wahrscheinlichkeit, also ¼.

Tab. 6.1 **Inzuchtkoeffizienten für die Nachkommen aus Verwandtenehen**

Verwandtschaftsgrad	Koeffizient
Eltern – Kind	½
Geschwister	¼
Onkel – Nichte, Tante – Neffe	⅛
Vetter – Base 1. Grades	¹⁄₁₆
Vetter – Base 2. Grades	¹⁄₆₄
Vetter – Base 3. Grades	¹⁄₂₅₆

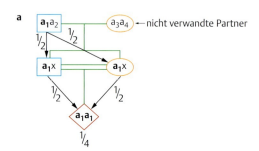
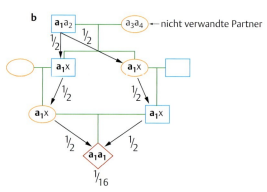

Abb. 6.3 **Risiken bei Blutsverwandtschaft.** Die Wahrscheinlichkeit für das Zusammentreffen abstammungsgleicher Allele in einer Zygote bei Blutsverwandten ergibt sich aus dem Produkt der Wahrscheinlichkeit der Weitergabe dieses Allels bei diploidem Chromosomensatz. **a Bruder-Schwester-Nachkommen.** a_1, a_2, a_3 und a_4 seien Allele eines beliebigen autosomalen Gens. Jedes Individuum der Nachkommengeneration erbt den halben Genbestand jedes Elternteils. Für jedes Allel besteht eine Wahrscheinlichkeit von $(½)^4 = ¹⁄_{16}$, im Nachkommen identisch homozygot aufzutreten. Bei 4 möglichen Allelen ist die Wahrscheinlichkeit, dass eines dieser Allele homozygot auftritt, $4(½)^4 = (¼)$. **b Vetter-Base-Nachkommen.** In diesem Fall gilt: Für jedes Allel besteht eine Wahrscheinlichkeit von $(½)^6 = ¹⁄_{64}$, im fraglichen Nachkommen abstammungsgleich aufzutreten. Die Wahrscheinlichkeit, dass eines der 4 Allele homozygot auftritt, beträgt dann $4(½)^6 = (¹⁄_{16})$.

Der **Inzuchtkoeffizient** (*Abb. 6.3*) besagt, mit welcher Wahrscheinlichkeit ein Individuum von seinen (verwandten) Eltern eines der vier für einen Genlocus möglichen Allele abstammungsgleich geerbt und für dieses homozygot ist. Der Inzuchtkoeffizient entspricht dem **Verwandtschaftskoeffizienten** der Eltern. (Die Verwandtschafts- und Inzuchtkoeffizienten nicht verwandter Individuen sind Null.)

Der Verwandtschaftskoeffizient kann bei **Kenntnis des Stammbaumes** berechnet werden. Anhand dieser Voraussetzungen kann z. B. vorausgesagt werden, dass Vetter und Cousine mit $^1/_8$-Wahrscheinlichkeit ein abstammungsgleiches Allel für eine rezessive Erbkrankheit tragen. (Die Wahrscheinlichkeit, dass sie beide ein abstammungsgleiches Allel tragen, ist für jedes Allel ¹⁄₁₆. Ist speziell nach dem rezessiven Allel gefragt, also nur nach einem von zweien, dann ist diese Wahrscheinlichkeit $2 \cdot (½)^4 = ⅛$.)

Ist bei einer Vetter-Cousinen-Ehe ein Individuum **sicher** heterozygot für ein seltenes Allel, so ist es der Verwandte mit $^1/_8$ Wahrscheinlichkeit ebenso. Ist das häufiger, als wenn der Heterozygote einen nicht verwandten Ehepartner geheiratet hätte? Dass diese Frage mit ja zu beantworten ist, zeigt folgende Rechnung: Die Häufigkeit für das seltene Allel in der Population sei

$$q = \frac{1}{200}$$

Dann ist die Wahrscheinlichkeit, dass ein beliebiges Individuum dieses Gen heterozygot trägt

$$2pq = \frac{2 \cdot 1 \cdot 1}{200} = \frac{1}{100}$$

Damit ist es ca. zwölfmal weniger wahrscheinlich, dass beide Partner das entsprechende Allel tragen als bei Blutsverwandtschaft.

Fragt man nach der Wahrscheinlichkeit, mit der ein Nachkomme aus einer derartigen Vetter-Cousinen-Verbindung für dieses seltene Allel homozygot wird, so beträgt diese Wahrscheinlichkeit

$$\frac{1}{4} \cdot \frac{1}{8} = \frac{1}{32} \quad (Abb.\ 6.4a)$$

Hätte der sicher Heterozygote einen Nicht-Verwandten gewählt, dann wäre diese Wahrscheinlichkeit nur

$$\frac{1}{4} \cdot 2pq, \text{ d. h. } \frac{1}{4} \cdot \frac{1}{100} = \frac{1}{400}$$

gewesen. Je seltener ein Allel in der Bevölkerung ist, umso mehr wirkt sich Blutsverwandtschaft negativ aus (*Abb. 6.4b*).

6.8 Genetische Risikoabschätzung erfolgt über das Bayes-Theorem

Einer pränatalen Diagnostik muss in jedem Fall eine genetische Beratung vorausgehen. Dabei können eventuelle Wiederholungsrisiken bei bestehender genetischer Belastung abgeschätzt werden. Wichtig ist dies besonders bei multifaktoriellen Erbkrankheiten. Aber auch bei dominant vererbten Krankheiten mit unvollständiger Penetranz oder bei X-chromosomal-rezessiven Erbkrankheiten ist die Abschätzung des Erkrankungsrisikos unter Berücksichtigung verschiedener Faktoren wichtig. Mit Hilfe des „Bayes-Theorems" werden sog. **A-priori-Risikofaktoren** (Mutationsrate, Genfrequenz, Stammbaum) mit **individuellen Gegebenheiten**, den konditionalen Faktoren (z. B. biochemische und klinische Befunde, Stammbaumableitungen für die nächste Generation), zu einer **A-posteriori-Wahrscheinlichkeit** zusammengebracht (*Abb. 6.5*).

a Vetter-Base-Nachkommen

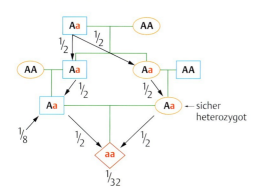

b Freie Partnerwahl

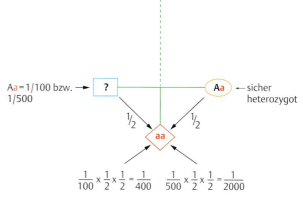

Abb. 6.4 **Wahrscheinlichkeit für das homozygote Auftreten des rezessiven Allels a bei Nachkommen aus der Verbindung.** **a Vetter – Base**, wobei ein Partner sicher heterozygot ist. **b Freie Partnerwahl** eines sicher Heterozygoten bei seltenen und sehr seltenen Allelfrequenzen ($q = \frac{1}{200}$ bzw. $q = \frac{1}{1000}$). Der Zahlenvergleich $\frac{1}{32}$ (Blutsverwandte) zu $\frac{1}{400}$ (Nicht-Verwandte) bzw. $\frac{1}{32}$ zu $\frac{1}{2000}$ verdeutlicht das Risiko bei Blutsverwandtschaft, das sich umso mehr erhöht, je seltener die Frequenz des betrachteten Allels ist.

a priori	konditional
Der Stammbaum der Frau zeigt, dass Mutter und Großmutter Konduktorinnen waren. Sie hat einen kranken Bruder und einen kranken Onkel: 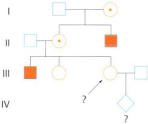 Unter Berücksichtigung des Stammbaumes besteht für die Ratsuchenden ein 50%iges Risiko, das kranke X' von Ihrer Mutter geerbt zu haben: **A** Konduktorin X'X $\frac{1}{2}$ **B** keine Konduktorin XX $\frac{1}{2}$	Der Stammbaum der nächsten Generation zeigt die Wahrscheinlichkeit, mit der die Ratsuchende unter den Voraussetzungen **A**: Konduktorin, **B**: Keine Konduktorin einen gesunden Sohn bekommen kann: Wenn **A**: 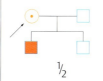 $\frac{1}{2}$ Wenn **B**:  1 Biochemische Gegebenheiten, wie z.B. eine Enzymaktivität im Normbereich, finden sich nur bei einem bestimmten Prozentsatz der Konduktorinnen (z.B. 33%), jedoch bei 100% der Nicht-Konduktorinnen: Wenn **A**: $\frac{1}{3}$ Wenn **B**: 1
assoziierte Wahrscheinlichkeit (joint probability, j.p.)	a posteriori
Ergibt sich als Produkt aller A-priori- und aller konditionalen Wahrscheinlichkeiten für **A**: $\frac{1}{2} \times \frac{1}{2} \times \frac{1}{3} = \frac{1}{12}$ für **B**: $\frac{1}{2} \times 1 \times 1 = \frac{1}{2} = \frac{6}{12}$	$\frac{j.p.\mathbf{A}}{j.p.\mathbf{A} + j.p.\mathbf{B}}$ = **a posteriori** Wahrscheinlichkeit für die Ratsuchende, Konduktorin für das X' zu sein $\frac{\frac{1}{12}}{\frac{1}{12} + \frac{6}{12}} = \frac{1 \times 12}{12 \times 7} = \frac{1}{7} = 14\%$

Nach dieser Wahrscheinlichkeitsberechnung beträgt das Risiko für einen zu erwartenden Sohn, krank zu sein, 7%. Wird allerdings wirklich ein kranker Sohn geboren, dann weist dieses Ereignis die Mutter als sichere Konduktorin aus, und das Risiko für weitere kranke Söhne erhöht sich auf 50%.

Abb. 6.5 **Risikoabschätzung für die Weitergabe einer Erbkrankheit mit Hilfe des Bayes-Theorems.** Beispiel: Eine gesunde Frau aus einer Familie mit einer X-chromosomalen Erbkrankheit möchte wissen, ob sie Konduktorin ist und welches Risiko für einen eventuell männlichen Nachkommen besteht, diesen genetischen Defekt auszuprägen. Ein eindeutiger Heterozygotentest existiert nicht.

Weiterführende Literatur

Hartl, D. L., A. G. Clark: Principles of Population Genetics. 4th ed. Sinauer Ass., Sunderland, Mass. 2007

Jorde, L. B., J. C. Carey, M. J. Bamshad, R. L. White: Medical Genetics, 3rd Edition, Mosby 2006

Mürken J., T. Grimm, E. Holinski-Feder: Taschenlehrbuch Humangenetik 7. Auflage, Thieme Verlag, Stuttgart, 2006.

Passarge, E.: Taschenatlas Humangenetik. 3. Auflage, Thieme Verlag, Stuttgart 2008

Smith, J. M.: Evolutionary Genetics. Oxford University Press, Oxford 1989

Sperlich, D.: Populationsgenetik. 2nd ed. Fischer, Stuttgart 1988

Vogel, G., M. Angermann: Taschenatlas der Biologie, Bd. III: Genetik und Evolution, Systematik. 4. Aufl. Thieme, Stuttgart 1990

7 Evolution

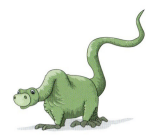

Die existierenden Organismenspezies sind keine statisch konstanten Formen, sondern sind dynamischen Veränderungen unterworfen. Zwei Beispiele zeigen dies deutlich:
- Entwicklung Antibiotika-resistenter Bakterienstämme,
- Züchtung artifizieller Tierrassen.

7.1 Mutationen sind die Grundlage ständiger Veränderungen der Arten

Entwicklung Antibiotika-resistenter Bakterienstämme. Wird zu einer Bakterienkultur ein Antibiotikum, z. B. Penicillin, gegeben, werden die Bakterien abgetötet, vorausgesetzt, der Stamm ist gegen das Antibiotikum empfindlich. Es besteht aber die Chance, dass nach einer längeren Zeit in dieser Kultur wieder Bakterien wachsen. Diese sind **resistent** gegen das **Antibiotikum**. Die Wahrscheinlichkeit, dass ein resistenter Stamm aufwächst, ist umso größer, je zahlreicher das Ausgangskollektiv war. Bei einer Population von 100 000 ist die Wahrscheinlichkeit gering, bei 1 000 000 aber schon deutlich höher und bei 10 Millionen noch zehnmal größer. Das Kollektiv von 1 Million Bakterien könnte man verdünnen und in gleichmäßige Fraktionen teilen, sodass sich im Mittel in jeder Fraktion theoretisch nur ein Bakterium befindet. In Gegenwart von Penicillin werden nur in einer oder in wenigen Fraktionen resistente Stämme aufwachsen. Experimentell sind 1 000 000 Kulturen nicht zu handhaben. Deshalb kann ein Kompromiss geschlossen werden. Die Million Bakterien kann aufgespalten werden in tausend Kollektive à 1000. Auch jetzt werden nur in einer kleinen Anzahl der Kollektive resistente Bakterien aufwachsen (Abb. 7.**1**). Das gleiche Experiment kann wiederholt werden, nachdem die Ausgangskultur mutagenisiert worden ist, d. h. mit einem **Mutagen** behandelt wurde. Diesmal wachsen in wesentlich mehr der 1000 Kollektive resistente Zellen auf. Parallel zu diesen Resistenten kann die Anzahl der Mutanten in einem bekannten Gen bestimmt werden, wie z. B. im Gen der *β-Galactosidase* (Enzym zur Spaltung von Lactose). Diese Mutanten können leicht auf Indikator-Farbagarplatten entdeckt werden. Im unbehandelten Kollektiv findet sich eine Mutante pro 1 000 000, die nicht Lactose abbauen kann. Nach Mutagenisierung steigt die Häufigkeit stark an – bis zu 1 in 1000. Die Wahrscheinlichkeit für resistente Bakterien geht parallel zur Rate dieser Mutanten. Bei genauer Betrachtung dieses einfachen Experiments können eine Reihe interessanter **Schlüsse** gezogen werden: Die Ausgangskultur war empfindlich gegen das Antibiotikum, die in Gegenwart des Antibiotikums gewachsene Kultur ist resistent. – Auch wenn das Antibiotikum entfernt wird, bleiben die Bakterien resistent. Die **Resistenz** ist **genetisch stabil**, d. h. aus dem sensiblen Stamm ist ein resistenter Stamm geworden. In relativ kurzer Zeit hat sich ein neuer Stamm entwickelt. Die existierenden Stämme sind also keineswegs in ihren Eigenschaften konstant, sondern Änderungen unterworfen. Die Grundlage für diese Veränderung sind **Mutationen**, die spontan mit einer Frequenz von 1 pro 10^9 Nucleotidpaaren (das bedeutet für *Escherichia coli*: 1 Mutation pro Gen pro 10^6 Zellen je Generation) auftreten. Diese Frequenz kann durch Mutagene erhöht werden. Die Herausbildung der Antibiotika-Resistenz ist nicht etwa eine Anpassung, ein Lernprozess der einzelnen Individuen des Kollektivs, sondern kommt durch die **Selektion** der resistenten Mutanten zustande. Nur die resistenten Mutanten sind fähig (engl. **fit**), in Gegenwart des Antibiotikums zu überleben. Damit sind bereits wesentliche Grundprinzipien der Evolution herausgearbeitet: Die Arten sind ständigen **dynamischen Veränderungen** unterworfen. Betrachtet wird immer ein relativ großes Kollektiv, das von anderen **isoliert** ist. **Mutationen** sind die Grundlage der Veränderungen. **Selektion der Geeignetsten** führt zur Entwicklung eines Kollektivs mit mehr Geeigneten (higher fitness).

Züchtung artifizieller Tierrassen bzw. Unterarten. Ähnlich wie am Beispiel der Antibiotika-Resistenz könnten über die **Tierzucht** wesentliche Prinzipien der Evolution diskutiert werden. Die Anzahl der Mitglieder des Zuchtkollektivs ist zumeist klein. Dafür ist die Selektion umso rabiater. Die natürlichen Kriterien der Eignung sind ersetzt durch künstliche Maßstäbe, die häufig ganz unsinnig und widernatürlich sind, wie sich an der Hundezucht verdeutlichen lässt. Ein Pekinese ist höchstens aus der Sicht des Züchters tauglich, aber keinesfalls für das Leben – schon gar nicht für ein natürliches.

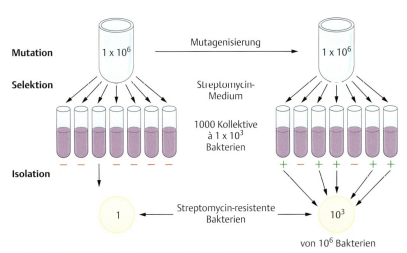

Abb. 7.1 **Entwicklung Antibiotika-resistenter Bakterienstämme, Beispiel: Streptomycin-Resistenz.** Die Mutation führt zur Vermehrung der resistenten Mutanten. Durch das Streptomycin-Medium wird für Streptomycin-resistente Bakterien selektioniert (starker Selektionsdruck).

7.2 Die Einführung der Abstammungslehre war eine geistige Revolution

Die **kontinuierliche Evolution** der pflanzlichen und tierischen Arten seit der Entstehung des Lebens ist heute wohl bewiesene **Grundlage unseres Weltbildes**. Aber im 19. Jahrhundert, als die Lehre von der **Konstanz der Arten** unhaltbar wurde, erschien die Einführung des Wissens um Evolution als geistige Revolution, deren Nachwehen bis in das 20. Jahrhundert hineinreichten. Selbst heute noch gibt es vereinzelte Sonderlinge, die aus ideologischen Gründen, fernab naturwissenschaftlicher Erkenntnisse, gegen die Fakten der Evolution auftreten.

Wie und in welchen Etappen setzte sich die Erkenntnis der Evolution durch (*Tab. 7.1*)? In der zweiten Hälfte des 18. Jahrhunderts ordnete **Carl Linné** (1707–1762) die damals bekannten Pflanzen und Tiere in zusammenhängende Systeme. Grundlage waren Verwandtschaftsverhältnisse zwischen Arten sowie übergeordnete Beziehungen von Gattung, Familie, Ordnung und Klasse. Zwar dachte Linné noch in den althergebrachten Normen der „Konstanz der Arten" – aber die von ihm aufgestellten Verwandtschaften in Form einer Systematik waren der Wegweiser für die Evolution. Die „Konstanz der Arten" wurde erstmalig von **Jean Baptiste de Lamarck** (1744–1829) ernsthaft in Frage gestellt. Er postulierte die **Entwicklung der Arten aus Urformen**, die ihrerseits ausgestorben sind. Damit war die **Stammesentwicklung**[1] (**Phylogenese**) eingeführt. Die große Bedeutung dieser Theorie wurde und wird häufig verkannt, weil Lamarck selbst nicht die Ursache für die Stammesentwicklung erkannte. Vielmehr glaubte er an **Anpassung an die Umwelt** und **Vererbung** derartig **erworbener** Eigenschaften. Die Giraffe frisst Blätter von den Bäumen – deshalb ist ihr Hals gewachsen. Die bleibende Pionierleistung von La-

---
[1] Anm.: Stammesentwicklung, Phylogenese und Evolution werden synonym verwendet

Tab. 7.1 **Etappen auf dem Weg zur Evolutionstheorie**

Carl Linné (1707–1762)	Aufstellung einer Pflanzen- und Tiersystematik (Verwandtschaftsbeziehungen)
Jean Baptiste de Lamarck (1744–1829)	Infragestellung der „Konstanz der Arten"; Postulat: Entwicklung der Arten aus Urformen
A. R. Wallace (1823–1913) Charles Darwin (1809–1882)	Begründer der Abstammungslehre (1859)
Karl-Ernst v. Baer (1792–1876)	Gesetz der Embryonenähnlichkeit (1828); Entdeckung des Säugereies
Ernst Haeckel (1834–1919)	Einbeziehung des Menschen in die Evolution; Postulat: biogenetische Grundregel

marck ist die Erkenntnis der Existenz der Stammesentwicklung. Die eigentlichen Ursachen für die Entwicklung der Arten wurden unabhängig voneinander von **Charles Darwin** (1809–1882) und **A. R. Wallace** (1823–1913) erkannt. Das Werk von Charles Darwin „On the origin of species by means of natural selection or the preservation of favoured races in the struggle for life" formulierte die **Abstammungslehre**. Als am 24. November 1859 die erste Auflage mit 1250 Exemplaren erschien, war noch am gleichen Tage am Erscheinungsort kein einziges Buch mehr zu erhalten. Bereits wenige Wochen später, 1860, erschien eine deutsche Übersetzung des Zoologen Heinrich Bronn. Darwin und Wallace präsentierten am 1. Juli 1858 erstmalig ihre Abstammungslehre gemeinsam der Linné-Gesellschaft in London, und noch im gleichen Jahr wurde sie in der Zeitschrift der Gesellschaft publiziert. Aber dieses gemeinsame Werk fand wenig Anklang, da es zu knapp gehalten war. Erst die ausführliche Darstellung mit Kausalzusammenhängen brachte 1859 den Durchbruch für die Abstammungslehre. **Ernst Haeckel** (1834–1919) bezog auch den Menschen in sie ein. Er stellte die **biogenetische Grundregel** auf und eröffnete damit weitere wichtige Beweise für die Abstammungslehre. Haeckel vertiefte diese Lehre anhand des phylogenetischen Stammbaums.

Im 20. Jahrhundert schließlich wurde die Abstammungslehre durch die Entwicklung der Genetik, der Zellbiologie und der Molekularbiologie vielfach bestätigt und damit zur **Grundlage des modernen Weltbildes**, das in erster Linie durch die Biologie geprägt wurde.

7.3 Die Abstammungslehre oder Evolution formuliert die Regeln und Gesetzmäßigkeiten der Entwicklung der Arten

7.3.1 Eine Art ist ein Kollektiv, das gegen die anderen Arten abgegrenzt ist und dessen Mitglieder miteinander unter natürlichen Bedingungen fertile Nachkommen zeugen können

Die heute existierenden Tier- und Pflanzenarten haben sich aus vorangehenden Arten entwickelt und diese wieder aus Vorläufer-Arten, sodass ein **Stammbaum der Evolution** aufgestellt werden kann. **Grundlage** dieser Entwicklung sind **spontane Mutationen** und **Selektion nach Eignung** (Rep. 7.1). Voraussetzung ist die freie Kombinierbarkeit der Gene eines Kollektivs – aber dieses Kollektiv muss gegenüber den anderen pflanzlichen und tierischen Kollektiven abgegrenzt sein. Ein derart **abgegrenztes Kollektiv** ist die **Art**. Die Gesamtheit aller Allele der Art bildet den **Allel-Pool** (S. 197). Die Mitglieder einer Art können miteinander Nachkommen zeugen, aber unter natürlichen Bedingungen nicht mit Individuen anderer Arten. Gruppen innerhalb einer Art (**Rassen**) gehören trotz phänotypischer Unterschiede solange der gleichen Art an, wie sie fertile Nachkommen zeugen können. Für die Entwicklung einer **neuen Art** ist neben **Mutationen** und **Selektion Isolierung** notwendig. Wird ein Teilkollektiv der Art isoliert, kann es zur Aufspaltung der Art kommen.

Repetitorium 7.1

Entwicklung einer neuen Art

Voraussetzungen
- Mutation
- Selektion nach Eignung
- Separation gegenüber dem Hauptkollektiv

Separationsmechanismen, Fortpflanzungsisolation
- räumlich (Insel, Teich, Oase o. Ä.)
- zeitlich (tageszeitlich, verschobene Aktivitätsphasen)
- optisch (z. B. spezifische Farben)
- akustisch (z. B. spezifische Geräusche)
- mechanisch (z. B. Kopulationsschwierigkeiten)
- verhaltensbedingt (Balz- und Sexualverhalten)
- religiös (Tabus)

Die Isolierung der Art kann lokal, temporär, optisch, akustisch, verhaltensbedingt oder paarungstechnisch sein

Die **Separation** kann **lokal** dadurch erfolgen, dass eine Gruppe der Art auf einen abgegrenzten Raum beschränkt wird, wie z. B. eine Insel, einen Teich oder eine Oase. Separation eines Kollektivs kann auch durch **zeitliche Schranken** erfolgen. So leben z. B. verschiedene Rassen des **Seidenspinners** *Bombyx mori* im gleichen Gebiet. Die Paarung zwischen den Rassen wird durch zeitliche Barrieren verhindert. Für das Auffinden des Weibchens braucht das Männchen ein spezifisches Duftsignal, den Sexuallockstoff Bombycol des Weibchens. Alle Rassen des *Bombyx mori* sprechen auf diesen Lockstoff an. Aber die Männchen sind im Tagesrhythmus unterschiedlich empfänglich für Bombycol. Während bei der einen Rasse die Hauptempfänglichkeit am Morgen liegt – und die Weibchen auch zu dieser Zeit ihr Bombycol absondern –, ist eine andere Rasse erst mittags aktiv und eine weitere abends. Dadurch sind die Rassen voneinander separiert, obwohl sie dasselbe Territorium bevölkern. Eine andere Möglichkeit der Isolierung ist eine **optische** oder **akustische**. Optische Unterschiede in der Färbung der Individuen oder akustische Signale können zur Separation führen. Für **optische Isolierung** sind **Fische im Korallenriff** ein interessantes Beispiel. Häufig leben mehrere Rassen (Unterarten) einer Art auf engem Raum zusammen, ohne sich zu vermischen. Die Schranke wird durch besonders intensive Farben errichtet. Akustische Signale spielen für die Rassenisolierung besonders bei **Vögeln** in Form des Gesanges eine Rolle. Neben **verhaltensbedingten Schranken**, die sich aus spezifischem Balz- oder Sozialverhalten ergeben, spielen häufig auch technische Gegebenheiten eine Rolle. So wird die Fortpflanzungsisolierung bei Hunderassen, wie z. B. Pekinesen und Bernhardinern, durch die unterschiedlichen Größen bewirkt.

Rassen (Unterarten) sind Unterkollektive von Arten mit separierter Fortpflanzung

Rassen (Unterarten) entwickeln sich, wenn sie sich nicht teilweise oder ganz wieder vermischen, immer weiter auseinander, bis die Fortpflanzungsfähigkeit zwischen den Gruppen verloren geht und sie damit in Arten übergehen.

Ein Beispiel für einen derartigen Übergang sind Tiger und Löwe, die sich unter natürlichen Bedingungen nicht paaren, obwohl die Voraussetzungen für die Zeugung von Nachkommen vorhanden sind (**Separationsmechanismen**). Gleiches gilt für Ziege und Steinbock. Pferd und Esel sind nur unter unnatürlichen Bedingungen zur Zeugung von Nachkommen paarbar. Die Nachkommen von Pferd und Esel sind steril, da die beiden Elternteile Unterschiede in den Chromosomensätzen aufweisen. Bei der Paarung homologer Chromosomen in der Meiose treten Störungen auf. Es werden keine reifen Keimzellen gebildet. Die Folge ist Sterilität.

Bei **kleinen Kollektiven** kann durch einschneidende Ereignisse, die zur Ausrottung eines Teils des Kollektivs führen, ein Teil des Gen-Pools eliminiert werden. Dieser verlorene Teil des Gen-Pools kann statistisch unrepräsentativ sein, d. h. einige Gene können besonders betroffen sein. Die Folge ist eine **sprunghafte Veränderung des Gen-Pools**, eine **Gen-Drift** (S. 200).

Verwandte Arten werden zu Gattungen, Familien, Ordnungen und Klassen zusammengefasst

Die Klassifizierung in Rassen und Arten kann durch Einteilung in übergeordnete Gattungen, Familien, Ordnungen und Klassen fortgesetzt werden. Da sich diese Gruppen innerhalb eines gemeinsamen Stammbaums entwickelt haben, sind alle Organismen untereinander verwandt. Der Grad der **Verwandtschaft** ist durch ihre Stellung zueinander im Stammbaum der Evolution gegeben.

Für die Evolution der Arten, Gattungen, Familien, Ordnungen und Klassen muss es Übergangsgruppen bzw. Zwischengruppen gegeben haben bzw. geben. Die **Evolution** verlief **progressiv** von einer einfachen Urform über immer komplexere Organismen bis hin zu den heute lebenden Arten. **Evolution findet auch gegenwärtig ständig statt.** Verwandtschaft aller Organismen, Übergangsformen, zeitliches, geordnetes Auftreten einzelner Entwicklungsstufen und ständig stattfindende Evolution sind gut belegt.

7.4 Alle Organismen sind untereinander mehr oder weniger verwandt

7.4.1 Enge Verwandtschaften können aus morphologischen und physiologischen Kriterien abgelesen werden

Ursprünglich wurden die Beziehungen zwischen verwandten Arten anhand **morphologischer Gemeinsamkeiten** bzw. Ähnlichkeiten aufgestellt (*Rep. 7.2*). Diese Kriterien haben aber nur den gleichen Stellenwert wie ein Vaterschaftsgutachten nach vererbten äußeren Merkmalen: Es ist hinweisend, aber nicht beweisend. Später wurden Kriterien aus **Physiologie** und **Verhalten** hinzugezogen. Mit der Gesamtheit dieser Kriterien wurden mit einer gewissen Sicherheit Verwandtschaften belegt. Das Problem blieb, dass jeweils nur Beziehungen zwischen benachbarten Evolutionsgruppen aufgedeckt werden konnten. Verwandtschaften zwischen Menschen und Kriechtieren z. B. waren nur sehr indirekt zu konstruieren (wenn sie auch manchmal allzu offensichtlich sind!).

Repetitorium 7.2

Methoden zur Bestimmung von Verwandtschaftsverhältnissen zwischen Organismen

Klassische Methoden aus der
- Paläontologie (Fossilien, Stromatolithen)
- Anatomie (Übergangsformen, Organentwicklungen)
- Physiologie
- Verhaltensforschung
- botanischen und zoologischen Systematik
- Biochemie
- Radiochemie (Radiocarbon-Methode, Kalium-Argon-Methode)
- Biogeographie (Einnischungsanalysen)

Moderne Methoden aus der Molekularbiologie
- Sequenzvergleiche homologer DNA-Regionen (Beispiel: Gene für ribosomale RNA)
- Sequenzvergleiche homologer RNAs (Beispiel: ribosomale RNA der kleinen Untereinheit)
- Sequenzvergleiche homologer Proteine (Beispiel: konservative Proteine: DNA-Organisationsproteine, Hämoglobine, Cytochrom C)

7.4.2 Die DNA/RNA beweist die Verwandtschaftsgrade

Einen **direkten Beweis** für die **Verwandtschaftsverhältnisse der Organismen** kann man wie für Vaterschaftsbeziehungen mit den modernen Methoden der Molekularbiologie führen.

Die erblichen Eigenschaften eines Individuums sind in seiner DNA festgelegt. Da Mutationen die Grundlage der Veränderungen dieser Eigenschaften sind, sind die **Basensequenzen** die untrüglichsten Indikatoren für Verwandtschaftsbeziehungen. Neueste Techniken der DNA-Sequenzierung (next generation sequencing S. 333) machen es möglich, ganze Genome zu sequenzieren und miteinander zu vergleichen. Allerdings ist der damit verbundene finanzielle Aufwand erheblich. Es werden deshalb ausgewählte, homologe Abschnitte der DNAs herangezogen und verglichen, z. B. Regionen, die für ribosomale RNAs codieren. Bewährt hat sich auch der Sequenzvergleich von RNA. Relativ konservativ sind **ribosomale RNAs**: In ihnen ist die Mutationsfrequenz während der Evolution klein, d. h. die Anzahl der Mutationen pro Zeiteinheit ist gering. Dadurch eignen sich diese RNAs besonders zur Aufdeckung entfernter Beziehungen. Praktisch kann jeder zelluläre Organismus seinem Platz im Evolutions-Stammbaum zugeordnet werden, da jeder zelluläre Organismus Ribosomen besitzt. Analysiert wird jeweils die rRNA der kleinen Untereinheit (16S-rRNA bei Prokaryonten, Mitochondrien und Chloroplasten sowie cytoplasmatische 18S-rRNA bei Eukaryonten). Der Vorteil ist, dass jede Zelle viele Ribosomen und damit viel rRNA besitzt.

Nach Isolierung und Fragmentierung der rRNAs mit Standardmethoden werden die Bruchstücke sequenziert und die Sequenzen von jeweils zwei Organismen verglichen. Ein Verwandtschaftsfaktor „SAB" wird als das Doppelte der gemeinsamen Sequenzen ermittelt und durch die verglichenen Gesamtsequenzen, die betrachtet wurden, dividiert. Wenn alle Sequenzen in beiden Katalogen gleich sind, ist SAB gleich 1. Je weiter entfernt die Verwandtschaft zweier Organismen ist, desto kleiner wird SAB. Bei sehr entfernten Beziehungen wird SAB klein. Die SAB-Werte aller untersuchten Organismenpaare werden in zweidimensionalen Tabellen gegeneinander eingetragen und geordnet. Daraus kann ein Stammbaum ermittelt und viele Verwandtschaftsverhältnisse abgesichert werden. Besonders interessant ist die Einordnung von **Mitochondrien** und **Chloroplasten** in den Stammbaum. Mitochondrien stehen verwandtschaftlich roten Photosynthese-Bakterien relativ nahe. Damit wurde die ursprüngliche **Endosymbionten-Hypothese** bewiesen. Bei der Entwicklung der Eukaryonten sind in einer frühen Phase Bakterien von Zellen aufgenommen worden und haben für die Zellen die Arbeit der Energiegewinnung durch oxidative Phosphorylierung übernommen. Im Laufe der Zeit wurden Bakterien und Zellen zu absolut obligaten Symbionten.

Entsprechend lässt sich nachweisen, dass sich die Pflanzen durch Aufnahme von Organismen, die den Cyanobakterien sehr nahe standen, entwickelten. Diese aufgenommenen Bakterien haben sich dann zu Chloroplasten gewandelt (S. 222).

7.4.3 Sequenz-Übereinstimmungen homologer Proteine sind ebenfalls geeignet, Verwandtschaften zu beweisen

Proteine lassen sich ganz allgemein zum Nachweis von Verwandtschafts-Beziehungen heranziehen. Es eignen sich zu diesem Zweck vor allem jene Proteine, die sich relativ konservativ in der Evolution verhalten und die außerdem weit verbreitet sind. Besonders populär sind **Hämoglobin** und **Cytochrom C**.

Interessanterweise besitzt der Mensch verschiedene untereinander verwandte, hämoglobinartige Moleküle: Im Muskel ist **Myoglobin** Überträger von Sauerstoff. Myoglobin ist **monomer**, während die **Hämoglobine** des Menschen jeweils **aus zwei Paaren von Untereinheiten** bestehen, 2α- und 2β-Ketten ($\alpha_2\beta_2$) (Abb. 7.2). In der **frühembryonalen Entwicklung** wird statt β ε gebildet ($\alpha_2\varepsilon_2$ bzw. auch ε_4). **Nach wenigen Wochen** wird die Synthese von ε abgeschaltet und es werden γ-Ketten gebildet ($\alpha_2\gamma_2$). Noch **vor der Geburt** geht die Produktion von γ zurück und β wird gebildet ($\alpha_2\beta_2$). Neben dem adulten Hämoglobin ($\alpha_2\beta_2$) wird eine Minorität von δ ($\alpha_2\delta_2$) hergestellt (S. 126).

Myoglobin und die **Hämoglobine** sind evolutionär **verwandt**. Über die Aminosäure-Sequenzen der Hämoglobine können sehr genau verwandtschaftliche Beziehungen ermittelt werden.

Myoglobin und α-Hämoglobin haben etwa 30% identische Aminosäure-Sequenzen. Die Aufspaltung in der Entwicklung dieser Proteine fand vor etwa 700 Millionen Jahren statt (Abb. 7.3). Das war die Zeit, zu der sehr viele Algenarten existierten und zu der sich primitive Tiere und Pflanzen entwickelten. Da ein und derselbe Organismus sowohl Myoglobin als auch α-Hämoglobin besitzt, war für diese parallele Entwicklung der Moleküle eine **Duplikation des Ur-Globingens** Voraussetzung. Entsprechende Duplikationen ereigneten sich vor etwa 400 Millionen Jahren und separierten die α-Ketten-Entwicklung von der β-, γ- und δ-Kette. Vor etwa 120 Millionen Jahren spalteten sich die Wege der γ-Kette von β und δ. Die jüngste Duplikation fand vor etwa 45 Millionen Jahren statt. Entsprechend dem Zeitpunkt der Wegtrennung sind β und δ sehr eng miteinander, aber beide nur entfernt mit Myoglobin verwandt. Hämoglobine und Hämoglobinverwandte Proteine finden sich in allen Vertebraten (Wirbeltieren), aber auch in evolutiv entfernten Organismen wie in dem Insekt *Chironomus* und in Pflanzen. Homologe Hämoglobine der Vertebraten unterscheiden sich relativ wenig voneinander. Hier liefert schon allein die Anzahl der nicht identischen Aminosäuren ein gutes Maß für den Grad der Verwandtschaft. Je weiter aber Organismen im Evolutionsstammbaum voneinander entfernt sind, umso größer wird die Zahl der nicht identischen Aminosäure-Sequenzen.

Ähnlichkeiten werden oft nur mit Hilfe von Computern berechnet. Quantitative Angaben über Ähnlichkeiten werden ermittelt durch Vergleich der betreffenden Proteine mit anderen zufälligen Aminosäure-Sequenzen. Dazu werden Sequenzen gleicher Länge und ähnlicher Bruttozusammensetzung ausgewählt. Berechnet wird die **Wahrscheinlichkeit**, dass die beobachteten **Ähnlichkeiten** der verglichenen Sequenzen **durch Zufälligkeit** zustande kamen. Dafür wird der **Wahrscheinlichkeitsfaktor** α ermittelt. Je mehr identische

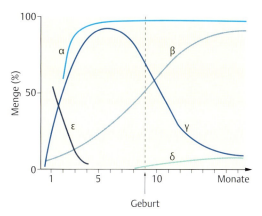

Abb. 7.2 **Synthese der Globin-Ketten des Hämoglobins während der pränatalen und postnatalen Entwicklung.** Während der pränatalen Entwicklung wird die Sauerstoff-Versorgung durch embryonales bzw. fötales Hämoglobin übernommen, die der niedrigen Sauerstoff-Konzentration in der Placenta angepasst sind. Erst einige Monate nach der Geburt erfolgt die Umstellung zum Erwachsenen-Hämoglobin. Die einzelnen Globine sind untereinander verwandt.

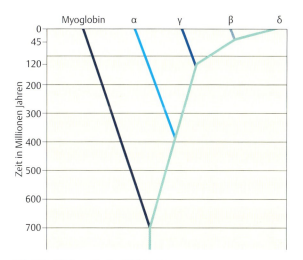

Abb. 7.3 **Phylogenie der Globingene.**

Einheiten vorhanden sind, desto geringer ist die Wahrscheinlichkeit der Zufälligkeit. α gibt die Wahrscheinlichkeit für Ähnlichkeiten zwischen zwei willkürlichen Aminosäure-Sequenzen an, größer oder gleich groß zu sein wie die zwischen den ursprünglich verglichenen Sequenzen. Das sei am **Beispiel des Cytochroms C** demonstriert (Tab. 7.2). Der Vergleich der beiden nicht verwandten Proteine Cytochrom C und Hämoglobin als Kontrolle ergibt ein α von 0,77. Das bedeutet, dass von 100 willkürlich betrachteten Sequenzen 77 gleiche Ähnlichkeit (oder größere) wie die beiden Proteine Cytochrom C und Hämoglobin haben. Bezieht man verschiedene Cytochrome jeweils auf menschliches Cytochrom C, so ist α schon geringer für das Archaebakterium (0,29) und noch geringer für das Bakterium *Pseudomonas aeruginosa* (0,03). Das deutet auf eine sehr entfernte Verwandtschaft des Cytochroms C des Archaebakteriums und eine entfernte Verwandtschaft desjenigen von *Pseudomonas* mit dem menschlichen Cytochrom C hin. Die Blaugrünalge, *Anacystis nidulans* (α = 0,003) ist verwandt und Hefe ist in Bezug auf ihr Cytochrom C eng verwandt (α = 0,0001) mit menschlichem Cyto-

Tab. 7.2 Ein Sequenzvergleich gibt Aufschluss über Verwandtschaftsgrade

	Cytochrom C des Menschen	Verwandtschaftsgrad
Hämoglobin (Mensch)	0,77	keine Verwandtschaft
Cytochrom C (Archaebakterien)	0,29	sehr entfernt verwandt
Cytochrom C (*Pseudomonas aeruginosa*)	0,03	entfernt verwandt
Cytochrom C (Blaugrünalge)	0,003	verwandt
Cytochrom C (Hefe)	0,0001	eng verwandt

Die Verwandtschaftsbeziehungen aus Sequenzvergleichen werden hier als Wahrscheinlichkeitsfaktor α angegeben, der besagt, dass die Gleichheit der Sequenzen rein zufällig ist; d.h. wenn α groß ist, ist die Zufallswahrscheinlichkeit groß. α = 1 bedeutet totale Zufallsgleichheit. Bei einer Zufallswahrscheinlichkeit, die kleiner als 0,01 ist, kann eine Verwandtschaft angenommen werden. 0,0001 bedeutet stark signifikant abgesicherte Verwandtschaft (Diplomarbeit, R. Schneider, Innsbruck 1984).

chrom C. α = 0,0001 besagt, dass unter 10000 willkürlich ausgewählten Aminosäure-Sequenzen keine gleich große Ähnlichkeit wie zwischen denen des Cytochroms C von Mensch und Hefe besteht.

Mit dieser statistischen Methode ist es möglich, noch Proteine verwandtschaftlich zuzuordnen, die sich in mehr als 80 % ihrer Aminosäuren unterscheiden. (Mit Hilfe dieser Methode kann ein **Urpeptid**, bestehend aus 11 Aminosäuren, wahrscheinlich gemacht werden).

Proteine der „high mobility group" HMG14 und 16, sind bei Eukaryonten an der Organisation der DNA beteiligt. Derartige chromosomale Proteine sind konservativ und eignen sich sehr gut zur Analyse von Verwandtschaftsverhältnissen. So konnte die starke Homologie eines Kopfproteins des bakteriellen Virus Lambda zum HMG14 die lange Zeit strittige Frage, ob auch **Viren in den Evolutions-Stammbaum** eingeordnet werden können, positiv entschieden, obwohl Viren obligate Parasiten (S. 299) ohne eigenen Stoffwechsel sind. Die Verwandtschaft zu lebenden Organismen konnte auch für das Papovavirus SV40 (S. 315, Tab. 11.**10**) anhand eines Histon-ähnlichen Proteins belegt werden.

7.4.4 Die Verwandtschaftsbeziehungen aus molekularbiologischen und klassischen Methoden stimmen überein

Die beschriebenen Möglichkeiten aus der Molekularbiologie haben es über die DNA-, RNA- oder Proteinsequenzen ermöglicht, nicht nur Verwandtschaften zwischen Arten, Gattungen, Familien und Ordnungen zu beweisen, sondern auch quantitativ anzugeben. Damit kann der Stammbaum der Evolution sehr präzise aufgestellt werden. Dabei zeigte sich eine wunderbare Übereinstimmung mit den Verwandtschaftsbeziehungen, wie sie bereits mit den klassischen Mitteln der Paläontologie, botanischer und zoologischer Systematik, Anatomie, Physiologie und Biochemie aufgestellt wurden. Die Evolution betrifft alle genetisch fixierten Organisationsmerkmale wie biochemische Zusammensetzung von Proteinen, Nucleinsäuren etc., die Anatomie, Physiologie und das Verhalten der Organismen.

Aus der Kombination der auf den verschiedenen Wegen gewonnenen Erkenntnisse kann auch die **zeitliche Abfolge der Evolution** aufgezeigt werden. Über den Zeitpunkt der **Aufspaltung** von Entwicklungen gibt es klare Vorstellungen. Der Zeitpunkt der Auseinanderentwicklung von z.B. der Linie, die einerseits zum Pferd, andererseits zum Menschen führte, kann auf verschiedenen Wegen ermittelt werden. Voraussetzung dazu war die Möglichkeit, in den langen Perioden der Evolution die Zeit zu messen.

7.5 Der radioaktive Zerfall von ^{14}C bzw. ^{40}K ermöglicht die rückwirkende Zeitmessung in der Evolution

Lange Zeiträume lassen sich über die **Zerfallszeit** radioaktiver Isotope messen (Abb. 7.**4a**). Zuerst wurde die **Radiocarbon-Methode** entwickelt. Sie basiert auf dem **Zerfall des Kohlenstoff-Isotops ^{14}C**. Durch kosmische Strahlung entstehen in den oberen Schichten der Atmosphäre energiereiche Neutronen, die Stickstoff (^{14}N) in kleinen Mengen in das Kohlenstoff-Isotop ^{14}C überführen. Der radioaktive Kohlenstoff wird zu $^{14}CO_2$ umgesetzt. Mit einer **Halbwertszeit von 5730 Jahren** zerfällt das Isotop. Durch Neubildung und Zerfall ist die $^{14}CO_2$-Konzentration im Gleichgewicht. Das stabile, nicht radioaktive $^{12}CO_2$ wird, zusammen mit $^{14}CO_2$, in der Photosynthese von den Pflanzen zu Kohlenhydrat aufgebaut und in alle möglichen Kohlenstoffverbindungen umgebaut. Tiere fressen die Pflanzen, andere Tiere wiederum erlegen jene Tiere etc. Zum Zeitpunkt der Assimilation war das Verhältnis von ^{14}C zu dem nicht radioaktiven ^{12}C in der Pflanze das gleiche wie in der Atmosphäre. In der Pflanze bleibt zunächst das Verhältnis gleich, weil ständig neu CO_2 assimiliert und wieder Kohlenstoff zu CO_2 veratmet wird. Wenn aber die Assimilation und die Atmung aufhören, d.h. wenn der Organismus stirbt, wird das Gleichgewicht nicht mehr neu eingestellt. Das ^{14}C zerfällt, und mit zunehmender Zeit wird das Verhältnis von ^{14}C zu ^{12}C immer mehr zum ^{12}C hin verschoben. Nach 5730 Jahren ist, bezogen auf ^{12}C, nur noch halb so viel ^{14}C vorhanden. Damit ist das **Verhältnis von ^{14}C zu ^{12}C** in einem alten Stück Holz oder einem anderen konservierten Organismus ein gutes **Maß** für dessen Alter. Die Zeit bis vor 70 000 Jahren kann so relativ genau gemessen werden. Vor 70 000 Jahren lebte der **Neandertaler**, sodass mit dieser Technik z.B. auch die Entwicklung des Menschen zeitlich gut verfolgt werden kann. 70 000 Jahre sind aber für die Gesamtevolution eine sehr kurze Zeitspanne. **Längere Zeitperioden** können durch den radioaktiven **Übergang des Kalium-Isotops ^{40}K in ^{40}Ar und ^{40}Ca**, die in einem definierten Verhältnis entstehen, gemessen werden (Abb. 7.**4b**). Mit dieser Methode kann das Alter von Mineralien bestimmt werden. Das entstandene **Argon** ist im Mineral eingeschlossen. Beim Schmelzen im Hochvakuum wird Argon freigesetzt

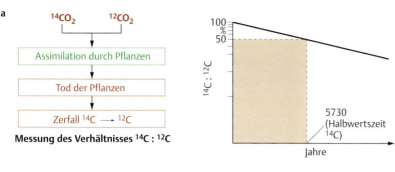
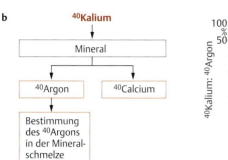
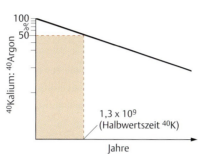
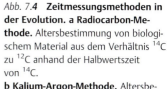

Abb. 7.4 **Zeitmessungsmethoden in der Evolution. a Radiocarbon-Methode.** Altersbestimmung von biologischem Material aus dem Verhältnis ^{14}C zu ^{12}C anhand der Halbwertszeit von ^{14}C.
b Kalium-Argon-Methode. Altersbestimmung von Mineralien durch die Kalium-Argon-Methode. Das Kalium-40-Isotop im Mineral geht in das Calcium-40-Isotop und das Argon-40-Isotop über. Durch Bestimmung dieser Isotope im Mineral kann dessen Alter festgelegt werden.

und kann quantitativ bestimmt werden. Aus dem ^{40}K und dem ^{40}Ar sowie der **Halbwertszeit** der Umwandlung, die **1,3 Milliarden Jahre** beträgt, wird das Alter des Minerals ermittelt.

Für die Zeitbestimmung stehen eine ganze Reihe von Methoden zur Verfügung, so dass bereits eine **genaue Kenntnis über den zeitlichen Verlauf der Entwicklung** seit der Entstehung der Erde über die Bildung der ersten zellulären Organismen bis hin zur Entwicklung der Ordnungen und Familien besteht.

7.6 Ein Netzwerk von Beweisen belegt die Abstammungslehre

7.6.1 Die Phylogenie (Stammesentwicklung) ist durch die Paläontologie dokumentiert

Versteinerungen (**Fossilien**) liefern eine weitere eindrucksvolle **Dokumentation der Evolution**. Tiere oder Pflanzen, die von Geröll, Sand oder Schlamm verschüttet wurden, haben ihre Abdrücke hinterlassen, die versteinert wurden. Das Alter der Abdrücke kann bestimmt und so die allmähliche Entwicklung der Organismen verfolgt werden. Eine Reihe von grundsätzlichen Schlüssen ergibt sich: Die **Entwicklung ist progressiv** und führt zu höherer Differenzierung. Zwischen Arten gibt es **Übergangsformen**, die sowohl charakteristische Qualitäten der einen als auch der anderen Art besitzen. Die Übergänge sind fließend, nicht sprunghaft. Alles **Leben war zu Beginn auf das Wasser** beschränkt. Zunächst existierten nur **Prokaryonten**. Später traten die ersten **Eukaryonten** auf, und es entwickelten sich chronologisch die heutigen Ordnungen und Familien. Die weitaus **meisten Arten sind ausgestorben**.

Die **ältesten Fossilien** mit gesichertem biologischem Ursprung sind **3 Milliarden Jahre** alt und wurden in Zimbabwe in der Bulawayo-Formation gefunden: **photosynthetische Prokaryonten**, die den Cyanobakterien nahe stehen. In diesen Fossilien sind Zellstrukturen erhalten geblieben.

Bei noch älteren Funden (3,75 Milliarden Jahre) gibt es Strukturen, die den ältesten „Organismen", den **Probionten** (S. 221), zugeordnet werden konnten. Diese stellen eine Übergangsform zu den eigentlichen Lebewesen dar. Derartig alte Organismen sind in ihren Strukturen zum Teil sehr gut erhalten geblieben, da in sie mitunter Kieselsäure eingelagert wurde – sog. **Stromatolithen**.

Aus der Zeit vor 2 Milliarden Jahren wurde auf diese Weise ein relativ genaues Bild der damals existierenden Organismen überliefert. Mindestens ein Dutzend verschiedener Blaualgen sind als Stromatolithen erhalten geblieben. Mit diesen frühen Fossilien lässt sich die **Urzeit der Evolution** rekonstruieren. Aber auch für den Ablauf der Ausbildung höherer Tierarten sind Fossilien hervorragende Indizien. Als Beispiel sei der **Urvogel** *Archaeopteryx* angeführt (*Abb. 7.5*). An *Archaeopteryx* wird die **Entwicklung der Vögel aus den Reptilien** deutlich. Er hat Federn, ein für Vögel spezifisches Skelett mit entsprechender Oppositionsstellung der ersten Zehe. Beinskelett und Becken sowie Flügel und Schädel sind ebenfalls die eines Vogels. Statt des Vogelschnabels hat der *Archaeopteryx* Kegelzähne, eine lange Schwanz-Wirbelsäule und Finger mit Krallen an den Flügeln – alles Charakteristika der Reptilien.

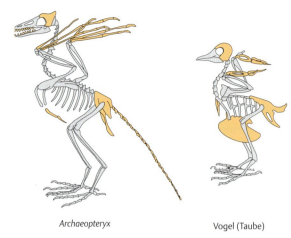

Archaeopteryx   Vogel (Taube)

Abb. 7.5 **Archaeopteryx, ein Fossil, das die Evolution der Vögel von den Reptilien belegt.** Im Vergleich zu einem rezenten Vogel ist ersichtlich, dass entscheidende Skelett-Charakteristika der Vögel noch nicht voll ausgebildet sind und noch deutlich Merkmale von Reptilien zeigen (bezahnte Kiefer, langer Schwanz, flaches Sternum, Bauchrippen, 3 Finger mit Krallen – besonders auffällig an den vorderen Extremitäten). Im Gegensatz zu den Reptilien hat der *Archaeopteryx* jedoch Federn, opponierbare Daumen und mit dem Gabelbein verwachsene Schlüsselbeine.

Die Liste der Evolutionsindizien anhand von Fossilien ist lang (Tab. 7.3) und wird durch noch lebende Übergangsformen bekräftigt.

7.6.2 Lebende Fossilien vermitteln Vorstellungen zu Übergängen der Evolution

Die Entwicklung der **Amphibien aus den Fischen**, d. h. die **Eroberung des Landes** durch die Tiere, ist durch den fossilen Fund des **Quastenflossers** *Eusthenopteron* belegt. Dieser Fisch hatte eine **primitive Lunge** und **Laufflossen** und konnte dadurch zeitweise auf dem Land leben. Ansonsten war er ein Fisch mit Kiemen, Schuppen und Kaltblütler-Kreislauf. 1938 wurde ein **lebender Quastenflosser** (*Latimeria*) gefunden. Dieses Tier hatte Flossenbeine. Der Quastenflosser ist somit ein **lebendes Fossil**. Es gibt eine ganze Reihe von interessanten Zwischenformen, die noch leben und das Bild der Evolution vervollständigen. Die Evolution vom Wasser- zum Landleben hat sich vor langer Zeit abgespielt. Der Quastenflosser zeigt uns zwar deutlich, wie diese Entwicklung stattgefunden hat, ist aber nur ein Nachkomme der Individuen, die den Übergang vollzogen haben. Ähnliches gilt natürlich für alle lebenden Fossilien. Die **Kloakentiere** zeigen den **Übergang von den Reptilien zu den Mammalia** (**Säugetieren**). Das **Schnabeltier** aus dieser Gruppe hat **Mammae und Haare**, also Merkmale der Mammalia, aber auch eine Kloake, vermehrt sich durch Eiablage und ist ein Wechselblütler – alles Merkmale der Reptilien.

Ein weiteres Beispiel für einen Übergang ist das populäre **Lanzettfischchen** (*Branchiostoma*), das ein **Modell für die Vertebraten-Evolution** ist.

Eine Ergänzung aus neuesten Forschungsergebnissen: Die Voraussetzung für **Lebendgeburt** entwickelte sich im Paläozoikum/ Erdaltertum. In der Devon-Gogo-Formation (Entstehung vor ca. 380 Millionen Jahren) in Australien wurden **fossile Panzerfische** gefunden. Eines dieser Individuen trug intrauterin einen Embryo mit einer deutlich zu erkennenden mineralisierten Nabelschnur mit ebenfalls mineralisiertem Dottersack. Ein weiterer Fisch enthielt mehrere kleine Embryonen. In diesen Erdschichten wurden auch die ältesten Evidenzen für Kopulation bei Vertebraten gefunden. Die Reproduktionsbiologie bei den urtümlichen Panzerfischen war demnach ähnlich fortgeschritten wie bei den Knorpelfischen Hai und Rochen.

7.6.3 Die geographische Verbreitung der Arten belegt die Evolution (Biogeographie)

Die **Entwicklung von neuen Arten** kann auch aus der geographischen Verbreitung und durch Einnischung abgeleitet werden.

Im Zuge **geographischer Separierung** hat es verschiedene Spezialentwicklungen gegeben. Innerhalb kurzer Zeiträume kann es dabei zur Anpassung bzw. **Einnischung** von Individuen-Gruppen kommen (**adaptive Radiation**), die dann die Herausbildung neuer Arten zur Folge hat. So haben sich in Australien besonders **Beuteltiere**, z. B. Känguru, Koala, Beutel-Flughörnchen und Beutelspringmaus, ausgiebig entwickelt, da keine Konkurrenz von Pla-

Tab. 7.3 **Fossilien und lebende Fossilien vermitteln Vorstellungen über die Evolution**

Organismus	Charakteristika von Übergangsformen zwischen	
	Vögel	**Reptilien**
Archaeopteryx Urvogel (Fossil)	Federn, Oppositionsstellung der 1. Zehe, Vogelskelett	Kegelzähne, Finger, Krallen, Schwanz
	Fische	**Amphibien**
Eusthenopteron Quastenflosser (Fossil) bzw. *Latimeria* Quastenflosser (lebendes Fossil)	Kiemen, Schuppen, Kaltblütler-Kreislauf	primitive Lunge, Laufflossen
	Reptilien	**Mammalia**
Schnabeltier, Kloakentier (lebendes Fossil) bzw. Ameisenigel Kloakentier (lebendes Fossil)	Kloake, Eiablage, Wechselblütler, Schultergürtel wie Reptilien	Mammae, Haare
	Invertebraten	**Vertebraten**
Branchiostoma Lanzettfisch (lebendes Fossil)	Kiemenherzen	geschlossener Kreislauf

centa-Tieren vorhanden war. Ein anderes Beispiel ist die Entwicklung der **Galapagos-Finken**. Nach Entstehung dieser Inselgruppe im Stillen Ozean wurde sie von Südamerika aus mit einigen Finken bevölkert.

Diese Finken haben keine Konkurrenz vorgefunden und sich stark vermehrt. Der daraus resultierende **Intraspezies-Konkurrenzkampf** hat zur **Einnischung** und **Isolierung** geführt. Es haben sich 14 Finkenarten entwickelt, von denen sieben Insektenfresser und sieben Pflanzenfresser sind. Entsprechend der **ökologischen Nische** haben sich auch anatomische Besonderheiten herausentwickelt. Der Spechtfink z. B. holt sich Insektenlarven aus Baumstämmen wie die europäischen Spechte. Zu diesem Zweck hat er einen Spechtschnabel entwickelt. Allerdings fehlt dem Spechtfink die lange Zunge der Spechte. Er bedient sich deshalb eines Kaktusstachels als Hilfsmittel.

Pinguine z. B. haben sich nur in der Nähe der Antarktis entwickelt. In der Arktis befinden sich im entsprechenden Lebensraum **Alkenvögel**.

Die bemerkenswerte Verteilung von Arten in bestimmten Gebieten kann nur über den Ablauf der Evolution erklärt werden.

7.6.4 Weitere Indizien für die Evolution können aus der Individual-Entwicklung abgeleitet werden

Haeckels biogenetische Grundregel postuliert: „Die Ontogenese eines Organismus ist eine Rekapitulation der Phylogenese"

Die Stammesentwicklung spiegelt sich in der individuellen Keimesentwicklung wider. Diese **biogenetische Grundregel** wurde 1866 aufgestellt, nachdem v. Baer 1828 das Gesetz der Embryonen-Ähnlichkeit formuliert hatte. Da die Evolution ein fortschreitender Prozess ist, muss die **Embryonalentwicklung** zunächst zur evolutionären Ausgangsstufe (Einzell-Stadium) und dann bis zum reifen Individuum der entsprechenden Art erfolgen. Deshalb lassen sich phylogenetische Gemeinsamkeiten aus der Ontogenese ableiten (*Rep. 7.3*). So besitzen Wirbeltiere (inklusive des Menschen) in der Embryonalentwicklung Kiemenfurchen und Kiemenbögen (*Abb. 7.6*).

Die Kiemenbogen-Arterien bleiben im erwachsenen Tier teilweise erhalten. **Kiemenbögen** entwickeln sich zu **Zungenbein**, **Kehlkopf** und **Trachea**. Aus dem **primären Kiefergelenk** der Reptilien entwickelt sich das **Hammer-Amboss-Gelenk** der Mammalia. Zahnlose Bartenwale haben in der Ontogenese Zahnanlagen, die sich nie zu Zähnen entwickeln, sondern resorbiert werden. Auch **das dichte Haarkleid des embryonalen Menschen** spiegelt die Phylogenese wider.

Die biogenetische Grundregel kann auch auf biochemische Entwicklungen und auf das Verhalten der Individuen ausgeweitet werden. Bei der Stickstoff-Ausscheidung ähnelt der frühe embryonale Vogel niederen Tieren und scheidet Ammoniak aus. In der nächsten Embryonal-Stufe wird Harnstoff wie bei Fischen und Amphibien ausgeschieden, und erst in der letzten Entwicklungsstufe wird bei den reifen Vögeln Harnsäure abgesondert.

Die biogenetische Grundregel hat gewisse Einschränkungen, da die Eigenanpassungen des Embryos, die sog. Störungsentwicklungen (Caenogenesen), gewisse Prozesse überlagern. Trotzdem ist die bio-

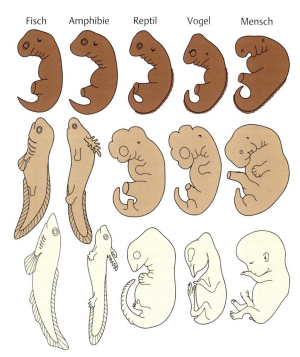

Abb. 7.6 **Ähnlichkeiten in den frühen Embryonalstadien von Vertebraten verdeutlichen Haeckels biogenetische Grundregel.** Frühe Entwicklungsstadien der Mammalia lassen deutlich Kiemenanlagen erkennen.

genetische Grundregel außerordentlich bedeutsam für die Abstammungslehre und für das Auffinden von Verwandtschaftsbeziehungen, speziell wenn die erwachsenen Individuen infolge extremer parasitärer Anpassung keine offensichtlichen anatomischen oder physiologischen Ähnlichkeiten mehr mit verwandten Arten zeigen.

> Aus der biogenetischen Grundregel erklären sich auch viele Besonderheiten der **Embryonalentwicklung**, die besonders dann Bedeutung erlangen, wenn die Entwicklung nicht normal beendet wird. Zum Beispiel kann beim Menschen der **Ductus arteriosus Botalli** offen bleiben. Das ist eine **Verbindung zwischen Aorta und Arteria pulmonalis**. Der Ductus Botalli entwickelt sich aus einem Kiemenbogengefäß und sorgt beim menschlichen Embryo für eine Umgehung der unreifen, nicht entfalteten Lunge. Normalerweise kollabiert der Ductus Botalli, sobald die Lunge bei der Geburt zur Atmung entfaltet wird. **10% aller angeborenen Herz-Kreislauf-Defekte** resultieren aus einem Nicht-Verschließen des Ductus Botalli. Aber auch Vorhof- bzw. Kammer-Septum-Defekte erklären sich über die Stammesentwicklung des Menschen.

Die spezifische Embryonalentwicklung einiger menschlicher Organe kann die evolutionäre Verwandtschaft des Menschen in geeigneter Weise belegen

Entwicklung des Urogenitalsystems. Im Verlauf der Phylogenese treten bei den Vertebraten drei Entwicklungsstufen der Nieren auf (*Abb. 7.7*). Die **Vorniere** ist die primitivste Form. Sie findet sich bei den **Anamnia** (Amnionlosen), und zwar bei den Fischen und Amphibien während der **Embryonalentwicklung**. Die Vorniere besteht aus seg-

> **Repetitorium 7.3**
>
> **Die Organe des Menschen rekapitulieren während der Embryonalentwicklung Stadien der Stammesentwicklung**

Organ Vorstufe	Standort in der Phylogenese	Charakteristika	Organ Vorstufe	Standort in der Phylogenese	Charakteristika
Niere			**Kreislauf/Herz**		
Vorniere	Fische, Amphibien (embryonal)	segmentale Flimmertrichter primärer Harnleiter (Wolffscher Gang) endet im Darm	offener Kreislauf	die meisten Invertebraten	Blut in Körperhöhlen wird durch Venen angesaugt
Urniere	Fische, Amphibien (adult)	primitive Glomeruli mit Bowman-Kapsel	geschloss. Kreislauf Kiemenarterien	Chordata (Lanzettfisch)	Kiemenherzen Sinus venosus
Nachniere	Reptilien, Vögel, Mammalia	nicht mehr segmentiert, sekundärer Harnleiter, Glomeruli	primitivstes Herz	Knorpelfische	Vorhof-Kammer
			Septum im Atrium	Amphibien (Larve)	Trennung von Vena cava und Vena cardinalis
Genitale (männlich)				Amphibien (adult)	Trennung: sauerstoffarmes/sauerstoffreiches Blut
Epithel der Leibeshöhle → Hoden Urnierenkanälchen→	Fische, Amphibien	Urnierengang wird Harn-Samen-Gang	partielles Ventrikelseptum	Reptilien	Rückentwicklung d. Kiemenbogengefäße
	Mammalia	Scrotum	Komplette Trennung der Vorhöfe u. Kammern	Mammalia	Ductus Botalli pränatal (6. Kiemenbogengefäß)
Nebenhoden	Reptilien, Vögel	Samengang			
Genitale (weiblich)			**Atmungsorgan, Lunge**		
Vornierengang (Müllerscher Gang) ↓	Fische, Amphibien	Eitransport	Kiemen	Fische, Amphibienlarven	
			Schwimmblase (Lunge)	Knochenfische	paariger Sack unpaarige Trachea
Oviduct Uterus Vagina	Reptilien, Vögel	Eischalenanlage im Uterus, Kloake	Lunge mit Falten	Frosch	Vergrößerung der Resorptionsfläche
	Beuteltiere	getrennte Oviducte, Uteri, Vaginae	Lunge mit Septen u. Alveolen	Reptilien	Vergrößerung der Resorptionsfläche
	Nagetiere	Verschmolzene Vaginae	Lunge mit Kammern, Krypten, Alveolen	Mammalia	Zwerchfell trennt Brust- von Bauchhöhle
	Insectivoren	verschmolzene Vaginae und Uterus bicornis			
	Primaten	Uterus simplex			

mental organisierten Flimmertrichtern in der Leibeshöhle, die über den **primären Harnleiter** (**Wolffscher Gang**) in den Darm einmünden. Eine paarige Vornierenanlage spezialisiert sich separat zum **Müllerschen Gang**, dem **späteren Eileiter**.

Bei den **erwachsenen Anamnia** ist das Ausscheidungsorgan die **Urniere**. Wie bei der Vorniere münden bei der Urniere segmental angeordnete Flimmertrichter in den **Wolffschen Gang**. Die Flimmertrichter und Kanälchen der Urniere treten mit segmentalen Blutgefäßen zusammen, und diese bilden ein Kapillarnetz, die **primitiven Glomeruli**. Zu Beginn der Nierenevolution werden die Gefäß-Glomeruli in der Nähe der Flimmertrichter angelegt. Während der Entwicklung der Urniere werden sie in das Nierengewebe einbezogen und jeweils von Ausstülpungen der Nierenkanälchen umschlossen (**Bowman-Kapsel**). Mit zunehmender Organisation der Glomeruli verlieren die Flimmertrichter ihre Funktion und werden rudimentär (s. Abb. 7.7). Bei erwachsenen Anamnia ist die Vorniere als Ausscheidungsorgan voll zurückgebildet. Nur das eine segmentale Paar Flimmertrichter mit seinen Ausführungsgängen, das sich auf den Transport der Eier aus der Leibeshöhle spezialisiert hat, bleibt als Eileiter (Müllerscher Gang) erhalten.

Bei den **Amniota** (**Reptilien**, **Vögel**, **Mammalia**) entwickelt sich die **Nachniere**, die nicht mehr segmental gegliedert ist und die die Kanälchen zum sekundären Harnleiter bündelt. Die Flimmertrichter sind vollständig zu-

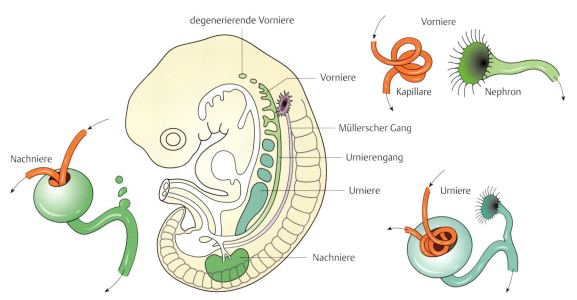

Abb. 7.7 **Nierenentwicklung bei Vertebraten.** (schematische Darstellung). Die einzelnen Entwicklungsstadien sind aus dem Übersichtsbild vergrößert herausgezeichnet. Die primitivste Form der Niere sind segmentale Flimmertrichter, die aus der Leibeshöhle aufgenommene Partikel ausscheiden. Ein derartiger Flimmertrichter bleibt als Müllerscher Gang in der Evolution erhalten. In der nächsten Entwicklungsstufe, der Vorniere, werden spezielle Kapillarsysteme, primitive Glomeruli, in der Nähe der Flimmertrichter gebildet. Mit fortschreitender Entwicklung treten die Glomeruli zunehmend in stärkeren Kontakt mit den Ausführungsgängen der Flimmertrichter (Urniere). Die Flimmertrichter bilden sich zurück, die Urniere ist aber noch segmental. Die höchste Entwicklungsstufe erreicht die Niere in der Nachniere.

rückgebildet, und die Glomeruli haben die Ausscheidungsfunktion übernommen.

Eng verbunden mit der Nierenentwicklung ist die **Evolution des Genitalsystems** (*Abb. 7.8*). Ursprünglich werden die Gameten im Epithel der Leibeshöhle gebildet und über die Vorniere nach außen ausgeschieden. Dieser Weg bleibt bei den weiblichen Individuen als **Eileiter** (Müllerscher Gang) erhalten. Bei den **männlichen Individuen** erhält das Epithel der Leibeshöhle als Ort der Spermienbildung (**Hoden**) Kontakt zu den **Urnierenkanälchen**, aus denen bei den **Amnioten** der **Nebenhoden** wird. Die Spermien gelangen aus dem Hoden über die Urnierenkanälchen in den Urnierengang, der als Samengang (Vas deferens) in die Kloake mündet.

In der höchsten Entwicklungsstufe, bei den **Mammalia**, wandert der **Hoden** in das **Scrotum** (Hodensack), um eine niedrigere Temperatur für die Spermien zu gewährleisten (Verringerung von DNA-Hydrolyse).

Bei den weiblichen Individuen entwickelt sich der Vornierengang (**Müllerscher Gang**) zum **Oviduct**, **Uterus** und zur **Vagina**. Bei Reptilien und Vögeln reift im Oviduct die Eizelle und das Ei. Im Uterus wird die Eischale angelegt.

Im Verlauf der **Evolution der Mammalia** legen die **Übergangsarten** noch **Eier**. Die **Kloakentiere**, die noch eine Kloake wie die Reptilien haben, legen weichhäutige Eier wie die Reptilien. (Sie haben übrigens noch einen für Reptilien charakteristischen Schultergürtel mit Coracoid.) Die geschlüpften Jungen werden gesäugt und Haare sind entwickelt. In diese Gruppe gehören der **Ameisenigel** (*Tachyglossus*), der ein Ei legt, das in einem Bauchbeutel ausgebrütet wird, und das **Schnabeltier**, das jeweils zwei Eier in ein Erdnest zum Ausbrüten legt. Die **nächsten Verwandten** in der Evolution sind die **Beuteltiere**, die **unreife Jungen** gebären, die in einem Beutel am Bauch weiterentwickelt und gesäugt werden. Zu den Beuteltieren gehören Kängurus, Wombat, Beutelwolf, Beutelratte, amerikanisches Opossum und Beuteldachs.

Bei den Beuteltieren sind die paarig angelegten Oviducte, Uteri und Vaginae noch getrennt (*Abb. 7.9*). Im Gegensatz zu den Kloakentieren münden aber die **Sexualkanäle** nicht mehr in den Darm (Kloake), sondern haben einen **eigenen Ausgang**. In der weiteren Entwicklung **verschmelzen** erst die **Vaginae**, wobei die Uteri zunächst noch paarig bleiben (z. B. bei **Nagetieren**). Dann beginnen auch die **Uteri** zu **verschmelzen** (z. B. bei **Insectivoren** wie Igel, Spitzmaus und Maulwurf). Schließlich bleiben – bei den **Primaten** – nur noch die **Oviducte paarig**.

Kreislauf- und Herzentwicklung bei den Vertebraten. Bei der primitiven Form der Chordata, den **Schädellosen** (**Acrania**), hat sich ein **geschlossenes Kreislaufsystem** entwickelt. Das Blut fließt in Gefäßen und wird zur Versorgung der Gewebe durch Kapillaren gepumpt. Beim einfacheren offenen Kreislauf evolutionär älterer Tierstämme wird das Blut in die Körperhöhle entlassen und aus dieser wieder in die Venen gesaugt. Der Vertreter der Acrania ist das **Lanzettfischchen** *Branchiostoma* (*Amphioxus*) (*Abb. 7.10*, s. *Rep. 7.6*). Der Kreislauf des *Branchiostoma* hat **noch kein**

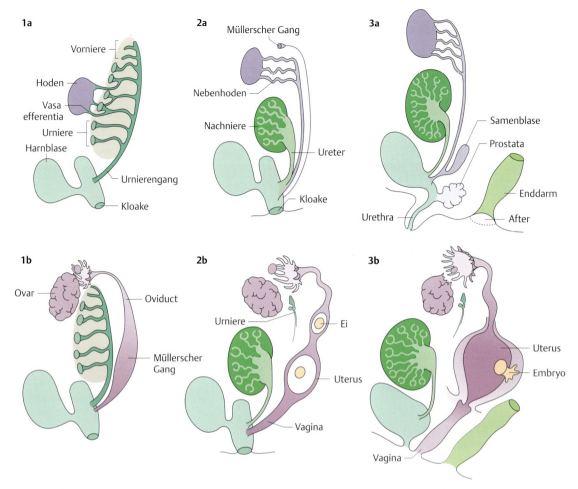

Abb. 7.8 **Phylogenie der Urogenitalsysteme bei Vertebraten.** Männliches und weibliches Urogenitalsystem ist jeweils als **a** und **b** gegenübergestellt. 1 Amphibien, 2 Reptilien, 3 Mammalia.

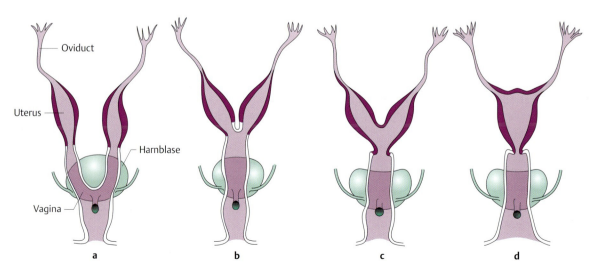

Abb. 7.9 **Phylogenie des weiblichen Genitale bei Mammalia. a** Verdopplung von Vagina und Uterus bei Beuteltieren. **b** Uterus duplex bei Nagetieren. **c** Uterus bicornis (z. B. bei Halbaffen). **d** Uterus simplex bei Primaten.

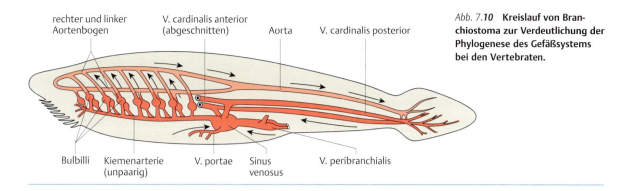

Abb. 7.**10** Kreislauf von Branchiostoma zur Verdeutlichung der Phylogenese des Gefäßsystems bei den Vertebraten.

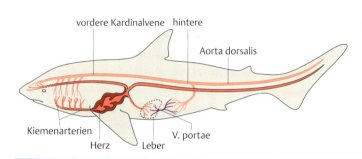

Abb. 7.**11** Kreislauf bei Selachiern. (Knorpelfisch, z. B. Hai).

zentrales Herz, vielmehr wird das Blut durch **Kiemenherzen** (Bulbilli) in jeder Kiemenarterie in Bewegung gehalten. Aus den **Kiemengefäßen** sammelt sich das Blut in zwei Aortenästen, die sich zur Aorta vereinigen. Aus der Aorta werden die Gewebe versorgt, unter anderem auch der Darm. Das Blut aus den Geweben wird von den Venen, inklusive der Vena hepatica, im **Sinus venosus**, einer Gefäßerweiterung, gesammelt.

Beim **Übergang zu den Vertebraten** (Wirbeltieren) bildet sich bei den **Knorpelfischen** das **erste zentrale**, wenn auch äußerst primitive **Herz** dieser Klasse (Abb. 7.**11**). Zunächst entwickelt sich im Anschluss an den Sinus venosus eine doppelte Verstärkung der Gefäßwand, ein Vorhof (**Atrium**) und eine Kammer (**Ventrikel**). Dafür werden die Kiemenherzen zurückgebildet.

Es bleiben **vier oder fünf Kiemenbögen und Kiemengefäße** erhalten (Abb. 7.**12a**). Diese sind auch bei der Amphibienlarve, der **Kaulquappe**, voll ausgebildet und aktiv. Im **Atrium des Herzens** entwickelt sich eine Scheidewand, ein **Septum**, sodass das Mündungsgebiet der **Vena cava**, der großen Körpervene, von dem der **Vena cardinalis** getrennt wird.

Beim **reifen Amphibium** wird das Septum des Atriums verstärkt, und die Vena cardinalis bringt das Blut aus der Lunge (**Vena pulmonalis**) zum Herzen (Abb. 7.**12b**). Durch das Septum wird bewirkt, dass das sauerstoffreiche Blut aus der Vena pulmonalis zum großen Teil in die Aorta gelangt und damit der Gewebsversorgung zugeführt werden kann. Das **venöse Blut** aus der **Vena cava** wird vorwiegend in das letzte Kiemenbogengefäß gepumpt, das das Blut in die **Arteria pulmonalis** leitet. Das sechste Kiemenbogengefäß erhält einen gesonderten Anschluss. Die Verbindungen zur **Aorta dorsalis** bleiben bei Amphibien noch bestehen (Abb. 7.**13**).

Im weiteren Verlauf beginnt das fünfte Kiemenbogen-Gefäßpaar zu degenerieren. Das dritte Paar übernimmt voll die Funktion der Kopfarterien, **Carotiden**, und verliert die Verbindung zur Aorta dorsalis. Das vierte Kiemenbogen-Gefäßpaar bildet die paarigen Aortaäste, die sich zur Aorta dorsalis vereinigen.

Bei den **Reptilien** bildet sich ein partielles Septum im Herzventrikel aus; das fünfte Kiemenbogen-Gefäßpaar ist nicht mehr vorhanden (Abb. 7.**13d**).

Bei den **Mammalia** wird das **Septum im Herzen vollständig** und trennt das rechte vom linken Herzen (Abb. 7.**12c**). Die **zuleitenden Gefäße** haben separierte Mündungen: **Vena cava** im rechten, **Vena pulmonalis** im linken Atrium. Die **wegführenden Gefäße** haben separate Quellen: **Arteria pulmonalis** im rechten, **Aorta** im linken Ventrikel. Der rechte Aortenbogen ist vollständig zurückentwickelt worden. **Bis zur Geburt** besteht noch die Verbindung des sechsten Kiemenbogen-Gefäßes von der Arteria pulmonalis zur Aorta (**Ductus Botalli**). Vor der Geburt ist die Lunge noch nicht entfaltet, und das Blut fließt an der Lunge vorbei von der Arteria pulmonalis zur Aorta. **Bei der Geburt** entfaltet sich die Lunge, das Blut wird jetzt durch die Lunge geleitet, und der **Ductus Botalli kollabiert** und degeneriert.

> Diese Entwicklungsstufen bleiben **postembryonal** besonders deutlich sichtbar bei einer **Entwicklungsstörung**, dem **Fallot-Syndrom**. Hierbei degeneriert der Ductus Botalli

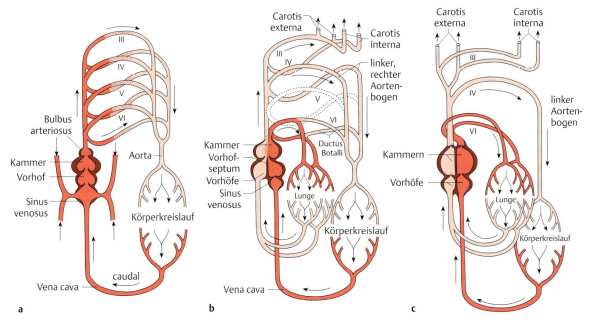

Abb. 7.12 **Blutkreislauf bei Vertebraten. a** Fisch (schematische Darstellung). **b** Amphibien (schematische Darstellung). **c** Mammalia (schematische Darstellung)

> nicht, und das Septum im Atrium wird nicht vollständig geschlossen. **In besonders schweren Fällen** von Entwicklungsstörungen kann der Status der Entwicklung reptilienähnlich oder sogar fischähnlich, also **ohne Septum**, bleiben. Ebenso kann auch beim Menschen die paarige ventrale Aorta erhalten bleiben. Derartige schwere Fälle von Entwicklungsstörungen sind in der Regel nicht lebensfähig.

Die einzelnen Stadien der Stammesentwicklung des Kreislaufs treten nacheinander bei der menschlichen Embryonal-Entwicklung auf und sind ein besonders deutliches Indiz für die Richtigkeit der biogenetischen Grundregel.

Lunge. Beim **Übergang von den Fischen zu den Landbewohnern** entwickelte sich die **Lunge** (Abb. 7.14). Bei den Amphibien sind die Larven (**Kaulquappen**) mit **Kiemen** und die **reifen Tiere** mit **Lungen** ausgestattet. Bei den **Knochenfischen** (Teleosteer) entwickelt sich aus dem Darm im Bereich der siebten Kiementasche die **Schwimmblase**, die **zu den Lungen homolog** ist.

Auf der primitivsten Entwicklungsstufe ist die **Lunge** ein einfacher, paariger Sack, der über die unpaarige Trachea in die Mundhöhle mündet (Olme). Um die Resorptionsfläche zu vergrößern, ist die innere Wand in leichte Falten gelegt (Frosch). Bei den **Reptilien** treten **Septen** und **Alveolen** auf. Bei den **Mammalia** entwickeln sich die **Kammern, Nischen, Krypten** und **Alveolen**. Die **innere Oberfläche der Lunge** wird so zu einem Vielfachen der Körperoberfläche **vergrößert**. Beim Frosch entspricht sie zwei Dritteln, beim Menschen dem Fünfzigfachen. Zur Bauchhöhle hin wird die Herz und Lunge enthaltende Brusthöhle durch das **Zwerchfell** abgegrenzt. Auch diese Stadien der Phylogenie der Lunge wiederholen sich in der Embryonal-Entwicklung der menschlichen Lunge. Die Phylogenese der Organe zeigt viele Beispiele, an denen die Grundprinzipien der Evolution gut abzulesen sind. Sie könnten durch Beispiele der Entwicklung anderer Strukturen ergänzt werden (Rep. 7.4).

Repetitorium 7.4

Beweise für die Abstammungslehre
- Fossilienfunde
- Übergangsformen
- Adaptive Radiation und Entwicklung neuer Arten
- Individualentwicklung
- Verwandtschaftsbeziehungen

Fazit: Die Entwicklung verläuft progressiv, hin zu höherer Differenzierung. Zwischen den Arten gibt es Übergangsformen; die Übergänge sind fließend.

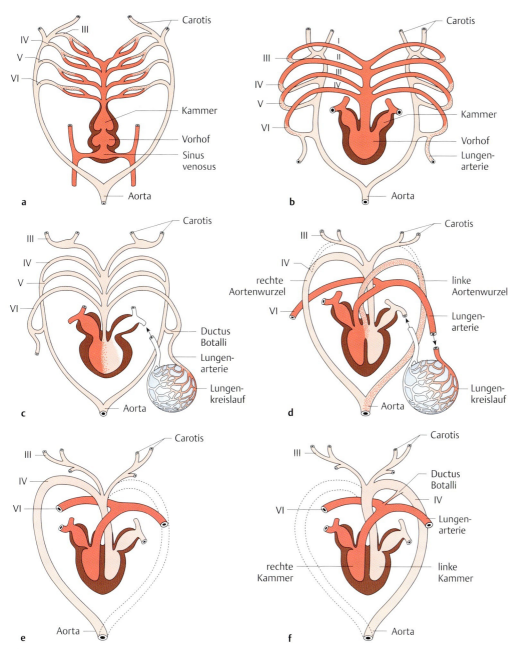

Abb. 7.13 **Phylogenese des Herzens und der Arterienbögen bei Vertebraten (nach Kühn 1967). a** Fisch, **b** Kaulquappe, **c** erwachsene Amphibien, **d** Reptilien, **e** Vögel und **f** Mammalia.

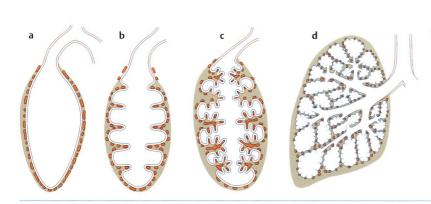

Abb. 7.14 **Phylogenese der Lunge bei Vertebraten. a** und **b** Amphibien, **c** Reptilien, **d** Mammalia.

7.7 Alle Fakten zusammen liefern den Entwicklungsstammbaum der Organismen

Wenn alle Indizien, DNA-, RNA- und Proteinsequenz-Analysen, Fossilien und Organentwicklungen zusammengefügt werden, kann die Entwicklung von den primitivsten Urformen bis hin zum Menschen in einem Stammbaum dargestellt werden. Bei der Formulierung des phylogenetischen Stammbaums ergibt sich die Frage nach der Entstehung des Lebens.

7.7.1 Am Anfang entstand die Erde

Unser **Sonnensystem** ist vor etwa **4,7 Milliarden Jahren** entstanden. Als zentrale Masse verdichtete sich die **Sonne**, und infolge schneller Rotationen wurden durch die Zentrifugalkraft Teilmassen herausgeschleudert, die dann als **Planeten** in Umlaufbahnen um die **Sonne** gerieten. Durch die Gravitation der **Erdmasse** wurden im Umfeld befindliche Massen angezogen und einverleibt. In der zunächst flüssigen Erde haben sich Stoffe mit besonders hoher spezifischer Dichte im inneren Kern angereichert. Dieser Kern wurde durch die Gravitation, die auf die äußeren Schichten einwirkte, unter hohen Druck gesetzt. Der **innere flüssige Eisen-Nickel-Kern** hat einen Radius von 3500 km. Darüber liegt ein 2900 km **dickflüssiger Erdmantel** aus Silikatgestein. Nur die **äußerste Kruste von 30 km** Dicke (im Ozean nur bis 5 km) ist fest, d. h. nur die äußersten 0,5 % des Erdballs sind feste Erdkruste. Während der ersten Abkühlungsphase entwichen Gase (Wasserdampf, Stickstoff, Ammoniak, Methan und Edelgase) und wurden vom Schwerefeld der Erde als **Ur-Atmosphäre** festgehalten. Diese Ur-Atmosphäre enthielt als Hauptbestandteil **noch keinen freien Sauerstoff**, da dieser sich erst mit dem Auftreten photosynthetischer Organismen bildete. Im Zuge der Abkühlung der Erdoberfläche kondensierte der Wasserdampf. Es bildete sich der **Ur-Ozean**.

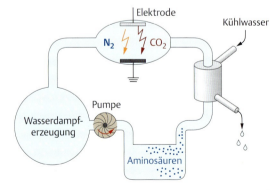

Abb. 7.**15** Millers Gerät zum Nachweis der Synthese organischer Verbindungen unter Bedingungen der Ursuppe.

7.7.2 Das Leben entstand in einer langen Periode schrittweise

Aus der Ur-Atmosphäre und der Sonnenenergie entstanden die ersten organischen Verbindungen

Aus den Bestandteilen der Ur-Atmosphäre entstanden die **einfachsten organischen Verbindungen**. Die Energie für diese Synthesen stammte aus der **Sonnenenergie**, aus radioaktiver Strahlung, vulkanischer Hitze und kosmischer Strahlung. Besonders die Sonneneinstrahlung war stark, da noch keine Ozonschicht die energiereiche Ultraviolett-Strahlung absorbierte. Die Synthese von organischen Verbindungen unter Bedingungen der Ur-Atmosphäre kann im **Laborexperiment** nachvollzogen werden (Abb. 7.**15**). An Aminosäuren bilden sich Glycin, Alanin, β-Alanin, α-Aminobuttersäure (α-Aminoisobuttersäure), Glutaminsäure und Asparaginsäure. Daneben bildet sich eine Anzahl anderer Verbindungen: Ameisensäure, Milchsäure, Bernsteinsäure, Essigsäure, Propionsäure, Harnstoff etc. Bis zu diesem Punkt reicht eine solide Beweiskette. Ein 1969 in Australien niedergegangener Meteorit brachte aus dem Weltraum die Aminosäuren Alanin, Glycin, Glutaminsäure, Prolin, auch Valin und andere organische Verbindungen, wie Pyrimidine und Kohlenwasserstoffe mit. Damit war bewiesen, dass Vorgänge, wie sie in der Ur-Atmosphäre stattfanden, auch auf anderen Gestirnen erfolgen. Diese Synthesen liefen während sehr langer Zeiträume (viele Millionen Jahre) ab. Die organischen Bestandteile lösten sich im **Ur-Ozean** und führten dort zur Anreicherung dieser Verbindungen.

Entscheidend war die Entwicklung von Polynucleotiden aus Polyphosphaten

Eine weitere Verbindung dürfte für die **Entstehung des Lebens** Bedeutung gehabt haben: **Polyphosphat**. Die Phosphatanhydrid-Bindung ist energiereich und kann für die Knüpfung anderer Bindungen herangezogen werden. Tatsächlich wurde nachgewiesen, dass im Ur-Ozean relativ hohe Konzentrationen von Polyphosphaten vorlagen. In einem faszinierenden Entwicklungsprozess begann in kleinsten Schritten die Bildung der **ersten Polypeptide** und parallel dazu der **ersten Polyphosphat-Abkömmlinge, der Ur-Nucleotide**. Von der Bildung der ersten organischen Verbindungen an sind die Grundregeln der Evolution anwendbar. Die erste Assoziation eines Polypeptids mit einem Oligonucleotid, die zu einer **Duplikation** dieses Komplexes führte, brachte einen großen Entwicklungsvorteil: Dieser Komplex vermehrte sich immer weiter. Bei der Duplikation traten Fehler auf, die negative bzw. positive Folgen haben konnten. Unter vielen neuen **Polypeptid-Nucleotid-Komplexen** waren auch vereinzelte Exemplare, die günstiger zueinander passten und damit eine größere Chance hatten, sich zu duplizieren. Diese sich selbst duplizierenden Komplexe waren noch frei (nicht zellgebunden) im Ur-Ozean und vermehrten sich bevorzugt.

Als Nächstes entstanden die Membranen

Jene **Polypeptid-Nucleotid-Komplexe**, die in ihrem Peptid lipophile Sequenzen hatten, aquirierten Fettsäuren aus dem Ur-Ozean und bildeten die ersten **primitivsten Lipid-Mäntel**. Dadurch war ein gewisser Schutz gegen die Umwelt erreicht. Die Komplexe waren so konstruiert, dass die lipophilen Teile des Peptids in der Lipid-Membran saßen und zunehmend Lipide aufnahmen, bis schließlich der Komplex vollständig von einer Membran umgeben war. In diesem **Membran-Vesikel** duplizierten sich die Oligonucleotid-Polypeptid-Komplexe, sodass viele Nachkommen-Komplexe in einem Vesikel vorhanden waren. Diese **Ur-Peptide** bestanden wahrscheinlich aus **sechs Aminosäuren**. Die Sequenz ist über Computeranalyse bekannt. Durch fehlerhafte Duplikation wurden die Komplexe variiert. Ein oder einige der Komplexe im Vesikel mussten die Membranfunktion beibehalten und konnten ihre lipophile Struktur nicht ohne Schaden aufgeben. Andere Komplexe im gleichen Vesikel waren hingegen nicht auf eine bestimmte Konformation fixiert und deshalb variabler.

Membran-bedingte Transporte

Mit zunehmender Vermehrung der Vesikel wurden die basalen organischen Bestandteile im Ur-Ozean knapper. Der nächste entscheidende Schritt der Entwicklung war, dass **Membranpeptide Bindungsstellen für spezifische Substrate aus der Umgebung** entwickelten und damit Substrate auch noch bei sehr niedrigen Konzentrationen derselben „angeln" konnten. Im Inneren wurden die Substratkonzentrationen durch sofortige Syntheseprozesse sehr niedrig gehalten, sodass, wann immer Substrat vom Membranprotein gebunden war, es nach innen entlassen werden konnte. So entstanden die **Membrantransporte**. Eine nächste Schwierigkeit ergab sich durch ein noch weiteres Absinken der Substrate im Ur-Ozean bzw. der energiereichen Polyphosphate.

7.7.3 Die nächste entscheidende Entwicklungsstufe: Energiegewinnung aus dem Sonnenlicht

Ein Membranprotein entwickelte die Möglichkeit, **Protonen** aus dem Vesikelinneren **nach außen zu bewegen**. Die Energie für die Konformationsveränderung, die das Proton an die Außenseite bewegte, stammte aus einem Photon. Dieser Typ der Energiegewinnung ist bis **heute bei den Archaebakterien** erhalten geblieben. Durch den **Protonenexport** wurde (und wird) ein Konzentrationsunterschied (innen/außen), ein **Protonengradient**, erreicht. Der Energiegehalt dieses H^+-Gradienten besteht aus zwei Formen, dem ΔpH und einem elektrischen Potenzial $\Delta\Psi$, da durch den Export von positiven Ladungen innen negative und außen positive Ladungen überwiegen. Durch diesen elektrochemischen Protonengradienten konnten geladene Moleküle auch gegen den Konzentrationsgradienten transportiert werden. Die negative Ladung innen zieht z. B. Na^+ in das Innere, auch wenn die Konzentration des Na^+ innen höher ist als außen. Die Energie für den Bergauf-Transport kommt aus dem Protonengradienten. Ungeladene Moleküle und Anionen werden parallel zu den Protonen transportiert. Auch diese Transportform ist erhalten geblieben.

7.7.4 Ein weiterer Schritt der Entwicklung: die Übertragung der Energie des Protonengradienten auf ein Diphosphat zur Bildung einer neuen Phosphat-Anhydrid-Bindung

Die ersten Vesikel, die diese Stufe der **Energiekonversation** erreicht hatten, waren außerordentlich „geeignet", hatten einen großen Selektionsvorteil und vermehrten sich entsprechend schneller als andere. Diese Vesikel duplizierten ihre Nucleotid-Polypeptid-Komplexe und konnten ihren Energiebedarf bereits aus dem Sonnenlicht decken.

7.7.5 Die Einführung eines Redox-Nucleotids war ein kleiner, aber wichtiger Schritt auf dem Weg zum Probionten

In dem Maß, wie die Fettsäuren für die Membranen im Ur-Ozean verknappten, stieg der Bedarf für eigene Synthese. Entscheidend war die Möglichkeit, CO_2 der Atmosphäre zur Stufe der Alkane zu reduzieren. Energie stand mittlerweile ausreichend zur Verfügung. So wurde das **Redox-Nucleotid** entwickelt. Damit wurde die **Synthese von Fettsäuren** möglich. Von hier bis zur Synthese eigener α-Oxosäuren war nur ein relativ kleiner Schritt. Diese α-Oxosäuren reagieren spontan mit Ammoniak zu Aminosäuren. Damit hatten derartige Vesikel drei Qualitäten:
- Duplikation des eigenen Oligonucleotid-Polypeptid-Komplexes
- Energiekonversation
- Synthese der Grundbausteine

Somit verkörperte dieses Vesikel die primitive Form eines lebenden Organismus, den **Probionten**.

Bei den Probionten wurden die Oligonucleotide zu langen Ketten aneinander gehängt, und es entstand der Triplettcode

Bisher war die Vermehrung äußerst einfach über mechanische, **zufällige Teilung** erfolgt. Die Oligonucleotid-Polypeptid-Komplexe wurden auf die Nachkommen verteilt. Dieser Zufallsverteilungsmechanismus war ausreichend, solange die Komplexe in einem Vesikel sehr ähnlich waren. **Mit zunehmender Spezialisierung** wurde diese Art der Vermehrung immer unvorteilhafter. Ein Fortschritt war die **Kombination der Komplexe** zu relativ großen Ketten, je eine von jeder Sorte. **Segmentierte Genome** sind noch in einigen Viren enthalten (z. B. Influenza- und Reovirus). Mit der Verlängerung des Genoms wurde der **Replikationsapparat** entwickelt. Aus der Urform, dem Oligonucleotid-Polypeptid-Komplex, ist die **Aminoacyl-tRNA** geworden. Es hat sich der **Triplett-Code** als günstigste Passform herausgebildet. Die Entwicklung erfolgte dabei von dem ersten, direkten Code, bei dem jede Base des Oligonucleotids für eine Aminosäure codierte, über den Duplettcode, bei dem zwei Nucleotide für eine Aminosäure codierten, zum heutigen, universellen Triplettcode. Die „Rangordnung" der individuellen Position im Codon des Triplettcodes weist darauf hin und auch die Art des Codes.

Über die Spätphase der Entstehung des Lebens gibt es konkrete Vorstellungen. Schließlich kam es zur **Zweiteilung**. Damit hatte die Entwicklung die Stufe der einfachsten **Prokaryonten** erreicht.

7.7.6 In 750 Millionen Jahren entwickelten sich aus den Probionten die Prokaryonten mit komplettem Intermediärstoffwechsel, Phospholipiden und Murein

Die **ältesten**, primitivsten nachweisbaren **Organismen**, die wahrscheinlich einen Organisationsgrad **zwischen den Probionten und den ersten Bakterien** einnahmen, finden sich in fossilen Funden in Westgrönland (Issua-Schichten), wo sie vor 3,75 Milliarden Jahren versteinert wurden (S. 211). Das heißt, die Entwicklung, die hier im Eiltempo von der Entstehung der Erde an skizziert wurde, erfolgte in einer Milliarde Jahren. Die ältesten Nachweise von echten Prokaryonten sind 3 Milliarden Jahre alt. Demnach waren für den **Entwicklungsweg von den Probionten bis zu den Prokaryonten 750 Millionen Jahre** notwendig. In dieser langen Zeitspanne entwickelten sich die Enzymsysteme für **Replikation, Rekombination und DNA-Reparatur** und der **Intermediärstoffwechsel**. Als neue Schutzfunktion bildete sich die **bakterielle Membran**, die jetzt nicht mehr aus einfachen Fettsäuren bestand. Die Fettsäuren wurden vielmehr an Glycerol gebunden, und gleichzeitig wurde ein Phosphat an eine Alkohol-Gruppe des Glycerols angefügt. An das Phosphat wurde dann eine hydrophile Gruppe wie Serin, Cholin oder Ethanolamin addiert. Diese **Phospholipide** waren den einfachen Fettsäuren-Membranen überlegen. Die lipophilen Teile der Phospholipide traten miteinander und mit einer weiteren Schicht von Phospholipiden in Wechselwirkung. Diese **Doppelschichtmembran** ist statisch stabiler, und die hydrophilen „Köpfe" (Glycerol, Phosphat und Cholin, Ethanolamin oder Serin) ermöglichen eine vielseitige Wechselwirkung mit der wässrigen Umgebung. Als weitere Schutzhülle wurde das **Murein** entwickelt.

7.7.7 Durch die Photosynthese entstand die Sauerstoff-Atmosphäre

Schließlich wurde als wesentliche Verbesserung die **Photosynthese** mit den Chlorophyllen eingeführt. Dadurch wurde **Sauerstoff** gebildet und die Atmosphäre verlor vor 3 Milliarden Jahren ihren reduzierenden Charakter. Die **Atmungskette** wurde möglich. Das Grundprinzip war das gleiche archaische System wie das ursprünglich für die Konversation der Lichtenergie entwickelte. Sowohl bei der Photosynthese als auch bei der Atmungskette wird ein **Protonengradient** aufgebaut, dessen Energie entweder zur Reduktion des fixierten CO_2 oder für die ATP-Bildung ausgenutzt wird. Der Energiegehalt des Protonengradienten hängt von den Protonen-Konzentrationen im Verhältnis innen zu außen ab.

Zur Erinnerung: Konzentration ist Menge (z. B. Mole) pro Volumen. Wenn man ein kleines Volumen betrachtet, sind für eine bestimmte Konzentration weniger Moleküle notwendig als bei größeren Volumina. Darum müssen bei einer kleinen Zelle weniger Protonen als bei einer großen Zelle transloziert werden, um einen steilen Gradienten zu erhalten. Da in der Atmungskette pro Translokationsstufe jeweils ein Paar Protonen exportiert wird, ist der Energiegewinn abhängig von der Größe der Zelle.

Das heißt, die Effizienz fällt mit steigender Zellgröße (bei Prokaryonten). Die obere Grenze ist ein Zelldurchmesser von 5 µm. Diese geringe Zellgröße war aber ein starkes Hindernis für die Differenzierung, da für die weitere Entwicklung größere Leistungen erforderlich waren (*Rep. 7.5*).

7.7.8 Prokaryonten übernahmen in Symbiose mit großen kernhaltigen Zellen die Atmung und entwickelten sich zu Mitochondrien

Die Zelle konnte größer werden, als Bakterien in Zellen aufgenommen wurden, die intrazellulär in Symbiose mit den Zellen lebten. **Purpurbakterien wurden von den Ur-Eukaryonten in die Zellen aufgenommen** und lebten im Cytoplasma zunächst als Symbionten (**Endosymbiontentheorie**). Aufgabe der **symbiontischen Bakterien** ist die **Atmung**. Die Wirtszelle liefert die Substrate. Mit der Zeit wurden die meisten Funktionen der intrazellulären Bakterien aufgegeben. Es entstanden zu Stoffwechselmaschinen reduzierte Organellen, die **Mitochondrien**.

Ein großer Fortschritt war erzielt. Eine Zelle konnte mehrere Ur-Mitochondrien bzw. Bakterien beherbergen und damit den Energiestoffwechsel für ein großes Cytoplasma bereitstellen. Damit war die Zelle nicht mehr an geringe Volumina gebunden und konnte sich nun spezialisieren.

Zu späteren Zeiten wurden zusätzlich **photosynthetische Bakterien** (**Cyanobacteria**) aufgenommen, aus denen sich die **Chloroplasten** entwickelten. Es entstanden die **eukaryontischen Pflanzen**, die in der Regel sowohl Mitochondrien für die Atmung als auch Chloroplasten für die Photosynthese besitzen.

Repetitorium 7.5

Evolution der Zelle

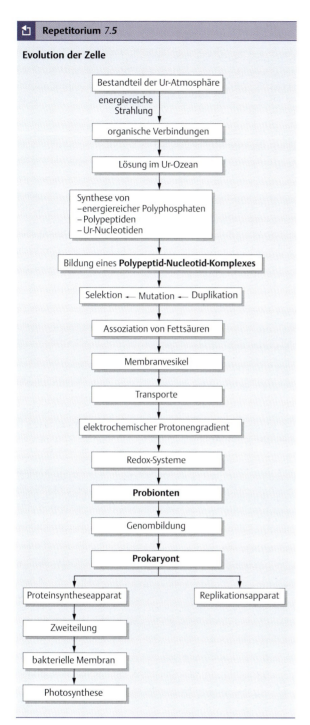

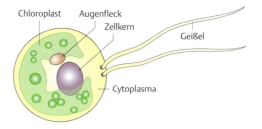

Abb. 7.16 Die einzellige Grünalge *Chlamydomonas*.

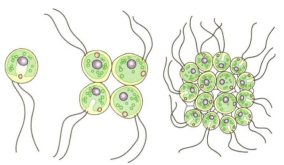

Abb. 7.17 Koloniebildung von *Gonium pectorale* bei verschiedenen Ernährungszuständen.

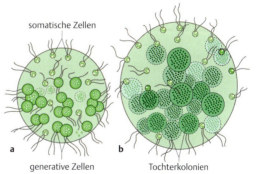

Abb. 7.18 Kolonie mit Differenzierung bei *Pleodorina californica*. **a** Normale Kolonie; es sind somatische und generative Zelltypen zu unterscheiden. **b** Kolonie in der Vermehrungsphase; die generativen Zellen haben Tochterkolonien gebildet.

7.7.9 Zellen vereinigten sich zu Kolonien, einzelne Zellen spezialisierten sich – es entwickelten sich Vielzeller

Die Entwicklung von Mitochondrien und die damit erzielte Vergrößerung der Zellvolumina ermöglichte die Spezialisierung von Zellen und die Bildung von **Vielzellern**.

Bei **Grünalgen** lassen sich die **Übergangsformen** besonders gut nachvollziehen. *Chlamydomonas* hat eine charakteristische Gestalt mit zwei Geißeln, einem großen Chromatophor und einem Augenfleck (Abb. 7.**16**). Die verwandte Art **Gonium pectorale** kann je nach den Lebensbedingungen entweder als Einzelzelle wie *Chlamydomonas* mit zwei Geißeln leben oder aber, werden die Lebensbedingungen schlechter, sich zu viert zusammenlagern (Abb. 7.**17**). Diese assoziierten Vierzeller haben auch noch je zwei Geißeln. Wenn die Lebensbedingungen noch ungünstiger werden, bildet diese Alge eine **Kolonie**, die aus 16 Zellen besteht. Die Zellen sind in einer Platte angeordnet, die durch eine ausgeschiedene Gallerte zusammengehalten werden. Nur die äußeren Zellen behalten die Geißeln. Wenn die Nährstoffe wieder reichlicher werden, vermehren sich die Zellen und bilden 4-Zell-Assoziate bzw. Einzelzellen. Bei *Gonium pectorale* existiert eine Übergangsform zum Vielzeller mit den ersten Ansätzen von **Zellspezialisierung**. Jede der Zellen dieser Kolonie hat noch die Fähigkeit, sich zu vermehren. Die verwandte Art **Pleodorina californica** ist bereits einen Schritt weiterentwickelt (Abb. 7.**18**). Sie besteht aus 128 oder 64 Zellen und nur sehr selten aus 32 Zellen. Ein

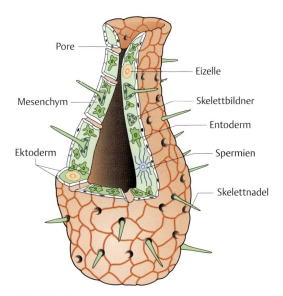

Abb. 7.**19** **Primitiver Schwamm** (schematische Darstellung). Längs- und Querschnitt.

Die einfachste Form der **Mehrzeller** (**Metazoa**) sind die **Schwämme** (Porifera) (*Abb. 7.19*). Sie haben noch keine differenzierten Nerven oder Muskelgewebe, sondern sind schlauchförmige, festsitzende Organismen, die im Wesentlichen aus einer äußeren Zellschicht, dem **Ektoderm**, und dem innen gelegenen **Entoderm** bestehen. Zwischen beiden ist das bindegewebige **Mesenchym**, das aus Wanderzellen besteht, die die Nahrungsstoffe transportieren und für ein Stützsystem sorgen. Die Schwämme bestehen demnach aus den drei Zelltypen Ektoderm, Entoderm und Mesenchym. Die **Zellen** sind **totipotent**, d. h. jede Zelle kann noch in jeden anderen Zelltyp übergehen. Die **Vermehrung** der Schwämme erfolgt **sexuell oder über Knospung**. Ein Teil schnürt sich ab und ergänzt sich wieder zu einem vollständigen neuen Organismus. Ähnlich aufgebaut, aber bereits mit wesentlicher Differenzierung spezialisierter Zelltypen, sind die **Hohltiere** (Cnidaria und Acnidaria, *Hydra*, *Abb. 7.20*). Sie besitzen **Nervenzellen**, **Sinneszellen**, **Muskeln** (myofibrillenhaltige **Zellen**), **Nesselzellen** zur Verteidigung und **Drüsenzellen**. In diese Gruppe gehören z. B. die **Korallenpolypen** (Anthozoa), die wesentlichen Anteil an der Atollbildung haben. Auch die Kalkalpen sind ein Produkt von Korallen. Während der **Evolution vom Prokaryonten zum Vertebraten nimmt die Größe des Genoms durch Duplikationen und Fusionen zu**. Es werden repetitive DNA und redundante Gene, z. B. für ribosomale RNA und transfer-RNA, angelegt (*Rep. 7.6*).

Teil der Zellen verliert die Fähigkeit, durch Teilung neue Kolonien zu bilden. Neben diesen **somatischen Zellen** sind andere, die generativen Zellen, für die Vermehrung zuständig. Das Verhältnis von somatischen zu **generativen Zellen** ist 3:5, d. h. 48:80 bei 128, 24:40 bei 64 und 12:20 bei 32 Zellkolonien.

Die Evolution in Richtung Spezialisierung bzw. Differenzierung kann in kleinsten Schritten weiterverfolgt werden. Interessant ist die **Differenzierung der Schleimpilze** Acrasiales.

Besonders *Acrasis*, *Polysphondylium* sowie *Dictyostelium discoideum* werden als **Differenzierungsmodelle** viel studiert. Bei *Dictyostelium* leben **einzellige Plasmodien** individuell, solange genügend Nährstoffe vorhanden sind. Wenn alles aufgebraucht ist, senden die Plasmodien ein Signal aus (cAMP), das die Zellen der Umgebung veranlasst, aufeinander zuzukriechen und sich zu dem Pseudoplasmodium zu vereinigen. Ein Teil der Zellen bildet ein **Sporangium**, andere **Sporen**. Diese Sporen sind Ruheformen. Bei günstigen Bedingungen bilden sich aus den Sporen neue Amöben, die Bakterien fressen und sich vegetativ vermehren.

Repetitorium 7.**6**

Evolution mehrzelliger Organismen

Entwicklungsstufe	Beispiel	Charakteristika
„Vielzeller"	*Gonium pectorale*	alle Zellen zur Vermehrung befähigt und gleichwertig
	Pleodorina californica	somatische und generative Zellen
Mehrzeller (Metazoa)	Porifera (Schwämme)	Totipotenz der Zellen
	Cnidaria, Acnidaria	spezialisierte Zellen: Nerven-, Sinnes-, Nessel-, Drüsenzellen, Muskelzellen
Chordata	Acrania, z. B. *Branchiostoma lanceolatum*	Rückgrat (Chorda)
	Crania	Wirbelsäule, Schädel

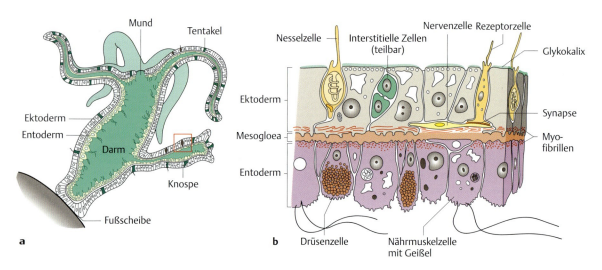

Abb. 7.**20** **Süßwasserpolyp (*Hydra*).** **a** Schematische Darstellung, **b** vergrößerte Darstellung des viereckigen Areals.

7.7.10 Die Chorda ist charakteristisch für die Chordaten

Charakteristisch für höhere Tiere ist ein relativ festes Rückgrat (bei Menschen leider häufig rudimentär!). Zunächst entwickelte sich über den Darm ein elastischer Stab, die **Chorda dorsalis**, die das **Neuralrohr** induziert. Eine einfache Form der Chordaten ist der **Acranier** (Schädelloser) *Branchiostoma lanceolatum* mit einem sehr einfachen, geschlossenen Blutkreislauf mit Kiemenherzen (S. 217, S. 224).

Um die Chorda entwickeln sich aus dem Mesenchym die Wirbel, die zwischen den Muskelsegmenten liegen. Von den Wirbelkörpern gehen Neuralbögen aus, die das Neuralrohr (Rückenmark) umgeben. Am Kopfende bildet sich der Schädel aus. Bei Knorpelfischen, z. B. dem Hai, ist bereits eine Wirbelsäule entwickelt.

Von den Fischen haben sich über Amphibien und Reptilien die Mammalia (Säugetiere) entwickelt. Die Vögel gehen ebenfalls in ihrer Entwicklung von den Reptilien aus (Abb. 7.**21**).

7.7.11 Die Entwicklung der Primaten wurde bedingt durch die fünffingrige Greifhand und räumliches Sehvermögen

Die **Primaten**, zu denen die Halbaffen, Affen, Menschenaffen und Menschen gehören, haben sich **vor etwa 60 Millionen Jahren** entwickelt (Abb. 7.**21**). Die ursprünglichen Arten lebten auf Bäumen und waren den heutigen Lemuren ähnlich. Eine bedeutende Entwicklung waren die **fünfgliedrige Greifhand** und gute Sehfähigkeit, die für **räumliches Sehen** besonders ausgelegt war.

Primaten sind **Säugetiere mit steigender Entwicklung des Telencephalon**, mit ausgeprägter Fähigkeit des **räumlichen Sehens** und der Möglichkeit, den ersten **Zehenstrahl in Oppositionsstellung** zu bringen. Der Geruchssinn ist bei Primaten meistens wenig ausgeprägt. Sie bilden Plattnägel aus. Auch das Gebiss zeigt charakteristische Besonderheiten (Abb. 7.**22**).

Vor mehr als **30 Millionen Jahren** erfolgte auf Grund geographischer Trennung die **evolutionäre Isolation**, die zur Entwicklung der **Altweltaffen** und **Neuweltaffen** führte. Später spalteten sich die **Hominoiden** (Linie der Menschenaffen) und **Hominiden** (Linie der Mensch-Entwicklung) von den Altweltaffen ab (Abb. 7.**23**).

7.7.12 Aus den Hominoidea entwickelten sich *Ramapithecus*, *Australopithecus* und die Hominiden *Homo erectus* und *Homo sapiens*

Die Altweltaffen und Vorfahren der Menschenaffen sowie die Hominiden (Menschen und ihre direkten Vorfahren) waren in Eurasien und Afrika verbreitet, die Neuweltaffen in den tropischen Gebieten Amerikas. Die Menschenaffen verloren in der Entwicklung den Schwanz und hatten

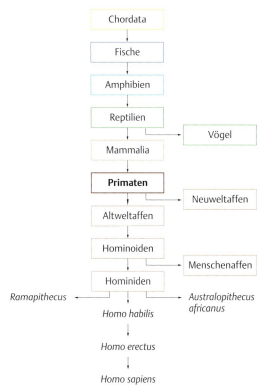

Abb. 7.**21** Evolution der Primaten.

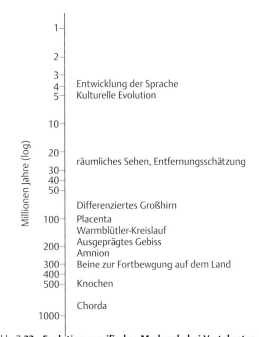

Abb. 7.**22** Evolution spezifischer Merkmale bei Vertebraten (ungefähres erstes Erscheinen).

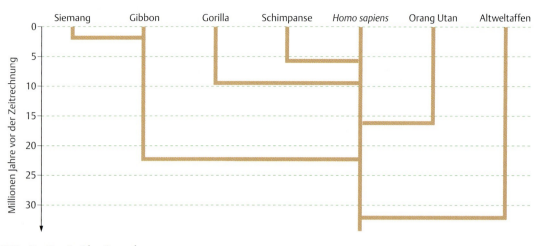

Abb. 7.**23** **Der Hominoiden-Stammbaum.**

lange, gut ausgebildete Arme. Vor mehr als **6 Millionen Jahren** begann die **Entwicklung der Hominiden**. Sie lebten nicht mehr auf Bäumen, während die Menschenaffen weiter auch auf den Bäumen lebten.

Fossile Spuren des *Ramapithecus* wurden in Deutschland, Pakistan, Indien und China gefunden. Wahrscheinlich entwickelte er sich in Ost-Afrika und verbreitete sich von da aus in diese Gebiete.

Im Äußeren wird er heutigen Schimpansen ähnlich gesehen haben. Er war 1–1,1 m groß und hatte ein kräftiges Gebiss, das auf harte Nahrung wie Gras, Wurzeln und rohes Fleisch schließen lässt. Das Gebiss war mit großen, breiten Backenzähnen, die sehr eng standen, versehen, wie sie für mahlendes Kauen pflanzlicher Nahrung notwendig sind. Auf dem Erdboden bewegte sich *Ramapithecus* wahrscheinlich hauptsächlich auf 4 Beinen fort, konnte aber auch schon, wenn die Situation es verlangte, aufrecht, also zweibeinig laufen. Das Aufrichten war vermutlich notwendig, um im natürlichen Lebensraum, der Savanne, Feinde zu sehen. Aus indirekten Hinweisen geht hervor, dass die ältesten Hominiden bereits Werkzeuge benutzten, aber gemeinsam mit fossilen Funden von *Ramapithecus* wurde bisher nie dergleichen gefunden. Die genauen Einordnungen von *Ramapithecus* und *Australopithecus* im Stammbaum der Evolution sind noch nicht endgültig abgesichert. Wenn Werkzeuggebrauch, aufrechter Gang, Gebiss und Gehirnvolumina herangezogen werden, könnten beide zu den Hominiden gehören. In der Zukunft werden wohl DNA-Sequenz-Daten die Stellung sicher vorgeben. Zunächst ist diese Frage aber noch offen.

Vor knapp 4 Millionen Jahren entwickelte sich die Hominidenart **Australopithecus** mit den Rassen *robustus*, *afarensis* und *africanus*. Alle Rassen benutzten Handwerkszeug. *Australopithecus africanus* war wahrscheinlich intelligenter und früher zur intensiven Nutzung von Hilfsmitteln übergegangen als die anderen.

Die Australopithecinen könnten eine eigene adaptive Radiationsgruppe in Afrika und Asien gewesen sein, die vor etwa 5–1,5 Millionen Jahren vor unserer Zeit sympatrisch (d. h. parallel) zur Gattung *Homo* existiert haben. Das würde bedeuten, dass die Australopithecinen nicht direkte Vorfahren des heutigen Menschen waren. Aber Australopithecinen und *Homo* haben gemeinsame Wurzeln. Neueste Forschungsergebnisse auf der Basis molekularbiologischer Analysen (z. B. DNA-Hybridisierung) haben gezeigt, dass die Hominidenentwicklung, also die Entwicklung des *Homo* seit der Trennung von den Schimpansen, „nur" 6 Millionen Jahre alt ist. Damit schrumpft die

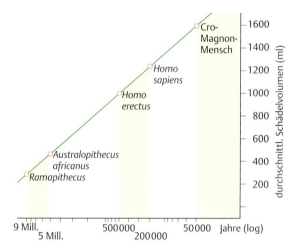

Abb. 7.**24** **Die Evolution der Hominoiden lässt sich am Schädelvolumen ablesen.**

Fossilienlücke, und die Evolution von *Ramapithecus*, *Australopithecus* und *Homo* hat sich in kürzerer Zeit abgespielt als früher angenommen. **Homo habilis**, der als eines der frühesten Glieder der Gattung Mensch angesehen wird, existierte **vor 2,5–2 Millionen Jahren**. Für ihn sind **Steinwerkzeuge** nachweisbar.

Die Hauptentwicklung war eine wechselseitige Evolution der Arbeit und der Intelligenz, wobei die höher entwickelte Form der Werkzeuge, die einer höheren Form der Intelligenz entsprach, einen Selektionsvorteil bot. Die Intelligenz spiegelt sich im Verlauf der Stammesgeschichte in der Entwicklung des Großhirns bzw. im **Schädelvolumen** wider. Das Schädelvolumen der Australopithecinen betrug 450–540 cm³, war also bereits entscheidend größer als beim *Ramapithecus* (bis 400 cm³) (*Abb. 7.**24***). Die nächste Entwicklungsstufe der Hominiden, der **Homo erectus**, hatte bereits ein Schädelvolumen von 1000 cm³. *Homo erectus* entwickelte sich wahrscheinlich **vor 2–1 Millionen Jahren** und kann bis in die Zeit vor 300 000 Jahren anhand von Funden verfolgt werden. Die bekanntesten Fundstätten waren **Heidelberg** (*Homo heidelbergensis*), **Peking** und **Java**.

Homo erectus war aufrecht gehend und, ähnlich den heutigen Menschen, etwa 1,5–1,7 m groß. Diese Frühmenschen lebten in Gruppen in Höhlen und primitiven Hütten. In solchen **Hütten** wurden in **Südfrankreich** Herde mit Asche, Holzkohle und Steine mit Ruß gefunden. Offenbar wurden die Herde zum Wärmen und zum Kochen von Speisen benutzt. *Homo erectus* benutzte bereits **verschiedene Werkzeuge** für die Jagd, für das Enthäuten des erlegten Wildes und zum Schneiden des Fleisches. Die Präparation von Werkzeugen und Wohnstätten zeigt, dass *Homo erectus* gearbeitet hat. Die Arbeit als gezielter Einsatz von Werkzeug entwickelte sich gekoppelt an die Intelligenz. Beide sind eng miteinander verbunden; sie beschleunigten die gegenseitige Entwicklung und damit die des Menschen. Ab *Homo habilis* sind die morphologischen Entwicklungen so fließend, dass es **fast unmöglich ist, genaue Abgrenzungen zu ziehen**. Es handelt sich um Chronospezies der gleichen Gattung *Homo*. Sicherster Gradmesser der Entwicklung ist das Niveau der Komplexität der Produktionsmittel.

Vor 400 000–250 000 Jahren entwickelte sich aus dem *Homo erectus* der *Homo sapiens*. Geographisch ist nicht klar, in welcher Region diese Entwicklung stattfand. Frühe Funde von *Homo sapiens* wurden in **Steinheim** (**bei Stuttgart**), **England** (**Swanscombe**), **Afrika** (**Zimbabwe**) und **Java** entdeckt. *Homo erectus* und *Homo sapiens* sind offenbar sehr mobil gewesen. Besonders interessant sind die europäischen Funde, die etwa 250 000 Jahre alt sind. Die **Schädelvolumina** betrugen 1200 und 1300 cm^3. Dies deutet auf eine weitere Zunahme der Intelligenz hin (*Abb. 7.24*).

Einige fossile Funde stammen aus der Periode vor 100 000–30 000 Jahren. Nach dem ersten Fundort (**Neandertal**) wird dieser Typ „Vorfahre" **Neandertaler** genannt. Er war klein und gedrungen und an die rauhen Klimabedingungen der Eiszeit angepasst. Zwar gibt es anatomische Unterschiede zu *Homo erectus*, aber bemerkenswert sind die wesentlich weiterentwickelten **Arbeitsgeräte und Waffen** der Neandertaler. Sie waren **jagende Nomaden**, die in Höhlen und Hütten bauten. Diese Individuen hatten Rituale und eine **Religionsform** entwickelt. Aus Grabbeigaben wird geschlossen, dass sie an ein Leben im Jenseits glaubten. Im Diesseits waren die Neandertaler bereit, sich zu verspeisen (**Kannibalismus**)! Die Funde aus der Zeit von vor 40 000 und 30 000 Jahren ließen darauf schließen, dass in diesem Zeitraum Neandertaler in West-Europa und West-Asien existiert haben. Da vor 50 000 bis 40 000 Jahren unsere Vorfahren, aus Afrika kommend, in Europa im Siedlungsgebiet der Neandertaler erschienen waren, ergibt sich die spannende Frage: Gab es Kreuzungen zwischen Neandertalern und dem „modernen Menschen"? Interessanterweise fand man nämlich bei einigen Gruppen der Neandertaler Körper-Ornamente, die auf mögliche kulturelle Einflüsse hinzuweisen schienen. Neue Experimente zeigten aber, dass **Homo neandertalensis nicht in der Entwicklungslinie des modernen *Homo sapiens* liegt**. Sequenzanalysen mitochondrialer DNA von verschiedenen Neandertal-Funden, und in jüngster Zeit mit Hilfe von Sequenziertechniken der 2. Generation (Kap. 12 S. 333) auch Analysen von einer Million Basenpaare der Kern-Genome, bewiesen, dass keine direkte Verwandtschaft zum Neuzeitmenschen besteht. Eine grobe Abschätzung ergab, dass die Überlappung des Gen-Pools Neuzeitmensch/Neandertaler sehr gering bis nicht existent ist.

Die Linien des *Homo sapiens* und des *Homo neandertalensis* hatten vor 706 000 Jahren gemeinsame Vorfahren und haben sich bereits vor etwa 370 000 Jahren getrennt. Diese Trennung hat sich in Afrika ereignet, wo auch die Urmutter des modernen *Homo sapiens* vor etwa 150 000 Jahren gelebt hat.

Von vor 30 000 Jahren stammen Funde bei Cro-Magnon von 5 Skeletten und Siedlungsresten. Der „Cro-Magnon"-Mensch ist ein **früher *Homo sapiens*** der **Altsteinzeit**, der sesshaft war.

Entscheidend für die Evolution des Menschen war die Entwicklung der Arbeit.

Während der Evolution hat der Mensch eine **Sonderstellung** erreicht, die sich manifestiert in:
- Bipedie und damit der völligen Befreiung der Hände von der Fortbewegung. Dadurch konnten sich die Hände zu präzis funktionierenden Manipulationsorganen entwickeln
- starker Entwicklung der Großhirnrinde
- Entwicklung der Sprache
- Einsatz komplexer Produktionsmittel
- extremer Verlängerung der Juvenilphase (soziales Lernen)

Sprache, Lernfähigkeit und Möglichkeit des Einsatzes komplexer Produktionsmittel sind die Gründe für die bemerkenswerte „**kulturelle Evolution**".

Mit der Evolution der Arbeit als gezielter Tätigkeit unter Zuhilfenahme von Werkzeug zur Produktion von Gütern erhielt der Mensch die Möglichkeit, einen Teil seiner Zeit zur Verbesserung der Lebensumstände aufzuwenden. Gleichzeitig entstand aber auch die Möglichkeit, andere für sich arbeiten zu lassen, und so entwickelten sich die sozialen Verhältnisse (**soziale Evolution**), die immer wieder zu Auseinandersetzungen und Kriegen führten. Es ist zu hoffen, dass der *Homo sapiens* im Verlauf seiner Evolution eine Stufe erreichen wird, auf der er diese Konflikte friedlich zu lösen versteht (*Rep. 7.7*).

Repetitorium 7.7

Evolutionäre Zeiträume

Entwicklung des Sonnensystems	vor	4,7 Milliarden Jahren
erste Probionten (Stromatolithen in Finnland)	vor	3,75 Milliarden Jahren
erste Prokaryonten (fossile Abdrücke vor Zimbabwe)	vor	3,0 Milliarden Jahren
erste Primaten	vor	60 Millionen Jahren
Altwelt-/Neuweltaffen	vor	30 Millionen Jahren
Abspaltung der Hominoiden	vor	20 Millionen Jahren
Abspaltung der Hominiden von den Menschenaffen	vor	6 Millionen Jahren
Australopithecus afarensis *Australopithecus robustus* *Australopithecus africanus*	vor	4 Millionen Jahren
Homo habilis	vor	2 Millionen Jahren
Homo erectus	vor	1,5 Millionen Jahren
Homo sapiens	vor	500 000 Jahren
Homo neandertalensis	vor	70 000 Jahren
Homo sapiens sapiens	vor	40 000 Jahren

Weiterführende Literatur

Green, R. E. et al. and S. Pääbo: A complete Neandertal Mitochondrial Genome Sequence determined by High-Throughput Sequencing. Cell 134 (2008), 416–426

Krings, M., A. Stone, R. W. Schmitz, M. Krounitzkj, M. Stoneking, S. Pääbo: Neandertal DNA-Sequences and the Origin of Modern Humans. Cell 90 (1997) 19–30

Kull, U.: Evolution des Menschen. Metzler, Stuttgart 1979

Long, J. A., Trinajstic K., Johanson Z. Devonian arthrodire embryos and the origin of internal fertilization in vertebrates. Nature 457 (7233) (2009), 1124–1127

Long, J. A., Trinajstic K., Young, G. C., Senden, T. Live birth in the Devonian period. Nature 453 (7195) (2008), 650–652

Noonan J. P. et al.: Sequencing and Analysis of Neanderthal Genomic DNA. Science 314(5802) (2006), 1113–1118

Pääbo, S.: The mosaic that is our genome. Nature 421 (2003), 409–419

Vogel, G., M. Angermann: Taschenatlas der Biologie, Bd. III: Genetik und Evolution, Systematik. 4. Aufl. Thieme, Stuttgart 1990

8 Fortpflanzung und Ontogenese des Menschen

8.1 Bei Pflanzen und Tieren kann die Fortpflanzung vegetativ oder sexuell erfolgen

Vermehrung und Fortpflanzung der eigenen Art ist das Hauptziel im Leben von Pflanzen und Tieren, dies wird entweder durch ungeschlechtliche (**vegetative**) oder **geschlechtliche** Fortpflanzung erreicht. Bei manchen Organismen, z. B. Farnen, wechselt der eine mit dem anderen Mechanismus ab (**Generationswechsel**).

8.1.1 Vegetative Fortpflanzung erfolgt durch Sprossung, Teilung oder Sporulation

Von **ungeschlechtlicher Vermehrung** spricht man immer dann, wenn durch **Teilung** oder **Knospung** einer Mutterzelle neue Individuen entstehen.

Bei Einzellern, wie z. B. **Bakterien**, findet Zweiteilung statt. Die Ausgangszelle wächst und wird zu zwei Zellen durchgeschnürt. Einige **Polypen** lassen durch Knospung neue Individuen aus einer Zelle des Mutterpolypen entstehen. Diese Zellgruppen (Nachkommen) werden schließlich abgestoßen. **Korallen** vermehren sich ebenfalls durch Knospung, die Nachkommen bleiben aber am Korallenstock fixiert.

Die Hyphen von **Hefen** und Pilzen können sprossen. Sie können aber auch **Sporen** bilden. Das sind dauerhafte Zellformen, die das genetische Material und einige Nährstoffe enthalten und im geeigneten Milieu zu einem neuen Individuum auskeimen.

Alle Individuen, die aus ungeschlechtlicher Vermehrung hervorgehen, sind **genetisch gleich** und gehören einem **Zellklon** an.

8.1.2 Die sexuelle Fortpflanzung beginnt mit der Bildung von Gameten und deren Kopulation

Das Charakteristikum der geschlechtlichen Vermehrung ist das Vorhandensein zweier unterschiedlicher Geschlechtszellen (**Gameten**). Sind diese Gameten gleich groß, spricht man von **Isogamie**, sind sie verschieden groß, von **Anisogamie**.

Im Befruchtungsvorgang (**Syngamie**) vereinigen sich die Gameten zu einer neuen Zelle (**Zygote**). Damit aus dieser Vereinigung ein Individuum mit artspezifischem Chromosomensatz hervorgehen kann, muss dieser in den Keimzellen zunächst im Zuge der Meiose reduziert worden sein.

Bei Pflanzen und Tieren können männliche und weibliche Geschlechtsorgane in einem Individuum gleichzeitig vorkommen. Einige dieser **Zwitter** können sich selbst befruchten, z. B. Bandwürmer, einhäusige Pflanzen, andere nicht (**Hermaphroditen**).

Bei Pflanzen gehen die männlichen Gameten aus den Pollen hervor, die weiblichen, die Eizellen, sind im Fruchtknoten. Bei Tieren und Menschen finden wir **Spermien** und **Eizellen**. Bewegt sich das Spermium bei der Befruchtung aktiv zur Eizelle hin, so spricht man von **Oogamie**. Entwickeln sich Eizellen, ohne befruchtet worden zu sein, liegt **Parthenogenese** vor. Bei Individuen, die aus unbefruchteten Eiern hervorgehen, z. B. den Drohnen im Bienenstaat, sind die Keimzellen haploid. Es gibt auch Parthenogenese diploider Zellen, z. B. bei Blattläusen und Wasserflöhen. Bei diesen Zellen ist die Meiose blockiert.

8.2 Beim Menschen werden die Keimzellen bereits im frühen Embryo angelegt

Schon im Embryo werden Zellen zur Keimzellbildung prädestiniert, die **Urkeimzellen** (primordiale Keimzellen), die ab der vierten Embryonalwoche in undifferenzierte Drüsenanlagen (**primordiale Gonaden**) wandern und sich als **Oogonien** bzw. **Spermatogonien** mitotisch vermehren (s. Abb. 8.**5**, Abb. 8.**6**). In der achten Embryonalwoche wird die Entwicklung zum männlichen oder weiblichen Geschlecht eingeleitet.

8.2.1 Die Sex-Determination erfolgt in der Embryonalentwicklung durch das SRY-Genprodukt

Bei den Säugetieren entscheidet die Gegenwart des Gens **SRY** (**S**ex-determining **R**egion on **Y**) über die **männliche Entwicklung** des Embryos.

Das SRY-Genprodukt (**SRYgp**) ist ein **Transkriptionsfaktor** und gehört einer Familie von Transkriptionsfaktoren an, die eine „high mobility group" = **HMG-Domäne** (spezielle Aminosäuresequenz) besitzen. Mit dieser Domäne bindet SRYgp nicht nur fest an DNA, sondern verbiegt den Doppelstrang und erleichtert dadurch anderen Transkriptions-

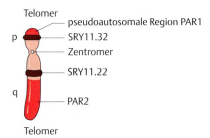

Abb. 8.1 **Y-Chromosomale Lokalisation von SRY.** Das Sex-Determinations-Gen SRY liegt in der distalen Region des kurzen Armes des Y-Chromosoms proximal benachbart zur pseudoautosomalen Region.

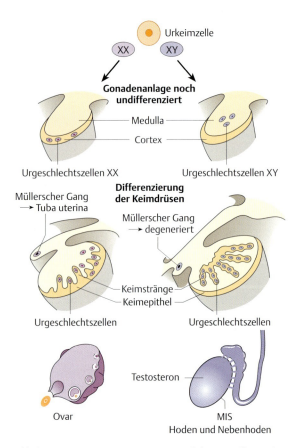

Abb. 8.2 **Sex-Determination.** Die primordiale Keimzelle wandert in die zunächst undifferenzierte Gonadenanlage, die aus einer zentralen Medulla und dem peripheren Cortex besteht. Das SRY-Genprodukt beendet die Wanderung der Keimzelle in der Medulla. Es bilden sich Testes, in deren Leydig-Zellen Testosteron und in deren Sertoli-Zellen MIS gebildet wird. Beim Fehlen des SRY-Genprodukts (bzw. eines Y-Chromosoms) wandert die Keimzelle bis in den Cortex und induziert dort die Entwicklung eines Ovars und die Umbildung von Müllerschen Gängen zu Tuben, Uterus und Vagina.

faktoren die Bindung. Mutanten in der HMG-Domäne binden nicht. Das Intron-lose SRY-Gen codiert für ein Protein von 204 Aminosäuren, dessen zwei Nucleus-Lokalisations-Sequenzen (NLS) vor und hinter der HMG-Domäne für den Transport in den Kern garantieren.

Das SRY-Gen liegt auf dem kurzen Arm des Y-Chromosoms (Yp11.32) nahe der distal gelegenen **pseudoautosomalen Region PAR1** (Abb. 8.1). Eine zweite, kleinere pseudoautosomale Region **PAR2** befindet sich am Ende des langen Arms. Für die Gene dieser Regionen und für einige weitere, über das gesamte Chromosom verstreut liegende, gibt es homologe Sequenzen auf dem X-Chromosom. PAR1 paart während der Meiose mit der pseudoautosomalen Region des X-Chromosoms (S. 58). Das **SRYgp** bestimmt die **Wanderung der primordialen Keimzelle** in die zunächst undifferenzierte **Gonadenanlage**, die aus einer zentral gelegenen **Medulla** und dem peripheren **Cortex** besteht und direkt der Nierenanlage benachbart ist (Abb. 8.2). Beim Fehlen des Y-Chromosoms (XX, XXX oder X0) wandert die Keimzelle bis in den Cortex. Bei vorhandenem Y-Chromosom (XY, XXY) verbleibt die Keimzelle in der Medulla. Unter dem Einfluss des SRYgp bilden sich **Testes**, in deren **Leydig-Zellen Testosteron** und in deren **Sertoli-Zellen MIS** (Müllersche-Gänge-Inhibitor-Substanz (MIS)) synthetisiert werden. MIS blockiert die Entwicklung der Müllerschen Gänge (S. 214). Das Testosteron aktiviert spezifische Rezeptoren im Cytoplasma von Zielzellen, die daraufhin gemeinsam mit dem Steroid in den Kern wandern und an spezifische DNA-Sequenzen (TRE, testosteron responsive element) binden und die entsprechenden Promotoren eröffnen. Die männliche Entwicklung wird eingeleitet (Rep. 8.1).

Repetitorium 8.1

Sex-Determination

Y-Chromosom:	SRY-Gen codiert für Transkriptionsfaktor
SRYgp (TDF):	Wanderung der primordialen Keimzellen in die Medulla der Gonadenanlage (Testes-Determinations-Faktor)
Leydig-Zellen:	Testosteronsynthese
Sertoli-Zellen:	Synthese von MIS
Testosteron:	Steroidhormon bindet an cytoplasmatische Rezeptoren → Kern → TRE in Promotoren spezifischer Gene → männlicher Phänotyp
MIS:	Hemmt Weiterentwicklung der Müllerschen Gänge zu Ovar, Uterus und Vagina

Eine Keimzelle, die kein Y-Chromosom hat (Fehlen von SRY), entwickelt im Cortex ein Ovar, und die Müllerschen Gänge bilden sich zu Tuben, Uterus und Vagina um.

Zahlreiche Fehlentwicklungen sind möglich. Individuen mit **Turner-Syndrom** (X0) sind weiblich (Fehlen von SRY), solche mit **Klinefelter-Syndrom** (XXY) sind männlich. Auch die chromosomale Konstellation XXXY und XXXXY führt zu männlichem Phänotyp.
Beim **XX-Mann** (1 pro 20 000 männliche Geburten) liegt eine Translokation der **SRY-Region auf ein X-Chromosom** (XXSRY[+]) vor. Bei einer **XY-Frau** gibt es **kein intaktes SRY-Gen** (Mutation). Bei **Defekten des Testosteronrezeptors** hat das Individuum trotz männlicher Chromosomen-Konstellation (XY) einen weiblichen Phänotyp (**testikuläres Feminisierungs-Syndrom**). Auch MIS kann defekt sein. Dann entsteht ein Individuum mit männlichem Genotyp unter Ausbildung weiblicher Geschlechtsorgane (Rep. 8.2).

Die **Sex-Determination** erfolgt über eine **Kaskade** mit mehreren Stufen, an der Gene autosomaler Chromosomen beteiligt sind. Eine wesentliche Komponente ist das Produkt des Gens **SOX9**, das auf dem Chromosom 17 liegt. Wie SRY ist auch SOX9 ein regulierender **Transkriptionsfaktor** mit HMG-Domäne. SRY mit seiner Hauptaufgabe, der Bildung der Sertolizellen und der MIS-Synthese, fungiert als Hauptschalter-Protein der männlichen Entwicklung, übergibt aber die weitere Kontrollfunktion dem SOX9-Protein. Da dieses Protein als Transkriptionsfaktor auch in anderen Geweben, z. B. in den Chondrozyten, exprimiert wird, führt sein Ausfall zur **Campomelischen Dysplasie**, einer schweren Knochenstörung mit gleichzeitig fehlentwickelten Genitalien (**Sexumkehr, XY-Frauen**).

Ebenfalls zu genetisch bedingter Beeinträchtigung der Geschlechtsentwicklung, wenn auch anderer Genese, führen Störungen in der Biosynthese von Testosteron (s. Lehrbücher der Biochemie). **Mutationen im CYP21-Gen** (Gen für ein mikrosomales P450-Protein) mit resultierendem Mangel an *Steroid-21-Hydroxylase* können mit einer Häufigkeit von 200:1 Million **Nebennierenrinden-Hyperplasie** zur Folge haben. Dieses **Adrenogenitale Syndrom (AGS)** wird autosomal rezessiv vererbt und führt **bei Mädchen**, als Reaktion auf Androgen-Überschuss, u. a. zur Vermännlichung des äußeren Genitale (**männlicher Pseudhermaphroditismus**). Das Spektrum des AGS kann sich vom einfachen virilisierenden bis hin zum lebensbedrohlichen Salzmangelsyndrom erstecken. Wegen seiner Häufigkeit wird ein **Neugeborenenscreen** durchgeführt mit Messung der Syndrom-bedingten Anhäufung von 17α-OH-Progesteron im Blut.

Repetitorium 8.2

Sexuelle Fehlentwicklungen

X0 (Turner):	weiblicher Phänotyp, Fehlen von Y, Fehlen von SRY
XX-Mann:	SRY-Translokation, männlicher Phänotyp, obwohl Y fehlt
XY-Frau:	SRY-Inaktivierung durch Mutation
Testikuläre Feminisierung:	defekter Testosteronrezeptor

Die **unterschiedlichen Gendosen** für weibliche und männliche Chromosomen-Konstellation (XX-XY) werden durch die **X-Inaktivierung** ausgeglichen. In der weiblichen Zelle wird eines der beiden X-Chromosomen inaktiviert. Dadurch ist in jeder Zelle jeweils nur ein X-Chromosom aktiv. Inaktivierte X-Chromosomen erscheinen in der Zelle als Barr-Körperchen. Auch beim Klinefelter-Syndrom (XXY) ist ein X zum Barr-Körperchen inaktiviert. Für die Inaktivierung ist das **Gen XISG** (**X-Inaktivierungs-spezifisches Gen**) zuständig mit einem Transkript (XIST) als Genprodukt (S. 162). Es unterliegt einer komplexen Kontrolle; es ist inaktiv auf dem aktiven und aktiv auf dem inaktiven X-Chromosom. Auf Letzterem bleiben auch die pseudoautosomale Region und einige andere, kleinere Abschnitte aktiv.

Bei Fehlen des Y-Chromosoms wird ab der zwölften Schwangerschaftswoche weibliches Sexualhormon, **Östrogen**, produziert. Ab der sechzehnten Schwangerschaftswoche differenzieren Zellen im Hypothalamus und in der Hypophyse unter Hormoneinfluss zu **sexuellen Regulationszentren** aus. Die Ausprägung sekundärer Geschlechtsmerkmale findet erst in der Pubertät unter hormoneller Steuerung statt (♀ 10–13 Jahre, ♂ 12–14 Jahre).

Die Entwicklung von männlichen und weiblichen Keimzellen weist einige wesentliche Unterschiede auf. Die Entwicklung der Keimzellen (**Gametogenese**) unterscheidet sich im männlichen und weiblichen Individuum grundsätzlich dadurch, dass der männliche Organismus während seines gesamten geschlechtsreifen Individuallebens zur Bildung neuer Keimzellen imstande ist, während beim weiblichen Organismus die Keimzellen bereits im Embryonalstadium vorgefertigt und bei Bedarf abgerufen werden. Ein weiterer Unterschied ist bemerkenswert: Aus einer männlichen Spermatocyte gehen vier gleichberechtigte reife Keimzellen (Spermien) hervor, aus der weiblichen Oocyte nur eine funktionstüchtige Keimzelle (Ei, Ovum) und drei Polkörper.

8.2.2 Spermien werden während der gesamten Zeit der sexuellen Reife gebildet

Der **Bildungsort** der reifen männlichen Keimzellen (Bildung der **Spermien** im Verlauf der Spermatogenese) sind die **Testes**, die von Kanälen durchzogen werden, in denen sich Millionen Spermien entwickeln (Abb. 8.3). Die Wand dieser Kanäle besteht aus **undifferenzierten Keimzellen**, den sogenannten **Spermatogonien**. Diese vermehren sich im Embryo und auch während der Kindheit durch mitotische Teilung. Ab der Pubertät treten einige dieser Spermatogonien in die eigentliche **Spermatogenese** ein. Anders als bei manchen Tieren, bei denen dieser Vorgang nur zu bestimmten Jahreszeiten während der Brunst stattfindet, reifen beim Menschen die Keimzellen dauernd heran. Von den undifferenzierten Spermatogonien beginnen einige Spermatocyten I (Spermatocyten 1. Ordnung) die Meiose. Sie werden nach der ersten Reifeteilung zu Spermatocyten 2. Ordnung und nach der zweiten Reifeteilung zu vier **Spermatiden**, die durch Plasmabrücken verbunden bleiben. Aus diesen Spermatiden gehen mit Hilfe eines Differenzierungsprozesses (**Spermiogenese**) die **reifen Spermien** hervor (Abb. 8.4, Abb. 8.5). Charakteristisch für diese Entwicklung ist eine zunehmende Zellstreckung, wobei zunächst ein mit *Hyaluronidase* gefülltes Vesikel des Golgi-Apparates (**Akrosom**) mit dem Zellkern in engen Kontakt tritt. Diese *Hyaluronidase* daut die Eizellhülle beim Durchtritt des Spermiums an. Der Zellkern, der zum Kopf des reifen Spermiums wird, erhält eine ovale Form, das Cytoplasma wird nach hinten verdrängt, während das Akrosom sich abplattet und die Vorderseite des Kerns wie eine Kappe überzieht. Die beiden Zentriolen beginnen zu differenzieren: Das vordere wird zu 2 **Halsknötchen**, das hintere organisiert den sog. **Axialfaden**, das Zentrum einer Geißel, die zur Fortbewegung des Spermiums dient. Zahlreiche **Mitochondrien** finden sich **im Mittelstück**. Sie sind die Energielieferanten für die Schwanzbewegung. Der Großteil des Cytoplasmas der Spermatide wird als Resi-

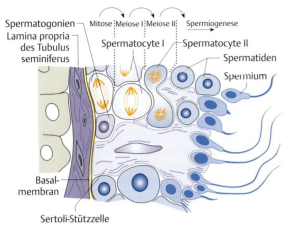

Abb. 8.3 **Spermatogenese** (Übersicht).

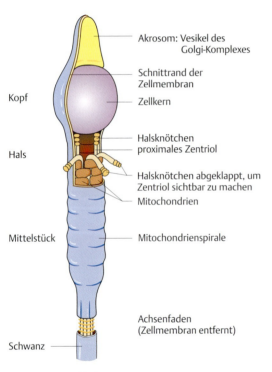

Abb. 8.4 **Menschliches Spermium.**

dualkörper vernichtet. Solche Residualkörper werden durch die Sertoli-Zellen (Stützgewebszellen in den Testes) phagocytiert. Es gibt große Unterschiede im äußeren Erscheinungsbild der Spermien zwischen den einzelnen Spezies. Allen gemeinsam ist die Tatsache, dass der Vorrat an Spermatogonien durch die Reifungsteilung Einzelner nie kleiner wird, denn die Spermatogonien vermehren sich weiter durch Mitose (**Spermatogonienbahn**).

8.2.3 Die weiblichen Keimzellen werden im Embryo vorgefertigt und dann später abgerufen

Anders ist die Situation bei den undifferenzierten Eizellen der weiblichen Individuen (**Oogenese**) (Abb. 8.6). Die **Urkeimzellen** vermehren sich im Embryo durch Mitose und heißen **Oogonien**. Sie sind bei den Vertebraten von einer Epithelzellschicht umkleidet. Vom dritten Fötalmonat an treten beim Menschen Oogonien (ca. $7 \cdot 10^6$) in die Reduktionsteilung, die **Meiose**, ein und heißen von nun an primäre Oocyten (**Oocyten I, Oocyten 1. Ordnung**). Die meisten degenerieren. **Bis zur Geburt** liegen ca. $2 \cdot 10^6$ solcher primärer Oocyten vor. Sie befinden sich in einem Spezialstadium, in der Prophase der ersten Reifungsteilung, im sog. **Diktyotän**. Dieses Stadium ist ein **Wartestadium** vor dem letzten Prophase-I-Stadium, der **Diakinese** (s. Zellteilung, Kap. 1, S. 58). Das Crossing-over der homologen Chromosomen hat stattgefunden, die Chiasmata sind terminalisiert. In diesem Stadium despiralisieren die Chromosomen und verharren **bis zur Geschlechtsreife**.

Diese Oocyten, die von einer Schicht Follikelzellen umgeben sind, heißen **Primärfollikel**. In manchen Oocyten findet an dekondensierten Schleifen der Chromosomen (S. 49) **intensive RNA-Synthese** statt. Während der Warteperiode **wächst die Oocyte** heran. Sie bekommt ihre äußere Glycoprotein-Hülle, ihre Granula, sie häuft mRNA, Ribosomen, Glycogen und Lipide an, um gegebenenfalls für die weitere Entwicklung zum Embryo gerüstet zu sein. Zellen des Ovars, die Follikelzellen, können ihr dabei helfen: Niedermolekulare Stoffe werden durch Kommunikationskontakte in die Oocyte transferiert. 99% der Zellen degenerieren. Ungefähr 400 000 sind bei der Pubertät noch erhalten.

Aus Oocyten I. Ordnung werden nach vollendeter erster Reifeteilung **Oocyten II. Ordnung**, die, erstmals nach der Pubertät, in die **zweite Reifeteilung** eintreten. Es ist bemerkenswert, dass bereits bei Abschluss der ersten Reifeteilung das Cytoplasma ungleich verteilt wird. Dabei entstehen zwei Zellen, von denen nur die **potentielle Eizelle** das gesamte Cytoplasma erhält; die andere bildet einen **Polkörper**, der außer dem haploiden Chromosomensatz wenig Material enthält. Dieser Polkörper teilt sich in der zweiten Reifeteilung wieder in zwei Polkörper, während sich die Eizelle wiederum in eine Cytoplasmahaltige Zelle und einen weiteren Polkörper teilt. Die **zweite meiotische Teilung** verläuft bis zur **Metaphase II**.

Wie die Mitose, so wird auch die Meiose durch den **MPF** (**Mitose-Promotor-Faktor**) kontrolliert (S. 56). Der Arrest des zur Befruchtung bereiten Eies in der Metaphase II wird dadurch erreicht, dass die Aktivität von MPF nicht, wie sonst vor Eintritt in die Anaphase, abfällt und auch Cyclin B nicht abgebaut wird. Ein cytostatischer Faktor, der in Metaphase-II-Oocyten entdeckt wurde, besitzt eine *Kinase*-Aktivität (Mos). **Mos** ist für die Aufrechterhaltung der Aktivität von MPF verantwortlich und blockiert über eine *MAP-Kinase (Mitogen-aktivierte Proteinkinase*, S. 317) die Ubiquitin-vermittelte Proteolyse von Cyclin B.

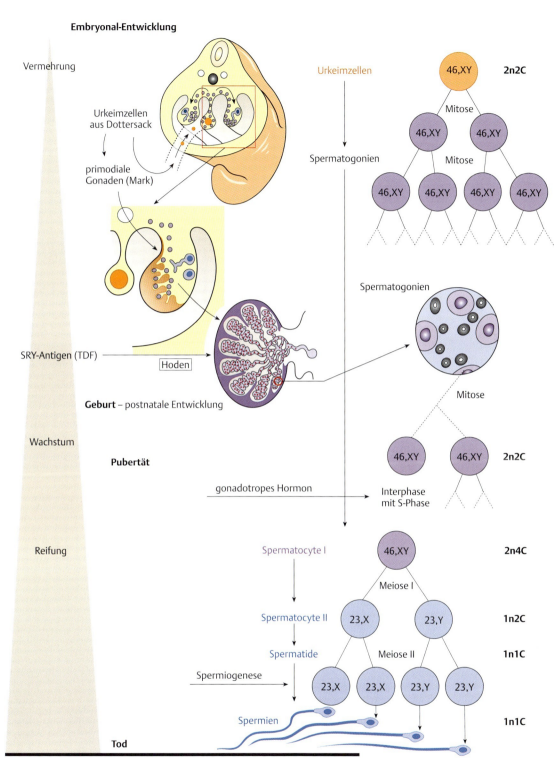

Abb. 8.5 **Spermatogenese.** Die Spermatogenese beginnt in der frühembryonalen Entwicklung und durchläuft drei Phasen: Vermehrung durch Mitosen während der Embryonal-Entwicklung, weitere Vermehrung bis zur Pubertät, dann neben der Vermehrung Eintreten der Spermatogonien in den Reifungsprozess, der über Meiose I + II zu den Spermatiden und von dort zu den reifen Spermien führt. Wachstum und Reifung sind Prozesse, die beim Mann bis zu dessen Tod erfolgen. Die Urkeimzelle ist diploid (2n) mit einem entsprechenden Chromatingehalt, auch C-Wert genannt (2C). Während der Interphase, die der Meiose vorausgeht, wird die DNA repliziert. Die Spermatocyten erster Ordnung erhalten dadurch einen doppelten Chromatingehalt (2n, 4C). Während der Meiose (I + II) entstehen haploide Spermatiden (1n, 1C), die im Verlauf der Spermiogenese einen Entwicklungsprozess zu reifen Spermien durchmachen.

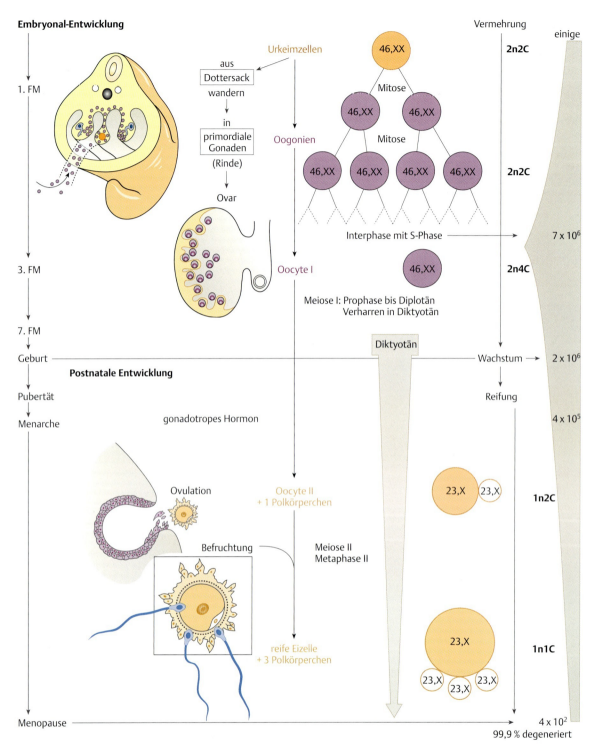

Abb. 8.6 Oogenese. In der frühen Embryonalentwicklung vermehren sich die Oogonien durch mitotische Teilung. Im dritten Fötalmonat treten die Oocyten 1. Ordnung in die Meiose ein. Die Oocyten 1. Ordnung sind diploide Zellen mit einem verdoppelten Chromatingehalt. Im Diplotän der Prophase I gehen diese Zellen in ein Wartestadium, das Diktyotän, über. Etwa $2 \cdot 10^6$ Oocyten verharren in diesem Ruhestadium bis zur Pubertät, von der an in jedem Menstruationscyclus jeweils 10–50 Oocyten den Reifungsprozess (Meiose) fortsetzen. Die zur Befruchtung reife Oocyte II (1n, 2C) befindet sich in der Metaphase II der Meiose II. Anaphase II und Telophase II werden erst nach erfolgter Befruchtung durchlaufen. Es entsteht infolge von ungleichmäßiger Cytoplasmaverteilung aus einer Urkeimzelle eine Eizelle mit drei Polkörpern.

Während der Metaphase II verlässt das Ei das Ovar (**Ovulation**). Die eigentliche Vollendung zum fertigen Ei geschieht erst nach Befruchtung durch ein Spermium (*Abb. 8.6, Rep. 8.3*).

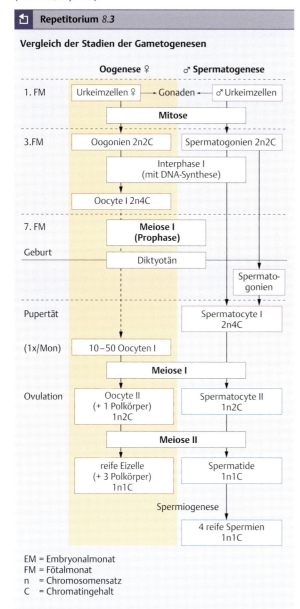

Repetitorium 8.3

Vergleich der Stadien der Gametogenesen

EM = Embryonalmonat
FM = Fötalmonat
n = Chromosomensatz
C = Chromatingehalt

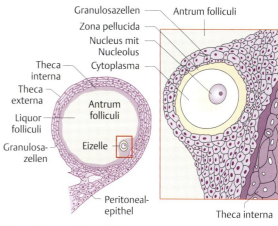

Abb. 8.7 **Graafscher Follikel.**

Sekundärfollikel und dann zum Tertiärfollikel, dem **Graafschen Follikel** (*Abb. 8.7*), der im Inneren einen mit Flüssigkeit gefüllten Hohlraum enthält. Der Graafsche Follikel gelangt bei seiner Reifung an die **Oberfläche des Ovars**.

Das Ovar bildet mit ihm eine Bindegewebsschicht, die **Theca folliculi**, mit den beiden Schichten Theca interna und externa. Ausgelöst durch den Druck, den das stark mit Blut gefüllte Ovarmark ausübt, platzt schließlich der reife, 1–2 cm große Graafsche Follikel. Die Eizelle wird befreit, umgeben von Follikel-Epithelzellen, der **Corona radiata**. Häufig wird dieses Ereignis, die **Ovulation**, von den Frauen als „Mittelschmerz" empfunden. Die Ovulation erfolgt in der Mitte zwischen zwei Menstruationen. Die Eizelle wird vom Fimbrientrichter des **Eileiters** (**Oviducts**) eingesammelt. (Eine Befruchtung der Eizelle im Ovar bzw. in der Bauchhöhle führt zur Extrauterinschwangerschaft!) Normalerweise erfolgt die **Befruchtung in der Ampulle des Oviducts**. Im Laufe der nächsten 6–7 Tage wandert das befruchtete Ei in den **Uterus**. Auf dieser Wanderung **beginnt** bereits die **Embryonal-Entwicklung**.

Der im Ovar verbleibende Rest des geplatzten Follikels wird zum **Gelbkörper** (Corpus luteum), der Hormone – besonders **Progesteron** – produziert und damit alle weiteren Follikel in ihrer Reifung behindert, aber gleichzeitig die Uterus-Schleimhaut vorbereitet für eine gegebenenfalls erfolgende Einnistung eines befruchteten Eies (*Abb. 8.8*). Nach erfolgter Befruchtung proliferiert das Corpus luteum und wird bis zu 3 cm groß (*Abb. 8.9*).

Ab der Mitte der **Schwangerschaft** (**Gravidität**) bildet sich das Corpus luteum langsam wieder zurück. Hat **keine Befruchtung** des Eies stattgefunden, wächst der Gelbkörper für weitere 10–12 Tage, beginnt zu degenerieren, und seine Hormonproduktion bricht nach 14 Tagen zusammen. Durch das Fehlen der Corpus-luteum-Hormone kann die stark entwickelte Uterus-Schleimhaut nicht weiter bestehen bleiben. Sie löst sich ab. Es kommt zur **Menstruation**. Bindegewebe wuchert in die Reste des degenerierten Gelbkörpers und bald ist jede Spur von ihm ver-

8.2.4 Im Monatscyclus erfolgt die Bereitstellung der befruchtungsfähigen Eizelle (Menstruationscyclus)

Nach der zweiten Reduktionsteilung enthalten die Eizellen, ebenso wie die reifen Spermien, einen **haploiden Chromosomensatz** (23 Chromosomen). Während der Entwicklung zur reifen Eizelle vergrößert sie sich und das Follikelepithel wird mehrschichtig. Es kommt zu einem regelrechten Entwicklungs-Wettlauf. Der am weitesten entwickelte Follikel hemmt über hormonelle Steuerung die konkurrierenden Follikel, er wird selber zunächst zum

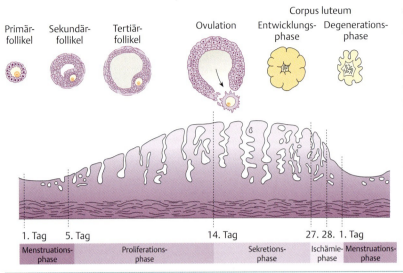

Abb. 8.8 **Menstruationscyclus.** Mit dem ersten Tag der Menstruation (Beginn der Menstruationsblutung) beginnt ein neuer Cyclus. Die Eizelle reift heran und in der Mitte des Cyclus kommt es zum Platzen des reifen Follikels (Ovulation). Die Eizelle wird befreit und ist reif zur Kopulation. Der Follikel entwickelt sich zum Hormon-produzierenden Corpus luteum (Gelbkörper). Kommt es zu keiner Befruchtung, so degeneriert das Corpus luteum. Die während des Menstruationscyclus aufgebaute Uterusschleimhaut wird abgestoßen.

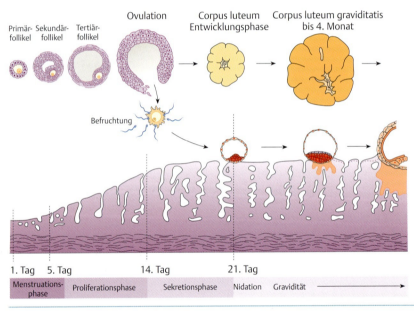

Abb. 8.9 **Uterusschleimhaut und Corpus luteum in der Schwangerschaft.** Nach der Befruchtung der Eizelle hypertrophieren das Corpus luteum und die Uterus-Schleimhaut.

schwunden. Da mit der Degeneration des Corpus luteum auch die Progesteron-Synthese zusammenbricht, können **neue Primärfollikel** heranreifen. Der jeweils führende unterdrückt dann die Konkurrenten und reift zum nächsten Graafschen Follikel, der wiederum springt. Das Ei wird befreit, und der Gelbkörper bildet Progesteron, bis, bei Nichtbefruchtung, 14 Tage nach der Ovulation der Gelbkörper zusammenbricht und die nächste Menstruation erfolgt. Die Reifung weiterer Follikel wird natürlicherweise von den Östrogenen, die der in der Reifung führende Follikel bildet, bzw. nach dem Eisprung durch das Progesteron des Corpus luteum unterdrückt. Die **Hemmung der Follikelreife** durch diese beiden Hormone ist das Prinzip der **Empfängnisverhütung durch die Pille**, bei der physiologische Mengen dieser Hormone zugeführt werden. Damit ist Empfängnisverhütung durch die Pille eine natürliche Methode, und Polemik gegen die Pille offenbart biologische Ignoranz.

8.2.5 Die Befruchtung ist ein sehr komplexer biochemischer Prozess, der in der Ampulle des Oviducts stattfindet

Die **Kopulation** der beiden Gameten erfolgt in der Ampulle des Oviducts. Die **Spermien** gelangen aus der Vagina durch den Uterus nach einer Odyssee in das Oviduct. Diese **Wanderung** an sich ist bereits ein Wunder, das noch nicht völlig verstanden wird. Angelockt werden die Spermien durch **Sexuallockstoffe**, die von der Eizelle abgeschieden werden. Während der Ejakulation werden die Spermien in ihrer Bewegung durch das alkalische Milieu der Samen-

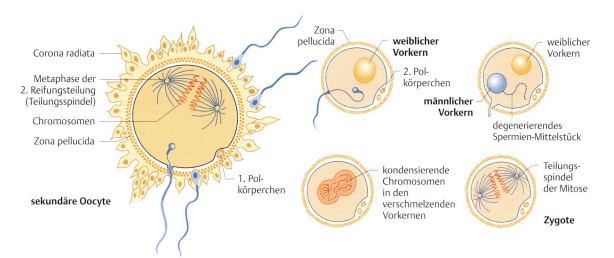

Abb. 8.10 **Befruchtungsvorgang (Seeigelei).** Die Spermien gelangen im Eileiter auf die Corona-radiata-Zellen der befruchtungsfähigen Eizelle. Der Inhalt des Akrosoms löst die Desmosomen zwischen den Zellen auf und lässt das Spermium bis zur Zona pellucida vordringen. Auch diese Zona wird aufgelöst, und das erste im Perivitellinraum (Spalt zwischen Zona pellucida und Oocyte) angekommene Spermium veranlasst die Eizelle zur Ausbildung einer Befruchtungsmembran, die das Eindringen weiterer Spermien verhindert. Das Plasmalemm des erfolgreichen Spermiums vereinigt sich mit dem Plasmalemm der Oocyte, und Kern- und Mittelstück des Spermiums dringen in die Oocyte ein. Hier wird das Chromatin des Spermiumkopfes zum männlichen Vorkern umgewandelt. Die männlichen Mitochondrien werden abgebaut. Nach Replikation des DNA-Materials des weiblichen und des männlichen Vorkerns vermischen sich die Chromosomen, und es bildet sich eine Teilungsspindel aus. Die erste Furchungsteilung der Zygote kann stattfinden.

flüssigkeit aus der Prostata aktiviert. Sie bewegen sich mit Hilfe der Geißeln.

> Mutationen in dem Motor-Protein Dynein führen zu Einschränkungen in der Beweglichkeit der Spermien. Das **Kartagener-Syndrom** mit **Unfruchtbarkeit** und „**situs inversus**" ist die Folge (S. 64).

Die Energie für die Bewegung wird von den Mitochondrien erzeugt. Hauptsächlich werden die Spermien durch peristaltische Kontraktionen des weiblichen Genitaltraktes bewegt. Spermien, die innerhalb von vier Tagen keine Eizelle zur Befruchtung gefunden haben, sterben im weiblichen Genitaltrakt ab. Ein Ejakulat enthält beim Menschen etwa 10^8 Spermien.

Besonders eingehend wurde der Mechanismus der **Befruchtung** an Seeigeleiern studiert. Er wurde aber auch bei menschlicher In-vitro-Fertilisation untersucht. Die Spermien schwimmen über relativ große Distanzen auf das Ei zu. An der Stelle des Eies, die dem Spermium am nächsten liegt, bildet sich eine Ausbeulung – der „**Empfängnishügel**". Hier dringt das Spermium ein. Dazu benützt es einen enzymatischen Apparat, das Akrosom, das unter anderem *Hyaluronidase* enthält und lokal in der Eihülle einen Einschlupf für das Spermium ermöglicht (Kapazitation) (Abb. 8.10). Sobald das Spermium durch die Eimembran hindurchgetreten ist, wird schlagartig die **Befruchtungsmembran** ausgebildet, die das Eindringen weiterer Spermien verhindert. Dieser Vorgang wird durch Ca^{2+}-induzierte Exocytose ausgelöst, durch die Sekret aus Vesikeln unterhalb der Plasmamembran an die Außenseite der Eimembran befördert wird und die Aggregation von Actinfilamenten das Eindringen weiterer Spermien verhindert. Im Eiinneren wird der Spermienschwanz abgelöst. Aus dem Mittelstück bilden sich zwei Zentriolen, die mit dem männlichen Kern zur Eimitte wandern. Gleichzeitig bewegt sich der Kern des Eies zur Mitte hin. **Beide Kerne verschmelzen** zu einem gemeinsamen Kern.

Auch aus **biochemischer Sicht** ist die Befruchtung außerordentlich interessant. Die reife Eizelle läuft mit ihrem Stoffwechsel auf Sparflamme. Viele vorhandene Messenger-RNAs werden nicht in Protein übersetzt, sondern warten als „schweigende mRNA" auf den großen Auftritt, die Befruchtung. Die Mechanismen zur Aktivierung dieser RNAs sind noch nicht bekannt. Wenige Sekunden nach dem ersten Kontakt mit dem Spermium wird die Eimembran depolarisiert. Na^+-Ionen fließen ein und K^+-Ionen aus. Auch Ca^{2+} gelangt in die Eizelle. Die Aufnahme von Energiesubstrat wie Glucose bzw. Abbauprodukten der Eihülle wird gesteigert. Die oxidative Phosphorylierung bzw. die Atmung wird verstärkt. Das ATP steigt an und die maternalen RNAs werden aktiviert. Als Folge davon kommt es zur Steigerung der Proteinsynthese, dann zur weiteren RNA-Produktion, schließlich zur DNA-Replikation und zur Einleitung der ersten Mitose (*Rep. 8.4*).

Dieses Programm kann bei Seeigeleiern künstlich ausgelöst werden durch Depolarisation der Eimembran, z. B. durch einen spitzen Nadelstich oder durch hypoosmotischen Schock. Wahrscheinlich hängen die dargestellten biochemischen Stufen kausal miteinander zusammen. Die depolarisierte Membran stimuliert aktive Transporte für Energiesubstrate, wie an anderen Systemen nachgewiesen wurde. Größeres Angebot an Energiesubstrat führt zur Steigerung der ATP-Konzentration, und eine erhöhte Konzentration von Triphosphaten stimuliert ihrerseits die Translation der „schweigenden mRNAs".

Repetitorium 8.4

Befruchtungsvorgang

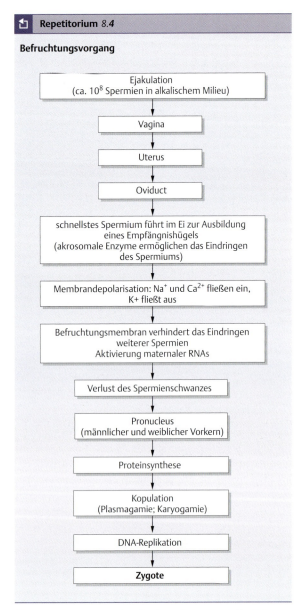

Die **Befruchtung** ist der **Auslöser für das Entwicklungsprogramm** der Eizelle. Sie führt aber auch zur Neukombination des genetischen Materials zweier Individuen der gleichen Art und ist Voraussetzung für die Erhaltung der Art – für die Vererbung.

Zum Zeitpunkt der Befruchtung wird bereits das Geschlecht des sich entwickelnden Individuums festgelegt. Enthielt das befruchtende Spermium ein X-Chromosom, so wird das neue Individuum zu einem Weibchen, enthielt es ein Y-Chromosom, wird es zu einem Männchen entwickelt.

8.2.6 Während der Wanderung der befruchteten Eizelle vom Oviduct in den Uterus finden die ersten Teilungen statt

Die **befruchtete Eizelle**, die **Zygote**, leitet noch im Oviduct die Zellteilung ein, anschließend muss der sich entwickelnde Keim in den Uterus wandern.

> Ist diese Wanderung behindert, z. B. durch Stenose des Oviducts, kommt es zur **Tubenschwangerschaft**.

Für die ungehinderte Reise benötigt die Zygote 6–7 Tage. Wenn der Keim am Bestimmungsort im Uterus angelangt ist, sind schon viele Zellteilungen erfolgt. Es liegt ein Zellhaufen, die **Morula**, vor (*Abb. 8.11*). Der Keim wird durch das Flimmerepithel des Oviducts weiterbewegt (s. Kap. 1). Auf dem Weg zum Uterus reift der Keim für die Implantation heran. Durch aktive, amöboide Bewegung wandert dann die **Blastocyste** durch das Uterusepithel (Dezidua) bis in die Schleimhaut hinein und nistet sich zwischen Drüsen ein (**intradeziduale Implantation**). Das entstandene Loch in der Dezidua wird durch ein Blutgerinnsel verschlossen (Schlusskoagulum) (*Rep. 8.5*).

Bei Nagern und niederen Affen entwickelt sich der Embryo im Uteruslumen (zentrale Implantation) oder bei Mammalia mit besonders kurzer Entwicklungszeit, wie z. B. der Maus oder Ratte, in einer Schleimhautfalte des Uterus.

8.3 In der frühen Phase der Embryonalentwicklung der Vertebraten werden die Stadien Morula, Blastula und Gastrula durchlaufen

Mammalia-Eier sind dotterarm (**oligolezithal**), da der Nährstoffbedarf für die Placenta von der Mutter aus gedeckt wird. Die **Teilungen** der Eizellen sind **vollständig** und **gleichmäßig**. Es entstehen etwa gleich große Tochterzellen.

Die Eier von Reptilien und Vögeln hingegen sind groß und dotterreich (polylezithal). Die gesamten Nährstoffe für die Keimesentwicklung müssen vom Ei selbst geliefert werden. Die Furchungen sind in diesen Fällen nur partiell. An einer Stelle der Eioberfläche beginnt scheibenförmig (diskoidal) oder oberflächlich (superfiziell) die Keimesentwicklung.

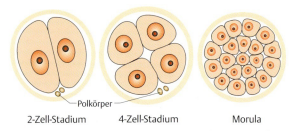

2-Zell-Stadium — 4-Zell-Stadium — Morula

Abb. 8.11 **Furchung der befruchteten Eizelle bis zur Morula.**

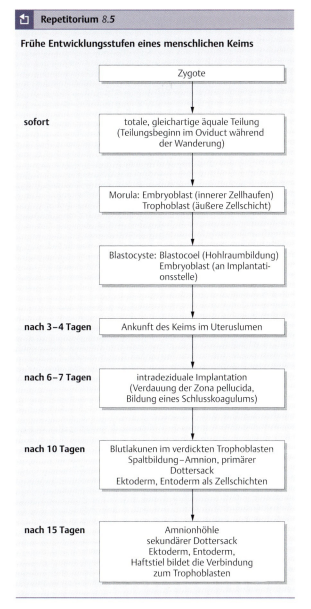

Bei der totalen Furchung erfolgt eine Reihe von Teilungen, und es entsteht ein Maulbeer-ähnlicher Zellhaufen, die **Morula**. Bei der weiteren Teilung bildet sich im Inneren ein Hohlraum (**Blastocoel**). Die Blastula flacht sich ab und wölbt sich ein (**Gastrulation**).

8.3.1 In der Gastrula entstehen die Keimblätter: Ektoderm, Entoderm und Mesoderm

Es entstehen in der Magenlarve (**Gastrula**) zunächst zwei Keimschichten (**Keimblätter**). Innen ist das **Entoderm** und außen das **Ektoderm** (Abb. 8.12, Abb. 8.13). Aus der Randzone zwischen beiden entwickelt sich später das dritte Keimblatt, das **Mesoderm**. Der entstandene Hohlraum, das **Gastrocoel**, bildet den **Urdarm** mit dem **Urmund**.

Die **Blastula** gleicht den primitivsten Vielzellern wie z. B. *Volvox*. Die **Gastrula** entspricht phylogenetisch den Schwämmen und Hohltieren. Bei den primitiven Vertebraten wie z. B. *Amphioxus lanceolatus* verlässt die Gastrula das oligolezithäre Ei und versorgt sich selber. Mit Hilfe von Cilien bewegt diese Larve Wasser durch den Urmund in den Urdarm hinein und filtriert Nahrung aus dem Wasser.

In einem späteren Stadium bilden die höheren Vertebraten an dem dem Urmund entgegengesetzten Ende eine **sekundäre Mundöffnung**. Der **Urmund** wird zum **After** (Deuterostomia – im Gegensatz zu niederen Tieren, bei denen der Urmund Mund bleibt – Protostomia: Arthropoden, Würmer etc.). Die Gastrula flacht sich ab. Das **Ektoderm** der flachen Dorsalseite wird hochzylindrisch und wird zur **Neuralplatte** (Abb. 8.14). Aus einer darunter liegenden Zellschicht bildet sich die **Chorda dorsalis**.

Dorsal von der zentral gelegenen Chorda dorsalis bildet sich aus der Neuralplatte das **Neuralrohr** (Abb. 8.15). Aus den Zellen zu beiden Seiten der Chorda-Anlage entwickelt sich das dritte Keimblatt, das **Mesoderm**. Das **Entoderm** kleidet den **Urdarm** aus. Damit sind alle wesentlichen Urgewebe angelegt.

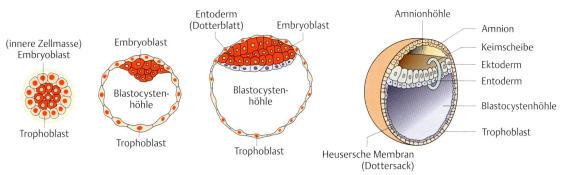

Abb. 8.12 **Blastocyste und Entwicklung der Keimscheibe.**

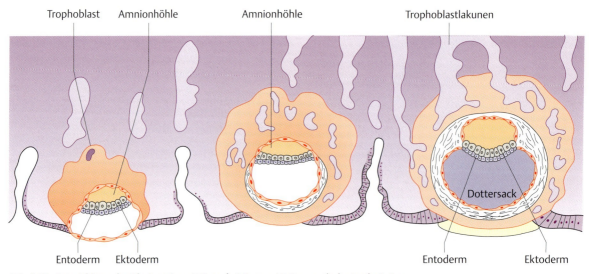

Abb. 8.13 **Entwicklung der Blastocyste. a** 7 Tage, **b** 9 Tage, **c** 12 Tage nach der Implantation.

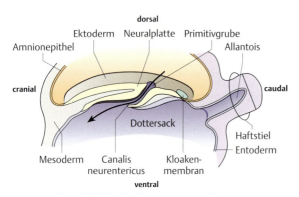

Abb. 8.14 **Menschlicher Embryo von 0,8 mm Länge** (schematischer Schnitt).

8.3.2 Die Gewebe entstehen durch Zelldifferenzierung und Zellkontakte

Voraussetzung für die Bildung der Keimblätter und die Entwicklung der Organe bzw. Gewebe ist **Zelldifferenzierung**. Gezielt wird ein Teil des Genoms der Zelle langfristig inaktiviert und andere Gene werden aktiviert. Das Gesamtmuster der Gen-Aktivitäten ergibt dann den Funktionszustand (Phänotyp) der Zelle. Zellen mit gleichartigen Gen-Aktivitätsmustern schließen sich zu einem **Zellverband** zusammen, einem **Gewebe** wie Lebergewebe oder Epithel. Die Zellen können zu einem **Syncytium** verschmelzen wie z. B. im Muskel. Der Zellkontakt wird durch Zellbewegung hergestellt. Durch Mitosen vermehren sich die Zellen und werden durch die **Zellkontakte** zusammengehalten (Verschluss- und Kommunikationskontakte und Desmosomen; s. Kap. 1, S. 21). **Ernährt** werden die Zellen des Gewebsverbandes **über den Interzellular-Raum**, über den auch die notwendigen Ionen und Hormone an jede Zelle herangebracht werden. Der Interzellular-Raum steht mit den Kapillaren des Gefäßsystems in engem Kontakt (**Homöostase**). Auch im ausdifferenzierten Organismus können einige Gewebsteile nachgebildet werden (**Regeneration**). Die Regeneration erfolgt von Stammzellen ausgehend. Diese vermehren sich selbst durch Teilung. Durch Zusammenschluss von Stammzellen entsteht ein **Blastem**. Generell bekannt ist die Regeneration bei niederen Tieren wie Schwamm, Hydra oder Regenwurm. Reptilien und Amphibien können Körperteile wie z. B. Schwänze regenerieren. Aber auch **für den Menschen ist Regeneration sehr wichtig**. Das Blut wird ständig regeneriert. Die **Erythrocyten** haben normalerweise eine mittlere Lebensdauer von 100 Tagen. Alle 100 Tage sind alle Erythrocyten regeneriert. Entsprechendes gilt für die anderen Blutzellen. Auch die Epithelien unter anderem der Haut und des Darmes werden ständig regeneriert, ebenso die Leber. Besonders deutlich wird die **Leber-Regeneration**, wenn ein Teil der Leber durch physikalische (operative Entfernung) oder chemische (Intoxikationen) Einwirkungen zerstört wurde.

Die Regeneration erfolgt primär durch Zellvermehrung (**Hyperplasie**). Bei verstärkter Funktionsbelastung kann es zur Vergrößerung der Zellen selbst kommen: Training eines Muskels (**Hypertrophie**). Entsprechend nimmt die Zellmasse des Muskels bei eingeschränkter Funktion ab (**Hypotrophie**). Die Reduktion durch Abnahme der Zellzahl erfolgt besonders durch schädigende Einwirkungen (**Atrophie**, z. B. Leber- oder Knochenmark-Atrophie). Bei der **Metaplasie** wird ein Gewebe umgebildet: Umbau des gesunden Zylinderepithels in geschädigtes Plattenepithel z. B. in den Bronchien von Rauchern (*Rep.* **8.6**).

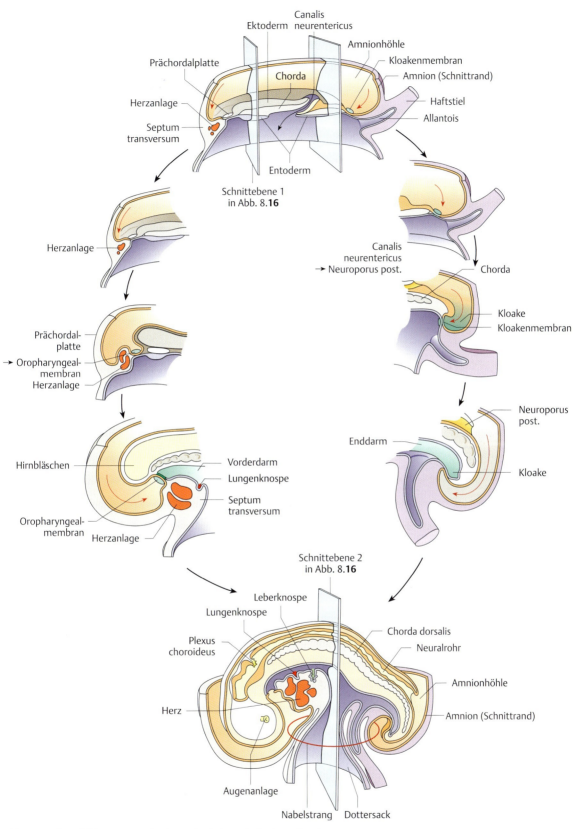

Abb. 8.15 **Längsabfaltung, etwa 3.–4. Woche** (schematische Darstellung).

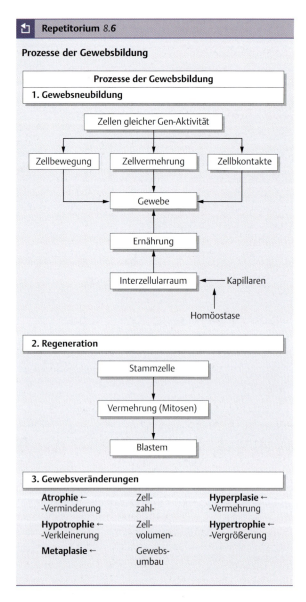

Repetitorium 8.6
Prozesse der Gewebsbildung

8.3.3 Ein Teil des Mammalia-Embryos spezialisiert sich auf die Nahrungsaufnahme

Bei allen Mammalia verläuft die Entwicklung bis zur Morula bzw. der Blastula gleich. Ein Teil des Keims spezialisiert sich dann auf die **Nahrungsaufnahme** von der Mutter. Dieser Teil, der der äußeren Zellhülle der Morula entspricht, heißt **Trophoblast**. Er bildet das **Chorionepithel**, das die Ernährung des Keims sicherstellt.

Der innere Zellverband, der zum eigentlichen Fötus wird, heißt **Embryoblast**. Aus ihm entwickeln sich neben dem **Fötus** die **Eihäute**, das **Amnion**, der **Dottersack**, die **Allantois** und das **Chorion-Bindegewebe**. Im Blastula-Stadium ist der Embryoblast einseitig in Richtung Uteruswand orientiert. Zur Höhle, dem Blastocoel hin, ist der Embryoblast durch das **Dotterblatt** (das **Entoderm**), abgegrenzt (*Abb. 8.12*). Dieses wächst über die gesamte Blastocoel-Fläche auf dem Trophoblasten entlang. Der **ektodermale Teil** des Embryoblasten spaltet sich und bildet die **Amnionhöhle**. Dabei bildet das Dach das Amnion, der Boden den Embryonalschild. Der zum Dotterblatt hin orientierte Teil des **Ektoderms bildet die Neuralplatte**, die, wie bei *Branchiostoma* diskutiert, zum Neuralrohr wird. Darunter entwickelt sich die Chorda dorsalis. Zwischen dem Entoderm und dem Ektoderm entwickelt sich das **Mesoderm**, das sich weiter zwischen Ektoderm bzw. Entoderm schiebt und die sekundäre Leibeshöhle, das **Coelom**, bildet. Das Blatt des Mesoderms, das außen dem Trophoblasten aufliegt, ist das parietale, dasjenige, das innen dem Entoderm aufliegt, das viscerale Mesoderm.

Eine wesentliche Bedeutung bei der Entwicklung des Mesoderms aus epithelialen Zellen des ektodermalen Keimblattes hat die **epitheliale-mesodermale Transition** (**EMT**). Hierbei wird durch eine Umstellung des Genexpressionsprofils der Phänotyp einer ortsgebundenen Epithelzelle in den einer mobilen mesenchymalen Zelle verwandelt. Dabei wird im Wesentlichen die Transkription des für den epithelialen Zellkontakt zuständigen Adhäsionsproteins E-Cadherin stark reduziert und Proteinmarker der Fibroblasten wie Vimentin, Fibronectin und N-Cadherin werden angeschaltet. Diese EMT findet sich nicht nur während der Embryogenese (S. 249), sondern auch bei der Wundheilung und im Randgebiet vieler Carcinome. Dort ermöglicht der Wechsel einer differenzierten Zellart in eine andere die Invasion von Krebszellen in benachbartes, normales Gewebe (S. 21).

Aus den Keimblättern, Mesoderm, Entoderm und Ektoderm, entwickelt sich das gesamte Individuum.

8.3.4 Die drei Keimblätter entwickeln sich zu Organgruppen

Das **Mesoderm** bildet das Stützsystem, Knochen und Knorpel, das Blutgefäßsystem mit dem Herzen, das Blut, das Lymphsystem mit der Milz, die Muskulatur, die Niere, die Harnleiter und die inneren Sexualorgane wie Oviduct, Uterus und Vagina.

Das **Ektoderm** wird zum zentralen und peripheren Nervensystem inklusive Sympathicus und Parasympathicus, zu den Sinnesorganen, zur Epidermis mit den abgeleiteten Organen, Talg- und Schweißdrüsen, Haaren und Nägeln, zum Nebennierenmark, zur Adenohypophyse, zum Chorion- und Amnionepithel.

Das **Entoderm** bildet die inneren Organe, Magen, Darm, Leber, Pankreas, Lunge, Luftröhre, Kehlkopf, Harnblase, Harnröhre und das Epithel von Dottersack und Allantois (*Rep. 8.7*).

> **Repetitorium 8.7**
>
> **Organentwicklung aus den drei Keimblättern**
> **Mesoderm**
> - Knochen, Knorpel, Muskulatur
> - Herz, Blut, Blutgefäßsystem
> - Milz, Lymphsystem
> - Harnleiter, Niere
> - innere Sexualorgane
>
> **Ektoderm**
> - Chorion- und Amnionepithel
> - Epidermis mit Anhangsorganen Haare, Nägel
> - zentrales und peripheres Nervensystem
> - Sinnesorgane
> - Nebennierenmark
> - Adenohypophyse
>
> **Entoderm**
> - Dottersack- und Allantois-Epithel
> - Kehlkopf, Luftröhre, Lunge
> - Harnröhre, Harnblase
> - Magen, Darm, Leber, Pankreas

8.3.5 Die Doppelschicht Ektoderm/Entoderm zwischen Amnion und sekundärem Dottersack bildet den Embryonalschild

Das **Ektoderm** wuchert und strukturiert sich zum **Primitivstreifen** mit der Primitivgrube und dem cranialen Primitivknoten mit dem Chorda-Mesoderm-Fortsatz (**Kopffortsatz**). Der **Urmund** (Primitivgrube) wird durch Invagination zum **Primitivkanal**. Die Ränder des Kanals bilden die Urmundlippen. Oberhalb des Urdarmdaches entsteht, wie bei *Branchiostoma* diskutiert, die Anlage für die Chorda dorsalis und das Mesoderm. Der Boden des Primitivstreifens, verschmolzen mit dem Entoderm, wird teilweise eröffnet. Damit entsteht eine Verbindung zwischen Dottersack und Primitivrinne – **Canalis neurentericus** (Abb. 8.14).

Aus der cranial gelegenen Neuralplatte entwickelt sich das Neuralrohr. Das Neuralrohr dehnt sich caudalwärts aus, verschiebt den Canalis neurentericus und verkürzt den Primitivstreifen immer mehr, bis beide ganz verschwunden sind.

Die **Ausbildung des Neuralrohrs** aus Zellen der Neuralplatte erfordert eine stark regulierte Veränderung im Cytoskelett der beteiligten Zellen. Erst die Umorganisation der Mikrofilamente (S. 24) ermöglicht es linear angeordneten Zellen sich zu einem Rohr zusammenzuschließen. Spezifische miRNAs, mit ihrer Fähigkeit, die Genexpression zu beeinflussen (S. 127), scheinen maßgeblich an der neuralen Entwicklung beteiligt zu sein.

Das vom Primitivstreifen gebildete Mesoderm gliedert sich auf beiden Seiten der Chorda dorsalis in **Ursegmente** (**Somiten**), die dann die mesodermalen Organe bilden (Abb. 8.15, Abb. 8.16). Aus einem Teil der Somiten (**Myotome**) entwickelt sich die Muskulatur, die z. B. bei den Fischen noch deutlich segmentale Gliederung (Myomere) zeigt.

Diese **Metamerie der Muskulatur** ist beim **Menschen** noch bei den Intercostal-Muskeln, der Muskulatur der Wirbelsäule, der rudimentären Segmentierung des Musculus rectus abdominis sowie der segmentalen Innervation der Muskulatur erhalten geblieben. Aus den medioventralen Anteilen der Somiten bilden sich **Sklerotome**, die zunächst zu knorpeligen und dann später zu knöchernen Wirbeln werden. Die Wirbel werden an den Grenzen der Somiten gebildet, sodass Anteile von beiden benachbarten Somiten zu einem Wirbel verschmelzen.

Damit sind die Wirbel intersegmental, während die zugehörige Muskulatur segmental ist. Die Rippen, die an den Wirbeln ansetzen, entwickeln sich aus dem parietalen Mesoderm gemeinsam mit dem Bindegewebe und der Muskulatur der Leibeswand. Sie sind segmentale Versteifungen der Leibeswand.

Die segmentale Anordnung der Muskulatur, ihre segmentale Innervation und die intersegmentalen Wirbel ermöglichen den primitiven Vertebraten die Fortbewegung durch Schlängeln. Diese Fortbewegungsart ist bei den Fischen und Amphibienlarven erhalten geblieben.

Beim **Übergang zum Landleben** (aber noch im Wasser, wie zu sehen bei *Latimeria*) haben sich in der Phylogenese aus der ventrolateralen Körperwand durch Verlagerung von ursprünglich metameren Muskeln die **Gliedmaßen** entwickelt. In der Embryonalentwicklung des Menschen spiegelt sich dies wider.

Durch laterale und caudale **Abfaltung aus der Keimscheibe** entsteht die **Körpergrundgestalt** des Keimes, in der die 3 Keimblätter alle übrigen Organanlagen bilden (Organogenesephase) (Rep. 8.7, Rep. 8.8). Damit ist die fortgeschrittene Embryonalentwicklung eingeleitet, die am Beispiel einiger Organsysteme besprochen wird (s. nächster Abschnitt).

> **Repetitorium 8.8**
>
> **Entwicklung des Embryonalschildes und der drei Keimblätter**
> - Wucherung zum Primitivstreifen mit Primitivgrube, cranialem Primitivknoten in der Ektodermschicht
> - Ausbildung des Primitivkanals, ausgehend vom Urmund mit dorsaler (cranialer) und ventraler (caudaler) Urmundlippe
> - Chorda-Mesoderm-Fortsatz vom Primitivknoten cranialwärts
> - Verschmelzung des Bodens des Primitivkanals mit dem Entoderm
> - Eröffnung des Primitivkanals zum Canalis neurentericus (= Verbindung: Neuralrinne – Dottersack)
> - Ausbildung der Neuralplatte → Neuralrinne mit Neuralrohrwülsten → Neuralrohr
> - zwischen Ektoderm und Entoderm Ausbildung der Chorda dorsalis und des Mesoderms
> - Ursegmentbildung für mesodermale Organe (Somit)
> - Myotom → Muskel, Sklerotom → Wirbel
> - Bildung der Rumpfschwanzknospe am caudalen Embryo (Ausgangspunkt für Hals-Rumpf-Partie)

8.4 Placenta, Allantois und Dottersack sind für die Entwicklung notwendig

Aus der engen Verwachsung von embryonalem Chorion und Uterus bildet sich die Placenta

Am 6.–7. Tag nistet sich der menschliche Keim in der Uterus-Schleimhaut ein. Zunächst befindet er sich im Bindegewebe. Der Trophoblast wuchert in Richtung Endometriumtiefe und löst immer mehr Bestandteile der Uterusschleimhaut auf, tritt in immer engeren Kontakt mit der Uteruswand. Der **Trophoblast** bildet das **Chorion-**

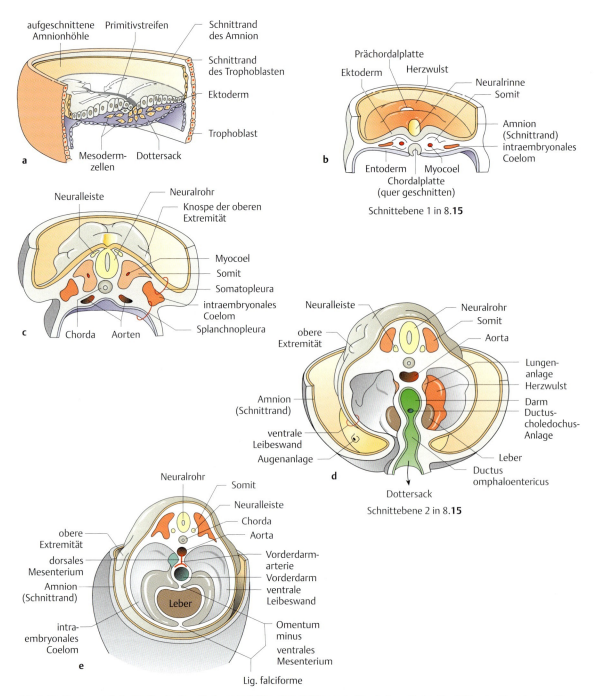

Abb. 8.16 **Transversalschnitt durch einen Embryo in frühen Entwicklungsstadien** (schematische Darstellung). **a** Invagination der Mesodermzellen. **b** Entstehen der Somiten. **c** Bildung des Neuralrohrs. **d** und **e** Weitere Differenzierung des Mesoderms zu Organen.

epithel, das während der gesamten Schwangerschaft erhalten bleibt und die **Ernährung des Keimes** sicherstellt. Amnionhöhle und sekundärer Dottersack sind über Haftstiele, die sich vom Morula-Mesoderm aus entwickeln, an den Trophoblasten fixiert (s. *Rep. 8.5*). Das Chorionepithel wuchert, bildet baumartige Verzweigungen und Anastomosen und wird zu einem schwammartigen Gewebe. In das Epithel wächst **Chorion-Bindegewebe** hinein. Die mütterlichen Gefäße werden durch Verdau des Endothels eröffnet und das Blut fließt in die **Chorion-Kaverne**. Beim Menschen sind alle Schranken zwischen dem Chorionepithel und dem mütterlichen Blutkreislauf beseitigt (Placenta haemochorialis) (*Abb. 8.17*).

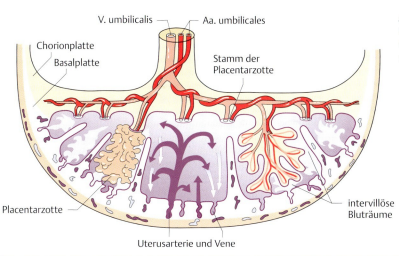

Abb. 8.17 **Placenta.** In der einen Hälfte Chorionepithel, das die interstitiellen Kavernen auskleidet, in der anderen Hälfte nackte Placentarzotten (nach Ramsay).

In der **Phylogenie** gibt es alle möglichen Stufen der Placentation. Bei der nächstniedrigeren Stufe bleibt das mütterliche Endothel erhalten (Placenta endotheliochorialis). Bei Wiederkäuern bleibt sogar noch das Bindegewebe der Uterusschleimhaut erhalten (Placenta syndesmochorialis). Im primitivsten Fall wird auch das Uterusepithel unangetastet gelassen (Placenta epitheliochorialis). Das Chorion legt sich nur an die Uterusschleimhaut an. Bei dieser Form entsteht bei der Geburt keine offene Wunde. Diesen Placentatyp besitzen lebend gebärende Reptilien, Beuteltiere und die meisten Halbaffen.

Bei den Landvertebraten findet in der Ontogenese der phylogenetische Abschnitt, der dem Leben im Wasser entspricht, im Amnion statt

Die landlebenden Vertebraten (Reptilien, Vögel, Mammalia) benutzen für den im Wasser ablaufenden Abschnitt der Embryonalentwicklung das Amnion (**Amniota**). Das **Amnion** wird durch Wucherung des Ektoderms und des parietalen Mesoderms gebildet, nachdem die Amnionhöhle durch Spaltung des Ektoderms entstanden ist. In der **Amnionhöhle** befindet sich die Amnionflüssigkeit (**Fruchtwasser**), in der die Frucht schwimmt. Damit durchläuft der Embryo, wie in der Phylogenie, eine Lebensphase im Wasser (Abb. 8.**18**).

Der Dottersack ist für die Ernährung des frühen Embryos notwendig

Durch Faltung buchtet sich aus dem Urdarm der **Dottersack** aus, der vom Entoderm und visceralen Mesoderm begrenzt wird. Vom Dotter im Dottersack bezieht der Embryo in seiner frühesten Entwicklung über den Dottergang (Ductus omphaloentericus) seine Nahrung. Der Dottersack selbst wird über die Arteria und Vena omphalomesentericae versorgt. Diese Gefäße verlaufen im Nabelstrang.

Die Allantois wird Teil der Placenta

Aus dem caudalen Darmabschnitt stülpt sich die **Allantois** aus. Diese Blase ist zunächst **Harnbehälter**. Dann legt sich aber die Allantois an das Chorion an und kann sogar mit ihm verwachsen. Bei niederen Säugern hat die Allantois

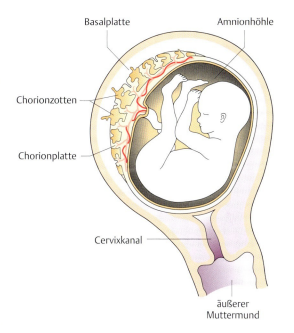

Abb. 8.18 Uterus mit Embryo, 16. Schwangerschaftswoche.

auch Atemfunktion. Die Gefäße der Allantois, Aa. und V. umbilicales, versorgen auch das Chorion. Allantois und Chorion bilden die Placenta, die für die **Übernahme von Nährstoffen** von der Mutter (inklusive Sauerstoff) und für die **Ausscheidungen des Embryos** (inklusive CO_2) sorgt. Die Verbindung vom Embryo zur Placenta bildet der **Allantois-Stiel** mit den paarigen Arteriae umbilicales und der Vena umbilicalis, dem Dottergang mit Arteria und Vena omphalomesentericae. Dieser Stiel entspricht dem **Nabelstrang**, der aus einer geleeartigen Masse besteht, die sich zwischen den Gefäßen befindet (Rep. 8.**9**).

8 Fortpflanzung und Ontogenese des Menschen

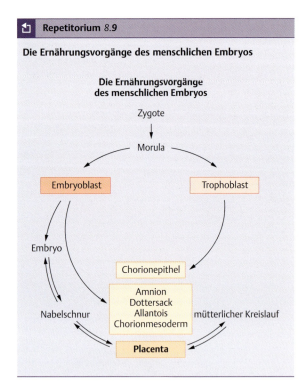

Repetitorium 8.9

Die Ernährungsvorgänge des menschlichen Embryos

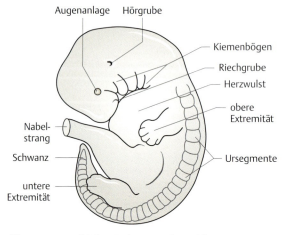

Abb. 8.**19** Menschlicher Embryo von 8 mm Länge.

Die Placenta hat neben ihrer Funktion des Stoffaustausches eine wichtige Funktion als Hormonproduzent

Durch **Östrogene** und **Progesteron**, die in großen Mengen von der Placenta synthetisiert werden, wird jede weitere **Follikelreifung inhibiert**. Gleichzeitig wird die Uterusversorgung stimuliert und die Uterusmuskulatur zur Proliferation angeregt. Entscheidend für die Aufrechterhaltung der Schwangerschaft ist das Hormon **Choriongonadotropin**, das die Bildung der Steroidhormone fördert.

Die **Placenta** wird als **Nachgeburt** ausgestoßen, zusammen mit Nabelstrangresten, dem Chorion, Resten der Decidua parietalis und dem **Amnion**. Die **Placenta muss vollständig** aus dem Uterus **entfernt werden**, da verbleibende Chorionzotten zu Wucherungen führen, die maligne entarten können. Die Kontrolle der Vollständigkeit darf unter keinen Umständen versäumt werden!

8.5 Die fortgeschrittene Embryonalentwicklung des Menschen offenbart die phylogenetische Abstammung

Während des ersten Monats (Monat = 4 Wochen) hat der menschliche Embryo die frühe Embryonalentwicklung beendet und besitzt eine charakteristische Form, die praktisch für alle Vertebraten dieses Stadiums gleich ist. Das heißt, die Embryonen von Fisch, Reptil, Vogel oder Mammalia ähneln einander außerordentlich (s. Abb. 7.**6**, S. 213).

8.5.1 Die Entwicklung von Kiemen belegt die phylogenetische Verwandtschaft mit den Fischen

Bei einem Embryo der vierten Woche (Länge etwa 8 mm) sind deutlich die **Kiemenbögen** und **Furchen** zu erkennen, die die phylogenetische **Abstammung von den Fischen** zeigen (s. Abb. 7.**6**, Abb. 8.**19**). Es sind die Ursegmente, der ausgeprägte Schwanz und die Anlagen für Leber, Herz, Extremitäten, Augen und Nase zu erkennen.

In der vierten Woche entwickeln sich der **Darm** und seine Anhangsorgane. Am cranialen Ende des Embryos bildet sich die **Hypophysentasche** aus. Im Bereich der **Kiemenanlagen** finden sich fünf Schlundtaschen, denen von außen fünf Kiemenfurchen mit den sechs Kiemenbögen entsprechen. Die fünfte Schlundtasche ist stark rudimentär und entsprechend auch der sechste der Kiemenbögen. Praktisch sind nur vier Bögen gleichzeitig vorhanden. Zu jedem **Kiemenbogen** gehören ein Gefäß, ein Nerv (branchialer Gehirnnerv), ein Knorpel sowie Muskulatur und Bindegewebe. Aus dem **ersten**, dem Mandibularbogen, werden bei niederen Vertebraten Ober- und Unterkiefer, bei Säugern Hammer und Amboss im Ohr (Abb. 8.**20**). Aus dem **zweiten** werden das Zungenbein und die Schenkel des Steigbügels. **Vierter** und **fünfter** Bogen bilden den Schildknorpel und der **sechste** die Epiglottis. Nur die **erste** Kiemenfurche bleibt erhalten. Sie wird zum äußeren Gehörgang. Bei Entwicklungsstörungen persistieren mitunter Zysten und Fisteln. Die Kiemennerven bilden die **Hirnnerven**: Trigeminus, Facialis, Glossopharyngeus und Vagus.

8.5.2 Die Lunge entwickelt sich aus einer Darmknospung

Am mittleren Darm differenziert sich die **Leber**. Die Pankreasanlage entsteht später in diesem Darmabschnitt. Noch mündet der Darm blind im Schwanzdarm.

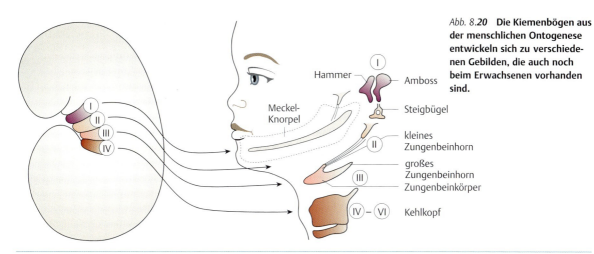

Abb. 8.20 Die Kiemenbögen aus der menschlichen Ontogenese entwickeln sich zu verschiedenen Gebilden, die auch noch beim Erwachsenen vorhanden sind.

Bereits in den ersten Wochen wird **als Darmknospung** die Anlage für **Trachea und Lunge** gebildet (Abb. 8.21).

Nach drei Wochen existiert schon die Anlage für rechte und linke Lunge, und nach etwa vier bis fünf Wochen differenziert sich der Alveolarsack. Die Embryogenese der Lunge ist ein weiteres schönes Beispiel für Haeckels biogenetische Grundregel. Die Stadien der Embryogenese sind den phylogenetischen Entwicklungsstufen der Lunge mitsamt ihren Anhangsorganen sehr ähnlich.

8.5.3 Aus dem Ektoderm bildet sich die Neuralplatte, aus der das Nervensystem hervorgeht

Die Ausbildung der **Neuralplatte** erfolgt im frühesten Stadium der Embryonalentwicklung **aus dem Ektoderm**. Der breitere craniale Teil ist der Sitz der **Gehirnanlage**, der sich die Anlage für das Rückenmark anschließt (Abb. 8.22).

Nach Verschluss des Neuralrohrs bleibt cranial und caudal je ein Porus offen, der erst später geschlossen wird. Beim **Verschließen des Neuralrohrs** bilden sich cranial die drei Gehirnbläschen: **Vorder-, Mittel-** und **Rautenhirnbläschen** (Pros-, Mes- und Rhombencephalon) (Abb. 8.23a). Aus dem Vorderhirnbläschen entstehen das **Endhirn** (Telencephalon; Abb. 8.24) und das **Zwischenhirn** (Diencephalon), aus dem Mittelhirnbläschen das Mesencephalon, aus dem Rautenhirnbläschen das **Hinterhirn** (Metencephalon) mit dem Tectum cerebelli und das **Nachhirn** (Myelencephalon) (Abb. 8.23b). Das Hinterhirn entspricht **Pons** und **Cerebellum** und das Nachhirn der **Medulla oblongata**. Das Lumen des Neuralrohrs erweitert sich im Rhombencephalon zum **4. Ventrikel** mit der Rautengrube als Boden, dem Pons, dem Cerebellum bzw. dem cranialen Teil der Medulla oblongata als Wände (Abb. 8.24). Der **3. Ventrikel** entsteht durch Erweiterung des Neuralrohrs im Bereich des Zwischenhirns. Vom Boden dieses Ventrikels wächst das Infundibulum, die Anlage der **Neurohypophyse**, aus. Aus dem Dach des 3. Ventrikels wächst die **Epiphyse** aus, die sich phylogenetisch

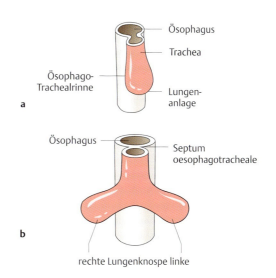

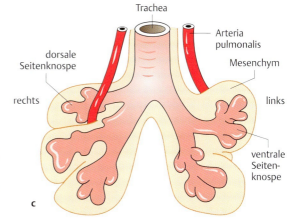

Abb. 8.21 **Entwicklung der Lunge bei Embryonen** von **a** 4,5 mm Länge, **b** 5 mm Länge, **c** 12,5 mm Länge.

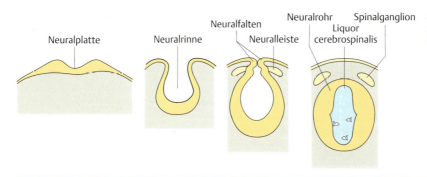

Abb. 8.22 **Faltung der Neuralplatte zum Neuralrohr und Entwicklung der Neuralleiste.**

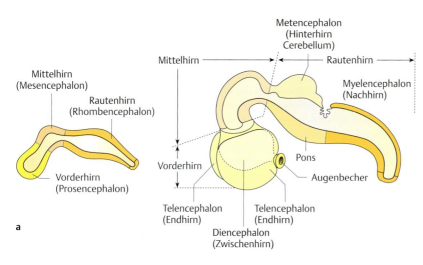

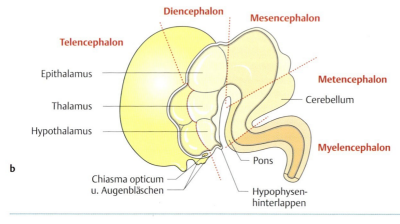

Abb. 8.23 **Entwicklung des Zentralnervensystems. a** Bildung der drei Hirnbläschen. **b** Entwicklung der sekundären Hirnabschnitte.

gesehen aus dem Reptilien-Parietalauge ableitet. Die Epiphyse besitzt sogar noch beim Erwachsenen **Rhodopsin**, mit dem, wie beim Sehvorgang im Auge, Licht registriert werden kann. Über Ausscheidung von **Melatonin** als Antwort auf Lichtreize wird die **Hypothalamus-Hypophysen-Gonaden-Achse** kontrolliert. Diese Erkenntnisse sind erst in letzter Zeit auf der Basis der Phylogenie-Ontogenie-Beziehung entdeckt worden.

Am stärksten entwickelt sich das Endhirn. Das Lumen des Neuralrohrs formt sich zu den **beiden Seitenventrikeln**, die mit dem 3. Ventrikel zusammenhängen. Das Endhirn wächst intensiv und entwickelt seine charakteristische Strukturierung.

> Fehler beim Verschließen des Neuralrohrs im Laufe der ersten 4 Wochen der Entwicklung führen mit einer Häufigkeit von ca. 1000 pro 1 Million Geburten zu den wichtigsten angeborenen Missbildungen. Hierzu zählt in erster Linie die **Spina bifida** (S. 193) mit unterschiedlich ausgedehntem Vorfall von Rückenmark (**Meningomyelocele**). Man unterscheidet die offene (im Ultraschall leichter zu diagnostizieren) von der von Haut gedeckten (geschlossenen). Muskellähmung, Sphinkterschwäche, Klumpfüße und, bei beglei-

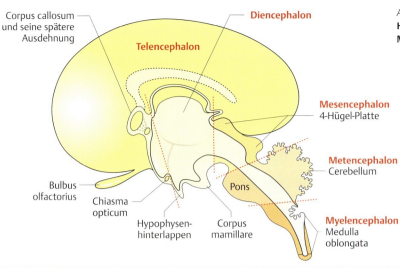

Abb. 8.**24** Entwicklung der sekundären Hirnabschnitte aus dem Hirnstamm des Menschen.

tendem **Hydrocephalus** (75 % der Fälle), auch mentale Retardierung, sind die Folgen. Bei Fällen von **Anencephalie** werden ⅔ der Föten tot geboren, die übrigen Neugeborenen überleben nur Stunden bis Tage. Bei der Entwicklung des Neuralrohres spielen auch Umweltfaktoren eine Rolle. So hat sich gezeigt, dass **Folsäuregaben** am besten noch vor Eintritt einer Schwangerschaft, die Zahl der Neuralrohrdefekte reduzieren kann.

8.5.4 Die Augen sind eine Spezialentwicklung des Zentralnervensystems

Aus dem Zwischenhirn wachsen beidseitig die **Augenbecher** aus, die auf das äußere Epithel der Linsenplatte stoßen (Abb. 8.**25**). Die Augenblase bzw. ihr Lumen, der Sehventrikel (Ventriculus opticus), entsteht aus dem Lumen des Neuralrohrs. Die **Augenblase** bildet die Retina, den Glaskörper und den Fasciculus opticus. Die **Linse** entwickelt sich aus dem **Ektoderm**, das sich einbuchtet und das Linsenbläschen bildet (Abb. 8.**26**).

8.5.5 Die Embryogenese des Kreislaufs dokumentiert die phylogenetische Herkunft des Menschen

Aus einem primitiven Kiemenherzen entwickelt sich durch Septenbildung, Drehung, Krümmung und lokale Wandverstärkungen das Herz

Beim nur **einige Tage alten Embryo** entwickeln sich im mesodermalen Teil des Dottersacks Blutinseln, die sowohl Blutzellen als auch durch Zusammenschluss Endothelschläuche bilden. Auch im Mesoderm des Embryos entwickeln sich Blutgefäße, die sich mit denen des Dottersacks zum **Dottersack-Placenta-Kreislauf** vereinigen. In der ersten primitivsten Phase wird das Blut über **Kiemenherzen** bewegt. Sehr bald (beim 1,5 mm langen Embryo) entwickelt sich ein sehr einfaches **schlauchförmiges Herz**, das das Blut durch die Kiemenbogen-Arterien und die Aorta descendens primitiva in die Arteria umbilicalis drückt (Abb. 8.**27**). Aus der Placenta wird das Blut über die Vena umbilicalis in den Sinus venosus transportiert und dann vom Herzen weitergepumpt. Das **Blut in den Arteriae umbilicales** kommt vom Herzen, ist jedoch venös. Das frisch beladene arterielle Blut aus der Placenta fließt durch die Vena umbilicalis zum Herzen.

Das primitive Schlauchherz entwickelt sich über mehrere Stufen (Abb. 8.**28**), die jede ein Pendant in der Phylogenie hat, durch Ausbildung von Septen, Drehung und Krümmung, Klappenanlagen und Wandverstärkungen zum Herzen des fertigen Menschen.

Zunächst faltet sich der Herzschlauch so, dass das Atrium neben den Bulbus zu liegen kommt. Durch das Atriumseptum, das zunächst als **Septum primum** entsteht, werden das **Atrium dextrum**, in das die großen Körpervenen münden, und das **Atrium sinistrum**, in das die Vena pulmonalis mündet, gebildet. Durch ein Loch (**Foramen**) im Septum primum bleiben die beiden Vorhöfe noch in Verbindung. Das **Septum secundum**, das ebenfalls ein Foramen hat, schließt zusammen mit dem Septum primum nach der Geburt die Atriumverbindung. Beide Foramina liegen an verschiedenen Stellen. Durch Eröffnung des Lungenkreislaufs verändern sich die Druckverhältnisse in den beiden Vorhöfen, da jetzt vermehrt Blut durch die Vena pulmonalis in das Atrium sinistrum gelangt. Die beiden Atriumsepten werden aneinander gepresst und verschließen die Vorhofverbindung. In der Regel ist dieser Verschluss 2–3 Wochen nach der Geburt vollzogen. Bei etwa 25 % aller Menschen bleibt dieser Verschluss mehr oder weniger unvollständig, ohne besonders störend zu wirken. Es ist sozusagen ein Souvenir der Phylogenie bzw. Ontogenie.

Im **Ventrikel** bildet sich ebenfalls ein **Septum**, das von der Herzspitze heraufwächst und am **Ostium atrioventriculare** ein Foramen lässt, das später verschlossen wird. Dem Ventrikelseptum wächst ein Bulbusseptum aus dem Truncus entgegen. Es werden **linke und rechte Herzkammer** gebildet. Die Arteria pulmonalis entspringt dem rechten und die Aorta dem linken Ventrikel.

Auch die **Entwicklung des Ventrikelseptums** kann in unterschiedlichem Grad gestört sein. Bei völligem Fehlen existiert ein gemeinsamer Ventrikel. Auch beide Septen, sowohl das des Atriums als auch das des Ventrikels, können fehlen.

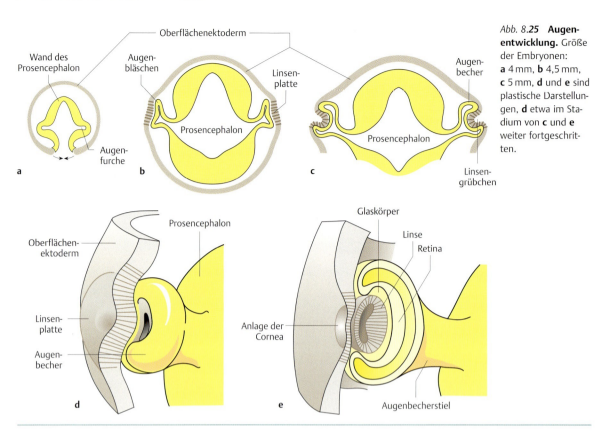

Abb. 8.25 **Augenentwicklung.** Größe der Embryonen: **a** 4 mm, **b** 4,5 mm, **c** 5 mm, **d** und **e** sind plastische Darstellungen, **d** etwa im Stadium von **c** und **e** weiter fortgeschritten.

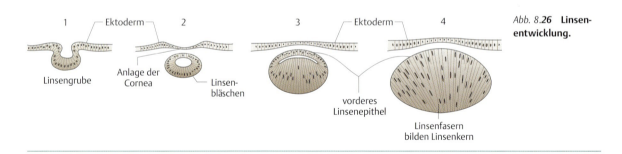

Abb. 8.26 **Linsenentwicklung.**

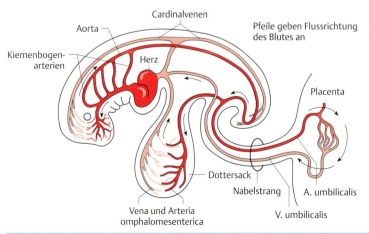

Abb. 8.27 **Ontogenese des Kreislaufs.** Schematische Darstellung bei einem frühen menschlichen Embryo.

> Aorta und Arteria pulmonalis können translociert sein, wenn die Anlage des Bulbusseptums defekt war.

Die Embryonalentwicklung der großen Gefäße folgt ebenfalls der phylogenetischen Entwicklung

Aus den **Kiemengefäßen** entwickeln sich die **Hauptgefäße**. Arteriae carotis externa und interna entstehen aus den Aortae ventrales und dorsales.

Die beiden ersten Kiemenbogenarterien werden zu Ästen der Arteria carotis interna (Abb. 8.**29**). Die dritte Arterie wird zur Verbindung zwischen Arteria carotis externa und Arteria carotis interna. Der vierte Bogen bleibt links als Aortenbogen mit Anschluss der Arteria subclavia sinistra erhalten und rechts wird er zur Arteria subclavia dextra. Die fünfte Kiemenbogen-Arterie wird zurückgebildet, und die sechste Arterie wird zur Arteria pulmonalis und zum rudimentären Ductus Botalli, der ursprünglichen Verbindung von der Arteria pulmonalis zur Aorta, wodurch die Lunge vor der Geburt umgangen wird.

> Auch hierbei sind eine Reihe von Entwicklungsstörungen bekannt. So können wie bei den Vögeln nur der rechte vierte Arterienbogen oder wie bei den Reptilien die Aorten beidseitig entwickelt werden.

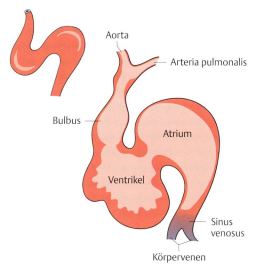

Abb. 8.**28** **Entwicklung des Herzens.** Ventrikel und Atrium sind noch nicht durch Septen getrennt.

Die Entwicklung der Blutzellen beginnt parallel zur Gefäßbildung in der frühesten Embryonalentwicklung

Die zentralen Zellen der Blutinseln bilden die **ersten primären Blutzellen**, die zunächst kein Hämoglobin besitzen. Diese entwickeln die primären Erythroblasten, die Hämoglobin bilden, und die **Hämocytoblasten**, die die **Stammzellen** für die endgültigen Erythroblasten und die Leukoblasten liefern. Bis zum zweiten Embryonalmonat wird das Blut in der Dottersackwand, bis zum siebten Monat vorwiegend in der Leber gebildet. Anschließend verlagert sich die **Blutbildung** in das rote Knochenmark. Die **Lymphocyten** entstammen den Lymphknoten, der Milz und dem Thymus.

8.5.6 Beim menschlichen Embryo werden wie in der Phylogenie Vor-, Ur- und Nachniere angelegt

Von der Vorniere bleibt der Müllersche Gang erhalten, der zum Oviduct, Uterus und einem Teil der Vagina wird (Abb. 8.**30**–Abb. 8.**32**). Beim Mann persistiert nur ein rudimentäres Stück als Appendix epididymidis und ein Endteil (als Utriculus prostaticus). Die Urniere bzw. der Wolffsche Gang bildet den Nebenhoden (Ductus epididymis), den Samenleiter (Ductus deferens) und die Bläschendrüse (Glandula vesiculosa). Die **Nachniere** wird zur funktionierenden **Niere**.

Die Embryogenese von Niere und Sexualorganen beim Menschen bietet wieder ein besonders deutliches Beispiel für die biogenetische Grundregel. Die phylogenetischen Entwicklungen dokumentieren sich in der Ontogenese.

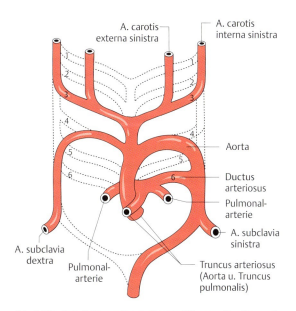

Abb. 8.**29** **Entwicklung der großen Gefäße aus den Kiemenbogenarterien.**

8.5.7 Die Embryonalentwicklung unterliegt bei Metazoen vergleichbaren Mechanismen

Die Einschränkung der Totipotenz der Eizelle erfolgt bei verschiedenen Organismen in unterschiedlichen Entwicklungsstadien.

Beim **Menschen** ist **Totipotenz der Zygote** nur während der **ersten drei Zellteilungen** gegeben. Aus diesen Stadien können identische Zwillinge, Vierlinge oder Achtlinge hervorgehen. D. h. aus jeder der 8 Zellen der 3. Teilung können vollständige Individuen entstehen.

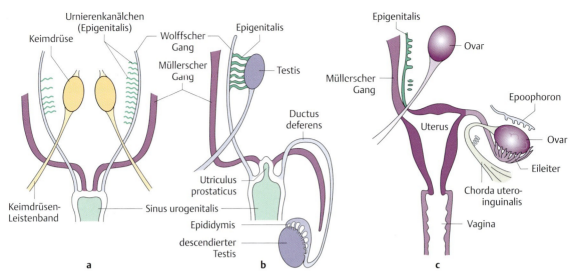

Abb. 8.30 **Entwicklung des Genitalsystems. a** Indifferentes Stadium des frühen Embryos mit Urniere, Wolffschem und Müllerschem Gang. **b** Entwicklung des männlichen Geschlechts. **c** Entwicklung des weiblichen Geschlechts.

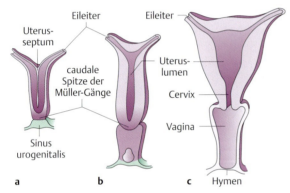

Abb. 8.31 **Entwicklung von Uterus und Vagina. a** 9 Wochen alter Embryo, **b** 12 Wochen alter Embryo, **c** Neugeborenes.

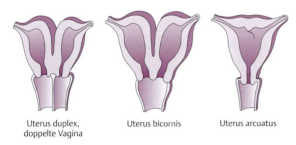

Abb. 8.32 **Entwicklungsstörungen von Uterus und Vagina dokumentieren ihre Ontogenese.**

Beim **Laubfrosch** (*Rana*) sind alle Zellen der **Blastula** totipotent. Diese Totipotenz ist in der Gastrula nicht mehr vorhanden. Interessanterweise ist die Situation beim **afrikanischen Krallenfrosch** (*Xenopus laevis*) gänzlich anders. Kerne somatischer Zellen, z. B. der Darmmucosa von Kaulquappen, können in Eizellen, deren Kerne durch UV inaktiviert wurden, die Entwicklung intakter Frösche einleiten. D. h. in diesem Fall ist die Totipotenz bis zur Kaulquappe vorhanden geblieben.

Bei den **Pflanzen** bleibt die Totipotenz meistens erhalten. Einzelzellen der Karotte können z. B. ganze Karottenpflanzen bilden. Damit lassen sich genetisch identische Organismen züchten (Klone).

Die molekularen Mechanismen der embryonalen Ausbildung des Körperbaus von Organismen werden z. B. an *Drosophila melanogaster* analysiert

Während der Eireifung kommt es zur ersten Herausbildung von **Polarität** in Form von posteriorem (hinterem) und anteriorem (vorderem) Eipol. Dazu werden im Ovar 10–15 Ovariolen angelegt, jeweils Ketten, in denen die Eireifung erfolgt (*Abb. 8.33*). Die jüngsten Follikel bilden das eine Ende, die reifsten das andere Ende der Kette; Letztere sitzen nahe am Oviduct. Der unreife Follikel besteht aus einem Zellhaufen von 16 Zellen, den 15 **Ammenzellen** und dem **Oocyten** sowie den ihn umhüllenden **Follikelzellen**. Aus den Follikelzellen bildet sich die **Eihülle**. Ammenzellen und Oocyt sind zunächst gleich groß. Die Ammenzellen synthetisieren eifrig RNA und Protein und ernähren den Oocyten, der immer größer wird, während sich die Ammenzellen auflösen. Die Follikelzellen haben inzwischen die zweischichtige Eischale gebildet (Vitellin-Hülle und Chorion). Der reife **Oocyt** wird durch den Oviduct transportiert und dabei aus einer **Spermien-Vorratstasche** befruchtet.

Der gereifte Oocyt besitzt bereits Polarität. Am **posterioren Pol** befinden sich die **Polgranulae**, welche die Keimzellen bilden werden. Mit den Polgranulae assoziiert ist das Produkt des nos-Gens, die **posteriore Determinante**. Die **nos-mRNA** wird in den Ammenzellen synthetisiert und in den Oocyten geschickt, wo sie am posterioren Pol gelagert wird und zur Proteinsynthese dient. Dadurch entsteht ein **Konzentrationsgradient** mit abnehmender Konzentration vom posterioren Pol zur Eimitte hin. Die

8.5 Die fortgeschrittene Embryonalentwicklung des Menschen

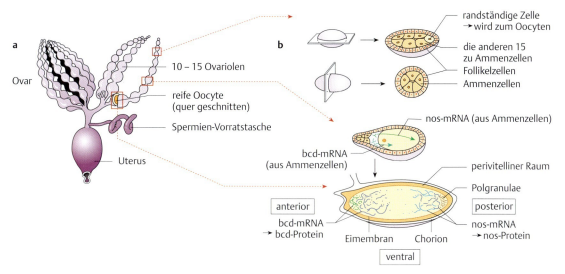

Abb. 8.33 **Eireifung bei Drosophila. a** Im Ovar werden 10–15 Ovariolen angelegt, Ketten reifender Follikel, wobei die jüngsten Follikel am Ende sitzen und während der Reifung an das Oviduct gelangen, wo sie abtransportiert und dabei aus einer Spermien-Vorratstasche befruchtet werden. **b** Der unreife Follikel besteht aus 15 Ammenzellen, einem Oocyten und den äußeren Follikelzellen, die später die Eihülle bilden. Ammenzellen und Oocyt sind zunächst gleich groß. Während der Reifung wird der Oocyt auf Kosten der Ammenzellen immer größer, bis Letztere sich vollständig aufgelöst haben.

Orientierung der nos-RNA erfolgt durch die Polgranulae. Am **anterioren Pol** wird das Produkt des bcd-(bicoid-)Gens synthetisiert. Die **bcd-mRNA** wird ebenfalls in den Ammenzellen gebildet und dann in den Oocyten transportiert. Die Wanderung zum anterioren Pol wird durch das Cytoskelett organisiert. Durch die Synthese des bcd-Proteins wird ebenfalls ein Konzentrationsgradient aufgebaut (**anteriore Determinante**).

Die **Dorsal-ventral-Determination** wird durch das Genprodukt (gp) des dl-(dorsal-)Gens erreicht. Auch seine RNA wird in den Ammenzellen gebildet und in den Oocyten geschickt. Beim dlgp wird **kein Konzentrationsgradient** aufgebaut, sondern die zelluläre Verteilung unterliegt Veränderungen. **Ventral** befindet sich das dlgp im **Zellkern**, dorsal im **Cytoplasma**. Dazwischen liegt ein Verteilungsgradient. Der Wirkort des dl-Proteins ist der Zellkern.

Der **Nucleus des Oocyten** teilt sich neunmal, ohne dass es zur Teilung des Cytoplasmas kommt. Es bildet sich ein **Syncytium**. Schließlich wandern die Kerne an die Membran, elongieren, und die Membran bildet Teilungsfurchen und schließlich **Blastulazellen** (Abb. 8.34). Diese Zellbildung wird am posterioren Pol initiiert. Die Zellen enthalten die Polgranulae und bilden die Keimbahn. Die anderen Kerne teilen sich noch viermal und bilden dann eine einschichtige Blastula. Das Innere wird zum Eidotter.

Ektoderm, **Entoderm** und **Mesoderm** – aus Letzterem entwickelt sich u. a. die Muskulatur – bilden sich in der **Gastrula**. Es kommt zu einer **äußerlichen Segmentierung** des Embryos. Neben den Anlagen für den Kopf mit Ober- und Unterkiefer werden diejenigen für die 3 Thorax- und 8 Abdomensegmente sichtbar. Die **Organogenese des 1. Larvenstadiums** setzt ein.

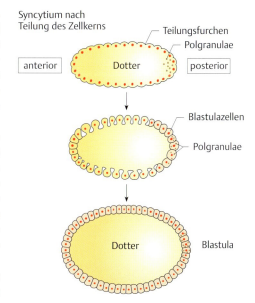

Abb. 8.34 **Frühembryonal-Entwicklung bei Drosophila.** Der Kern des befruchteten Oocyten durchläuft 9 Kernteilungen ohne Zellteilungen. Die Kerne wandern an die Membran. Es bilden sich Teilungsfurchen und schließlich Blastulazellen mit Polgranulae am posterioren Pol.

Die Segmentierung kann durch entsprechende **Mutationen** analysiert werden. An der **Segmentorganisation** sind etwa 20 Gene beteiligt, die im Wesentlichen in **drei Gengruppen** gegliedert werden können: Lücke (gap), Paar-Regel (pair rule) und Segment-Polarität (segment polarity). **Mutanten der Lücken-Gene** zeigen Segmentlücken: Bei den „Krüppel"-Defekten sind die Thorax-Segmente und die ersten fünf Abdomen-Segmente nicht ausgebildet und bei „Knirps" die Abdomen-Segmente 1–6 (Abb. 8.35). Bei der Lücken-Gengruppe

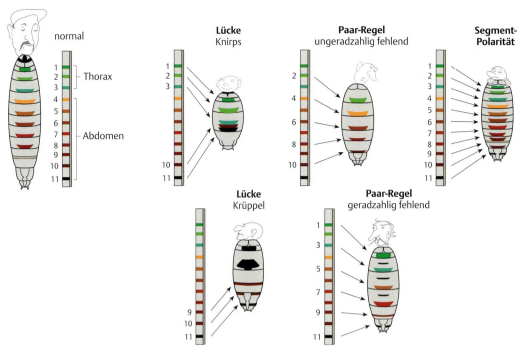

Abb. 8.**35** **Mutanten in der Bildung von Segmentmustern bei** *Drosophila*. In der frühen Entwicklung von *Drosophila* spielen 3 Gruppen rezessiver Gene eine besondere Rolle: „Lücke", „Paar-Regel" und „Segment-Polarität". Mutanten in „Lücke"-Genen haben Segmentlücken. Bei der „Lücke"-Mutante „Krüppel" werden im homozygoten Organismus die Thorakalsegmente und die ersten fünf Abdominalsegmente nicht ausgebildet, während bei „Knirps" die Abdominalsegmente 1–6 fehlen. Bei Mutanten der „Paar-Regel"-Gene fehlt jedes 2. Segment (entweder alle geradzahligen oder die ungeradzahligen). Homozygoten Mutanten der „Segment-Polarität"-Gene fehlt jeweils ein Teil eines jeden Segments.

fehlt also ein zusammenhängender Körperabschnitt. Das zeigt, dass diese Gene für den Grundaufbau des Körpers verantwortlich sind. Bei Mutationen der beiden anderen Gengruppen treten periodische Defekte auf. Bei **Defekten der Paar-Regel-Gene** fehlt jedes zweite Segment, entweder jedes geradzahlige (even-skipped) oder jedes ungeradzahlige (odd-skipped). Bei **Mutanten der Segment-Polaritäts-Gengruppe** fehlt ein Teil eines jeden Segments.

Die Gene der Körperorientierung bicoid und nos und die der Segmentierung (Lücke, Paar-Regel und Segment-Polarität) werden hierarchisch in **strengzeitlicher und räumlicher Organisation** aktiviert. Erst determinieren die Genprodukte bcd und nos die Körperorientierungen anterior-posterior und ventral-dorsal. Dann aktivieren sie die Gruppe der Lücke-Gene, die dann die Paar-Regel-Gene anschalten. Erst wenn diese aktiv sind, werden die Segment-Polarität-Gene aktiviert. Das **Produkt des bcd-Gens** ist ein DNA-Sequenz-spezifischer Transkriptionsfaktor, der Promotoren von Lücke-Genen aktiviert. Für die Induktion der einzelnen Lücke-Gene sind unterschiedliche Mengen von bcd-Protein notwendig. (Es sei daran erinnert, dass bcd-Protein einen Konzentrationsgradienten vom posterioren Pol aus bildet!) Das Lücke-Gen hb (hunchback) wird nur von hohen bcd-Konzentrationen angeschaltet – und damit nur in der Nähe des posterioren Pols. Krüppel benötigt deutlich weniger bcd-Protein, während Knirps nur dort induziert wird, wo bcd-Protein abwesend ist. Die **Genprodukte der Lücke-Gene** sind ebenfalls Transkriptionsfaktoren, ebenso wie einige der Segment-Polarität-Gene. So wie die Segment-bildenden Gene kontrolliert werden, gibt es einen weiteren Satz von Genen, der die Individualität der Segmente ausprägt (**homeotische Gene**). **Mutationen** in dieser Gengruppe haben zwar keinen Einfluss auf die Anterior-posterior- oder Ventral-dorsal-Polaritäten oder auf die Ausbildung der Segmente bzw. deren Zahl, sie **verändern** jedoch die **Individualität einzelner Segmente**. Ein Segment erhält so z. B. die Eigenschaften eines anderen Segments, das weiter vorn oder hinten liegt. Als Beispiel:

Die Mutation eines homeotischen Gens kann zum Auftreten von doppeltem Thorax-2-Segment mit Flügeln (also vier Flügelanlagen) und Fehlen von Thorax-3 führen (Bithorax-Mutation) (Abb. 8.**36**). Homeotische Gene kartieren in zwei großen genetischen Komplexen, dem **Bithorax-Genkomplex** (**Bx-C**) und dem **Antennapedia-Genkomplex** (**ANT-C**). Die homeotischen Gene beinhalten eine 180 bp DNA-Consensussequenz, die **Homeobox**, die für die 60 Aminosäuren der **Homeodomäne** codiert. Die Homeodomänen binden an spezifische DNA-Sequenzen und kontrollieren als Transkriptionsfaktoren positiv oder negativ die Expression der entsprechenden Gene.

Die Gene der homeotischen Genkomplexe Bx-C und ANT-C werden gemeinsam von den Lücke-Genen reguliert und regulieren sich dann auch untereinander.

Homeoboxen sind, wie mit „ZOO-Blots" gezeigt wurde, **auch in Säugetieren** und quer durch das Tierreich vorhanden. (DNAs von verschiedenen Organismen werden mit einer Restriktions-Endonuclease geschnitten, durch Agarose-Gel-Elektrophorese aufgetrennt und geblottet, s. dort.) „ZOO-Blots" hybridisieren spezifisch mit Homeobox-DNA. Bei **Maus und Mensch** wurde so der **Homeotische Genkomplex** (**HOX-C**) mit 39 Genen gefunden, die beim Menschen nach dem örtlichen Verlauf ihrer Aktivierungen von anterior nach posterior innerhalb von vier Gruppen (HOX A bis D) zu je ca. 13 Genen auf den Chromosomen 7, 17, 12 und 2 angeordnet sind.

Die Organisation der **Homeobox-Gene** zeigt, dass die wesentlichen Mechanismen der Embryonalentwicklung bei *Drosophila*, Mensch und Maus einen gemeinsamen phylogenetischen Ursprung haben.

Überhaupt beweist die Forschung an *Caenorhabditis elegans* (Rundwurm), *Drosophila melanogaster* (Fruchtfliege), *Danio rerio* (Zebrafisch), *Xenopus laevis* (Krallenfrosch), *Gallus gallus* (Huhn), *Mus musculus* (Maus) und *Papio hamadryas*

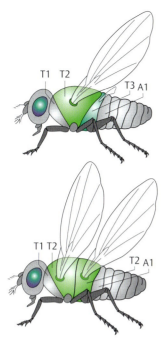

Abb. 8.36 **Mutation eines homeotischen Gens bei *Drosophila*.** Mutationen in Homeobox-Genen verändern die Individualität einzelner Segmente. Ein Segment bekommt die Individualität eines anderen Segments, das weiter vorn (anterior) oder hinten (posterior) liegt. Das Thorakalsegment T3 hat z. B. die Individualität von T2 erhalten. Dadurch gibt es T2 doppelt (mit Flügeln), aber kein T3.

(Mantelpavian), dass die **Grundprinzipien der Entwicklung** bei den verschiedensten Tierarten sehr ähnlich sind. Die an der Entwicklung zentral beteiligten **Gene** bzw. **Proteine** sind stark **homolog**. Nur durch diese Erkenntnisse war es möglich, Wissen über die Entwicklungsabläufe beim Menschen in zum Teil detaillierter Form zu erarbeiten. Bei der Erforschung der Beteiligung einzelner Gene am komplexen Ablauf der Entwicklung können, dank der Ähnlichkeiten, auch **Knock-out**-Mäuse (S. 340) eine große Hilfe sein. So hat man erkannt, dass, wie in einem überdimensionalen **Baukasten**, parakrine Hormone (S. 123), Signalmoleküle und ihre Rezeptoren (S. 125, *Rep. 2.19*), Bestandteile der Extrazellulären Matrix (S. 73, *Rep. 1.40*), Transkriptionsfaktoren (S. 99), Transportproteine und Enzyme zusammenwirken und zeitlich und räumlich die Entwicklung von Zellen zu Organen, Gliedern und funktionellen Strukturen organisieren.

> Bei den **parakrinen Hormonen** seien die 4 Hauptfamilien angeführt:
> (Die Übertragung von Forschungsergebnissen aus der Entwicklungsbiologie von *Drosophila* auf den Menschen hat allerdings zu einer merkwürdigen Nomenklatur für die Entwicklungsgene beim Menschen geführt: „Hedgehog" (Igel-

ähnlich, da die *Drosophila*-Mutante Stacheln in einem sonst nackten Körperteil hat) oder „Flügellos" (wingless, wnt) sind nur einige Beispiele.)
> - Die Familie der **Fibroblasten-Wachstumsfaktoren** (**FGF**). Die Rezeptoren für FGF befinden sich weitverbreitet im sich entwickelnden Knochen. Mutationen führen zu autosomal-dominanten Krankheiten. Die häufigste ist **Achondroplasie**, die durch zu kurze Extremitäten im Verhältnis zum Körper und Makrocephalie gekennzeichnet ist (S. 155, *Tab. 4.3*).
> - In der **Wnt-(wingless-)Familie** finden sich beim Menschen 19 verschiedene Gene, die an Entwicklungsprozessen beteiligt sind. Sie sind an der Ausbildung der dorsoventralen Achse und der Entwicklung von Gehirn, Muskeln, Gonaden und Nieren beteiligt. Ein Fehlen aller 4 Gliedmaßen (**Tetra-Amelie**) ist Folge einer homozygoten Mutation in Wnt3. Auch bei der Tumorentstehung ist diese Signalkette beteiligt.
> - Zur Familie des **TGF-β transformierenden Wachstumsfaktors** gehören mehrere Familien mit Genen ähnlicher Struktur (Dimere und Heterodimere). Zu ihnen gehören Proteine, die Knochen- und Knorpel-Entwicklung vermitteln. Eine Nonsense-Mutation im Protein CDMP1 (Cartilage-derived morphogenetic protein1) führt zu **Brachydaktylie** (S. 155, *Tab. 4.3*).
> - Die **Hedgehog-Protein-Familie** umfasst mehr als 12 Gene mit Zuständigkeit u. a. für die Entwicklung der Körperachsen, der Motoneuronen und der Gliedmaßen. Die Proteine der Gruppen und Untergruppen sind durch ein **engmaschiges Netz** gegenseitiger Induktion und Inhibition verbunden. Mutationen in 10 der Gene sind bekannt und führen zu gravierenden Defekten. **Sonic hedgehog** (**Shh**) ist ein Signalmolekül, dessen Ausfall zu **Holoprosencephalie** führt, einem Syndrom, in dem das Vorderhirn nicht ordnungsgemäß separiert wird. Seit einiger Zeit wird versucht, über Shh motorische Neuronen zu induzieren, um gegebenenfalls die Folgen einer **Querschnittslähmung** zu überwinden.

Weiterführende Literatur

Chapman, M., G. Grudzinskas, T. Chard: The Embryo. Springer, Berlin 1991

Griffiths, A. J. F., J. H. Hiller, W. M. Gelbart, R. C. Lewontin, D. T. Suzuki: An Introduction to Genetic Analysis. 6th edition, W. H. Freeman, Oxford 1995

Jorde, L. B., J. C. Carey, M. J. Bamshad, R. L. White: Medical Genetics, 3 rd Edition, Mosby 2006

Lodish, H., A. Berk, C. A. Kaiser, M. Krieger, M. P. Scott, A. Bretscher, H. Ploegh, P. Matsudaira: Molecular Cell Biology, W. H. Freeman and Company, 6th edition 2008

Moore, K. L.: Grundlagen der medizinischen Embryologie. 2. Aufl. Enke, Stuttgart 1996

Moore, K. L.: Embryologie. Lehrbuch und Atlas der Entwicklungsgeschichte des Menschen. 4. Aufl. Schattauer, Stuttgart 1996

Nüsslein-Volhard, C., E. Wieschaus: Using lethal mutations to study development. Nature, 287 (1980), 795

Sadler, T. W., J. Langman: Medizinische Embryologie. 10. Aufl. Thieme, Stuttgart 2003

Vogel, G., M. Angermann: Taschenatlas der Biologie, Bd. I: Zellen, Organe, Organismen, Ontogenie. 5. Aufl. Thieme, Stuttgart 1990

Weinberg, R. A.: The biology of cancer. Garland Science 2007

9 Immunbiologie

9.1 Das Immunsystem

9.1.1 Antikörper dienen der Infektionsabwehr

Immunglobuline sind Teile des raffinierten Abwehrsystems, das den Vertebraten und damit auch dem Menschen ermöglicht, Attacken der Umwelt abzuwehren. Fremdstoffe, die in den Organismus eindringen, können Mikroorganismen (Bakterien, Pilze, Viren oder Parasiten), aber auch Toxine, Fremdzellen, Krebszellen oder Gifte sein. Vor etwa 400 Millionen Jahren entwickelten sich wahrscheinlich durch Gen-Duplikationen bzw. -Multiplikationen die **primitiven Urformen der Antikörper**. Bis heute hält das Geheimnis der Immunglobuline die moderne Biochemie, Molekularbiologie, Zellbiologie und Immunologie in Atem. Fragen stehen im Mittelpunkt des Interesses wie:
- Wie liegen die Gene für Antigen-spezifische Antikörper vor?
- Warum bildet das Individuum normalerweise keine Antikörper gegen körpereigene Proteine?
- Was verursacht Abweichungen von der Norm?
- Worauf beruht die Überreaktion in Form von Anaphylaxie und Allergie?
- Welchen Bezug haben maligne Tumoren zum Immunsystem?

> Die Bedeutung des Immunsystems wird deutlich, wenn der Organismus nicht mehr (oder nur eingeschränkt) die Fähigkeit besitzt, Immunglobuline (Ig) zu bilden: Bei **Agammaglobulinämien** fehlen die γ-Immunglobuline. Der X-chromosomal gebundene Typ (**Bruton-Typ Agammaglobulinämie**) manifestiert sich in frühester Kindheit, während der autosomale Typ sich mitunter erst im Erwachsenenalter entwickelt. Wenn die mütterlichen Antikörper im Serum des Kindes abfallen, tritt gesteigerte Infektionsanfälligkeit auf, häufig mit fatalem Ausgang. Eine einfache Pockenimpfung kann dann zu einer ernsten Angelegenheit werden. Hohe Gaben von Immunglobulinen sind zur Therapie notwendig. Ein weiteres Beispiel für die Bedeutung der Immunglobuline sind die **Blutgruppen** und **Rhesusfaktoren** und die entsprechenden möglichen Komplikationen (s. Kap. **4.2.1**). Und schließlich sind besonders **Autoimmunkrankheiten** und **Allergien** im Ansteigen begriffen (s. Kap. **9.3.3**).

9.1.2 Die Entdeckung der Immunität war einer der entscheidenden Fortschritte der Medizin

Jenner erkannte 1798, dass Menschen, die harmlose Kuhpocken durchgemacht hatten, nicht an den meistens tödlich verlaufenden Pocken erkrankten. Durch gezielte Infektion mit Kuhpocken „vakzinierte" er Menschen gegen Pocken. Mit leichten Abwandlungen führte diese Methode schließlich zur Ausrottung der Volksseuche Pocken. Generell waren durch Jenners Beobachtung die **Vakzination** (**Impfung**) und die Immunologie entstanden. **Pasteur** benutzte veränderte Cholera-Erreger, um experimentell Resistenz gegen Cholera bei Hühnern hervorzurufen. Das aktive Prinzip dieser Abwehr wurde von **Roux** im Blut nachgewiesen. Resistenz gegen bakterielle Toxine konnte von **v. Behring** mit dem Blut infizierter auf unbehandelte Tiere übertragen werden. Damit waren sowohl Antikörper als auch aktive und passive Vakzination (*Tab. 11.8*) entdeckt worden. Durch Einführung der Elektrophorese wurden dann schließlich die **Antikörper** als **γ-Globuline** (Proteine) des Serums identifiziert. Die Antikörper werden von spezifischen Zellen, z. B. Lymphocyten oder Plasmazellen, gegen Substanzen, sog. Antigene, gebildet, die **antigene Determinanten** (Epitope) besitzen. Das sind Strukturen, gegen die die Antikörper spezifisch gerichtet sind. Eine antigene Determinante hat eine gewisse Mindestgröße und ist Teil eines größeren Gebildes. Verschiedene chemische Substanzen sind nur dann antigene Determinanten, wenn sie an größere Strukturen angehängt werden. **Landsteiner** entdeckte, dass z. B. Dinitrophenol immunogen wirkte, d. h. Antikörperbildung hervorrief, wenn es an Protein gekoppelt wurde. Solche Moleküle nannte er **Haptene**.

9.1.3 Antikörper und Antigen bilden Komplexe

Die Bindung eines Antikörpers an die zu ihm passende Determinante eines Antigens geschieht mit hoher Affinität. Die **Antigen-Antikörper-Bindung** ist **äußerst spezifisch**. Schon ein einziger Aminosäureaustausch in der antigenen Determinante kann die Spezifität verändern.

Antikörper können durch Bindung das Antigen zur Präzipitation bringen, ein Toxin-Antigen neutralisieren, Krankheitserreger für die Phagocytose durch Makrophagen präparieren, Bakterien agglutinieren oder die Komplementreaktion einleiten, die zur Lyse von Bakterien führt. **Präzipitation des Antigens** durch den Antikörper findet nur dann statt, wenn vergleichbare Mengen Antigen und Antikörper vorliegen (**Äquivalenzpunkt**). Bei Antigenüberschuss bindet nur ein Antikörper an das Antigen, bei Antikörperüberschuss ist nur jeweils ein Antigen gebunden. Am Äquivalenzpunkt, bei gleichen Mengen von Antigen und dem entsprechenden Antikörper, bindet der **bivalente Antikörper** zwei Antigene, die ihrerseits von mehreren Antikörpern besetzt sein können. Es bildet sich ein **komplexes Netzwerk**, das präzipitiert. Wenn größere Mengen Antigen in den Organismus eindringen und von Antikörpern gebunden werden, kann die Beseitigung der Komplexe problematisch sein. Normalerweise werden sie von **Makrophagen** aufgenommen und abgebaut.

> **Überschüssige Komplexe** führen zur folgenschweren **Immunkomplexkrankheit**. Diese tritt z. B. bei bakteriellen persistierenden Infektionen auf, wenn über längere Zeiträume **bakterielle Produkte** im Organismus freigesetzt werden. Klassisches Beispiel ist die **Streptokokken-Glomerulonephritis** bei Kindern, bei der es zur ernsten Schädigung der Glomeruli durch Immunkomplexe kommt. Ähnliche Glomerulonephritiden können durch **chronische Infektionen** wie **Pneumokokken-Otitis**, **Streptokokken-Endokarditis** oder **Lues** verursacht werden. Auch bei **Lepra** ist die Komplikation durch Immunkomplexe gefürchtet. **Viren**, die zu einer längeren **Virämie** führen, wie sie z. B. bei **Hepatitis B** auftritt, haben ebenfalls die Bildung größerer Mengen von Immunkomplexen zur Folge. Auch sei erwähnt, dass derartige Nephritiden durch überschüssige Immunkomplexbildung nach **Parasitenbefall** entstehen können; z. B. ist die Pathogenese der die **Malaria** begleitenden Nephritiden durch Immunkomplexe zu erklären. Schließlich ist bei den **Autoimmunkrankheiten** eine zusätzliche ernste Folge die Immunkomplexkrankheit.

Der experimentelle Nachweis einer Antigen-Antikörper-Reaktion ist äußerst wichtig. Im Testverfahren nach **Ouchterlony** wird eine Petrischale mit Agar ausgeschüttet. In ein kleines zentrales Loch wird Antikörper eingefüllt, in kreisförmig darum herum angelegte Löcher werden verschiedene Antigene gegeben. Beide Reaktionspartner diffundieren in das Gel und führen am Ort ihrer Berührung zur Ausbildung eines **Antigen-Antikörper-Komplexes**. Die Präzipitate werden durch die Lichtbrechung sichtbar.

Der **Radio-Immun-Assay** macht eine Aussage über die **Bindungsfähigkeit** eines Antigens an seinen Antikörper. Hierbei werden Antikörper, radioaktiv markiertes und unmarkiertes Antigen zusammengegeben. Es findet eine Konkurrenz von markiertem und unmarkiertem Antigen um die Bindungsstellen am Antikörper statt: Je mehr kaltes Antigen vorhanden ist bzw. je besser es bindet, umso weniger Radioaktivität kann im Komplex nachgewiesen werden.

9.1.4 Weiße Blutzellen können primäre und sekundäre Immunantwort vermitteln und immunologisches Gedächtnis entwickeln

Die Zellen, die für die Immunabwehr zuständig sind, gehören zu den weißen Blutzellen (**Leukocyten**). Die **Monocyten** sind in der Lage, die Blutgefäße zu verlassen und in den Interzellularräumen des Gewebes Eindringlinge zu phagocytieren (**Makrophagen**). Die **Lymphocyten** befinden sich im **Blut** und im **Lymphsystem**, wo sie z. B. in den Lymphknoten 99% der Zellen (im Blut nur 20–30%) ausmachen. Die weißen Blutzellen differenzieren aus **Stammzellen**, die beim Menschen zum einen im **Knochenmark** als Vorläufer der **B-Lymphocyten** zu finden sind, zum anderen im **Thymus**, wo sie sich zu den verschiedenen Formen der **T-Lymphocyten** entwickeln (T-Helferzellen, cytotoxische T-Lymphocyten Rep. 9.1). B- und T-Lymphocyten sind mit bloßem Auge nicht, cytologisch jedoch an spezifischen **Markern der Zellmembran** zu unterscheiden. So finden sich auf der Membran der B-Lymphocyten die später zu besprechenden Membran-ständigen Antikörper. Die T-Lymphocyten tragen, neben anderen Markerproteinen, T-Zell-Rezeptoren.

Repetitorium 9.1

An der Immunabwehr beteiligte Leukocyten

B-Lymphocyten, Plasmazellen	– Antikörpersynthese – humorale Immunabwehr
T-Lymphocyten	– T-Zell-Rezeptoren – zelluläre Immunabwehr
cytotoxische T-Lymphocyten	– Lyse von Fremdzellen (Transplantatabstoßung) – Lyse von Eigenzellen mit präsentierten Antigenstrukturen (Krebszellen, infizierte Zellen)
T-Helferzellen	– verhelfen den B-Lymphocyten zur Proliferation und Differenzierung – erkennen Antigen-präsentierende Makrophagen
Makrophagen	– phagocytieren Antigene – präsentieren Fragmente zur Aktivierung der Immunabwehr

Das erstmalige Erscheinen eines spezifischen Antigens im Organismus führt zu einer ersten, der **primären Immunantwort** (Abb. 9.1). Je nachdem, wo das Antigen auf Lymphocyten stößt, kann es von Antikörpern der B-Lymphocyten gebunden werden (**humorale Immunabwehr**) oder von Makrophagen phagocytiert, lysosomal zerlegt, Membran-gebunden mit speziellen Oberflächenproteinen komplexiert und von den T-Zell-Rezeptoren (**zelluläre Immunabwehr**, Abb. 9.2 und Abb. 9.6) gebunden werden.

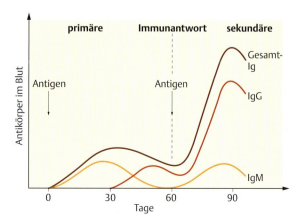

Abb. 9.1 Primäre und sekundäre Immunantwort.

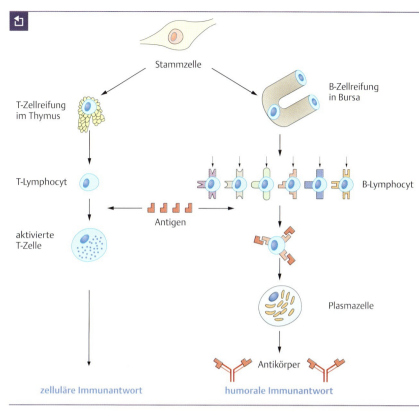

Abb. 9.2 **Lymphocytenreifung.** Aus einer gemeinsamen Stammzelle entwickeln sich im Thymus die T-Lymphocyten, in dem Bursaäquivalent die B-Lymphocyten. Die T-Lymphocyten sind hauptsächlich für die zelluläre Immunantwort verantwortlich. Die B-Lymphocyten bilden nach Stimulation durch Antigeneinwirkung eine Plasmazelle aus. Diese Plasmazelle entlässt Antigenspezifische Antikörper und führt zur humoralen Immunantwort.

In beiden Fällen ist der Erkennungsprozess zufällig und beinhaltet eine Verzögerungsphase. B-Lymphocyten, im Knochenmark aus Stammzellen zu jungfräulichen **B-Lymphocyten** gereift, tragen an ihrer Oberfläche **Membrangebundene Antikörper** – jede Zelle einen anderen mit spezifischen Bindungseigenschaften für ein fiktives Antigen. Dringt nun ein **Antigen** tatsächlich in den Organismus ein, so bindet es im Zuge der humoralen Abwehr an einen zu seiner Konfiguration am besten passenden Antikörper und **selektioniert** auf diese Weise einen bestimmten **Lymphocyten** aus der Masse der anderen (**klonale Selektion** S. 262). Dieser Lymphocyt wird zur Antikörperproduktion angeregt, deren Anstieg im Serum verfolgt werden kann. Es werden hauptsächlich **Antikörper vom Typ IgM** und nur wenige vom Typ IgG gebildet (**Primärantwort**). Nach einiger Zeit verschwinden die spezifischen Antikörper aus dem Serum. Bei erneuter Antigeninvasion werden wesentlich schneller und mehr spezifische Antikörper als sog. **Sekundärantwort** gebildet. Diese Antikörper sind hauptsächlich **IgGs** (s. Abb. 9.1).

Diese schnellere und intensivere Sekundärantwort (Ähnliches gilt für die zelluläre Immunabwehr) basiert auf dem **immunologischen Gedächtnis**, mit dessen Hilfe die Information des spezifischen Antigens zwischen Primär- und Sekundärantwort gespeichert wurde. Alle Lymphocytenarten haben eine beschränkte Lebensdauer von wenigen Tagen. Um dem Organismus aber ein schnelles „Sich-Erinnern" an ein einmal abgewehrtes Antigen zu ermöglichen, werden einige ausdifferenzierte Zellen eines jeden Zellklons in **Gedächtniszellen** umgewandelt. So gibt es B-, T-Helfer- und CTL-Gedächtniszellen (Abb. 9.5, Abb. 9.6 und Abb. 9.12).

9.1.5 Neben der durch Antikörper gebildeten humoralen Immunität spielt die zelluläre Immunität eine Rolle

Entsprechend dem Invasionsweg der Fremdstoffe gibt es zwei Abwehrsysteme, die ihrerseits eng miteinander verwoben sind (Abb. 9.2).

Humorale Immunität. Mit ihr werden Eindringlinge bekämpft (z. B. Bakterien oder freie Viren), deren **Antigene im Blut** gelöst sind. B-Lymphocyten und ihre ausdifferenzierten Endstufen, die **Plasmazellen**, produzieren **Antikörper**, die Antigene zu erkennen und zu komplexieren in der Lage sind. Zur humoralen Abwehr gehören auch die **Proteine des Komplementsystems**, die durch Antikörper angeregt werden, Fremdzellen mit Proteinkanälen zu durchlöchern und zu lysieren bzw. zur Phagocytose befähigte Zellen zu aktivieren.

Zelluläre Immunität. Die zelluläre Immunität hat ihre besondere Bedeutung bei der Abwehr **intrazellulärer Parasiten** (s. Kap. 13). Neben den Antikörper produzierenden B-Lymphocyten spielen die **T-Lymphocyten** eine wichtige Rolle. Zu den **bakteriellen Krankheitserregern**, die besonders durch zelluläre Immunprozesse bekämpft werden, gehören die Erreger der Lepra, das *Mycobacterium tuberculosis*, *Brucella abortus* und *Salmonella typhii*. **Protozoen**, wie

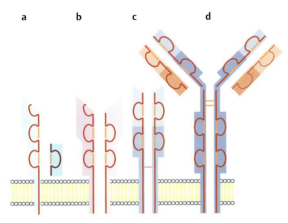

Abb. 9.3 **Die Familie der Immunglobulin-verwandten Proteine** (schematische Darstellung). **a** MHC I mit dem konstanten β_2-Mikroglobulin. **b** MHC II mit 2 polymorphen Ketten. **c** T-Zell-Rezeptor mit variablen und konstanten Domänen. **d** IgG mit leichten und schweren Ketten und variablen und konstanten Domänen.

Tab. 9.1 **Immunglobulin-verwandte Proteine** (Auswahl)

- Immunglobuline
- T-Zell-Rezeptoren
- MHC-I-Proteine
- MHC-II-Proteine

die Erreger der Malaria, die Leishmanien, Trypanosomen und Toxoplasmen, aktivieren ebenso die zelluläre Immunabwehr wie der Pilz *Candida albicans*. Auch bei **Virusinfektionen** und der Abwehr gegen **Tumoren** spielen zelluläre Immunprozesse eine Rolle. Von besonderer Bedeutung ist die **Transplantat-Unverträglichkeit**. Die Abstoßungsreaktion gegen transplantiertes Fremdgewebe hat ihre Ursache in der zellulären Immunantwort (Rep. 9.**1**, Rep. 9.**2**).

> **Repetitorium 9.2**
>
> **Charakteristika des Immunsystems**
> **Humorale Immunität:**
> - Antikörper-Induktion durch Antigen (antigene Determinante)
> - primäre und sekundäre Immunantwort
>
> **Zelluläre Immunität:**
> - Abwehr von intrazellulären Parasiten und Tumorzellen
> - Transplantatabstoßung

Die Antigene sind dabei nicht in Körperflüssigkeiten gelöst, sondern an zelluläre Strukturen gebunden und werden in einer **Zell-Zell-Interaktion** bekämpft. Die dabei beteiligten Zellen sind T-Lymphocyten, die auf ihrer Oberfläche eine **Antigen-erkennende Struktur**, den T-Zell-Rezeptor, tragen.

T-Zell-Rezeptoren ähneln in der Vielfalt ihrer Struktur den Antikörpern und gehören zur großen Gruppe der **Immunglobulin-verwandten Proteine** (Abb. 9.**3**). Sie erkennen bestimmte Proteine auf der Oberfläche von Zellen (z. B. Proteine der MHC-Klassen, s. unten), die für die Zell-

individualität wichtig und von Individuum zu Individuum unterschiedlich sind und erstmals bei Abstoßungsreaktionen nach körperfremden Gewebstransplantationen entdeckt worden sind.

9.1.6 T-Lymphocyten erkennen Genprodukte fremder Histokompatibilitätsgene

Oberflächenproteine werden durch eine Klasse von hoch polymorphen Genen codiert, die **Histokompatibilitätsgene**. Sie bilden den **Major-Histokompatibilitäts-Komplex** (MHC = Haupt-Gewebeverträglichkeits-Komplex). Dieser Genkomplex liegt auf dem kurzen Arm von Chromosom 6 und umfasst mehrere hundert Gene (1% des Genoms!), die im Wesentlichen den beiden **Klassen MHC I** und **MHC II** zugeordnet werden. Die entsprechenden Proteine werden von bestimmten Zellen bevorzugt exprimiert: **MHC I von fast allen kernhaltigen Zellen**, MHC II besonders **von Makrophagen** und den **B-Lymphocyten**.

Die MHC-Proteine gehören, wie die T-Zell-Rezeptoren, zur Gruppe der Immunglobulin-verwandten Proteine, die sich in ihrem Aufbau aus mehreren Peptidketten mit variablen und konstanten Regionen sehr ähneln. MHC-Proteine der **Klasse I** bestehen aus 2 Polypeptidketten, von denen die eine hoch variabel die andere, das **β_2-Mikroglobulin**, konstant ist. Dieses Mikroglobulin wird von einem Gen auf einem anderen Chromosom (Chromosom 15) codiert. Die MHC-Proteine der **Klasse II** bestehen aus 2 polymorphen Ketten. Alle diese Proteine, mit Bezug auf ihre Immunologie bezogene Wirkung auch **Transplantationsantigene** genannt, sind typische Transmembranproteine mit einem C-terminalen cytoplasmatischen, einem transmembranen und einem größeren extrazellulären Anteil. Sie alle sind **glycosyliert** (Abb. 9.**3**, Tab. 9.**1**).

T-Lymphocyten sind in der Lage, **derartige Individualitätsproteine zu erkennen** und über ihre T-Zell-Rezeptoren zu binden. Eine Abwehrreaktion wird jedoch nur dann ausgelöst, wenn die Proteine sich als „fremd" ausweisen. Der **körpereigene MHC-Besatz** wird im Verlauf der Reifung der T-Lymphocyten im Thymus kennengelernt und im weiteren Leben **toleriert**. Anders ist es, wenn MHC-Proteine auf körpereigenen Zellen mit Fremdproteinen (z. B. Virus-Proteinfragmenten o. Ä.) komplexiert sind. **MHC-Proteine** bilden in ihrer Tertiärstruktur eine Spalte, in die ein **Fremdpeptid** gut passt und **fest gebunden** werden kann. So binden Klasse-I-MHC-Proteine hauptsächlich aus der Zelle hinausbeförderte Peptidfragmente von intrazellulären Parasiten, z. B. Viren. Klasse-II-MHC-Proteine bevorzugen antigene Peptidstrukturen, die von extrazellulären Parasiten stammen, wie z. B. von Bakterien, die von Makrophagen verschlungen und abgebaut wurden (Abb. 9.**4**, Rep. 9.**3**).

Derartige Membran-ständige Komplexe aus MHC-Protein und Fremdpeptid-Fragment initiieren die zelluläre Immunabwehr.

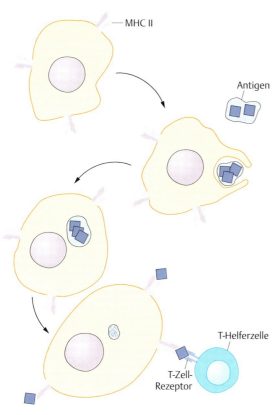

Abb. 9.4 **Antigenpräsentation durch Makrophagen.** Auf einen Makrophagen trifft ein Antigen, z. B. ein Bakterium, und wird von diesem phagocytiert. Im Zellinneren wird das Antigen in den Lysosomen in Fragmente zerlegt, die ihrerseits auf der Zelloberfläche zusammen mit Proteinen des Major-Histokompatibilitäts-Komplexes (in diesem Fall MHC-II-Proteine) nach außen präsentiert werden. Diese Struktur wird von den T-Zell-Rezeptoren der T-Helferzellen erkannt, die die Immunantwort einleiten.

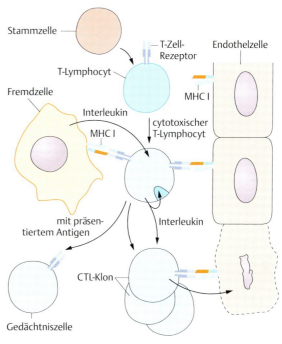

Abb. 9.5 **Die Aktivierung cytotoxischer T-Lymphocyten (CTL).** Killerzellen erkennen mit ihrem T-Zell-Rezeptor Antigenfragmente, die zusammen mit MHC-I-Proteinen auf der Oberfläche von Fremdzellen oder Antigen-attackierten Endothelzellen präsentiert werden. Interleukine fördern das Wachstum der Lymphocyten, von denen ein kleiner Teil zu **Gedächtniszellen** wird. Die CTL perforieren mit einem Protein die Membran der Antigen-befallenen Zelle und führen zu deren Lyse.

Repetitorium 9.3

Major-Histokompatibilitäts-Komplex-(MHC-)Proteine

Klasse I

Aufbau:	Polypeptidketten; eine hoch variabel, eine konstant (β_2-Mikroglobulin)
Standort:	fast alle kernhaltigen Zellen

Klasse II

Aufbau:	2 Polypeptidketten, beide hoch variabel
Standort:	bevorzugt Makrophagen und B-Lymphocyten

- Membran-ständig
- Immunglobulin-verwandt
- Verantwortlich für Zellindividualität
- Werden von T-Zell-Rezeptoren der T-Lymphocyten erkannt
- Toleranz gegen „körpereigene" MHC-Proteine
- Abwehr gegen „körperfremde" MHC-Proteine (Fremdgewebe) und „körpereigene", die antigene Strukturen präsentieren

9.1.7 T-Lymphocyten unterscheiden sich nach ihrer Funktion in cytotoxische T-Lymphocyten und T-Helferzellen

Die an der zellulären Abwehr beteiligten T-Lymphocyten unterteilen sich in 2 große Gruppen:

Die cytotoxischen T-Lymphocyten (CTL), auch Killer-Zellen genannt. Diese Zellen erkennen **MHC-I-Proteine** entweder auf Fremdzellen (s. Abstoßungsreaktion nach Transplantation) oder auf Eigenzellen, wenn diese mit Antigenstrukturen eines Eindringlings gekoppelt sind. Die CTL sezernieren dann Proteine, die **Ionenkanäle** in die Membran der attackierten Zelle legen und auf diese Weise zur Lyse führen (*Abb. 9.5*).

Die T-Helferzellen (T_H). T-Zell-Rezeptoren dieser Zellen erkennen **MHC-II-Proteine** und die an sie assoziierten Fremdpeptide. So binden sie z. B. an Makrophagen. Die T-Helferzellen sezernieren **Lymphokine**, Wachstums- und Reifungsfaktoren, wie z. B. das **Interleukin 2** (**IL-2**), das seinerseits die T_H-Zellen stimuliert. Andererseits sezernieren auch Makrophagen nach Kopplung an eine T_H-Zelle

9.2 Immunglobuline

9.2.1 Die Immunglobuline bestehen aus leichten und schweren Ketten

Entscheidenden Fortschritt auf dem Gebiet der Immunglobuline brachten die **Myelome** und der **Morbus Waldenström** (Makroglobulinämie). Bei den Myelomen (**Plasmocytomen**) handelt es sich um krebsartig wuchernde, Antikörper produzierende Zellen. Da der Ursprung eine Einzelzelle ist, wird bei einem Myelom **ein spezifischer Antikörper** in großen Mengen produziert. Dieser praktisch „**monoklonale Antikörper**" kann leicht aus dem Serum der Patienten isoliert, gereinigt, analysiert und sequenziert werden. Beim **Morbus Waldenström**, einem lymphoplasmocytären Lymphom, treten im Blut vermehrt spezifisch Antikörper vom **IgM-Typ** auf. Mehrere hundert Myelomglobuline sind bereits in ihrer Sequenz bekannt, aber keines ist identisch mit einem anderen. Das zeigt schon ein wesentliches Axiom: Eine Antikörper bildende Zelle synthetisiert nur jeweils einen spezifischen Antikörper.

Bei den **Plasmocytomen vom Bence-Jones-Typ** werden Teile von Immunglobulinen, **leichte Ketten** (L-Ketten), stark vermehrt gebildet. Diese Proteine werden im Harn ausgeschieden und können analysiert werden. Entsprechend scheiden H-Myelome **schwere Ketten** (H-Ketten) aus.

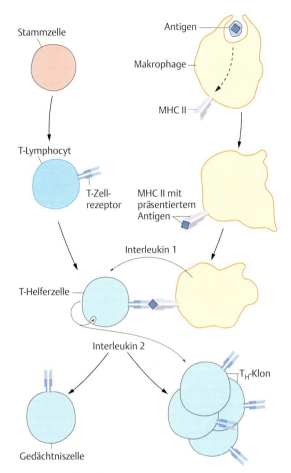

Abb. 9.6 **T-Helferzellen-Aktivierung.** Nach Phagocytose eines Antigens präsentiert ein Makrophage ein Antigenfragment im Komplex mit MHC-II-Proteinen. Eine T-Helferzelle (T_H) erkennt diesen Komplex mit ihrem T-Zell-Rezeptor. Interleukine führen zum Wachstum und zur Vermehrung dieser speziellen T_H-Zelle. Es bilden sich ein Klon und einzelne T_H-**Gedächtniszellen**.

Die **Sequenzaufklärung** der Bence-Jones-Proteine war entscheidend für das Verständnis der Struktur der Immunglobuline. Bei den **leichten Ketten** (**L**) wurden zwei Gruppen gefunden: kappa (κ) und lambda (λ). Bei den **schweren Ketten** (**H**) gibt es verschiedene Ketten, entsprechend den verschiedenen Immunglobulinen: IgG mit γ-, IgA mit α-, IgM mit μ-, IgD mit δ- und IgE mit ε-Ketten. Durch Immunelektrophorese können diese **fünf Klassen** getrennt werden. Alle diese Immunglobuline bauen sich aus **vier Proteinketten** auf (Abb. 9.7): zwei schweren und zwei leichten. Die beiden schweren Ketten bilden gemeinsam eine Y-ähnliche Struktur. Im mittleren Teil sind sie durch zwei S-S-Brücken verbunden. Jeweils an einem Ende der schweren Ketten ist je eine leichte Kette ebenfalls über je eine S-S-Brücke und nicht-kovalente Bindungen an die schwere Kette gebunden. Diese symmetrische Struktur bildet spezialisierte Bereiche oder **Domänen**. Die Enden der schweren und leichten Ketten bilden die **V-Domäne** (variable Domäne), die die direkte **Antigenbindungsstelle** ist. Beide Ketten bilden eine gemeinsame räumliche Struktur, die zu dem spezifischen Antigen passt. Die strukturelle Komponente des Antigens, die gebunden wird, die antigene Determinante, tritt in enge Wechselwirkung mit der Höhle, die von der schweren und leichten Kette des Antikörpers gebildet wird. Die eigentlich für die Bindung verantwortlichen Stellen in dieser Domäne sind hypervariabel, bilden 3 kurze Polypeptide mit ca. je 5–10 Aminosäuren, die als Schleifen aus der übrigen soliden Struktur herausstehen. Diese Regionen heißen, da sie zur antigenen Determinante komplementär sind, **Komplementarität-determinierende Region** (**CDR**). Im mittleren Abschnitt der schweren Kette liegt die **Domäne,** die für die **Komplementbindung** verantwortlich ist. Das Komplementsystem ist ein zusätzlicher Abwehrmechanismus, der zur Lyse von Zellen führt. Auf diesen Mechanismus kann hier nicht näher eingegangen werden. Schließlich ist eine weitere **Domäne** am Ende der schweren Ketten für die **Bindung an Makrophagen** und die Information, ob und wohin der Antikörper sezerniert werden soll, notwendig (**Effektorregion**). Sowohl die Paarungen zwischen leichten und schweren Ketten als auch der schwer-schwere Stamm des Antikörpers weisen eine komplexe und kompakte Sekundär- und Tertiärstruktur auf. Als unorganisiertes Stück Peptidkette liegen die schweren Ketten nur in Nachbarschaft der sie verbindenden S-S-Brücken vor. Deshalb ist diese Region, die „**Scharnierregion**", sehr beweglich. Dadurch kann der Winkel zwischen den beiden Schenkeln des Y im ungebundenen

einen Wachstumsfaktor für die T_H-Zelle, das **Interleukin 1**. Sie selektionieren dadurch einzelne Zellen aus dem Wust der anderen und regen sie zur Vermehrung an (**klonale Selektion**, *Abb. 9.6*).

T_H-**Zellen** schlagen eine **Brücke zum humoralen Immunsystem**, indem sie auch MHC-II-Antigen-Komplexe auf B-Lymphocyten erkennen und binden. Spezifische Lymphokine der T_H-Zellen bringen B-Lymphocyten zur Reifung und führen durch Förderung der Proliferation einzelner derartiger Zellen zur **klonalen Selektion** (s. *Abb. 9.12*).

Antikörper frei verändert werden. Je nach dem Abstand zweier antigener Determinanten kann der Winkel eingestellt werden.

Mit proteolytischen Enzymen kann das Antikörpermolekül in Fragmente zerlegt werden (Abb. 9.**8**). **Papain** spaltet spezifisch knapp neben den S-S-Brücken der schweren Ketten. Der Stamm bildet das **F$_c$-Fragment** (so genannt, weil es sich leicht kristallisieren lässt). Die beiden Schenkel ergeben je ein **Fab**: Antigen-bindendes Fragment. Diese Fabs sind monovalent gegenüber dem Antigen, während der intakte Antikörper divalent ist. **Pepsin** spaltet am Stamm des Antikörpers knapp unterhalb der S-S-Brücken. Dabei entstehen zwei solide Fragmente der schweren Ketten und ein divalentes F(ab)$_2$-Fragment, bei dem die beiden Schenkel von den S-S-Brücken der schweren Ketten zusammengehalten werden. Die Spaltung des Immunglobulins war Voraussetzung für die Aufklärung der **Primärstrukturen** der vier Ketten.

Jede Domäne besteht aus ca. 110 Aminosäuren. Ihre mehr oder weniger starke Homologie untereinander lässt vermuten, dass ein derartiges 110 AS-langes Protein in der Evolution Ausgangsmolekül für die heutigen Immunglobuline war.

Von den 211–221 Aminosäuren der **leichten Ketten** sind am carboxyterminalen Ende 102–112, d.h. etwa die Hälfte, konstant. Die Aminosäuren 1–108 am **aminoterminalen Ende** sind **variabel**. Bei den leichten Ketten gibt es die **Typen κ** und **λ**. Bei den **schweren Ketten** ist ebenfalls das **aminoterminale Ende variabel**: Aminosäuren 1–110. Die weiteren 330 Aminosäuren sind konstant. Interessant ist, dass die variablen Regionen der leichten und schweren Peptide jeweils homolog sind und dass auch die konstanten Bereiche der leichten und schweren Ketten homolog sind. Daneben gibt es homologe Regionen innerhalb der konstanten Bereiche der schweren Ketten. Die **Homologiebereiche** werden jeweils durch **S-S-Brücken** zusammengehalten.

Konstanter Bereich bedeutet nicht absolute Identität. Bei den schweren Ketten gibt es, wie schon erwähnt, fünf Haupttypen in den **konstanten Regionen: γ, α, μ, δ, ε**, entsprechend IgG, IgA, IgM, IgD, IgE. Im γ-Typ – also bei den IgGs – gibt es Unterschiede in den Primärsequenzen der Aminosäuren, entsprechend γ$_1$ bis γ$_4$. Auch vom IgA und IgM gibt es Subklassen.

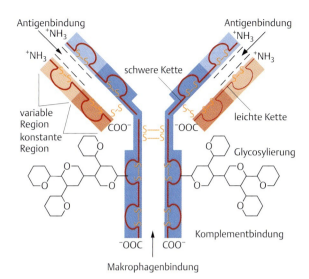

Abb. 9.**7** **Struktur der Immunglobuline.** Schwere und leichte Ketten sind aufgezeichnet mit den Domänen der konstanten und variablen Region. In den variablen Domänen sind die Komplementarität-determinierenden Regionen (CDR) durch unterbrochene Striche angedeutet.

9.2.2 Die verschiedenen Immunglobulinklassen haben unterschiedliche Aufgaben

IgG macht etwa 70–80% von den 10–30 g/l der Immunglobuline im Serum aus

Während die leichten Ketten der menschlichen Antikörper zu ca. 50% aus κ- und zu 50% aus λ-Ketten bestehen, bestimmen die Unterschiede in den konstanten Regionen der schweren Ketten über die Zugehörigkeit zu verschiedenen Klassen. Dabei können die Antikörper-synthetisierenden Zellen von der Produktion einer Klasse auf eine andere wechseln (Klassenwechsel s. später), ebenso, wie von der Produktion eines Membran-gebundenen Antikörpers auf einen sezernierbaren gewechselt werden kann.

Die relative Molekülmasse des **IgG** ist 150 000. Vier verschiedene γ-Ketten charakterisieren **4 Unterklassen** des IgG. Die schweren Ketten sind nur gering glycosyliert. Über die Funktion der Kohlenhydrate ist wenig bekannt. IgG **stimuliert** das **Komplementsystem** und die **Makrophagen**. IgG ist u.a. verantwortlich für den von der Mutter auf den **Embryo** übertragenen **Immunschutz**, da es in der zweiten Hälfte der Schwangerschaft die Placentaschranke passieren kann. Dadurch ist auch das Neugeborene normalerweise noch geschützt. Mit Nachlassen der IgG-Konzentration im Serum des Säuglings wird der mütterliche

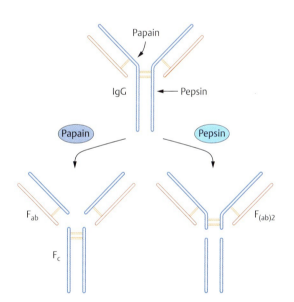

Abb. 9.**8** **Proteolyse von Ig.** Die unterschiedlichen Proteolyseprodukte nach Papain- bzw. Pepsineinwirkung sind aufgezeichnet.

Schutz erniedrigt. Die **Halbwertszeit der IgGs** beträgt **etwa 20 Tage**. 60 Tage nach der Geburt wird der Schutz gering, der Säugling muss bis dahin seine eigene Abwehr aufgebaut haben. Gebildet wird IgG hauptsächlich im lymphatischen Gewebe, in der Milz, der Leber, im Knochenmark und in den Lymphknoten.

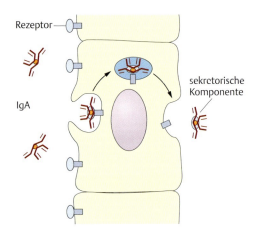

Abb. 9.9 **Transcytose des IgA.** Aus dem Blut werden IgA-Moleküle an Zellrezeptoren gebunden, endocytiert, in Vesikeln durch die Zelle transportiert und durch Exocytose aus der Zelle in ein Sekret abgegeben. Der Zellrezeptor, der aus einer sekretorischen und einer Membran-gebundenen Komponente besteht, wird dabei gespalten, wobei die sekretorische Komponente (S-C) an das Ig-Molekül assoziiert bleibt.

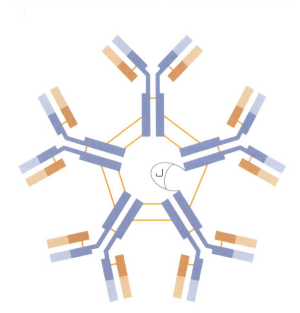

Abb. 9.10 **Die lösliche Form des IgM.** Fünf IgM-Moleküle werden durch Disulfidbrücken und eine J-Kette sternförmig zum Pentamer zusammengehalten.

IgA ist zu etwa 10–20% an den Immunglobulinen im Serum beteiligt

IgA ist das Ig der seromucösen Sekrete. Seine spezielle Aufgabe ist die **Abwehr auf den Schleimhäuten**. Es ist mit einer rel. Molekülmasse von 160 000 etwas größer als IgG. Das IgA stammt **aus Plasmazellen**, die direkt unter der Schleimhaut liegen. IgA kann als **Monomer** (häufigste Form), aber auch unter Zuhilfenahme einer J-Kette als **Di- und Trimer** auftreten. Derartige Polymere können vom Blut durch **Transcytose** in ein Drüsenlumen oder durch die Schleimhaut z. B. in den Respirationstrakt transportiert werden. Sie binden dabei an einen **Zellrezeptor**, der eine **sekretorische und eine Membran-bindende Komponente** enthält, werden mit diesem endocytiert, durch die Zelle transportiert, wieder in die Zellmembran integriert und dann entlassen. Dabei wird der Rezeptor gespalten, wobei die **sekretorische Komponente** (S-C) des Rezeptors an das Ig-Molekül assoziiert bleibt. Für die Sekretion durch die Schleimhaut und zum gleichzeitigen Schutz gegen Proteasen ist das IgA assoziiert mit dem S-C. In dieser Assoziation liegt es in der Tränenflüssigkeit, dem Speichel, dem Nasensekret, Schweiß etc. vor. Der Rezeptor für IgA kann auch IgM binden, sodass bei IgA-defizienten Individuen IgM den Antikörperschutz übernimmt (Abb. 9.9).

Die **Halbwertszeit** des IgA ist, da es verstärkt Proteasen ausgesetzt ist, kürzer als die des IgG (20 Tage), etwa **4–7 Tage**.

Das IgM ist in hohem Maße polymerisiert

IgM liegt in zwei Formen vor, einer **Membran-gebundenen und einer löslichen**. Von der ersteren finden sich ca. 10^5 Kopien auf dem ruhenden B-Lymphocyten, noch bevor ein spezielles Antigen in den Organismus eingedrungen ist. Die lösliche Form (ihr fehlt die hydrophobe Membranverankerungssequenz) wird als erste Immunantwort unmittelbar nach Kontakt mit einem Antigen produziert. Diese Form erscheint als **Pentamer**: 5 Einzelmoleküle werden durch ein kurzes Polypeptid, eine **J-Kette**, und mit Hilfe von Disulfidbrücken sternförmig zusammengelagert (Abb. 9.10). IgM hat zur Hauptaufgabe die **Aktivierung** des **Komplementsystems** und die Anregung der **Makrophagen** zur Phagocytose. Wegen seiner Größe neigt es besonders zur Agglutination. Die **Anti-Blutgruppen-Igs** sind IgMs.

Wenig ist über IgD und IgE bekannt

IgE hat trotz seiner geringen Konzentration (0,0001 %, bezogen auf 10–30 g/l Gesamt-Ig) größte Bedeutung für die **Parasitenabwehr** und bei **Allergien**. Es bindet an spezifische Rezeptoren auf den Mastzellen, an die dann seinerseits das Antigen bindet und zur **Histaminausschüttung** führt (S. 270). Als Folge der Ausschüttung von Aminen kommt es zum Einstrom von eosinophilen Granulocyten, die die für Parasitenbefall charakteristische **Eosinophilie** bewirken.

IgD mit sehr kurzer Halbwertszeit wird zusammen mit IgM fast ausschließlich auf der Zelloberfläche ruhender B-Lymphocyten gefunden, kommt aber auch in sezernierter Form vor. Möglicherweise bestimmt dieses Immunglobulin, wann eine B-Zelle immunologisch reif ist.

IgM und IgD kommen zu Beginn einer Immunantwort (**Primärantwort**), alle anderen Immunglobulinklassen erst im späteren Verlauf und nach neuerlichem Kontakt mit dem Antigen vor (Sekundärantwort). Die Reihenfolge ihres Auftretens ist dabei IgG, IgE und IgA (Rep. 9.4, Tab. 9.2).

Tab. 9.2 Eigenschaften von Immunglobulinen (Igs)

	IgG	IgA	IgM	IgD	IgE
Gehalt im Serum in % (bezogen auf Gesamt-Ig)	70–80	10–20	5–10	1–3	0,002
H-Kette	γ	α	μ	δ	ε
L-Kette	λ oder κ	λ oder κ	λ oder κ	λ oder κ	λ oder κ
Kilo-Molekulargewicht	150	160	900	180	200

Repetitorium 9.4

Antikörper

Aufbau	4 Proteinketten: 2 schwere Ketten und 2 leichte Ketten; jeweils mit konstanten und variablen Bereichen
Typen	IgG IgA IgM IgE IgD
schwere Ketten	γ α μ ε δ
leichte Ketten	κ oder λ
IgG	Majorität der Antikörper; Immunität des Neugeborenen
IgA	Ig der seromucösen Sekrete; Assoziation an S–C
IgM	Primärantwort, J-Protein-Assoziation, Anti-Blutgruppen-Ig
IgE	Parasitenabwehr, gesteigert bei Allergien
IgD	Primärantwort mit IgM

9.2.3 Die Individualität der Antikörper wird durch ihre Bildung bestimmt

Die Vielfalt der Antikörper wird durch Anordnung des genetischen Materials nach dem Baukastenprinzip erzielt

Die Hauptgruppen IgG, IgA etc. mit dem κ- und λ-Typ leichter Ketten spiegeln nur grob die enorme **Heterogenität** der Antikörper wider. In der Tat müssen wir davon ausgehen, dass praktisch **jedes Antigen** (und deren gibt es viele Millionen) **seinen spezifischen Antikörper** findet.

Bei einer Aminosäureanzahl von 660 für leichte und schwere Ketten eines Antikörpers – das entspricht der dreifachen Anzahl von Nucleotiden in der RNA bzw. der sechsfachen Anzahl von Nucleotiden in der DNA – können wir abschätzen, welch ein riesiges genetisches Material notwendig wäre, um alle Antikörper zu codieren. Wir müssen quasi für jeden Antikörper 4000 Nucleotide erwarten, d. h. jeder Antikörper würde DNA mit einer rel. Molekülmasse in der Größenordnung von 1,3 Mill. Molekulargewicht DNA erfordern. Bei einer geschätzten Minimalanzahl von 1 Million verschiedener Antigene würde das einem DNA-Bedarf mit einer rel. Molekülmasse von $1,3 \times 10^{12}$ entsprechen. Das ist eine unrealistische Zahl, denn die ganze DNA-Satz einer normalen menschlichen Zelle liegt in Bezug auf die rel. Molekülmasse in der Größenordnung von 10^{12}. Der DNA-Bedarf entspräche also dem gesamten DNA-Gehalt der menschlichen Zelle, und es würde keinen Platz mehr für die vielen anderen Gene geben. Eine andere Möglichkeit wäre die vieler verschiedener variabler Bereiche, sowohl bei den schweren als auch bei den leichten Ketten, die immer an die konstanten Teile ankoppeln. Dann muss nur eine große Heterogenität bei den variablen Teilen der schweren und der leichten Kette vorausgesetzt werden. Der variable Teil enthält jeweils ca. 110 Aminosäuren, und damit erniedrigt sich der Bedarf für codierende DNA auf ein Drittel. Wir können außerdem verschiedene Kombinationen verschiedener Teile aus dem variablen Teil vornehmen, und schließlich können wir diesen Kombinationen unterschiedliche hypervariable Teile anhängen, um das entsprechende Segment an den konstanten Teil anzufügen. Dadurch vermindert sich der Bedarf an codierender DNA noch einmal ganz erheblich. In der Tat folgt die Natur diesem Prinzip.

Die **Genloci** für die beiden **leichten und die schweren Ketten** liegen beim Menschen auf drei verschiedenen Chromosomen: κ-Kette auf Chromosom 2, λ-Kette auf Chromosom 22 und H-Ketten auf Chromosom 14. Dabei ist bemerkenswert, dass die **Anordnung der Information** für variable und konstante Regionen der einzelnen Ketten in den Blutstammzellen und in nicht-lymphatischen Zellen grundsätzlich anders ist als in den Lymphocyten. In Letzteren liegen die Exons für variablen und konstanten Teil dicht beieinander, im Ersteren sind sie weit voneinander entfernt. Und nicht nur das. Betrachten wir zunächst die Verhältnisse bei den **leichten κ-Ketten** (Abb. 9.11).

Beim Menschen gibt es ca. 150 verschiedene Exons für den **variablen Teil** (V_κ in ihrer Gesamtheit als Bibliothek bezeichnet), denen in 5'-Richtung je ein Exon für eine **Signalsequenz** (leader) vorangestellt ist (L_κ), die die Synthese der Immunglobuline am RER ermöglicht. Die V_κ-Exons codieren nicht für die gesamte variable Region, sondern nur für 95 der insgesamt 108 Aminosäuren. Die restlichen Aminosäuren werden von Exons, die weiter stromabwärts liegen, den fünf ebenfalls polymorphen **Junktionsregionen** (J_κ), geliefert. Sowohl zwischen den einzelnen V_κ und J_κ als auch zwischen der V_κ- und J_κ-Bibliothek als auch zwischen dieser und dem stromab gelegenen Exon für die konstante Region liegen unterschiedlich lange untranslatierte Regionen.

Während der Differenzierung der lymphatischen Zellen wird durch **somatische Rekombination** unter Beteiligung der *Rekombinasen RAG1* und *RAG2* (klinische Ausfälle S. 270) ein für jede Zelle **individuelles Gen** arrangiert. Dabei wird im Falle der κ-Kette eine beliebige LV_κ-Region an eine der 5 J_κ-Regionen angefügt.

Diese Rekombination findet an speziellen Erkennungssequenzen statt, die am 3'-Ende der V_κ-Region bzw. am 5'-Ende der J_κ-Region liegen und die spiegelbildlich zueinander **Palindrome** bilden. Für den **intrachromosomalen Rekombinationsprozess** lagern sich komplementäre Sequenzen zu einer **Stamm-Schleifen-Struktur** aneinander und bringen dadurch die jeweilige V_κ- und J_κ-Region eng zusammen. Die Verbindung erfolgt immer etwas unpräzise, eine Tatsache, die zu einer weiteren Variabilität der variablen Region um Aminosäure 96 beiträgt (**hypervariable Stelle**). Auch in einer bereits rearrangierten DNA können durch somatische Mutation noch Basen ausgetauscht werden. Die Mutationsrate ist mit 10^{-3} Basenaustausch/Nucleotid/Zellgeneration sehr hoch und erhöht die Variabilität der variablen Region.

In B-Lymphocyten der nächsten Generation wird die rearrangierte DNA zur **hnRNA** transkribiert, die durch **Spleißen** von allen nicht-translatierten Sequenzen befreit wird, wodurch die $LV_\kappa J_\kappa$-Region an die **konstante Region** (C_κ) angefügt wird. Der **Translation** steht nun nichts mehr im Wege. Allerdings können nur diejenigen Transkripte zu

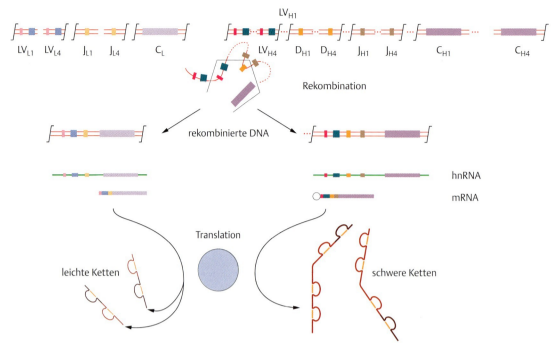

Abb. 9.11 Kreation und Expression eines Immunglobulin-Gens. Unarrangierte DNA für leichte (links) und schwere (rechts) Ketten enthalten in Blutstammzellen und im nicht-lymphatischen Gewebe Bibliotheken von Exons für die variable Region (V_L-V_H), für die Junktionsregionen (J_L-J_H), die Diversitätsregionen (D_H) und die konstanten Regionen (C_L-C_H). Den V_L-Exons geht jeweils ein Exon für die Leadersequenz (L_L) voraus. Durch Rekombination werden in Lymphocyten einzelne Exons jeder Gruppe beliebig hintereinander geschaltet zum eigentlichen Gen. Transkription und Splicing führen zur reifen mRNA, die an Ribosomen des RER translatiert wird. Die Polypeptidketten werden gereift und in Folge glycosyliert und zum fertigen Immunglobulin zusammengesetzt.

einer funktionstüchtigen leichten Kette führen, deren Leserahmen intakt aus dem Manöver hervorgegangen sind. D. h. es werden so lange neue Rearrangements ausprobiert, bis eine Zelle ein brauchbares Transkript enthält. Sollte das in keiner der Zellen gelingen, werden die Genorte der λ-Kette rearrangiert, die ebenfalls für eine leichte Kette codieren und die beim Menschen in 50% der Antikörper zu finden ist.

Nach dem gleichen Prinzip werden auch die **Gene für die schweren Ketten** aus einer Vielzahl von möglichen Gensequenzen zusammengestellt. Allerdings ist hier die **Variationsmöglichkeit** noch größer.

Im Unterschied zu den leichten Ketten, die nur eine konstante Region besitzen, gibt es bei den schweren Ketten 8 Regionen, entsprechend den Antikörperklassen IgM, IgD, IgG$_{1-4}$, IgE und IgA. Für den variablen Teil gibt es 3 statt 2 Bibliotheken, wobei eine **Diversitätsregion** (D_H > 12 Segmente) zwischen die V_H-Region (~250 Segmente) und die J_H-Region (4 Segmente) eingeschoben ist. Die Rekombination der variablen Elemente verläuft wie bei den leichten Ketten über Verbindungssequenzen und kann auch hier zu Ungenauigkeiten führen (Abb. 9.11).

Noch nicht genug der Variabilität bei den schweren Ketten. Ein spezielles Enzym, die **terminale Desoxynucleotidyl-Transferase**, kann an den Verbindungsstellen zusätzliche Nucleotide einfügen, wodurch sog. **N-Regionen** entstehen, die zu Hypervariabilität in der Komplementarität-determinierenden Region führen.

Die Wahl der konstanten Region erfolgt während der Transkription und schreibt den Antikörper einer bestimmten Klasse und damit einer bestimmten Funktion zu. So wird im jungfräulichen B-Lymphocyten für den ersten Membran-ständigen Antikörper die konstante Region für die H$_\mu$-Kette transkribiert, gemeinsam mit 2 zusätzlichen Exons für eine Transmembranregion (Rep. 9.5).

> **Repetitorium 9.5**
>
> **Module von Antikörper-Genen beim Menschen**
> **Leichte Kette**: Variabler Teil (108 Aminosäuren)
> - V_L-Region: ca. 150 Exons, jeweils mit Leadersequenzen
> - J_L-Region: 5 Exons
>   Konstanter Teil (110 Aminosäuren)
> - C_L-Region: 1 Exon
>
> **Schwere Kette**: Variabler Teil (110 Aminosäuren)
> - V_H-Region: 250 Exons, jeweils mit Leadersequenzen
> - D_H-Region: mehr als 12 Exons
> - J_H-Region: 4 Exons
>   Konstanter Teil (330 Aminosäuren)
> - C_H-Region: 8 Exons

Nach der Synthese der Immunglobuline müssen sie maturiert werden

Nach der Synthese von schweren und leichten Ketten an Ribosomen des RER (s. Kap. **2.5**) werden diese kombiniert und an den entsprechenden Stellen **S-S-Brücken** ausgebildet. In weiteren Reifungsprozessen erhalten die schweren Ketten in der Region der Komplementdomäne **Kohlenhydrate**. Die Zahl der Zucker ist charakteristisch für das entsprechende Ig. IgG z. B. hat weniger Kohlenhydrat als die anderen Immunglobuline. Die Aufgabe dieser Kohlenhydrate scheint es zu sein, das Antikörpermolekül für die Sekretion zu präparieren. Diese Kohlenhydrate werden im Golgi-Apparat stufenweise angefügt. Wenn das Molekül gereift ist, wenn die richtige Kombination zwischen schweren und leichten Ketten erfolgt ist, wird das Immunglobulin von der Zelle nach außen entlassen bzw. im Fall eines Membran-ständigen IgMs in die Plasmamembran integriert.

9.3 Eine funktionierende Immunabwehr erfordert das Zusammenspiel hoch differenzierter Zellen

Die **Antikörpersynthese** findet in spezifischen Lymphocyten, den **B-Lymphocyten**, bzw. in Zellen, die sich aus diesen B-Lymphocyten entwickeln, den **Plasmazellen**, statt (s. Abb. 9.2). Diese Lymphocyten entwickeln sich ihrerseits aus **Stammzellen** die omnipotent sind. Während der Reifung gelangen diese Stammzellen bzw. deren Abkömmlinge aus Blutinseln in das **Bursasystem**, das bei Vögeln die Bursa fabricii ist, ein Organ in der Nähe des Enddarms. Beim **Menschen** entsprechen dieser Region die **fötale Leber** und das **Knochenmark**. Diese B-Lymphocyten, die in unserem Blut zirkulieren und über den Lymphkreislauf immer wieder durch den gesamten Organismus transportiert werden, sind relativ Stoffwechsel-inert. Ihre Aufgabe ist es, auf ein Antigen zu warten, um dann die Antikörperproduktion erheblich anzukurbeln. Die **Rekombinationsprozesse**, die zur Kreation eines Ig-Gens führen, ereignen sich **bereits in der frühen Entwicklung der B-Lymphocyten**. Dabei werden viele Lymphocyten mit unterschiedlichen Ig-Produktionsprogrammen hergestellt. Diese Millionen verschiedener Lymphocyten, von denen jeder sein spezifisches Programm trägt, sind im Organismus vorhanden. Sie produzieren auch ohne Stimulus eine geringe Menge Antikörper. Dieses Ig vom Typ IgM befindet sich nicht nur im Inneren, sondern auch auf der Oberfläche des jeweiligen Lymphocyten.

9.3.1 Lymphocytenstimulierung erfolgt durch Bindung des Antigens an das spezifische Oberflächen-Ig von B-Lymphocyten

Die Lymphocyten werden aus dem Knochenmark ins Blut oder in die Lymphe ausgeschleust. Hier gehen sie nach einigen Tagen zugrunde, es sei denn, es bindet an einen von ihnen ein passendes Antigen, das diesen dadurch aus der Masse der anderen Lymphocyten selektioniert. Durch diese **Antigen-Erkennung** wird der Lymphocyt als Ausgangszelle für einen Lymphocytenklon vorgesehen (**klonale Selektion**).

Jetzt erfolgt die Auslösung eines komplexen Vorganges: die **Stimulierung** der Lymphocyten. Am Anfang steht die Bindung des Antigens an das Oberflächen-Ig, am Ende eine starke Vermehrung dieses das Antigen erkennenden

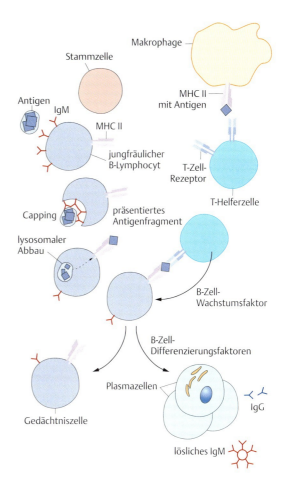

Abb. 9.**12** **B-Zell-Aktivierung zur Antikörperproduktion.** Treffen Antigenmoleküle auf passende IgMs in der Membran eines jungfräulichen B-Lymphocyten, so können die Komplexe zu einem Capping führen. Die Antigen-Antikörper-Komplexe werden endocytiert, in Lysosomen abgebaut und Antigenfragmente an MHC-II-Proteinen präsentiert. Bindet ein passender T-Zell-Rezeptor einer T-Helferzelle, dann fördert dieser durch Faktoren das Wachstum und die Differenzierung des B-Lymphocyten zur Plasmazelle, die lösliche IgM-Pentamere sezerniert. Einige Zellen werden zu **Gedächtniszellen**. Die schemenhafte Darstellung eines Antigen-präsentierenden Makrophagen verdeutlicht die Verknüpfung von humoraler und zellulärer Abwehr durch T_H-Zellen.

B-Lymphocyten. Es werden viele Nachkommen dieses speziellen Lymphocyten gebildet, die alle in der Lage sind, den spezifischen Antikörper zu produzieren. Die Voraussetzung für die Proliferation ist jedoch erst gegeben, wenn **mehrere Antigenmoleküle an zahlreiche IgMs** des Lymphocyten binden und diese dank der Fluidität der Plasmamembran an einem Zellpol zusammenziehen (**Capping**, s. Kap. 1, S. 12). Dieses Käppchen wird durch **Endocytose** internalisiert, das Antigen im Zellinneren zerlegt und gegebenenfalls antigene Strukturen, an MHC-II-Proteine gekoppelt, wieder auf der Zelloberfläche präsentiert (Abb. 9.**12**).

Diese MHC-gekoppelten Antigene werden ihrerseits von Rezeptoren der T-Helferzellen erkannt, die einen

B-Zell-Wachstumsfaktor beisteuern. Auch Makrophagen stimulieren das B-Zell-Wachstum durch einen **B-Zell-aktivierenden Faktor**. Mit Hilfe dieser Faktoren vermehrt sich der selektionierte B-Lymphocyt. Sein Ziel, Antikörper zu sezernieren, erreicht er aber erst, nachdem er zu einer **Plasmazelle** differenziert ist. Hierzu tragen wiederum Proteine der T-Helferzellen, sog. **B-Zell-Differenzierungsfaktoren**, u. a. das Interferon γ, bei. Die reife Plasmazelle sezerniert zunächst IgM, indem sie alle Exons der H_μ-Kette mit Ausnahme der für die Transmembransequenz zuständigen translatiert. Im weiteren Verlauf kann eine derartige Plasmazelle Antikörper mit einer anderen Effektorregion sezernieren: Durch Rekombination der variablen Region an die Exons einer anderen Klasse (δ, γ, ε oder α) unter Ausschaltung aller übrigen findet ein **Klassenwechsel** statt.

Die B-Zell-Differenzierungsfaktoren hemmen ihrerseits wieder die Proliferation. Nach intensiver Antikörperproduktion (eine Zelle kann ca. 10 Millionen Antikörpermoleküle pro Stunde sezernieren) stirbt die Plasmazelle ab, es sei denn, sie geht in eine Gedächtniszelle über (*Rep. 9.6*).

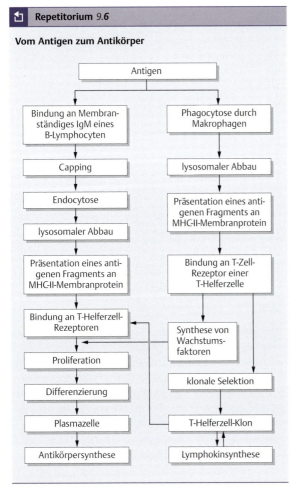

Repetitorium 9.6

Vom Antigen zum Antikörper

T-Lymphocyten sind eine andere Klasse der Lymphocyten. Sie entstehen aus derselben Stammzelle, reifen allerdings nicht im Bursa-, sondern im **Thymussystem**, deshalb der Name T-Zellen.

B- und T-Zellen gleichen einander äußerlich. Man muss ein Rasterelektronenmikroskop zu Hilfe nehmen, um morphologische Unterschiede zu erkennen, aber beide Zelltypen haben unterschiedliche Funktionen. Während B-Lymphocyten für die Antikörpersynthese zuständig sind, sind die T-Zellen für die **zelluläre Immunreaktion** verantwortlich. Diese zelluläre Immunreaktion zeigt sich besonders beim Abstoßen körperfremden Gewebes, z. B. bei der **Transplantation** (zelluläre Immunantwort, S. 259).

Reagieren bei der **humoralen Immunabwehr** die **Antikörper** mit für sie spezifischen Antigenen, dann erfüllen Proteine aus der Immunglobulin-verwandten Superfamilie, die **T-Zell-Rezeptoren**, diesen Dienst bei der **zellulären Immunabwehr**. Auch sie bestehen aus variablen und konstanten Regionen, deren codierende DNA-Sequenzen in den Stammzellen der T-Lymphocyten während deren Reifung im Thymus aus V-, D- und J-Regionen rearrangiert werden müssen. Diese Proteine enthalten eine Transmembran-Sequenz, mit der sie in die Membran der T-Helferzellen und der cytotoxischen T-Lymphocyten (CTL) eingelassen werden. Sie erkennen, anders als frei im Blut schwimmende Antikörper, nur antigene Strukturen, die sich Membran-gebunden in Assoziation mit MHC-Proteinen auf Zellen präsentieren. Als Reaktion auf diese Bindungen erfolgt klonale Selektion des entsprechenden T-Lymphocyten (*Abb. 9.5*, *Abb. 9.6*).

9.3.2 Die Proliferation eines Lymphocyten führt zu monoklonalen Antikörpern

Monoklonale Antikörper haben in der Immunologie und in der Biochemie ganz neue Perspektiven eröffnet. Eines der Handikaps bei der Herstellung von Antikörpern war, dass jedes Antigen eine Unzahl von Antigen-Determinanten hatte, und jede Antikörperpräparation ergab deshalb eine Mischung von vielen verschiedenen Antikörpern gegen die unterschiedlichen Antigen-Determinanten. Diese Schwierigkeit wird durch die Technik der Herstellung von monoklonalen Antikörpern eliminiert. Ziel ist es dabei, **Lymphocytenklone** zu bekommen, **die nur einen Antikörper produzieren**.

Man injiziert einer Maus ein Antigen (*Abb. 9.13*). Dadurch werden die Lymphocyten stimuliert, Antikörper gegen alle vorhandenen Antigen-Determinanten zu produzieren, jeder Lymphocyt gegen eine einzige Determinante. Nachdem die Maus diese Immunantwort gegeben hat, wird die Milz entfernt; die B-Lymphocyten, die in großen Mengen in dieser Milz enthalten sind, werden gewonnen und mit transformierten Zellen fusioniert. Diese Zellhybriden können in vitro vermehrt werden. In der Praxis verschmilzt man die B-Lymphocyten mit Plasmocytomzellen (Krebszellen). Jede **Hybridzelle** (**Hybridomazelle**) hat nun von der Krebszelle die Eigenschaft übernommen, unbegrenzt zu wuchern. Von dem B-Lymphocyten hat sie die Eigenschaft erworben, ein spezifisches Antikörperprogramm zu realisieren. Es gibt natürlich eine Menge von verschiedenen Hybridzellen. Jede enthält ein individuelles Programm gegen eine der antigenen Determinanten. Aus den individuellen Zellen werden **Klone** gezogen, d. h. Zellen, die jeweils nur von einer Zelle abstammen. Es wird getestet, gegen welche antigene Determinante eines Antigens

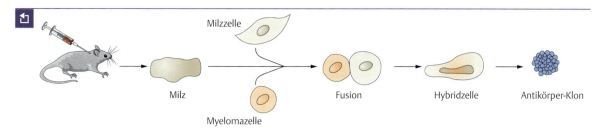

Abb. 9.13 **Monoklonale Antikörper.** Näheres s. Text.

ein Klon reagiert. Ein derartiger Klon bildet gezielt einen spezifischen Antikörper, der ganz speziell auf die entsprechende antigene Determinante abgestimmt ist. Die Potenz dieser Technik ist groß.

Beispiel: Nehmen wir den Fall eines Proteins, das wir aus technischen Gründen nicht reinigen können, wie **Interferon**. Da die Mengen Interferon, die Zellen synthetisieren, verschwindend gering sind, gab es über viele Jahre größte Schwierigkeiten, Interferon zu reinigen. Mit monoklonalen Antikörpern ist es schließlich gelungen. Nach einer ersten Vorreinigung wurden mit dem unreinen Protein Mäuse injiziert. Es wurden Klone hergestellt, die gegen die vielen Proteine, die in der Mischung waren, Antikörper produzierten. In mühseliger Kleinarbeit wurden tausende von Klonen auf Interferon-Antikörper-Produktion hin getestet. Solch ein Klon wurde gefunden, und damit hatte man Antikörper, die ganz spezifisch gegen dieses Interferon gerichtet waren. Man konnte diese Hybridomazellen eines solchen Klons wieder einer Maus injizieren. Die Zellen sind potenzielle Krebszellen, sie produzieren **in der Maus** einen Krebs, ein **Antikörper produzierendes Myelom**, dessen einzelne Zellen spezifische Interferon-Antikörper bilden. Auf diese Weise war es möglich, größere Mengen Interferon-Antikörper zu produzieren. Diese **Interferon-IgGs** können sehr einfach mit ihrem schwer-schweren Stamm an eine Matrize gekoppelt werden. Füllt man damit eine **Säule** und trägt ein **Interferon-haltiges Proteingemisch** auf, so werden alle Proteine durch diese Säule hindurchlaufen, außer den Interferonmolekülen, die spezifisch von der Antikörpersäule festgehalten werden. Sorgfältig wird mit Puffer gewaschen und schließlich bleibt praktisch reines Interferon an dem Antikörper hängen. Die Antigen-Antikörper-Bildung, die ja nicht kovalent ist, kann durch Erhöhung der Salzkonzentration des Eluats gelöst werden. Damit wird das Antigen, in diesem Fall Interferon, vom Antikörper getrennt und kann auf diese Weise gewonnen werden (**Affinitätschromatographie**).

Eine weitere wichtige Anwendungsmöglichkeit finden monoklonale Antikörper in der Therapie. Sie werden neuerdings in der **Krebstherapie** eingesetzt, wo sie spezielle Oberflächenproteine der malignen Zellen inaktivieren. Aber auch Toxine, die von Bakterien ausgeschieden den Organismus schädigen, können von spezifischen Antikörpern gebunden und inaktiviert werden (Tab. 9.3).

Tab. 9.3 **Ziele therapeutische Antikörper**

Antigen	Lokalisation	Erkrankung
Toxine	generalisiert	bakterielle Infektionen
Her2/neu, EGFR	Tumorzell-Membranen	Mammacarcinom
CD 20	B-Zell-Oberflächen-Marker	non-Hodgkin-Lymphom
VEGF	Blutgefäße	metastasierendes Coloncarcinom, Bronchialcarcinom

9.3.3 Pathologische Veränderungen des Immunsystems führen zu ernsten Krankheiten

Autoimmunkrankheiten richten sich gegen körpereigene Strukturen

Von besonderer medizinischer Bedeutung ist die Fähigkeit des Immunsystems, gegen körpereigene Strukturen tolerant zu sein. Nimmt diese **Toleranz** ab (im Alter oder bedingt durch genetische Defekte), kann es zu **Autoimmunkrankheiten** mit Antikörperproduktion gegen alle möglichen Körperstrukturen kommen. Dabei sind zu unterscheiden die Bildung von **Autoantikörpern** gegen Bestandteile eines einzigen Organs (organspezifisch) und solche gegen verschiedene Gewebe (organunspezifisch) (Tab. 9.4).

Tab. 9.4 **Ausgewählte Autoimmunerkrankungen**

	Organ	Krankheit	Antikörper gegen
organspezifisch	Schilddrüse	Morbus Basedow, Thyreoiditis Hashimoto	u. a. Thyreoglobulin, Hormonrezeptoren
	Nebenniere	Morbus Addison	Nierennierenrinden-Zellen-Antigen
	Magen	Perniziöse Anämie	Intrinsic factor (B_{12}-Resorption!)
	Pankreas	Insulin-abhängiger Typ I Diabetes	Inselzell-Antigene, Insulin
	Haut	Pemphigus vulgaris	Desmoglein
	quergestreifte Muskulatur	Myasthenia gravis	Acetylcholinrezeptoren, I-Banden der Muskulatur
	Gehirn- und Rückenmark	Multiple Sklerose	Myelinproteine
organunspezifisch (rheumatoider Formenkreis)		Systemischer Lupus erythematodes (SLE)	Zellkern-Antigene
		Rheumatische Polyarthritis	IghG (Rheumafaktor)

Wie es zum **Unterlaufen der Toleranz** kommt, ist nicht geklärt. Normalerweise wird die Entwicklung autoaggressiver T$_H$-Klone im Thymus abgebrochen. Die auffällige Assoziation bestimmter **Autoimmunkrankheiten** mit bestimmten HLA-Phänotypen (**H**uman**l**eukocyten-**a**ssoziierte Antigene, HLA-A bis C codiert für MHC-Klasse-I, HLA-D für MHC-II-Oberflächen-Proteine) lässt vermuten, dass einige Allele dieser Gene für Peptide codieren, die den klonalen Entwicklungsabbruch im Embryonalstadium nicht optimal induzieren. Außerdem wird diskutiert, dass das „Fremd"-Erkennungssystem der Lymphocyten sich möglicherweise täuschen lässt: Im Zuge der Abwehr von Fremd-Antigenen, die unglücklicherweise körpereigenen Strukturen äußerst ähnlich sein könnten, würden sie sich auf die eigenen Peptide stürzen, sodass es zur Autoimmunabwehr kommt.

HLA-Allele sind mit diversen Krankheiten assoziiert

Viel Diskussion liefert auch die **Assoziation zahlreicher Krankheiten mit bestimmten Allelen der HLA-Gene**. Individuen, die in ihrem Phänotyp bestimmte Allele dieser Gruppe ausprägen, haben ein deutlich höheres Risiko, bestimmte Krankheiten zu entwickeln als die Normalbevölkerung. **HLA-DR-Allele** sind demzufolge in unterschiedlichem Ausmaß assoziiert mit **Insulin abhängigem Diabetes**, **Multipler Sklerose**, **Rheumatischer Arthritis**, **Lupus erythematodes**, **Pemphigus vulgaris** u. a. Die stärkste Assoziation findet sich für den **Morbus Bechterew** mit HLA-B. Individuen, die diese Allele ausprägen, haben ein bis zu 100-fach erhöhtes Risiko, an einer **ankylisierenden Spondylitis** (Entzündung und Verknöcherung der Wirbelsäulengelenke) zu erkranken.

Infektionen und genetische Defekte führen zu Beeinträchtigung der Immunantwort

Krebsige Entartung der Lymphocyten führt zu **akuter** und **chronischer Leukämie**. Ein Retrovirus, Human-T-Lymphotropes Virus (HTLV), verursacht **T-Helferzell-Leukämie**, ein anderes, Human-Immuno-Deficiency-Virus (HIV), führt zum Zusammenbruch des Immunsystems durch **Abtöten** der T-Helferzellen und hat **AIDS** zur Folge (s. Kap. 11).
Genetische Defekte mit Auswirkung auf das Immunsystem können im schwersten Fall zu einem lebensbedrohlichen Abfall der B- und T-Lymphocyten führen. Von **schwerer kombinierter Immundefizienz (SCID)** spricht man, wenn zelluläre und humorale Immunabwehr vollständig fehlen. Derartige Defekte können autosomal-rezessiv vererbt werden. Hierher gehören u. a. das **Omenn-Syndrom** mit **Defizienz** der *Rekombinasen* RAG1 und RAG2, S. 265, und die *Adenosindesaminase*-**Defizienz (ADA)**. Die Symptomatik ist dadurch gekennzeichnet, dass im Alter von 3–6 Monaten Gedeihstörungen und opportunistische Infektionen auftreten. Völlig sterile Lebensbedingungen waren bisher lebensverlängernd. Inzwischen werden **Knochenmarkstransplantationen** durchgeführt. Bei dieser Krankheit wird intensiv an einer Gentherapie gearbeitet (S. 339), wobei die leicht zugänglichen Patienten-Lymphocyten über einen viralen Vektor (S. 323) das intakte Gen zur Produktion intakter *Adenosindesaminase* erhalten. 15 % der SCID-Fälle sind in der Tat durch Mutationen des Gens für *Adenosindesaminase* bedingt. Fehlt das Enzym, so steigt der Adenosin- und Desoxyadenosingehalt besonders in Lymphocyten stark an. Ein hoher Spiegel von Desoxy-ATP ist die Folge, der die *Ribonucleotid-Reduktase* hemmt und damit auch die Bildung der drei anderen für die DNA-Synthese notwendigen Desoxyribonucleotide. Etwa die Hälfte aller Fälle von SCID wird X-chromosomal rezessiv durch Mutationen in der γ-Kette des Cytokin-Interleukin-2-Rezeptorgens vererbt. Durch diesen Defekt fehlt den T-Lymphocyten das Signal zur Proliferation.

Neuerdings konnten bei einigen auf Immundefizienzen basierenden Erkrankungen **Mutationen** in der **Signaltransduktion** am **T-Zell-Rezeptor** gefunden werden. Dieser Rezeptor ist an seiner cytoplasmatischen Seite eng mit **Proteinkinasen** assoziiert, die über Phosphorylierung der Tyrosine diverser Proteine (s. Proliferationskette) in Zellaktivitäten eingreifen. Eine solche **Tyrosinkinase** ist z. B. **ZAP 70**, die eng mit einer cytoplasmatischen Untereinheit des T-Zell-Rezeptorkomplexes interagiert. Mutationen in einem Intron des Gens für ZAP 70 führen durch Addition von 3 Aminosäuren zu einer Spleißstelle und damit zu einem defekten Protein.

Ebenfalls durch eine mutierte *Tyrosinkinase* wird die Differenzierung der Prä-B-Lymphocyten in reife B-Zellen bei der X-chromosomal rezessiv vererbten **Bruton-Typ Agammaglobulinämie** (S. 257) verhindert. Es kommt zu rezidivierenden Infekten. Das **Di-George-Syndrom** (S. 187) vereint im Rahmen eines Mikrodeletions-Syndroms auf Chromosom 22 einen Immundefekt mit Thymus-Fehlbildungen.

An allergischen Reaktionen ist das Immunsystem maßgeblich beteiligt

Eine **Überreaktivität** des Immunsystems führt zu **Überempfindlichkeitsreaktionen** (Typ I–Typ IV) mit Schädigung von körpereigenem Gewebe und Entzündungsreaktionen.
Typ I–III: **Sofortreaktion** unter Beteiligung der humoralen Immunabwehr.
Typ IV: **Reaktion vom verzögerten Typ** unter Beteiligung der zellulären Immunabwehr.
Typ-I-Überempfindlichkeit. Zum Typ I (**anaphylaktischer Typ**) zählen Allergien, wie sie durch Umweltantigene (Pollen, Hausstaub) ausgelöst werden können. Hierbei werden von Antigen-stimulierten **Plasmazellen IgEs** auf Schleimhautoberflächen sezerniert. Mastzellen binden mit spezifischen Rezeptoren die F$_c$-Effektorregion der Antikörper. Bindet Antigen an diese IgEs, so schütten die Mastzellen Mediatoren, u. a. Histamin, aus, und Asthma, Heuschnupfen, Ekzeme und Juckreiz sind die Folge. **Genetische Disposition** verstärkt diese Reaktionen.
Typ-II-Überempfindlichkeit. Die Typ-II-Überempfindlichkeit (**cytotoxischer Typ**) ist Folge der Zerstörung von Zellen, die wegen ihres Antigenbesatzes von Komplement oder Killerzellen zerstört oder nach Antigen-Antikörper-Reaktion durch Phagocytosezellen angegriffen werden. Hierbei kann es, sind die zu phagocytierenden Zellen zu groß, zur Ausschüttung von lysosomalen Enzymen ins Gewebe kommen (s. Kap. 1). Auch **Transfusionsreaktionen und Rhesusunverträglichkeiten** gehören hierher.
Typ-III-Überempfindlichkeit. Diese Reaktionen werden durch ein Zuviel an Immunkomplexen hervorgerufen und führen zur **Immunkomplexkrankheit** (S. 258).
Typ-IV-Überempfindlichkeit. Typ IV zeichnet sich im Gegensatz zu den drei anderen durch eine Überempfindlichkeitsreaktion vom **verzögerten Typ** aus. Vier verschiedene Arten werden, entsprechend dem Zeitpunkt ihres Auftretens (24 Stunden bis 14 Tage nach Kontakt mit dem Antigen!), unterschieden.
Besonders zu betonen ist die **Kontaktallergie**, die nach ca. 48 Stunden an der Kontaktstelle zu einem Hautekzem

führt. Allergene sind Nickel, Acrylate oder Verbindungen im Gummi, Haptene, die an sich keine Reaktion hervorrufen können. Sie scheinen aber die Haut zu durchdringen und sich an körpereigene Proteine zu koppeln. Derartige Antigene werden besonders von **Langerhansschen Zellen der Epidermis** aufgenommen, die antigene Determinanten präsentieren und auf diese Weise die Monocyten anlocken, die dann ein sichtbares **Zellinfiltrat** hervorrufen.

Weiterführende Literatur

Jorde, L. B., J. C. Carey, M. J. Bamshad, R. L. White: Medical Genetics, 3rd Edition, Mosby 2006

Kayser, F. H., K. A. Bienz, J. Eckert, R. M. Zinkernagel: Medizinische Mikrobiologie. 9. Aufl. Thieme, Stuttgart 1998

Keller, R.: Immunologie und Immunpathologie. 4. Aufl., Thieme, Stuttgart 1994

Lodish, H., A. Berk, C. A. Kaiser, M. Krieger, M. P. Scott, A. Bretscher, H. Ploegh, P. Matsudaira: Molecular Cell Biology, W. H. Freeman and Company, 6th edition 2008

Roitt, I. M., J. Brostoff, D. K. Male: Kurzes Lehrbuch der Immunologie. 3. Aufl. Thieme, Stuttgart 1995

Schwarz, S., O. Förster, M. Peterlik, K. Schauenstein, G. Wick.: Molekulare, zelluläre, systemische Grundlagen von Krankheiten. Maudrich Verlag, Wien 2007

10 Mikrobiologie

Zu den **Mikroorganismen** werden in der Mikrobiologie neben den **Bakterien** auch **Viren**, **Pilze** und unter Umständen auch **größere Parasiten** gerechnet. Mikroorganismen erlangen immer größere Bedeutung als **Produzenten** von wichtigen Wirkstoffen, als Komponenten der **ökologischen Gleichgewichte**, bei der Entwicklung der modernen **Biotechnologie**, aber auch für die **Pathologie** (Tab. 10.1). Wie aus dem Namen ersichtlich, beschäftigt sich die Mikrobiologie mit den Mikroorganismen (Abb. 10.1). Ganz sicher gehören dazu die **Bakterien**. Schon bei den **Viren** ist die Definition fraglich, da Viren keine autonomen Organismen sind. Trotzdem wird die Virologie zur Mikrobiologie gerechnet. Auch **Pilze** gehören hierher und **Algen**. Bei den Pilzen gibt es einige, die eine beträchtliche Größe erreichen können. Einzellige Algen können bis 20 cm groß sein (Acetabularia major). Auch Mehrzeller können zur Mikrobiologie gehören. Da viele der bisher erwähnten Organismen Parasiten des Menschen sind, die Größe eines Organismus aber kein gutes systematisches Kriterium ist, werden häufig auch die großen **Parasiten** der Mikrobiologie zugeschlagen (z. B. der Rinderbandwurm, der mehr als 10 Meter lang werden kann). Diese Zugehörigkeit wird auch dadurch dokumentiert, dass in fast allen Instituten für Mikrobiologie Abteilungen für Parasitologie existieren. Wegen der wachsenden Bedeutung der Parasitologie, auch im Zusammenhang mit Infektiologie und Tropenmedizin, wurde diesem Gebiet im vorliegenden Buch ein eigenes Kapitel gewidmet.

Tab. 10.1 Gruppen von Mikroorganismen mit medizinischer Bedeutung

Einzeller	Mehrzeller	Viren
– Bakterien	– Pilze	– DNA-Viren
– intrazelluläre Parasiten: Rickettsien Chlamydien Mycoplasmen	– mehrzellige Parasiten Würmer Insekten	– RNA-Viren – Tumorviren
– Protozoen: Amöben Flagellaten Ciliaten Sporozoen		

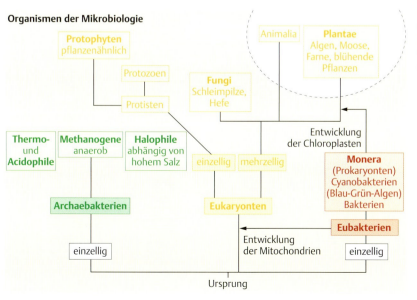

Abb. 10.1 **Stellung der Mikroorganismen im Stammbaum der Organismen.** Nur höhere Pflanzen und Tiere mit Ausnahme der Parasiten gehören nicht zur Mikrobiologie.

10.1 Prokaryonten sind kernlose Zellen

Bakterien und **Cyanobakterien** (Blaugrünalgen) haben keinen Zellkern und werden **Prokaryonten** genannt. Organismen, deren Zellen Kerne besitzen, heißen **Eukaryonten**. Diese beiden Gruppen unterscheiden sich noch in anderen zellulären Strukturen (*Rep. 10.1*) und biochemisch z. B. in ihrer Empfindlichkeit gegenüber einigen Antibiotika.

Repetitorium 10.1

Unterschiede zwischen Prokaryonten und Eukaryonten

	Prokaryonten	Eukaryonten
DNA im Zellkern	nein	ja
Membran-begrenzte Organellen (Mitochondrien, Chloroplasten)	nein	ja
Nucleosomen	nein	ja
Zellwand (Murein-haltig)	ja	nein

10.1.1 Die Bakterienzellen haben Murein-haltige Zellwände

Charakteristisch für die **Bakterienzelle** (*Abb. 10.2*, *Abb. 10.3*) ist die **Zellwand** (*Tab. 10.2*, *Abb. 10.4*) und in ihr ein zweidimensionales, sackartig die Zelle umgebendes Makromolekül, das **Murein** (*Abb. 10.5*). Beim Murein sind Kohlenhydratketten über Peptide miteinander verbunden. Die Kohlenhydratketten bestehen alternierend aus *N*-**Acetylglucosamin** und *N*-**Acetylmuraminsäure**. Die Peptidketten enthalten, neben den üblichen Aminosäuren L-Lysin und Glycin, auch D-Isoglutamin und D-Alanin, wobei die biologisch unüblichen D-Aminosäuren das Murein wohl vor dem Zugriff von *Peptidasen* schützen sollen.

Diese komplexe Struktur wurde von dem deutschen Biochemiker Weidel aufgeklärt, der dem Sacculus den Namen Murein gab. **Grampositive Bakterien** besitzen neben einer besonders dicken, mehrschichtigen Mureinschicht **Teichonsäure**, ein ebenfalls komplexes Makromolekül (*Abb. 10.4*). Sie trägt die **antigenen Eigenschaften** der Bakterien. Die **Aufgaben der Zellwand** (*Tab. 10.3*) sind es, die Zelle zu schützen, die äußere Struktur der Zelle zu fixieren und sehr differenziell bestimmte Stoffe hineinzulassen und andere auszuschließen. Auch der osmotische Druck und die Ionenkonzentrationen im Inneren der Zelle werden durch die Zellwand aufrechterhalten.

Während die mechanischen Schutzfunktionen von Murein ausgeübt werden, sind für die differenzielle Aufnahme bzw. Abgabe von Stoffen die Zellmembranen verantwortlich. Besonders deutlich werden die Aufgaben der **Membranschichten** in **gramnegativen** Zellen (*Abb. 10.6*). Die Phospholipid-Doppelschicht der Membranen ist praktisch undurchgängig für alle polaren Verbindungen wie z. B. für Ionen. Für deren Durchtritt gibt es in der **äußeren Membran Poren** und in der **inneren Membran** spezifische **Transportproteine**, die unter Energieverbrauch die notwendigen Stoffe aufnehmen bzw. abgeben.

Bakterielle Proteine, die durch die innere Membran in den periplasmatischen Raum transportiert werden sollen, folgen ähnlichen Prinzipien wie die der Eukaryonten: die Peptide sind durch eine **Signalsequenz** markiert und werden im ungefalteten Zustand unter ATP-Verbrauch mittels eines **Translocons** transloziert. Einen **speziellen Mechanismus** haben **pathogene Bakterien** entwickelt: sie sind in der Lage, **Toxine** durch die innere und die äußere Membran durch eine „Röhre", die u. a. von Pili gebildet wird, hinauszutransportieren. Proteine am äußersten Pilusende ermöglichen dann, z. B. beim Pestbakterium, den Kontakt zur Membran von Makrophagen, die durch das Toxin inaktiviert werden.

Zwischen beiden Membranen liegt der **periplasmatische Raum**, in dem sich das Murein befindet. Ein **Lipoprotein** verankert die äußere Membran an dem Murein. Der Lipidanteil ist in die lipophile Schicht der Phospholipid-Doppelschicht eingelagert und der Proteinteil ist mit dem Murein verbunden. Auf der äußeren Seite der äußeren Membran sind **Lipopolysaccharide** (LPS) fixiert. Ein solches Lipopolysaccharid ist z. B. das **Endotoxin**, das die Bildung von **Pyrogen** induziert und dadurch **Fieber** hervorruft.

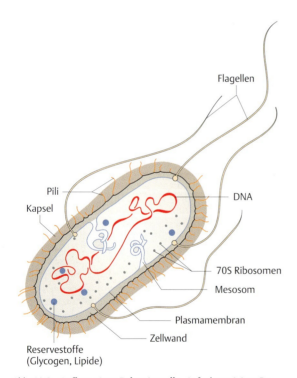

Abb. 10.2 **Aufbau einer Bakterienzelle.** Aufgaben einiger Bestandteile:
Flagellum: Fortbewegung
Pili: Anheftung an Oberflächen
Sex-Pili: Parasexualität
Mesosom: Anheftungsstelle der DNA bei der Replikation, Konzentration von Nährstoffen
Plasmamembran-Innenseite: Atmungsenzyme, DNA-Polymerase

10.1 Prokaryonten sind kernlose Zellen

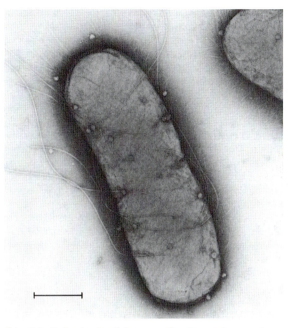

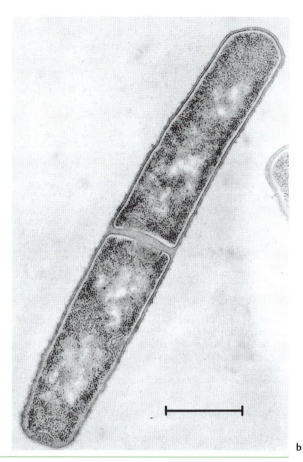

Abb. 10.3 **Bakterien im Elektronenmikroskop. a** Gramnegatives Bakterium (*Escherichia coli*) mit Flagellen und Pili; dazu Lambda-Viren (Aufnahme: B. Menge, K. G. Lickfeld, Basel; M: Balken ≙ 0,5 m). **b** Grampositive Bakterien (*Bacillus subtilis*) (Aufnahme: J. C. Benichon, Basel; M: Balken ≙ 0,5 m).

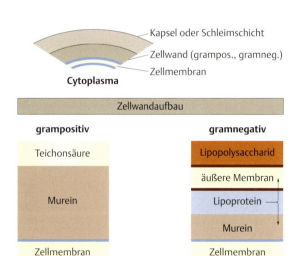

Abb. 10.4 **Aufbau der Zellwand.** Der Aufbau der Zellwand unterscheidet sich bei verschiedenen Bakterien. Grampositive: Eine Schicht aus einem Polysaccharid, der Teichonsäure, ist für Ionentransport und Antigenität verantwortlich. Eine mehrlagige Mureinschicht bietet mechanischen Schutz. Die Zellmembran, eine Phospholipid-Doppelschicht, bildet den Anschluss zum Cytoplasma hin. Bei den gramnegativen Bakterien übernimmt eine Schicht aus Lipopolysacchariden die Schutzfunktion, vermittelt Antigenität und enthält Toxine. Eine äußere Phospholipid-Doppelschicht wird über Lipoproteine mit der einlagigen Mureinschicht verankert. Alle drei äußeren Schichten behindern das Eindringen von Substanzen wie z. B. Penicillin oder Farbstoffe. Der Zellwand kann (nicht obligat) durch Sekretion eine Kapsel oder Schleimschicht aufgelagert werden, die Schutz vor Phagocytose bietet, wodurch das Bakterium seine Virulenz erhöht (s. z. B. Pneumokokken).

Das beim Zerfall der Bakterien frei werdende Endotoxin reagiert als **exogenes Pyrogen** mit Rezeptoren der Makrophagen, die auf diesen Reiz hin **endogenes Pyrogen**, das **Interleukin I**, ausschütten. Interleukin I setzt die Empfindlichkeit des Temperatur-Regulationszentrums im Hypothalamus herab, was zur **Fieberreaktion** führt.

Noch weiter außen kann sich zum weiteren Schutz der Zelle eine **Schleimschicht** aus Polysacchariden oder Polypeptiden auflagern. **Kapseln** aus Polysaccharid-haltigen Schleimen oder manchmal aus Polypeptiden können Bakterien dem Zugriff des Wirtes entziehen. Sie können die **Phagocytose verhindern** (Abb. 10.4).

Tab. 10.2 **Strukturen der Zellwand**

– Antigene
– Rezeptoren
– Sex-Pili
– Bewegungsorganellen
– Proteine für Oberflächenadhärens

Tab. 10.3 **Funktionen der Zellwand**

– Schutz
– Gestaltgebung
– Osmoregulation
– selektive Stoffaufnahme und -abgabe

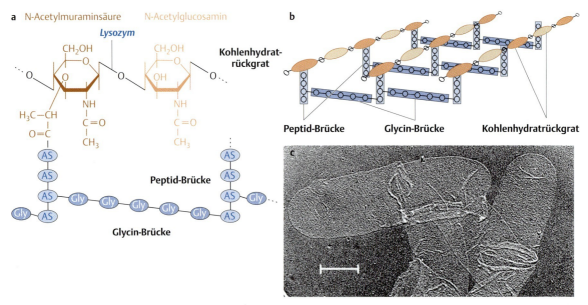

Abb. 10.5 **Murein. a** Aufbau des Mureins: Kohlenhydratketten, die aus N-Acetylglucosamin und N-Acetylmuraminsäure bestehen, sind über Peptidbrücken zu einem zweidimensionalen Gerüst verbunden. **b** Chemische Strukturen im Murein. **c** Isolierte Mureinsacculi von Escherichia coli. Sie spiegeln die Gestalt der Zelle wider, aus der sie isoliert wurden. Die Sacculi zeigen in der Zellmitte einen scharfen Einschnitt – Resultat des lokalen Abbaus der Zellwand durch zelleigene Enzyme unter Einwirkung von Penicillin G (Aufnahme: H. Frank und U. Schwarz, Tübingen; M: Balken ≙ 1 m).

Beim **Wachsen** der Bakterien müssen natürlich auch die Schichten der Wand mitwachsen. Bei den Membranen werden neue Phospholipide eingelagert. Für die Vergrößerung des Murein-Sacculus müssen das zweidimensionale Netz geöffnet und neue Elementarstrukturen eingesetzt werden. **Penicillin** und ähnliche Antibiotika dieser Gruppe verhindern das Einsetzen der Elementarstrukturen, indem sie die Bildung der verknüpfenden Peptidbindungen unmöglich machen (**Hemmung der Transpeptidase**). Berücksichtigt man diese Tatsache, dann werden einige Besonderheiten der Wirkung von Penicillin klar: Nur Prokaryonten werden gehemmt, denn nur diese besitzen Murein. Nur wachsende Zellen sind Penicillin-empfindlich, denn nur diese öffnen das Murein. Sporen und metabolische Ruheformen sind unempfindlich, ebenso sogenannte zellwandlose L-Formen und Mycoplasmen (Rep. 10.2).

Repetitorium 10.2

Die Zellwand als Angriffspunkt beim Kampf gegen Bakterien

Lysozym wirkt besser auf grampositive als auf gramnegative Bakterien sowohl in der Wachstums- als auch in der stationären Phase
- es zerstört glycosidische Bindungen des Mureins
- die Zellwand löst sich auf
- die Zellmembran bleibt zunächst intakt (Protoplast bzw. Sphäroplast)
- Zellmembran platzt infolge Osmose (Lyse)

Penicilline töten bevorzugt grampositive Bakterien in der Wachstumsphase
- Penicilline verhindern das Vernetzen der Peptidbrücken des Mureins (Hemmung der Transpeptidase)
- sie zerstören dadurch die Zellwand

gramnegative Bakterien: Die äußeren Zellwandschichten behindern den Zutritt des Penicillins!
Zellwandlose Bakterien, wie z. B. Mycoplasmen oder L-Formen, werden von Penicillin nicht angegriffen

10.1.2 Die bakterielle Zellwand trägt Kapsel, Pili und Flagellen

Neben der Möglichkeit, Kapseln zu bilden, finden sich bei einigen Bakterien Strukturen besonderer Art (*Tab. 10.4*), z. B. die **Pili**. Diese fadenförmigen Ausläufer dienen der Anheftung an Oberflächen. So beginnen Bakterien die Infektion einer Zelle, indem sie bakterielle Proteine, die **Adhäsine**, an spezifische zelluläre Moleküle heften. **Escherichia coli**-Bakterien, die **Harnwegsinfektionen** beim Menschen hervorrufen, tragen z. B. an der Spitze ihrer beweglichen Pili ein spezifisches Adhäsin. Dieses bindet an spezielle Zuckergruppen, die von Epithelzellen des Harntraktes exponiert werden. Pili mit spezifischer Aufgabe sind die **Sex-Pili**. Sie werden von den „männlichen" Bakterien gebildet und sind Proteinrohre, die für die **Konjugation** (S. 290) notwendig sind. Bewegliche Bakterien bilden **Flagellen** (Geißeln) aus (*Abb. 10.7*). Das sind lange Proteinstrukturen aus **Flagellin**, die entweder einzeln an einem Zellpol (**monotrich**) oder als polares Büschel (**lophotrich**) oder über den ganzen Zellkörper (**peritrich**) verteilt angeordnet sind. Die Geißeln sind an ihrer Basis in der Zellwand verankert. Vier Ringe sind von außen nach innen fest installiert (**Basalkörper**: L, P, S, M): der L-Ring in der äußeren Membran, P im Murein und S und M in der inneren Membran. Wie in einem aus Ringen gebildeten Köcher wird die stäbchenförmige Achse der Geißel gehalten. Der **Antrieb** der Geißeln erfolgt mit Hilfe der **Protonengradienten**. An jeder bakteriellen Zelle existiert zwischen außen und innen ein Konzentrationsunterschied an Protonen (innen niedriger als außen), Protonengradient genannt. Die Protonen haben das Potenzial, dem Konzentrationsgefälle folgend, bergab in die Zelle zu fließen. Die **Energie** kann entweder in chemische Energie (ATP) umgewandelt werden oder in Konzentrationsgradienten anderer Ionen (z. B. K$^+$: innen hohe Konzentration, außen niedrig) oder in mechanische Arbeit wie z. B. Bewegung transformiert werden. Der Geißelmotor arbeitet nach dem Prinzip einer Wasserturbine.

10.1.3 Bazillen und Clostridien sind Sporenbildner

Einige Gruppen von Bakterien haben die Möglichkeit, in „schlechten Zeiten" besonders widerstandsfähige Hüllen zu bilden. **Bazillen** und **Clostridien** bilden **Sporen**. Die Sporulation wird eingeleitet, sobald die Lebensbedingungen ungünstig sind (*Abb. 10.8*). Die Auskeimung zu einer vegetativen Zelle erfolgt erst wieder, wenn die Konditionen sich gebessert haben. Auslöser der **Sporulation** ist das **Absinken der GTP-Konzentration** – ein Indikator für den Energiegehalt der Zelle. Wie bei einem echten Differenzierungsprozess werden vegetative Gene ab- und Sporulationsgene angeschaltet. Die Zellmembran stülpt sich ein und „umwächst" das **Core**. Dieses Core enthält eine eiserne Reserve der Zelle: DNA, Ribosomen. Die **Zellwand** bildet eine Doppelstruktur, von der ausgehend die äußerst

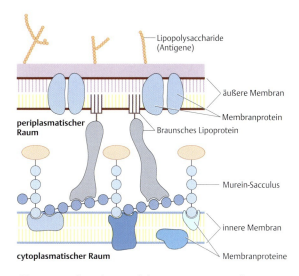

Abb. 10.6 Aufbau der Wand der gramnegativen Bakterien.

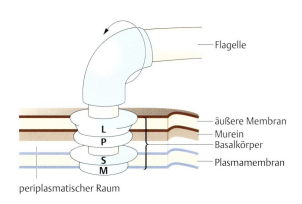

Abb. 10.7 Schematischer Aufbau einer Bakterienflagelle.

Tab. 10.4 Aufgaben der Organellen des Bakteriums

Flagelle	Fortbewegung
Pili	Anheftung an Oberflächen
Sex-Pili	Parasexualität
Mesosom	Anheftungsort der DNA bei Replikation, Konzentration von Nährstoffen, Enzyme der Photosynthese
Plasmamembran	Atmungskette, *DNA-Polymerase III*, ATP-Synthetase

resistente **Sporenwand** synthetisiert wird. Da die Sporen sehr wenig Wasser enthalten, sind sie besonders hitzeresistent. Diese **Resistenz** – auch gegen Gefrieren – wird unterstützt durch den hohen Gehalt an **Calciumdipicolinat** (5–15 %). Außer einer Sporenwand (Murein) hat die Spore eine **Rinde**, die aus weniger vernetztem Murein besteht, und den **Mantel**, der aus stark Disulfid-verknüpften keratinartigen Proteinen besteht. Außen lagert sich dann noch die verkittende Schicht des **Exosporiums**, eine Lipopro-

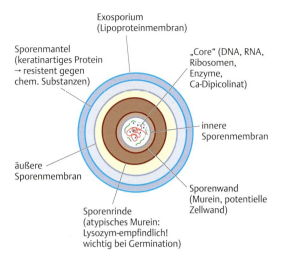

Abb. 10.8 **Aufbau einer Spore.** Bazillen und Clostridien sind Sporenbildner. Bei Absinken der Energieversorgung und fallendem GTP-Gehalt werden Sporulationsgene angeschaltet. Die Plasmamembran zeigt Invaginationen, die schließlich zusammenfließen und zur Ausbildung eines kleinen Kompartimentes, der sog. Vorspore, führen. In dieser Vorspore befinden sich die DNA und weitere lebensnotwendige Bestandteile. Die Sporenmembranen synthetisieren die Sporenwand und die Spore wird nach dem Tod der Mutterzelle freigesetzt. Sporen sind außerordentlich resistent gegen Hitze, Tiefsttemperaturen, Austrocknen, chemische Agenzien und Strahlen.

teinmembran, auf. So können Sporen äußeren Einwirkungen wie Hitze, Strahlung oder Chemikalien über lange Zeit widerstehen (*Rep. 10.3*).

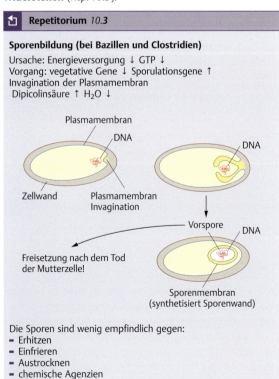

Für die Auskeimung der Sporen ist der entscheidende Schritt der autolytische Abbau der Wasser undurchlässigen Murein-Rinde. Diese **Autolyse** wird ausgelöst, wenn das spezifische Substrat, das der Zelle die **besseren Lebensbedingungen** anzeigt, aufgenommen wird. Das Substrat kann Adenosin, Glucose oder eine Aminosäure sein. Wenn die Rinde aufgelöst ist, wird Wasser aufgenommen, die Diaminopimelinsäure (Abbauprodukt der Dipicolinsäure) ausgeschieden und dadurch das vegetative Wachstum eingeleitet (*Rep. 10.4*).

> **Repetitorium 10.4**
>
> **Germination (Sporenauskeimung)**
> Lebensbedingungen verbessern sich:
> Glucose, Adenosin oder Aminosäuren dringen ein
> - Autolyse der Murein-Rinde
> - H_2O-Einstrom
> - Ausscheidung von Dipicolinsäure
> - Wiederaufnahme des Metabolismus
> - vegetatives Wachstum

10.1.4 Bakterien synthetisieren ihre Bestandteile aus einfachen Bausteinen

Bakterien sind in der Regel **autonome Organismen**, die alle chemischen Verbindungen ihrer Zellen aus den Grundstoffen aufbauen können (*Rep. 10.5*, *Abb. 10.9*). Natürlich brauchen sie dazu **Energie**. Einige Bakterien können die Energie des Sonnenlichtes ausnutzen. Die meisten Bakterien müssen die benötigte Energie allerdings mit organischen Verbindungen aufnehmen. Dafür kommen **Zucker** wie Glucose, Milchzucker, Fructose usw. oder **Aminosäuren**, aber auch **Fette** usw. in Frage. Wird die Energie aus Kohlenhydraten bezogen, bedarf die Zelle zusätzlich einer **Stickstoff-Quelle**, mit deren Hilfe sie Aminosäuren und andere Stickstoff-haltige Verbindungen synthetisieren kann. Außerdem braucht die Bakterienzelle die **essenziellen Ionen** wie K^+, Cl^-, Sulfat, Phosphat und einige **Spurenelemente** wie Eisen u.a. Ein künstliches Medium könnte z.B. aus Glucose, NH_4Cl, PO_4^{3-}, KCl, SO_4^{2-} und einer Spur Fe^{2+} bestehen. In einem solchen **Minimalmedium** wachsen die Bakterien relativ langsam. Die **Generationszeit**, die Periode zwischen zwei Zellteilungen, verkürzt sich, wenn das Medium angereichert wird und die Zellen nicht mehr alles selbst synthetisieren müssen (*Tab. 10.5*). Verkürzte Wachstumszeiten sind erwünscht beim Testen von Antibiotika-Sensitivitäten oder in der Wissenschaft. Neben den angeführten Substanzen brauchen die meisten Bakterien **Sauerstoff zur Energiegewinnung durch Atmung**. Alternativ können viele Bakterien ihre Energie über **anaerobe Glycolyse** gewinnen. Je nachdem, ob Sauerstoff essenziell ist oder schädlich, gibt es **obligate Aerobier**, **fakultative** Anaerobier oder **obligate Anaerobier**. Zur letzten Gruppe gehören z.B. die Clostridien (*Rep. 10.5*, *Rep. 10.6*, *Tab. 10.6*).

Repetitorium 10.5

Chemische Faktoren für das Wachstum von Bakterien

Wasser	• 80–90%
Kohlenstoff-/ Energiequelle	• organische Materialien (Protein, Kohlenhydrat, Fett) • essenziell für Heterotrophe • Autotrophe beziehen ihre Energie aus dem Licht und reduzieren CO_2
Stickstoffquelle	(15% der Zelltrockenmasse sind Stickstoffverbindungen) • Proteine, Aminosäuren • Ammoniak (NH_4^+) • Nitrate (NO_3^-) • Luftstickstoff (N_2), Nitratfixierung (z. B. Symbiose mit Leguminosen!)
Schwefel	(3% der Zelltrockenmasse) • Sulfat-Ionen (SO_4^{2-}) • Schwefelwasserstoff (H_2S) • Methionin, Cystein
Phosphor	• Phosphat-Ionen (PO_4^{3-})
Spurenelemente	• Eisen (Fe) • Kupfer (Cu) • Zink (Zn)
Sauerstoff	• Aerobier – obligate (z. B. *Mycobacterium tuberculosum*) • Anaerobier – fakultative (*E. coli*; Hefe) • Anaerobier – aerotolerante • Anaerobier – obligate (*Clostridium*, *Katalase*-Mangel!)

Tab. 10.5 **Wachstumsmedien**

Minimalmedium

Substanz	Konzentration (mol/l)	pH
Na_2HPO_4, KH_2PO_4 (Puffer)[1]	0,06	7,0
NaCl	0,01	
NH_4Cl	0,02	
$MgSO_4$	0,0001	
Glucose	0,04	
erweitert: $CaCl_2$	0,0001	
erweitert: Fe^{3+}	10^{-6}	

In diesem Medium synthetisieren Mikroorganismen andere Bestandteile (z. B. Aminosäuren) selbst! Verdopplungszeit von *E. coli* ≈ 45 min

Vollmedium

Substanz	Konzentration (g/l)
Pepton oder Trypton[2]	10
NaCl	5
Agar (bei Festmedium)[3]	15

Verdopplungszeit von *E. coli* = 20 min

[1] Puffer ist nötig, da die Bakterien Protonen abscheiden und das Medium ansäuern. [2] Gewonnen durch Pepsin- oder Trypsin-Verdau von Fleisch- oder Milcheiweiß. [3] natürliches Kohlenhydrat

a

1. große Mengen: Flüssigkulturen (Erlenmeyer, Fermenter)

bis 10^9 Zellen/ml

2. kleine Mengen: Agarplatten (Petrischalen)

1,5% Agar im Medium (flüssig bei 60°C, fest bei Raumtemperatur) — Bakterienrasen — Bakterienkolonien (vereinzelte Zellen bilden Klone)

b zur Charakterisierung und Diagnose: Trennung z. B. des pathogenen Keims von apathogenen durch Vereinzelung

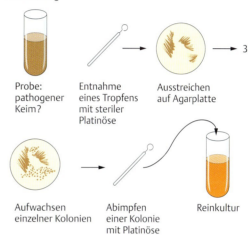

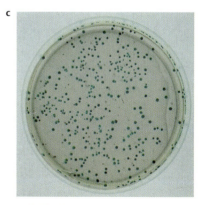

Abb. 10.9 **Züchtungsmethoden für Bakterien. a** Herstellung größerer und kleinerer Bakterienmengen. **b** Herstellung einer Bakterienreinkultur. **c** Bakterienkolonien auf einer Agarplatte (Aufnahme: B. Auer, Innsbruck).

> **Repetitorium** *10.6*
>
> **Physikalische Faktoren für das Wachstum von Bakterien**
>
> **Temperatur**
> Psychrophile   0 °C–20 °C
> **Mesophile   30 °C–40 °C**
> Thermophile   50 °C–70 °C (bis 100 °C)
>
> **Ionen-Milieu (pH-Wert)**
> wenige pH < 4,0 sauer
> **viele pH = 6,8–8,0 neutral**
> wenige pH > 8,0 alkalisch
>
> **Osmotischer Druck**
> muss in tolerierbaren Grenzen sein; wenn er zu hoch ist → Plasmolyse → Wachstumsstopp.
>
>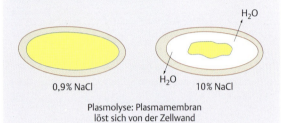
>
> Plasmolyse: Plasmamembran löst sich von der Zellwand
>
> Nur halophile Bakterien tolerieren einen hohen Salzgehalt (bis 10%) im Medium. Daher ist eine Konservierung von Lebensmitteln durch hohe Salz- und Zuckerkonzentrationen möglich.

Tab. 10.6 **Medien zur Stammselektion**

1. Differenzierungsmedien:
   Verschiedene Bakterien können auf derselben Platte unterschieden werden.
   - Beispiel: Blutagarplatten
     Kolonien Blutzellen-zerstörender Bakterien zeigen einen hämolytischen Hof.
2. Selektionsmedien:
   Bedingungen werden so gewählt, dass nur der gesuchte Stamm wachsen kann.
   - Beispiel: Tbc-Diagnose-Medien

Medium nach	Kirchner	Sauton	Dubos
Substanz	Konzentration (in mol/l)		
Asparagin	0,0226	0,03	0,0075
PO$_4^{3-}$	0,0757	0,00872	0,0517
Mg^{2+}	0,005	0,005	0,005
Natriumcitrat	0,014	0,0093	0,007
NH$_4$Cl	0,093	–	–
Fe(NH$_4$)	0,00038	0,00019	–
Glycerin	0,2174	0,6522	–
Indikator Malachitgrün	0,0013%	–	–
Rinderserum	–	10%	0,2–0,3%
Twen 80	–	–	0,005

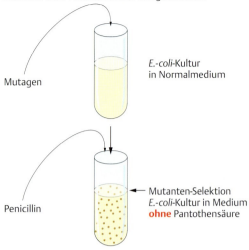

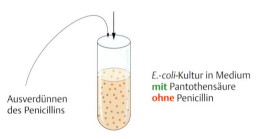

Mangelmutanten können wachsen. Zellwachstum entspricht Pantothensäuregehalt.
Nachweis von Spuren im Medium möglich!

Abb. 10.10 **Prinzip des mikrobiellen, quantitativen Tests.** Biologischer Test auf kleinste Mengen eines Wirkstoffes am Beispiel der Pantothensäure.

10.1.5 Spezielle Bedürfnisse einzelner Bakterienstämme können für „biologische quantitative Tests" ausgenutzt werden

Bakterien synthetisieren auch die **essenziellen Faktoren**, die für den Menschen Vitamin-Charakter haben, selbst. Durch Mutation kann die Fähigkeit, eine spezifische Verbindung zu synthetisieren, verloren gehen. Im natürlichen Biotop existiert ein starker Selektionsdruck gegen diese Bakterien mit der eingeschränkten Synthesekapazität, denn die spezifische Struktur wird nicht oder in nicht ausreichender Konzentration im Medium vorhanden sein. Diese Tatsache lässt sich z. B. für quantitative Bestimmungsmethoden von Vitaminen ausnutzen. Nehmen wir als konkretes Beispiel die Bestimmung von **Pantothensäure** (*Abb. 10.10*). Sie ist Vitamin für den Menschen und bereits in sehr geringen Konzentrationen aktiv. Konventionelle chemische Methoden sind nicht geeignet, **ultra-**

kleine Mengen von Pantothensäure zu messen. Mit einem **mikrobiologischen Test** ist das jedoch ohne großen apparativen Aufwand möglich. Für die Bestimmung benötigt man einen Bakterienstamm, für den Pantothensäure zum Wachsen essenziell ist. Die Menge des Vitamins im Medium bestimmt dann das Wachstum des Bakteriums. Unter Standardbedingungen ist die Masse an Bakterien proportional der Menge an Pantothensäure.

Der Teststamm muss zunächst selektioniert werden. Ein nichtpathogener Laborstamm, z. B. ein *Escherichia-coli*-Stamm, wird in künstlichem Medium aufgezogen. Die Bakterienpopulation wird mit Mutations-auslösenden Stoffen, wie z. B. Nitrit, behandelt. Anschließend wird die Kultur zur Selektion der Pantothensäure-defizienten Mutanten in einem Medium ohne Pantothensäure aufgezogen. Dem Medium ist Penicillin beigegeben, ein Antibiotikum, das alle Zellen tötet, die sich im Wachstum befinden. Da sich die Pantothensäure-Mangelmutanten in Abwesenheit von Pantothensäure nicht vermehren, werden sie von Penicillin nicht angegriffen. Alle Wildtypzellen werden eliminiert. Die Kultur wird anschließend stark verdünnt, sodass das Antibiotikum unter seine Wirkkonzentration kommt und die verbliebenen Bakterien mit Medium, das Pantothensäure enthält, kultiviert. Dieser Cyclus kann mehrfach wiederholt werden, bis ein reines Kollektiv von Pantothensäure-Mangelmutanten resultiert. Das Wachstum dieser Mutanten hängt dann von dem Gehalt an Pantothensäure im Medium ab. Das Gewicht der Bakterien bzw. die Anzahl ist ein direktes Maß dafür.

In ähnlicher Weise, wenn auch nur qualitativ, können Wachstumsbedürfnisse von Bakterien als **Indikator für Stoffwechselstörungen** ausgenutzt werden. Auf einem solchen Prinzip beruht der Guthrie-Test als Nachweis einer erblichen Phenylketonurie (S. 162).

10.1.6 Bakterien vermehren sich unter optimalen Bedingungen exponentiell

Bei ausreichender Nährstoff- und Sauerstoff-Zufuhr vermehren sich die Bakterien durch **Zweiteilung** (Tab. 10.7). Aus einer Zelle werden 2, dann 4, 8, 16 usw. Das **Wachstum** ist **exponentiell**. Der graphische Auftrag des Logarithmus der Zellzahl gegen die Zeit ergibt eine Gerade. Diese Phase des Wachstums wird deshalb **logarithmische Wachstumsphase** genannt (Abb. 10.11, Rep. 10.7).

Die logarithmische Wachstumsphase kann artifiziell über eine sehr lange Periode aufrechterhalten werden, wenn gleichzeitig neues Medium hinzugefügt und Teile der Kultur entfernt werden. Zu- und Abfluss können z. B. durch automatische Messung der durch die Bakterien verursachten Lichtstreuung (Chemostat) kontrolliert werden. Aus der Rate des Zu- bzw. Abflusses kann dann die Wachstumsgeschwindigkeit der Kultur ermittelt werden, die Aufschluss über die Physiologie der Bakterienkultur gibt.

Dieser Phase vorgeschaltet wird häufig bei Wachstumskurven nach dem Animpfen (Überführen von Bakterien in Wachstumsmedium) eine Verzögerungsphase (**Lag-Phase**) beobachtet, die eine Folge des Zellzustandes aus der letzten Züchtung ist. Stammen die Bakterien z. B. aus der stationären Phase oder kommen sie aus einer Kultur, in der die Nährbedingungen limitiert waren, so müssen die Enzymsysteme erst an die neuen Wachstumsbedingungen adaptiert werden. Ist das Milieu nicht geeignet, die angeimpften Bakterien entsprechend ihren genetischen Möglichkeiten wachsen zu lassen, vermehren sich nur spontane Mutanten. Da nur sehr wenige Bakterien eine entsprechende Mutation tragen, dauert es längere

Tab. 10.7 **Bestimmungsmöglichkeiten der Zellzahl**

Zählkammer	mikroskopische Bestimmung
Kolonienbildung	auf Agarplatten werden einzelne Zellen immobilisiert, vitale Zellen bilden Klone (Kolonien)
Trübungsmessung	wachsende Bakterien trüben das Medium; Absorption von Licht entspricht der Zelldichte; optische Dichte (OD-Messung, Eichkurve)
Trockenmassebestimmung	aus Zellmasse über Eichkurve Zellzahl
Messung der metabolischen Aktivität	z. B. O_2-Verbrauch

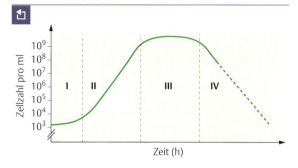

Abb. 10.11 **Wachstumsphasen einer Bakterienkultur.**
I Lag-Phase = Verzögerungsphase = Anwachsphase; Ursache: schlechter Zellzustand aus der letzten Züchtung.
II Log-Phase = **logarithmische Wachstumsphase**, gleichmäßige Zellverdopplung
III stationäre Phase = Reduktion des Bakterienwachstums bis zum Einstellen jeder Vermehrung; Ursache: Nahrungsmangel, Toxine, Erschöpfung der Sauerstoff-Versorgung.
IV Sterbephase = Zelltod; Ursache: Sterilisation, extremer Sauerstoff-Mangel; diese Phase ist nicht bei allen Bakterien obligat.

Zeit, bis diese Mutanten zu einer dichten Population aufgewachsen sind. Ein typisches Beispiel für ein derartiges Verhalten ist die **Antibiotika-Resistenz**: Ein wirksames Antibiotikum tötet in einer Bakterienkultur fast alle Zellen ab – nur die wenigen, spontan zur Resistenz mutierten überleben und überwuchern nach einiger Zeit alle anderen. Die Wachstumskurve zeigt scheinbar eine **Verzögerungsphase**.

Bei hoher Zellzahl kommt es zum **Mangel an Nährstoffen** oder Sauerstoff. Auch ausgeschiedene **Toxine** sind verantwortlich für den Übergang vom logarithmischen Wachstum zur **stationären Phase**. Die Zellvermehrung wird stark verlangsamt, und schließlich werden nur in dem Maße neue Zellen entstehen, wie andere absterben. Die Kultur ist stationär.

Wenn die Lebensbedingungen über längere Zeit ungünstig bleiben, können Bakterienzellen absterben (**Sterbephase**). Bazillus-Arten wie z. B. *Bacillus subtilis* lysieren, wenn, besonders in der spätstationären Phase, Sauerstoff-Mangel entsteht. Einige Bazillus-Arten, wie *B. brevis* oder *B. megaterium*, sporulieren. Zelltod bedeutet für die Bakterien Verlust der Fähigkeit zur Vermehrung und Beendigung des Zellstoffwechsels. Der Zelltod ist keine im Lebenscyclus der Zelle notwendige Konsequenz. Unter günstigen Bedingungen wächst und vermehrt sich ein Bakterium praktisch unbegrenzt.

Das Absterben von Bakterien wird gemessen und angegeben durch den Verlust der Fähigkeit, auf Agarmedien Kolonien zu bilden. Bei halblogarithmischer Darstellung ergibt eine **Abtötungskurve** in der Regel eine abfallende Gerade. Damit lässt sich praktisch ermitteln, wie lange oder mit welcher Dosis eine Bakterienkultur misshandelt werden muss, um sie vollständig abzutöten. Diese Information ist für die **Desinfektion** bzw. die **Sterilisation**, also für die Vernichtung von Keimen wichtig.

Repetitorium *10.7*

Bakterienwachstum

Wachstum: Vermehrung durch Zweiteilung – exponentielles Wachstum

$1 \rightarrow 2 \rightarrow 4 \rightarrow 8 \rightarrow 16 \rightarrow 32$
$\;\;\;\; 2^0 \;\; 2^1 \;\; 2^2 \;\; 2^3 \;\; 2^4 \;\; 2^5$

Basis: 2
Exponent: Anzahl der Teilungsschritte

Die Vermehrung ist proportional der Zellzahl N.
Die Zellzahl N zur Zeit t ist abhängig von der Zellzahl N_0 zur Zeit $t = 0$ und der Vermehrungskonstanten k (k ist abhängig von Zellart und Umgebung):

$$k \times N = \frac{dN}{dt} \rightarrow N = N_0 \times e^{kt}$$

$$k = \frac{1}{t}(\ln N - \ln N_0)$$

Wachstumskurven von Bakterien:
im halblogarithmischen Maßstab aufgetragen;
N gegen t;
Steigung der Geraden = k

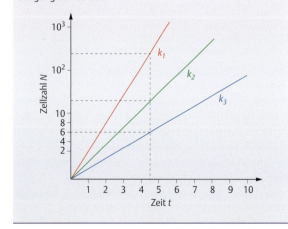

10.1.7 Mikroorganismen werden durch Desinfektion oder Sterilisation abgetötet

Desinfektion ist die Tötung von pathogenen Keimen, ohne die biologische Umgebung zu schädigen. **Sterilisation** ist das Abtöten jeglicher lebender Zellen. Sterilisation bedeutet also gleichzeitig totale Desinfektion, während Desinfektion keineswegs Keimfreiheit, also Sterilität, bedeutet.

Häufig werden während dieser Vorgänge Bakterien nicht abgetötet (**bakterizide Wirkung**), sondern nur im Wachstum gehemmt (**bakteriostatische Wirkung**). Dem befallenen Organismus wird durch die Eindämmung des Schädlings Gelegenheit gegeben, die pathologischen Keime mit körpereigenen Mitteln zu bekämpfen.

Sterilisation kann durch physikalische Mittel erfolgen

Am häufigsten wird **Hitze** für die Sterilisation eingesetzt. Siedetemperatur des Wassers reicht, um in wenigen Minuten die meisten Keime zu töten. Sporen und vegetative Dauerformen sind hitzeresistenter. Temperaturen von mindestens **120 °C** müssen länger als eine Viertelstunde zu ihrer Sterilisation einwirken. Diese Bedingungen werden am besten mit **Dampf unter Druck** ($1 – 2 \cdot 10^5$ Pa Überdruck) erreicht. Bei **trockener Hitze** muss bei **180 °C** sterilisiert werden.

Milchprodukte werden z. B. kurze Zeit hohen Temperaturen ausgesetzt und dadurch **pasteurisiert**. Dieser Vorgang wirkt **bakteriostatisch**. Auch tiefe Temperaturen (**Einfrieren**) oder Exsiccation (**Austrocknen**) führen zur Bakteriostase.

Auch andere **physikalische Mittel**, die lebende Zellen schädigen, können zum Sterilisieren eingesetzt werden, wie z. B. Strahlung. UV- oder Röntgen-Strahlen in ausreichend hohen Dosen töten Zellen ab. Auch besonders **harte Strahlung** aus radioaktivem Zerfall wird zum Sterilisieren eingesetzt, z. B. zur Haltbarmachung von Lebensmitteln.

Chemische Mittel eignen sich zur Sterilisation

Wie bei den physikalischen Mitteln kann auch jedes chemische Mittel, das Keime tötet, zum Sterilisieren benutzt werden (*Rep. 10.8*). Jede aggressive chemische Verbindung (wie z. B. konzentrierte Schwefelsäure) sterilisiert. Da aber gleichzeitig die zu sterilisierenden Gegenstände angegriffen werden, sind Sterilisationsmittel praktisch nur diejenigen, die hauptsächlich gegen Keime gerichtet sind. Bewährt haben sich:

- **Detergenzien**: Stoffe mit lipophilen und hydrophilen Gruppen, die die lipidhaltigen Zellwände auflösen.
- **Alkylanzien**: Verbindungen, die Alkylgruppen auf labile Funktionen, wie sie in biologischem Material vorkommen, übertragen. Bewährt haben sich besonders Formalin (35 % Formaldehyd) und Ethylenoxid.
- **Phenol**: Durch seinen Benzolring und die OH-Gruppe hat es sowohl Eigenschaften eines Detergens als auch eines Wasserstoffbrücken-Brechers.
- **Alkohole**: Ähnlich wirken auch die aliphatischen Alkohole. Bewährt haben sich hochkonzentriertes Ethanol oder Isopropanol: $(CH_3)_2CHOH$
- **Oxidationsmittel**: Jod, Hypochlorit, Chlor, H_2O_2
- **Schwermetall-Ionen**: Viele Schwermetall-Ionen sind stark toxisch für Zellen, so z. B. **Silbernitrat als Gonorrhoe-Prophylaxe**. Früher wurden Quecksilber-Salze eingesetzt. Ihr Gebrauch ist heute zweifelhaft bzw. nicht angebracht.

Repetitorium 10.8

Möglichkeiten zum Abtöten von Bakterien

Desinfektion: Tötung von pathogenen Keimen, ohne die biologische Umgebung zu schädigen

Sterilisation: Abtöten aller lebenden Zellen

Methoden der Sterilisation
- 1. Physikalische Mittel
  - Autoklavieren: feuchte Hitze (> 120 °C; 1–2·10^5 Pa; > 15 min) (bakterizid)
  - Sterilisieren: trockene Hitze (180 °C; > 1 h) (bakterizid)
  - Pasteurisieren: z. B. Milch (> 72 °C; > 15 s) (bakteriostatisch)
  - Filtrieren: Membranfilter kleiner Porengröße (bakterizid)
  - Bestrahlen: Ionisierend (Röntgen-, γ-Strahlen) nicht-ionisierend (UV) (bakteriostatisch)
- 2. Chemische Mittel (meist bakteriostatisch)
  - Detergenzien: Lösen Zellmembranen auf
  - Alkylanzien: Formaldehyd (Formalin, 35%ig), Glutaraldehyd
  - Phenole: zerstören Membranen, denaturieren Proteine
  - Alkohole: Isopropanol, Ethanol
  - Oxidationsmittel: Jod, Chlor, Hypochlorid, H_2O_2
  - Schwermetall-Ionen: Silber (1%ige Silbernitrat-Lösung); Kupfer (Kupfersulfat); Quecksilber-Salze
- 3. Antibiotika und Chemotherapeutika s. Rep. 10.9

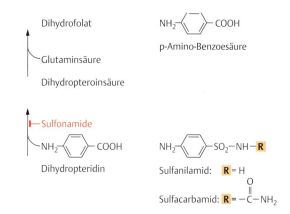

Abb. 10.12 **Wirkung der Sulfonamide.** Sulfonamide wirken als kompetitive Hemmer der p-Aminobenzoesäure und verhindern damit die Folatsynthese.

Antibiotika und Chemotherapeutika sind spezifisch gegen pathogene Keime gerichtet

Die Mittel der Sterilisation töten generell Zellen. Gezielt, d. h. spezifisch, gegen bestimmte Gruppen von pathogenen Keimen sind Antibiotika bzw. Chemotherapeutika gerichtet. Die Einführung des **Salvarsans** (ein Arsen-Derivat zur Bekämpfung der **Syphilis**) durch **Paul Ehrlich** bzw. die Erfindung der **Sulfonamide** durch **Domagk** eröffneten das Zeitalter der **Chemotherapie** und die Entdeckung des Penicillins durch **Fleming** das der **Antibiotika**. Die gesetzlich vorgeschriebene Behandlung der Augen aller Neugeborenen, z. B. mit 1%iger Silbernitrat-Lösung als Gonorrhoe-Prophylaxe, war in den Industrienationen ein Durchbruch im Kampf gegen die **gonorrhoeische Erblindung**.

Chemotherapeutika bzw. Antibiotika interferieren mit zentralen biochemischen Reaktionen von Mikroorganismen (Rep. 10.9, Rep. 10.10). Sie tun dies teilweise sehr spezifisch. Das klassische Beispiel ist die **kompetitive Hemmung** (Konkurrenz) der **Folatsynthese** durch die **Sulfonamide**. Folsäure, für den Menschen ein wichtiges Vitamin zur Synthese von Nucleinsäurebausteinen, kann von Bakterien synthetisiert werden.

Die wirksame Grundstruktur dieser Klasse ist die p-Aminophenylsulfonsäure, die in ihrer Struktur der p-Aminobenzoesäure sehr ähnlich ist (Abb. 10.12).

Tetrahydrofolat ist ein notwendiger Cofaktor bei der Übertragung von **C_1-Bausteinen** z. B. CH_3, wie sie bei der Synthese von Pyrimidin- und Purinbasen, den Bausteinen der Nucleinsäuren, notwendig sind. Die **Sulfonamide**, die der **p-Aminobenzoesäure** ähnlich sind, **hemmen die Bildung der Folsäure der Mikroorganismen**, die dadurch nicht mehr lebensfähig sind. Der Mensch synthetisiert keine Folsäure. Sie wird über den Darm aufgenommen. Damit sind Sulfonamide **spezifisch** gegen Mikroorganismen gerichtet. Noch an einer anderen Stelle greifen chemische Substanzen in die C_1-Übertragung ein. Um C_1-Bruchstücke übertragen zu können, wird die Folsäure in Tetrahydrofolsäure überführt (Abb. 10.13). Die für diesen Schritt notwendige *Reductase* wird durch **Trimethoprim** (Amethopterin, Abb. 10.14) gehemmt. Da in diesem Fall auch der Mensch, nicht nur Mikroorganismen, diese Reaktion durchführt, werden auch seine Zellen von Trimethoprim geschädigt. Dieses Chemotherapeutikum ist ein **unspezifischer** Inhibitor.

Infolge der Hemmung der Synthese bzw. der Reduktion kommt es zu einem Mangel an Tetrahydrofolsäure (Abb. 10.12–Abb. 10.14). Die Nucleotide, die Vorstufen der Nucleinsäure, werden nicht ausreichend gebildet, und damit wird indirekt die **Synthese von Nucleinsäure gehemmt**. Dies kann durch verschiedene Antibiotika auch direkt erfolgen. **Rifamycin** (bzw. Rifampicin) bindet z. B. an prokaryontische DNA-abhängige *RNA-Polymerase* und blockiert dadurch die RNA-Synthese (S. 115).

> Eukaryontische *RNA-Polymerase* wird durch Rifamycin nicht gehemmt. Dieses Antibiotikum ist somit spezifisch gegen Bakterien gerichtet. Es wird besonders bei **Tuberkulose** und **Lepra** angewandt.
>
> Auf der Suche nach neuen, nicht Resistenz belasteten Antibiotika, werden gegenwärtig Substanzen aus Myxobakterien erprobt, die ebenfalls die bakterielle *RNA-Polymerase* hemmen und bei Tuberkulose eingesetzt werden sollen. Tuberkulose gewinnt immer mehr in Entwicklungsländern an Bedeutung, aber auch weltweit infolge von Hygienemängeln und bei immunschwächten HIV-Patienten (S. 293).

Die Antibiotika **Novobiocin** und **Nalidixinsäure** nehmen als **Hemmer der *Topoisomerase*** ebenfalls Einfluss auf die Nucleinsäure-Synthese. Alternativ gibt es Wirkstoffe, die mit DNA direkt reagieren und dadurch die **Nucleinsäure-Synthese** hemmen (**Actinomycin D**, **Adriamycin**, **Mitomycin**) (Rep. 10.10).

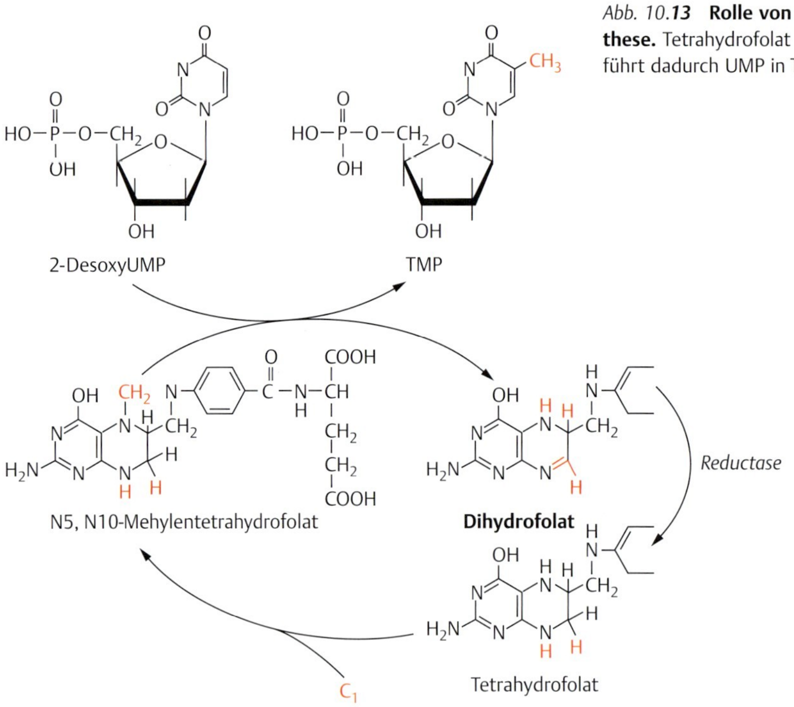

Abb. 10.13 **Rolle von Tetrahydrofolat bei der Thymidin-Synthese.** Tetrahydrofolat überträgt die Methylgruppe und überführt dadurch UMP in TMP.

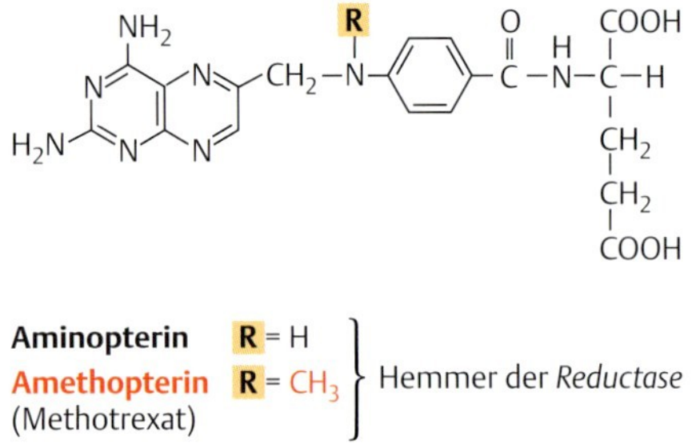

Aminopterin R = H
Amethopterin R = CH_3 } Hemmer der *Reductase*
(Methotrexat)

Abb. 10.14 **Hemmer der *Folatreductase*.**

Ein weiterer zentraler Angriffspunkt für Antibiotika ist die Proteinsynthese (**Translation**). Auch dabei gibt es Wirkstoffe, die spezifisch die bakterielle Proteinsynthese blockieren (**Chloramphenicol, Erythromycin, Lincomycin, Tetracyclin, Neomycin, Streptomycin**). Das neuartige Antibiotikum **Linezolid** verhindert die Assoziation der großen und der kleinen ribosomalen Untereinheit zum aktiven 70S-Komplex. Unspezifisch wirkt dagegen **Puromycin**.

Antibiotika können ihre Wirkung auch gegen die **Zellmembranen** richten. **Polymyxine** (aus *Bacillus polymyxa*, mit starken nephrologischen Nebenwirkungen!) stören spezifisch prokaryontische Zellmembranen.

Mit Blick auf die immer schlechter therapierbaren grampositiven Keime wurde aus *Streptomyces platensis* ein neues Antibiotikum **Platensimycin** gewonnen, das spezifisch ein Enzym hemmt, das Bakterien zu der Synthese ihrer Zellmembran-Fettsäuren benötigen.

Das **Murein** der bakteriellen Zellwand ermöglicht eine weitere spezifische Schädigung, da nur Bakterien Murein besitzen. Die **Synthese** der zweidimensionalen Murein-Struktur kann durch **Penicillin-Abkömmlinge** gehemmt werden. Beim Zellwachstum und der damit verbundenen Murein-Vergrößerung werden lokal Bindungen geöffnet, die, nach Einsetzen weiterer Bausteine, wieder geschlossen werden müssen. Penicillin inhibiert dieses Schließen (*Transpeptidase*-Hemmung). Zu dieser Gruppe gehören **Vancomycin**, **Cephalosporine** und **Bacitracin**.

Repetitorium 10.9

Chemotherapeutika und Antibiotika

Wirkungsprinzip	Störung zentraler biochemischer Prozesse der Mikroorganismen **ohne** Schädigung des Wirtes
Gefahren	Resistenzausbildung, Überempfindlichkeiten - Allergien, Schädigung der normalen Bakterienflora: - Haut wird anfällig für Pilzinfektionen - im Darm mangelnde Vitaminproduktion
bakteriozid	Abtötung der Keime; hohe Dosierung; kurze Behandlung!
bakteriostatisch	Hemmung des Keimwachstums; Organismus überwindet inzwischen aus eigener Kraft die Infektion; lange Behandlung!

Resistenz ist eine Gefahr der Anwendung von Antibiotika

Ebenso vielfältig wie die Wirkungsmechanismen sind die Möglichkeiten der Entwicklung von **Antibiotikaresistenz**. Von größter Bedeutung sind dabei die **genetisch bedingten** Resistenzen. Durch **spontane Mutation** können in einer Population ein oder einige Individuen mutieren, was eine Veränderung des Angriffspunktes des Wirkstoffs zur Folge hat. Alle nicht mutierten Bakterien werden dann durch das Antibiotikum gehemmt. Die wenigen mutierten Zellen wachsen weiter. Unter diesem Selektionsdruck werden resistente Bakterien selektiert. Die **bedenkenlose Anwendung von Antibiotika** ist immer mit der Gefahr der Aufzucht von resistenten Bakterien verbunden. Routinemäßige Beimischungen von Antibiotika zum Viehfutter oder in Zahnpasta sind deshalb gemeingefährlich! Der hohe Prozentsatz resistenter Stämme ist ein Resultat unbedachter Anwendung von Antibiotika. Grundsätzlich müssen Antibiotika deshalb in **genügend hohen Dosen** gegeben werden, damit die Konzentration im Organismus hoch genug ist, um die Bakterien zu töten! **Kombination** von zwei oder mehreren verschiedenen Antibiotika ist empfehlenswert, weil dadurch auch die Mutanten getötet werden.

Repetitorium 10.10

Wirkungsmechanismen von Chemotherapeutika und Antibiotika

Name	Wirkungsmechanismus
Hemmer der Translation	
– Chloramphenicol	bindet an 50S-Untereinheit der Prokaryonten-Ribosomen, Vorsicht! Mitochondrien-Ribosomen
– Erythromycin (Makrolid)	
– Tetracyclin	bindet an Ribosomen
– Lincomycin	bindet an Ribosomen
– Puromycin	Kettenabbruch! Lagert sich statt Tyrosyl-tRNA in die A-Stelle der Ribosomen ein
Aminoglycoside:	
– Streptomycin	hemmt 30S-Untereinheit der Prokaryonten-Ribosomen
– Neomycin	bindet 30S-Untereinheit der Prokaryonten
– Kanamycin	lagert sich an 30S-Untereinheit membranassoziierter Ribosomen bei Prokaryonten
– Gentamycin	behindert das Ablesen der mRNA
Antimetaboliten	
– Sulfonamide (synthetisch)	hemmen die Folatsynthese
Membran- und Zellwand-aktive Antibiotica	
– Penicillin	verhindert Murein-Neusynthese
– Bacitracin (Polypeptid)	Änderung der Permeabilität
– Polymyxin B (Polypeptid)	Anlagerung an Phospholipide
– Gramicidin	Änderung der Permeabilität
– Nystatin	Schädigung der Plasmamembran der Pilze
DNA-Stoffwechsel-Inhibitoren	
– Nalidixinsäure (synthetisch)	verhindert bakterielle DNA-Synthese (*Topoisomerase II*)
– Novobiocin	
– Trimethoprim (synthetisch)	stört Nucleotidsynthese
– Mitomycin	Schädigung der DNA
Hemmer der RNA-Synthese	
– Rifampicin	bindet an prokaryontische *RNA-Polymerase*
– Actinomycin D	bindet an DNA

Noch **gefährlicher als chromosomale Mutanten** sind Antibiotikaresistenzen, die durch **Resistenz-Faktoren** übertragen werden. Das sind extrachromosomale genetische Elemente, Plasmide, also DNAs, die meistens Resistenzen gegen mehrere Antibiotika-Gruppen gleichzeitig hervorrufen. Diese **Resistenz-Plasmide** können nicht nur durch Zellteilung, sondern auch **horizontal von Zelle zu Zelle** weitergegeben werden. Das erfolgt entweder über Transduktion mittels eines Phagen oder durch die bakterielle Sexualität, die Konjugation (S. 290).

Antibiotikaresistenz kann durch Inaktivierung der Antibiotika oder durch Veränderung des Wirkungsziels erfolgen

Bei der Resistenzbildung durch **chromosomale Mutation** wird meistens der Angriffspunkt des Wirkstoffs verändert.

Gibt man z. B. zu einer Population von 10^8 Bakterien Rifampicin, so wird nach einiger Zeit die Kultur resistent gegen Rifampicin sein. Die resistenten haben die abgetöteten empfindlichen Zellen überwuchert. Die biochemische Analyse dieser resistenten Kultur ergibt zwei Bakterientypen: Der eine nimmt Rifampicin nicht mehr auf (bzw. nur, wenn die Konzentration wesentlich erhöht wird), der andere verfügt über eine mutierte *RNA-Polymerase*. Rifampicin bindet nicht mehr (oder viel weniger) an dieses bakterielle Enzym. Bei näherer Untersuchung zeigt sich, dass die Untereinheit β', die den hemmenden Wirkstoff bindet, eine veränderte Proteinkette hat. Der durch Mutation erfolgte Aminosäure-Austausch kann direkt nachgewiesen werden. Bei dem resistenten Bakterien-Typ mit verminderter Antibiotika-Aufnahme ist die Zellwand verändert, sodass der Wirkstoff nicht mehr in die Zelle gelangen kann. Eine derartige Mutation zur Resistenz ist generell bei jedem Antibiotikum möglich (*Rep. 10.11*).

Repetitorium 10.11

Antibiotikaresistenz

1. Antibiotika-haltiges Medium selektiert die Resistenzmutanten
   – Mutationsrate: 10^{-3}–10^{-9} (spontan), d. h. eine resistente Mutante pro 10^3–10^9 Zellen führt z. B. nach 12 Stunden zu 1000 Zellen!
   – deshalb: möglichst mehrere Antibiotika gleichzeitig nehmen
2. Resistenz-Faktoren:
   – Plasmide mit Genen für Resistenz gegen ein oder mehrere Antibiotika oder Chemotherapeutika
   – horizontale Weitergabe durch Konjugation
3. Mechanismus der Resistenzen:
   – Veränderung der Zellwand
     – die Aufnahme wird eingeschränkt
   – Modifikation der Antibiotika
     – Abbau bzw. Spaltung des Antibiotikums
     – Kopplung an Phosphat (aus ATP)
     – Kopplung an Acetat (aus Acetyl-CoA)
4. Resistenzbestimmung:
   – Bakterienrasen auf Agarplatte aufwachsen lassen
   – Auflegen von Filterpapierchen mit Antibiotika
   – Hofbildung durch Abtötung der Bakterien, falls diese nicht resistent sind

Ein weiterer **Resistenz-Mechanismus** besteht darin, das in die Zelle gelangte **Antibiotikum** durch ein eigenes, zu diesem Zwecke gebildetes Enzym zu **modifizieren** und damit für die Zelle unschädlich zu machen. Zur Modifikation gibt es mehrere Möglichkeiten: entweder spezifischer **Abbau** (z. B. Spaltung der Penicilline durch *β-Lactamase*) oder **Kopplung** mit Phosphat aus ATP, mit ADP-Ribose aus NAD bzw. mit Acetat aus Acetyl-CoA:

Chloramphenicol + AcetylCoA → Acetylchloramphenicol + CoA

Auf diesem Weg wird von resistenten Mikroorganismen das Antibiotikum Chloramphenicol entgiftet. Das Enzym, die *Chloramphenicolacetyl-Transferase*, wird von einem Resistenz-Plasmid codiert. Entsprechend sind die anderen Modifikationsreaktionen Produkte derartiger Plasmide.

Auch **gesteigerte Ausscheidung** führt zu Resistenz.

Bestimmung der Antibiotikaresistenz erfolgt über Wachstumshemmung

Aus klinischer Sicht ist es wichtig zu wissen, gegen welche Antibiotika eine Kultur empfindlich ist. Im einfachsten Fall werden entsprechende Wirkstoffe zu wachsenden Kulturen gegeben, und nach einiger Zeit wird gemessen, ob sich die Zellen vermehrt haben. Das kann meistens schon an der Trübung des Mediums abgelesen werden. Um gleichzeitig mehrere Antibiotika zu testen, werden auf einer Petrischale gleichmäßig die zu testenden Bakterien ausgesät und kleine Filterrondelle, die mit jeweils einem Wirkstoff getränkt sind, aufgelegt. Um diese Rondelle entstehen Höfe, aus deren Größe, der Wachstumsgeschwindigkeit der Bakterien und der Konzentration des Antibiotikums gewisse Abschätzungen über die Empfindlichkeit der Bakterien vorgenommen werden können.

Auch die Bestimmung des mutierten Gens (z. B. *β-Lactamase*gen, s. unten) kann gentechnologisch durchgeführt werden.

> **MRSA – die Geißel der Krankenhäuser**
> In den vergangenen Jahrzehnten hat sich die Resistenzentwicklung von Keimen gegen eine wachsende Anzahl von Antibiotika zu einem großen Problem entwickelt. So trägt das Bakterium *Staphylococcus aureus* immer **häufiger Resistenzen** gegen die verschiedensten Antibiotika, u. a. auch gegen das **Breitbandantibiotikum Methicillin**. Eine Infektion mit **MRSA** (**M**ethicillin **r**esistenter *Staphylococcus aureus*) ist deshalb äußerst schwer zu therapieren. Etwa 1 Million (Tendenz steigend) von ca. 16 Millionen Patienten leiden jährlich unter **MRSA-Infektionen**, die sie sich in Krankenhäusern (**Hospitalismus**) zugezogen haben. Je nach Statistik schwanken die Angaben über die durch MRSA bedingten **Todesfälle** zwischen 700 und 1000, belegt durch die Deutsche Gesellschaft für Krankenhaus-Hygiene (DGKH).
>
> Die Resistenzen können, wie oben bereits ausgeführt, verschiedene Ursachen haben. Neben Veränderungen der Zellwand, die ein Eindringen des Antibiotikums verhindern, können Mikroorganismen z. B. auf ihrem eigenen Chromosom oder auf einem Episom (Plasmid) Gene für β-Lactamspaltende Enzyme (***β-Lactamasen***) tragen. **Normalerweise** spielen im Bakterium Abkömmlinge derartiger *β-Lactamasen* bei der **Mureinsynthese** eine Rolle. Mit ihrer Hilfe wird zur Erweiterung des Murein-Netzes dieses lokal geöffnet und neue Mureinbausteine werden eingesetzt. Leider können diese Enzyme auch die **β-Lactamringe** der β-Lactam-Antibiotika Penicillin (*Penicillinasen*) oder Cephalosporin (*Cephalosporinasen*) spalten und somit eine **Antibiotikaresistenz** erzeugen. Immer neue Antibiotika mussten entwickelt werden, um diese Spaltenzyme zu überlisten. Inzwischen haben einige Bakterien Punktmutationen in Lactamasegenen entwickelt, die auch die neuen Antibiotika angreifen. Da diese Gene auf Plasmiden liegen, können sie von Bakterienstamm zu Bakterienstamm weitergegeben werden: extended spectrum *β-Lactamasen* (**ESBL**). Durch diese Resistenzentwicklung ist das viel gefürchtete Ende der Antibiotikamöglichkeiten in greifbare Nähe gerückt. Als Ausweg aus dieser Misere wird versucht, **Inhibitoren gegen verschiedene *β-Lactamasen*** zu finden und sie gemeinsam mit den Antibiotika zu verabreichen.
>
> Die **Ursachen** für diese Entwicklung – die Zahl der resistenten Stämme ist in der letzten Dekade von 2% auf 27% hochgeschnellt – sind hauptsächlich in **falschem Einsatz** von Antibiotika und in **Hygienemängeln** zu finden (*Rep. 10.12*). Die Auswertung der Infektionsstatistiken (MRSA-Fälle sind meldepflichtig!) zeigt, dass die Infektionsrate erheblich von Hospital zu Hospital zwischen 0% und 5% schwankt. Durch Verbesserung der Krankenhaus-Hygiene (z. B. **konsequentes Händewaschen!**) könnte die Rate generell auf nahezu 0% gedrückt werden. Zur Organisation und Überwachung strikter Hygienemaßnahmen wäre die Position eines professionellen Hygienikers pro Krankenanstalt dringend erforderlich. Außerdem sollte im Rahmen der Mediziner-Ausbildung Hygiene und Mikrobiologie intensiver gelehrt werden.

> **Repetitorium 10.12**
>
> **Defizite der Krankenhaushygiene**
> - MRSA: Methicillin resistenter *Staphylococcus aureus*
> - 1 Million Patienten pro Jahr mit MRSA infiziert
> - kaum noch wirksame Antibiotika
> - 700–1000 Todesfälle pro Jahr (DGKH)
> - Abhilfe durch Erhöhung der Krankenhaushygiene (Händewaschen!)
> - Einstellung von Hygienikern in jedem Krankenhaus
> - Intensivierung des Medizinunterrichts in Hygiene und Mikrobiologie

Die Anwendung von Antibiotika hat auch Gefahren

Neben der Selektion von resistenten Bakterienstämmen besteht die Gefahr der Ausbildung von **Überempfindlichkeiten** und **Allergien**. Deshalb sollte in Zweifelsfällen immer geprüft werden, ob eine **Antibiotika-Unverträglichkeit** gegeben ist (s. Rep. 10.**9**).

Komplikationen bei der Verabreichung von Antibiotika können in **Nebenwirkungen** bestehen, die durch **eingeschränkte Spezifität** verursacht werden. Ein klassisches Beispiel dafür ist **Chloramphenicol**, das in der prokaryontischen Translation wirkt. Es hemmt aber auch die mitochondriale Proteinsynthese. Allerdings muss es dazu erst durch die Zellmembran und durch das Cytoplasma bis in die Mitochondrien gelangen. Trotz des komplizierten Weges hat das Chloramphenicol speziell in hohen Dosierungen Nebenwirkungen, die sich besonders negativ auf die Blutbildung auswirken. Es kann zur Ausbildung **aplastischer Anämie** kommen.

Vernachlässigt werden darf auch nicht der schädigende Einfluss auf die **normale Bakterienflora** des Menschen. Bei oraler Gabe von Antibiotika kann die normale **Darmflora** abgetötet werden. Da aber die Symbiose mit den „normalen" Darmbakterien für den Menschen notwendig ist, muss nach Absetzen der Therapie für die **Reetablierung** einer gesunden Darmflora Sorge getragen werden. Die Darmbakterien versorgen den Menschen mit einigen wichtigen Produkten, die Vitamin-Charakter haben, wie z. B. dem „intrinsic factor", der für die Resorption des Vitamins B_{12} essenziell ist, mit Folsäure (S. 283) und mit Vitamin K.

Ebenso besteht bei der Abtötung der physiologischen Bakterienflora auf der **Haut** die Gefahr der Ausbreitung von pathogenen Keimen, z. B. von Pilzen.

Auch Bakterien synthetisieren Antibiotika und Toxine

Einige Bakterien bilden stark wirksame Substanzen, **Toxine** bzw. **Antibiotika**, die gegen andere Mikroorganismen oder auch gegen ihre Wirtsorganismen gerichtet sein können (Rep. 10.13). Streptomyceten aus der Gruppe der Actinomyceten bilden viele der bekannten Antibiotika. Ein Teil der Antibiotika wird von Bakterien, ein anderer von Pilzen (*Penicillium notatum, Aspergillus, Cephalosporium* etc.) synthetisiert. **Gegen Bakterien** sind die **Oligopeptide** Tyrocidin (*Bacillus brevis*), Bacitracin (*B. licheniformis*), Gramicidin S (*B. brevis*) und Enniatin (*Fusarium oxysporum*) gerichtet. Diese Peptide werden nicht auf dem Weg üblicher Proteinsynthese gebildet, sondern nicht-ribosomal an Multienzymkomplexen. Diese Substanzen haben **Antibiotika-Charakter**. Sie wirken über die Störung der Membranen, indem sie Ionenkanäle z. B. für Kaliumionen bilden (**Ionophore**).

Von *Escherichia coli* (Darmbakterien) werden die **Colicine** gebildet, die für andere Bakterien giftig sind. Einige **Colicine** (E1, Ia, K) wirken, indem sie in die Membran der Bakterien inserieren und dort Ionenkanäle bilden. Dadurch werden diese Zellen getötet. Colicin E3 ist eine sehr spezifische *RNAase*, die die 16S-RNA der Ribosomen spaltet und damit die Proteinsynthese inaktiviert. Colicin E2 ist eine spezifische *Endo-DNAase*, die die DNA der Zielzelle zerstört. Ähnliche Toxine wie die Colicine werden auch von anderen Bakterien produziert. Die Anwendung von Colicinen als Antibiotika steht noch bevor.

Repetitorium *10.13*

Bakterielle Toxine gegen andere Mikroorganismen

Oligopeptide	Tyrocidin Bacitracin Gramicidin Enniatin	Störung der Membran, Antibiotika-Charakter
Colicine		

Bakterielle Toxine werden entweder von den lebenden Bakterien produziert und ausgeschieden (**Exotoxine**) oder sind Bestandteile der Zellwand (**Endotoxine**). Sie werden erst bei deren Zerstörung freigesetzt, z. B. als Folge der Abwehrreaktion des Organismus. Diese Endotoxine sind zumeist Lipopolysaccharide, die relativ hitzestabil sind.

Die **Exotoxine** sind **krankheitsspezifisch** und ursächlich am entsprechenden Krankheitsbild beteiligt: **Diphtherietoxin** ist ein **Exotoxin**, das das pathogene Prinzip der **Diphtherie** darstellt. Es wird vom **Corynebacterium diphtheriae** produziert, wenn dieses einen lysogenen Phagen trägt.

Das Toxin ist ein Polypeptid mit einer rel. Molekularmasse von 62 000, das proteolytisch in zwei Fragmente (A-24 000 und B-38 000) gespalten wird, die über eine S-S-Brücke verbunden bleiben. B vermittelt den Transport von A in die Zelle, in der es dann den **eukaryontischen Elongationsfaktor eEF2** der Translation durch ADP-Ribosylierung **inaktiviert**. Dabei wird aus dem Nicotinamidadenindinucleotid (NAD) das Nicotinamid abgespalten und der Rest, Ribose-P-P-Ribose-Adenin, auf den Elongationsfaktor 2 übertragen. Sehr ähnlich wirkt das Toxin von *Pseudomonas aeruginosa*, ein Bakterium, das u. a. in Verbindung mit **Hospitalismus** gefürchtet ist.

Choleratoxin ist das **Exotoxin** von *Vibrio cholerae*, und wie beim Diphtherie-Toxin ist das enzymatische Prinzip eine *ADP-Ribosyl-Transferase*. Das Choleratoxin setzt den Inaktivierungsmechanismus der *Adenylatcyclase* außer Kraft. Dadurch wird unter dem Einfluss des Toxins von der Zelle **maximal cyclisches AMP**, ein Regulatormolekül, synthetisiert. Die Folgen der hohen Konzentration an cyclischem AMP sind eine gesteigerte Ausscheidung von Wasser im Darm und Störungen im Ionenhaushalt, die zu lebensbedrohlicher **Diarrhoe** führen.

Wie aktuell dieses mikrobiologische Thema ist, zeigt die Tatsache, dass noch im Dezember 2008 in Simbabwe der nationale Notstand ausgerufen wurde, nachdem eine Choleraepidemie im Sommer nach heftigen Regenfällen ausgebrochen war. Eine völlig verrottete Kanalisation, verseuchtes Trinkwasser und unterernährte Menschen hatten Tausende von Todesopfern gefordert, obwohl theoretisch sowohl Antibiotika als auch eine Schutzimpfung (S. 311) existieren.

Einige Stämme von **Escherichia coli** und von **Salmonella typhimurium** bilden sehr **ähnliche Toxine**.

Botulinumtoxin wird von **Clostridium botulinum**, einem strengen Anaerobier, produziert. Es hemmt die präsynaptische Ausschüttung des Neurotransmitters Acetylcholin und führt dadurch zu **motorischen Lähmungen**. **Tetanustoxin** stammt von **Clostridium tetani**, das sich anaerob im infizierten Gewebe vermehrt und ein starkes Neurotoxin produziert. In diesem Falle wird die Ausscheidung von Acetylcholin nicht gehemmt. Dadurch kommt es zur **Dauererregung** der motorischen Endplatten, dem **Tetanus** (s. S. 28)

Gasbrandtoxin von **Clostridium perfringens** verursacht **Gasbrand** und ist primär gegen einen Zellmembran-Bestandteil gerichtet, das Lecithin. Es **zerstört die Membranen** des Wirtes und zersetzt dadurch progressiv das befallene Gewebe.

Bakterien können auch Enzyme ausscheiden (Exoenyzme)

Einige Mikroorganismen **scheiden Enzyme aus**, die ähnlich wie Toxine für die Pathogenität eine ursächliche Rolle spielen. Als Beispiel sollen Streptokokken und Staphylokokken dienen. **Streptokokken** sind kugelförmig, zumeist in Ketten angeordnet und gehören zur normalen menschlichen Flora. Einige Stämme sind Erreger von Krankheiten, wie z. B. **Endokarditis** mit ihren indirekten Folgen wie **rheumatischem Fieber** und **Glomerulonephritis**, der **Streptokokken-Angina** oder der **Sepsis**. **Streptokokken** können pathogen verschiedene Enzyme und Toxine ausscheiden, u. a.

- *Streptokinase*: Sie aktiviert das Fibrin-abbauende System.
- *Erythrogenes Toxin*: Es ruft das Scharlachexanthem hervor und wird von einem lysogenen Virus codiert.
- *Hämolysin*: Es lysiert Erythrocyten.
- *Streptodornase:* Es ist eine *DNAase*.
- *Hyaluronidase*: Dieses Enzym spaltet die Kittsubstanz des Bindegewebes, die Hyaluronsäure.

Staphylokokken sind ebenfalls kugelförmig, aber unregelmäßig angeordnet. Sie verursachen Furunkel und lokale Abszesse. Besonders gefürchtet ist die Osteomyelitis. Auch an schweren Aknen sind Staphylokokken häufig beteiligt. Aber auch Eiterherde in anderen Organen werden durch sie hervorgerufen, wie z. B. Meningitis, Pneumonie oder Endokarditis. Andererseits gehören gewisse Staphylokokken-Stämme zur gesunden Flora. Wie Streptokokken scheiden Staphylokokken eine Reihe von **Exoenzymen** aus: *Hyaluronidase*, *Staphylokinase*, *Lipase*, *Proteinase*. Daneben bilden sie auch Enzyme, die wegen ihrer Toxizität Toxine genannt werden: *Leukocidin* tötet Leukocyten. *Exotoxin* verursacht **Nekrosen** und hat **hämolytische Wirkung**. *Enterotoxin* wirkt auf das Zentralnervensystem (**Brechreiz**). *Koagulase* führt zur **Blutgerinnung**, auch in Abwesenheit von Ca^{2+}. Mit dem präzipitierten Fibrin können sich die Staphylokokken maskieren und sind dann dem immunologischen Abwehrsystem des Wirtes nicht mehr zugänglich (*Rep. 10.14*).

Repetitorium 10.14

Bakterielle Toxine gegen Wirtsorganismen

Exotoxine. Hoch wirksame Gifte, die **krankheitsspezifisch** sind
- Diphtherietoxin (*Corynebacterium diphtheriae*)
  Polypeptid: Fragment A
      Fragment B inaktiviert
      Elongationsfaktor eEF2 der eukaryontischen Proteinbiosynthese
- Botulinumtoxin (*Clostridium botulinum*) hemmt die präsynaptische Ausschüttung des Neurotransmitters Acetylcholin → motorische Lähmung
- Gasbrandtoxin (*Clostridium perfringens*) wirkt gegen Lecithine der Zellmembran → gewebszerstörend
- Tetanustoxin (*Clostridium tetani*) hemmt Inhibition der Abgabe von Acetylcholin → Dauererregung der motorischen Endplatten
- Enterotoxin (*Staphylococcus*) wirkt auf das Zentralnervensystem → Erbrechen, Diarrhoe
- Choleratoxin (*Vibrio cholerae*) verhindert Inaktivierung der *Adenylatcyclase*, cyclisches AMP ↑↑: H_2O wird aus dem Darm ausgeschieden → Störung im Ionenhaushalt → Diarrhoe

Endotoxine sind nicht krankheitsspezifisch!
Verantwortlich für allgemeine Symptome wie: Fieber, Schwäche, Schmerzen, Schock. Bestandteile der Zellmembran: Lipide, Kohlenhydrate, z. B. Pyrogen: Lipopolysaccharid; werden erst freigesetzt, wenn die Zellstruktur zerstört wird

Exoenzyme werden von Bakterien ausgeschieden (Vorbereiter der Invasion)

Streptokokken.
- *Streptokinase* aktiviert Fibrin-abbauendes System und erleichtert somit die Krankheitsausbreitung
- *Erythrogenes Toxin* ruft Scharlach-Erythem hervor
- *Hämolysin* lysiert Erythrocyten
- *Streptodornase* hat *DNAase*-Aktivität
- Hyaluronidase
- Kollagenase   zerstören das Bindegewebe

Staphylokokken.
- *Leukocidin* zerstört die weißen Blutzellen
- *Koagulase* fördert die Blutgerinnung, Fibrin maskiert Bakterien
- Hyaluronidase
- Staphylokinase
- Lipasen
- Proteinasen

Das Zusammenspiel der oben erwähnten bakteriellen Eigenschaften macht deren **Pathogenität** aus (*Rep. 10.15*). Neben den Adhäsinen, die spezifisch die Haftung der Keime am Wirtsorganismus vermitteln (S. 277), kann die Ausbildung einer **Kapsel** (Pneumokokken S. 75) die Pathogenität verursachen. Als **Antiphagocytose-Faktoren** verhindern derartige Strukturen die Phagocytose pathogener Bakterien durch Makrophagen. Auch Enzyme, die von den Bakterien ausgeschieden werden, können antiphagocytisch wirken. So zerstört u. a. das *Leukocidin* die Makrophagen, *Koagulase* maskiert die antigenen Strukturen der Bakterien mit Fibrin, und das Protein A der *Koagulase*-positiven Staphylokokken bindet das F_c-Fragment der am Bakterium haftenden Immunglobuline, sodass dieses nicht mehr an die Rezeptoren von Makrophagen binden kann (S. 20). **Exoenzyme** bereiten die Invasion der Keime vor (**Invasions-Faktoren**), und die **Toxine schädigen** das befallene Gewebe. Die Information für die Virulenzfaktoren liegt auf dem Bakteriengenom oder auf einem Stück Virus-DNA, das in das bakterielle Genom als lysogenes Virus (S. 303) integriert ist (Beispiel: Diphtherietoxin).

Repetitorium 10.15

Was bewirkt die Pathogenität von Bakterien?

Pathogenität: Fähigkeit, Krankheiten zu erzeugen

Virulenz: Stärke der Pathogenität (z. B. durch Zahl der eindringenden Mikroorganismen)
- Antigenwirkungen der Zellwandbestandteile
- Ausscheiden toxischer Stoffe: Exotoxine, Exoenzyme
- Freisetzung toxischer Stoffwechselprodukte und Endotoxine nach dem Zelltod
- Kapseln und spezifische Oberflächenproteine

10.1.8 Die genetische Konstellation von Bakterien kann durch DNA-Transfer verändert werden

Bakterien haben die Möglichkeit zum Austausch genetischer Information. Mehrere Mechanismen sind bekannt (*Rep. 10.16*).

Repetitorium 10.16

Parasexualität: Möglichkeiten der interbakteriellen Übertragung von genetischem Material
- **Transformation**: DNA wird von kompetenten Zellen aufgenommen und exprimiert
- **Transduktion**: Transfer von Genen mit Hilfe eines transduzierenden Phagen
- **Konjugation**: Transfer von Genen über Sexpili

Bei der Transformation wird DNA künstlich eingeführt

Bei der **Transformation** wird eine genetische Eigenschaft mit Hilfe von isolierter DNA auf ein Bakterium übertragen. So wurde z. B. mit dem Pneumokokken-Experiment erstmals bewiesen, dass DNA der Träger genetischer Information ist (s. Kap. 2). Die Transformation ist ein häufig angewandtes Prinzip, um Bakterien – und nicht nur diese! – genetisch zu verändern. Sie ist ein Mittel zum Studium der genetischen Konstitution von Zellen. Durch Cotransformation kann z. B. die Kopplung von Genen untersucht werden. Dieser Vorgang hat besondere Bedeutung für genetische Studien an Mikroorganismen gewonnen, die für andere Techniken nur schlecht zugänglich sind. In neuerer Zeit hat die Transformation größte Bedeutung erlangt, da auch künstliche bzw. fremde Gene, die über Gen-Technologie erhalten wurden, eingeführt werden können.

Die Aufnahme von DNA hängt von der **Kompetenz** der Zellen ab. Nur eine kleine Fraktion einer Bakterienkultur ist jeweils kompetent. Dieser Zustand ist vom Teilungszustand abhängig. Die Biochemie der Kompetenz ist noch ungeklärt.

Bei der Transduktion wird ein DNA-Fragment von einer bakteriellen Zelle in eine andere übertragen

Ein lysogenes Virus (S. 303) kann ein DNA-Fragment aus seiner letzten Wirtszelle auf eine nächste übertragen. Bei der **generalisierten Transduktion** wird mit Zufallsverteilung jede DNA-Region des Wirtes übertragen (*Rep. 10.17*). Bei der **spezifischen Transduktion** wird jeweils ein gleiches Stück DNA-Region des Wirtes übertragen (*Rep. 10.18*). Im Regelfall ist die Transduktion ein seltenes Ereignis. Unter 10^5–10^6 Viren transduziert eines. Das zu übertragende Wirtszellen-DNA-Fragment ersetzt jeweils ein Stück Virus-DNA. Dadurch entstehen **defekte Viren**, die sich im neuen Wirt häufig nicht mehr vermehren können. Bei gleichzeitiger Infektion einer Zelle mit einem defekten und einem normalen Virus hilft das gesunde Virus dem defekten bei der Vermehrung. Das defekte Virus vermehrt das Wirtszellen-DNA-Fragment gemeinsam mit seiner eigenen DNA. Im Zell-Lysat finden sich dann 50 % defekte Viren mit Wirtszellen-DNA-Fragmenten und 50 % intakte Viren. Dieses Viren-Gemisch ist in der Lage, neue Wirtszellen in einem hohen Ausmaß zu transduzieren (**hochfrequente Transduktion**).

Jedes beliebige Bakterien-DNA-Stück kann, dem Zufall folgend, in den Phagenkopf verpackt werden, auch Plasmide. Nur einer von 10^5–10^6 Phagen transduziert!

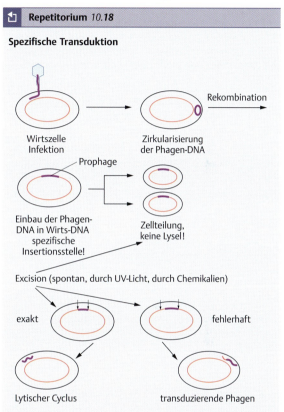

Repetitorium 10.17
Strukturelle Chromosomenaberrationen

Repetitorium 10.18
Spezifische Transduktion

Bei der Sexduktion wird DNA durch Konjugation übertragen

Die größte Bedeutung für die Bakterien-Genetik (wie auch generell für die Bakterien) hat der Transfer genetischer Information mittels der **Sex-Faktoren**, die besonders intensiv bei *E.-coli*-K12-Stämmen untersucht wurden. Zellen, die den Sex-Faktor F (**Fertilitäts-Faktor**) besitzen, werden F^+ genannt und sind **männlich**. Fehlendes F wird als F^- markiert. Der F-Faktor liegt auf extrachromosomaler DNA, einem **Plasmid**, das in seltenen Fällen (10^{-5}) durch „crossing-over" in das Hauptchromosom eingebaut wird. Alle Abkömmlinge dieser Zellen (Klon) mit einem inserierten Sex-Faktor werden bei der Sexduktion mit hoher Frequenz Wirtsgene übertragen (**Hfr: Hohe Frequenz des Gen-Transfers**). Der Prozess der F-Faktor-Integration ist reversibel, sodass mit der Zeit aus Hfr-Stämmen wieder F^+-Stämme werden. Wird beim Ausbau des F-Faktors

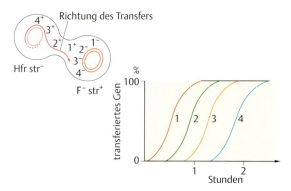

Abb. 10.15 **Bestimmung der Genanordnung durch Konjugation.** Die Anordnung von Genen auf einem Genom kann mit Hilfe der Konjugation bestimmt werden. Die relative Lage der Gene zum Start des Transfers bestimmt das Erscheinen der entsprechenden Genproduktion in der Akzeptorzelle.

Wirtszell-eigenes Material mit ausgebaut, so bezeichnet man einen solchen F-Faktor als **F'**.

Das **F-Faktor-Plasmid** trägt eine Reihe von Genen (**Tra-Gene**), die für die Konjugation notwendig sind. TraA codiert z. B. für das Protein der Sex-Pili, jene langen geißelförmigen Strukturen der F+- bzw. Hfr-Zellen. Andere Gene verursachen die Inkompatibilität (Unverträglichkeit), die dafür sorgt, dass jede Zelle nur einen F-Faktor enthält.

Für den **Transfer des Sex-Faktors**, gleichgültig, ob er als Plasmid oder in integrierter Form vorliegt, wird zunächst der DNA-Doppelstrang in der Donorzelle durch eine *Endo-DNAase* in einem Strang geöffnet. Durch einen **Sex-Pilus** hindurch wird dieser DNA-Einzelstrang geschoben und gleichzeitig von der weiblichen Empfänger-Zelle zum Doppelstrang aufsynthetisiert. In der Donorzelle wird der verbleibende Einzelstrang ebenfalls zu doppelsträngiger DNA aufrepliziert (*Rep. 10.19*). Ist der F-Faktor ins Chromosom integriert, so wird im Anschluss an den F-Faktor der **DNA-Transfer** mit chromosomaler DNA fortgesetzt. Dadurch gelangen in linearer Reihenfolge **chromosomale Gene** in die Empfängerzelle. Da bei einem Hfr-Klon der F-Faktor in allen Zellen an der gleichen Stelle in die Wirts-DNA integriert ist und die Transfer-Richtung immer die gleiche ist, ist die Reihenfolge des Transfers von Genen von deren Anordnung auf dem Chromosom abhängig.

Der Transfer der Gene kann durch Lösung des Sex-Pilus-Kontaktes, z. B. durch Schütteln, jederzeit unterbrochen werden.

Aus dem zeitlichen Verlauf des Gentransfers lassen sich die **Genorte** auf dem Chromosom bestimmen. Mit Hilfe der Konjugation (*Abb. 10.15*) ist das Chromosom von *Escherichia coli*, dem populärsten Labor-Organismus, genetisch bestens charakterisiert worden (*Abb. 10.16*).

Wie sieht ein **praktisches Experiment** aus?

1, 2, 3, 4 seien z. B. Gene zur Synthese bestimmter Aminosäuren (*Rep. 10.20*). Es können alternativ auch Gene des Zuckerabbaus oder chromosomal codierte Antibiotika-Resistenz-Gene benutzt werden.

Im Experiment werden Hfr-$1^+2^+3^+4^+$-Zellen mit F−-$1^-2^-3^-4^-$-Zellen gemischt. Nach verschiedenen Zeiten werden Aliquots der Kultur entnommen, stark geschüttelt, um die Zellen zu trennen, und die Zahl der Rezipienten-Zellen bestimmt, die Gene erhalten haben. Außerdem wird festgestellt, ob die Zellen Gen 1, Gen 1 und 2, Gen 1, 2 und 3 oder alle Gene bekommen haben (*Abb. 10.15*). Dazu müssen Donor- von Akzeptorzellen unterschieden werden. Das geschieht z. B. mittels Streptomycin-Resistenz. Ist die Hfr-Zelle sensibel, die F−-Zelle aber resistent, so werden nach Streptomycin-Beimischung nur die Rezeptorzellen überleben. Die Zellen werden demnach auf Streptomycin-haltigen Agarplatten ausgesät. Die aufgewachsenen Kolonien werden mittels eines Samtstempels „Replika-plattiert", d. h. der Samtstempel wird einer frischen Agarplatte aufgedrückt. Diese enthält ein Medium, dem jeweils eine der Aminosäuren, für die Gene 1, 2, 3, 4 codieren, fehlt. Es wachsen auf dem Mangelmedium nur die Kolonien der F−-Zellen, die aus der Hfr-Zelle Gene erhielten, die ihnen die Synthese der benötigten Aminosäure ermöglichen. So werden auf der Platte 1 nur diejenigen Kolonien wachsen, die beim Gentransfer aus der Hfr-Zelle Gen 1 bekommen haben, usw.

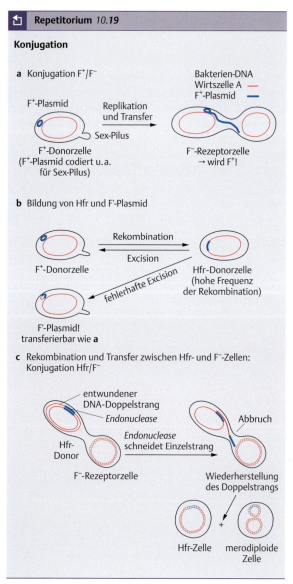

Repetitorium 10.19

Konjugation

Resistenzfaktoren werden durch Konjugation übertragen

Die **Resistenz(R)-Faktoren** sind den F-Faktoren sehr ähnlich (*Rep. 10.21*). Die Transfer-Gene sind sogar in der Lage, sich gegenseitig zu ersetzen. Auch die R-Faktoren bilden

Hfr-Stämme. Am effizientesten erfolgt der **Gen-Transfer** bei der Sexduktion innerhalb des gleichen Bakterienstammes, also z. B. bei *Escherichia coli K12*. Aber auch **zwischen verwandten gramnegativen Bakterien** erfolgt Gentransfer durch Konjugation. *E. coli*, *Shigella*, *Klebsiella*, *Pseudomonas* und *Citrobacter* oder *Salmonella* können z. B. untereinander Gene mittels Konjugation übertragen.

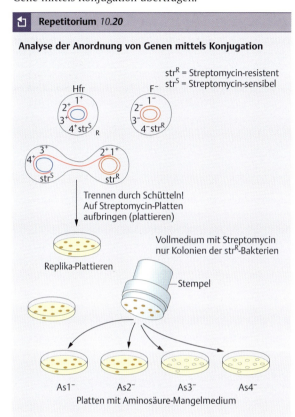

Repetitorium 10.20

Analyse der Anordnung von Genen mittels Konjugation

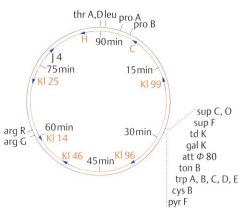

Abb. 10.16 **Konjugation bei *E. coli*.** Startpunkte und Transferrichtungen einiger Hfr-Stämme sind am inneren Ring, der das in 90-Minuten unterteilte, ringförmige *E.-coli*-Chromosom darstellt, eingetragen. Auf dem Außenring sind einige Gen-Orte angegeben. So wird z. B. bei der Konjugation mit HfrC im Gegenuhrzeigersinn erst Prolin (pro), dann Leucin (leu), Threonin A, D (thr) und dann Arginin (arg R. G.) übertragen. Die Region zwischen Sup C-pyr F ist gespreitet. Es sind hier einander benachbarte Gene eingetragen, um zu zeigen, wie dicht das Chromosom mit Genen besetzt ist.

losen *E.-coli*-Bakterium auf einen hochpathogenen *Salmonella*-Stamm übertragen wird!

Anmerkung: F- oder R-Faktoren sind extrachromosomale DNA-Elemente. Sie sind große Plasmide mit **Inkompatibilität**. Jede Zelle enthält **nur ein** derartiges Plasmid. Kleine Plasmide, deren DNA-Größen im Bereich von einigen Millionen rel. Molekülmasse liegen, können in vielen Kopien in der Zelle vorliegen. In Gegenwart von Chloramphenicol reichern sich die kleinen Plasmide in der Zelle an. Diese Tatsache wird ausgenutzt, um künstlich eingeführte Gene in einer Zelle stark zu vermehren (s. Kap. **12**).

Bewegliche genetische Elemente, Transposons, sorgen für Mobilität der Gene innerhalb des Genoms

Die **Verlagerung von genetischem Material** innerhalb eines Chromosoms, aber auch von einem Chromosom auf ein Plasmid und vice versa, wird von sog. **transponierbaren Elementen** bewerkstelligt. Diese Elemente finden sich in allen Organismen. Die Prokaryonten transponieren meist die DNA direkt. **Eukaryonten** beschreiten diesen Weg oder benutzen RNA-Zwischenstufen. Auf diese Vorgänge wird im Zusammenhang mit **Retroviren** eingegangen (S. 315). Bewegliche Elemente beim Menschen in Form von verstreuten Sequenzwiederholungen (*Tab. 1.12*) und ihre medizinische Relevanz wurde auf S. 51 erläutert.

Die ersten mobilen DNA-Elemente wurden bei *E. coli* als **Insertions-Sequenzen** (**IS**) beschrieben. Ca. 20 derartige Sequenzen sind bekannt mit Längen zwischen 800–2000 bp. Pro *E. coli*-Chromosom existieren nur wenige Kopien, und die Transpostion ist ein äußerst seltenes Ereignis (1/~10^6 Zellen).

Die Struktur der IS beinhaltet eine zentrale Sequenz wechselnder Länge mit einer translatierbaren Information für die *Transposase*, ein Protein, das für die Transposition benötigt wird. An beiden Seiten dieser Region liegen gegenläufige Sequenzen, **inverted repeats** (**IR**),

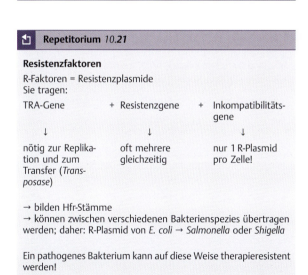

Repetitorium 10.21

Resistenzfaktoren

R-Faktoren = Resistenzplasmide
Sie tragen:

TRA-Gene	+ Resistenzgene	+ Inkompatibilitätsgene
↓	↓	↓
nötig zur Replikation und zum Transfer (*Transposase*)	oft mehrere gleichzeitig	nur 1 R-Plasmid pro Zelle!

→ bilden Hfr-Stämme
→ können zwischen verschiedenen Bakterienspezies übertragen werden; daher: R-Plasmid von *E. coli* → *Salmonella* oder *Shigella*

Ein pathogenes Bakterium kann auf diese Weise therapieresistent werden!

Ein einmal angereicherter Resistenzfaktor kann sich dadurch nicht nur im eigenen Stamm ausbreiten, sondern quer durch die Bakterienarten. Es bedeutet eine demnach große Gefahr, wenn ein Resistenzfaktor aus einem harman die sich am äußersten 3'- und 5'-Ende **direct repeats**, kurze Sequenzen mit gleichgerichteter Orientierung, anschließen. Sie entstehen durch Verdoppelung der Stelle der Wildtyp-Sequenz, in die das mobile Element „springt". Die **direkte Transposition** findet sich vor allem bei Prokaryonten und erfolgt durch einen „**Schneide-Klebe-Weg**" (cut and paste) mit Unterstützung der *Transposase*, die die DNA mit „glatten" Enden ausschneidet und „ausgefranste" Enden in der Ziel-DNA produziert. Der Einbau erfolgt mit Hilfe von Rekombinationsenzymen durch „illegitime Rekombination" (*Rep. 10.22*).

Derartige IS finden sich auf dem Bakterienchromosom, aber auch auf F- und R-Plasmiden. So geht z. B. die Integration des F-Faktors ins Bakterienchromosom zur Bildung einer Hfr-Zelle über Rekombination zwischen gleichen IS vonstatten.

Repetitorium 10.22

Bewegliche, genetische Elemente

Insertions-Sequenzen (IS.)

Lage	z. B. auf: *E-coli*-Chromosom F-Plasmide R-Plasmide
Struktur	DNA-Transposons Insertions-Sequenzen (IS) mit *Transposase*-Gen ca. 20 bei Bakterien, 5–10 pro Chromosom Länge: 1–2 kb Inverted Repeats (IR) direkte Repeats aus Ziel-DNA
Transposition	selten! meist Schneide-Klebe-Weg sonst Replikation und Integration des Replikats

Wirkung	– Inaktivierung eines Gens
	  (durch Transkriptions-Stop-Signale)
	– Polarität der Gen-Expression in einem Operon
	– Anschaltung von Genen
	  (durch Einführen von Promotorstrukturen)
	– Deletionen bzw. Inversionen in angrenzender DNA

Transposons

Lage	meistens auf Plasmiden
Struktur	Größe: 2500–20 500 Basenpaare repetitive, invertierte Sequenzen; „inverted repeats" (IR) flankieren Gene bzw. Gengruppen (z. B. Antibiotika-Resistenz-Gene) IR können auch IS (z. B. IS$_1$) sein
Transposition	En-bloc-Bewegung der eingeschlossenen Gene z. B. auf andere Plasmide bzw. Chromosomen
Wirkung	u. a. sehr effektiver Transfer von Antibiotika-Resistenzen

Werden IS in Gene eingebaut, so werden jene häufig inaktiviert. **Transkriptions-Stop-Signale** sind in den Insertions-Sequenzen häufig und führen zum Abbruch der Transkription. Aber auch **Promotor-Sequenzen** finden sich auf den transponierbaren Elementen und können gegebenenfalls ruhende Gene anschalten. Werden sie in ein Operon eingebaut, führen sie zu **polaren Effekten** in der Ausprägung der Strukturgene. Die an IS-Elemente angrenzende DNA wird auch häufig durch Deletionen oder Inversionen verändert.

Eine Sonderform derartiger transponierbarer Elemente bilden die **Transposons**. Sie sind **größere Einheiten** (zwischen 2500 und 20 500 bp lang) und liegen primär **auf Plasmiden**, können aber auf das Bakterienchromosom übertragen werden. Die IRs rahmen dann allein oder zusätzlich zur IS eine einfache DNA-Sequenz ein, die z. B. für das Gen des *E. coli*-Enterotoxins oder für ein oder mehrere Resistenzgene codieren kann. Große Transposons können **mehrere Resistenzgene** gleichzeitig enthalten. IRs können auch IS sein. So rahmen z. B. IS$_1$-Sequenzen das Gen für Chloramphenicol-Resistenz ein und machen es beweglich. Diese Transposons bilden ein erhebliches Problem bei der Antibiotika-Resistenz. Transposons sind demnach Gengruppen, die durch Insertions-Sequenzen flankiert sind und **en bloc** bewegt werden.

10.2 Spezielle Bakteriologie: Die Einteilung der Bakterien kann unter den verschiedensten Gesichtspunkten erfolgen

10.2.1 Bakterien werden nach ihrer Färbbarkeit in grampositiv und gramnegativ eingeteilt

Auf der Basis der **Färbbarkeit** ist eine Grobeinteilung in **grampositive**, **gramnegative** und **säurefeste** Bakterien möglich. Da die Gramfärbbarkeit mit der Verwandtschaft korreliert, ist auch heute noch diese Einteilung gebräuchlich. Zunächst werden die Bakterien mit Kristallviolett und Jod angefärbt. Praktisch lassen sich damit alle Stämme färben (*Rep. 10.23*). Gramnegative Bakterien werden durch anschließende Alkoholbehandlung entfärbt, während grampositive Zellen gefärbt bleiben. Die Ursache für diese Reaktion ist im Wandaufbau zu suchen.

Säurefeste Bakterien behalten auch nach Behandlung mit alkoholischer Salzsäure ihre Färbung.

Repetitorium 10.23

Unterschiedliche Reaktion von Bakterien auf die Gram-Färbung

Grampositive Bakterien: Der Komplex aus Gentiana-Violett und Jod-Kaliumjodid ist im Murein gefangen und kann nicht ausgewaschen werden. Die Gegenfärbung mit Fuchsin wird blockiert.
Gramnegative Bakterien: Der Komplex aus Gentiana-Violett und Jod-Kaliumjodid wird durch Alkohol ausgewaschen, Fuchsin wird aufgenommen.
Achtung: Säurefeste Bakterien entfärben nicht mit alkoholischer Salzsäure.

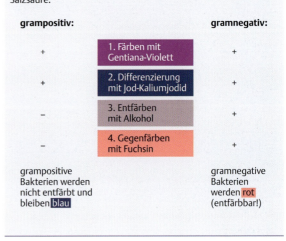

10.2 Spezielle Bakteriologie

Mycobacterium tuberculosis ist ein Hauptvertreter dieser letzten Gruppe und verursacht die **Tuberkulose**. Sie ist die **größte Volksseuche**. Jährlich sterben rund 3 Millionen Menschen an Tuberkulose. Diese Krankheit gehört zu den **Zoonosen**, d. h., sie wird auch durch Tiere übertragen. Eine besondere Rolle spielt dabei die Milch aus "nicht TBC-freien Kuhbeständen". Es gibt zwar (noch! Cave Resistenz! S. 283) wirksame Heilmittel gegen diese Erkrankung wie das Antibiotikum Rifamycin und Methotrexal, aber durch die Besonderheit des Erregers ist die Behandlung kompliziert. Vorbeugung ist daher geboten und hat z. B. dazu geführt, dass durch gesetzliche Maßnahmen in Deutschland die Kuhbestände praktisch TBC-frei sind. Ein Grund für die starke Begehrlichkeit auf dem Weltmarkt für deutsche Milch und Milchprodukte!

10.2.2 Bakterien können auch nach Gestalt oder nach physiologischen Kriterien eingeteilt werden

Einteilung nach
- ihrer Gestalt: **Kokken** (kugelförmig), **Stäbchen** oder **Schrauben**,
- der Möglichkeit, **Sporen** zu bilden oder nicht,
- **Begeißelung** bzw. der Beweglichkeit (*Tab. 10.8*, *Rep. 10.24*).

Mehr Aufwand erfordert die Charakterisierung durch
- **physiologische Leistungen** wie verschiedene Stoffwechselleistungen
- die **Serologie** oder
- die Rolle des **Sauerstoffs** für die Zelle: Man unterscheidet **Aerobier** (Sauerstoff-abhängig) von **Anaerobiern** (nicht Sauerstoff verbrauchend). Bei den Anaerobiern gibt es **fakultative**, die wahlweise mit oder ohne Sauerstoff leben können, und **obligate** Anaerobier, die von Sauerstoff getötet werden.
- Gentechnologische Methoden (RFLPs, Pulsgelelektrophorese etc.) können zur Analyse des bakteriellen Genoms und damit zur Diagnose der „Herkunft" einer Infektion dienen. So können z. B. Resistenzen festgestellt werden und der Ursprung der gefürchteten nosokomia-

Repetitorium 10.24

Klassifikation von Bakterien

Eigenschaften	Einteilung in
Form	Kugeln (Kokken) Stäbchen Schrauben
	Vibrae Spirilla Spirochäten
Zellwandfärbung	grampositiv gramnegativ säurefest
Kapselbildung	
Beweglichkeit	Flagellen
	monotrich amphitrich lophotrich peritrich
Sauerstoffbedürfnis	Aerobier (Atmung) Anaerobier (Gärung)
Sporenbildung	
metabolische Eigenschaften	

Tab. 10.8 Einteilung der Bakterien

1. Gramnegative Bakterien

Bezeichnung	Bemerkungen	Pathogenität
Kokken		
Neisseria	- meist paarweise (Diplococcus, unbeweglich, nierenförmig. Aerobier)	- normale Flora im Respirationstrakt
N. gonorrhoeae (Gonokokkus)	- AgNO$_3$-Prophylaxe	- Gonorrhoe - G. neonatorum - Meningitis
Stäbchen	- Endotoxine, die zur Pyrogenfreisetzung führen (Fieber)	
Coli-Gruppe	- dicke Stäbchen	- Pneumonie
Klebsiella	- Colicine	- Darmstörungen
Escherichia coli	- Hauptdarm-Bakterium	
Serratia marcescens	Ursache fürchterlicher Pogrome im Mittelalter (Hostien-Verfärbung)	
Citrobacter proteus		- Gastroenteritis, Sepsis
Enterobacter aerogenes		- Harnwegsinfektionen
Pseudomonas-Gruppe	- beweglich, dicke Stäbchen - starke Farbstoffe werden ausgeschieden	
P. aeruginosa	- Exotoxine wie Diphtherie-Toxin - fluoreszierender Urin	- normale Flora - pathogen, wenn am „falschen Ort" - blaugrüner Eiter - Meningitis - Harnwegsinfektion - Pneumonie, Sepsis
Salmonella	- beweglich, aerob - dicke Stäbchen	
S. typhii		- Typhus
S. parathyphii		- Paratyphus
S. typhimurium	- viele nicht-pathogene Laborstämme	- Gastroenteritis
Shigella		
S. dysenteriae	- hitzelabiles Toxin	- normale Darmflora - Bakterienruhr
Vibrio	- gekrümmte Stäbchen beweglich, eine Geißel	
V. cholerae	- Toxin	- Cholera
Pasteurella	- kurze Stäbchen, wie Sicherheitsnadeln	- führen meist zu Sepsis!
Yersinia (Pasteurella) pestis	- Wirt: Nagetiere, z. B. Ratte, Floh Überträger auf Mensch	- Pest
Haemophilus H. influenzae	- kurze kokkoide Ketten - gute Fähigkeit zur Transformation	- normale Flora - Infekte des Respirationstraktes - Meningitis
Bordetella pertussis	- Endotoxin → Lymphocytose, Epithelreiz	- Keuchhusten

Tab. 10.8 **Einteilung der Bakterien** (Fortsetzung)

2. Grampositive Bakterien

Bezeichnung	Bemerkungen	Pathogenität
Kokken		
Staphylokokken	- unregelmäßige Haufen - unbeweglich - Exotoxin - Enterotoxin - *Leukocidin* - *Hyaluronidase* - *Staphylokinase* - *Coagulase*	- normale Flora - Furunkel - herdförmige Eiterungen - Osteomyelitis
Streptokokken	- in Ketten angeordnet - Aerobier, fakultative oder auch obligate Anaerobier - Toxine: - *Streptokinase* - *Streptodornase (DNAase)* - *Hyaluronidase* - *Hämolysine*	- normale Flora - Sepsis, Erysipel - Angina - Endokarditis - Harnwegsinfektion - Glomerulonephritis - rheumatisches Fieber
Streptococcus pneumoniae	- paarweise (Diplokokken) - Phagocytoseresistente Kapsel	- Pneumonie - tödliche Pneumokokkenbakteriämie
Stäbchen		
Bacillus anthracus	- Bacillus, aerobes Toxin, Sporen	- Milzbrand (Anthrax) bei Rind, Pferd, Schaf, selten Mensch
Clostridien	- Anaerobier, Bazillen - Sporen	
Cl. botulinum	- hitzeresistent - Toxin	- Nahrungsmittelvergiftung durch Toxin, motorische Lähmung, hohe Letalität
Cl. tetani	- Tennisschlägerform - Tetanus-Toxin - Impfschutz!	- Tetanus, 50% Letalität - motorische Dauerregung
Cl. perfringens	- Toxine: - *DNAase* - *Hyaluronidase* - *Collagenase*	- Gasbrand
Corynebakterien	- charakteristische Form: keulenförmig	
C. diphtheriae	- Toxin: *ADP-Ribosyltransferase*: eEF2 wird modifiziert und blockiert	- Diphtherie

Tab. 10.8 **Einteilung der Bakterien** (Fortsetzung)

3. Säurefeste Bakterien

Bezeichnung	Bemerkungen	Pathogenität
Mycobacterium tuberculosis	- stäbchenförmig - Wachshülle, dadurch schwer angreifbar - viele Lipide incl. Wachse - Tuberkulinreaktion	- Tuberkulose
M. leprae	- wie *M. tuberculosis* - empfindlich gegen Rifampicin, Streptomycin	- Lepra

4. Spiralige Bakterien (Spirochäten)

Bezeichnung	Bemerkungen	Pathogenität
Treponema pallidum	- dünne Schrauben - Infektion durch die Placenta möglich - serologische Diagnostik - Salvarsan – frühe Chemotherapie	- Syphilis
Borrelia recurrentis	- unregelmäßige Spirale - Überträger: Kleiderlaus - seine Entdeckung im menschlichen Blut 1868 in Berlin eröffnete die Ära der Bakteriologie	- Rückfallfieber
Leptospiren	- schlanke Spiralen - häufig hakenförmiges Ende	- Leptospirosen (Leptospirämie + akutes, generalisiertes Fieber)
Spirillum minus	- klein, starr	- Rattenbissfieber

len Infektionen (im Krankenhaus erworbenen, S. 298) eruiert werden.

> Als Beispiel für eine Erkrankung durch **schraubenförmige Bakterien** soll, auch wegen ihrer geschichtlichen Bedeutung die **Syphilis/Lues** angeführt werden. Sie ist eine **infektiöse Geschlechtskrankheit**, die durch Schleimhautkontakt z. B. beim Geschlechtsverkehr übertragen wird. Die Symptome nach Infektion sind zunächst unspezifisch, wie u. a. schmerzlose Schleimhautgeschwüre und Lymphknotenschwellungen. Die weiteren Stadien zeichnen sich durch wechselnden Befall von Haut und Organen aus. Im Endstadium, der **progressiven Paralyse**, wird das Zentralnervensystem zerstört. Vor der Einführung der Chemotherapie (s. S. 283) starben viele unserer bedeutendsten Kulturträger an dieser Krankheit. Auch Ungeborene können **diaplacentar** durch ihre Mutter infiziert werden (**Syphilis connata**) und sind lebenslang durch Symptome wie eine syphilitische Sattelnase gebrandmarkt.
>
> Glücklicherweise ist der Krankheitserreger, das Bakterium ***Treponema pallidum***, gegen einige Antibiotika, wie z. B. **Penicillin**, empfindlich. Der Einsatz dieser Medikamente führte zu einem starken Rückgang der Krankheit. 2001 gab es in Deutschland noch 1554, 2006 jedoch bereits schon 3152 Erkrankte (Inzidenz steigend!). In der Zunahme spiegelt sich die sexuelle Freizügigkeit und eine größere Sorglosigkeit wider. Den Medizinstudenten sei unbedingt die Lektüre von Daudet Alphonse: „Im Land der Schmerzen" Manholt Verlag, 2004 empfohlen.

10.2.3 Obligat parasitäre Bakterien (bakterienähnliche, prokaryonte Mikroorganismen) können sich nicht unabhängig vermehren

Bakterien wurden als autonome prokaryonte Organismen definiert. Sie vermehren sich auf Nährmedien. Eine Gruppe von Organismen braucht für ihre Vermehrung jedoch lebendige Zellen. Wegen der Abhängigkeit von funktionsfähigen Zellen und ihrer geringen Größe wurden diese Organismen früher zu den Viren gezählt. Heute wissen wir, dass es sich um **obligat parasitäre Bakterienähnliche prokaryonte Mikroorganismen** handelt. Eine Reihe von Gründen beweist das:
- Antibiotika, die spezifisch gegen Prokaryonten wirken, inhibieren auch ihre Vermehrung.
- Sie besitzen die für Bakterien charakteristischen Zellbestandteile, Ribosomen, RNA und DNA, Murein und die Enzyme des Energiestoffwechsels.
- Sie vermehren sich durch Teilung.

Rickettsien sind Überträger von Fleckfieber, Rocky-Mountain-Fieber und Fünftagefieber

Mit dem Namen wird der Rickettsien-Forscher **H. T. Ricketts** (1871–1910), der an einer Infektion mit seinem Arbeitsobjekt starb, geehrt. Der häufigste Vertreter dieser Gruppe wurde nach dem Forscher Stanislaus **v. Prowazek** (Hamburg 1875–1915), der ebenfalls ein Opfer seiner Arbeit wurde, *Rickettsia prowazeki* genannt.

> Rickettsien leben bevorzugt **in Arthropoden**: Zecken, Milben, Insekten sowie höheren Tieren. Häufig rufen die Rickettsien in den Arthropoden keine Krankheiten hervor, sind jedoch für den Menschen pathogen! Sie verursachen das **Fleckfieber** (Überträger sind Laus und Floh), **Rocky-Mountain-Fieber** mit verschiedenen Varianten (Zecken), **Zecken-Fieber** und **Fünftagefieber** (Kleiderlaus).
> Alle diese Krankheiten sind mit **Fieber** verbunden. Die Rickettsien befallen bevorzugt die **Endothelzellen der Blutkapillaren**, die stark geschädigt werden, platzen und nekrotisieren. Jede der geplatzten Endothelzellen setzt eine große Anzahl von Nachkommen-Parasiten frei und außerdem **Toxine**, die für die pathologischen Folgen der Infektion verantwortlich sind. Die Infektion erfolgt über die Atemwege oder durch die Ausscheidungen der Insekten. Fleckfieber z. B. wird indirekt durch die Blutmahlzeit der Kleiderlaus übertragen (s. Kap. **13**). Beißt eine rickettsienfreie Laus einen infizierten Menschen, so wird sie infiziert, und die Rickettsien vermehren sich in ihrem Darm. Die Rickettsien werden dabei mit den Faeces der Laus ausgeschieden; die Faeces werden bei der Blutmahlzeit abgelegt. Ausgelöst vom Juckreiz, wird durch Kratzen die Haut verletzt, und die Erreger infizieren den Menschen.
> Die **Prophylaxe** gegen Rickettsieninfektionen richtet sich deshalb auf die Eliminierung der übertragenden Arthropoden, im Falle des Fleckfiebers der Kleiderlaus. Das Wiederauftauchen von Läusen in jüngster Zeit ist deshalb nicht nur ein bedauerlicher Indikator für vernachlässigte Hygiene, sondern auch ein Anlass zu berechtigten Sorgen.

Chlamydien sind Sulfonamid-empfindlich

Chlamydien stehen den gramnegativen Bakterien nahe und unterscheiden sich von den Rickettsien u. a. durch ihre Sulfonamid-Empfindlichkeit. Zwei Typen von Zellen treten während der Entwicklung der **Chlamydien** auf: kleine Zellen, „**Elementar-Körperchen**", die **infektiös** sind und ein Nucleoid besitzen, die dann zu doppelt bis dreifach so großen „**Initialkörpern**" ohne Nucleoid heranwachsen. Die Initialkörper vergrößern sich und teilen sich mehrfach. Diese Vermehrung erfolgt in Vakuolen der Wirtszelle. Eine Vakuole, die mit Nachkommen gefüllt ist, persistiert als Einschlusskörper. Schließlich werden die kleinen Zellen entlassen und beginnen einen neuen Infektionscyclus von 1–2 Tagen.

Chlamydien können in den Wirtsorganismen über lange Zeiträume unauffällig persistieren. Zur Befreiung von Chlamydien sind deshalb sehr langwierige Behandlungen mit Antibiotika erforderlich. Da Chlamydien Vögel befallen, werden in Plätzen besonderer Infektionsgefahr, wie z. B. auf Geflügelfarmen, dem Futter Antibiotika beigemischt! (Gefahr: Antibiotikaresistenz!)

Zwei Gruppen von Chlamydien sind von Bedeutung: *Chlamydia psittaci*, die Einschlusskörper ohne Glycogen produzieren und *Chlamydia trachomatis* mit glycogenhaltigen Einschlusskörpern.

> *Chlamydia psittaci* ist der Erreger der **Psittakose** (**Ornithose**). Der Erreger, der Vögel befällt und sich dort vermehrt, infiziert Menschen bei häufigem Kontakt mit Vögeln und tritt besonders über die **Atemwege** ein. Die Psittakose **ähnelt der Pneumonie**. Sie beginnt plötzlich mit Fieber, starkem Unwohlsein, Kopfschmerzen und kann zu herdförmiger Entzündung der Lunge führen. Unbehandelt liegt die Letalität bei 20–30 %. Im Zeitalter der Antibiotika beträgt sie nur noch 1–2 %. Die **Prophylaxe** der Ornithose muss sich hauptsächlich auf die Vögel richten. Besonders gefährdet sind künstliche **Einheitspopulationen von Vögeln**, wie in Hühner- oder Putenfabriken oder Taubenansammlungen auf Innenstadtplätzen, die eine unnötige permanente Gefahr für den Menschen bedeuten.
> *Chlamydia trachomatis* ist der Erreger des **infektiösen Trachoms**. Etwa **10 % aller Menschen**, d. h. mehr als 400 Millionen, sind mit diesem Parasiten infiziert, und bereits **20 Millionen sind erblindet** – eine erschütternde Bilanz! *Chlamydia trachomatis* ist ganz auf menschliche Schleimhäute, besonders die der Augen, orientiert. Trachom ist eine **chronische Keratokonjunktivitis**, die besonders in tropischen und subtropischen Regionen sozial unterprivilegierte Schichten befällt. Die Übertragung erfolgt direkt, begünstigt durch gemeinsamen Gebrauch von Handtüchern, ungewaschene Hände usw. Neben dem Trachom werden auch die **Einschlusskonjunktivitis des Neugeborenen** und die venerische Krankheit **Lymphopathia venerea** von *Chlamydia trachomatis*-Stämmen verursacht.
> Neuere Untersuchungen lassen vermuten, dass Infektionen mit *Chlamydia pneumoniae* an der Ausbildung **arteriosklerotischer Plaques** beteiligt sein könnten. Chlamydieninfektionen wurden bereits mit kardiovaskulären Erkrankungen, mit Herzmuskelentzündungen und Herzinfarkten in Zusammenhang gebracht. Offensichtlich produziert dieser Parasit ein Peptid, das dem Myosin im Herzmuskel ähnlich ist. Ein 2008 ins Leben gerufenes EU-Projekt soll diese Zusammenhänge klären.

Mycoplasmen sind für Zellkulturen gefährlich

Mycoplasmen sind auch unter dem Synonym PPLO (pleuropneumonia like organisms) bekannt. Es sind **wandlose**, sehr kleine, intrazelluläre Parasiten, die sich aber auch auf zellfreien Nährmedien züchten lassen. Da sie nur Zellmembranen haben, aber **keine Bakterienwand** (kein Murein), sind sie ohne feste Gestalt und gegen Penicillin unempfindlich.

> *Mycoplasma pneumoniae* verursacht **Pneumonie** und Infektionen der Atmungsorgane, die mit Tetracyclin behandelt werden können.

Neben ihrer Pathogenität haben die Mycoplasmen besonders große Bedeutung bei der Kultivierung höherer Zellen gewonnen. Diagnose und Erforschung vieler menschlicher Krankheiten erfolgen mit Hilfe von Zellkulturen (z. B. der Amnionzellkultur). Mycoplasmen infizieren die Zellen der Kultur. Da die Parasiten sehr klein sind, werden sie häufig nicht entdeckt. Zellen von Mycoplasmen zu kurieren ist sehr schwierig. Oft müssen die Kulturen vernichtet werden. Mycoplasmen sind gegen bestimmte Antibiotika empfindlich.

10.3 Pilze

Zu mikrobiologischen Organismen gehören auch die **Pilze**, wenngleich sie deutlich größer sind. Während Bakterien einen Durchmesser von etwa 1 μm haben, sind Pilze 5–6 μm groß oder größer und können eine Reihe von unangenehmen **Mycosen** verursachen. Pilze haben einen Zellkern, mehrere Chromosomen, führen Mitosen durch, haben Mitochondrien und sind wie andere Eukaryonten unempfindlich gegenüber Antibiotika, die gegen Prokaryonten wirksam sind. Dementsprechend sind sie aber empfindlich gegen Cycloheximid, einen Hemmer der eukaryontischen Translation. Viele einzelne Zellen können gemeinsam lange Fäden, **Hyphen**, bilden, die sich ihrerseits zu einem Geflecht, **Mycel**, verzweigen. Pilze können aber auch als Einzelzellen, z. B. Hefe, leben. Die Vermehrung dieser Hefen verläuft **sexuell** oder **asexuell** (Abb. 3.12). Die asexuelle Vermehrung erfolgt durch Sprossung. In der Zellwand bildet sich eine Ausbuchtung, in die ein neu gebildeter Kern einwandert. Der Spross vergrößert sich und schnürt sich von der Mutterzelle ab. Daneben gibt es bei Hefen auch sexuelle Vermehrung. Zwei Zellen gegensätzlichen Paarungstyps, die morphologisch nicht unterscheidbar sind, kopulieren, nachdem sie die Meiose durchlaufen haben, und bilden eine Zygote, die ihrerseits durch Sprossung Nachkommen erzeugt.

Auch bei den Pilzen mit Hyphen gibt es sexuelle und asexuelle Fortpflanzung.

10.3.1 Pathogene Pilze haben besonders in der Dermatologie Bedeutung

Als **pathogene Pilze** haben *Candida*, *Cryptococcus*, *Aspergillus*, *Mucor* und Dermatophyten besondere Bedeutung. Das spezielle Problem bei pathogenen Pilzen ist ihre Behandlung. Als Eukaryonten sind sie nur gegen Antibiotika und Chemotherapeutika empfindlich, die auch die menschlichen Zellen schädigen. Derartige Mittel sind deshalb toxisch, was sich speziell bei Langzeittherapien unangenehm auswirkt. Für die **innere Anwendung** kommen nur **Amphotericin B** und **5-Fluorcytosin** in Frage, die beide **toxisch** sind und unter anderem zu Nierenschäden führen. Für die **äußere Anwendung** stehen **Nystatin** und **Sulfonamide** zur Verfügung.

Pilze synthetisieren die verschiedensten **Pilzinhaltsstoffe** (Tab. 10.9). Von den mikroskopischen Pilzen ist das **Aflatoxin** (s. Kap. 2) am gefährlichsten, das von *Aspergillus flavus*, einem Schimmelpilz, gebildet wird. *Aspergillus flavus* befällt besonders häufig Nüsse und Nussprodukte, Obstkerne, Getreide und Getreideprodukte. Aflatoxin ist das stärkste bisher bekannte **Kanzerogen**. Schon 10^{-9} Mol sind sehr toxisch für den Menschen! Deshalb ist der Verzehr von Nahrungsmitteln mit Schimmelbefall äußerst gefährlich! Andere Pilze produzieren z. B. **Halluzinationsdrogen**, u. a. Ergotamin!

10.3.2 Pilze mit großem Fruchtkörper synthetisieren viele eigenartige, teilweise giftige Verbindungen

Giftige Pilzinhaltsstoffe spielen besonders bei Pilzen mit großem Fruchtkörper eine Rolle. Diese Pilzgifte sind häufig Ursache für **Vergiftungen**, die immer wieder tödlich enden. Eine Reihe von Pilzen sind nicht lebensbedrohend giftig, wie Birkenreizker, Tigerritterling, Speitäublinge, Blasse Koralle, Satanspilz, Netzstieliger Hexenröhrling und Kartoffelbovist.

Gefährlich sind **Knollenblätterpilze** (Abb. 10.17) (*Amanita phalloides* und *Amanita virosa*). *Amanita phalloides* wird im Volksmund mit Grund „Grüner Mörder" genannt. Charakteristisch ist die knollige Verdickung am unteren Stielende, die zumeist im Boden steckt und beim Sammeln abgebrochen wird. Oberhalb der Knolle ist der Stiel schlank, nach oben dünner werdend. Er ist weißlich „genattert". *Amanita phalloides* wächst besonders in Laubwäldern, selten im Nadelwald.

Amanita phalloides (auch *virosa*) enthält hochgiftige cyclische Oligopeptide, die seltene Aminosäuren enthalten und dadurch resistenter gegen *Peptidasen* sind. Eines unter ih-

Tab. 10.9 Pilze – eine tödliche Gefahr für den Menschen

Pilz	Inhaltsstoff	Wirkung
Schimmelpilz	Aflatoxin	starkes Karzinogen
Claviceps purpurea (Mutterkorn)	Secale-Alkaloide (Ergotamin)	Kontraktion glatter Muskulatur (Gefäße, Lunge, Uterus)
Knollenblätterpilz	cyclische Oligopeptide:	
	α-Amanitin	hemmt DNA-abhängige RNA-Polymerase
	β-Amanitin	hemmt DNA-abhängige RNA-Polymerase
	Phalloidin	greift intrazelluläre Mikrofilamente (Actin) an → Cytoplasmamembran der Leberzellen wird durchlässig für Ionen
Ziegelroter Risspilz	Muscarin	blockieren synaptische Erregungsübertragung
Pantherpilz	Muscimol	
Fliegenpilz	Muscarin	

nen, das **α-Amanitin**, ist besonders giftig. Es hemmt die DNA-abhängige *RNA-Polymerase II* eukaryontischer Zellen, die für die Synthese von mRNA zuständig ist. Gleiche Wirkung hat das β-Amanitin, ein nah verwandtes Derivat von α-Amanitin.

Phalloidin, ein weiteres Gift von *Amanita phalloides*, greift die Cytoplasmamembran besonders der **Leberzellen** an. Die Membran wird durch Phalloidin Ionen-durchlässig, K^+ strömt aus, Na^+ fließt hinein. Der osmotische Druck der Zelle bricht zusammen. Das Heimtückische bei Vergiftung mit *Amanita phalloides* ist die lange Zeit, die verstreicht, bevor die ersten Krankheitszeichen bemerkt werden. Meistens erst nach einem Tag beginnen heftige Brechdurchfälle. Nach einer ersten Phase, die 1–2 Tage dauert, beginnt eine scheinbare Besserung. Nach einem weiteren Tag kommt es zu den typischen Zeichen von Leberinsuffizienz, die durch schwere Lebernekrose hervorgerufen wird. Todesursache ist dann ein **Leberkoma** mit allen Begleiterscheinungen, wie Sepsis, Urämie und Versagen der Gerinnung. Noch bis vor kurzem war die Letalitätsrate sehr hoch. In den letzten Jahren scheint sich die Prognose wesentlich verbessert zu haben, u. a. wegen eventueller Lebertransplantation.

(Bei Vergiftungen mit *Amanita phalloides* beraten z. B. das Max-Planck-Institut für Medizinische Forschung in Heidelberg und das Institut für Mikrobiologie der Universität Innsbruck.)

Extrem giftig sind weiterhin der **Ziegelrote Risspilz** (*Inocybe patouillardi*) und seine Verwandten, z. B. der **Pantherpilz** (*Amanita pantherina*). Der **Fliegenpilz** (*Amanita muscarina*) ist vergleichsweise harmlos. Alle diese Pilze enthalten **Muscarin** und **Muscimol**.

Diese Analoga des Acetylcholins blockieren die synaptische Erregungsübertragung. Die **Muscarin-Vergiftung** äußert sich in extrem verstärkter Darmtätigkeit (Koliken, Erbrechen) sowie Tränenfluss, Schweißausbruch, Pupillenverengung und Speichelsekretion. Der Blutdruck fällt ab, der Puls wird schwach und langsam. Die Symptome treten sehr bald nach der Pilzaufnahme ein. Gegen Muscarin-Vergiftung helfen hohe **Atropindosen**. Da *Amanita pantherina* selbst Atropin-ähnliche Inhaltsstoffe hat, kann in diesen Fällen kein Atropin gegeben werden! Allerdings verlaufen Vergiftungen mit Pantherpilz in der Regel nicht tödlich.

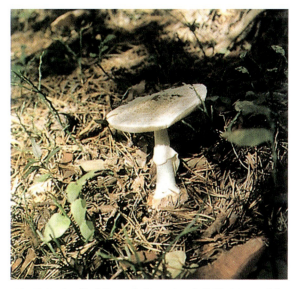

Abb. 10.17 **Knollenblätterpilz (Amanita phalloides) im natürlichen Habitat** (Aufnahme: B. Auer, Innsbruck).

Hier wurden nur die wichtigsten tödlichen Pilzgifte erwähnt. Es gibt unzählige Pilzinhaltsstoffe, viele sind für den Menschen giftig oder schädlich. Für die Zubereitung von Pilzgerichten sollten daher nur Pilze verwendet werden, die von einem Pilzkenner eindeutig als essbar eingestuft wurden!

Weiterführende Literatur

Hahn, H., Kaufmann, S.H.E., Schulz, Th.F., Suerbaum, S.: Medizinische Mikrobiologie und Infektiologie. 6. Aufl. Springer, Berlin, Heidelberg 2009

Kayser, F.H., K.A. Bienz, J. Eckert, R.M. Zinkernagel: Medizinische Mikrobiologie. 10. Aufl. Thieme, Stuttgart 2001

Livermore, D.M. and N. Woodford: The β-Lactamase threat in Enterobacteriaceae, Pseudomonas and Acinetobacter. Trends in Microbiology 14 (2006), 413–420

11 Virologie

Viren sind makromolekulare Strukturen mit der Fähigkeit, sich auf Kosten von Wirtszellen zu vermehren. Sie sind **obligate Parasiten**, die ihre eigenen Bestandteile auf ein Minimum reduziert haben. Für ihre Vermehrung bemächtigen sie sich Zellen, deren Stoffwechsel, Replikations-, Transkriptions- und Translationsapparat sie zur optimierten Produktion von Virusnachkommen benutzen. Wesentlicher Bestandteil eines Virus ist das genetische Material, das entweder Desoxyribonucleinsäure (**DNA**) oder Ribonucleinsäure (**RNA**) sein kann. Die Nucleinsäuren der Viren können je nach Virusart **einzelsträngig** oder **doppelsträngig** sein. Eine Schutzkapsel aus **Proteinen** besteht in einigen Fällen zusätzlich aus **Lipiden** (*Tab. 11.1*). Eine Zusatzfunktion der Schutzhülle ist es, geeignete Zellen zu erkennen und das effektive Eindringen der Nucleinsäure zu garantieren.

Entsprechend dem **Wirtsbereich** gibt es bakterielle Viren, eukaryontische tierische Viren, die kernhaltige Zellen befallen, und pflanzliche Viren.

Die interessante Frage, ob Viren phylogenetisch mit Zellen verwandt sind, war lange Zeit wegen des Fehlens zellulärer Strukturen (u. a. Ribosomen), schwer zu beantworten. Inzwischen ist diese Frage, nicht zuletzt wegen der hervorragenden Sequenziertechniken, eindeutig bejaht worden.

11.1 Bakterielle Viren (Bakteriophagen) sind ausgezeichnete Modelle für die Molekularbiologie

Bakterielle Viren wurden zu Beginn des 20. Jahrhunderts von **Twort** (1915) und **D'Herelle** (1917) als Bakteriophagen („Bakterienfresser", kurz „Phagen" genannt) entdeckt. Sie waren für die Entwicklung der Molekularbiologie und Genetik von großer Bedeutung. So hat sich z. B. die moderne Gentechnologie aus der Forschung an bakteriellen Viren entwickelt. Proteinsynthese in vitro und die Mechanismen von Replikation und Rekombination sind an Bakterien-Viren-Systemen erforscht worden. Auch heute noch haben diese Systeme große Bedeutung, zumal viele Parallelen zu humanen Viren gezogen werden können.

Tab. 11.1 **Virusbestandteile**

Nucleinsäure:	RNA: ↑ (alternativ) ↓ DNA:	einzelsträngig doppelsträngig einzelsträngig doppelsträngig
Proteine:		Strukturproteine, u. a. Glycoproteine; Kapselbestandteile; antigene Determinanten Enzyme (fakultativ), z. B. *Reverse Transkriptase*
Lipide:		Kapselbestandteile bei einigen Viren, Lipidmembran

11.1.1 Grundtechnik der Phagenforschung ist die Plaquebildung auf einem Bakterienrasen

Bakteriophagen vermehren sich in Bakterienzellen, die sie am Ende ihrer Entwicklung lysieren. Eine durch Bakterien getrübte Kultur wird durch **Lyse** der Zellen klar. Die einzelnen Viren können trotz ihrer winzigen Dimension sehr einfach gezählt werden.

Zunächst wird das Lysat verdünnt, z. B. in 1:10-Schritten. Ein Aliquot der verdünnten Phagen-Suspension (0,1 ml) wird mit Bakterien versetzt und auf einer Petri-Schale auf festem Medium (Agar) ausgebreitet. Die Bakterien wachsen zu einem dichten „Rasen". Die Viren infizieren je ein Bakterium (infektiöses Zentrum), das lysiert wird. Die benachbarten Zellen werden durch die frei werdenden Viren infiziert etc. Es bildet sich, ausgehend von einer infizierten Zelle, ein Loch im Rasen (**Plaque**). Die Anzahl der Plaques, multipliziert mit dem Verdünnungsfaktor, ergibt den **Phagen-Titer**. Mit dieser Plattierungstechnik kann z. B. das Schicksal der Viren während der Infektion verfolgt werden (*Abb. 11.1*).

Wird eine Kultur mit Viren infiziert, so gibt das Verhältnis von infizierenden Viren zu infizierbaren Zellen die **Multiplizität der Infektion**, abgekürzt: moi (multiplicity of infection), an. So bedeutet moi = 0,1, dass jeweils 10 Zellen ein Virus zugesetzt wurde.

In einem solchen Fall kann angenommen werden, dass theoretisch jedes Virus eine Zelle infiziert. Eine von einem Virus infizierte Zelle bildet ein **infektiöses Zentrum** (*Abb. 11.1*).

Die Zeit, die von der Infektion bis zur Freisetzung der Phagennachkommen vergeht, heißt **Latenzzeit** (*Abb. 11.1*). Plattiert man während dieser Zeit die infektiösen Zentren, so wird ihre Zahl immer gleich bleiben. Erst wenn Phagen durch Zell-Lyse freigesetzt werden, beginnt der Phagentiter zu steigen. Er steigt kontinuierlich an, bis ein bestimmtes Plateau erreicht ist, nämlich dann, wenn alle Phagennachkommen freigesetzt worden sind. Das Verhältnis der neu entwickelten Viren zu den primär eingesetzten ergibt die **Wurfgröße**, die einige Hundert pro Bakterium betragen kann.

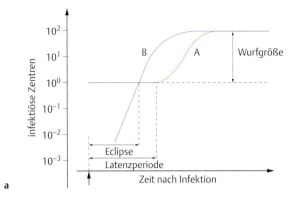

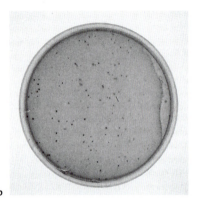

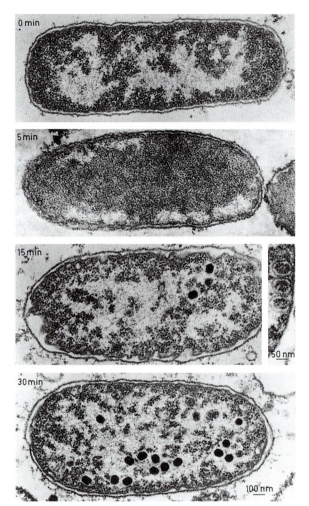

Abb. 11.1 **Virusentwicklung. a** Grundexperiment: Einstufenkurve. Zellen werden mit Viren infiziert und nach verschiedenen Zeiten werden Aliquote entnommen, in Zehner-Schritten verdünnt und mit einem Überschuss nicht-infizierter Zellen auf Agarplatten ausgesät. Aus den infizierten Zellen werden Viren entlassen, die ihrerseits die benachbarten Zellen infizieren und damit „auffressen". Im Bakterienrasen entsteht an der Stelle der Zell-Lyse ein Loch (Plaque). Die **Kurve A** zeigt im ersten Teil die Zahl der infizierten Zellen an (infektiöse Zentren). Der Anstieg der Kurve entspricht der Vermehrung der Viren. Aus der Zahl der infizierten Zellen und der Anzahl der produzierten Viren kann die Nachkommenzahl pro Zelle (Wurfgröße) ermittelt werden. Unmittelbar nach der Infektion sind alle Viren an Zellen absorbiert. Jede Zelle bildet mit den angehefteten Viren ein infektiöses Zentrum. Werden infektiöse Zentren mit Chloroform behandelt, so entlassen sie vorzeitig Viren (**Kurve B**). Sind in der Zelle noch keine reifen Viren gebildet worden, finden sich keine infektiösen Zentren, da die Zellen vom Chloroform zerstört wurden. Die Zeitspanne zwischen dem Beginn der Infektion und der Fertigstellung der ersten Viren in der Zelle heißt Eclipse. Die Zeitspanne zwischen Beginn der Infektion und dem Auftreten freier Viren ist die Latenzperiode. **b** Plaques des Phagen.

Abb. 11.2 **Die Entwicklung des Virus T4, im Elektronenmikroskop dargestellt.**
0 Minuten (nach Beginn der Infektion): Die *E.-coli*-Zelle sieht unverändert aus. Die zentralen weißen Flächen zeigen das Nucleoid, die organisierte zelluläre DNA. Die kernförmigen Strukturen sind Ribosomen.
5 Minuten: Das Nucleoid ist vom Virus fast vollständig zerstört worden. Die DNA wurde abgebaut. Die Nucleotide werden zur Synthese von Virus-DNA herangezogen.
15 Minuten: Die ersten Virus-Partikel sind in der Zelle sichtbar. Der Zusammenbau des Virus aus den Einzelbestandteilen und seine Reifung brauchen etwa 7 Minuten. In jeder Minute werden ca. 5 Viren fertig gestellt. Zunächst werden Vorstufen der Köpfe, die „preheads", angefertigt (Einschub rechts), die dann mit DNA gefüllt werden. Die hellen Flächen zeigen große Mengen der Virus-DNA.
30 Minuten: Mehr Viren sind fertig gestellt. Es ist nur ca. ein Zwanzigstel der tatsächlich in der Zelle vorhandenen Viren zu sehen. Zu diesem Zeitpunkt befinden sich ca. 300 Nachkommenviren in der Zelle (Aufnahmen: B. Menge, J. v. d. Broek, H. Wunderli, K. Lickfeld, M. Wurtz, E. Kellenberger, Basel).

Will man die Vorgänge während der **Latenzzeit** verfolgen, kann man mit Hilfe von Chloroform die Phagen künstlich aus ihren Zellen befreien. Chloroform zerstört die Bakterienzelle, greift aber die Viren nicht an. Chloroformiert man infizierte Bakterien kurz nach der Infektion und plattiert infektiöse Zentren, dann werden keine solchen nachweisbar sein. Die Phagen sind in die Zelle eingedrungen und haben sich zum Zwecke der Vermehrung entkleidet. Solche Phagen sind nicht in der Lage, infektiöse Zentren zu bilden. Diese Periode wird **Eclipse** genannt. Am Ende der Eclipse tauchen intrazellulär die ersten reifen Phagen auf, die aber unter physiologischen Bedingungen erst bei der Zell-Lyse freigesetzt werden (*Abb. 11.2*).

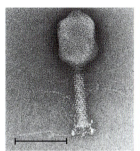 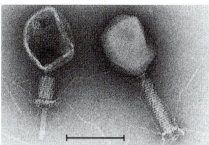 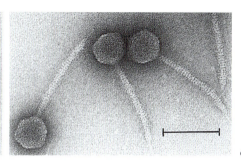

a, b

c

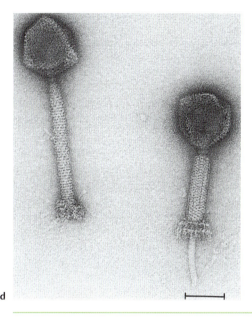 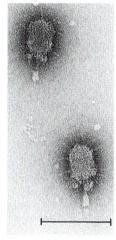

d

e

Abb. 11.**3** „Große" bakterielle Viren. **a** T4 (*E. coli*). Der kontraktile Schwanz ist mit dem Kragen am Kopf befestigt. Am Schwanzende befinden sich Grundplatte und Schwanzfibern, Vorrichtungen zur Anheftung an die Zelle (Aufnahme: B. Ten Heggeler, Basel; M: Balken ≙ 100 nm). **b** T4 (*E. coli*). Neben einem intakten Virus ein T4-Virus mit kontrahiertem Schwanz, das seine DNA ausgestoßen hat (leerer Kopf) (Aufnahme: H. Wurtz, Basel: M: Balken ≙ 100 nm). **c** λ (*E. coli*). Der Schwanz zeigt keine besonderen Strukturen zur Anheftung (Aufnahme: J. Katsura, Basel). **d** SP105 (*B. subtilis*). Bei dem Virus mit kontrahiertem Schwanz ist die Struktur der Grundplatte mit Zähnen zu sehen (Aufnahme: B. Ten Heggeler, Basel). **e** Φ29 (*B. subtilis*). Ein Virus mit 12 Fortsätzen (Aufnahme: M. Wurtz, Basel).

11.1.2 Viren sind Nucleinsäure-Protein-Komplexe

Die Viren bestehen aus einer **Nucleinsäure**, die entweder **DNA** oder **RNA** sein kann, und einer Reihe von **Proteinen**. In speziellen Fällen kann das Virus auch Membranen enthalten (PM2). Die DNA kann doppelsträngig oder einzelsträngig vorliegen. Entsprechend werden bakterielle Viren eingeteilt in DNA-Viren mit Doppelstrang (T1–T7) oder DNA-Viren mit Einzelstrang (ψX 174, fd, M13) bzw. RNA-Viren (M12, Qβ, fr).

Die Nucleinsäure ist bei den Viren in einem Proteinmantel verpackt. Daneben besitzen sie Strukturen, die für die Infektion notwendig sind. Bei den „großen" Bakteriophagen befindet sich die DNA im **Kopf**, an dem ein sehr komplex aufgebauter **Schwanz** sitzt (*Abb. 11.***3**). Am Ende des Schwanzes können sich noch weitere Hilfsstrukturen befinden wie **Schwanzfibern** und **Schwanzspikes**. Der Schwanz ist bei einigen bakteriellen Viren kontrahierbar. Diese Schwanzstrukturen dienen der **Infektion**, genauer gesagt der Injektion der Nucleinsäure in den Wirt.

Von besonderem Interesse ist die Art der Organisation der DNA im Phagenkopf. Wahrscheinlich ist das Prinzip der Organisation ähnlich dem bei Eukaryonten in Nucleosomen. Das Haupt-Kopf-Protein des Phagen λ (D-Protein) hat eine Aminosäure-Sequenz, die homolog zu der eines chromosomalen Proteins der höheren Zellen ist. Es liegt nahe, dass nicht nur die Strukturen dieser Proteine, sondern auch deren Funktion eng verwandt sind. Das wiederum bedeutet, dass die Organisation der DNA beim Phagen der der Chromosomen gleicht.

11.1.3 Ein spezifisches Methyl-Muster der DNA (Modifikation) ermöglicht es der Zelle, Fremd-DNA zu erkennen

Mit der erfolgreichen Injektion seiner DNA hat das Virus sein Opfer noch nicht überwältigt, denn dieses verfügt über Abwehrmechanismen. So wird Fremd-DNA erkannt und durch spezifische Enzyme, *Nucleasen*, abgebaut (**Restriktion**). Die Unterscheidung der Fremd-DNA von der eigenen Zell-DNA erfolgt über das **Methylierungs-Muster der DNA**. Spezifische Enzyme übertragen Methylgruppen auf Adenin, das zum **6-Methyladenin** wird, und auf Cytosin, das zum **5-Methylcytosin** wird.

Diese **Modifikationsenzyme** erkennen spezifische Adenine und Cytosine, die jeweils Teil einer längeren DNA-Sequenz sind. Über die Spezifität der Sequenz hat jeder Bakterienstamm die Möglichkeit, seine eigene DNA mit einem spezifischen Modifikationsmuster zu versehen. Ein komplementäres Enzym kann dann alle DNAs angreifen, die nicht das zelleigene Muster tragen. Diese Enzyme, die *Restriktions-Endonucleasen* genannt werden, erkennen nur die **nicht-modifizierten** Sequenzen.

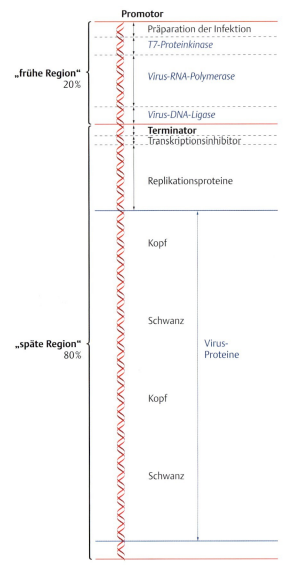

Abb. 11.4 Die Strategie des *E. coli*-Virus T7, den Wirt zu überwältigen und optimal Nachkommen zu erzeugen. Die Strategie der T7-Infektion: Die Infektion der Phagen-DNA in die Wirtszelle beginnt mit dessen früher Region. Zunächst gelangt nur das erste Stück DNA in die Zelle. Jetzt werden, vermittelt durch die *RNA-Polymerase* des Wirtes, Proteine synthetisiert, die die weitere Infektion vorbereiten. So wird unter anderem die Wirtsrestriktion ausgeschaltet. Die Wirts-*RNA-Polymerase* transkribiert die frühe Phagen-DNA-Region. Auf ihr liegen die Gene für eine *Proteinkinase*, eine phageneigene *Polymerase* und eine *DNA-Ligase*. Die Aufgabe der *Kinase* ist es, Phosphat aus ATP auf einige kritische Wirtsproteine zu übertragen und damit die Überwältigung des Wirtes fortzusetzen. Die *RNA-Polymerase* des Phagen erkennt ausschließlich Promotoren der späten T7-DNA-Region. Am Terminator wird die Transkription der frühen Region weitgehend beendet. Dicht hinter diesem Terminator liegt ein Gen für einen Transkriptionsinhibitor, der die Wirts-*RNA-Polymerase* blockiert. Jetzt kann nur noch mit Hilfe der *T7-Polymerase* „späte T7-DNA" übersetzt werden. Die Wirtszelle ist wehrlos, und das Virus kann in Ruhe seine Nachkommen erzeugen.

Die Spezifität der Erkennung von DNA-Sequenzen und das damit verbundene Schneiden wird in der Gentechnologie (s. Kap. **12**) ausgenutzt.

Zur **erfolgreichen Infektion** haben bakterielle Viren verschiedene **Strategien** entwickelt. Das *E.-coli*-Virus λ z. B. benutzt während seiner Entwicklung die wirtsspezifischen *DNA-Methyltransferasen* dazu, seine eigene DNA mit dem Wirts-Modifikationsmuster zu tarnen. Bei der Infektion der nächsten Wirtszelle kann die λ-DNA somit nicht mehr als fremd erkannt werden.

T7 codiert für ein Protein, das die *Restriktions-Endonuclease* des Wirtes hemmt. Eine weitere Taktik hat z. B. T1 entwickelt. Dieses Virus synthetisiert eine „*Supermodifikations-Methyltransferase*". Dieses Enzym tarnt die T1-DNA durch starke Methylierung gegen die verschiedenartigsten Spezifitäten von *Restriktions-Nucleasen*. T3 schließlich sorgt für die Synthese eines Enzyms, das das Substrat für die Methylierung, das S-Adenosylmethionin, spaltet. Mit diesen Taktiken unterlaufen bakterielle Viren die Abwehrmechanismen der Zellen.

Das nächste Ziel muss die Behinderung der Gen-Expression des Wirtes sein. Nur so ist gewährleistet, dass die Viren alle Bausteine für Virus-RNA- bzw.-Proteinsynthese zur Verfügung haben.

11.1.4 Viren haben raffinierte Strategien entwickelt, um die Genexpression umzusteuern

Das Ziel des Virus ist es, sich selbst möglichst effektiv zu vermehren. Bei den kurzen Entwicklungszeiten einiger Viren ist es aus ökonomischen Gründen wichtig, die **Genexpression des Wirtes** zu **blockieren** und alle Bausteine für die Synthese von Virus-Bestandteilen zu benutzen. Andere Viren, die sich relativ langsam entwickeln, können es sich leisten, den Wirt weiter Proteine synthetisieren zu lassen. Sie zweigen nur einen Teil für die Virussynthese ab. Da der Wirt so längere Zeit intakt bleibt, werden viele Viren gebildet. Zur Gruppe der Schnellentwickler gehören die T-Phagen. Sie blockieren die Wirts-Gen-Expression sowohl in der RNA-Synthese als auch in der Proteinsynthese.

Zur Umschaltung der RNA-Synthese wird die *RNA-Polymerase* des Wirtes verändert. T7und T3 synthetisieren ein Enzym, das aus ATP Phosphat auf Proteine überträgt (*Kinase*). Bei T7- (*Abb. 11.4*) und bei T3-infizierten Zellen ist eine Untereinheit der *RNA-Polymerase* Phosphat-Akzeptor. Dadurch wird das Wirtsenzym verändert. Das Startvermögen wird reduziert und die DNA-Übersetzung auf einen Teil des T7-Genoms, die sog. **frühe DNA-Region**, beschränkt. In dieser frühen DNA-Region ist neben der Information für das Phosphat übertragende Enzym (*T7-Kinase*) auch die für eine Virus-*RNA-Polymerase* lokalisiert. Diese Virus-*RNA-Polymerase* liest die späte DNA ab. Sie findet keine Startpunkte auf der Wirts-DNA. In der **„späten" T7-DNA** findet sich eine Sequenz, die für ein weiteres Kontrollprotein, den Transkriptionsinhibitor, codiert. Dieses Protein verbindet sich mit der Wirts-*RNA-Polymerase* und blockiert sie. Von diesem Zeitpunkt an wird nur noch „späte" T7-DNA abgelesen. Zu den späten Virusinformationen gehören u. a. alle Strukturproteine des Virus und eine Reihe von Enzymen, die für die Virusentwicklung notwendig sind. U. a. wird ein *DNAase*-System synthetisiert, das die Wirts-DNA zu Nucleotiden abbaut. Diese Nucleotide werden dann für den Aufbau von Virus-DNA benutzt.

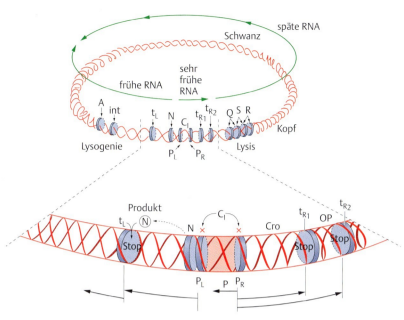

Abb. 11.5 **Das Genom des *E.-coli*-λ, Regulation der Gen-Expression bei λ.** Die Kontrollregion des Virus λ ist der C_I-Abschnitt der DNA. Von den Promotoren P_L und P_R beginnt die Transkription nach rechts und nach links. Außerdem beginnt von einem Promotor neben P_R aus auch die Transkription des C_I-Gens. C_I codiert für einen Repressor, der P_L und P_R blockiert und damit die weitere Transkription stilllegt. Erst wenn der C_I-Repressor inaktiviert wird, kann die DNA uneingeschränkt abgelesen werden. Die Transkription erfolgt durch die Wirts-*RNA-Polymerase*. An den Terminationssignalen t_{R1}, t_{R2} und t_L stoppt die Transkription. Das Genprodukt von N hebt diese Termination auf, so dass die „frühen RNAs" gebildet werden können. Das Q-Genprodukt ist für die „späte" Transkription notwendig. Das cro-Genprodukt ist ein Repressor der C_I-Region, sodass sich ein Gleichgewicht zwischen C_I, das die Transkription des cro-Gens blockiert, und dem cro-Genprodukt, das die Synthese des C_I blockiert, einstellt. Unter diesen Bedingungen kann das Phagengenom nicht repliziert werden. Als Folge davon wird die DNA in das Wirtsgenom mit Unterstützung von „Att" (A) und „int" einrekombiniert und in der Folge gemeinsam mit dem Wirtsgenom repliziert (Lysogenie). Der Übergang zum lytischen Entwicklungscyclus (Virusentwicklung) findet statt, wenn der Repressor C_I inaktiviert wird. Dazu kommt es, wenn in der Zelle eine spezifische *Protease*, die *SOS-Protease*, aktiviert wird. Diese spaltet C_I. Die *SOS-Protease* wird von der Zelle als natürliche Notreaktion immer dann mobilisiert, wenn diese durch Nahrungsmangel, Strahlung oder Noxen geschädigt wird. Die Genprodukte von O und P werden für die Virusreplikation gebraucht, S und R sind für die Lyse zuständig.

In der „späten" Phase der Phagenentwicklung werden auch die Bedingungen geschaffen, die nötig sind, um die reifen Viren aus der Zelle zu befreien. Im einfachsten Fall werden *Lysozyme* synthetisiert, Enzyme, die das Murein der Zellwand lysieren können (s. Kap. **10**). Andere Phagen, z. B. der kleine Phage M13, schleust seine Nachkommen durch die intakte Zellwand aus. Die freigesetzten Viren können, wenn sie eine neue, geeignete Wirtszelle finden, einen neuen lytischen Cyclus beginnen.

11.1.5 Das Genom einiger Viren kann in das Wirtsgenom integriert werden und so persistieren, bis es wieder ausgeschnitten wird: Lysogenie

Einige Viren haben sich besonders stark an die Wirtszellen angepasst. Nach der Injektion der Nucleinsäure in die Zelle kann entweder eine **lytische Entwicklung** eingeleitet **oder** das Virusgenom über Rekombination in das Genom des Wirtes inseriert werden (**Lysogenie**). Die Folge davon ist, dass der Wirt bei der Replikation seiner eigenen DNA auch die Nucleinsäure des jetzt **lysogenen Phagen** (Prophagen) vermehrt. Der lysogene Zustand kann über viele Generationen stabil sein. Die Wirtszellen vermehren sich dabei unbehindert. Erst wenn die Lebensbedingungen für die Zellen schlecht werden, wird die lytische Entwicklung des Virus eingeleitet. Die Lysogenie wird von einem bewundernswerten **Kontrollsystem** reguliert. Besonders gut studiert wurde es am Phagen λ.

Für die Ein-Rekombination besitzt das virale Genom Sequenz-Homologien mit dem Wirtsgenom. Deshalb wird das lysogene Virus an ganz bestimmten Stellen inseriert. Sind derartige **Insertionssequenzen** sehr häufig auf dem Wirtsgenom vertreten, kann an vielen Stellen inseriert werden.

Das für die Insertion des Phagengenoms verantwortliche Enzym, die *Integrase* (int), wird synthetisiert, wenn Wirts-*RNA-Polymerase* vom Startpunkt P_L (Promotor P_L) aus den linken Teil des λ-Genoms transkribiert (*Abb. 11.5*). Gleichzeitig werden auch der rechte Teil (von P_R aus) und der zentrale Teil (von P aus) abgelesen. Auf dem rechten Teil des Phagengenoms liegen wichtige Funktionen für die lytische Virusentwicklung. Bevor jedoch genügend von diesen Genen transkribiert werden können, ist das Produkt des Gens C_I synthetisiert worden. Dies ist ein Repressor, der an P_L und P_R bindet und damit die Transkription des Phagengenoms (bis auf die C_I-Region) blockiert. Durch die **Integrase** wird das Virusgenom in die Wirts-DNA integriert. Unter **ungünstigen Lebensbedingungen** induziert der Wirt die Synthese eines SOS-Systems für Rettungsaktionen. Eine dabei gebildete spezifische *Protease* spaltet den λ-Repressor. Die Promotoren werden frei und die **lytische Entwicklung** wird eingeleitet. Es werden reife Viren gebildet, die die Zelle lysieren und freigesetzt werden.

Bei der Einleitung der lytischen Entwicklung können beim Heraussschneiden der Phagen-DNA Fehler gemacht werden, so dass auf Kosten eines Stückes Virus-DNA Wirts-DNA ausgeschnitten und in der Phagenhülle verpackt wird. Auf diesem Weg kann die Information für ein Bakterienenzym von einer Zelle über lysogene Viren in eine andere Zelle gelangen (**Transduktion**; s. Kap. **10**, S. 289).

Lysogenie bedeutet nicht nur eine optimale Anpassung eines Virus an die Wirtszelle, sondern häufig bringt das lysogene Virus auch große Vorteile für diese mit sich. Während **Lysogenie** einer **Symbiose** entspricht, verkörpert die **lytische Entwicklung** natürlich extremen **Parasitismus**.

> Ein Beispiel für eine derartige **Symbiose** bietet das **Diphtherie-Bakterium**, *Corynebacterium diphtheriae*. Es ist nur dann **pathogen**, wenn es einen **lysogenen Phagen** trägt (S. 287). Auf dem Phagengenom liegt die Information für das **Diphtherietoxin**. Dieses Toxin schädigt den infizierten Organismus und ermöglicht dadurch die starke Vermehrung des Corynebakteriums. Entsprechendes gilt für *Streptococcus* bei **Scharlach**, *Clostridium botulinum* bei **Lebensmittelvergiftungen** und für *Streptococcus mutans* bei **Karies**. Auch **Viren** höherer Organismen können in das Wirtsgenom inseriert werden, wie z. B. Adenovirus, SV40 oder Tumorviren.

11.2 Tierische Viren haben große praktische Bedeutung

11.2.1 Viren können in Tieren oder in Zellkultur gezüchtet werden

Sehr einfach lassen sich bakterielle Viren im Laboratorium vermehren (*Tab. 11.2*). Ein nicht Menschen-pathogener Bakterienstamm kann leicht bis zu 10^{11} Viren pro ml in 30 Minuten produzieren. Wesentlich langwieriger ist in der Regel die Zucht pflanzlicher und tierischer Viren. Aus menschlicher Sicht haben die animalen Viren besondere Bedeutung. Sie werden im Labor durch Infektion von Tieren vermehrt. Dazu eignen sich besonders weiße Mäuse, Ratten, Meerschweinchen, Hamster, Kaninchen, Hühner und in einigen Fällen auch Affen. Primaten werden immer dann gebraucht, wenn kein leichter zu haltendes Labortier für das spezifische Virus empfänglich ist (Beispiel: Virus des Marburg-Fiebers, das sich in grünen Meerkatzen vermehrt, und AIDS).

Tab. 11.2 **Virenzucht**

bakterielle Viren	– apathogene Bakterienstämme
tierische Viren	– Mäuse, Ratten, Meerschweinchen, Hamster, Kaninchen, Hühner, Affen – Hühnerembryonen – Zellkulturen
pflanzliche Viren	– Pflanzen – Zellkulturen

Viele Viren (auch menschliche) können auf Hühnerembryonen vermehrt werden. Ein klassisches Beispiel ist das Influenza-Virus. Angebrütete Hühnereier werden nach 7–14 Tagen durch die eröffnete Schale infiziert. Einige Viren verbreiten sich nur an der Eihaut, andere entwickeln sich im gesamten Embryo.

In neuerer Zeit werden animale Viren erfolgreich in Zellkulturen vermehrt. Das ermöglicht die Züchtung menschlicher Viren auf menschlichen Zellen.

Zellen, die aus einer winzigen Hautstanze gewonnen werden, können in Petri-Schalen mit synthetischem Medium, dem 5–15 % Serum zugesetzt wird, kultiviert werden. Nachdem eine Platte vollgewachsen ist, werden die Zellen von der Unterlage abgelöst und auf weiteren Platten ausgesät. Normale Zellen tolerieren bis zu 50 solcher Passagen. Die Zellkultur-Zellen können unter weitgehend definierten Bedingungen infiziert werden. Die Virusinfektion der Zellen bewirkt meistens charakteristische Schädigungen (**cytopathische Effekte**). Diese Effekte ergeben für die Diagnostik wichtige Hinweise auf das infizierende Virus. Die Möglichkeit der **Virusinfektion in Zellkultur** beschleunigte die Fortschritte auf dem Gebiet der Virologie außerordentlich.

11.2.2 Viren können wie große Proteine gereinigt werden

Die **Reindarstellung** von Viren ist aufgrund ihrer geringen Dimensionen durch differenzielle Zentrifugation möglich. Aus der Zellkultur, aus infizierten Hühnerembryonen, Körperflüssigkeit infizierter Tiere oder sonstigen Quellen können Viren, vergleichbar einem Riesenenzym, konzentriert werden, z. B. durch Fällung mit Ammoniumsulfat oder Polyethylenglycol oder durch Eindampfen der virushaltigen Flüssigkeit im Vakuum. Die konzentrierten Viren werden anschließend durch Dichtegradienten- oder Zonen-Zentrifugation gereinigt. Auch andere Techniken der Enzymologie wie Säulenchromatographie oder Elektrophorese können zur Virus-Reinigung herangezogen werden.

11.2.3 Viren werden wie Makromoleküle charakterisiert

Die gereinigten Viren können nach **Größe**, **Struktur** und **Zusammensetzung** charakterisiert werden (*Tab. 11.3*). Da alle Viren zu klein sind, um mit gewöhnlichen Hilfsmitteln, z. B. Mikroskopen, betrachtet zu werden, muss ihre Größe entweder unter technischem Aufwand mit dem **Elektronenmikroskop** oder über ihr **Sedimentationsverhalten** bestimmt werden. Die Dimensionen können zwischen den Extremen zehn nm (Picorna, Parvo) bis zu mehreren hundert nm (Pocken) variieren. (Im Vergleich: Bakterien etwa 1000 nm; einfache Proteine 10–20 nm.) Auch die **Strukturen** der Viren sind sehr unterschiedlich. Viele bakterielle Viren sind gegliedert in Kopf, Hals und Schwanz. Eine derartige Gliederung gibt es bei animalen Viren nicht, viele von ihnen sind schlicht rund. Andere besitzen eine feine, sichtbare Architektur wie z. B. Adeno-Viren (s. *Abb. 11.***10a**).

Zur weiteren Charakterisierung kann die Analyse der chemischen Zusammensetzung dienen. Proteine und Nucleinsäuren können z. B. durch wässriges Phenol getrennt werden. Es bleibt dann die Nucleinsäure in der wässrigen Phase zurück. Die Differenzierung zwischen DNA und RNA ist mit Hilfe der Enzyme *DNAase* bzw. *RNAase* möglich (Tab. 11.**4**). Die Größen der Nucleinsäuren liegen für RNAs zwischen einer Million (Bromga-Mosaik) und 15 Millionen (Reo), für DNAs zwischen 1,5 (Papova) und 160 Millionen (Pocken) molekularer Masse (M_r). Mit modernen Methoden können die Basensequenzen der viralen Nucleinsäuren festgestellt werden. Für eine Reihe von Viren sind die kompletten Sequenzen bekannt.

Bisher wurde davon ausgegangen, dass die Nucleinsäure eines Virus aus einem einzigen Molekül besteht. Bei einigen RNA-Viren besteht das Genom jedoch aus mehreren **Segmenten**. In diesen Fällen ist es ein ungeklärtes Geheimnis, wie bei der Virusverpackung die richtige Kollektion von RNAs in eine Virushülle gepackt wird. Die RNA einiger Viren fungiert sowohl als Genom als auch als mRNA. Hier ist die reine RNA (ohne Proteinassoziation) auch infektiös (Picorna, Toga). Bei anderen Viren ist die Genom-RNA nicht infektiös (Influenza). Bei diesen muss zunächst die RNA durch eine *RNA-Polymerase*, die im Virus mitgebracht wird, in mRNA transkribiert werden. Schließlich wird an ihr im Verlauf der Entwicklung ein Gegenstrang synthetisiert, der in das Nachkommen-Virus gepackt wird.

Die **Virusproteine** können durch Elektrophorese analysiert werden. Dazu wird das Virus durch ein Detergens wie Sodiumdodecylsulfat dissoziiert und durch Elektrophorese in einem grobmaschigen Gel, z. B. aus polymerisiertem Acrylamid, analysiert. Den größten Anteil liefern die **Strukturproteine**. Ihre Aufgabe ist es, die schützende Hülle zu bilden. Aber sie sind auch für die Organisation des Genoms notwendig. Neben den Strukturproteinen besitzen viele Viren Proteine, die nur in wenigen Kopien vorhanden sind und Enzymfunktion haben: **Retroviren** besitzen die *Reverse Transkriptase*, die in der Zelle aus RNA DNA synthetisieren kann. Pocken-Viren bringen ein ganzes Arsenal von Enzymen mit.

An der Außenseite von Viren gelegene Proteine können in einigen Fällen **Kohlenhydrate** tragen. Diese Glycoproteine werden als **antigene Determinanten** erkannt.

Lipide in Viren sind für deren Ether-Empfindlichkeit verantwortlich. Phospholipide können in den Viren eine Membran bilden. Diese **Lipidmembran** entsteht bei der Freisetzung der Viren aus Zellen durch Knospung. Dabei wird ein Teil der zellulären Membran vom Virus mitgenommen (Abb. 11.**6**).

Viren können auch anhand ihrer Inaktivierung durch schädigende Einflüsse charakterisiert werden. Viren mit großem Genom werden bei kleineren Dosen Röntgenstrahlen inaktiviert als kleine Genome, da bei Letzteren der Trefferbereich kleiner ist. Ähnliches gilt auch für UV- und γ-Strahlung.

> Die meisten Viren werden bei Temperaturen zwischen 50 °C und 60 °C stark inaktiviert. Das **Hepatitis-Virus** ist wesentlich **hitzestabiler**. Nicht ausreichend sterilisierte Spritzen bergen deshalb die Gefahr der **Hepatitis**-Übertragung. Niedrige Temperaturen, auch unterhalb des Gefrierpunktes, werden von den meisten Viren toleriert. Einige Viren überstehen Gefriertrocknung.
>
> Hohe Salzkonzentrationen stabilisieren Viren, sodass sie höhere Temperaturen zur Inaktivierung brauchen.

Tab. 11.3 **Charakterisierung von Viren**

Größe	– Elektronenmikroskopie – Sedimentationsverhalten
Struktur	– Elektronenmikroskopie
chemische Zusammensetzung	– Nucleinsäureanalyse (nach Phenolisierung) – Basensequenzierung – Proteinanalyse (nach Detergenzien) – Gel-Elektrophorese
Verhalten gegen schädigende Agenzien	– Strahleninaktivierung – Hitze-Kälte-Resistenz – Stabilität gegen Salzkonzentrationen – Etherempfindlichkeit lipidhaltiger Viren

Tab. 11.4 **Einteilung der Viren**

RNA-Viren	– einzelsträngig
	  – RNA nicht segmentiert
	    – Retro: Tumorviren, Oncornaviren
	    – Lentiviren
	      Human-Immuno-Deficiency-Virus (HIV): Acquired immune deficiency syndrome (AIDS)
	    – Picorna: Poliomyelitis, Maul- und Klauenseuche
	    – Toga: Gelbfieber, Dengue-Fieber, Zecken-Encephalitis, Pferdeencephalitis, Semliki-Forest-Krankheit
	    – Corona: respiratorische Infekte beim Menschen
	    – Paramyxo: Mumps, Masern, Röteln
	    – Rhabdo: vesikuläre Stomatitis
	  – RNA segmentiert
	    – Arena: Lassa-Fieber
	    – Bunya: Nairobi-Schlafkrankheit, Encephalitis California
	    – Orthomyxo: Influenza
	– doppelsträngig
	  – Reo: Colorado-Zeckenfieber

DNA-Viren	– einzelsträngig
	  – Parvo: akute, nicht-bakterielle Gastroenteritis
	– doppelsträngig
	  – Papova: Papilloma, Polyoma, SV40
	  – Adeno: Respirationstrakt-Infektionen
	  – Herpes: H. zoster, H. simplex, infektiöse Mononucleose, Cytomegalie
	  – Hepadna: Hepatitis-B, Leberzellcarcinom
	  – Pocken: Pocken

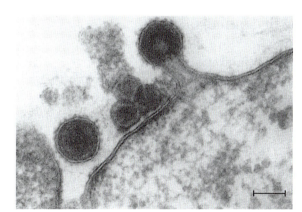

Abb. 11.6 „Knospung" von Rous-Sarkoma-Virus (Oncorna) (Aufnahme: Institut für Virologie, Gießen; 160 000-fache Vergrößerung).

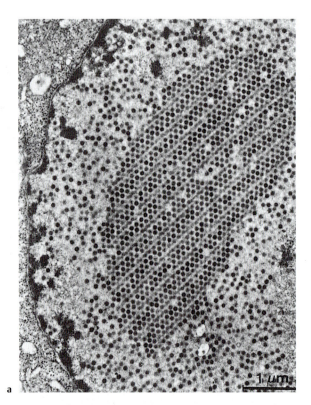

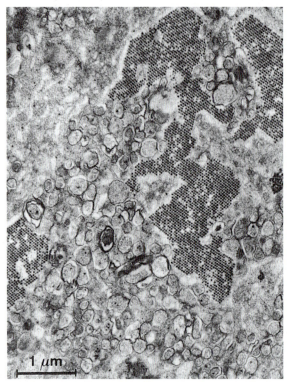

Abb. 11.7 **Mammalia-Viren werden in der Zelle in großer Zahl gebildet. a** Kristallin angeordnete Adenoviren im Kern der Wirtszelle (Aufnahme: W. Hecker, Basel). **b** Poliomyelitis; kristallin angeordnete Poliomyelitis-Viren im Cytoplasma der Wirtszelle (Aufnahme: J. Meyer, Basel).

11.2.4 Die Virusentwicklung hat eine Frühphase, in der der Wirt entmachtet wird, und eine späte oder Replikationsphase

Animale Viren, speziell diejenigen, die Lipide in ihrer Hülle haben, gelangen durch Rezeptor-vermittelte **Endocytose** in die Zelle. (So benutzen z. B. RNA-Erkältungsviren (Rhinoviren), das interzelluläre Zell-Adhäsions-Molekül ICAM1 als Eintrittspforte.) Dabei verschmilzt ihr Lipid mit der Zellmembran und der „harte Kern" des Virus (Genom und Protein) gelangt in die Zelle. Im nächsten Schritt wird das **Virus ausgekleidet**. Dies geschieht im **Lysosom**. Das Genom, an den Ort seiner Vermehrung – entweder Kern oder Cytoplasma – gelangt, steuert nun alle wesentlichen Stoffwechselvorgänge der Zelle in Richtung optimale Virusvermehrung. Die Information des Virus wird in mRNA umgesetzt. Bei einigen Viren dient die Virus-RNA direkt als mRNA. Andere Viren transkribieren ihre RNA durch eine mitgebrachte RNA-abhängige *RNA-Polymerase* in mRNA, andere, wie z. B. Pockenviren, transkribieren ihre DNA mit der mitgebrachten DNA-abhängigen *RNA-Polymerase*, und wieder andere, wie z. B. Adeno oder Herpes, benützen die *RNA-Polymerase* des Wirtes. Entsprechend sind die Techniken der Replikation sehr unterschiedlich. RNA-Viren können über *Reverse Transkriptase* (s. Kap. 2, S. 97) zunächst DNA synthetisieren und dann schließlich wieder Virus-RNA (Retroviren). Oder sie synthetisieren an der Virus-RNA zunächst eine *RNA-Polymerase* (Polio). DNA-Viren benützen den Replikationsapparat des Wirtes. Alle Taktiken gleichen sich im zeitlichen Verlauf. In einer „**frühen Phase**" werden die Vorbereitungen für die Synthese der Virus-Bestandteile getroffen und der Wirt wird entmachtet. In der „**späten Phase**" der Entwicklung wird repliziert, die Strukturproteine werden gebildet und die Viren zusammengesetzt (*Abb. 11.7*).

Die fertiggestellten Viren verlassen die Zelle wiederum mit unterschiedlichen Techniken (*Abb. 11.8*). Lipidmembran-haltige Viren verlassen die Zelle über **Exocytose**. Sie wandern an die Zellmembran, binden an ein Protein der Membran und werden vorübergehend Bestandteil der Membran. Die Lipid-Doppelschicht schließt sich um das Virus, und das Virus wird mitsamt der es umgebenden Lipidmembran nach außen entlassen. Manche Viren zerstören die Wirtszelle und erlangen dadurch die Freiheit, wieder andere Viren werden **aktiv** ausgeschleust.

Genauso unterschiedlich wie die Taktiken bei der Vermehrung sind die **Entwicklungszeiten**. Einige schnelle Viren sind in 20 Minuten oder in wenigen Stunden fertig, andere benötigen sehr lange Perioden bis hin zu den extrem langsamen Viren (**slow virus**).

Langzeitviren (slow virus) haben extrem lange Latenzzeiten

Die **Inkubationszeiten** für Krankheiten, die im Verdacht stehen, durch Langzeitviren übertragen zu werden, d.h. die Zeiten zwischen der Infektion und dem Auftreten der Symptome, können Jahre bis Jahrzehnte betragen. Dadurch ist die Identifizierung des Erregers erschwert. Bei den **Langzeitvirus-Erkrankungen** des Menschen ist neben der **sehr langen Inkubationszeit** der **chronisch-progressive Verlauf** über relativ lange Zeitperioden charakteristisch. Meistens enden sie tödlich. Alle bisher gesicherten Langzeitvirus-Erkrankungen manifestieren sich im **Zentralnervensystem** (*Tab. 11.5*).

Das die **Progressive multifokale Leukencephalopathie** verursachende Virus wurde aus befallenem Gehirn isoliert und gehört zu den kleineren Papovaviren. Es treten Gedächtnisschwund, Desorientierung und zentraler **geistiger Abbau** durch Demyelinisierung des Gehirns auf. Die **Subakute Sklerosierende Panencephalitis** wird durch ein **Masern-Virus** verursacht. Die Inkubationszeit beträgt 2–20 Jahre. Symptome sind Lähmungen, Tremor, Ataxie und Krämpfe. Auf je 200 000 Masernerkrankungen entwickelt sich eine subakute sklerosierende Panencephalitis. Möglicherweise handelt es sich hier um einen Langzeit-Entwicklungscyclus des Masern-Virus.

Auch nach **Rötelninfektion** im Verlauf einer Schwangerschaft kann als Spätfolge nach mehr als 10 Jahren in einigen Fällen eine **progressive Panencephalitis** auftreten, die möglicherweise auf eine Langzeitvirus-Form des Rötelnvirus zurückzuführen ist.

Neben einigen wenigen Krankheiten, bei denen das infizierende Virus nachgewiesen werden konnte, gibt es eine größere Gruppe **neurodegenerativer Syndrome**, die man als virale Infektionskrankheiten verdächtigt, solange keine andere eindeutige Ursache gefunden worden ist. Hierher gehören Multiple Sklerose, Morbus Parkinson, Alzheimer-Erkrankung und die Amyotrophe Lateralsklerose. Allerdings sind diese Krankheiten nicht infektiös!

Tab. 11.5 Infektionen durch Langzeitviren bzw. Prione beim Menschen

Krankheit	infektiöses Agens	Inkubations-zeit	Symptome
Subakute, sklerosierende Panencephalitis (SSPE)	Masern-Virus	2–20 Jahre	Lähmungen, Ataxie, Krämpfe
Kuru-Kuru	Prion?	1–20 Jahre	Lähmungen, Tremor, Ataxie, geistiger Abbau
Creutzfeldt-Jakob	Prion?	4 Monate bis Jahre	Lähmungen, Tremor, Ataxie, geistiger Abbau
(new variant BSE)	Prion?	4 Jahre	
Gerstmann-Sträussler-Scheinker	Prion?	2–6 Jahre	Lähmungen, Tremor, Ataxie, geistiger Abbau
Fatale familiäre Insomnie	Prion?	1 Jahr und mehr	Schlaflosigkeit, geistiger Abbau

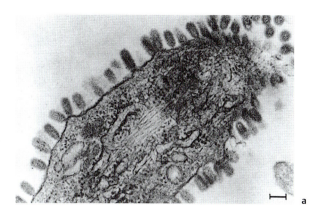

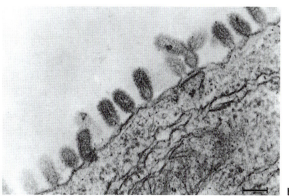

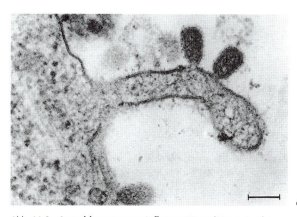

Abb. 11.8 Ausschleusung von Influenza-Virus (Myxovirus) in Fibroblastenzellen. **a** 80 000-fache **b** 120 000-fache **c** 160 000-fache Vergrößerung (Aufnahmen: Institut für Virologie, Gießen).

Multiple Sklerose mit disseminierter chronischer Entzündung des ZNS zählt zu den **Autoimmunkrankheiten**.

Beim **Morbus Parkinson** (progrediente chronische Erkrankung der Stammganglien) scheint eine Reparaturdefizienz von Schäden durch Sauerstoffradikale insbesondere der mitochondrialen DNA vorzuliegen.

Die **Alzheimer-Erkrankung**, bei der es sporadische und erbliche Formen gibt, geht mit einer **progredienten Hirnatrophie** mit nicht therapierbarem geistigem Abbau einher. Die familiären Formen haben einen frühen Krankheitsbeginn. Kandidatengene sind kürzlich auf Chromosom 14 und Chromosom 1 gefunden worden, die für Membranproteine codieren, deren Funktion noch unbekannt ist. Von der sporadischen Form werden ca. 1% aller über 65-Jährigen befallen. Patienten mit dieser Krankheit zeigen **amyloide Plaques** im Gehirn und **neurofibrilläre Tangles** in den Neuronen. Vermutlich wird der Untergang der Neuronen durch Ablagerungen eines kleinen β-Amyloid-Proteins in β-Faltblattstruktur bewirkt. **β-Amyloid** ist ein Spaltprodukt eines größeren Amyloid-Vorläufer-Proteins, eines Membran-gebundenen Glycoproteins mit unbekannter Funktion, dessen Information auf dem Chromosom 21 liegt. Die neurofibrillären Tangles bestehen aus gepaarten helicalen Proteinfasern, die ein **abnormal phosphoryliertes Protein Tau** enthalten. Tau ist normalerweise ein Bestandteil der Mikrotubuli (s. Kap. **1**) des Cytoskeletts, das durch die pathologischen Ablagerungen aus den Fugen gerät und mit zum Absterben der Neurone beiträgt. Ähnliche Veränderungen finden sich auch in den Gehirnen von Patienten mit Trisomie 21 (**Down-Syndrom**).

Bei einigen Patienten mit **Amyotropher Lateralsklerose**, die mit einer fortschreitenden Schädigung der Vorderhornzellen einhergeht, wurden Missense-Mutationen im Gen der Cu^{2+}/Zn^{2+}-Superoxiddismutase auf Chromosom 21 gefunden, die eine wichtige Rolle im Radikalstoffwechsel spielt. Pathologische Ansammlung von Neurofilamenten in motorischen Neuronen fördern deren Untergang (S. 60).

Abgesetzt von den Langzeitvirus-Infektionen sind die „**transmittierbaren spongiformen Encephalopathien**", die sowohl bei Tieren (weit verbreitet) als auch bei Menschen (seltener) vorkommen. Eine spongiöse Degeneration der Grauen Substanz, Neuronenverlust und Ausbildung von amyloiden Plaques ähnlich wie bei Alzheimer werden gefunden. Die erste, schon vor ca. 200 Jahren beschriebene Erkrankung ist der **Schafswahnsinn** (Scrapie). Die Tiere verlieren die Fähigkeit zur Koordination der Bewegungen und werden von unerträglichem Juckreiz geplagt. In jüngster Zeit macht der so genannte **Rinderwahnsinn** (mad cow disease) oder **BSE** (bovine spongiforme Encephalopathie) von sich reden. Hier wurde offensichtlich durch Verfütterung von an Scrapie erkrankten Schafskadavern die Speziesbarriere zwischen Schaf und Rind durchbrochen. Das wiederum führte zu großer Unruhe bei den Konsumenten, die sich vor infiziertem Rindfleisch fürchten. Der mögliche **Erreger befällt das ZNS** und macht **Neuronen-haltiges Gewebe** (z. B. das Gehirn, Rückenmark, Liquor und Cornea) außerordentlich infektiös. Aus diesem Grund sollte, schon rein prophylaktisch, der Genuss von Gehirn jeglicher Art vermieden werden! Die menschlichen Krankheiten dieses Formenkreises sind selten.

Kuru-Kuru ist die wohl bekannteste Krankheit dieser Gruppe. Sie wird durch den Verzehr rohen Menschengehirns übertragen. Verbreitet war Kuru-Kuru bis in die jüngere Vergangenheit im **Hochland von Neu-Guinea**, wo, verursacht durch Mangel an tierischem Eiweiß, Kannibalismus gebräuchlich war. Die Inkubationszeit dieser Krankheit beträgt 1–20 Jahre. Die Krankheitserscheinungen dauern 5–10 Monate und enden meist tödlich: Lähmungen, Tremor, Ataxie und schließlich geistiger Abbau (Tab. 11.**5**).

Die **Creutzfeldt-Jacob-Krankheit** (CJK) verhält sich sehr ähnlich – wenn nicht, mit Ausnahme des Übertragungsmodus, identisch. In beiden Fällen lässt sich das nicht klassifizierte infektiöse Prinzip auf Schimpansen übertragen. Die Inkubationszeit beträgt vier Monate bis mehrere Jahre. Diese Krankheit tritt weltweit, auch sporadisch in Europa, auf. Man unterscheidet 3 Formen: die **spontane sporadische** (ca. 1:10^6, etwa 80% der Fälle), die **autosomal dominant erbliche** (ca. 100 Großfamilien bekannt, 10–15% der Fälle) und die **iatrogene** (durch medizinische Einwirkung) übertra-

gene. So wurde CJK vereinzelt von Mensch zu Mensch über unzureichend desinfizierte Gehirnsonden, über Corneatransplantationen und über die Verabreichung von Wachstumshormon, das vor der gentechnologischen Ära aus den Gehirnen Verstorbener gewonnen wurde, übertragen. Eine andere direkte Übertragung von Mensch zu Mensch ist nicht bekannt!

Noch seltener als CJK ist das **Gerstmann-Sträussler-Scheinker-Syndrom** (**GSS**). Angehörige dieser Krankheit (ca. 50 Großfamilien bekannt) wurden zuerst von Gerstmann in Österreich beschrieben. In allerneuester Zeit wurde ein weiteres sehr seltenes Krankheitsbild (ca. 9 Großfamilien), die **Fatale familiäre Insomnie** (FFI) mit progredienter Schlaflosigkeit und Beeinträchtigung des autonomen Nervensystems, dieser Gruppe zugeordnet.

Auf der Suche nach dem auslösenden Agens fand man erstaunlicherweise in dem infektiösen Material bisher keinerlei Nucleinsäure, sondern nur ein Protein. Dieses Protein, **Prion** genannt, könnte ein völlig neues infektiöses System darstellen, in dem Proteine, offensichtlich durch **Änderung ihrer Sekundärstruktur**, höchste Infektiosität erlangen können. Das Prion kommt in normalen Zellen als Membranständiges Protein vor, wo es von einem einzigen Gen, das beim Menschen auf dem kurzen Arm von Chromosom 20 liegt, codiert wird. Das **zelluläre Prion-Protein** (**PrP^C**) ist *Protease*-sensitiv und **löslich**. In kranken Zellen findet sich dieses Prion ebenfalls, nur ist seine α-helicale Sekundärstruktur hier in eine β-helicale konvertiert. Letzteres Prion, nach seiner Entdeckung in Scrapie-Schafen **PrP^{Sc}** genannt, ist *Protease*-unempfindlich, **unlöslich** und fällt aus. Zwischen den Nervenzellen bilden sich **Prion-haltige amyloide Plaques**. Innerhalb der Neurone füllt das ausgefallene Protein die Lysosomen und zerstört die Zellen. Es kommt zu einem nicht entzündlichen Prozess im ZNS ohne Immunantwort. Wie kann es zu einer derartigen **Konvertierung** kommen? Es sieht so aus, als könne ein pathologisch strukturiertes Prion einem gesunden seine Form, möglicherweise im Verlauf einer Membran-gebundenen Dimerisierung, aufzwingen (Abb. 11.**9**). Diese Konvertierung verläuft umso leichter, je ähnlicher die interagierenden Prione in ihrer Form sind. Auf diese Weise entstehen immer neue konvertierte Prione, bis schließlich keine intakten zellulären mehr da sind. Woher kommt aber das erste Scrapie-PrP? Entweder wurde es durch infektiöses Material übertragen, z. B. iatrogen, oder es ist durch Mutation im Prion-Gen entstanden. Bei sporadischem Auftreten kann es auch durch somatische Mutation im Gen einer Zelle bzw. durch homozygotes Vorliegen eines speziellen Polymorphismus im Prion-Codon 129 entstanden sein. In diesem Polymorphismus liegen die Aminosäuren Valin oder Methionin vor, die das Prion-Protein besonders anfällig für eine spontane, aber auch induzierte Konvertierung machen. Die Empfänglichkeit für Prion-Krankheiten wird also wesentlich durch die **genetisch bedingte Konvertierfreudigkeit** der zellulären Wirts-Prionen mitbestimmt.

In den letzten Jahren gab es eine Häufung von Creutzfeldt-Jakob-Erkrankungen, besonders in England, die einer Infektion durch den Verzehr von BSE-haltigem Rindfleisch zugeschrieben wurde. Diese Erkrankung wird als „neue Variante" (nvCJK) bezeichnet, weil u. a. viel jüngere Patienten betroffen sind. Sie alle sind am Codon 129 homozygot für Methionin, was für eine Disposition durch diesen Polymorphismus spricht!

Seitdem Knochenmehlverfütterung verboten wurde und auch Neuronen-haltige Schlachtanteile nicht mehr auf den Markt kommen, scheint die Zahl der nvCJK rückläufig zu sein.

Persistierende und latente Virus-Infektionen haben für das Fortbestehen von Reservoiren Bedeutung

> **Virus-Infektionen** können **akut**, klinisch offensichtlich (**apparent**) oder auch unbemerkt (**inapparent**) verlaufen. Das Krankheitsbild ist zeitlich begrenzt, das Virus wird vermehrt und ausgeschieden, der Wirt produziert Antikörper und erwirbt eine Immunität. Werden nach der akuten Phase nicht alle Viren eliminiert, kann der Verlauf **latent** (nicht produktiv) oder **persistierend** (langsam produktiv) werden. Latent Infizierte können weiterhin eine Ansteckungsquelle sein, und die Krankheit kann plötzlich wieder aufflammen (*Tab. 11.6*). So führt z. B. pränatale **Röteln-Infektion** häufig zu einer persistierenden Virus-Infektion. Während der postnatalen Entwicklung wird durch das Immunsystem die persistierende Infektion beendet.

Ein klassisches Beispiel für eine **persistierende latente Virus-Infektion** (*Tab. 11.7*) ist die Tollwut-Infektion der Fledermäuse. Die Tiere sind durch die Infektion nicht beeinträchtigt, d. h. die Infektion ist latent und dauert in der Regel lebenslang an, sie ist persistierend. Infizierte Fledermäuse (daneben auch Fuchs, Hund und Katze) sind deshalb ein ständiges **Reservoir** für Tollwut. Einige Arten, die ein Reservoir bilden, sind Blutsauger und übertragen bei der Blutmahlzeit das Tollwut-Virus auf Warmblüter wie Rind oder Wild. (Blut saugende Fledermäuse als Reservoir gibt es nur in Südamerika!) Persistierende latente Virus-Infektionen haben als Virus-Reservoir generell eine große Bedeutung. Neben der Tollwut sollen zwei weitere Beispiele angeführt werden: Zecken-Encephalitis und Influenza (*Tab. 11.7*).

Tab. 11.6 Viren und ihre Organe, in denen sie latent oder persistierend überdauern

Virus	latent	persistierend
Cytomegalie*	Knochenmark	Speicheldrüsen
Hepatitis B		Leberzellen
Herpes simplex	Neuronen des Nervus trigeminus	
Herpes zoster	Neuronen der Spinalganglien	
Papova		Basalzellen der Haut
Adeno		Tonsillen

* Etwa 50% der Erwachsenen sind CMV-positiv durch intrauterine oder postnatale Infektion oder durch Transfusionen. Bei Immunschwächung kann es zur Erkrankung kommen.

Tab. 11.7 Persistierende latente Virus-Infektionen und ihre Reservoirs

Virus	Reservoir	Endwirt	Krankheit
Tollwut-Virus	Fledermäuse	Warmblüter	Tollwut
Toga-Virus	Zecken	Tiere und Mensch	Encephalitis
Influenza-Virus	u. a. Schwein	Mensch	Influenza

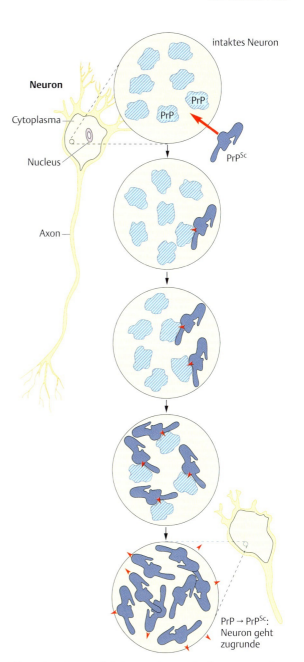

Abb. 11.9 **Prione sind die Erreger transmittierbarer, spongiformer Encephalopathien.** Das infektiöse Agens einiger Erkrankungen mit Manifestation im ZNS scheinen Proteine zu sein, die in löslicher *Protease*-verdaubarer Form normale Zellbestandteile sind (PrP). Durch Mutation der genetischen Information oder durch Kontakt mit pathologischen Prionen (PrP^{Sc}) kommt es zu einer Änderung der Sekundärstruktur (Konvertierung). Dabei oktroyieren die PrP^{Sc} den PrP ihre β-Faltblattstruktur auf. Dieser Prozess folgt einer Kettenreaktion, bis alle intakten Prione umkonfiguriert sind. Dieser Vorgang spielt sich hauptsächlich in Neuronen ab und führt zu einem progressiven Absterben von Nervenzellen.

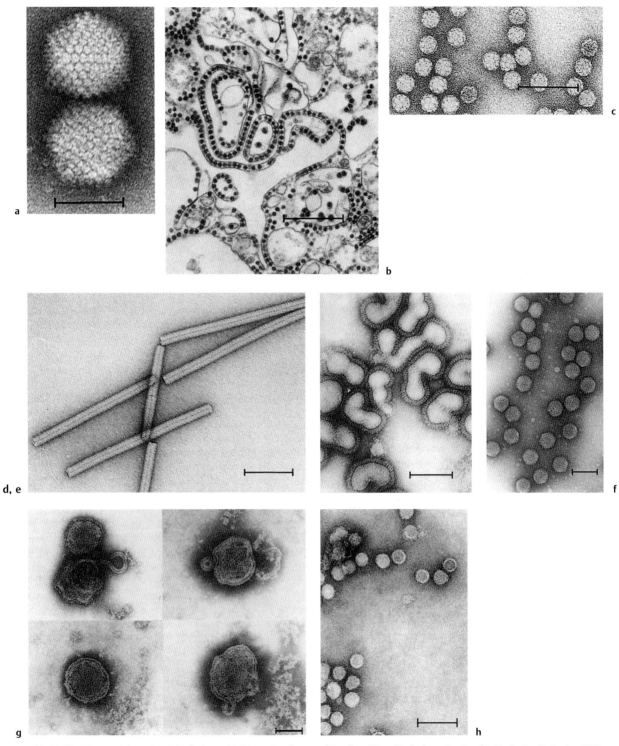

Abb. 11.10 **Viren. a** Adenovirus 2 (Aufnahme: M. Wurtz, Basel). **b** SV40 (Aufnahme: W. Hecker, Basel). **c** TYMV (Aufnahme: M. Wurtz, Basel). **d** Tabak-Mosaik-Virus (Aufnahme: M. Wurtz, Basel). **e** Myxo-Virus (Influenza) (Aufnahme: Institut für Virologie, Gießen). **f** Gumbora-Virus (Aufnahme: Institut für Virologie, Gießen). **g** NDV-Newcastle-Disease-Virus (Paramyxovirus) (Aufnahme: Institut für Virologie, Gießen). **h** WN-Flavi-Virus (Aufnahme: Institut für Virologie, Gießen).

Die Viren der **Zecken-Encephalitis** haben ein **Reservoir in latent persistierend infizierten Zecken**. Die Zecken infizieren ihre Nachkommen transovarial. Beim Zeckenbiss wird das Virus auf Vögel, Nagetiere, Wild, Ziegen, Rinder und andere Haustiere oder **auf den Menschen** übertragen. Im Menschen verursacht das Virus, das zur Toga-Familie gehört, Encephalitis.

Reservoirs sind eine Quelle der Antigen-Variation bei Influenza. Influenza-Viren (*Abb. 11.10e*), nur sie verursachen die **echte Grippe**, haben Reservoirs in verschiedenen Tieren wie z. B. dem Schwein. Das Genom der Influenza-Viren besteht aus acht Segmenten. Bei Mischinfektionen entstehen Viren aller möglichen Kombinationen. Wenn ein latent persistierend infiziertes Schwein mit einem Influenza-Virus des Menschen infiziert wird, entstehen **Neu-Rekombinanten**, u. a. Viren, die vorwiegend **Genomsegmente** des Virus **vom Menschen** mit **Antigen-Struktur** des Virus **vom Schwein** haben. Dieses Virus findet **im Menschen keine Antikörper** vor und kann deshalb eine Infektion verursachen, die sich über ganze Länder und Kontinente ausbreiten kann (**Pandemie**). Dieser plötzliche Antigen-Wechsel (**antigenic shift**) wird begleitet von Antigen-Veränderung (**antigenic drift**), verursacht durch Mutationen. Diese Antigenitäts-Veränderungen erfolgen nicht nur im Menschen, sondern auch in den Reservoirs, sodass immer neue Antigene für Antigenitäts-Wechsel zur Verfügung stehen. Antigen-Wechsel und -Veränderung komplizieren außerordentlich die Impfstoff-Herstellung.

11.2.5 Schutzimpfung ist das beste Mittel gegen Virusepidemien

Impfungen brachten den entscheidenden Durchbruch bei der Bekämpfung von Viruserkrankungen (*Tab. 11.8*). Viren, die zu großen Epidemien führen, die viele Menschen dahinrafften, schienen bis zum Auftreten von AIDS an Bedeutung verloren zu haben.

Pocken, einst eine der meist gefürchteten Volksseuchen, gelten (jedenfalls nach der Deklaration der Weltgesundheitsbehörde) als ausgerottet. Seit einigen Jahren gibt es keine Pockenerkrankungen mehr. Die **Pockenimpfung** wurde von Edward **Jenner**, einem britischen Arzt, um 1800 entwickelt. Er hatte entdeckt, dass Kuhpocken den Menschen zwar infizieren, aber nur zu einer sehr leichten Pockenform führen. Nach durchgemachten Kuhpocken erkrankten die Menschen nicht mehr oder nur sehr leicht an Pocken. Jenner infizierte Menschen (zunächst sich selbst) mit **Kuhpocken** und schützte sie dadurch vor dem Pockentod.

Bis vor wenigen Jahren war die Pockenschutzimpfung in den Industrienationen gesetzliche Pflicht. Das Virus der Kuhpocken (Vaccina) ist sehr ähnlich dem Pockenvirus, führt aber nur zu einer schwachen Infektion. Impfungen mit **abgeschwächten Viren** werden auch gegen **Poliomyelitis, Masern, Mumps, Röteln, Gelbfieber** und **Adenovirus-Pneumonie** angewandt. Die Menschen entwickelten gegen diese Viren natürliche Immunität. Es besteht bei einer derartigen **aktiven Immunisierung** ein geringes Risiko der Reversion zur Wildtypform. Die abgeschwächten Impfviren werden meist in Zellkultur hergestellt. Zwar besteht bei diesem Kultivierungsvorgang die Gefahr zusätzlicher, unerwünschter Virusinfektionen, diese Gefahren sind jedoch minimal im Verhältnis zum Nutzen der Schutzimpfung. Auch **inaktivierte Viren** werden zum Impfen herangezogen: **Influenza, Tollwut** und **Zecken-Encephalitis**. Die erzeugte Immunität ist relativ **kurzlebig** und muss periodisch aufgefrischt werden.

Tab. 11.8 Schutzimpfungsmöglichkeiten

aktive Immunisierung	passive Immunisierung
– abgeschwächte Viren	– Antikörper-haltige Seren
– Virusproteine	
– Virusprotein-Bruchstücke	
– abgetötete Viren	
– Bakterientoxine	

In jüngster Zeit wird mit einzelnen gereinigten viralen Proteinen oder **Protein-Bruchstücken** immunisiert. Solche Proteine oder deren Bruchstücke werden über gentechnologische Verfahren gewonnen (s. Kap. 12). Ein klassisches Beispiel sind **Hepatitis-Viren**, die nicht in ausreichenden Mengen isoliert werden können. Deshalb wurde Hüllprotein kloniert, in Bakterien produziert und zum Immunisieren verwendet. Bislang war gegen **Hepatitis** nur **passive Immunisierung** möglich. Dabei werden Immunglobuline von Menschen gewonnen, die eine Hepatitis-Erkrankung überstanden und dabei Antikörper gebildet haben.

Impfung kann auch mit Hilfe künstlich **abgeschwächter Toxine** gegen Toxine von **Diphtherie, Botulismus, Cholera** oder **Typhus** erfolgen.

Leider steht bisher noch nicht für jedes Gesundheits-gefährdende Virus eine geeignete Schutzimpfung zur Verfügung. Gerade gegen besonders aggressive Viren der dritten Welt (von denen auch wir u. a. durch den modernen Tourismus bedroht werden) sind wir hilflos. Die Gruppe der Viren, die **hämorrhagisches Fieber** verursachen, ist umfangreich (*Tab. 11.9*). Viele dieser Infektionen verlaufen tödlich und sind **meldepflichtig**. Arbeit mit diesen Viren und Umgang mit Infizierten erfordert allerhöchste Sicherheitsstufe. Eine Sonderisolierstation für hochinfektiöse Patienten gibt es an der Charité, Berlin. Untersuchungen der Viren werden in Hochsicherheitslabors am Robert-Koch-Institut, Berlin und am Bernhard-Nocht-Institut für Tropenmedizin, Hamburg, durchgeführt.

Als Beispiel soll das **Dengue-Fieber** angeführt werden, dessen auslösendes Virus **auch in Europa** zu finden ist. Mehr als 2,5 Milliarden Menschen sind in Gebieten mit endemischem Dengue Fieber bedroht. Etwa 50 Millionen Infektionen erfolgen pro Jahr. Mehr als 20 000 Menschen sterben jährlich an Dengue verursachtem hämorrhagischem Fieber, das demnach von erheblicher gesundheitlicher aber auch wirtschaftlicher Bedeutung ist. Es gibt **vier Serotypen** von Dengue-

Tab. 11.9 Durch Viren ausgelöstes hämorrhagisches Fieber

- Chikungunya-Fieber
- **Ebola-Fieber**
- **Gelbfieber**
- Hanta-Fieber
- Krim-Kongo-Fieber
- **Lassa-Fieber**
- **Marburg-Fieber**
- West-Nil-Fieber

Viren. Infektion mit Viren ein und desselben Serotyps erzeugt ein relativ leichtes Fieber und hinterlässt eine lebenslange Immunität gegen den Serotyp. Doppel- oder **Mehrfachinfektionen** von verschiedenen Dengue-Virus-Serotypen führen zum **hämorrhagischen Dengue-Fieber mit Kapillar-Undichtheit und Thrombopenie**. Es kann durch stärkste Cytokinausschüttung bei fehlendem Blutvolumen zum lebensbedrohlichen **Dengue-Schocksyndrom** führen. Spezifische Therapien sind nicht vorhanden, Impfstoffe werden entwickelt und sind gegen einige Serotypen bereits in klinischer Erprobung. Dass Antikörper gegen Dengue-Viren schützen können, zeigt ein Experiment: Antikörper gegen ein Makrophagen-Protein (CLEC 5A), das den Viren zur Anhaftung dient, konnte Mäuse gegen Dengue-Virus-Infektion immunisieren! Es besteht Hoffnung, dass in absehbarer Zeit eine wirksame Prophylaxe gegen diese Infektion zur Verfügung stehen wird.

Ähnliches wie für Dengue gilt auch für **SARS** (**Schweres Akutes Atemwegs-Syndrom**). Der Erreger von SARS ist ein Corona-RNA-Virus, das mit Hepatitis-Viren verwandt ist. Im März 2003 kam es ganz plötzlich und unerwartet zu einer SARS-Epidemie. Die Erkrankung hatte ihren Schwerpunkt in China, Hongkong und Taiwan mit fast 1000 Erkrankten, wobei die Todesrate bei ca. 20% lag. In Europa gab es nur wenige SARS-Fälle. Da keine Impfung zur Verfügung stand, wurden weltweit intensive Hygienemaßnahmen ergriffen, um einer Pandemie vorzubeugen. Diese Strategie hatte Erfolg. Bereits im Sommer 2003, noch bevor ein Impfstoff entwickelt war, verschwand das Virus wieder. Nicht einmal der neu entwickelte Impfstoff konnte aus Mangel an Patienten klinisch erprobt werden! Immerhin ist nun die Sequenz des SARS-Genoms bekannt. Auch wurde ein Teil eines Proteins der Außenhülle kloniert und in Tomatenpflanzen zur Expression gebracht, sodass man bei einer neuen Attacke besser gerüstet sein sollte. Wichtiges Fazit aus diesem Ereignis sollte sein, wie wichtig Hygiene, Virologie und Mikrobiologie in der modernen Medizin sind (s. auch S. 286).

11.2.6 Virus-Infektionen während der Schwangerschaft können zu Missbildungen führen

Infektionen von Schwangeren mit Röteln-, Varicellen-, Herpes-simplex-, Cytomegalie-, Coxsackie- und anderen Viren führen häufig zu Missbildungen des Föten (**Embryopathien**). Die Missbildungen können so stark sein, dass es zum Abort kommt. Besonders Röteln führen zu Missbildungen.

Infektionen **während des ersten Schwangerschaftsmonats** haben in 80% der Fälle missgebildete Föten zur Folge. **Congenitale Röteln-Missbildungen** betreffen das Herz und die Augen und führen zu Taubheit. Dazu kommen noch wechselnde, unspezifische Missbildungen. Selbst bei zunächst normal wirkenden Neugeborenen können Röteln-Missbildungen noch später auftreten. Besonders heimtückisch ist eine **latente** Röteln-Infektion der Schwangeren, da auch sie zu Missbildungen des Föten führen kann.

Um eine Röteln-Infektion während der Schwangerschaft zu verhindern, werden Mädchen noch vor der Pubertät gegen Röteln geimpft.

11.2.7 Interferone sind zelleigene Abwehrproteine

Interferone sind zelluläre **Abwehrproteine**, die als Antwort auf eine Virusinfektion gebildet werden. Als Induktoren wirken auch andere Organismen und Substanzen wie Chlamydien, Rickettsien, bakterielle Endotoxine, Protisten, Lectine und doppelsträngige RNAs. Interferone unterdrücken die Virusentwicklung. Über den Mechanismus der Wirkung herrscht noch weitgehend Unklarheit. Interferone sind hitzestabile Glycoproteine. Sie sind streng **Spezies-spezifisch**, d. h. menschliche Interferone wirken nur in menschlichen Zellen.

Der Mensch bildet mindestens drei verschiedene Interferone: α, β und γ. Die Interferone scheinen unterschiedliche Angriffspunkte zu haben: Sie verändern die Zellmembranen, induzieren die Synthese eines Translationshemmers und die Synthese eines exotischen Nucleotids. Wegen ihrer **Wirkung auf die Virusentwicklung** sind menschliche Interferone besonders interessant. Mit gentechnologischen Methoden wurden Interferon-Gene isoliert und in bakterielle Plasmide eingebaut. Gesteuert von diesen Plasmiden synthetisieren Bakterien Interferon, das so in technischem Maßstab produziert wird.

Menschliche Interferone haben in der Therapie einiger schwerer Erkrankungen ihren festen Platz gefunden. **Interferon α** wird in der **Krebstherapie** und bei **chronischer Hepatitis B** und **C** eingesetzt. **Interferon β** spielt in der Therapie von schweren **Viruserkrankungen**, bei **SARS** (schwerer Pneumonie) und, in Ermangelung einer anderen erfolgreichen Therapie, bei **Multipler Sklerose** eine Rolle. **Interferon γ** wird bei chronischer **Agranulomatose** und der **Haarzell-Leukämie** eingesetzt. Noch vor einiger Zeit war die Prognose nach der Diagnose Haarzell-Leukämie äußerst schlecht. Durch den Einsatz von gentechnologisch hergestelltem Interferon γ hat sich das entscheidend geändert. Dieses Interferon wird auch bei **Osteoporose** und in der Tumortherapie erprobt. Interessanterweise induziert Interferon γ in Makrophagen eine *Hydroxylase*, die die Vorstufe des Vitamin D in die wirksame Form überführt.

11.2.8 Tumorviren

Retroviren sind RNA-Viren, die *Reverse Transkriptase* und häufig ein Oncogen besitzen

In tierischen Systemen ist erwiesen, dass Viren Tumoren erzeugen können (*Tab. 11.10*). Klassische Beispiele sind das **Mäuse-Mamma-Tumorvirus** (MMTV, Bittner) sowie die **Vogel-Sarkom-** (ASV) bzw. **Leukämie-Viren** (ALV). Ähnliche Viren gibt es bei Affen, Rind, Ratte, Hamster, Katze und Viper. **Beim Menschen** konnten nur zwei RNA-Viren als Verursacher von Erwachsenen-Leukämien nachgewiesen werden: HTLV-1, das die adulte **T-Zell-Leukämie** auslöst, und HTLV-2, das zur **Haarzell-Leukämie** führt. Diese und die tierischen Viren sind **RNA-Tumorviren**, die zur Gruppe der **Retroviren** gehören. Retroviren besitzen auf ihrer RNA im Wesentlichen die Information für folgende Proteine:

- **gag**, das Gruppen-spezifische Antigen, das eine Gruppe von Strukturproteinen beinhaltet,
- **env**, ein Strukturprotein der Virushülle, und
- **pol**, eine *Reverse Transkriptase*.

Die mit Hilfe dieses Enzyms an der RNA des Virus synthetisierte DNA kann in das Wirtsgenom einrekombiniert werden, so wie es bei den lysogenen bakteriellen Viren (S. 303) der Fall ist. Am 3'- und 5'-Ende des RNA-Genoms befinden sich lange repetitive Sequenzen (**long terminal repeats, LTR**), die ihre Funktionen als Promotor für die *RNA-Polymerase* und bei Replikation und Ein-Rekombination ins Wirtsgenom haben (*Tab. 11.11*). Werden Retroviren zu RNA-Tumorviren (auch **Oncornaviren** genannt; zusammengezogenes Wort aus Onco [Krebs] und RNA), dann sind dies meistens defekte Viren, die ein sog. **Oncogen** enthalten. Dieses codiert z. B. auf Kosten des gag für ein Genprodukt, das für die Transformation der Zelle in eine Tumorzelle verantwortlich ist (*Tab. 11.12*).

Das **Oncogen-Produkt** kann z. B. eine *Kinase*-Aktivität haben, d. h. eine Enzymaktivität, die Phosphat von ATP auf Proteine überträgt. Dadurch können einige kritische Proteine so verändert werden, dass die Zelle, meist über mehrere Stufen, „**transformiert**" wird. Die transformierten oder **Tumorzellen** unterscheiden sich von nicht-transformierten Zellen durch mehrere **Kriterien** (*Tab. 11.13*):

- Transformierte Zellen sind nicht kontaktinhibiert. Diploide normale Zellen vermehren sich in Kultur auf dem Boden von z. B. Petrischalen nur so lange, bis sie sich berühren. Der Zellkontakt hemmt das weitere Wachstum. Da Tumorzellen nicht kontaktinhibiert sind, wachsen sie nicht nur zu einer einschichtigen Lage aus, sondern sie schieben sich auch übereinander und bilden Zellhaufen.
- Transformierte Zellen haben keinen oder einen stark eingeschränkten Serumentzugsblock. Diploide Zellen brauchen, um sich vermehren zu können, einen Zusatz von Serum (10–20%) zum Medium. Wenn der Serumgehalt herabgesetzt wird, wird das Wachstum eingestellt, nicht so bei transformierten Zellen.
- Nur Tumorzellen wachsen auch in Suspensionskultur.
- In der Regel ist die Aufnahme von Glucose in transformierten Zellen stark gesteigert, und diese Zellen vollziehen anaerobe Glycolyse, obwohl Sauerstoff vorhanden ist.

Neben diesen besonders augenfälligen Veränderungen als Folge der Transformation gibt es noch weitere, die besonders die Zellmorphologie und die Zelloberfläche betreffen. Zentraler Schalter ist hierbei das **Oncogen des Tumor-Virus**. Interessanterweise hat sich in jüngster Zeit herausgestellt, dass auch die nicht transformierten Zellen Gene besitzen, die den Oncogenen sehr verwandt sind. Normalerweise werden diese **zellulären Oncogene** kaum in Genprodukte exprimiert, weil der zuständige Promotor schwach ist. Es gibt wahrscheinlich bei der Tumorentstehung einmal die Möglichkeit, dass das Tumor-Virus sein Oncogen in die Zelle bringt und diese dadurch transformiert, zum anderen, dass das Virus, indem seine DNA in das Wirtsgenom einrekombiniert wird, dem zellulären Oncogen einen starken Promotor gibt.

*Tab. 11.*10 **Tumorviren**

	Gruppe	Wirt	Wirkungsmechanismus
RNA	Retro- (bzw. Oncorna-) Viren	Mäuse-Mamma-Tumor-Virus (MMTV), Vogel-(Avian-)Sarkoma-Virus (ASV), Vogel-Leukämie-Virus (ALV) HTLV-1: non Hodgkin's Lymphoma HTLV-2: Haarzell-Leukämie	Transformation der Zelle durch - Oncogen-übertragung - Ein-Rekombination und Eröffnung eines starken Promotors für das zelluläre Oncogen
DNA	**Papova**: Papilloma (Warzenvirus)	Mensch, Cervixcarcinom Urogenitalkrebs	
	Polyoma	Maus, Huhn	
	SV40	Affe	Ein-Rekombination
	Adeno	Nager (Mensch?)	Ein-Rekombination?
	Herpes	Frosch, Mensch	Ein-Rekombination
	H. simplex Epstein-Barr	Burkitt-Tumor (Afrika), Nasopharyngeal-Tumor (Asien)	
	Hepadna	Mensch, Hepatitis B, Lebercarcinom	Ein-Rekombination

*Tab. 11.*11 **Elemente der Retroviren**

1. Hüllprotein (env)	⟶	Strukturprotein
2. *Reverse Transkriptase* (*pol*)	⟶	*Polymerase*-Aktivität RNA ⟶ DNA
3. Gruppen-spezifisches Antigen (gag)	⟶	innere Strukturproteine
4. Long terminal repeats (LTR)	⟶	Replikation, Rekombination Promotorfunktion

*Tab. 11.*12 **Die drei Proteine der RNA-Tumorviren**

1. Hüllprotein (env)	⟶	Strukturprotein
2. *Reverse Transkriptase* (*pol*)	⟶	*Polymerase*-Aktivität RNA ⟶ DNA
3. Oncogenprodukt (onc)	⟶	*Kinase*-Aktivität

*Tab. 11.*13 **Eigenschaften transformierter und normaler Zellen**

	nicht transformiert	transformiert
Kontaktinhibition	ja	nein
Serumentzugsblock	ja	nein
Wachstum in Suspension	nein	ja
Glucoseaufnahme	normal	gesteigert
Unsterblichkeit	nein	ja

AIDS wird durch ein Retrovirus verursacht

Von besonderer Aktualität sind Retroviren, die zu den Lentiviren gehören. Sie besitzen Informationen für gag, *pol* und env sowie zahlreiche andere Regulationsgene, u. a. für eine *Protease* und eine *Integrase*. Sie befallen Lymphocyten und führen zur Immundefizienz (Human Immunodefizienz-Viren, **HIV**, Abb. 11.**11**). Die entsprechende Krankheit, **AIDS** (**Acquired Immune Deficiency Syndrome**), hat seit ihrer ersten Beschreibung 1981 erschreckende Verbreitung gefunden. Bis 1997 waren 40 Millionen Menschen infiziert, 12 Millionen bereits gestorben. Allein 1997 wurden 6 Millionen Menschen neu infiziert, d. h. 16 000/Tag! 2,3 Millionen Menschen starben in diesem Jahr an AIDS, 460 000 davon waren Kinder! In Afrika waren im Jahr 2009 22 Millionen Menschen infiziert. Zu den weiterhin besonders betroffenen Gebieten zählen Osteuropa, Südafrika, Indien, Thailand, Vietnam und China. Nach den bisherigen Erfahrungen ist zu befürchten, dass die meisten infizierten Patienten an der Krankheit sterben werden, zumal die Medikamente keine wirkliche Heilung bringen, teuer und sehr komplex in der Anwendung sind.

Charakteristisch für AIDS sind der **Zusammenbruch des T-Zell-abhängigen Immunsystems** und die daraus resultierenden „opportunistischen Infektionen" wie z. B. die durch das Protozoon *Pneumocystis jirovecii* verursachte Pneumonie (Abb. 11.**12**). AIDS modifiziert, beschleunigt und erschwert auch die Verläufe anderer Infektionen, z. B. der Tuberkulose und der Lues. Auch das Zentralnervensystem wird betroffen. Es kommt zur pathologischen Proliferation der Gliazellen und Degeneration der weißen Substanz. Das Virus überwindet die Blut-Hirn-Schranke wahrscheinlich eingeschlossen in Makrophagen. Diese tragen, wie T-Lymphocyten und Monocyten, auf ihrer Oberfläche das **CD 4-Antigen**, das für das Virus als **Rezeptor** dient. Das HIV bindet an CD 4 mit seinem **Glycoprotein Gp120** (s. Abb. 11.**11**), und über Rezeptor-vermittelte Endocytose wird das Virus von der Zelle aktiv aufgenommen. In der Zelle wird das Virus ausgepackt und die Virus-RNA durch die **Reverse Transkriptase** in DNA umgeschrieben. Die Virus-DNA wird mit Hilfe der Virus-eigenen **Integrase** als Provirus in das Zellgenom einrekombiniert, wo es für lange Zeit persistieren kann. Bei Stimulation des infizierten T-Lymphocyten wird die Virusentwicklung ausgelöst, und der T-Lymphocyt zerfällt unter Freisetzung der neugebildeten Viren. Ebenso wie die CD 4-tragenden T-Lymphocyten werden die CD 4-spezifischen Makrophagen und die CD 4-Monocyten von der HIV-Infektion zerstört. Die T-Zell-abhängige Antikörperbildung und die zelluläre Immunität brechen zusammen und damit die Tumorabwehr. Es entstehen bei AIDS-Patienten gehäuft **Tumoren**: **Kaposi-Sarkome**, **Carcinome** und **B-Zell-Lymphome**. (Kaposi-Sarkome sind maligne Tumoren der Blutgefäße, besonders der Haut und der inneren Organe.)

Das HIV des AIDS ist relativ empfindlich, sodass es außerhalb des Organismus sehr geringe Überlebenschancen hat. Deshalb wird es nur durch **intensiven Körperkontakt** übertragen. Das Virus befindet sich bei AIDS-Patienten auch im Ejakulat. Zur Infektion sind kleine Verletzungen, in die das Virus eindringen kann, notwendig. Da solche Verletzungen im Analbereich häufig auftreten, sind homosexuelle Männer besonders infektionsgefährdet. Auch Blutübertragungen sind geeignet, das Virus zu übertragen, ebenso gebrauchte Kanülen, wie sie häufig von Süchtigen verwendet werden Da das Virus seine antigenen Eigenschaften permanent ändert, gibt es noch immer keinen Impfstoff und der einzige Schutz ist eine gute **Prophylaxe**: Intensivierung der Gesundheitserziehung, Verwendung von **Kondomen** bei homo- und heterosexuellem Geschlechtsverkehr, ausschließlich Übertragung von auf Virus-Antigen kontrollierten Blutkonserven und Blutderivaten etc.

An **Heilmitteln** gegen AIDS wird intensiv gearbeitet. Grundsätzlich wird versucht, spezifische Funktionen des HIV auszuschalten. So werden neuerdings unter dem Namen **HAART** (high active anti-retroviral therapy) **Kombinationspräparate** verabreicht, die Inhibitoren gegen die *Reverse Transkriptase*, gegen die *Protease* und die *Integrase* mit einer Blockierung der Fähigkeit zur Bindung an CD 4 in einem Cocktail verbinden. Natürlich bleiben bei so einer heftigen Medikation Nebenwirkungen nicht aus und leider kommt es immer wieder zu Resistenzen durch Mutationen im Virus. Außerdem kostet die neue Therapie viel und ist damit für die Dritte Welt unerschwinglich. Die Hoffnungen liegen auf der gentechnologischen Herstellung von AIDS-Immunogenen zur aktiven Vakzination.

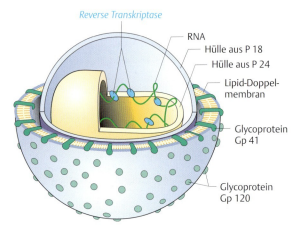

Abb. 11.**11** Human Immunodeficiency Virus (HIV), Erreger von AIDS (schematische Darstellung).

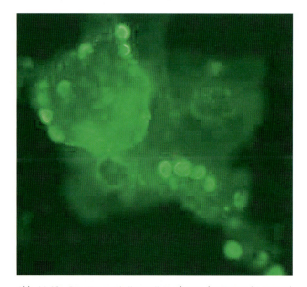

Abb. 11.**12** *Pneumocystis jirovecii*. Nachweis der Cysten (7–10 μm) im Sputum durch Immunfluoreszenz (Aufnahme: K. Schweiger, Heidelberg).

Endogene Retroviren sind der Ursprung mobiler Elemente im Genom

Wie bei den Bakterien (S. 291), so finden sich auch bei den Eukaryonten bewegliche, genetische Elemente. **DNA-Transposons** gibt es ungefähr 300 000, das entspricht in etwa 3% der menschlichen DNA. Weit mehr Kopien gibt es von **Retroposons**. Diese Elemente gleichen in ihrem Aufbau den Retroviren, allerdings besitzen sie **kein env-Gen** für eine Virushülle und können deshalb den Wirt auch nicht mehr verlassen. Zwei große Gruppen werden unterschieden: Retroposons **mit und ohne LTR**.

LTR-Retroposons machen 8% der humanen DNA aus. Sie sind in den DNA-Doppelstrang, begrenzt von kurzen, direkten repeats, integriert und werden vor der Transposition mit Hilfe der *RNA-Polymerase*, **die am linken LTR startet, in RNA umgeschrieben. In der codierenden Region des Transposons befinden sich Gene für die** *Transposase*, eine *Integrase* und die *Reverse Transkriptase*. Diese schreibt die RNA inklusive der LTRs in DNA um, die an Insertionsstellen des Wirtsgenoms über einen „Kopier-Klebe-Weg" integriert wird (copy and paste). Die **nicht-viralen** Retroposons ohne LTR werden ebenfalls in RNA-Zwischenstufen umgeschrieben. Entsprechend ihrer Länge werden zwei große Gruppen unterschieden (S. 51). LINE und SINE machen zusammen 34% der Gesamt-DNA aus.

Die Retroposons waren **evolutionär** von großer Bedeutung. Durch homologe Rekombination kam es zu Duplikationen und Rearrangements, die zu Genfamilien führten. Durch ungleiches Crossing over gelangten Exons von einem DNA-Strang auf einen anderen: Es bildeten sich neue Gene durch „Umschaufeln von Exons". Mobile Elemente konnten als Enhancer fungieren: es entstanden Regulationsstellen. Diese Tatsache kompensiert ihr parasitäres Dasein und die Gefahr für tödliche Mutationen, die durch ihre unberechenbare Integrationsfähigkeit ständig gegeben ist. (Erinnert sei an Mutationen im Gen für Muskeldystrophie Duchenne und dem Gen für den Gerinnungsfaktor IX der Hämophilie B! S. 51)

DNA-Tumorviren werden in das Wirtsgenom inseriert

> In die Gruppe der **DNA-Tumorviren** gehören **Papova**, **Adeno** (*Abb. 11.10a*) und **Herpes**. Papova ist die Abkürzung für **Papilloma-** und **Polyoma-** und **SV40-Viren** (*Abb. 11.10b*). Sie alle sind sehr kleine Viren, deren Genome nur einige Millionen rel. Molekülmasse haben.
>
> **Human-Papilloma-Viren** (HPV) sind hüllenlose **DNA-Viren**, die einerseits in der Haut zu gutartigen Läsionen in Form von **Warzen** führen, andererseits bösartige Veränderungen wie das **Cervixcarcinom** der Frau und andere Formen des **Urogenitalkrebses (Vulva, Penis)** hervorrufen können. Cervixcarcinom ist weltweit der dritthäufigste Krebs der Frau (99,7% aller Cervixcarcinome entstehen auf der Basis von HPV). Drei der 10 viral codierten Proteine sind Oncogene, die u. a. die Tumorsupressorgene p53 und pRb ausschalten. In Vorsorgeuntersuchungen wird nach den Risiko-reichen HPV16 und HPV18 gefahndet. Für die Erkenntnis des Zusammenhangs zwischen Papillomavirusinfektion und Cervixcarcinom erhielt Harald zur Hausen 2008 den Nobelpreis für Medizin.
>
> **Polyomaviren** induzieren bei Maus und Huhn Tumoren, so wie das **Simian-Virus (SV40)** bei Affen. SV40 wird in das Wirtsgenom (vergleichbar einem lysogenen bakteriellen Virus) einrekombiniert, ebenso verhalten sich Adeno und wahrscheinlich auch Herpes. Tumorinduktion durch chemische Canzerogene könnte dann durch Induktion der latenten Proviren zustande kommen. Der Einbau des Virus in das Wirtsgenom kann auch zu Chromosomenbrüchen und **Translokationen** mit nachfolgender **Aktivierung von Oncogenen** führen (S. 185, s. u.). So wird ein Herpes-Virus, das Epstein-Barr-Virus, das in Europa der Auslöser für die **Mononucleose (Pfeiffer'sches Drüsenfieber)** ist, in Afrika für das **Burkitt-Lymphom** und in Asien für das **Nasopharyngeal-Carcinom** verantwortlich gemacht.
>
> Das **Hepadna-Virus** führt bei chronischer **Hepatitis-B-**Infektion zum **Lebercarcinom** (s. *Tab. 11.10*).

11.2.9 Oncogene aktivieren die Proliferationssignalkette

Die Entdeckung der viralen **Oncogene** (**v-onc**) bei einigen **Tumorviren** leitete eine Entwicklung ein, die uns sowohl dem Verständnis der Regulation der Zellproliferation als auch der **unkontrollierten Proliferation** der Krebszelle näher brachte. Die gezielte Suche nach Oncogenen in Tumoren führte zur Entdeckung weiterer Oncogene: DNA von verschiedenen Tumorzellen wurde in normale Zellen eingeführt und jene Zellen, die transformiertes Wachstum zeigten, selektiert. Aus diesen Zellen wurden dann die DNA-Abschnitte, die für die Transformation verantwortlich waren, isoliert. Sie waren Oncogene. Es zeigte sich, dass diese Oncogene bereits in normalen, nicht transformierten Zellen vorhanden sind. Die Äquivalente zu Oncogenen in normalen Zellen werden deshalb **Proto-Oncogene** oder zelluläre Oncogene (**c-onc**) genannt. Diese Proto-Oncogene sind ubiquitär, hoch konserviert und mit den viralen Oncogenen verwandt. Sie haben ihre Funktion in Signaltransduktion und Genexpression im Dienste der normalen Zellproliferation (*Abb. 11.13*). Sie können entsprechend ihrer Lokalisation in der Zelle gruppiert werden (*Tab. 11.14*).

Verschiedene Mechanismen können dazu führen, dass das **Genprodukt** eines Proto-Oncogens **unkontrollierte Aktivität** erhält und damit zum Oncogenprotein wird. Das kann einmal dadurch geschehen, dass das **Proto-Oncogen** von einem Tumorvirus aufgegriffen wird, durch die Transduktion mutiert und so zum **v-onc** wird. Neben den durch Punktmutationen oder Deletionen von Exons bedingten Veränderungen kann das Produkt des Proto-Oncogens auch dann vermehrt synthetisiert werden, wenn dem Proto-Oncogen durch retrovirale Sequenzen (LTRs) ein **starker Promotor** sowie Transkriptionssignale (**Enhancer**) vorgeschaltet werden. Alternativ kann ein Proto-Oncogen einen starken Promotor aus dem eigenen Zellgenom durch **Chromosomen-Translokationen** erhalten. Das ist z. B. der Fall bei einer Gruppe von Tumoren, bei denen das Proto-Oncogen „myc" durch Translokation einen Promotor der Immunglobulin-Gene erhält und dadurch intensiv transkribiert wird. Diese Chromosomenumlagerung kann **cytogenetisch** sichtbar gemacht werden. Klassisches Beispiel ist die Translokation des endständigen Teils des langen Arms des Chromosoms 8, der myc trägt, auf den langen Arm von Chromosom 14 mit dem Immunglobulin-Gen IgG. Die Bruchlinie liegt bei dem entstandenen Translokationschromosom zwischen Immunglobulin-Gen und myc. Das Vorliegen dieser Translokation kann für die Diagnose ausgenutzt werden. Sie ist charakteristisch für **Burkitt-Lymphome**. Ähnlich liegen die Verhältnisse beim **Philadel-**

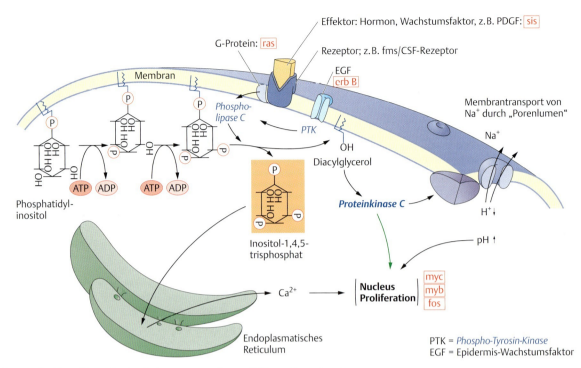

Abb. 11.13 **Signalkette für die Wirkung von Wachstumsfaktoren bzw. Oncogenen.**

Tab. 11.14 Einteilung einiger Proto-Oncogenprodukte nach ihrer Lokalisation in der Zelle

Lokalisation	Funktion	Bezeichnung
Zellaußenseite	Wachstumsfaktor	sis
Membran	Wachstumsfaktor-Rezeptor	src, abl, erbB, fms, ras
Cytoplasma	Wachstumsfaktor-Äquivalent	mos
Kern	Regulator für Gen-Expression, Replikation, Zellcyclus	myc, myb, fos, jun

phia-Chromosom (s. Abb. 5.35), wo eine reziproke Translokation das Proto-Oncogen **abl** aktiviert und eine **chronisch-myeloische Leukämie** auslöst. Derartige Translokationen sind die Folge von Brüchen, die durch Viren, aber auch durch Strahlung, Chemikalien und Zellalterung hervorgerufen werden können.

Eine weitere Möglichkeit, die aus einem Proto-Oncogen ein Oncogen macht, ist die **Stabilisierung des Genproduktes**. Als Beispiel sei das Virus SV40 angeführt. Das von ihm synthetisierte „mittlere T-Antigen" stabilisiert das Protein, das vom Proto-Oncogen src (sarc) codiert wird. In der normalen Zelle wird das **src**-Genprodukt nach 30 Minuten wieder abgebaut, im Komplex mit „mittlerem T-Antigen" erst nach 25 Stunden.

Das **ras**-Genprodukt hat GTP-bindende **GTPase-Aktivität**. Man vermutet einen ähnlichen Mechanismus wie beim G-Protein der *Cyclase*. Dieses aktiviert nach Hormonstimulation unter Mitwirkung von GTP die *Cyclase*, inhibiert aber selbst durch seine eigene *GTPase*-Aktivität diese Stimulation. Ras gehört zur Klasse der „kleinen" G-Proteine, die im Gegensatz zu den klassischen heterotrimeren G-Proteinen, die die *Cyclase* regulieren, als Monomere fungieren. Durch **Mutation** kann dieser Inaktivierungsmechanismus ausfallen – dann wird aus dem Proto-Oncogen das entsprechende Oncogen.

Eine andere Form von Mutation in einem Proto-Oncogen führt folgendermaßen zur Bildung eines entsprechenden Oncogens: Bei „erbB" ist neben vermehrter Genprodukt-Synthese durch Ausbildung eines stärkeren Promotors auf der Basis von Virusintegration das Produkt des Oncogens verstümmelt. „erbB" ist ein **verkürzter Rezeptor** für den Epidermalen Wachstumsfaktor (epidermal growth factor = EGF). Der veränderte EGF-Rezeptor sitzt als erbB in der Membran und **signalisiert permanent** der Zelle, dass EGF gebunden ist, sodass die Zelle unkontrolliert proliferiert.

> Das Oncogen **Her2/neu** entspricht ebenfalls einem **Transmembran-*Tyrosin-Kinase*-Rezeptor**, der den Epidermalen Wachstumsfaktor, ähnlich wie erbB, bindet. Dieser Rezeptor wird zum Oncogen und signalisiert pathologische Proliferation, wenn sein Gen durch Mutation mehrfach amplifiziert ist. Die Expression von Her2/neu ist in 25 % der **Brustkrebs**-Patientinnen erhöht und gilt als Indiz für eine schlechte Überlebens-Prognose. Monoklonale Antikörper gegen Her2 haben sich als eine neue, für 50 % der Patientinnen erfolgreiche Therapie im Kampf gegen den Krebs herausgestellt!

Das Oncogen „erb A" wirkt als ein Rezeptor am Zellkern (entsprechend dem natürlichen **Rezeptor** für das Schilddrüsenhormon) und verhindert die Differenzierung proliferierender Zellen. „**fms**" ist ein **veränderter** Rezeptor für den Kolonie-stimulierenden Faktor (CSF) der mononucleären Phagocyten.

Oncogene können nicht nur Rezeptoren, sondern auch Wachstumsfaktoren imitieren, wobei deren normaler Abbau auf der Basis von strukturellen Veränderungen reduziert ist. „**sis**" ist z. B. ein Teil des **PDGF** (Plättchen-Wachstumsfaktor). In Tab. 11.15 sind einige Proto-Oncogene, der Prozess, der sie zu Oncogenen macht, und die resultierenden menschlichen Tumoren angeführt.

Zum Verständnis der Funktion der Oncogen-Produkte ist die Kenntnis der **Zellproliferations-Signalkette** notwendig: Wachstumsfaktoren wie EGF, PDGF etc. binden an spezifische Rezeptoren und aktivieren über ein GTP-bindendes G-Protein die **Phospholipase C** (Abb. 11.13). Dieses

Tab. 11.15 Menschliche Tumoren als Folge aktivierter Proto-Oncogene

Proto-Oncogen	Gen-Veränderung	Tumor
abl	Translokation	chron. myeloische Leukämie
erbB	Amplifikation, Mutation	Squamosa-Zellcarcinom, Glioblastom
myc	Translokation, Amplifikation	Burkitt-Lymphom, Kleinzelliges Lungencarcinom, Mammacarcinom, Cervixcarcinom
ras	Punktmutationen	Colon-Lungen-Pankreas-Carcinom, akute Leukämien, Urogenitalcarcinom, Schilddrüsencarcinom

Enzym spaltet den Membranbestandteil Phosphatidylinositol-bis-phosphat in **Diacylglycerol** und **Inositol-tris-phosphat**. Beide Substanzen sind als „second Messenger" aktiv in der Signalkette. Das Inositol-tris-phosphat aktiviert die Ca^{2+}-**Freisetzung** aus dem Endoplasmatischen Reticulum. Dadurch wird die Zelle zur **Proliferation** gebracht. Das Diacylglycerol aktiviert die *Proteinkinase C*, die auf einige Proteine Phosphat aus ATP überträgt. Unter anderem wird ein Protonen-Na^+-Translokator aktiviert. Durch die ausgeschiedenen H^+-Ionen wird der pH-Wert erhöht. Dadurch wird ebenfalls die Zelle zur Proliferation gebracht. Die *Proteinkinase C* kann auch direkt durch den Tumorpromotor Phorbolester aktiviert werden. Diese von **Hecker** entdeckten Verbindungen simulieren Diacylglycerol, unterliegen aber nicht seinem Stoffwechsel. Die **Oncogen-Produkte** haben ihre **Funktion in dieser Signalkette**.

- „src" und „ros" haben *Phosphatidyl-Inositol-Kinase*-Aktivität.
- „sis" fungiert als Wachstumsfaktor,
- „erbB" ist ein dauernd aktiver EGF-Rezeptor.
- „ras" enthemmt die Aktivierung der *Phospholipase C* dadurch, dass seine *GTPase*-Aktivität defekt ist,
- und schließlich gibt es eine Reihe von Oncogen-Produkten wie „myc", „myb" und „fos", die im Zellkern die Zellproliferation enthemmen (*Rep. 11.1*).

Repetitorium 11.1

Proliferationssignalkette und Oncogene

Kriterien der transformierten (Tumor-)Zelle:
- keine Kontaktinhibition
- unendliche Lebensfähigkeit
- kein Serumsentzugsblock
- gesteigerte Glucose-Aufnahme, Glykolyse
- Wachstum in Agar

Oncogene: Gene, die für Zelltransformation zuständig sind
Proto-Oncogene: Gene der normalen Zelle, die zu Oncogenen werden können

Funktion einiger Oncogene:
- **sis** – Wachstumsfaktorderivat
- **fms** – veränderter Rezeptor für CSF der Phagocyten
- **erbB** – Rezeptorabkömmling
- **ras** – defektes G-Protein
- **myc, myb, fos** – nucleäre Oncogene

Signalvermittler: „second messenger"
- Inositol-tris-phosphat (IP3)
- Diacylglycerol (DAG)

Alternative Wege der **Signaltransduktion** laufen über **Kinase-Kaskaden** (*Abb. 11.14*). Bei diesem Typ besitzt der **R**ezeptor eine endogene **T**yrosin**k**inase (RTK), die durch Ligandenbindung aktiviert wird.

Der autophosphorylierte Rezeptor aktiviert über das Adaptermolekül Grb2 den GDP/GTP-Austauscher Sos, der seinerseits Ras, das erste Glied der *Kinasen*-Kaskade, aktiviert. Ras-GTP phosphoryliert Raf, welches sozusagen als *MAPKK-Kinase* wirkt (*MAPK* steht für *Mitogen-aktivierte Proteinkinase*). Die nächsten *Kinase*-Stufen sind *MAPKK* und *MAPK*. Letztere aktiviert schließlich die Transkriptionsfaktoren cMyc, cJun, cFos und ATF2 durch Phosphorylierung.

MAPK aktiviert aber auch den Glycogenstoffwechsel über *MAPKAF-Kinase 2* bzw. über p90^{rsk} sowie in direkter Form Zellbestandteile wie z. B. Talin, Lamine, MAP2 und MAP4. Durch Aktivierung der Transkription wird *MAP-Kinase-Phosphatase* (*MKP-1*) induziert, welche die *MAP-Kinase* inaktiviert. Dieser Schritt beendet die Kaskade.

Mit der beginnenden Entschlüsselung der Proliferations-Signalkette und der Rolle der Oncogen-Produkte ist die Krebsforschung zu einem der aufregendsten Gebiete der modernen Naturwissenschaft geworden.

11.2.10 Tumorsuppressorgene bremsen die Tumorentstehung

Tumorsuppressorgene sind entscheidend an der Tumorentwicklung beteiligt. Beispielsweise führen Mutationen des **Retinoblastom-Gens** (**Rb**) zum **Retinoblastom**, einem Tumor der Retina, der sich bereits im Kindesalter, meistens an beiden Augen, ausbildet. Mutationen in einem Allel führen zur Anlage für Retinoblastom, fehlen beide Allele kommt es zur Tumorausbildung.

Das Gen liegt mit seinen 200 000 bp auf Chromosom 13 (13q14.2) und codiert eine mRNA von 47 000 bp. Durch die enorme Größe des Gens sind Mutationen entsprechend häufig. In einigen Retinoblastom-Fällen wurde keine Mutation im Rb-Gen gefunden, dafür aber eine Übermethylierung seiner Promotor-Region mit Inaktivierung des Gens (keine mRNA-Synthese) (Imprinting).

Das Gen kommt in jeder menschlichen Zelle vor. Mutationen im Rb-Gen werden in verschiedensten Tumoren gefunden. Das **Rb-Protein** (pRB) ist an der **Regulation des Zellcyclus** beteiligt. Gemeinsam mit Cyclin A stimuliert es *cdc-2-Kinasen*, welche die Replikation einleiten (s. Kap. **1**). Wenn der Übergang von G_1 in die S-Phase vollzogen ist, wird das Rb-Protein von *Cyclin-abhängigen Kinasen* phosphoryliert und kann dann das Cyclin nicht mehr binden. Bei Ausschalten der Zellcyclus-regulierenden Funktion des Rb-Proteins können durch gleichzeitige Oncogen-Aktivierung Tumoren entstehen.

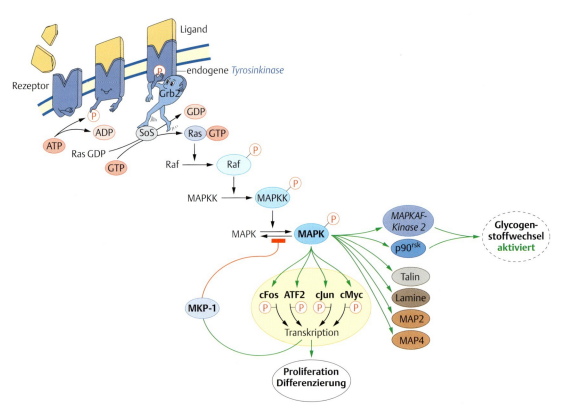

Abb. 11.**14 Signaltransduktion über Ras, Raf und *MAP*-Kinasen.** *Kinase*-Kaskaden bilden alternative Wege der Signaltransduktion. Eine durch Ligandenbindung ausgelöste Phosphorylierungskaskade führt zur Aktivierung von Transkriptionsfaktoren sowie zur direkten Aktivierung verschiedener Stoffwechselenzyme und Strukturproteine. Weitere Erklärungen im Text.

Das Gen der **Neurofibromatose** (NF: Neurofibrome, „café-au-lait"-Flecken, knöllchenförmige, gutartige Neurotumoren, die in maligne Formen übergehen können) ist häufig mutiert (300/Mill.), kartiert auf 17q11.2, ist 130 000 bp lang und wird in eine 13 000 bp mRNA transkribiert, welche die Synthese von **Neurofibromin** (2483 Aminosäuren) vermittelt. Es ist wie Rb-Protein ein **rezessiver Tumorsuppressor** und wird in allen Geweben synthetisiert. Bei verschiedenen malignen Tumoren werden Mutationen in NF gefunden.

Neurofibromin ist ein **GAP (GTPase-Aktivierungs-Protein)**. Die GAPs spalten das an G-Proteine gebundene GTP zu GDP und **inaktivieren** dadurch das G-Protein. Da das **Ras-Protein** ein oncogenes G-Protein ist, das durch GAPs inaktiviert wird, fällt diese Inaktivierung bei Ausfall des Neurofibromins weg. Damit wird Ras zum entzügelten Oncogen.

WT1 ist ein Tumorsuppressor, dessen Ausfall zum **Wilms-Tumor** führt (Nieren-Tumor, etwa 8 % aller kindlichen malignen Tumoren). WT1 ist ein **Transkriptionsfaktor** und enthält 4 „**Zinkfinger**" (Zn^{2+}-haltige Schleifenstrukturen) zum Binden an DNA. In der Nachbarschaft (11p13/11p15) liegt **WT2**, ein weiteres Gen für einen Tumorsuppressor.

p53 ist der wichtigste **Tumorsuppressor**. Das Protein hat eine molekulare Masse von 53 000 (393 Aminosäuren). Bei vielen Tumoren (wenn nicht sogar bei den meisten) ist das p53-Gen mutiert.

Beim **Kleinzell-Lungencarcinom** ist p53 stets mutiert. Ebenfalls ein p53-Defekt verursacht das **Li-Fraumeni-Syndrom**, eine seltene erbliche Krankheit mit starker Häufung von Tumorentwicklung. Die Mutation liegt im 3. Exon oder am Beginn des 3. Introns des Gens. Mutationen des p53-Gens außerhalb dieser Region dürften während der Embryonalentwicklung letal sein.

p53 wirkt als ein **Transkriptionsfaktor**, der an spezifische DNA-Sequenzen bindet. p53 schaltet die Transkription einer Gruppe von Genen an. So z. B. das **p21**, das cyclinabhängige *Proteinkinasen* (S. 57) und damit den Zellcyclus hemmt. DNA-Schäden induzieren Transkription und Translation von p53, und dieses induziert seinerseits Gene, die DNA-Schäden beseitigen sollen. p53 ist verantwortlich für das Pausieren der DNA-Replikation während der **Reparatur** und für die **Apoptose**.

BRCA1 und **BRCA2** sind Gene, deren Keimzellmutationen in 50 % und mehr in erblichen Formen von **Brustkrebs** gefunden werden. Frauen dieser Familien leiden oft an bilateralem Brustkrebs, häufig assoziiert mit Ovarialtumoren. Mutationen finden sich allerdings auch in sporadischen Brustkrebsfällen und auch in anderen Tumoren. Die Funktionen dieser beiden Genprodukte sind noch nicht endgültig geklärt. Sie liegen im Kern in größeren Multienzymkomplexen vor. BRCA1 ist vermutlich an der Transkription beteiligt, BRCA2, das identisch ist mit dem Gen der Fanconi-Anämie-Komplementationsgruppe D 1, unterstützt möglicherweise die homologe Rekombination.

Jedenfalls scheinen sie Mitglieder eines großen Netzwerkes zu sein, das u. a. für die Stabilität des Genoms zuständig ist. Somit ist ihre Zuordnung zu reinen Tumorsuppressorgenen zu kurz gegriffen.

Ein zur Proliferation gegenläufiger Prozess ist die Apoptose

Um in einem vielzelligen Organismus ausgeglichene Zellpopulationen zu gewährleisten, gibt es neben der Proliferation auch Vorgänge der Differenzierung und des Zelltodes. Der „**programmierte Zelltod**" wurde zunächst bei B-Lymphozyten beobachtet, die mit Glucocorticoiden behandelt worden waren. Diese Zellen schrumpfen und zerschneiden mit *Endonucleasen* ihr stark kondensiertes Kern-Chromatin zu gleichmäßigen Fragmenten von einigen Nucleosomen Länge (*Abb. 11.15*). Anschließend zerfällt die Kernmembran und die Zellreste werden phagocytiert. Apoptotische Zellen scheiden keine Substanzen nach außen ab. So führt die Apoptose auch nicht zu Entzündungserscheinungen.

Die wiederum können Folge einer **Nekrose** sein, – dem Absterben von Zellen infolge einer Zellschädigung. Hierbei zerfällt das Chromatin (Karyorhexis), der Kern kondensiert (Karyopyknose) oder löst sich auf (Karyolyse), die Zelle bläht sich auf und platzt. Der freiwerdende Zellinhalt schädigt umliegende Zellen und kann zu Entzündungsreaktionen führen.

Eine derartige **Apoptose** findet sich auch bei Nicht-Blutzellen, z. B. während der **Embryonalentwicklung** (s. Kap. 8) oder bei der Reduktion von **Hormon-regulierten Organen** (z. B. Uterus). Auch im Thymus wird u. a. gegen **autoaggressive T-Lymphocyten** mit Apoptose vorgegangen (S. 268). Apoptose findet sich weiterhin in Zellen mit **irreparablen DNA-Schäden** (s. DNA-Reparatur, S. 92), wobei p53 als Schadenskontrolleur wirkt. Der Vorgang der **Apoptose**, wegen der Regelmäßigkeit seines Ablaufs als genetisch programmiert erkannt, kann ganz allgemein durch Fehlen bestimmter trophischer Faktoren (Regulatoren) ausgelöst werden. **Transmembrane Rezeptoren** agieren dabei als Adaptermoleküle und stellen den Kontakt her zwischen Regulatoren und Effektoren. In Vertebraten sind als solche mehr als 15 Protein-spaltende Enzyme (wegen der Spezifität der Spaltstellen *Caspasen* genannt) bekannt, die sich (aus *Procaspasen*) gegenseitig in einer ausgeklügelten Kaskade spalten und dadurch aktivieren müssen. Diese Art der Kontrolle gewährleistet, dass keine Zelle fahrlässig in Apoptose geschickt wird. Die endgültigen Zielproteine der *Caspasen* sind diverse Proteine, u. a. Proteine der Kernmembran und des Cytoskeletts. Apoptose kann aber auch durch sog. **Todessignale** ausgelöst werden. Hierher gehört der **Tumor-Nekrose-Faktor** (**TNFα**), der von Makrophagen z. B. infolge einer chronischen Entzündung ausgeschieden wird. Weiterhin gehört der **Ligand Fas** zu den Todessignalen. Er ist ein Oberflächenprotein auf aktivierten Killerzellen und cytotoxischen T-Lymphocyten (S. 261). Auf diese Weise werden Virus-infizierte Zellen, Tumorgewebe, Fremdgewebe oder Autoimmun-Antikörper-produzierende Lymphocyten der Apoptose zugeführt.

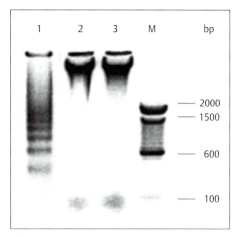

Abb. 11.15 DNA-Fragmentierung als Folge von Apoptose-Induktion. Auf ein 1,2%iges Agarosegel wurden DNA-Proben (10 μg DNA/Spur) aufgetragen und einer Elektrophorese unterworfen. Dabei trennen sich die DNA-Moleküle ihrer Größe nach auf. Zur Größenbestimmung wurde ein 100 bp-Marker (M, 5 μg/Spur) gleichzeitig aufgetragen. Die DNA wurde anschließend im Gel durch Anfärbung mit Ethidiumbromid sichtbar gemacht. **Spur 1**: Durch Staurosporin induzierte Apoptose führt bei HL 60-Zellen zu einer internucleosomalen Fragmentierung der DNA (Leiterbildung). **Spuren 2, 3**: DNA-konfluenter Fibroblast (unbehandelt) zeigt im Wesentlichen nur eine Bande einer Größe. **Spur M**: molekularer Größen-Marker (M. H. Ramirez, M. Schweiger, Berlin).

In diesem hochgradig kontrollierten Prozess der Apoptose gibt es natürlich auch **anti-Apoptose**-Regulatoren. Dazu gehört ein Oncogen, das für das **Protein bcl2** codiert. Dieses allerdings **verhindert nur den Zelltod**, stimuliert die Zellen aber nicht zur Proliferation. Eine Überproduktion von bcl2 macht Zellen unempfindlicher gegen DNA-schädigende Mittel, wie z. B. Bestrahlung und cytotoxische Drogen; bcl2 ist somit ein echtes Oncogen-Produkt.

11.2.11 Die Tumor-Evolution basiert auf einem langwierigen Zusammenspiel von Tumor-Initiation und Tumor-Promotion

Obwohl die mittlere Lebenserwartung der Menschen in Deutschland während der vergangenen 50 Jahre um ca. 10 % angestiegen ist, wird Krebs als eine der Haupttodesursachen sehr gefürchtet. **Dass maligne Tumoren**, von einigen speziellen Ausnahmen abgesehen, hauptsächlich im fortgeschrittenen Alter auftreten, ist umso erstaunlicher, wenn man bedenkt, dass pro Tag pro Zellgenom mehr als 10 000 Mutationen in der DNA gesetzt werden. Ursachen dieser Mutationen sind zum größten Teil **endogen**, also im Stoffwechsel, zu suchen. So führen z. B. Sauerstoffradikale, wie sie bei der Atmung entstehen, zur Oxidation von Basen. Die meisten dieser Schäden werden durch zelluläre Reparaturmechanismen beseitigt, und das umso effizienter, je jünger der Organismus ist. Im Laufe des Lebens kommt es jedoch immer häufiger zu Fehlern im Reparaturvorgang und dadurch zu persistierenden Mutationen und Chromosomenbrüchen (*Rep. 11.2*). Das Genom wird instabiler. Dabei kann es zu Mutationen in wichtigen Genen kommen, wie z. B. in solchen, die die Proliferation bzw. die Apoptose von Zellen steuern. Eine derartige Mutation wirkt als **Tumor-Initiator**. Vermutlich führt eine einzige Mutation in einer ansonsten normalen Zelle noch nicht zur malignen Entartung. (Das gilt allerdings nicht für angeborene Mutationen in Tumorgenen!). Die Zelle allerdings ist geschwächt und der Einwirkung weiterer Noxen, den **Tumor-Promotoren**, gegenüber empfänglicher. Tumor-Promotoren können den unterschiedlichsten Gruppen angehören: **Hormone** (wie Östrogene oder Testosteron), **infektiöse Agenzien** wie **Viren** als Auslöser einer chronischen Entzündung (Hepatitis- und Papilloma-Viren machen ca. 10% aller Tumoren aus!), **Parasiten** oder **Bakterien** (*Helicobacter pylori* ist für ebenfalls fast weitere 10% aller Krebse verantwortlich!), mechanische **Traumen** (Asbestlunge), **chronische Entzündungen** (z. B. Pankreatitis), **cancerogene Bestandteile** in unserer **Nahrung** und im **Zigarettenrauch** etc. Diese Substanzen können u. a. ihrerseits die Proliferation der Mutation-tragenden Zelle fördern. Der resultierende **Selektionsvorteil** führt zur Vermehrung von Zellmutanten, womit die Wahrscheinlichkeit erhöht wird, dass **weitere Mutationen** sich in einer bereits vorgeschädigten Zelle anhäufen. Außerkraftsetzen von Anti-Tumor-Regulationsmechanismen, Eingriffe in die Signalketten, **Anschaltung von Oncogenen** und **Ausschaltung von Tumorsuppressorgenen**, das Zusammenspiel von Mutation und Selektion, schließlich die **epitheliale-mesenchymale Transition** und Festsetzung der entarteten Zellen im Fremdgewebe resultieren in ungehemmtem, **invasivem Wachstum** und schließlich über das Blutsystem in **Fernmetastasierung**.

> Viele Erkenntnisse über die Entstehung von Carcinomen als Folge von langjährigen Mutationen und Selektionen in einem **Multi-Stufenmodell** wurden am Colorektalen Carcinom gewonnen. Ungefähr 5% dieser Carcinome entwickeln sich aus der Familiären adenomatösen Polyposis, von deren zahlreichen Polypen der eine oder andere durch Mutationen in einem Tumorsuppressorgen (APC) entartet. Mit den seit kurzem verfügbaren Sequenziermethoden hofft man, grundlegende Einblicke in Genetik und Epigenetik der Tumoren zu erhalten, Tumormarker zu entdecken und über Verlauf und Therapieerfolg in individueller Anpassung an den Patienten noch in frühen Stadien der Erkrankung Auskunft zu erhalten.

11.2.12 Viroide

Viroide sind eine Klasse von Viren, die hauptsächlich bei **Pflanzen** studiert wurden, aber möglicherweise auch für das Tierreich Bedeutung haben. Es wird vermutet, dass die Langzeit-Viren mit ihnen verwandt sind. Viroide bestehen ausschließlich aus einer **kleinen RNA** (etwa 360 Nucleotide lang), die ringförmig geschlossen ist. Durch interne Basenpaarung entsteht ein Stäbchen. Würde die Gesamt-RNA für Protein codieren, entspräche das 120 Aminosäuren oder einem Protein mit einer rel. Molekülmasse von

Repetitorium 11.2

Carcinogenese

(s. dazu auch Kap. 1.5.3, Kap. 2.3.1–2.3.6, Kap. 8.3.2 und Kap. 11.2.9–11.2.11)

Voraussetzung:	Mutationen in Soma- oder Keimzellen: Punktmutationen, Deletionen, Amplifikationen, Translokationen
Tumorinitiation:	exogen: Substanzen, die z. B. durch Radikalbildung DNA-Schäden verursachen: Aflatoxin u. ä., UV-Strahlung, ionisierende Strahlen (Strangbrüche) etc.
	endogen: spontane DNA-Hydrolyse (apurine Stellen), DNA-Oxidation durch Sauerstoffradikale (Atmung), Methylierung von Cytosinen etc.
	Erbfaktoren: Reparatosen (Chromosomeninstabilität), Li-Fraumeni-Syndrom (p53), Erbliches Retinoblastom (Rb), HNPCC (Mutatorgene, hereditäres non-polypöses Coloncarcinom), erbliche Form des Mamma-Carcinoms, (BRCA1, BRCA2), Familiäre Adenomatöse Polyposis (Tumorsuppressorgen APC)
Tumorpromotion:	Hormone, Parasiten, chron. Infektionen, chron. Entzündungen, Expression viraler Oncogene (z. B. nach HPV-Infektion), Asbest, Nahrungsmittelkomponenten etc. Entgleisung der Proliferations-Signalkette durch aktivierte Oncogene, Ausfall der Funktion von Tumorsuppressorgenen, Fehlfunktion der Reparaturmaschinerie, Ausschaltung der Zellzyklus-Kontrollpunkte, Versagen der Apoptose-Schutzfunktion
Maligne Entartung:	Gefäßneubildung (VEGF) zur O_2-Versorgung des Tumors Infiltration von Nachbargeweben Mobilisierung stationärer Zellen: EMT Metastasierung

etwa 13 000, also einem kleinen Protein. Es ist unklar, wie eine derartig kleine RNA für seine eigene Replikation sorgen und außerdem die Überwältigung des Wirtes, die sich ja in dessen pathologischen Veränderungen manifestiert, zustande bringen kann. Eine Erklärung könnte es geben, wenn die Viroid-RNA die komplementäre Struktur eines Promotors enthielte, ebenso wie die Signale für Ein-Rekombination, Amplifikation und Aus-Rekombination. Diese **Signalstrukturen** können kurz sein und würden die Wirtszelle zwingen, das Viroid ständig zu replizieren. Damit würden Viroide den Oncorna-Viren sehr nahe stehen. Als Krankheitserreger in Kartoffelpflanzen, Citruskulturen, Hopfen und Kokospalmen besitzen Viroide große wirtschaftliche Bedeutung.

Weiterführende Literatur

Flint, SJ., LW. Enquist, N.R. Racaniello, A.M. Skalka: Principles of Virology. 2nd ed. ASM Press, WAshington D.C., 2004
Kayser, F.H., K.A. Bienz, J. Eckert, R.M. Zinkernagel: Medizinische Mikrobiologie. 10. Aufl. Thieme, Stuttgart 2001
Weinberg, R.A. The biology of cancer. Garland Science 2007

12 Gentechnologie

Die Entwicklung der Gentechnologie, auch Rekombinanten-DNA-Technik oder Klonieren genannt, hat in den vergangenen Jahren zu einer wahren Revolution der Biologie und der Medizin geführt. Es ist nicht absehbar, welche Perspektiven diese neue Disziplin noch eröffnen wird.

Durch die Gentechnologie werden Gene und Signale auf der DNA in ausreichenden Mengen zugänglich, um sie zu sequenzieren. Indirekt können so auch die Sequenzen von Proteinen bestimmt werden.

Eukaryontische Gene können mit entsprechenden Signalstrukturen in Bakterien eingebracht werden, und die Bakterien produzieren dann die eukaryonten Proteine.

Defekte Gene können durch intakte kompensiert werden. So können z. B. erbliche Defekte in Zellen geheilt werden. Intensive Versuche werden unternommen, **somatische Gentherapie** auch beim Menschen erfolgreich anzuwenden.

Was versteht man unter DNA-Klonierung? Ein Zellklon beinhaltet alle Zellen, die durch Zellteilung aus einer Zelle hervorgegangen und deshalb untereinander identisch sind. Analog bezeichnet „klonierte DNA" die durch Replikation von einer Ausgangs-DNA hergestellten identischen Kopien. In diesem Sinne liefert jede lytische Infektion einer Bakterienzelle durch ein Virus einen **DNA-Klon**: Die Virus-Nachkommen enthalten alle **replikative Kopien** der Stamm-DNA. Das Beispiel verdeutlicht auch gleich eines der praktischen Ziele der Klonierungstechniken, nämlich die **Vermehrung** der zu untersuchenden DNA **um viele Größenordnungen**. Wir möchten z. B. spezifische Abschnitte eukaryontischer DNA untersuchen. Aus der Bakteriengenetik kennen wir das Phänomen der transduzierenden Viren (S. 289). Unter Verlust eines Teils der eigenen DNA nimmt ein solches Virus ein kurzes Stück des Bakteriengenoms mit auf die Reise, wenn es aus dem Wirtsgenom herausgeschnitten wird. Diese neu erworbene DNA bleibt fester Bestandteil der Virus-DNA. **Transduzierende Viren** sind für die Genetiker von Interesse, weil die mitgenommene DNA oft **komplette Gene** oder **ganze Operons** enthält. So gibt es λ-Phagen, die das **Lactose-Operon** aus *E. coli* tragen. Vom Standpukt des lac-Operons aus gesehen, fungiert die Virus-DNA bei diesem Vorgang lediglich als Träger oder als Vehikel, das für den Transport und die Vermehrung der lac-DNA als **Passagier** oder **Mitfahrer** sorgt. Wir sprechen von der **λ-DNA** als **Vektor** oder **Vehikel**. Prinzipiell ist es möglich, anstelle der lac-DNA beliebige fremde DNA-Stücke durch Reaktion im Reagenzglas in den λ-Vektor einzuführen. Das wäre einer **In-vitro-Rekombination** vergleichbar – und damit verstehen wir auch die häufig benutzte Bezeichnung „Rekombinanten-DNA-Technik".

12.1 Die Strategie der Klonierung beinhaltet das Einsetzen der Passagier-DNA, das Einschleusen des beladenen Vektors und seine Vermehrung

Dies erlaubt uns, eine allgemeine Strategie für DNA-Klonierung zu formulieren. Im Einzelnen sind folgende Teilschritte zu durchlaufen:
1. Isolierung der Passagier-DNA,
2. Wahl eines geeigneten Vektors,
3. Einbau der Passagier-DNA in den Vektor,
4. Einschleusen des Vektors mit der Passagier-DNA in eine geeignete Zelle.
5. Replikation der Rekombinanten-DNA in der Zelle,
6. a Isolierung der Rekombinanten-DNA,
   b eventuell Produktion des Genproduktes – oder
   c Sequenzierung der DNA.

12.1.1 Isolierung der Passagier-DNA

Zwei grundlegende Taktiken können befolgt werden: Entweder wird das Gen (bzw. das DNA-Stück), das kloniert werden soll, zunächst isoliert oder alle Fragmente einer DNA werden kloniert, und anschließend wird für die gewünschten Sequenzen selektioniert.

Isolierung von Genen

Die **Isolierung von Genen** ist in manchen Fällen relativ einfach: Die Globin-Gene des Hämoglobins z. B. können **über die mRNAs** gewonnen werden. In Reticulocyten, den Vorstufen der Erythrocyten, wird fast nur Hämoglobin synthetisiert. Entsprechend besteht die mRNA fast ausschließlich aus Globin-mRNA.

Das **Experiment** sieht wie folgt aus: Kaninchen (oder andere Tiere) werden zur Bildung von Reticulocyten angeregt, z. B. durch wiederholte Blutabnahmen. Die Blutzellen werden abzentrifugiert und die roten von den weißen Blutkörperchen abgetrennt. Die roten Blutkörperchen werden lysiert (in Wasser) und die **Gesamt-RNA** wird durch mehrfaches Ausschütteln der wässrigen Phase mit Phenol isoliert. Zur Entfernung des Phenols kann die RNA durch Ethanol gefällt werden. Die mRNA muss jetzt noch von der ribosomalen und

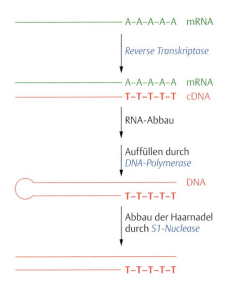

Abb. 12.1 Präparation von komplementärer DNA (cDNA). An mRNA wird mit einem Oligo-T-Starter durch *Reverse Transkriptase* cDNA synthetisiert. Der RNA-Strang wird z. B. durch alkalische Hydrolyse entfernt. Der zweite DNA-Strang wird durch *DNA-Polymerase* gebildet und die entstandene Haarnadelstruktur wird enzymatisch durch die *S 1-Nuclease* geöffnet.

der tRNA getrennt werden. Die mRNA besitzt an ihrem 3'-Ende einen **Poly-A-Schwanz**, an dem sie durch **Poly-T-Säulen** herausgezogen werden kann.

Die mRNA wird durch das Enzym **Reverse Transkriptase** in den komplementären DNA-Strang, die **cDNA**, übersetzt (*Abb. 12.1*). Im alkalischen Milieu wird der RNA-Strang hydrolysiert. An dem verbleibenden cDNA-Strang wird mit **DNA-Polymerase I** von E. coli der fehlende DNA-Strang synthetisiert. Diese DNA, die fast ausschließlich für Globin codiert, kann als Passagier-DNA eingesetzt werden.

Die Fälle, in denen die Natur eine fast reine mRNA präsentiert, sind selten. Meistens ist die gewünschte mRNA begleitet von einer Majorität anderer RNAs. Sehr oft macht eine mRNA nur 0,01–1% der Gesamt-Poly-A-RNA aus. Die Anreicherung gestaltet sich dann schwieriger.

Eine Verbesserung der Strategie geht von der spezifischen **Hybridisierung** von **DNA**-Sequenzen mit der **mRNA** aus. Voraussetzung ist, dass ein Stück Sequenz des Gens, z. B. aus der Proteinsequenz, bekannt ist (*Abb. 12.2*). Ein synthetisches **Oligonucleotid** des Gens wird als **Starter** für die *Reverse Transkriptase* benutzt. Gesamt-mRNA (Poly-A-RNA) wird präpariert und mit dem Starter-Oligonucleotid hybridisiert. Die *Reverse Transkriptase* startet bevorzugt an RNA, die das Starter-Oligonucleotid hat, d. h. es wird bevorzugt von der gewünschten RNA transkribiert. Das Resultat ist eine starke **Anreicherung** der gewünschten cDNA.

Klonierung der Gesamt-DNA

Bei sog. **Schrotschuss-Klonierungen**, d. h. das **gesamte Genom** wird kloniert (*Abb. 12.3*), kommt es darauf an, das Genom in möglichst einheitlich lange DNA-Fragmente zu zerlegen. Die Länge der Fragmente richtet sich einerseits nach der Länge der Sequenzen, die man untersuchen möchte, andererseits hängt die Länge des Passagiers auch vom Vektor ab.

DNA-Stücke von 20 Kilobasenpaaren (1 kb = 1000 bp) entstehen durch mehrmaliges Passieren durch eine enge Kanüle. Die Anzahl der nötigen Passagen muss empirisch ermittelt werden. Die Brüche erfolgen statistisch entlang der DNA. Hierbei entstehen viele „ausgefranste", d. h. einzelsträngige Enden. Die Einzelstrangbereiche werden mit Hilfe der Einzelstrang-spezifischen *Nuclease S 1* beseitigt, sodass stumpfendige DNA (glatte Enden) entsteht.

Eine bessere Methode ist der Einsatz von **Restriktionsenzymen** wie z. B. *HaeIII* und *AluI*.

Beide *Nucleasen* haben eine **Erkennungssequenz** von vier Nucleotiden (*Tab. 12.1*). Bei gleichem Vorkommen aller vier Basen ist zu erwarten, dass etwa nach allen $4^4 = 256$ Nucleotiden eine Schnittstelle für diese Enzyme auftaucht. In der Realität bedeutet dies eine relativ geringe durchschnittliche Fragmentlänge. Führen wir bei gleichzeitiger Anwesenheit beider *Nucleasen* die Verdauung nicht so durch, dass nur an einem Bruchteil der möglichen Schnittstellen gespalten wird (engl.: limited digest), so kann durch die Reaktionsbedingungen die **Fragmentlänge** der DNA recht **genau** auf eine gewünschte Länge eingestellt werden. Damit ist mit hoher Wahrscheinlichkeit jedes beliebige Stück der DNA unter den Bruchstücken vorhanden und die erhaltene Kollektion von Bruchstücken des Genoms (**Genombibliothek**) komplett.

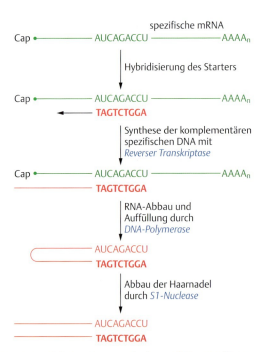

Abb. 12.2 Selektion einer spezifischen mRNA mit Hilfe eines spezifischen Starters. Statt wie in Abb. 12.1 die cDNA-Synthese mit einem Oligo-T-Starter beginnen zu lassen, kann als Starter für die *Reverse Transkriptase* auch ein komplementäres DNA-Oligonucleotid dienen. Diese DNA-Sequenz entspricht einer Region auf einem spezifischen Gen und selektiert aus den zahlreichen mRNA-Molekülen die entsprechende mRNA heraus, die bevorzugt in cDNA übersetzt wird.

12.1.2 Der Vektor muss autonom replizieren, Passagier-DNA aufnehmen und in Wirtszellen eingeschleust werden können

Ein geeigneter **DNA-Vektor** muss drei Bedingungen erfüllen:

- Er muss unabhängig vom Hauptgenom der Wirtszelle replizieren, also ein **selbstständiges Replikon** bilden. Von Vorteil ist dabei, wenn die Vektorreplikation von der des Hauptgenoms abgekoppelt werden kann, so dass eine hohe Kopienzahl der klonierten DNA pro Wirtszelle erreicht wird.
- Der Vektor muss die **Passagier-DNA** aufnehmen können, unter Umständen unter Austausch gegen einen Teil seiner eigenen DNA.
- Der Vektor sollte mit hoher Effizienz in die Wirtszelle eingeführt werden können, etwa durch **Transformation** (auch als Transfektion bezeichnet) oder durch **Infektion** nach Verpackung in Virushüllen.

Sowohl **Plasmide** wie **Viren** erfüllen diese Bedingungen und finden deshalb als Vektoren Verwendung.

Zweckmäßigerweise ist der Vektor so konstruiert, dass nach dem Einschleusen in die Zelle kontrolliert werden kann, ob er tatsächlich in der Zelle vorhanden ist. Dafür eignet sich z. B. ein **Gen für Antibiotikaresistenz**. Wenn Antibiotika-sensitive E.-coli-Zellen Empfänger des Vektors mit dem Resistenzgen sind, werden diese gegen das betreffende Antibiotikum resistent. Außerdem muss ersichtlich sein, dass der Vektor Rekombinanten-DNA trägt. Dafür eignet sich ebenfalls ein Gen für eine andere Antibiotika-Resistenz. In dieses Gen wird die Passagier-DNA eingesetzt und damit das Gen für diese Resistenz inaktiviert. Die Zellen, die mit einem beladenen Vektor transformiert wurden, sind resistent gegen das Antibiotikum 1 und sensitiv gegen Antibiotikum 2, während Zellen mit unbeladenem Vektor gegen beide resistent sind.

Als Beispiel sei das Plasmid **pBR322** (Abb. 12.**4a**) angeführt. Es ist ringförmig und trägt Gene für Resistenz gegen Ampicillin und Tetracyclin. Beide Gene können wechselseitig für die Einrekombination von Passagier-DNA ausgenutzt werden. Sowohl im Ampicillin-Gen als auch im Tetracyclin-Gen gibt es einmalige Schnittstellen (s. u.) für *Restriktionsendonucleasen*.

Statt einer Antibiotika-Resistenz kann auch **jedes andere Gen** ausgenutzt werden. Im Plasmid **pUR222** (Abb. 12.**4c**) befindet sich ein Teil des Lactose-Operons mit Promotor, Operator und dem Gen für **β-Galactosidase**. In diesem Gen liegen einige einmalige Schnittstellen für *Restriktionsendonucleasen*. (Eine **einmalige Schnittstelle** ist gegeben, wenn auf dem gleichen DNA-Molekül für die spezifische *Nuclease* keine weitere Schnittsequenz existiert.) Wird in den Vektor pUR222 im Gen für *β-Galactosidase* **DNA hineinrekombiniert**, wird das **Gen inaktiviert**. Wenn die Empfängerzellen selbst kein Gen für *β-Galactosidase* trägt, bleibt sie nach Transformation mit beladenem pUR222 in einer **Farbreaktion negativ**. Zur Selektion der Zellen, die ein Plasmid aufgenommen haben, eignet sich die Ampicillin-Resistenz. Die transformierten Zellen werden auf Ampicillin-haltigen Platten kultiviert, die den Farbindikator enthalten. Kolonien, die beladenes pUR222 enthalten, sind sofort an ihrer Farblosigkeit zu erkennen (Abb. 12.**4c**).

Die Plasmide pBR322 und pUR222 eignen sich nicht zum **Klonieren großer DNA-Stücke**. Für diese Aufgabe wurden die **Cosmide** entwickelt. Cosmide sind Hybride zwischen Plasmiden und Sequenzen vom Phagen λ. Von den Plasmiden haben sie die Strukturen für die autonome Replikation sowie Gene für Antibiotikaresistenzen, und von λ haben die Cosmide die spezifischen DNA-Sequenzen, die der Phage für die Verpackung der DNA in die Phagenhülle braucht (**Cos-Stellen**). Damit besitzen die Cosmide die **Vorteile von Plasmiden** wie die autonome Replikationsfähigkeit und Gene für Selektion sowie **Vorteile von λ** wie die Möglichkeit der Verpackung in Phagenhüllen. Durch die

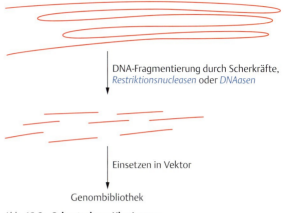

Abb. 12.**3** Schrotschuss-Klonierung.

Tab. 12.**1** **Restriktionsendonucleasen mit den spezifischen Erkennungssequenzen**

	Herkunftsorganismus	Spezifische Sequenz
AluI	Arthrobacter luteus	-AG'CT-
BamHI	Bacillus amyloliquefaciens H	-G'GATCC-
BglI	Bacillus globigii	-GCC(N$_4$)'N-GGC-
ClaI	Caryphanon latum L	AT'CGAT-
DpnI	Streptococcus pneumoniae	-G^{Me}A'TC-
EcoRI	E. coli-Stämme BS 5, RY 13 u. a.	-G'AATTC-
EcoRV	E. coli J62	-GAT'ATC-
HaeIII	Haemophilus aegyptius	-GG'CC-
HindIII	Haemophilus influenzae	-A'AGCTT-
HpaI	Hameophilus parainfluenzae	-GTT'AAC-
HpaII	Haemophilus parainfluenzae	-C'CGG-
MspI	Moraxella	-C'CGG-
PstI	Providencia stuartii	-CTGCA'G-
SalI	Streptomyces albus	-G'TCGAC-
SauI	Streptomyces aureofaciens	-CC'TNAGG-
Sau3AI	Staphylococcus aureus 3A	-'GATC-
SmaI	Serratia marcescens S$_b$	-CCC'GGG-
XhoI	Xanthomonas campestris pv. holcicola	-C'TCGAG-
XhoII	Xanthomonas campestris pv. holcicola	-Pu'GATCPy-

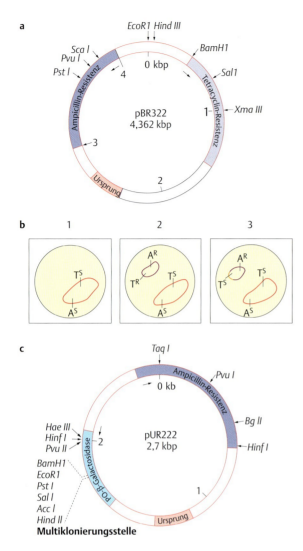

Möglichkeit, verpackt zu werden, können Cosmide gezielt aus einem DNA-Gemisch isoliert werden. Cosmide lassen sich dann mit hoher Ausbeute in neue Empfängerzellen infizieren (Abb. 12.5).

Eine andere Möglichkeit, große DNA-Fragmente zu klonieren, sind die kleinen, **einsträngigen**, **bakteriellen Viren** wie **M13** und **fd**. Bei diesen Viren wird nicht eine vorgefertigte Virushülle mit DNA gefüllt, wobei in so einem Fall aus räumlichen Gründen nur eine bestimmte DNA-Menge verpackt werden kann, sondern die **DNA** wird durch das Hüllprotein zu einem **Filament** geformt. Je länger die DNA ist, desto länger wird das Filament. Normalerweise werden diese **Viren** von den Zellen fortlaufend „**ausgeschwitzt**". Dadurch werden **hohe Titer** erzielt. Besonders geeignet sind diese Vektoren zum Sequenzieren klonierter DNA-Fragmente, weil auf diese Weise leicht große Mengen Einzelstrang-DNA gewonnen werden können. M13 kann auch zu Klonierungszwecken mit dem Gen für **β-Galactosidase** kombiniert werden.

Ein besonders raffinierter M13-Vektor enthält im Gen für **β-Galactosidase** eine einmalige Schnittstelle und in unmittelbarer Nähe eine **Basendeletion**. Die Basendeletion bewirkt Rasterverschiebung. Das entstehende Protein ist inaktiv, da stromabwärts falsche Aminosäuren eingebaut werden. Wird an der einmaligen Schnittstelle eine Passagier-DNA eingesetzt, wird diese im Anschluss an das erste Stück der β-Galactosidase in Protein übersetzt. Am Ende der eingesetzten DNA kann sich für den Rest der β-Galactosidase der richtige Leseraster wieder ergeben. Aktive β-Galactosidase wird nur gebildet, wenn der Leseraster durch eingesetzte DNA korrigiert wird. Kolonien mit beladenem Vektor können so an der Synthese von β-Galactosidase erkannt werden. Diese Zellen haben dann auch die Passagier-DNA ausgeprägt. Die Wahrscheinlichkeit, dass der Leserahmen für diese DNA korrekt ist, ist zu einem Drittel bedingt durch die Triplettkonstruktion. Durch zusätzliche Basendeletionen stromaufwärts entstehen Vektoren, die die Passagier-DNA jeweils in einem der drei möglichen Leserahmen in Protein übersetzen. Diese Vektoren werden **Expressionsvektoren** genannt. Entsprechend gibt es auch Expressionsvektoren für eukaryontische Zellen.

Für die Klonierung besonders großer DNA-Fragmente von mehreren hundert Kilobasenpaaren eignen sich die **YACs** (yeast artificial chromosomes = künstliche Hefechromosomen). Sie bestehen aus künstlich zusammengefügten **Zentromeren**, **Telomeren** und **ARSs** (autonom replizierende Sequenzen – Ursprung der Replikation) (Abb. 12.6). An der einmaligen Restriktionsstelle wird die Passagier-DNA hineinkloniert. Nach Behandlung mit der *Restriktionsendonuclease BamH1* fällt das Segment zwischen den Telomeren heraus, sodass ein künstliches Chromosom entsteht mit endständigen Telomeren, einem Zentromer und einem ARS. Dieses **künstliche Chromosom** wird in der Zelle wie ein natürliches behandelt und vermehrt. Das riesige Fassungsvermögen an Passagier-DNA ermöglicht das Klonieren von großen Genen wie das der Duchenne-Muskeldystrophie (>1000 kb) oder das Gen für Faktor VIII, das bei der Hämophilie A defekt ist (186 kb). Auch für die Charakterisierung von Abschnitten auf Chromosomen durch „chromosomales Wandern" ist das YAC-System geeignet.

Beim **chromosomalen Wandern** (chromosome walking) werden große DNA-Fragmente kloniert und durch überlappende Klone eine längere DNA-Strecke überwunden. Größere Distanzen lassen sich mit dem **chromosomalen Springen** (chromosome jumping) überbrücken (Abb. 12.7). Durch partielle Spaltung von DNA durch eine *Restriktionsendonuclease* werden große Fragmente erzeugt,

Abb. 12.4 **Verwendung von Vektoren in der Gentechnologie.**
a Das Plasmid pBR322 hat 4,362 Kilobasenpaare (kb), 2 Resistenz-Gene, Tetracyclin und Ampicillin, einen Ursprung der Replikation und sog. einmalige Schnittstellen (*EcoRI, HindIII, BamHI, SalI, XmaIII, PstI, PvuI, ScaI*). Am Innenring sind die Nucleotidpositionen in Kilobasenpaaren und die Transkriptionsrichtung angegeben. **b** Antibiotika-Resistenz als Nachweis für ein intaktes Resistenz-Gen: Der Wirt (1) ist empfindlich gegen beide Antibiotika, Ampicillin (A^S) und Tetracyclin (T^S). (2) Transformation mit dem Plasmid pBR322, das die beiden Resistenz-Gene (A^R, T^R) trägt, resultiert in Resistenz gegen beide Antibiotika (A^R, T^R). (3) Transformation einer Zelle mit einem Plasmid, das in dem Tetracyclin-Resistenz-Gen einen Passagier trägt, macht die Zelle resistent gegen Ampicillin, aber die Zelle bleibt empfindlich gegen Tetracyclin (A^R, T^S). **c** Plasmid pUR222. Das Plasmid pUR222 ist 2,7 Kilobasenpaare lang, besitzt ein Resistenz-Gen für Ampicillin, das Gen für *β-Galactosidase* mit Promotor P und Operator sowie einen Ursprung der Replikation. Am Innenring sind die Nucleotidpositionen in Kilobasenpaaren und die Transkriptionsrichtungen angegeben. Außen sind einige „einmalige Schnittstellen" eingezeichnet.

12.1 Strategie der Klonierung

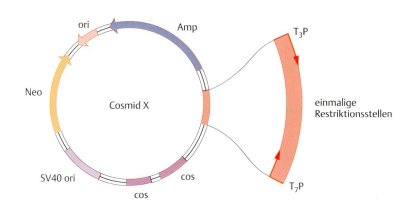

Abb. 12.5 **Cosmid X.** Das Cosmid X besitzt die Resistenz-Gene für Ampicillin (Penicillin) und Neomycin sowie den „Ursprung der Replikation" von einem *E. coli*-Plasmid (ori, Neo und Amp) sowie die „Cos"-Stellen des bakteriellen Virus λ zum Verpacken in λ-Hüllen (rotviolett). Daneben hat es einen „Ursprung der Replikation" des Virus SV40 zur Vermehrung in höheren Zellen und eine Klonierungskassette mit „einmaligen Schnittstellen" zum Einsetzen von Passagier-DNA. An den Enden der Kassette können starke Promotoren wie hier die von T7 bzw. T3 sein, um diese Region besonders intensiv in Genprodukt übersetzen zu können.

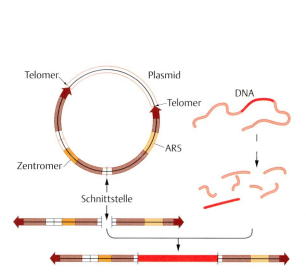

Abb. 12.**6 YACs (yeast artificial chromosomes – artifizielle Hefechromosomen.** Aus Zentromeren, Telomeren und ARSs (autonom replizierende Sequenzen – Ursprung der Replikation) zusammengesetzte Vektoren zum Klonieren großer DNA-Fragmente.

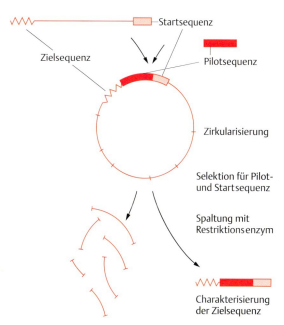

Abb. 12.**7 Chromosomales Springen.** Um die Nachbarschaft von bekannten Sequenzen der DNA zu ergründen, wird in beide Richtungen „gesprungen". DNA wird fragmentiert. Die Stücke werden mit einem „Leit-Gen" (Pilotsequenz) verbunden und zirkularisiert. Die Ringe werden durch *Restriktionsendonucleasen* zerkleinert. Fragmente, die das Leit-Gen und die bekannte Startsequenz haben, werden analysiert. Dem Leit-Gen benachbart ist die Endsequenz des ursprünglichen DNA-Fragmentes.

die mit einem **Pilot-Gen** zirkulär zusammengefügt werden. Das Pilot-Gen markiert die Stelle des Ringschlusses und damit die Enden des DNA-Fragmentes. Mit einer anderen *Restriktionsendonuclease* werden die Ringe zerschnitten und in einem geeigneten Vektor kloniert. Klone, die das Leit-Gen, flankiert von Passagiersequenzen, tragen, werden isoliert. Auf der einen Seite des Leit-Gens befindet sich die „Startsequenz", auf der anderen das Ende des ursprünglich großen DNA-Fragmentes, das als Startsequenz für den nächsten chromosomalen Sprung dient. Auf diese Weise erhält man **Klon-Contigs**. Ein Contig (von contiguous = angrenzend) beinhaltet überlappende, identifizierbare DNA-Klone (z. B. Cosmide oder YACs), die eine zusammenhängende Region des Genoms abdecken.

Um die Anordnung bestimmter Gene auf der DNA festlegen zu können, gibt es die Möglichkeit, **Cosmid-Contigs eines einzelnen menschlichen Chromosoms** herzustellen, sie zu klonieren, nicht-radioaktiv zu markieren und mit Fluoreszenzfarbstoffen zu detektieren. Unter Einzelstrangbedingungen werden diese Cosmide dann an DNA hybridisiert, die auf Objektträger in Form von lang gestreckten DNA-Fäden (Fibern) aufgebracht worden ist. Solche Proben werden

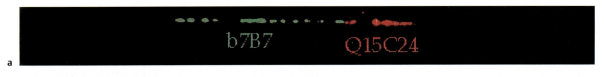
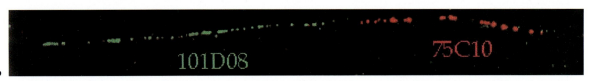
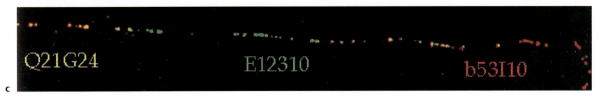

Abb. 12.8 **Fiber-FISH diverser Cosmide eines Contigs vom Chromosom 21.** Cosmide mit einklonierter DNA aus dem menschlichen Chromosom 21 wurden mit Digoxygenin 11-dUTP bzw. mit Biotin 16-dUTP markiert und mit Anti-Digoxygenin-Cy3 (rot) bzw. Avidin-FITC (grün) detektiert. Die Aufnahme wurde mit einem Zeiss-Epifluoreszenz-Mikroskop in 630-facher Vergrößerung gemacht. 8a und 8b zeigen größere und kleinere aneinander grenzende Cosmide, 8c zeigt Überlappungsstellen (gelb) (Marie-Laure Yaspo, Berlin).

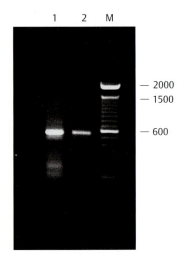

Abb. 12.9 **Darstellung des PCR-Produktes der Promotorregion eines Gens in der Agarose-Gel-Elektrophorese.** Aus genomischer DNA wurde über PCR eine 600bp große Promotorregion des Gens für ein Enzym des Radikalstoffwechsels amplifiziert und parallel zu einem Größenmarker auf ein Agarosegel aufgetragen. Nach Anfärbung mit Ethidium-Bromid wurde die Bande des DNA-Fragments bei 600bp sichtbar. Spur 1: 1 µg DNA, Spur 2: 0,5 µg DNA, Spur M: 100bp Marker (M. Kontou, M. Schweiger, Berlin).

am Ort komplementärer Basen hybridisieren und über Fluoreszenzfarbstoff-tragende Antikörper detektiert (**FISH = F**luoreszenz-**i**n-**s**itu-**H**ybridisierung S.146). Werden die einzelnen Cosmide mit unterschiedlichen Farbstoffen angefärbt, so kann ihre Position zueinander im Fluoreszenzmikroskop ausgemacht werden, wobei überlappende Stellen durch Farbinterferenz deutlich werden (*Abb. 12.***8a–c**).

Polymerase-Kettenreaktion (**PCR**). Für die Sequenzierung von DNA ist die Klonierung nicht Voraussetzung. Über eine **Vervielfältigungstechnik**, die Polymerase-Kettenreaktion, können auch geringste Mengen DNA der Sequenzierung ohne vorherige Klonierung unterworfen werden. Das Prinzip der Polymerase-Kettenreaktion ist die wiederholte Synthese spezifischer DNA-Teile (*Abb. 12.9*, *Abb. 12.***10**). Die Spezifität wird erzielt durch die Hybridisierung der Starter-Oligonucleotide an die denaturierten DNA-Stränge. Praktisch verläuft die **cyclische DNA-Synthese** über die Stufen **Schmelzen** der DNA durch Temperaturerhöhung, **Hybridisierung** der Starter-Oligonucleotide und **Synthese** der komplementären DNA-Stränge. Für den Start des nächsten Cyclus wird die Temperatur wieder erhöht. Temperaturunempfindliche *DNA-Polymerase* (*Taq-Polymerase*) übersteht die Temperaturerhöhungen ohne Inaktivierung. Die vervielfältigten DNA-Stränge können direkt sequenziert oder kloniert werden. Es kann auch von mRNA ausgegangen werden, die dann in einem ersten Schritt mit *Reverser Transcriptase* in DNA umgeschrieben wird (RT-PCR). PCR hat sich zu einer äußerst wichtigen Methode entwickelt, da **kleinste Mengen** von Nucleinsäure-haltigem Ausgangsmaterial bereits zu Analysen ausreichen. In der Klinik wird diese Methode mittlerweile routinemäßig angewandt. Neben Mutationsanalysen in der Humangenetik (z. B. Nachweis der häufigen ΔF508-Deletion im **Cystischen-Fibrose**-Gen) können in der Infektiologie bakterielle und virale Erreger nachgewiesen werden (z. B. **HIV-Infektion**).

Spektakuläre Anwendung findet sie in der Kriminalistik. Aus kleinsten Spuren von Blut, Samenzellen oder Speichel kann die DNA über PCR vervielfältigt werden, sodass über DNA-Muster nach Restriktionsverdau Individual-Zuordnungen getroffen werden können.

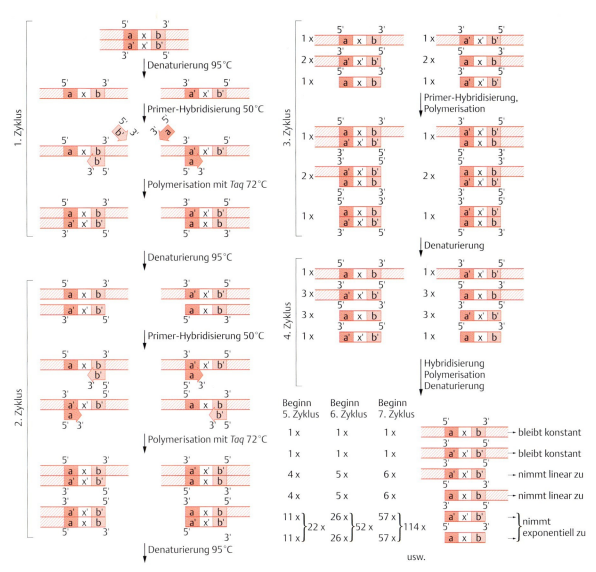

Abb. 12.**10 Polymerase-Kettenreaktion (PCR).** Die Sequenz des Genabschnitts x bzw. x' soll amplifiziert werden. Zu diesem Zweck wird der DNA-Doppelstrang durch Hitze in einzelsträngige DNA überführt. Kurze Oligonucleotid-Primer (in unserem Fall a und b'), komplementär in ihrer Sequenz zu der 5'- bzw. 3'-Nachbarregion von x/x', binden derart an b bzw. a', dass eine spezielle *Polymerase* (*Taq*) in 5'-3'-Richtung an beiden Einzelsträngen einen neuen Strang synthethisieren kann. Die entstehenden Doppelstränge werden anschließend ebenfalls denaturiert. An allen vier Einzelsträngen binden wiederum die Primer, und ein neuer Synthesecyclus findet statt. Die Reaktionen: Denaturierung, Primerbindung und Polymerisation können im Eintopfverfahren durch Temperaturanpassung automatisiert gesteuert werden, da die *Taq*-Polymerase ein hitzestabiles Enzym ist. Im rechten Teil der Skizze ist die Anzahl der verschiedenen Produkte verzeichnet, die im Laufe der Cyclen akkumulieren. Es wird deutlich, dass die gewünschte Sequenz x/x' zusätzlich der angrenzenden Primersequenzen exponentiell angereichert wird.

12.1.3 Entscheidend ist der gezielte Einbau der Passagier-DNA in den Vektor

Soll eine Passagier-DNA in einen Vektor eingebaut werden, dann müssen die Enden der beiden beteiligten DNAs zugeschnitten werden. Das Zuschneiden erfolgt mit Hilfe von *Restriktionsendonucleasen* (S. 301), die in streng spezifischer Weise DNA-Sequenzen erkennen und schneiden. Als Beispiel sind in *Tab. 12.1* eine Reihe derartiger Enzyme aufgeführt, und es ist ersichtlich, dass einige die gleichen Spezifitäten besitzen.

Einige *Restriktionsendonucleasen* werden durch Methylierung eines DNA-Einzelstranges, manche nur durch Doppelstrang-Methylierung, wieder andere überhaupt nicht gehemmt. Diese Unterschiede in der Methylierung können zur Aufspürung von Methylierung an bestimmten Stellen der DNA-Sequenz ausgenutzt werden, ein Umstand, der an Interesse, gewinnt, wenn man bedenkt, dass methylierte Basen in der DNA als Signale benutzt werden.

Die Methylierung der Cytosine in Eukaryonten-DNAs erfolgt in der Sequenz 5'C$_m$G3'. Diese Sequenz ist z. B. Teil der Erkennungssequenz der beiden *Restriktionsendonucleasen* Hpall und *MspI*: CCGG. *HpaII* wird gehemmt, wenn das zentrale Cytosin methyliert ist, während *MspI* in seiner Aktivität durch diese C-Methylierung nicht be-

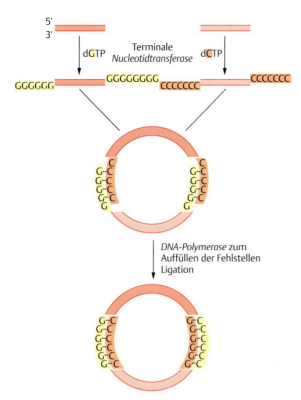

Abb. 12.11 G-C-Schwänze zur Kombination von DNA-Stücken mit glatten Enden (Homopolymeren-Ligation).

einträchtigt wird. Ein Paar von *Restriktionsendonucleasen*, die die gleiche Erkennungssequenz besitzen, aber unterschiedlich empfindlich gegen Methylbasen sind, werden **Isoschizomere** genannt. Mit verschiedenen Paaren von Isoschizomeren kann die Methylierung in spezifischen DNA-Regionen studiert werden (Epigenetik S. 168).

Verbindungsstücke und künstliche Schwänze ermöglichen das Einsetzen bei „glatten" DNA-Enden

Die Schnittstellen für die *Restriktionsendonucleasen* können in beiden Strängen des DNA-Doppelstranges an der gleichen Stelle liegen, sodass glatte Enden entstehen, oder sie können versetzt liegen, dann resultieren überstehende Enden.

Glatte DNA-Enden sind ungünstig für das Einsetzen in Vektoren. Diese Schwierigkeit kann durch Anhängen von **Schwänzen** oder von Verbindungsstücken behoben werden. Durch das Enzym *Terminale Nucleotidtransferase* können an das 3'-Ende Guanin-Nucleotide bzw. Cytosin-Nucleotide gehängt werden. Es entstehen dann Oligo-G- bzw. Oligo-C-Schwänze, je nachdem, ob in der Reaktion GTP oder CTP angeboten wird (*Abb. 12.11*).

Am günstigsten ist es, die Passagier-DNA mit G-Schwänzen und die Vektor-DNA mit C-Schwänzen zu versehen – oder umgekehrt. Da immer G mit C paart, aber nicht G mit G oder C mit C, ist sichergestellt, dass die Passagier-DNA mit Vektor-DNA und nicht Passagier-DNA miteinander oder Vektor mit Vektor verbunden wird.

Schwänze können nicht nur an glatte DNA-Enden gehängt werden, sondern auch an überstehende. Das ist immer dann notwendig, wenn Passagier- und Vektor-DNA mit verschiedenen *Restriktionsnucleasen* geschnitten wurden, die Enden bilden, die nicht zueinander passen. Nach dem Anhängen der Schwänze muss mit *DNA-Polymerase* aufgefüllt werden.

Alternativ zu den Schwänzen können auch mit *DNA-Ligase* **Verbindungsstücke** angefügt werden. Dazu benutzt man synthetische Oligonucleotide, die in ihrer Sequenz zu gewünschten Restriktionsenden passen. Nach dem Ankoppeln der Gegen-DNA wird mit *DNA-Polymerase* aufgefüllt und mit *DNA-Ligase* die kovalente Bindung hergestellt.

Der kovalente Einbau der Passagier-DNA in den Vektor erfolgt durch *DNA-Ligase*

Genauso wie für den Schneidevorgang sind auch für **das Verschweißen** der DNAs von Vektor und Passagier geeignete Enzyme notwendig. Dazu gehören die **DNA-Ligasen**, zu deren natürlichen Aufgaben die Reparatur von Einzelstrangbrüchen gehört (s. Kap. 2, S. 83).

Diese Enzyme können dazu gebracht werden, im Reagenzglas **untypische Reaktionen** durchzuführen. So ist die Ligation stumpfendiger DNAs eine unphysiologische Reaktion. Ihre Durchführbarkeit **in vitro** eröffnet jedoch vielfältige experimentelle Möglichkeiten, da dadurch beliebige DNA-Fragmente ligiert werden können. Ähnliches gilt für die *RNA-Ligase*. Ergänzend zu diesen beiden Enzymen sei die *Terminale Nucleotidtransferase* erwähnt, die zur Anheftung einzelsträngiger Enden verwendet und auch für die Nucleinsäure-Sequenzierung eingesetzt wird.

Die **Zirkularisierung** linearer bakterieller Virus-DNA liefert ein Beispiel für eine In-vitro-Ligation. Hierbei werden komplementäre (kohäsive) Enden benutzt. Da viele Restriktionsenzyme ebenfalls, wenn auch kurze, kohäsive Enden erzeugen, kann dies bei der In-vitro-Ligation ausgenützt werden. Durch **stumpfendige Ligation** haben wir darüber hinaus die Möglichkeit, kurze **DNA-Adaptorfragmente** anzuhängen. Diese Fragmente enthalten eine oder auch mehrere Restriktionsschnittstellen, die durch entsprechende Enzyme freigelegt werden können. Diese Methode wird benutzt, wenn die Passagier-DNA etwa durch mechanisches Scheren gewonnen wurde. Ein wichtiger Gesichtspunkt bei der In-vitro-Ligation von Vektor und Passagier ist die Wahl geeigneter Reaktionsbedingungen, um unerwünschte Nebenprodukte zu unterdrücken. Dazu gehören die Zirkularisierung des Vektors ohne Passagier, die Ring- oder Polymerenbildung der Passagierfragmente und andere Kombinationen.

12.1.4 Einschleusen des Vektors mit der Passagier-DNA in die Wirtszelle erfolgt durch DNA-Transformation, Infektion oder Elektroporation

In den meisten Fällen wird die **Rekombinanten-DNA in Escherichia coli vermehrt**. Die höchste Effizienz beim Einschleusen haben Vektoren, die sich von *E.-coli*-Viren ableiten, wie λ-Abkömmlinge, Cosmide oder M13 bzw. fd. Die DNA wird in einer In-vitro-Reaktion in Virus-Hüllprotein verpackt und dann über **Infektion** eingeschleust. Plasmide werden in **kompetente Zellen** transfiziert: Durch entsprechende Vorbehandlung wird erreicht, dass möglichst viele Zellen DNA aufnehmen. Die Effizienz der **DNA-Transformation** ist um mehrere Zehnerpotenzen geringer als bei der Infektion.

In **höhere Zellen** wird DNA durch **Copräzipitation** mit Calciumphosphat eingeschleust. Das Copräzipitat von DNA und Calciumphosphat wird von Zellkultur-Zellen über **Phagocytose** aufgenommen. Die Fraktion von Zellen, die DNA aufnimmt, ist gering und liegt meistens unterhalb 0,1 %. Vektoren auf viraler Basis können auch in höhere Zellen über Infektion eingeschleust werden.

Eine bessere Effizienz der DNA-Aufnahme konnte durch die **Feldsprung-Methode** (Elektroporation) erreicht werden. Die DNA wird zu den Zellen gegeben und kurzfristig ein hohes elektrisches Feld angelegt. Die Membran wird für kurze Zeit permeabel und die DNA kann in die Zellen gelangen.

DNA kann auch durch Fusion mit DNA-beladenen Liposomen in höhere Zellen eingeschleust werden. **Liposomen** sind kleine Bläschen aus Phospholipiden, die mit der gewünschten DNA beladen werden können. Sie haben die Tendenz, mit Membranen, die ebenfalls aus Phospholipiden bestehen, zu verschmelzen und ihren Inhalt in das Zellinnere zu entleeren. Liposomen können durch Ultraschall in einer wässrigen DNA-Phospholipid-Suspension gebildet werden.

12.1.5 Die Vermehrung von beladenen Vektoren erfolgt als Plasmid oder als Virus

Im Wirt wird der **Vektor** entweder als Plasmid oder wie ein Virus **vermehrt**. In jedem Fall handelt es sich um eine sehr unphysiologische Situation, und die Zelle versucht, die **parasitäre DNA** loszuwerden. Deshalb reicht es nicht aus, einen beladenen Vektor in die Zelle zu bringen, sondern es muss mit **Selektionsdruck** dafür gesorgt werden, dass sich nur Vektor-haltige Zellen vermehren. Dafür sind z. B. die **Antibiotikaresistenzen** der Vektoren geeignet. Entsprechend kann über *β-Galactosidase* – durch Wachstum auf Lactose – das Überleben des Vektors begünstigt werden.

Die **Proliferation** von Passagier-DNA in geeigneten **eukaryontischen Vektoren** verläuft analog den bei Bakterien benutzten Techniken. Der bisher gängigste Vektor, das **SV40-Virus**, kann bis zu 2 kb an Passagier-DNA aufnehmen, wenn komplette Viruspartikel in einem lytischen Cyclus gebildet werden sollen. Durch Cotransfektion mit einem Helfervirus, das die durch Passagier-Insertion verlorenen Funktionen beisteuert, werden auf einem konfluenten Rasen geeigneter Zellen Plaques erzeugt. Die Plaques werden auf die Anwesenheit des gesuchten DNA-Klons hin getestet und dann weiter proliferiert.

Nicht Proliferation, sondern permanente Einführung eines fremden DNA-Stückes wird mit der **stabilen Transformation** der Wirtszelle selbst verfolgt. Hierbei dient das virale Vektorgenom nur dazu, die Passagier-DNA in die Wirtszelle hineinzulotsen. Es gibt inzwischen, wie in Kap. 12.1.4 ausgeführt, zahllose Möglichkeiten, Fremd-DNA in Zellen zu transfizieren. Sind die Umstände günstig, wird das Passagierfragment durch **Rekombination** in das Wirtsgenom stabil integriert und exprimiert. Durch ein geeignetes selektives Medium werden die Transformanten angereichert. Diese Form der Genmanipulation hat große Bedeutung im **medizinischen Anwendungsbereich** gewonnen.

12.1.6 Die Selektion für spezifische, klonierte DNAs kann über die DNA oder die Genprodukte erfolgen

Nach der Vermehrung von beladenen Vektoren müssen die spezifischen Klone identifiziert und isoliert werden (*Tab. 12.2*). Häufig liegt hier das Hauptproblem für das Klonieren einer DNA. Wenn das Ausgangsmaterial für die Passagier-DNA eine angereicherte, aber nicht einheitliche RNA war, oder bei „Schrotschuss-Klonierungen" (*Abb. 12.3*) ist die Selektion unbedingt notwendig.

Selektion durch Enzymkompensation

Im einfachsten Fall soll ein Gen kloniert werden, das dem Wirt fehlt und für das selektioniert werden kann, wie z. B. Enzyme zum Verdauen von spezifischen Substraten. Wenn das spezifische Substrat als einzige Kohlenstoff- (oder Stickstoff-)Quelle angeboten wird, wachsen nur die Zellen, die das fehlende Gen erhalten haben. Diese Selektion ist auch für eukaryontische Gene in *E. coli* möglich. Die Passagier-DNA muss von mRNA als cDNA gewonnen werden. Durch einen Expressionsvektor wird dann das Gen in Bakterien in Protein übersetzt, das nunmehr das fehlende Gen kompensieren kann. In gleicher Weise kann auch in Eukaryonten-Zellen selektioniert werden. Wenn ein Cosmid als Vektor benutzt wird, kann die Cos-haltige DNA-Sequenz durch In-vitro-Virusverpackung spezifisch isoliert und anschließend in *E. coli* vermehrt werden.

Selektion mit Antikörpern

Spezifische Gene können über ihre **Genprodukte** (die in diesem Fall bekannt sein müssen) mit Hilfe von Antikörpern identifiziert werden (*Abb. 12.12*). Diese Technik eignet sich auch zur Massenselektion. Dazu wird cDNA (oder auch geschnittene Genom-DNA) in einen Expressionsvektor, z. B. pUR222 (oder den λ-Abkömmling λgt11), eingesetzt. Diese Vektoren enthalten das Gen für *β-Galactosidase* mit „einmaligen Schnittstellen", in die die cDNA eingesetzt wird. Ausgehend von den Startsignalen des Lac-Operons wird Protein synthetisiert, das von den eingesetzten Sequenzen codiert wird. Das Antigen kann durch spezifische Antikörper sichtbar gemacht werden. Dazu werden die Plasmid-haltigen Bakterien bzw. die infizierten Zellen auf Agar plattiert. Es bilden sich Kolonien, die mit Detergenzien lysiert werden: Im Falle von λgt11 entstehen Phagenplaques. Mit **Nitrocellulosefiltern** wird ein „Abklatsch"

Tab. 12.2 **Strategien zur Identifizierung menschlicher Gene**

Identifizierung auf dem DNA-Niveau: Hybridisations-Selektion
- Verwendung einer spezifischen tierischen cDNA-Probe zur Identifizierung des betreffenden menschlichen cDNA-Klons
- Isolierung einer spezifischen mRNA aus hoch spezialisierten Zellen und Anlegen eines cDNA-Klons
- Hybridisierung einer cDNA-Bank mit radioaktiver mRNA, die von Zellen gewonnen wurde, die aufgrund ihres Differenzierungszustandes oder eines genetischen Defektes eine bestimmte mRNA nicht bilden; Isolierung des nicht-markierten cDNA-Klons
- Verwendung synthetischer Oligonucleotide zur Identifizierung des betreffenden cDNA-Klons
- cDNA-Selektion durch Starter für *Reverse Transkriptase*

Selektion über das spezifische Genprodukt
Nachweis durch Komplementation
- in *E. coli*
- in eukaryontischen Zellen
Immunoselektion

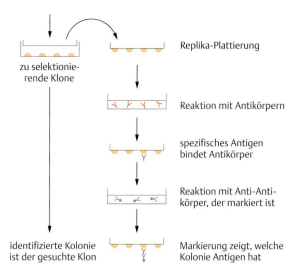

Abb. 12.12 Strategie zur Klonierung: Immunscreening. Zellen, die das gesuchte Gen in exprimierbarer Form enthalten, werden auf Agarplatten plattiert. Abzüge dieser Kolonien werden mit Antikörpern versetzt. Der Antikörper bindet nur an die das spezifische Antigen produzierende Kolonie. Durch einen markierten Anti-Antikörper wird der gebundene Antikörper sichtbar gemacht. Die im Nachweis aufscheinende Kolonie wird auf der Meisterplatte als gesuchter Klon identifiziert.

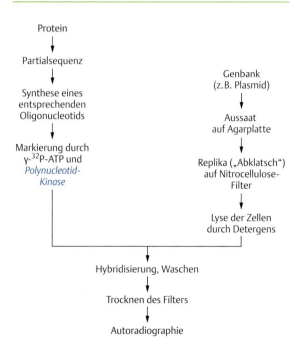

Abb. 12.13 Strategie zur Klonierung: Autoradiographie. Das Protein, dessen Gen kloniert werden soll, wird gereinigt und nach proteolytischem Abbau ein Stück Partialsequenz ermittelt. Das sich aus dieser Sequenz ergebende Oligonucleotid wird bei der Synthese radioaktiv markiert. Über Hybridisierungstechnik werden Klone mit homologen Sequenzen gesucht. Dazu wird die DNA der Klone an Nitrocellulose-Filter fixiert. Homologe Sequenzen hybridisieren mit dem markierten Oligonucleotid, das dadurch seinerseits an den Filter fixiert wird. Die radioaktive Markierung wird durch Schwärzung des Filmes sichtbar (autoradiographische Methode) und lässt Kolonien, die homologe Sequenzen tragen, in Erscheinung treten.

angefertigt, der anschließend mit den **spezifischen Antikörpern** inkubiert wird. An Stellen, an denen sich das gesuchte synthetisierte Antigen befindet, wird der Antikörper gebunden. Dieser kann durch einen markierten Antikörper, der seinerseits gegen den ersten Antikörper gerichtet ist, sichtbar gemacht werden. Zur Markierung des **Anti-Antikörpers** eignet sich ein Enzym, das eine Farbreaktion katalysiert, oder Biotin, das Avidin binden kann. Von angefärbten Flecken auf den Filtern kann dann auf das Vorliegen einer Kolonie (oder eines Plaques), die das spezifische Antigen synthetisiert hat, geschlossen werden.

Selektion durch DNA-DNA-Hybridisierung

Für Massenfahndung nach einem spezifischen Gen eignet sich die **DNA-DNA-Hybridisierung** (Abb. 12.13, Abb. 12.14). Teilsequenzen des gesuchten Gens können z. B. aus der Aminosäure-Sequenz des Genprodukts abgeleitet werden. Die gewünschte DNA-Sequenz wird chemisch synthetisiert. Für die Synthese von DNA-Sequenzen gibt es automatisch arbeitende Maschinen. Die vorhandene Teilsequenz wird für die Klonsuche radioaktiv markiert. Dies kann über **Nick-Translation** erfolgen (Abb. 12.15).

Dabei werden durch *DNA-Polymerase I*, die an Einzelstrangbrüchen startet und Teile des alten Stranges durch Neusynthese ersetzt, **radioaktive Nucleotide** eingebaut. Die so radioaktiv markierte DNA-Sequenz kann für die Suche nach Klonen, die komplementäre DNA-Sequenzen enthalten, eingesetzt werden. Von den ausgesäten Zellen, die beladenen Vektor enthalten, wird mit Nitrocellulose-Papier eine Abdruckplatte hergestellt. Einige Zellen aus jeder Kolonie bleiben hängen. Diese Zellen werden lysiert. (Die Zellen der Meisterplatte bleiben intakt.) Die frei werdende DNA wird an die Nitrocellulose gebunden. Der ganze Filter wird mit der markierten DNA bei höheren Temperaturen inkubiert und anschließend wird die nicht gebundene DNA weggewaschen. Nur dort wo die radioaktiv markierte DNA komplementäre Sequenzen zum Hybridisieren gefunden hat, bleibt Radioaktivität an dem Filter gebunden. Nach der Autoradiographie können die positiven Kolonien durch Schwärzung identifiziert werden (Abb. 12.13, Abb. 12.14).

12.1.7 Präparation der klonierten Passagier-DNA

Nach der Identifizierung von Zellklonen, die die gesuchten Sequenzen tragen, soll die klonierte DNA präpariert werden. Das ist einfach, wenn sich der Vektor vom Virus λ ableitet. Die Cos-haltigen Sequenzen werden durch das λ-Verpackungssystem verpackt und können als **Pseudo-λ** über Zentrifugation gereinigt werden. Alternativ kann die **ringförmige** Vektor-DNA von der Passagier-DNA über differenzielle Zentrifugationen abgetrennt werden. Nach dieser Methode werden auch die Plasmid-Vektoren präpariert. Die Passagier-DNA kann vom Vektor durch Herausschneiden mit einer *Restriktionsendonuclease* getrennt werden. Meistens wird diejenige zum Schneiden benutzt, die bei der Öffnung des Vektors zur Konstruktion der Beladung dient. Vektor und Passagier-DNA können elektrophoretisch getrennt werden.

Häufig soll die klonierte DNA charakterisiert werden. Dafür wird in einen anderen Vektor **umkloniert**, der für die Charakterisierung besser geeignet ist. Wichtig ist diese Prozedur für das Umklonieren in Einzelstrang-Phagen wie M13: die klonierte DNA kann dann anschließend sofort sequenziert werden (S. 333).

12.2 Die durch Gentechnologie gewonnene DNA kann analysiert und als Matrize für die Produktion spezifischer Genprodukte benutzt werden

12.2.1 Charakterisierung von Genen und der dazugehörigen Signale

Es ist besonders interessant, von spezifischen Genen die Position und Länge ihrer Introns zu erfahren. Mit dem klonierten Gen können diese Fragen relativ einfach beantwortet werden.

Introns-Exons-Analyse

Je nachdem, ob für die Klonierung von genomischer DNA (Gesamt-DNA) oder von cDNA ausgegangen wurde, sind die Intron-Sequenzen vorhanden oder nicht (Abb. 12.**16**). **cDNA** enthält **keine Intron-Sequenzen** mehr, da sie bei der Reifung der mRNA herausgeschnitten worden sind. Wenn klonierte **cDNA** vorhanden ist, kann die **genomische DNA** durch Hybridisierung aus der fragmentierten Gesamt-DNA isoliert werden. Bei der neuerlichen **Hybridisierung** der beiden DNA-Typen finden sowohl die Intron-Sequenzen als auch die Nucleotide der Poly-A-Kette der mRNA keine Partner. Die letzteren Sequenzen werden als nichthybridisierende Schwänze im Elektronenmikroskop sichtbar, während die **Introns einzelsträngige Ösen** (loops) bilden. Aus der Lage der Öse(n) zum Poly-A-Schwanz (Poly-T) ergibt sich die Lokalisation der Introns im Gen.

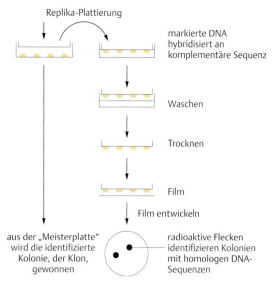

Abb. 12.**14** **Klon-Selektion durch DNA-DNA-Hybridisierung.** Auf Agarplatten wachsende Kolonien, die Plasmide enthalten, die Gene einer Genbank als Inserte tragen, werden mit Nitrocellulose „gestempelt" (Replika plattiert). Die Zellen werden mit Hilfe von Detergens auf den Nitrocellulose-Blättern geöffnet und die DNA an die Nitrocellulose gebunden. Diese Blätter werden in ein Bad mit radioaktiv markierter DNA gegeben und bei erhöhten Temperaturen getempert. Homologe Sequenzen hybridisieren und binden damit an die Nitrocellulose. Nach Waschen und Trocknen werden die Filter autoradiographiert. Schwarze Flecken entstehen auf dem Film an Stellen mit homologen DNA-Sequenzen. Auf der „Meisterplatte" kann ein entsprechender Klon identifiziert werden.

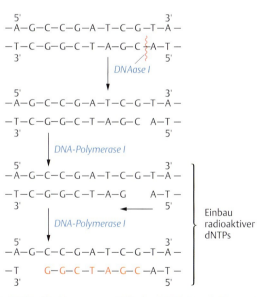

Abb. 12.**15** **Markierung von DNA durch Nick-Translationen.** An Strangbrüchen innerhalb der DNA startet die *DNA-Polymerase I* von E. coli in 5'-3'-Richtung und ersetzt Nucleotide durch neue, die radioaktiv markiert sein können. Dadurch erhält man markierte DNA.

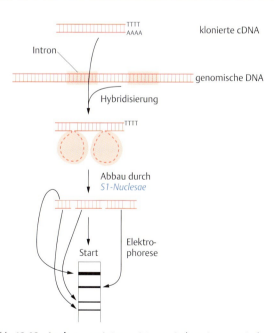

Abb. 12.**16** **Analyse von Introns.** Introns sind nur in genomischer DNA enthalten. Hybridisierung mit klonierter cDNA ergibt Einzelstrangschleifen im Bereich der Introns, weil keine entsprechenden Sequenzen in der cDNA vorhanden sind. Wenn die genomische DNA markiert war, können nach Abbau der Einzelstrangschleifen nach Gel-Elektrophorese und Autoradiographie die entsprechenden Fragmente identifiziert werden.

DNA-Sequenzierungen

Die Sanger-Methode arbeitet mit Dideoxynucleosidtriphosphaten. Zum Sequenzieren von DNA gab es bisher zwei Methoden, die nach ihren Grundprinzipien **Dideoxy-Methode** und **Endgruppen-Technik** genannt werden. Mit steigendem Bedarf an Sequenzierleistungen werden zunehmend **DNA-Sequenzierungstechniken der nächsten Generation** mit hoher Geschwindigkeit und großem Probendurchsatz entwickelt.

Bei der **Dideoxy-Methode** (**Sanger-Methode**) wird von Einzelstrang-DNA und einer kurzen Sequenz komplementärer DNA ausgegangen. Diese doppelsträngige DNA dient als Starter für eine *DNA-Polymerase*, die die angebotenen markierten Triphosphate einbaut (Abb. 12.17). Der besondere Trick dabei ist, den Nucleosidtriphosphaten eine kleine Menge eines **Dideoxynucleosidtriphosphats** beizumischen. Sobald in einer Kette ein Molekül dieses Dideoxynucleotids eingebaut wird, kann diese nicht weiter verlängert werden, da kein freies 3'-OH mehr vorhanden ist. Die Konzentration des Dideoxynucleotids muss so gering gehalten werden, dass ein Kettenabbruch selten ist. Die Ketten werden Gel-elektrophoretisch getrennt. In **parallelen Ansätzen** wird das gleiche Experiment jeweils mit DideoxyATP, DideoxyGTP, DideoxyCTP und DideoxyTTP durchgeführt, und die Ansätze werden auf einem Gel nebeneinander aufgetragen (Abb. 12.18). Das Gel trennt die Ketten ihrer Länge nach auf. Die Bahn, die das nächstgrößte Fragment zeigt, trägt am Ende das Nucleotid, an dem der Kettenabbruch erfolgte. So lässt sich aus dem Gel die Sequenz direkt ablesen.

In der Praxis ist die Technik für den Laborbedarf sehr stark standardisiert worden. Die DNA, die sequenziert werden soll, wird mit

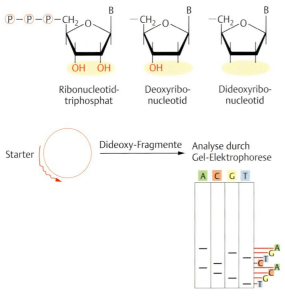

Abb. 12.17 **DNA-Sequenzierung nach der Dideoxy-Methode.** Zugabe von kleinen Konzentrationen von Dideoxyribonucleotiden führt während der DNA-Synthese durch *DNA-Polymerase I* zu Kettenabbruch, da im Dideoxynucleotid in der 3'-Position kein freies OH vorhanden ist. Zu vier verschiedenen Ansätzen wird jeweils eine kleine Konzentration eines der vier Dideoxynucleotide, das radioaktiv markiert ist, zugesetzt. Da ein Überschuss an entsprechenden Deoxyribonucleotiden während der Reaktion vorhanden ist, wird so lange polymerisiert, bis es wieder zu einem Abbruch durch Einbau von Dideoxynucleotid kommt. Es entstehen somit unterschiedlich lange Ketten. Diese Fragmente können Gel-elektrophoretisch aufgetrennt und durch Autoradiographie identifiziert werden. Werden die Ansätze mit Abbrüchen in T, G, C und A nebeneinander in der Gel-Elektrophorese aufgetragen, so kann die Sequenz direkt abgelesen werden. Am einfachsten funktioniert diese Methode, wenn die zu sequenzierende DNA in einen M13-Vektor eingesetzt wird. Die Phagen-DNA ist einzelsträngig und somit kann die eingesetzte Fremd-DNA auch einzelsträngig sein. Als Starter für die *DNA-Polymerase* dient ein Oligonucleotid, das komplementär zu einem Stück M13-DNA ist, das unmittelbar der eingesetzten DNA benachbart ist. Auf diese Weise kann theoretisch von beiden angrenzenden M13-DNA-Regionen in das zu analysierende DNA-Stück hineinsequenziert werden.

Die Größe der Öse entspricht der Größe eines Introns. Zur weiteren Charakterisierung des Introns kann die nichthybridisierte Einzelstrang-DNA durch Einzelstrang-spezifische **Nuclease S1** (von *Aspergillus oryzae*) abgebaut werden. Gleichzeitig werden nicht-hybridisierte Schwänze entfernt. Bei der anschließenden denaturierenden Elektrophorese werden drei Banden erhalten: die intakte Kette, die der cDNA entspricht und mindestens zwei Teilketten (Einzelstrangstücke, entstanden durch Herausschneiden des Introns). Die Länge der Teilketten ergibt wieder die Länge des Introns. Wenn genomische DNA kloniert vorliegt, ist die Situation komplementär. Es kann dann mit mRNA hybridisiert werden. Genauere Informationen über die Introns in dem spezifischen Gen erhält man über **Sequenzierung**.

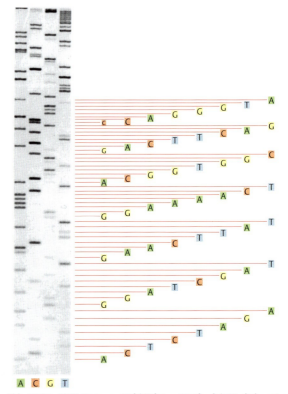

Abb. 12.18 **DNA-Sequenz-Gel (Dideoxy-Methode).** Die linken vier Bahnen zeigen die sequenzielle Auftrennung nach Synthese mit *DNA-Polymerase*.

M13RF-Vektor (bzw. fd RF) kloniert und in *E. coli* vermehrt. Die entstehenden Phagen enthalten die DNA **einzelsträngig**. Käufliche Starter-DNAs binden komplementär an die M13-DNA. Die Sequenzanalyse verläuft parallel zur Synthese des komplementären Stranges.

Endgruppen-Technik für die DNA-Markierung. Die **Endgruppen-Technik** (**Maxam-Gilbert-Technik**) markiert die DNA am Ende. Die endmarkierte DNA wird dann durch chemische Agenzien partiell an verschiedenen Stellen gespalten. Die Spaltprodukte werden Gel-elektrophoretisch getrennt. Die radioaktiv markierten Bruchstücke werden durch Autoradiographie sichtbar gemacht. Ähnlich wie bei der Sanger-Technik lässt sich die Sequenz direkt ablesen. Für die Endgruppenmarkierung werden endständige Phosphatgruppen mit *alkalischer Phosphatase* abgespalten, und an die nackten Enden wird ^{32}P-markiertes Phosphat aus ATP durch *Polynucleotidkinase* angehängt.

Der Vorteil dieser Technik besteht darin, dass DNA von beiden Seiten aus sequenziert werden kann.

Automatisierte Sequenziertechniken. Automatisierte Sequenziertechniken ermöglichen Sequenzierungen mit hohem Durchsatz.

Trotz dieser Techniken war noch vor wenigen Jahren die Durchsequenzierung eines menschlichen Genoms ein großer Gewaltakt. In der Tat veröffentlichte das „**International Human Genome Sequencing Consortium**" 2001 (beteiligt waren 20 Forschungszentren aus 6 Ländern) nach 11 Jahren Arbeit die ersten 90% einer eher vorläufigen Gesamtsequenz im Wissenschaftsjournal Nature. Etwa zeitgleich erschienen im Wissenschaftsjournal Science – zur damaligen allgemeinen Verwunderung – die Sequenzdaten des Amerikaners **Craig Venter**, der im Laufe von nur 2 Jahren zwischen 1999 und 2001 im Rahmen eines Privatunternehmens mit unzähligen Parallelansätzen, ebenfalls eine Präsequenz hatte entschlüsseln können. Trotzdem dauerte es noch weitere 3 Jahre, bis **2004** in Nature $2,85 \times 10^9$ Nucleotide und damit **99% des menschlichen Genoms** mit einer Genauigkeit von nur 1 Fehler pro 1×10^5 Basen veröffentlicht wurde.

Heute eröffnet eine neue, **automatisierte Technik** der DNA-Sequenzierung gänzlich neue Perspektiven der Molekularbiologie. 2008 wurden innerhalb von je 2 Monaten die diploiden Genomsequenzen von einem Afrikaner, einem Asiaten und zwei amerikanischen Wissenschaftlern, James Watson und Craig Venter, erhoben.

Das Prinzip dieser **neuen DNA Sequenziertechnik** ist das folgende: Die meistens aus Lymphocyten isolierte DNA wird in kleine Stücke fragmentiert. An die Fragment-Enden werden Kopplungssequenzen (**Adaptoren**) angefügt, und die doppelsträngige DNA wird in einzelsträngige Fragmente überführt, die auf einer Matrix fixiert werden. Oligonucleotide (**Primer**), deren Sequenzen komplementär zu denen der Adaptoren sind, werden an diese hybridisiert. An ihnen startet nach Zusatz von *DNA-Polymerase* die **Synthese** von DNA-Strängen, für deren Sequenzen die Fragment-DNAs als Matrizen dienen. Zur Synthese werden Fluoreszenz-markierte Deoxyribonucleosid-triphosphate eingebaut, wobei **für jede der 4 Basen eine andersfarbige Fluoreszenz** gewählt wird. Die Emission der Fluoreszenzen wird von einer **Sequenziermaschine** (Solexa) abgetastet und sofort dem Ort des Einbaus zugeordnet. So wird anhand der jeweiligen Fluoreszenz-Farbe nach einer Syntheserunde notiert, an welchem Fragment welche Base benutzt wurde. Das ganze wiederholt sich Runde um Runde. Sequenzen von ca. 150–450 Nucleotiden Länge können auf diese Weise ermittelt werden. Die Sequenzen werden voll automatisch in einen Computer gefüttert, der die Fragmente anhand von Überlappungen ordnet und zusammenfügt (*Abb. 12.19*).

Die Genome diversester Spezies sind bereits durchsequenziert worden, nicht zuletzt das des Schimpansen und des Neandertalers (S. 227) mit ungeahntem Nutzen für die Erforschung der Evolution.

Sequenziertechniken der nächsten Generation. Sequenziertechniken der nächsten Generation versprechen große Fortschritte in der Medizin.

Durch ständige Weiterentwicklung wird diese Technik schneller und auch billiger. Man rechnet damit, dass demnächst die Sequenzierung eines menschlichen Genoms etwa 1000 Euro kosten wird. 2009 startete das **1000-Genome-Projekt**. Hierbei werden die Genome von 1000 Individuen sequenziert, nicht nur um Genstrukturen zu analysieren, sondern um **Signale** zu finden, und um anhand individueller Unterschiede ihre Bedeutung auch für pathologische Veränderungen zu erkennen. Im Hinblick auf **Krankheits-assoziierte Polymorphismen** (SNPs und HapMap S. 147) wird der **MHC-Region** bei Gesunden und Patienten besondere Beachtung geschenkt. Ein weiteres Projekt, dessen Bearbeitung noch vor kurzer Zeit illusorisch erschien, ist in den Bereich der Möglichkeiten gerückt: DNA-Sequenzen aus diversen normalen Geweben, aus **Tumoren** verschiedener Stadien und den dazugehörigen Metastasen im Hinblick auf Mutationen und **epigenetische Veränderungen** hin zu vergleichen, ihre Besonderheiten und Gemeinsamkeiten (ihre **Signatur**) zu erkennen und therapeutische Konzepte an den individuellen genetischen Gegebenheiten zu orientieren.

Genetischer Polymorphismus

Für viele Fragestellungen ist die routinemäßige Sequenzierung von Genen zu aufwendig. **Genetische Polymorphismen** können für die Identifikation von Mutationen, zur Kartierung von Genen über Kopplungsanalysen oder zur Analyse genetischer Verwandtschaften herangezogen werden. **Polymorphismen sind unterschiedliche Formen der gleichen Grundstruktur.** Sieht man die DNA-Sequenz der „Wildtyp-Allele" (S. 136) als genetische Grundstruktur an, dann kann jede Veränderung eines Nucleotids zu einem genetischen Polymorphismus führen, Voraussetzung, diese „Mutation" findet sich in mehr als 1–2% der Individuen einer Population. Liegen solche Polymorphismen in codierenden Bereichen des Genoms, dann können, müssen sie sich aber nicht in mutierten Proteinen (z. B. Isoenzymen) zu erkennen geben. Auch „stille" Mutationen, die sich auf Grund des degenerierten Codes nicht in einer Veränderung der Aminosäure-Sequenz niederschlagen, führen zu einem Polymorphismus. Außerhalb der codierenden DNA-Sequenzen kommt es wegen des verminderten Selektionsdrucks besonders häufig zu Polymorphismen. Genetische Polymorphismen können u. a. über das Entfallen bzw. über neues Auftreten von Schnittstellen für spezifische *Restriktionsendonucleasen* nachgewiesen werden. Dabei sind die Längen der entstehenden Restriktions-Fragmente polymorph: „**Restriktions-Fragment-Längen-Polymorphismus**", RFLP.

Als Beispiel für die praktische Analyse eines genetischen Polymorphismus kann die pränatale **Diagnose der Sichelzellanämie** dienen: Bei dieser Krankheit ist in der β-Globin-Kette die sechste Aminosäure durch Mutation ausgetauscht (*Abb. 12.20*). Statt Glutaminsäure steht Valin, da in der DNA im codierenden Strang ein „A" durch ein „T" ersetzt ist. Dadurch entfällt an dieser Stelle eine spezifische Erkennungssequenz für eine *Restriktionsendonuclease* (Dde I: –CCTG**A**G– → –CCTG**T**G–). An dieser Stelle wird nicht mehr geschnitten. Die Analyse erfolgt durch Präparation von DNA aus Kultur-Amnionzellen und Schneiden der DNA mit der spezifischen *Restriktionsendonuclease* (Dde I). Die entstandenen DNA-Bruchstücke werden elektrophoretisch aufgetrennt und die Fragmente von Interesse durch Hybridisierung mit markierter β-Globin-DNA sichtbar gemacht.

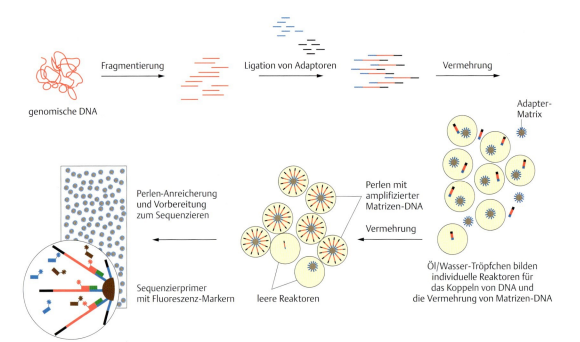

Abb. 12.19 Schema zur „Sequenzierungsmethode der nächsten Generation" (durch Ligation, SOLID-Technik). An die Enden fragmentierter, genomischer DNA werden Adaptoren (schwarz bzw. blau) ligiert. Je ein solches Konstrukt wird mit einem Adaptor-Matrixmolekül in ein Öl/Wasser-Tröpfchen eingeschlossen. In diesen Mikroreaktoren wird das jeweilige Fragment über seinen Adaptor (blau) an einen Adaptor der Matrix gekoppelt und die DNA durch PCR vermehrt. Die klonal amplifizierten Produkte werden durch Bindung an die Matrix gleichsinnig ausgerichtet. Erfolgreich beladene Perlen werden angereichert und auf einem Sequenzierträger deponiert. Der im Probenmix zugegebene Sequenzierprimer (grün) hybridisiert an den Matrix-Adaptor unmittelbar neben der Matritzen-DNA. Im Probenmix enthalten sind außerdem kurze Oligonucleotide, von deren Sequenz nur die ersten beiden Nucleotide bekannt sind. Entsprechend der Sequenz dieser Dinucleotide tragen die Oligonucleotide verschiedenfarbige Fluoreszenzmarker: z. B. rot für AG, blau für GA, grün für GC, gelb für CG. Das Oligonucleotid, dessen Dinucleotid zum Anfang der Matritzen-DNA komplementär ist, hybridisiert dort, wird an den Sequenzierprimer anligiert und zeigt durch die Farbe seines Markers die erste Sequenz an. Schritt um Schritt werden die weiteren Sequenzen identifiziert. Die fluoreszierenden Perlen werden mit entsprechendem Filter von einer Spezialkamera detektiert und gemessen. Die Informationen werden direkt in Rechner geleitet, die die Zuordnung der Fragmente zum DNA-Strang und die weitere Verarbeitung durchführen (nach E.-K. Suk, M. Hoehe, Berlin).

Abb. 12.20 Analyse eines genetischen Polymorphismus am Beispiel der Sichelzellanämie. a Strategie des Vorgehens. Normale DNA und solche eines Patienten mit Sichelzellanämie wird durch Restriktionsendonucleasen in typische Fragmente geschnitten. Diese Fragmente werden mit Hilfe von Agarose-Elektrophorese der Größe nach aufgetrennt, durch die Blotting-Technik auf Nitrocellulosefilter übertragen und mit einer radioaktiv markierten DNA-Probe, die Fragmente bestimmter Größe sichtbar macht, hybridisiert. Autoradiographie lässt die hybridisierenden Fragmente erkennen. Die Lage der Sichelzell-DNA-Fragmente unterscheidet sich von der aus normaler DNA dadurch, dass ein Nucleotidaustausch in der Sichelzell-DNA das Schneiden einer Restriktionsendonuclease verhindert hatte. **b** Blotting-Technik. Übertragung von DNA oder anderer Makromoleküle aus einem Elektrophorese-Gel auf Papier, Nitrocellulose-Filter oder Ähnliches. Das Prinzip besteht darin, dass aus dem Gel die Moleküle in die Filter hineingesogen werden, in denen sie dann hängen bleiben.

Für die Hybridisierung werden die im Agarosegel aufgetrennten Gesamt-DNA-Fragmente auf ein Nitrocellulose-Papier übertragen. Das ist technisch einfach. Auf das Gel werden die Nitrocellulose und darüber mehrere Schichten Filterpapier gelegt. Die Filter saugen durch die Nitrocellulose Wasser auf. Die DNA bleibt an der Nitrocellulose hängen. Alternativ kann die DNA durch Elektrophorese transferiert werden. Der DNA-Transfer auf Nitrocellulose wird „blotting" (Abb. 12.**20b**) genannt. Die Nitrocellulose trägt einen direkten „Abklatsch" des Elektrophorese-Gels. Die DNA ist gebunden. Das ganze Nitrocellulose-Papier wird mit der radioaktiven (oder anders markierten) Indikator-DNA unter Hybridisierungsbedingungen inkubiert. An vorhandene komplementäre DNA hybridisiert die Indikator-DNA. Ungebundene DNA-Überschüsse werden herausgewaschen, das Nitrocellulose-Papier wird getrocknet und mit einem Röntgenfilm im Dunkeln autoradiographiert. Die Schwärzungen auf dem Film entsprechen den β-Globin-Fragmenten aus der untersuchten DNA.

Anhand der **Fragmentlängen** kann identifiziert werden, ob die entsprechende **Schnittsequenz** vorlag oder nicht. Liegt die Schnittstelle für einen RFLP innerhalb der Sequenz, die für das zu untersuchende Gen codiert, dann kann man anhand der Fragmentlängen **direkt** eine **Mutation** nachweisen. Liegen die Schnittstellen außerhalb im nicht-codierenden Bereich, dann wird der Nachweis der Genmutation **indirekt** über die Kopplung der RFLP-Marker an das gesuchte Gen geführt.

> Die Analyse der Restriktions-Fragmentlängen ist technisch sehr einfach durchzuführen und eignet sich für große Untersuchungsreihen, wie z. B. Familienuntersuchungen. Hierbei gibt die Überprüfung der **Haplotypen** (sehr eng an einen Genlocus gekoppelte und mit diesem gemeinsam vererbte DNA-Marker, S. 146) Aufschluss über **heterozygote Genträger**. Bei ihnen treten „Wildtyp"-Fragmentlängen neben mutierten Formen auf. **RFLPs** wurden über alle Chromosomen verteilt gefunden, sie haben große Bedeutung für die Kartierung von genetischen Defekten und anderen Mutationen. Es wird empirisch nach Kopplung des Merkmals mit RFLPs gesucht und über Kopplungsanalyse die Lage auf dem Chromosom bestimmt. So wurden die Gene für **Chorea Huntington**, **Duchenne-Muskeldystrophie**, **Cystenniere** und **cystische Fibrose** lokalisiert und dann identifiziert.

Hypervariable Polymorphismen

Bei den **RFLPs** treten durch das Entfernen von Restriktionsstellen durch Mutation zwei Möglichkeiten auf: Entweder es kann an der spezifischen Stelle geschnitten werden oder nicht. Entsprechend gibt es **zwei** unterschiedlich lange DNA-Fragmente. Bei den **hypervariablen Polymorphismen** treten **bis zu 15 unterschiedliche Fragmentlängen** an derselben Stelle auf. **Hyperpolymorphe Stellen** (Minisatelliten S. 51) treten u. a. in der Nähe des Insulin-Gens, des Harvey-ras-Oncogens, des Zeta-Globinpseudo-Gens und des Myoglobingens auf. Sie bestehen aus **Tandem-Wiederholungen** von DNA-Sequenzen (tandem repeats). Entsprechend werden diese Hyperpolymorphismen auch **VNTR** (variable number of tandem repeats) genannt (Abb. 12.**21**). Die DNA-Sequenzen haben Längen von 11–60 Basenpaaren. Die Länge der Restriktionsfragmente richtet sich nach der Anzahl der Wiederholungen (repeats). Die VNTRs sind **hoch informativ**, da bis zu 15 Allele an der gleichen Stelle auftreten können. Zusätzlich gibt es sich stark ähnelnde „**Wiederholungen**" (Mikrosatelliten, S. 51), die über das gesamte Genom verteilt und ihrerseits hypervariabel sind (S. 51). Daraus ergibt sich bei der Analyse ein ganzes Muster, „**Fingerprint**" genannt, das für jedes Individuum charakteristisch ist. Die VNTRs werden vererbt. Sie haben zur Identifikation von Individuen eine

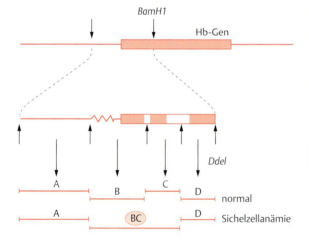

a Sichelzellanämie

β   ... Pro–Glu–Glu–
    –CCT–GAG–GAG

β_S –Pro–Val–Glu–
     –CCT–GTG–GAG

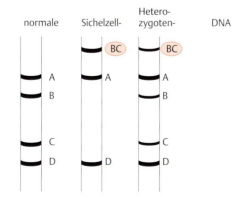

Analyse:
1. *Restriktionsendonuclease*
2. Agarose-Elektrophorese
3. „blotting"
4. Hybridisierung mit Probe
5. Autoradiogramm

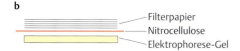

b

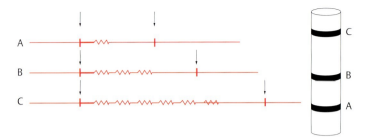

Abb. 12.21 **Hypervariable Polymorphismen (variable number of tandem repeats, VNTR).** An spezifischen Stellen der DNA befinden sich Sequenzen, die sich wiederholen (tandem repeats), deren Anzahl bei den drei Individuen A, B und C unterschiedlich sein kann. Nach Schneiden der DNA mit einer *Restriktionsendonuclease* (Pfeile) ergeben sich entsprechend unterschiedlich lange DNA-Stücke, die durch Elektrophorese und anschließende DNA-Hybridisierung nachgewiesen werden.

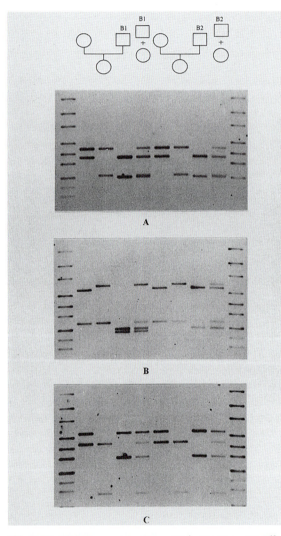

Abb. 12.22 **DNA-Fingerprint. a** Paternitätsbestimmung mit Hilfe des genetischen Fingerprints. Es sollte die Frage beantwortet werden, welcher von zwei Brüdern der Vater eines Kindes ist. Bei der Hybridisierung mit der Sonde MS 43 a (A) zeigte sich, dass die beiden Brüder (B1 und B2) jeweils ein Allel besitzen, welches annähernd die gleiche Größe hat wie das zweite kindliche Allel. Aus diesem Grund wurden zwei DNA-Gemische (Kind + B1 und Kind + B2) untersucht. Nach der Hybridisierung mit der Sonde MS 43 a ließ sich immer noch nicht klären, ob besagtes Allel der Männer die gleiche Größe hat wie das entsprechende Allel des Kindes. Ein eindeutiges Ergebnis ließ sich durch Hybridisierung mit den Sonden MS 31 (B) und G 3 (C) erzielen: Im DNA-Bandenmuster des Kindes stimmt keines der Allele mit dem Allel der potenziellen Väter überein. Somit konnten die Männer B1 und B2 von der Vaterschaft ausgeschlossen werden (H. Pöche, Berlin).

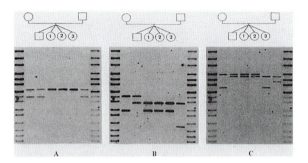

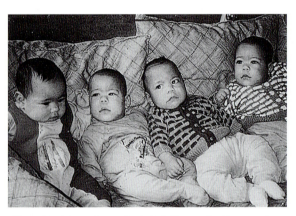

Abb. 12.22 **b** DNA-Fingerprint bei Vierlingen. Eine Hormonstimulation führte zu einer Vierlings-Schwangerschaft, bei der ein Junge und drei Mädchen geboren wurden. Dabei waren zwei Mädchen hochgradig diskordant, bezogen auf das Geburtsgewicht im Vergleich zu ihren Geschwistern. Die Bestimmung der Eiigkeit sollte die Frage klären, ob es sich hier um ein fetofetales Transfusionssyndrom (möglich bei eineiigen Zwillingen) handelte. Nach der Hybridisierung mit der Sonde MS 43 a (A) zeigte sich, dass sowohl die Mutter als auch der Vater den drei Mädchen das gleiche Allel vererbt hatten. Auch durch Hybridisierung mit MS 31 (B) war die Eiigkeit der drei Mädchen nicht zu klären, denn sowohl die Mutter als auch der Vater hatten das gleiche Allel an alle drei Mädchen vererbt. Erst durch Hybridisierung mit der Sonde G 3 (C) konnte eindeutig nachgewiesen werden, dass die Mädchen 1 und 2 eineiige Zwillinge sind. Obwohl Mädchen 3 hochgradig diskordant, bezogen auf das Geburtsgewicht, war (1000 g gegenüber 1600 g bei Mädchen 2), konnte ein fetofetales Transfusionssyndrom ausgeschlossen werden, da es sich bei den Mädchen 2 und 3 nicht um eineiige Zwillinge handelte (Analyse: H. Pöche, Berlin).

12.2 Analyse der gewonnenen DNA

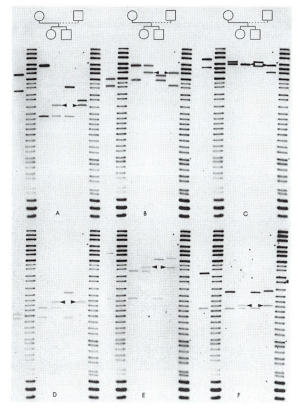

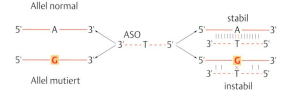

ASO hybridisiert nur stabil mit Normalsequenz

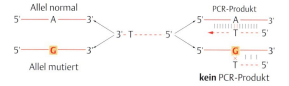

Amplifizierungs-resistente Mutation verhindert PCR

Abb. 12.22 **c DNA-Fingerprint zum Nachweis, dass ein Zwillingspärchen zwei verschiedene Väter haben kann.** Bei einer Vaterschaftsuntersuchung unmittelbar im Anschluss an eine Zwillingsgeburt stellte sich durch Hybridisierung mit den Sonden MS 1 (A), MS 31 (B), MS 43 (C), MS 205 (D), LH1 (E), G3 (F) heraus, dass der untersuchte Vater nur mit dem Mädchen ein Allel (durch Pfeile gekennzeichnet) gemeinsam hat. Der Zwillingsbruder stammte von einem anderen Vater, der zum Fingerprint leider nicht zur Verfügung stand (H. Pöche, Berlin).

Abb. 12.23 **Aufdeckung von Punktmutationen.** Zur Aufdeckung von Punktmutationen in einem Allel können Allel-spezifische Oligonucleotide benutzt werden. Nur exakt zur fraglichen Sequenz komplementäre Oligonucleotide führen zu einer ausreichend stabilen Bindung an die einzelsträngige Gensequenz. Weicht eine Base durch Mutation von der Normalsequenz ab, bindet der Primer nicht mehr. In diesem Fall kann der Primer auch nicht als Startpunkt für eine PCR dienen. Es handelt sich um eine Amplifikations-resistente Mutation.

große Bedeutung erlangt, wie z. B. der Abstammungsidentifikation (*Abb. 12.22b*). Durch die Muster der VNTRs kann eine fragliche Vaterschaft eindeutig geklärt werden (*Abb. 12.22a*, *Abb. 12.22c*).

Erstmalig wurden hypervariable Restriktions-Fragmentlängen-Polymorphismen herangezogen, um Abstammung festlegen zu können (*Abb. 12.22*). Während der argentinischen Diktatur wurden Kinder ermordeter Widerständler von Mitgliedern der Geheimpolizei aufgezogen. Nach der Beseitigung der Diktatur konnten einige Kinder ihren Großeltern bzw. anderen Verwandten zugeordnet werden. In der Kriminalistik sind auf der Basis von VNTR-Mustern Verbrechen geklärt worden.

Dass die Aussagekraft der VNTRs auch ihre Limitationen haben kann, wurde auf Seite 166 anhand des „KADEWE-Krimis" bereits angedeutet. Ein anderer Kriminalfall der Jetztzeit gibt ebenfalls zu denken: Eine Serie von Morden an den verschiedensten Stellen Deutschlands führte über Jahre bei der gentechnologischen Spurensuche immer wieder zum „Fingerprint" der „Phantommörderin", die nie gefasst werden konnte. In allerletzter Zeit stellte sich heraus, dass die Wattestäbchen, mit denen das Material gesammelt wurde, immer von der gleichen Firma stammten. Die Stäbchen waren bei der Endfertigung mit DNA von einer Mitarbeiterin verunreinigt worden! Es gab keinen gemeinsamen Täter für die diversen Morde – die Mörder wurden nicht gefasst!

Punktmutationen können ohne Sequenzierung erkannt werden

Auch **Punktmutationen**, die nicht unbedingt zu Veränderungen im RFLP-Muster führen müssen, wie z. B. die SNPs, s. S. 147, können ohne aufwendige Sequenzierung erkannt werden. Grundlage der Analyse ist das **veränderte Hybridisierungsverhalten** von zwei DNA-Einzelsträngen, wenn die Komplementarität der Basen an einer Stelle unterbrochen ist. Mehrere Testmöglichkeiten bieten sich an:

Ist die **Normalsequenz** eines Gens bekannt, werden kleine, komplementäre **Allel-spezifische Oligonucleotide** (**ASO**) synthetisiert, die man z. B. Fluoreszenz-markiert und mit denaturierter Einzelstrang-DNA des Gens hybridisieren lässt. Enthält die Gensequenz **keine Mutation**, dann **hybridisieren** die Oligonucleotide **problemlos** und geben ein deutliches Signal. Liegt eine Punktmutation vor, kann an dieser Stelle eine Base des Oligonucleotids nicht komplementär paaren. Es kommt zu einem „Mismatch" und das Hybrid ist instabil. Tragen beide DNA-Stränge die gleiche Mutation (homozygot), gibt es kein Signal, bei Heterozygotie ein abgeschwächtes Signal.

Die **Allel-spezifische PCR** bedient sich ebenfalls der Tatsache, dass nur einwandfrei komplementäre Oligonucleotide an eine Einzelstrangsequenz binden und Ausgangspunkt für eine PCR sein können. Ist eine Normalsequenz durch eine **Mutation** in einer Base verändert, wird das „normale" Oligo nicht ausreichend binden, um eine PCR starten zu lassen. Es liegt eine **Amplifikations-resistente Mutation** (**ARMS**) vor (*Abb. 12.23*). Auch können Punktmutationen die Laufeigenschaften von Einzelstrang-DNA in der **Gel-Elektrophorese** derart verändern, dass Mutationen offensichtlich werden: **single strand conformational polymorphism** (**SSCP**).

12.2.2 Produktion schwer zugänglicher Proteine

Durch die Gentechnologie entstand die Möglichkeit, eukaryontische Gene durch Klonierung in Bakterien zur Expression der entsprechenden Genprodukte zu bringen. Die Gene werden dazu in ein bakterielles Gen eingesetzt. Das gebildete Protein kann allerdings als Fremdprotein erkannt und abgebaut werden. Um das zu vermeiden, wurden *Escherichia-coli*-Mutanten isoliert, die bezüglich der entsprechenden *Proteasen* defekt sind. Zusätzlich kann man die Gene mit Signalsequenzen für die Sekretion versehen. Dann synthetisieren die Bakterien das Genprodukt und exportieren es nach außen. Das gewünschte Protein, das in großen Mengen ins Medium abgegeben wird, kann isoliert werden. Die Gentechnologie ist sehr segensreich durch die Produktion eukaryontischer Proteine, im Folgenden werden zwei Beispiele aufgeführt.

> **Synthese menschlichen Wachstumshormons.** Das Wachstumshormon (**Somatotropin**) ist für die normale Entwicklung notwendig. Bei genetisch bedingtem Defizit entsteht **Zwergwuchs**, der extrem sein kann. Diese Defizienz kann in der Kindheit durch **Hormonzufuhr** kompensiert werden. Die Wachstumshormone sind **artspezifisch**. Beim Zwergwuchs kann nicht, wie etwa beim Diabetes, durch Rinder- oder Schweine-Insulin substituiert werden. Das Wachstumshormon wird im **Hypophysenvorderlappen** synthetisiert und stimuliert in der Leber die Bildung der **Somatomedine**, einer Klasse von Proteinen, die das Wachstum von Knochen und Muskeln veranlassen. Sie greifen in die Regulation von Ca^{2+}- und Phosphat-Haushalt ein. Somatotropin ist ein Protein von 191 Aminosäuren, also zu lang, um im großen Maßstab chemisch synthetisiert zu werden, obwohl die Synthese prinzipiell möglich ist. Da das Hormon artspezifisch ist, beim Menschen also nur menschliches wirksam ist, war bisher die einzige **Quelle der Mensch**. Da es nur aus menschlicher Hypophyse frisch Verstorbener gewonnen werden kann, gab es einen Engpass. Es konnte nicht ausreichend Somatotropin isoliert werden, um allen Patienten zu helfen. Das **Gen** für menschliches **Wachstumshormon** ist **kloniert** worden, und es kann nun gentechnologisch in Bakterien in theoretisch beliebigen Mengen produziert werden.
>
> Als besonders segensreich erweisen sich diese Präparate außerdem, weil durch Verwendung menschlicher **Hypophysenextrakte** die Gefahr der Übertragung der **Creutzfeldt-Jacob-Krankheit** durch Prionen-verseuchte Präparate (S. 308) bestand.
>
> Ähnliches gilt für die Klonierung der **Gerinnungsfaktoren**. Diese Proteine wurden vor der gentechnologischen Ära aus dem Serum Gesunder isoliert, um „Bluter" (S. 166) zu therapieren. HIV-verseuchte Präparate führten dazu, dass zahlreiche Patienten mit diesem Tod-bringenden Virus infiziert wurden!

Herstellung von Antigen zur Impfstoffgewinnung. Für einige Viren war es bisher nicht oder nicht in ausreichendem Maße möglich, **Antigen für Impfstoffe** auf konventionellem Wege zu isolieren. In besonderem Maße trifft das für **Hepatitis-Viren** zu. Gerade diese Viren sind stark infektiös und deshalb besonders gefährlich. Gentechnologisch können seit neuerer Zeit mit einem ungefährlichen Verfahren **Hepatitis-Virus-Antigene** produziert werden.

Da jeweils nur Virus-Teilsequenzen kloniert werden, entstehen keine infektiösen Viren. Auf diesem Weg sind neben Hepatitis-Virus- auch Maul-und-Klauen-Seuche-Impfstoffe und solche gegen einige andere Viren hergestellt worden. Der gentechnologische Weg ist die Wahl der Zukunft.

Die Zahl der gentechnologisch produzierten Proteine steigt laufend an. Es sollte darüber hinaus nicht vergessen werden, dass klonierte Gene defekte Gene kompensieren können. Der Humangenetik wird dadurch die Möglichkeit zur **Heilung von Erbkrankheiten** eröffnet.

12.2.3 Gentherapie gestaltet sich schwierig

Die **Vision der Gentherapie** ist es, **defekte Gene**, wie sie bei Erbkrankheiten auftreten können, durch **intakte** zu kompensieren. So zielstrebig dieser Ansatz auch erscheint, in der Praxis waren die meisten Versuche einer Gentherapie bisher **wenig erfolgreich**. Grundsätzlich wird Gentherapie ausschließlich auf die Korrektur somatischer Zellen bezogen. Gentherapie der Keimbahn ist ethisch sehr problematisch und steht deshalb nicht zur Diskussion.

Zur Gentherapie muss das genetische Material (**DNA**) in die Zelle bzw. in den **Zellkern** gebracht werden. Das kann entweder durch **In-vivo-Transfer** direkt in Zellen des Individuums, oder **in vitro** in, dem Individuum zur Kultivierung entnommene, Zellen geschehen. Bei letzterem Protokoll erhalten nur diejenigen Zellen DNA, die in der Kultur vorliegen. Bei dem **In-vivo-Protokoll** erhalten entweder alle Zellen die DNA oder über spezifische **Rezeptoren** nur die Zellen, die den entsprechenden Rezeptor besitzen. Dazu wird entweder die DNA in **Virus-Hüllen** verpackt, die über Rezeptoren von bestimmten Zellen gebunden werden oder die DNA wird an einen Liganden geknüpft, der an einen spezifischen Zell-Rezeptor bindet und dafür sorgt, dass Ligand und DNA durch Endocytose in die Zelle aufgenommen werden. Dabei muss dafür gesorgt werden, dass die DNA nicht in den Endosomen abgebaut wird. Dazu würde sich der Einbau des gewünschten Gens in **Adenoviren** anbieten, da diese Endosomen zerstören.

> Leider verursachen Adenoviren häufig **Immunreaktionen**, die 1999 im Laufe einer Gentherapie zum Tod eines Patienten führten. Vektoren auf der Basis von Retroviren zeigen derartige Reaktionen weniger, sind aber auch nicht gänzlich ungefährlich. Viel Hoffnung richtete sich auf **Vektoren** auf der Basis von **Herpes-simplex-Viren**. Da diese Viren spezifisch für das Zentralnervensystem sind, konzentrierte man sich auf **Krankheiten des ZNS** wie **Alzheimer-Krankheit**, **Morbus Parkinson**, **Multiple Sklerose** oder **Amyotrophe Lateralsklerose**.

Neben der Rezeptor-vermittelten Endocytose von DNA kann diese auch in künstliche Vesikel, sog. **Liposomen**, verpackt, durch Verschmelzung mit den lipophilen Membranen in Zellen eingeführt werden. Durch Injektion kann die DNA auf physikalischem Wege in die Zielzellen gelangen. Für größere Zellzahlen ist diese Methode jedoch ungeeignet. Hierfür bietet sich der sog. Schrotschuss an. Dabei werden winzige, mit der DNA beschichtete Goldkörnchen in ein Kollektiv von Zellen geschossen.

Gelingt es, **intakte DNA** in Zellen einzubringen, dann kann diese einen durch Mutation ausgelösten Gendefekt nur dann kompensieren, wenn sie in das Wirtsgenom **einrekombiniert** und ordnungsgemäß transkribiert und translatiert wird. Doch nicht nur DNA kann gentherapeutisch benutzt werden. Ist z. B. die Expression eines mutierten Gens die krankheitsauslösende Ursache, dann kann durch **Antisense-Oligonucleotide** oder durch **siRNA** (S. 128) diese **Expression blockiert** werden. Der Einsatz von **Ribozymen** (S. 106) zur Zerstörung oder Reparatur einer spezifischen mRNA kann ebenfalls in der Gentherapie genutzt werden.

> Der Schwerpunkt gentherapeutischer Bemühungen konzentrierte sich bisher auf die **Heilung von Krebs**. Dabei konzentrieren sich die Bemühungen auf die Wiederherstellung von Tumorsuppressorgenen (S. 317), die Inaktivierung von Oncogenen (S. 315), auf Interferenz mit der Apoptose (S. 319) und die Blockade der Gefäßneubildung durch VEGF (S. 106). Ein kleinerer Teil der Forschung galt der Behandlung spezieller **Genkrankheiten**, gefolgt von Infektions- und kardiovaskulären Krankheiten. Erste Erfolge konnte die Gentherapie bei der Behandlung der schweren, autosomal erblichen Immunschwäche (**Schwere kombinierte Immundefizienz, SCID**) verzeichnen (S. 270). Dabei wurde extrakorporal in T-Lymphocyten von 12 Patienten, über einen **retroviralen Vektor** das funktionstüchtige Gen für *Adenosin-Desaminase* (**ADA**) eingeführt. Nach Vermehrung der Zellen in Kultur wurden diese zurück transfundiert. Nach anfänglicher Euphorie über die erfolgreiche Therapie endeten diese Versuche in einem Disaster: 2 der Patienten verstarben im Anschluss an die Behandlung an **Leukämie**. Da die Ursachen nicht eruiert werden konnten, wurden bis auf den heutigen Tag alle Gentherapien auf dem Boden retroviralen Gentransfers gestoppt.
>
> Zahlreiche Versuche zur Gentherapie wurden an der **Cystischen Fibrose** durchgeführt, einer Erbkrankheit, die durch Mutationen im CF-Gen bedingt ist (S. 158). Zum Transfer des intakten Gens wurden hier vor allem **adenovirale Vektoren** benutzt. Auch hier führten einige Zwischenfälle mit heftigen Entzündungsreaktionen zur Einstellung derartiger Therapieansätze. Der Weg zu einer erfolgreichen Gentherapie scheint noch weit!

12.2.4 Transgene Tiere zeigen die funktionelle Rolle eines Gens

Die Ermittlung der funktionellen Rolle von individuellen Genprodukten ist mit Hilfe von **transgenen Tieren** möglich. Besonders eignet sich dazu die Maus, wobei häufig Mäuse mit einem homozygoten Gendefekt erzeugt

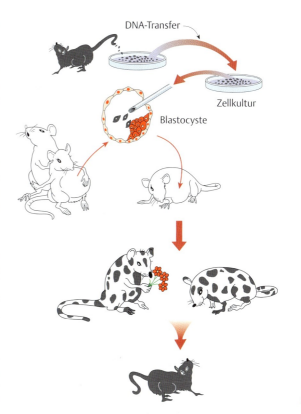

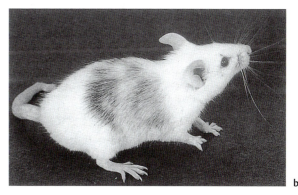

Abb. 12.24 Transgene Mäuse. a Totipotente Stammzellen der Maus können in Zellkultur propagiert werden wie andere Zellkulturen auch. Durch Mikroinjektion lassen sie sich in Blastocysten, die aus schwangeren Mäusen gewonnen werden, einbringen. Die reimplantierte Blastocyste entwickelt sich zu einer Maus, die sowohl aus den Zellen der Blastocyste als auch aus den injizierten Stammzellen hervorgegangen ist. **b** Derartige chimäre Mäuse sind z. B. schwarz-weiß gescheckt, wenn die Blastocyste von reinrassig weißen Eltern und die Stammzellen von schwarzen Mäusen stammen. Rückkreuzungen der F_1-Nachkommen führen zu weißen und schwarzen Mäusen. Bei Letzteren haben die „schwarzen" Stammzellen die Keimbahn gebildet (Konstrukt und Foto: E. Wagner, Wien).

Abb. 12.**24c** ▷

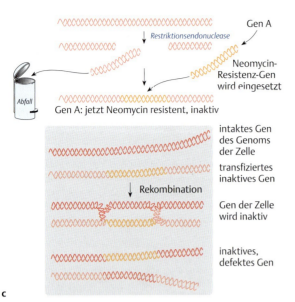

Abb. 12.**24 c Transgene Mäuse.** Die „schwarzen" Stammzellen können in der Zellkulturphase genetisch verändert werden, z. B. kann ein Gen spezifisch zerstört werden. In vitro wird das entsprechende Gen kloniert, durch eine spezifische *Restriktionsendonuclease* geöffnet und ein DNA-Fragment durch einen Selektionsmarker, z. B. ein Antibiotika-Resistenzgen, ersetzt. Das Wildtyp-Gen wird dadurch inaktiviert, sodass kein ursprüngliches Genprodukt mehr synthetisiert werden kann. Dieses Genkonstrukt mit dem Resistenzgen wird in Stammzellen transfiziert. Durch Einrekombination des Konstrukts tritt das defekte Gen an die Stelle eines der beiden Wildtyp-Gene. Aufgrund des Resistenzgens ist die Zelle permanent z. B. Neomycin-resistent. Die heterozygot negative Zelle wird in eine entsprechende Blastocyste transferiert. Später wird bei den „schwarzen" F$_2$-Nachkommen nach heterozygot negativen Mäusen gesucht. Durch anschließende Kreuzungen können homozygot negative Individuen gezüchtet werden („k.o.-Maus" oder „Doppelt-Null"-Maus).

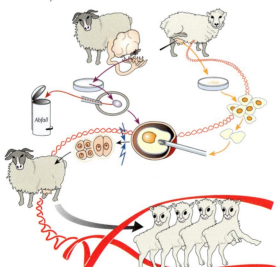

Abb. 12.**25 Klonierung des Schafes „Dolly".** Somatische Zellen aus Schafeuter werden in Zellkultur vermehrt (rechts oben). Der diploide Kern einer dieser Zellen wird in eine ebenfalls in Kultur genommene enucleierte Eizelle eines Schafes (links oben) transferiert. Durch Elektroschock wird diese Zelle zur Teilung angeregt. Die Blastocyste wird in ein Schaf implantiert, das die Schwangerschaft als „Leihmutter" austrägt.

(**Knock-out-Maus**) werden, um an ihnen die Auswirkungen des Ausfalls eines bestimmten Gens zu studieren.

Grundlage für diese Experimente ist die Entnahme von **Blastocysten** aus einer schwangeren Maus, **Injektion** von totipotenten, embryonalen Stammzellen (ES), die während ihrer In-vitro-Kultivierung genetisch verändert wurden, und **Reimplantation** der Blastocysten in den Uterus einer scheinschwangeren Maus (Abb. 12.**24a**). Die injizierten Zellen können sich an der Embryonalentwicklung beteiligen und zu genetisch **chimären Mäusen** führen (Chimären sind Individuen, deren Gewebe aus einer Mischung von Zellen unterschiedlicher Herkunft und daher unterschiedlicher Genotypen bestehen). Das kann optisch sehr eindrucksvoll sein, wenn z. B. eine Blastocyste von weißen Eltern mit Zellen einer schwarzen Maus ergänzt wird. Dann entsteht eine im Fell schwarz-weiß gemusterte Maus (Abb. 12.**24b**).

Dieser Effekt kann ausgenutzt werden, um im Experiment unter den Nachkommen die Chimären zu selektionieren. Die Zellen, die den Blastocysten zugesetzt werden, müssen **totipotent** sein, sich also potenziell in alle Gewebe differenzieren können. Das ist z. B. bei **embryonalen Stammzellen** der Fall. Sie können in Zellkultur vermehrt, in flüssigem Stickstoff konserviert und in jeder Hinsicht wie andere In-vitro-Zellen gehandhabt werden. U. a. lassen sich auch durch Transfektion oder Injektion Gene bzw. DNA-Stücke in sie einführen.

Wenn es sich dabei um ein Gen derselben Spezies (in unserem Fall von der Maus) handelt, kann dieses durch Rekombination im Genom das entsprechende ursprüngliche Gen ersetzen. Soll das **ursprüngliche Gen** völlig **ausgeschaltet** werden, wird das transfizierte Gen entsprechend präpariert. Ein Stück des Gens wird z. B. entfernt und durch ein anderes Stück DNA ersetzt (Abb. 12.**24c**). Ein häufig verwendetes Insert ist das Resistenzgen gegen Neomycin. Jetzt entsteht ein Konstrukt, das zum größten Teil aus dem Gen besteht, das im Mausgenom ausgeschaltet werden soll, mit einer internen Unterbrechung durch das „Neo-Gen". Dieses Gen bringt der Zelle Neomycinresistenz, aber kein aktives Genprodukt des ursprünglichen Gens. Nach Einbringen der DNA in die embryonalen Stammzellen wird für Neomycinresistenz selektioniert. Nur die Zellen, die das DNA-Konstrukt einrekombiniert haben, sind permanent resistent. Sie sind zunächst heterozygot. Die beschriebene Prozedur kann nun mit einem anderen Resistenzgen wiederholt werden. Zellen, die beide Resistenzgene einrekombiniert haben, sind homozygot negativ für das Gen, das ausgeschaltet werden sollte. Die homozygot negativen Zellen werden in eine Blastocyste injiziert und die F$_1$-Generation auf Chimären untersucht (erkennbar am Fell, s. o.). Die Chimären werden gekreuzt und unter den Nachkommen diejenigen mit der Fellfarbe des Spenders der embryonalen Stammzellen selektioniert. Bei diesen Individuen ist die behandelte Stammzelle und damit auch das doppelt negative Gen in die Keimbahn aufgenommen worden.

Alternativ kann man eine heterozygot negative Stammzelle in die Blastocyste geben. Dann muss unter den F$_2$-Nachkommen nach homozygot negativen Individuen gesucht werden (25% der Tiere mit der Fellfarbe des Spenders). Analog kann man auch Gene hinzufügen usw.

Die Herstellung **transgener Mäuse** ist u. a. durch die sehr kostspielige Mäusehaltung und starke Reglementierungen relativ aufwendig. Eine Alternative, um transgene Tiere zu erhalten, bietet *Drosophila*.

Das klonierte Schaf Dolly war vor einigen Jahren eine Sensation (Abb. 12.**25**): Die DNA eines Tieres (z. B. Maus, Rind oder hier Schaf) wird durch Kerntransplantation aus einer tierischen **Körperzelle** in eine Eizelle transferiert. Diese wird dann in einem Muttertier, dessen natürliche Schwangerschaft beendet wurde, zur Entwicklung gebracht. Ursprünglich wurde diese Technik mit embryonalen Stammzellen durchgeführt (s. Abb. 12.**24a**), und es galt lange Zeit als sicher, dass sich zum Klonieren wegen ihrer Totipotenz nur embryonale Zellen eignen würden. Die Klonierung des Schafs „Dolly", das aus **Milchdrüsenzellen** aus der Zellkultur (linker Ast des Bildes) kloniert wurde, zeigt, dass auch Zellen eines erwachsenen Tieres zur Klonierung herangezogen werden können. Eine immer noch offene **Frage** ist, ob die aus Somazellen klonierten Nachkommen eines bereits erwachsenen Individuums eine **verkürzte maximale Lebensspanne** haben, oder ob im Laufe des Klonierens die „Uhr" zurückgestellt wurde. Messungen z. B. der Telomerlängen (S. 84) haben bisher widersprüchliche Ergebnisse gebracht. Ebenso ist die Frage nach einem **korrekten Imprinting** (S. 170) ungeklärt.

12.2.5 Stammzellen – ein mögliches Therapeutikum?

Seit einigen Jahren erregt eine Entwicklung auf dem Gebiet der medizinischen Forschung größtes Aufsehen: die Kultivierung, Klonierung und eventuelle therapeutische Anwendung von **Stammzellen**.

Im Kapitel 8 wurden die Phasen der Embryonalentwicklung dargelegt und die Bildung der drei Keimblätter Ektoderm, Entoderm und Mesoderm aus dem **Embryoblast** als Ausgangspunkt für die verschiedensten Gewebe beschrieben. Die Ausbildung eines komplexen menschlichen Organismus ist nur möglich durch die Existenz und Proliferationsfähigkeit von Stammzellen, deren Charakteristikum darin besteht, dass sie, neben ihrer unbegrenzten Teilungsfähigkeit, im Laufe der Entwicklung ihre generellen Fähigkeiten immer mehr zugunsten differenzierter Eigenschaften einschränken.

Die **befruchtete Eizelle** ist dabei die **Ur-Stammzelle**, die sich „symmetrisch" teilt. Im 8-Zell-Stadium der Maus sind noch alle Zellen **totipotent**, d. h., jede einzelne ist in der Lage, sich zu einer kompletten Maus zu entwickeln. Solche **embryonalen Stammzellen** (**ES**) können inzwischen in Zellkultur gezüchtet werden. Sie bilden „Blasteme" (Gewebe) und büßen dort, genauso wie in vivo, im Verlauf von weiteren Teilungen immer mehr von ihrer Totipotenz ein: sie werden **pluripotent**. Die Teilungen erfolgen „asymmetrisch": aus einer Stammzelle geht neben einer neuen Stammzelle eine weitere Zelle mit eingeschränktem Potential hervor. Letztere teilt sich wiederum asymmetrisch und bringt dabei eine im Potential noch eingeschränktere **Vorläuferzelle** hervor, aus der sich schließlich eine endgültig **differenzierte Zelle** abspaltet. Diese Zellen teilen sich nicht mehr und haben oft eine limitierte Lebensdauer. **In den ausdifferenzierten Geweben** bleiben als Folge der asymmetrischen Teilung pluripotente **Stammzellen** als abrufbare **Reserve** erhalten. Mit ihrer Hilfe **regeneriert** sich z. B. Muskel- oder Lebergewebe (S. 240). Die Epidermis erneuert sich alle 2–4 Wochen aus Keratinocyten. Das Dünndarmepithel benutzt Stammzellen aus der Tiefe der Dünndarmkrypten, um alle 2–3 Tage die Zellen bis in die Spitzen der Mikrovilli (S. 71) auszutauschen. Auch für die diversen Blutzellen existieren pluripotente hämatopoetische Stammzellen im Knochenmark. Im Gegensatz zu den **totipotenten embryonalen Stammzellen** spricht man in den Geweben von **pluripotenten adulten Stammzellen**. Die Möglichkeit, ES in Kultur zu vermehren und sie in die verschiedensten Gewebe differenzieren zu lassen, hat die Hoffnung genährt, auf diesem Wege Gewebszellen und sogar künstliche Organe für Transplantationen gewinnen zu können (**tissue engineering**).

Da die Züchtung von Stammzellen aus menschlichen Embryonen oder aus künstlich befruchteten Eizellen in Deutschland stark eingeschränkt ist, hat man Methoden entwickelt, **ES zu klonieren**. Dafür gewinnt man, ähnlich wie beim Schaf Dolly, **befruchtete Eizellen**, entfernt den Kern und ersetzt ihn durch den **Kern** einer **adulten Somazelle** (z. B. Haut). Entstammt diese Zelle einem Patienten, dann werden die Oberflächenproteine der geklonten Zellen mit denen des Patienten übereinstimmen: es kommt im Falle einer Transplantation zu keinen Abstoßungsreaktionen. Man hofft, mit Hilfe dieses „**therapeutischen Klonens**" Zellen zu gewinnen, die, nach **Transfer in den Menschen**, bestimmte Gewebsdefekte ausgleichen. Ihr Einsatz erscheint möglich bei Nervenkrankheiten (Querschnittslähmung, Parkinson, Alzheimer, Schlaganfall, Epilepsie, Multiple Sklerose), Herz-Kreislauferkrankungen, Diabetes mellitus, Blut- und Knochenmarkdefizienzen u. a. m. Aber auch das therapeutische Klonen wird in Deutschland abgelehnt. Bleibt die letzte Möglichkeit, **adulte Stammzellen** aus Geweben zu gewinnen und sie in Zellkultur zu **reaktivieren** und zu vermehren. In der Tat scheint es zu gelingen, die Stammzellen eines Gewebes in Zellen eines anderen Gewebes zu überführen. Je mehr man über die Eigenschaften adulter und embryonaler Stammzellen zu verstehen lernt, umso wahrscheinlicher wird es, unter Umgehung der schwerwiegenden ethischen Bedenken, diese flexiblen Zellen zum Wohle der Patienten einsetzen zu können. Inzwischen ist es gelungen Fibroblasten in totipotente Stammzellen zu überführen!

Einen enormen Auftrieb hat das Stammzellen-Gebiet durch die Entdeckung von **Tumor-Stammzellen** erhalten. Diese Zellen finden sich anscheinend als kleine Minorität in Tumoren und besitzen eine gewisse Ähnlichkeit zu Stammzellen, indem sie vermehrt **embryonale Antigene** auf ihrer Oberfläche tragen. Diese Krebs-Stammzellen sind **nicht voll ausdifferenziert**. Bemerkenswert ist ihre Fähigkeit, sich **asymmetrisch** zu **vermehren**: bei der Teilung entsteht eine Tochterzelle, die die Stammzell-Eigenschaften der Mutterzelle beibehält und sich wiederum asymmetrisch teilt, während sich die andere Tochterzelle während der folgenden symmetrischen Teilungen weiter terminal differenziert. Auf diese Weise kann der Tumor wachsen, ohne dass die Stammzellen durch die Teilungsaktivität und den Differenzierungsdruck belastet werden. Sollten sich die bisherigen Experimente bestätigen, hat diese Tatsache weitreichende Folgen: Die **Tumor-Stammzellen** teilen sich relativ **langsam**. Da aber die meisten **Cytostatika** in der Krebstherapie gegen die Teilungsfähigkeit der Tumorzellen gerichtet sind, bleiben die sich langsamer teilenden Stammzellen unbehelligt. Der Krebs behält seine Stammzelle, die überdies spezielle Resistenzmechanismen besitzt, um zelltoxische Substanzen aus der

Zelle hinauszutransportieren. Es ist zu erwarten, dass in absehbarer Zukunft die Krebstherapie den neuen Erkenntnissen Rechnung tragen wird und neue Wege der Therapie gesucht werden. Außerdem könnten möglicherweise die leichter zugänglichen Tumor-Stammzellen die **Stammzellforschung** beflügeln.

12.2.6 Mikroarrays – eine neue Methode zum Verständnis der differenziellen Genexpression

Die Methoden der Gentechnologie werden gegenwärtig immer mehr der Aufgabe angepasst, den enormen genetischen Informationsreichtum – und dabei besonders den des Menschen – in all seinen **Netzwerken** möglichst umfassend und in endlicher Zeit zu verarbeiten. Das alles wäre nicht möglich ohne den Einsatz von **Computertechnologie**, **Bioinformatik** und **Automatisierung**, worunter man u. a. den Einsatz von **Roboter**-unterstützten Experimenten versteht. Die Sequenzierung des Genoms allein, so großartig diese Leistung ist, steht ganz am Anfang unseres Interesses. Es geht vielmehr darum, die Information (**Genomics**) zu verstehen, die Genprodukte zu analysieren (**Proteomics**) und ihre Regulationsprinzipien und Funktionen zu erkennen (**Funktiomics**). Eine Möglichkeit, dem Verständnis der **Funktion eines Gens** näher zu kommen, ist der Vergleich mit homologen, evolutionär zwischen Tier und Mensch konservierten Genen. Hierzu bieten sich Organismen an wie die Hefe als einfachster Eukaryont, besonders aber *Drosophila*, Nematoden, der Zeb-

rafisch und die Maus. An diese **Modellsysteme** können Fragen über Entwicklung, Altern, molekulare Krankheitsursachen oder Krebsentwicklung gestellt werden. **Transgene Tiere** bieten einen anderen, wenn auch sehr mühsamen Weg, Rückschlüsse auf die Situation beim Menschen zu ziehen: ein menschliches Gen auf dem Hintergrund eines tierischen Genotyps verhält sich oft anders, als erwartet. Menschliche Zellen in Kultur und Überexpression einzelner transfizierter Gene mit anschließender Analyse von Lokalisation und Funktion der entsprechenden Proteine ist schwierig aber vielversprechend. Eine Methode, mit der ein **Überblick über die Genexpression** eines Organismus entweder zu bestimmten Zeiten seiner Entwicklung oder als Reaktion auf bestimmte Stimuli erhalten werden kann, ist die Anfertigung eines **Mikroarrays**. Das Prinzip beruht auf der Tatsache, dass mit Hilfe von Robotern z. B. die gesamten codierenden DNA-Sequenzen aus menschlichen Zellen nach Amplifikation über PCR auf einem Objektträger fixiert werden können (mehrere zehntausend kleine Fragmente auf wenigen Quadratzentimetern mit bekannter Position jeder einzelnen Sequenz!). Zur Analyse der Genexpression wird dann aus menschlichen Zellen **Gesamt-mRNA** isoliert (sie resultiert aus zum Zeitpunkt der Analyse aktiv transkribierten Genen) und diese in eine Fluoreszenzfarbstoff markierte cDNA umgeschrieben. Diese **cDNA** wird auf die DNA des Objektträgers unter geeigneten Bedingungen hybridisiert, nicht hybridisierte cDNA weggewaschen und die verbliebene Fluoreszenz unter dem Mikroskop analysiert. Überall dort, wo leuchtende „Spots" auftauchen, handelt es sich um „transkribierte" Gene. Nun kann man den Zeitpunkt der Analyse verändern oder Zellen verschiedener Gewebe anschauen etc. Besonders interessant wird die Frage nach **differenzieller Genexpression**. Dazu werden die mRNAs z. B. von Tumorgewebe und normalem Gewebe in cDNAs umgeschrieben, die mit verschiedenen Fluoreszenzfarbstoffen markiert werden (z. B. rot und grün). Die cDNAs werden im gleichen Verhältnis gemischt und auf Gesamt-DNA Mikroarrays hybridisiert. Je nachdem, welche Gene in welchen Zellen transkribiert wurden, wird rote oder grüne cDNA hybridisieren. Die Gene, die in beiden Zellarten gleichermaßen exprimiert wurden, werden beide cDNAs binden. Die Fluoreszenzen überlagern sich und der Spot erscheint gelb (*Abb. 12.26*). Die Möglichkeit, über Genexpressions-Muster **gesunde von kranken Zellen** zu unterscheiden, bzw. die **Reaktionen** von Zellen **auf** gegebene Situationen (z. B. **Therapeutika**) zu erkennen, hat große Bedeutung für die Medizin.

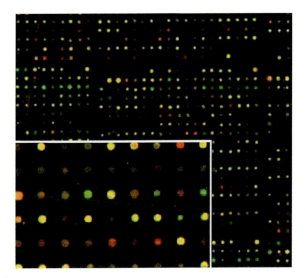

Abb. 12.26 **Komplexe Hybridisierung auf Glas-Mikroarrays.** Vergleich der Expressionsmuster von Tumor und Tumorzelllinie aus glialen Tumoren des Gehirns. Die Tumor-RNA ist mit Cy3 (grün), die Zelllinien-RNA mit Cy5 (rot) markiert. Der Mikroarray wurde mit einem Axon 4000B Fluoreszenz-Laserscanner eingelesen und mit der GenePix 4.0 Software dargestellt (Klaus Steiner/Rainer Will, DKFZ Heidelberg).

12.2.7 Die Entwicklung der Molekularbiologie ermöglicht die „System-Biologie"

Die gegenwärtigen technischen Entwicklungen auf dem Gebiet der Molekularbiologie ermöglichen es, über die Analyse von Einzelvorgängen hinaus eine **Zusammenschau des biologischen Systems** in seiner Gesamtheit anzustreben.

Die rasanten Fortschritte auf dem Gebiet der DNA-Sequenzierung eröffnen die realistische Möglichkeit, jede Region des Genoms in seiner Sequenz festzulegen (**Genomics**). Weitere interessante Informationen ergeben sich aus der Verfolgung der Abläufe während der Transkription. Das Prinzip ist oben erklärt. Unter vergleichbaren Bedingungen werden mRNAs aus Zellen gewonnen, die sich in zwei unterschiedlichen Zuständen befinden (z. B. wachsend – nicht wachsend). Zur Umschreibung der beiden RNA-Sätze in cDNA werden 2 verschiedene Fluoreszenz-Farbstoffe benutzt, sodass verfolgt werden kann, welche RNA an welche Sequenzen auf dem DNA-Array hybridisiert. Die Analyse der Fluoreszenzen gibt Aufschluss über die **Transkriptionsaktivitäten** der beiden Zellstämme. Die Gesamtheit der Transkription wird auch **Transkriptom** genannt. Entsprechend kann die Gesamtheit der **Translation** mit Hilfe von 2-dimensionalen Gel-Elektrophoresen untersucht werden (**Proteom**). Übergeordnet reguliert wird die Gen-Expression durch Mikro-RNAs (miRNAs). Deren Anwesenheit kann durch Mikro-RNA-Arrays verfolgt werden (**MikroRNA-Signatur**). Zusammengenommen ergeben diese Techniken eine enorme Informationsfülle, die sich in der Regel nur noch durch **Hochleistungs-Rechner** organisieren lässt. Vom Zusammenspiel all dieser Informationen wird ein mehrdimensionales Bild von den biologischen Vorgängen erwartet. Für diese Gesamtschau hat sich der Begriff „**System-Biologie**" eingebürgert. Ein ganzer Studienzweig, die **Bioinformatik**, widmet sich der Analyse und der Bewertung der erhobenen Ergebnisse. Speziell die klinische Forschung setzt große Hoffnungen in diese Art der Wissenschaft.

> Am Beispiel der Krebsforschung soll dies erläutert werden. Mit den oben beschriebenen Methoden können parallel gesunde Zellen, Tumorzellen und Zellen aus Metastasen im Hinblick auf ihr Genom, Transkriptom, Proteom, auf ihre MikroRNA-Signatur und vielfältige metabolische Reaktionen (**Metabolom**) hin charakterisiert werden. Die Ergebnisse geben wichtige Hinweise für Vererbbarkeit der Disposition, Beurteilung der Tumorstadien, Prognose und spezifische Patienten-bezogene Therapie. Tumormarker und Screening-Methoden können hoffentlich schon in naher Zukunft als Resultat dieser Bemühungen den Klinikern an die Hand gegeben werden.

Weiterführende Literatur

Alberts, B., A. Johnson, J. Lewis, M. Raff, K. Roberts, P. Walter: Molecular Biology of the Cell. 5th ed. Garland Science, New York 2008

Braun, T.A.: Gentechnologie für Einsteiger. 5. Aufl. Spektrum Akad. Verlag, 2007

Clark, B.P., Pazdernik N.J.: Molekulare Biotechnologie 4. Aufl. Spektrum Akad. Verlag, 2009

Ibelgaufts, H.: Gentechnologie von A bis Z. Verlag Chemie, Weinheim 1990

Jaenisch, R., Young, R.: Stem cells, the molecular circuitry of pluripotency and nuclear reprogramming Cell 2008; 132:567–582

Kirby, L.T.: DNA Fingerprinting. Stockton Press, New York 1990

Knippers,R.: Molekulare Genetik. 9. Aufl. Thieme Verlag Stuttgart, New York 2006

Lodish, H., A. Berk, C. A. Kaiser, M. Krieger, M. P. Scott, A. Bretscher, H. Ploegh, P. Matsudaira: Molecular Cell Biology, W. H. Freeman and Company, 6th edition 2008

13 Parasitologie

13.1 Allgemeine Parasitologie

13.1.1 Mehr als eine Milliarde Menschen leiden unter Parasiten

Die Bedeutung der Biologie für die Medizin wird besonders bei der Betrachtung der Parasiten deutlich. **Mehr als eine Milliarde Menschen leiden unter tierischen Parasiten.** Dabei sind die anderen großen Gruppen des Parasitismus wie bakterielle, virale oder Pilz-Infektionen noch ausgeklammert. In den westlichen Industrieländern spielen Parasiten durch **Rückgang der Hygiene** (Läuse, Flöhe), Anstieg des **Tourismus** (tropische Parasiten), **sexuelle Freizügigkeit** (Filzlaus, AIDS) und veränderte Lebensgewohnheiten bezüglich der **Hundehaltung** (Hundebandwurm) eine steigende Rolle.

Zugleich ist Parasitismus aus biologischer Sicht sehr interessant, da evolutionäre Anpassung und ökologische Entwicklung deutlich erkennbar sind. **Evolutionäre Anpassung** der Parasiten manifestiert sich sowohl in der Rückbildung von Organen wie des Darms (z. B. bei *Taenia*, dem Bandwurm), der Bewegungsorgane (z. B. Flügel beim Floh) oder der Sinnesorgane: Viele Parasiten sind blind. Daneben gibt es Spezialanpassungen. Die **Mundwerkzeuge** werden bei parasitären Insekten zu Saug-Stech-Organen umgewandelt. Bei den Siphonaptera (Flöhen) wird das Saug-Stech-Organ zu einem komplexen 2-Kanal-System. Während durch einen Kanal ein Gerinnungshemmer injiziert wird, kann durch den anderen Blut abgesaugt werden.

Die Entwicklung des **ökologischen Systems** hat bei den Parasiten ein Extrem erreicht. Die Übergänge von der Lebensgemeinschaft (z. B. Mensch/Darmflora) über ausgeprägte gegenseitige Nützlichkeit in Form der **Symbiose** bis hin zum **Parasitismus** sind fließend. Bei der Symbiose haben beide Partner einen essenziellen Nutzen: So beherbergen die **Wiederkäuer** im Pansen und Netzmagen eine große Anzahl von **Ciliaten** (bis 10^6 pro ml bei Ziegen oder Schafen). Die Aufgabe dieser Einzeller ist es, Pflanzenmaterial aufzuschließen, das dann von Bakterien vergoren werden kann. Die Ciliaten ernähren sich von den Gärprodukten und verwandeln gemeinsam mit den Bakterien das pflanzliche Material, das von dem Wirt nicht verdaut werden kann, in tierisches Eiweiß. Zusammen mit dem Nahrungsbrei kommen Ciliaten in den Blätter- und Labmagen, werden abgetötet und im Darm verdaut. Das heißt, zunächst ernährt der Wiederkäuer die Ciliaten und anschließend die Ciliaten den Wiederkäuer. Einer wäre ohne den anderen nicht in der Lage zu existieren. Wenn der Vorteil sich zugunsten eines Partners verschiebt, entsteht Parasitismus.

Eine andere Möglichkeit zur Entwicklung von Parasiten demonstrieren die **Turbellarien**. Viele von ihnen sind Saprozoa (Aasfresser). ihnen dient der Pharynx (Schlund) zum **Festsaugen an der Fischleiche**. Sie können auch bereits geschädigte, kranke Tiere befallen. Bei einigen Arten gibt es jedoch eine Spezialisierung mit Saugnäpfen zum **Anhaften an gesunde Tiere**. Damit sind diese Arten zu Parasiten geworden.

Parasiten können den Wirt äußerlich befallen: **Ektoparasiten**. Einige tun dies ständig, **permanent** (z. B. **Läuse**), andere nur zeitweise, **temporär** (z. B. **Mücken**). Der Befall kann auch innerlich erfolgen (**Endoparasiten**), einerseits im Darm (**Darmparasiten**), andererseits im Blut (**Blutparasiten**) oder in Geweben (**Gewebsparasiten**) (*Rep. 13.1*). Jedes Organ, jedes Tier und jede Pflanze kann von Parasiten befallen sein. Im weiteren Verlauf werden nur Parasiten des Menschen besprochen.

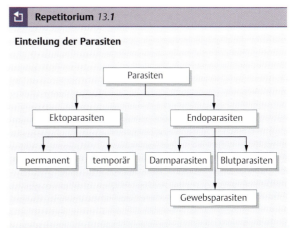

Repetitorium 13.1

Einteilung der Parasiten

13.1.2 Die sexuelle Vermehrung der Parasiten erfolgt im Endwirt, die asexuelle im Zwischenwirt

Bei Befall oder Infektion mit Parasiten treten die ersten pathologischen Symptome erst nach einer gewissen **Inkubationszeit** auf (*Rep. 13.2*). Die ersten Entwicklungsstadien des Parasiten bzw. die Ausscheidung von Eiern können nach der **Präpatenz** nachgewiesen werden (Zeitraum zwischen Infektion und Sichtbarwerden von Larven bzw. Eiern im Stuhl etc.). Von diesem Zeitpunkt an bis zum Erlöschen der Ausscheidung rechnet die **Patenz**. Die Patenz kann sehr kurz (wenige Tage) bzw. lang (viele Jahre bei *Taenia*) sein. Häufig durchlaufen Parasiten einen **Generationswechsel**, d. h. **sexuelle** und **asexuelle** Generationen, die außerordentlich unterschiedlich in Gestalt und Wirtsbeziehungen sein können, wechseln einander ab. Die Entwicklung kann in **mehreren Wirten** (**heteroxen**) wahlweise (**fakultativ**) oder notwendigerweise (**obligat**) oder nur **in einem Wirt** (**monoxen**) ablaufen (*Rep. 13.3*). Bei Generationswechsel ist der Wirt, in dem die sexuelle Vermehrung erfolgt, der **Endwirt** (*Rep. 13.4*). Die asexuellen Generationen werden im **Zwischenwirt** vermehrt. Viele Parasiten befallen verschiedene Tiere. Wird ein Wirt bevorzugt (**Hauptwirt**), so tragen **Nebenwirte** seltener diesen Schmarotzer, unter Umständen, weil er sich in diesen weniger gut entwickeln kann. Auf **Mensch und Tier** können sich oft die **gleichen Parasiten** vermehren, sodass die Schmarotzer der Tiere ein **Reservoir** für die Infektionen des Menschen darstellen. Das entsprechende Tier ist der **Reservoirwirt**. Ein Zwischenwirt oder auch ein Reservoirwirt transportiert den Parasiten oft über größere Distanzen: **Transportwirt**. Befällt der Schmarotzer einen Wirt, auf dem er sich entweder nicht vermehren kann oder von dem die Nachkommen nicht freikommen, so spricht man von **Fehlwirt**.

Repetitorium 13.2

Patenz und Präpatenz bei Parasiten

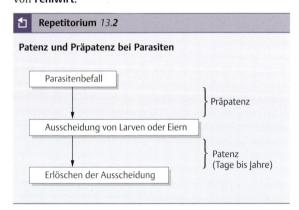

Repetitorium 13.3

Einteilung der Parasiten nach dem Wirtsverhalten

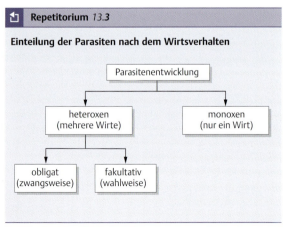

Repetitorium 13.4

Parasitenwirte

Hauptwirt:	bevorzugter Wirt
Nebenwirt:	weniger begehrter Wirt
Reservoirwirt:	Wirt, der Parasiten für weiteren Befall bereithält
Zwischenwirt:	Wirt während eines Entwicklungsstadiums des Parasiten
Transportwirt:	Sowohl Reservoir- als auch Zwischenwirt, wenn er Parasiten über Distanzen transportiert
Endwirt:	Wirt, in dem bei Generationswechsel die sexuelle Vermehrung erfolgt
Fehlwirt:	Wirt, aus dem weitere Vermehrung nicht stattfindet

13.1.3 Die Pathogenitätsmechanismen der Parasiten sind sehr unterschiedlich

Die Strategie des Schmarotzers muss es sein, einerseits seinen Wirt möglichst gut und lange funktionstüchtig zu erhalten, andererseits muss die Abwehr des Wirtes so geschwächt werden, dass er sich seiner Parasiten nicht entledigen kann. Gut adaptierte Schmarotzer, die ein gutes System zum Unterlaufen der Wirtsabwehr haben, wie z. B. einige Taeniae (Bandwürmer), coexistieren mit ihrem Wirt über lange Zeiträume, ohne diesen ernsthaft krank zu machen. Der Befall eines Menschen manifestiert sich dann nur in Gewichtsverlust (*Rep. 13.5*).

Deutlich krank wird der Mensch, wenn der Parasit ihm **essenzielle Komponenten** der Nahrung entzieht. So entzieht z. B. *Diphyllobothrium latum* (**Fischbandwurm**) dem Menschen das lebenswichtige **Vitamin B_{12}**. Dadurch entwickelt sich eine charakteristische **perniziöse Anämie**. Diese **Diphyllobothriasis** spielt eine Rolle in Gegenden, wo **roher Fisch** gegessen wird: in Japan, Mikronesien und früher auf der Kurischen Nehrung/Ostpreußen.

Stärkere Krankheitssymptome zeigen auch Patienten, wenn Parasiten **giftige Stoffwechselprodukte** produzieren. So wird z. B. das hohe **Fieber bei Malaria** durch **Abbauprodukte des Häms** aus dem Hämoglobin hervorgerufen, einer essenziellen Nahrungsquelle des Malariaparasiten.

Zu schweren Krankheitserscheinungen kommt es ebenfalls durch **Gewebszerstörung** oder -verdrängung. Auf diese Weise schädigt z. B. *Echinococcus* (Hundebandwurm) erheblich (letal) die Leber des infizierten Menschen. Das Wachstum eines Parasiten kann auch entartetes Gewebswachstum hervorrufen, z. B. **Malignomauslösung** durch *Fasciola hepatica* (Großer Leberegel).

Große medizinische Bedeutung haben Parasiten durch die Übertragung von Viren, Rickettsien oder Bakterien. **Überträger** finden sich besonders zahlreich unter den **Arthropoden** (Gliederfüßlern). Als Beispiele seien genannt: Zecken → **Encephalitis**, Läuse → **Fleckfieber**, Flöhe → **Pest**.

Der Mensch kann auch durch **Sekundärinfektionen**, die mit dem Parasitenbefall assoziiert sind, erkranken. *Ascaris lumbricoides* (Spulwurm) z. B. beinhaltet in seiner Entwicklung eine Lungen-Pharynx-Passage, die häufig Ausgangspunkt von **Pneumonie**-artigen Sekundärinfektionen ist.

Repetitorium 13.5

Pathogenitätsmechanismen der Parasiten

Wirkungsweise	Parasit	Folgeerscheinung
Entzug essenzieller Nahrungskomponenten	Fischbandwurm	Vitamin-B_{12}-Mangel perniciöse Anämie
Produktion giftiger Stoffwechselprodukte	Malariaparasit	Malariafieber
Gewebszerstörung – Gewebsverdrängung	Hundebandwurm	Leberschädigung
Auslösung von Gewebsentartung	Großer Leberegel	Malignom
Virus- bzw. Bakterienübertragung	Zecken, Läuse, Flöhe	Encephalitis Fleckfieber Pest

13.1.4 Um den Wirt ausnutzen zu können, müssen die Abwehrmechanismen überlistet werden

Der **Wirt** setzt nach dem Parasitenbefall seine **Abwehrmechanismen** wie humorales und zelluläres Immunsystem in Gang (s. Kap. **9**, S. 259). Entsprechend haben die Schmarotzer raffinierte Wege entwickelt, den Wirt zu überlisten (*Rep. 13.6*).

Kleine Parasiten können sich in Zellen des Wirtes flüchten und sind dann immunologisch nicht mehr zugänglich. Als Beispiel: Malariaparasit in Erythrocyten (Abb. 13.**1**). Häufig bleibt dem Wirt gegen **intrazelluläre Parasiten** kein anderes Mittel, als den befallenen Bereich abzukapseln. Diese **Cystenbildung** wird dann oft von den Parasiten ausgenutzt, um sich ungestört zu vermehren (z. B. *Trichinella*).

Eine andere parasitäre Strategie ist die **systematische Irreführung des Wirtes**. Hat ein Wirt einige Zeit nach Parasitenbefall seine Immunabwehr aufgebaut, können sich verschiedene **Parasiten** häuten. Die **neue Haut** hat dann eine **neue antigene Struktur** und wird vorerst von den bereitgestellten Antikörpern nicht erkannt. Es müssen neue Antikörper gebildet werden. Die alten reagieren statt gegen den Parasiten gegen seine abgelegte Haut (Arthropoden – Insektenlarven). Alternativ kann auch die antigene Struktur des Mantels selber gewechselt werden. *Trypanosomen* z. B. haben an ihrer Oberfläche als antigene Hauptdeterminanten **Proteoglycane**, komplexe Strukturen aus Proteinen, die viele Kohlenhydratketten tragen. Die Anordnung der **Zucker** in den Ketten wird **ständig variiert**, sodass der Wirt nicht schnell genug spezifische Antikörper produzieren kann.

Parasiten können auch von einer derartig dicken und resistenten **Cuticula** (Mantel) umgeben sein, dass sie entweder schlecht oder gar **nicht immunologisch erkannt** bzw. nicht angegriffen werden können (Arthropoden – Insekten).

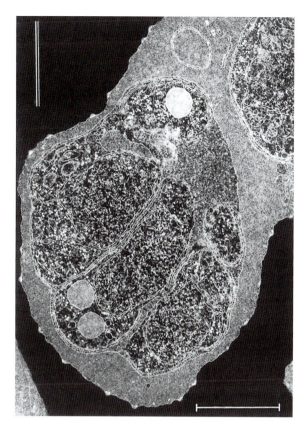

*Abb. 13.***1** **Malariaparasiten im Erythrocyten.** *Plasmodium falciparum* (Aufnahme: Bauer, F. Wunderlich, Düsseldorf; M: Balken ≙ 1 μm).

Repetitorium 13.6

Parasitäre Methoden zur Überlistung der Wirtsabwehr

Methode	Parasit
Intrazelluläre Entwicklung	Malariaparasit
Wechsel der Außenhaut und der antigenen Determinanten	Insektenlarven
Veränderung der antigenen Determinanten	Trypanosomen
Ausbildung einer dicken Cuticula	Insekten

13.1.5 Der Nachweis des Parasitenbefalls erfolgt direkt oder über serologische und immunologische Techniken

Der sicherste und **direkte Nachweis** erfolgt über ausgeschiedene Eier bzw. andere Formen verschiedener **Entwicklungsstadien**, z. B. bei Taeniae (Bandwürmern) oder *Ascaris* (Spulwurm; *Rep. 13.***7**) oder über Sichtbarmachung des **Parasiten** (Malaria). Häufig stößt das auf große Schwierigkeiten. Deshalb erhalten **immunologische Verfahren** immer mehr Bedeutung. Wohl am bekanntesten ist die **Komplementbindungsreaktion** (Abb. 13.**2**).

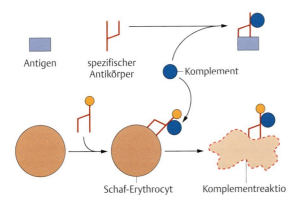

Abb. 13.**2 Komplementbindungstest.** Die Ausbildung eines Antigen-Antikörper-Komplexes kann dadurch nachgewiesen werden, dass ein Komplement an diesen Komplex bindet und damit nicht mehr für die Indikatorreaktion, nämlich die Lyse von Schaf-Erythrocyten, zur Verfügung steht.

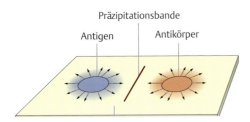

Abb. 13.**3 Doppeldiffusionstest.** Antikörper und Antigen werden in je einer Aushöhlung auf eine Agarplatte gegeben. Beide Substanzen diffundieren in den Agar. Erkennt der Antikörper das Antigen, so bildet sich an der Stelle, an der beide in Kontakt treten, eine Präzipitationsbande.

Als **Indikatorsystem** dient die **Komplement-abhängige Lyse von Schaf-Erythrocyten** durch einen hämolysierenden Antikörper. (Komplement ist ein Serumfaktor, der für die Zell-Lyse nach Antikörperbindung an die Fremdzellen verantwortlich ist.) Für den Test auf Parasiten-Antigen bzw. -Antikörper wird die Probe mit spezifischem Antiserum bzw. Antigen des Parasiten versetzt. Ist der Gegenpartner vorhanden, wird eine Antigen-Antikörper-Reaktion stattfinden und Komplement gebunden. Dadurch gibt es dann nicht mehr ausreichend Komplement für die Indikatorreaktion: Die Schaf-Erythrocyten werden nicht hämolysiert (positiver Komplementbindungstest).

Dies lässt sich einfach mit freiem Auge feststellen. Fehlt in der Testreaktion ein Partner, wird kein Komplement gebunden. Dann steht das Komplement für die Indikatorreaktion zur Verfügung, und der hämolysierende Antikörper lysiert (mit Komplement) die Schaf-Erythrocyten (negativer Komplementbindungstest).

Auch **direkte immunologische Tests** werden zum Nachweis von Parasiten-Antigen bzw. spezifischen Antikörpern angewandt. Im **Doppeldiffusionstest** (Abb. 13.**3**) werden auf einem mit einer Agarschicht bedeckten Objektträger in zwei voneinander entfernten Löchern Antigen und Antikörper gegeneinander aufgetragen. Beide diffundieren in den Agar. An der Stelle, an der sie aufeinander stoßen, entwickelt sich durch Präzipitation des Antigen-Antikörper-Komplexes eine Trübung, die mit bloßem Auge sichtbar ist.

Die Antigen-Antikörper-Reaktion kann auch direkt durch die Präzipitation getestet werden. Um die Empfindlichkeit erheblich zu steigern, wird an den spezifischen Anti-Parasiten-Antikörper ein fluoreszierendes Molekül, z.B. Fluorescein, gekoppelt. Im manchmal unsichtbaren Sediment des Antigen-Antikörper-Komplexes können durch die Fluoreszenz noch Antigenspuren nachgewiesen werden.

Noch empfindlicher für den Nachweis von Parasiten-Antigen bzw. spezifischen Antikörpern sind Tests mit radioaktiven Isotopen. Beim **Radio-Immun-Assay** (RIA; Abb. 13.**4**) ist die Indikatorreaktion die Bindung eines radioaktiv markierten (meistens gereinigten) Parasiten-Antigens an die vorgelegten Antikörper. Der Antigen-Antikörper-Komplex wird ausgefällt und die Radioaktivität gemessen. Wird zu der Indikatorreaktion eine zu bestimmende Menge unmarkierten Parasiten-Antigens hinzugefügt, konkurriert dieses mit dem radioaktiv markierten vorgelegten Antigen. Je mehr zu bestimmendes Antigen angeboten wird, desto weniger Radioaktivität wird gebunden. Sehr empfindlich ist der Nachweis von Parasiten-Antigen bzw. -Antikörper über radioaktiv markiertes Protein A. Protein A wird von dem Bakterium *Staphylococcus aureus* produziert und lässt sich relativ einfach reinigen. Es bindet spezifisch an Antikörper (an das F_c, s. Kap. 9, S. 263).

Mit **radioaktiv markiertem Protein A** kann gebundener Antikörper nachgewiesen werden (Abb. 13.**5**). Im eigentlichen Test wird das Antigen auf ein Nitrocellulose- (oder Cellulose-)Blatt aufgetüpfelt und fixiert, z. B. durch Säurebehandlung. Das Blättchen wird dann in einer Lösung mit Antikörper gebadet, mit Wasser gewaschen und anschließend mit Protein A inkubiert, das mit radioaktivem Jod markiert ist. Protein A bindet an den Antikörper, der mittels Antigen an das Celluloseblatt gebunden ist. Nach der Entfernung überschüssigen Proteins A wird das Blättchen getrocknet, anschließend mit einem Film überzogen und im Dunkeln inkubiert. Der entwickelte Film zeigt durch das Maß seiner Schwärzung die Menge Radioaktivität und damit die Menge gebundenen Proteins A an. Damit kann **quantitativ** die Antikörperbindung bestimmt werden.

Für immunologische Bestimmungen sind Antigen- und Parasitenspezifische Antikörper kommerziell erhältlich. Oft wird jedoch ein Parasitenbefall von dem behandelnden Arzt erst gar nicht in Erwägung gezogen. Deshalb werden Parasitenkrankheiten häufig nicht erkannt, obwohl die Diagnose möglich, manchmal sogar trivial ist. Dem angehenden verantwortungsbewussten Arzt sei deshalb empfohlen, sich die menschlichen Parasiten besonders gut einzuprägen.

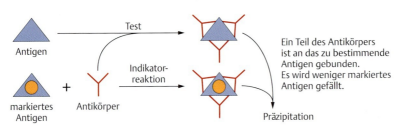

Abb. 13.**4 Radio-Immun-Test.** In einer Indikatorreaktion wird eine bestimmte Menge radioaktiv markiertes Antigen mit einer vorgelegten Menge Antikörper zur Reaktion gebracht. Das zu bestimmende, unmarkierte Antigen konkurriert um die Bindung an den Antikörper. Aus der Abnahme der vom Antikörper gebundenen Radioaktivität kann auf die Menge unmarkierten Antigens geschlossen werden.

Repetitorium 13.7

Nachweismethoden für Parasiten

direkte Methode	indirekte Methode
Darstellung des Parasiten	Komplementbindungsreaktion
Nachweis ausgeschiedener Eier oder anderer Entwicklungsstadien	
Immunologische Tests: - Fluoreszenzmethode - Doppeldiffusionstest - Radio-Immun-Assay	

13.2 Spezielle Parasitologie

13.2.1 Einteilung

Die Parasiten sind fast ausschließlich vier Tiergruppen zuzuordnen: Protozoen (**Einzeller**), Plathelminthes, Nemathelminthes (**Würmer**) und Arthropoden (**Gliederfüßler**) (Tab. 13.**1**).

13.2.2 Parasitäre Protozoen (Einzeller)

Flagellaten (Geißeltiere)

Zu den Flagellaten gehören die für den Menschen pathogenen *Trypanosoma*, *Leishmania* und *Trichomonas* (Tab. 13.**2**).

Trypanosoma brucei ist der Überträger der Schlafkrankheit. Trypanosomen machen einen obligaten **Wirtswechsel** durch, der mit einem ausgeprägten **morphologischen Wechsel** einhergeht. Die Vermehrung erfolgt durch Teilung in der Längsrichtung.

Pathogen sind: *Trypanosoma brucei gambiense*, *T. brucei rhodesiense* und *T. cruzi*. Daneben gibt es etliche wichtige pathogene Trypanosomen für Großtiere.

> **T. brucei gambiense** und **T. brucei rhodesiense** sind die Erreger der **Schlafkrankheit**. Beide Arten und *Trypanosoma brucei brucei*, der Erreger der Nagana-Seuche vieler Großtiere (Pferde, Wiederkäuer, Nager, Schweine), sind morphologisch nicht unterscheidbar. Es sind **genetische Varianten**, die von *Glossina*-Arten (Tsetsefliegen: *G. tachinoides*, *G. palpalis*, *G. morsitans*) durch **Stich** übertragen werden. Charakteristisch für die Schlafkrankheit sind die **schlafähnlichen Absencen** in den fortgeschrittenen Stadien und **hohes Fieber**. Die Infektion wird durch den Stich der *Glossina* gesetzt. An der Einstichstelle kommt es durch **Sekundärinfektion** häufig zur Ausbildung von Eiterherden. Die Nackenlymphdrüsen schwellen – es kommt zur Ödembildung. Die Vermehrung der Parasiten im Blut führt zu Fieberanfällen und Drüsenentzündungen. Nach etwa 12 Wochen passiert der Parasit die **Hirn-Liquor-Schranke** und verursacht die charakteristische **Encephalomeningitis**. *Trypanosoma brucei gambiense* und *T. brucei rhodesiense* sind geographisch unterschiedlich lokalisiert. Die Erstere ist in Westafrika weit verbreitet. **T. brucei rhodesiense** tritt besonders in **Ostafrika** auf und verläuft **akut**. Ohne Therapie tritt der Tod bei dieser Form nach etwas mehr als einem halben Jahr ein. Die **Trypanosomiasis brucei gambiense** verläuft wesentlich mil-

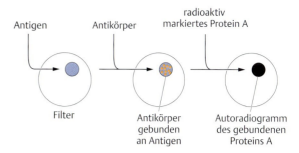

Abb. 13.**5 Protein-A-Test.** Ein Antikörper bindet auf einem Filter an sein spezifisches Antigen. Radioaktiv markiertes Protein A bindet seinerseits an den Antikörper. Auf diese Weise kann über Autoradiographie die Menge des gebundenen Antikörpers bestimmt werden.

Tab. 13.1 Einteilung der Parasiten

Protozoen (Einzeller)	
- Flagellaten (Geißeltiere)	Trypanosomen Leishmanien Trichomonaden
- Rhizopoden (Wurzelfüßler)	Amöben
- Sporozoen (Sporentierchen)	Toxoplasmen Plasmodien
- Ciliaten (Wimperntierchen)	Balantiden
Plathelminthen (Plattwürmer)	
- Trematoden	Schistosomatiden
- Cestoden (Bandwürmer)	*Echinococcus* (Hundebandwurm) *Diphyllobothrium latum* (Fischbandwurm) *Taenia saginata* (Rinderbandwurm) *Taenia solium* (Schweinebandwurm)
Nemathelminthen (Rundwürmer)	*Ascaris* Hakenwürmer *Trichinella spiralis* *Trichuris* (Peitschenwurm) *Strongyloides* (Zwergfadenwurm) *Dracunculus* (Drachen- oder Medinawurm) Filarien
Arthropoden (Gliederfüßler)	
- Chelicerata (Spinnenartige)	Zecken, Milben
- Insekten: Hemimetabole (unvollkommene Verwandlung)	Phthiraptera (Tierläuse) Heteroptera (Wanzen)
- Insekten: Holometabole (vollkommene Verwandlung)	Diptera (Zweiflügler) (Mücken, Fliegen, Bremsen) Siphonaptera (Flöhe)

der. Der Tod tritt ohne Therapie erst nach Jahren ein. Mehr als 500 000 Menschen sterben pro Jahr an Schlafkrankheit!

Es gibt bisher wenig erfolgreiche Therapien für diese schreckliche Krankheit, nicht zuletzt, weil die finanziellen Gewinne von den Pharmafirmen als zu niedrig eingeschätzt werden. **Eflornithin** scheint eines der wirksameren Medikamente zu sein. U.a. bemüht sich eine Forschungsgruppe der WHO (Tropical Disease Research Group) um Verbesserung dieses Produktes.

> *Trypanosoma cruzi* ist der Erreger der **Chagas-Krankheit**. Überträger (Vektoren) sind **Wanzen**, die mit ihrem Kot die Trypanosomen verbreiten. Diese siedeln sich in Nestern in den Muskeln an – besonders im **Myocard**. Der Herzmuskel wird dadurch geschwächt und neigt nach vielen Jahren chronischer Erkrankung zum plötzlichen mechanischen Versagen (Herztod). Die **Chagas-Krankheit** ist **sehr häufig**. Etwa **15 Millionen Menschen** leiden in Südamerika an ihr, weitere 40 Millionen sind von ihr bedroht.

Die Trypanosomen haben **zahlreiche Reservoirwirte**. *T. brucei gambiense* und *T. brucei rhodesiense* vermehren sich auch auf anderen Mammalia (Säugetieren) wie z. B. Affen und Ratten. *T. cruzi* befällt auch Haustiere.

Der Wirtswechsel Mensch – Insekt ist obligat und außerordentlich bemerkenswert, weil die Trypanosomen je nach Bedarf einen **Proteoglycan-Mantel** ausbilden können, der ständig die antigenen Eigenschaften wechseln kann. Dieser Mantel wird aber **nur** synthetisiert, wenn er benötigt wird, d. h., wenn der Parasit für das menschliche (bzw. sonstige Mammalia-)Immunsystem erreichbar ist. Das ist nur dann der Fall, wenn sich der Parasit **im Serum** befindet. Der Mantel wird nicht benötigt, solange sich die Trypanosomen im Insekt befinden oder wenn *Trypanosoma cruzi* im Säugetier innerhalb des Muskelsyncytiums wohlverborgen vor dem Zugriff des Immunsystems des Wirtes sitzt. In dieser Situation erspart sich der Parasit die Produktion des Proteoglycan-Mantels. Allerdings wird dieser Mantel sofort produziert, wenn die Trypanosomen im Verlauf ihrer Reifung im Insekt für den Menschen (oder ein sonstiges Säugetier) infektiös werden. Diese Stufe der Reifung erfolgt in der **Speicheldrüse** des Insekts, dem Warteraum des Parasiten für seinen Transfer in den Menschen.

Außerdem durchlaufen die Trypanosomen während ihrer Entwicklung sehr bemerkenswerte **Transformationen des biochemischen Apparates**, die die raffinierte Anpassung dieser Parasiten zeigt: Während der Vermehrungsphase der Trypanosomen im **menschlichen Serum** steht **ausreichend Glucose** (100 mg pro 100 ml) zur Verfügung. Der Parasit optimiert seinen Stoffwechsel. Er setzt **Glucose glycolytisch zu Pyruvat** um, das **ausgeschieden** wird. Dabei wird aus 1,3-Glyceratbisphosphat sowie aus Phosphoenolpyruvat jeweils ein ATP gebildet. Da sowohl bei Umsetzung von Glucose als auch bei Fructose ATP verbraucht wird, dann aber vier ATP (zwei über 1,3-Glyceratbisphosphat, zwei über Phosphoenolpyruvat) erzeugt werden, bleibt eine Bilanz von zwei produzierten ATPs pro verbrauchter Glucose. Der Parasit kann sich diesen ineffizienten Luxus leisten. Er schert sich nicht um die Energiebilanz des Wirtes, der über oxidative Phosphorylierung aus Glucose die 18fache Menge Energie gewinnen könnte (s. Lehrbücher der Biochemie). Dabei hätten die Trypanosomen auch diese Möglichkeit. Ihre DNA enthält jedenfalls die Informationen für alle Enzyme des Citrat-Cyclus und der Atmungskette. Aber beim feinen Leben im Glucose-reichen Mammaliaserum spart sich der Parasit die Synthese dieser Enzymsysteme und lebt auf großem Fuß auf Kosten des Wirtes. In dieser Phase sind die **Mitochondrien** des Parasiten **klein**, sie haben keine Cristae und sind degeneriert.

Im Insekt geht es dem Parasiten lange nicht so gut. Hier steht ihm **hauptsächlich Prolin** zur Verfügung. Substrat-Phosphorylierung ist unmöglich. In diesem Entwicklungsstadium sind die **Mitochondrien groß** und reich an Cristae. Die Enzyme des Citrat-Cyclus und der Atmungskette sind vorhanden, der Parasit gewinnt seine Energie über oxidative Phosphorylierung. Wann erfolgt diese Umstellung der Mitochondrien? Schon **während der Reifung** im Menschen (bzw. im Reservoirwirt) werden Cristae im Mitochondrium angelegt, und der Parasit stattet sich mit *Pyruvatdehydrogenase* aus, dem Enzym, das durch oxidative Decarboxylierung aus Pyruvat Acetyl-Coenzym-A macht. Damit sind alle **Vorbereitungen für den Citrat-Cyclus** getroffen. **Nur diese** gereiften Trypanosomen mit Mitochondrien-Cristae und *Pyruvatdehydrogenase* überstehen den **Transfer in den Insektenwirt**. Wenn das Insekt ein gereiftes Trypanosom aufgenommen hat, muss der Parasit die Enzyme für den Citrat-Cyclus produzieren. Dazu ist notwendig, dass er in den Kropf des Insekts gelangt und dort mindestens eine Stunde verweilen kann. Gleichzeitig schwellen die Mitochondrien. Noch haben diese Mitochondrien keine funktionierende Atmungskette. Diese wird erst in den nächsten beiden Tagen der Reifung im Darm synthetisiert. Jetzt ist der Parasit in der Lage, mit hoher Effizienz **Energie über oxidative Phosphorylierung** zu gewinnen und sich im Insekt optimal zu entwickeln und zu vermehren.

Leishmanien verursachen Kala-Azar und Orientbeule.
> **Leishmanien** sind mit den Trypanosomen eng verwandt und ihnen in vielen Aspekten ähnlich. Im Menschen halten sich die Parasiten zumeist **intrazellulär** auf. Sie sind sehr klein ($^1/_{10}$ der Trypanosomen, 2–6 µm). Leishmanien lassen sich gut in Zellkultur züchten. Überträger sind *Phlebotomus*-Arten (**Sandmücke**). **Kala-Azar** wird von *Leishmania donovani* verursacht. Dieser Parasit setzt sich in den **Endothelzellen der Blut- und Lymphgefäße** von Milz, Leber, Knochenmark, Lunge und Niere fest. Die resultierende **Splenohepatomegalie** führt (ohne Behandlung) zum Tode. Kala-Azar ist besonders in Indien, im Nahen Osten und in Südamerika verbreitet. *Leishmania infantum* verursacht Kala-Azar bei Kindern im Mittelmeerraum. Leishmanien sind auch die Erreger der **Hautleishmaniasis** oder **Orientbeule**. Je nach geographischer Verbreitung ist es: *L. major* – Nordiran, *L. tropica* – Mittlerer Osten, *L. mexicana* – Mittelamerika oder *L. brasiliensis* – Südamerika. Wichtigste **Reservoirwirte** sind **Hunde** und **Nagetiere**.

Trichomonaden sind lästig, aber relativ harmlos. Trichomonaden sind ebenfalls Flagellaten. Charakteristisch sind eine undulierende Membran, vier oder fünf vordere und eine hintere Flagelle. Sie sind sehr weit verbreitet, aber relativ harmlos. Dieser Parasit durchläuft **keinen Wirtswechsel**. Infektion erfolgt nur durch **direkten Kontakt**, da er sehr empfindlich gegen Austrocknung und Lufteinwirkung ist.

> Da *Trichomonas vaginalis* hauptsächlich durch Geschlechtsverkehr übertragen wird, handelt es sich praktisch um eine **Geschlechtskrankheit**, die sich als **Urethritis** oder **Kolpitis** äußern kann.
> Zu den Trichomonaden gehören auch eine Reihe harmloser Darmflagellaten, die besonders im Dickdarm angesiedelt sein können. *Trichomonas intestinalis* kann **Enterocolitis** hervorrufen.

Amöben

Die **Amöben** gehören zu den Rhizopoden (Wurzelfüßern; *Tab. 13.3*). Sie entwickeln **Pseudopodien** (Scheinfüße) zur Fortbewegung und Nahrungsaufnahme. Das sind Plasmaausstülpungen, mit deren Hilfe sie die Nahrung umfließen können (s. Kap. 1). Einige Amöben leben **unauffällig** im Darm, z. B. *Entamoeba coli*, *E. hartmanni* und *Naegleria gruberi*. *Entamoeba histolytica*, *Naegleria fowleri*, *N. aerobia* und *N. invadens* sind hingegen **pathogen**. Die Vermehrung erfolgt über Zweiteilung. Aus den vegetativen Zellen können Cysten gebildet werden, die durch eine resistente Wand geschützt sind. Die Cysten können einen (*Naegleria*), vier (*Entamoeba histolytica*) oder acht (*Entamoeba coli*) Kerne enthalten.

Tab. 13.2 Flagellaten (Geißeltiere)

Art	Überträger	Wirt	Krankheit bzw. Symptome
Trypanosoma brucei gambiense	Tsetsefliegen: *Glossina palpalis*, *Glossina tachinoides*	Mensch, Affe	Schlafkrankheit milde Form: Absencen, Fieber, Encephalomeningitis
Trypanosoma brucei rhodesiense	*Glossina morsitans*	Mensch Ratte	Schlafkrankheit akute Form
Trypanosoma cruzi	Wanzen	Mensch Haustiere	Chagas-Krankheit, Herztod
Leishmania donovani	Sandmücken: *Phlebotomus*	Mensch	Kala-Azar, Splenohepatomegalie
- Leishmania major - Leishmania tropica - Leishmania mexicana - Leishmania brasiliensis	*Phlebotomus*	Mensch	Hautleishmaniasis (Orientbeule)
Trichomonas vaginalis		Mensch	Urethritis, Kolpitis
Trichomonas intestinalis		Mensch	Enterocolitis

Tab. 13.3 Amöben

Art	Wirtsgewebe	Krankheit
Entamoeba histolytica	menschliches Darmgewebe	Amöbenruhr
Naegleria gruberi	apathogen	
Naegleria fowleri Naegleria aerobia Naegleria invadens	menschliches Zentralnervengewebe	Amöben-Encephalomeningitis

> *Entamoeba histolytica* verursacht die tropische **Amöbenruhr**. Aus unklarem Anlass können die Amöben in das **Darmgewebe** eindringen. An den Stellen des Eindringens kommt es zu bakteriellen Sekundärinfektionen, die zu **Abszessen** führen und kolikartige Diarrhoen zur Folge haben. Nach dem Eindringen von *Entamoeba histolytica* in das Darmgewebe entwickelt sich der Parasit aus der **Minuta-Form** zur sog. **Magna-Form**, die über das Gefäßsystem in **Lunge**, **Leber** und **Gehirn** gelangt. Die Diagnose erfolgt über die Ausscheidung von Cysten im Kot. *Naegleria gruberi* und *N. fowleri* sind die Erreger menschlicher **Encephalomeningitiden**. Diese Parasiten sind sehr wenig charakterisiert.

Sporozoen (Sporentierchen)

Charakteristisch für diese Gruppe ist die Bildung von **Sporen** oder **Sporencysten**. Die menschlichen Parasiten unter ihnen entwickeln sich alle **intrazellulär** in drei Phasen mit Generationswechsel (*Rep. 13.8*). Durch einfache Zellteilung vermehren sie sich ungeschlechtlich (**Schizogonie**). Die **Schizonten** vermehren sich zu **Merozoiten**, danach wird eine sexuelle Entwicklungsphase (**Gamogonie**) durchlaufen. Dabei teilt sich der männliche **Mikrogamont** öfter und bildet viele begeißelte Mikrogameten, der weibliche Makrogamont bildet einen **Makrogameten**. Je ein Mikrogamet befruchtet einen Makrogameten. Aus der entstandenen **Zygote** bilden sich durch Zellteilung, also ungeschlechtlich, im Verlauf der Sporogonie die Sporozoiten, die für den nächsten Wirt infektiös sind.

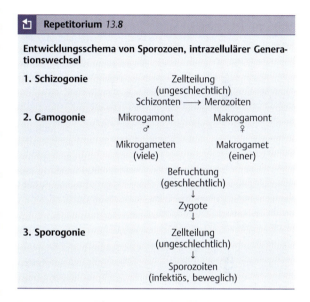

Repetitorium 13.8

Entwicklungsschema von Sporozoen, intrazellulärer Generationswechsel

Toxoplasma gondii **ist pathogen für den Menschen, Haupt-Endwirt ist aber die Katze.** Bei der für den Menschen pathogenen **Toxoplasmose** sind die Sporozoiten als Sporocysten mit einem resistenten Mantel umgeben. Sie werden mit dem Kot abgegeben, überleben Perioden von Monaten bis Jahren und bleiben durch diese Resistenz lange Zeit für neue Wirte infektiös.

Endwirt für *Toxoplasma gondii* ist ausschließlich die Katze. Allerdings sind die **Zwischenwirte sehr unspezifisch**. Alle Mammalia, aber auch Vögel können durch Sporocysten, die von den Katzen abgeschieden werden, infiziert werden. In Katzen-Exkrementen schnüffelnde Hunde tragen häufig die Sporocysten zum Menschen. Im unspezifischen Zwischenwirt kommt es dann zur **ungeschlechtlichen Vermehrung**. So vermehrt sich *Toxoplasma gondii* **im Zwischenwirt in den lymphatischen Zellen**. Es bilden sich intrazelluläre Cysten, besonders im Muskelsyncytium, aber auch im Gehirn, die mit Merozoiten angefüllt sind. Diese Merozoiten sind nicht nur infektiös für den Endwirt, die Katze, sondern auch für andere Zwischenwirte, die durch die Aufnahme von rohem Fleisch, das Toxoplasma-Gewebscysten enthält, infiziert werden. Kommen derartige Gewebscysten, z. B. durch Genuss einer infizierten Maus, in den Endwirt, die Katze, dann bilden sich, nach geschlechtlicher Vermehrung des Parasiten, infektiöse Sporocysten aus, die von den Katzen ausgeschieden werden.

> Bei der **menschlichen Toxoplasmose** wird das **Lymphknotensystem** geschädigt. Wichtig ist die congenitale Toxoplasmose (**embryonale Toxoplasmose**). Sie führt zu starker Schädigung des menschlichen Embryos (Hydrocephalus, Entwicklungsstörungen). Das *Toxoplasma* gelangt **diaplazentar** zum Embryo, wenn sich die Mutter im 6.–9. Monat der Schwangerschaft infiziert. Bei früherer Infektion entwickelt die Mutter einen immunologischen Schutz, der das Kind schützt. Die Durchseuchung der Mitteleuropäer mit Toxoplasma ist sehr hoch. Die Majorität der Bevölkerung hat Antikörper als Zeichen einer durchgemachten Infektion.

Plasmodien sind Erreger der Malaria (Wechselfieber). Die Malaria erlangt in letzter Zeit wieder eine stark zunehmende Bedeutung, da die Bekämpfung des Insektenwirtes durch DDT praktisch eingestellt worden ist und immer mehr Plasmodien gegen die gängigen Mittel der **Malariaprophylaxe resistent** werden.

> 300–500 Millionen Menschen sind an **Malaria** erkrankt und jährlich sterben bis zu 3 Millionen an dieser Krankheit (selbst in Deutschland gibt es 1000 Erkrankungen/Jahr und 20 Todesfälle). Die meisten Opfer fordert *Plasmodium falciparum*. Im Kampf gegen Malaria wurden immer **neue Therapien** entwickelt. So ist momentan **Lariam** noch aktiv, verursacht aber erhebliche Nebenerscheinungen. Große Hoffnung wird im Augenblick auf das Antibiotikum **Fosmidomycin** gesetzt, das mit einem völlig **neuartigen Wirkungsmechanismus** die bisherigen Resistenzen umgeht. Es blockiert ein Enzym des essenziellen alternativen Isoprenoid-Synthesewegs, der bei *Plasmodium falciparum*, anders als beim Menschen, nicht über Mevalonsäure verläuft. Damit ist Fosmidomycin ein kraftvolles spezifisches Mittel gegen Malariaparasiten.

Plasmodien haben einen **obligaten heteroxenen Generationswechsel** (Abb. 13.**6**). Überträger ist *Anopheles* (Fiebermücke). In der Speicheldrüse der infizierten *Anopheles* befinden sich Sporozoiten. Beim **Stich** injiziert die Mücke zusammen mit gerinnungshemmendem Speichel die **Sporozoiten in den Menschen**. In den **Endothelzellen** des Reticulo-Endothelialen Systems wachsen sie heran, und jeder Sporozoit teilt sich in etwa 20 **Merozoiten**. Sind diese reif, lysiert die Endothelzelle und entlässt die Merozoiten, die sich anschließend in **Erythrocyten** weiter vermehren. Die Erythrocyten zerfallen, wenn die nächste Merozoiten-Generation reif ist. Damit werden **Abbauprodukte des Häms** frei, die als Pigment für den Wirt toxisch sind und zu **Fieber** führen. Die Merozoiten-Vermehrung erfolgt **synchron**, sodass die befallenen Erythrocyten gleichzeitig zerfallen und es zu **periodischen Fieberanfällen** kommt (Wechselfieber). Einige der Merozoiten differenzieren zu weiblichen oder männlichen Gamonten, die sich aber erst im Darm von *Anopheles* zu reifen Gameten entwickeln. Die **Merozoiten** können sich also **im Menschen** immer weiter **vermehren** (bis zum Tod des Wirtes!), und parallel dazu werden für die Weitergabe der Infektion **Gamonten** gebildet. Diese gelangen beim Stich zurück in den **Anopheles-Darm** und die dort gereiften Gameten (Makro- und Mikrogameten) verschmelzen (1:1). Die entstandene **Zygote** dringt in die Darmwand ein und bildet hier eine Oocyste, in der durch Teilungen bis zu 10 000 **Sporozoiten** entstehen können. Die Oocysten platzen, wodurch die Sporozoiten in die **Leibeshöhle** entlassen werden. Von hier wandern sie in die **Speicheldrüse** des Insekts und reifen zur Infektiosität heran. Eine neue Infektion kann durch den Stich der *Anopheles* gesetzt werden.

> Nach der Periodik der Fieberanfälle und dem spezifischen Erreger wird unterschieden: **Malaria tertiana** (*Plasmodium vivax, P. ovale*); alle 48 Stunden kommt es zu einem Fieberschub. Bei **Malaria quartana** (*P. malariae*) kommt es nach je 72 Stunden zu Fieberanfällen. Bei **Malaria tropica** (*P. falciparum*) gibt es sowohl Fieberanfälle nach 48 Stunden als auch unregelmäßiges, hohes Fieber. Die Malaria tropica ist die bösartigste Form, sie verläuft unbehandelt mit Sicherheit letal. Ihre Diagnose ist durch das unregelmäßig auftretende Fieber kompliziert (Tab. 13.**4**).
>
> Menschen, die **heterozygote Träger** von **Sichelzellanämie** sind, besitzen Immunität gegen die Entwicklung der Malaria-Plasmodien (s. Kap. **4**, S. 154). Sporozoiten werden zwar von *Anopheles* beim Stich injiziert, es bilden sich auch Merozoiten in den Endothelzellen. Aber diese Merozoiten können sich in den Erythrocyten nicht weiter vermehren, da die Blutzellen vorzeitig lysieren. Diese Malaria-Immunität bei heterozygoten Trägern von Sichelzellanämie äußert sich in einem positiven Selektionsdruck (**Heterosis**). Deshalb finden sich bei Populationen in Malariagebieten (meist Schwarze) überdurchschnittlich viele Träger der Sichelzellanämie.

Ciliaten (Wimpertierchen)

> Viele der **Ciliaten** leben als Kommensalen (Fressgenossen). Pathogen für den Menschen ist nur *Balantidium coli*, der Erreger der **Balantidienruhr**. Häufigster Wirt von *B. coli* ist das Schwein. Cysten werden im Kot ausgeschieden, durch den sich der Mensch infizieren kann. Daher tritt Balantidienruhr als **Berufskrankheit** von Bauern, Tierärzten und Fleischern auf. Die Parasiten greifen die Darmwand an. Bakterielle Sekundärinfektionen rufen dann das typische Krankheitsbild hervor.

Tab. 13.4 Sporozoen

Art	Überträger	Wirt	Krankheit bzw. Symptome
Plasmodium vivax (*Plasmodium ovale*)	Mücke: *Anopheles*	Mensch	Malaria tertiana (48-Stunden-Fieber)
Plasmodium malariae	*Anopheles*	Mensch	Malaria quartana (72-Stunden-Fieber)
Plasmodium falciparum	*Anopheles*	Mensch	Malaria tropica (48-Stunden-Fieber und unregelmäßige Intervalle)
Toxoplasma gondii	Mensch (Zwischenwirt), Gewebscysten, congenitaler Befall		Lymphknotenerkrankung Hydrocephalus Entwicklungsstörungen

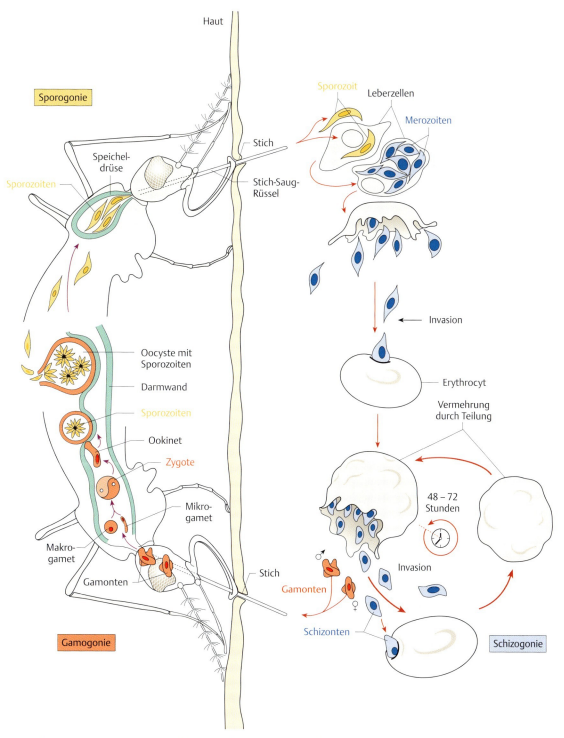

Abb. 13.6 **Heteroxener Generationswechsel bei Malariaplasmodien.** Beim Stich von *Anopheles* gelangen Sporozoiten in die Blutbahn des Menschen und dringen in Endothelzellen ein. Dort vermehren sie sich zu Merozoiten, die ihrerseits Erythrocyten infizieren und sich dort vermehren. Die befallenen Erythrocyten brechen auf und lassen die Merozoiten frei, die neue Erythrocyten infizieren. Während dieses Vorganges werden Fieber erregende Stoffe, Pyrogene, frei und führen im 48- bis 72-Stunden-Rhythmus zu den charakteristischen Fieberschüben. In einigen Erythrocyten werden Mikro- und Makrogametocyten gebildet, die bei einem *Anopheles*-Stich in ein Insekt gelangen können. Im *Anopheles*-Darm entwickeln sich dann Mikro- und Makrogameten, die miteinander zur Zygote verschmelzen, in das Darmepithel eindringen, Sporozoiten produzieren und in der Speicheldrüse von *Anopheles* heranreifen, um gegebenenfalls auf den Menschen übertragen zu werden.

Tab. 13.5 **Plathelminthen** (Plattwürmer)

Art	Zwischenwirt	Wirtsgewebe	Krankheit
Trematoden			
Schistosomatidae (Pärchenegel)	Schnecke	menschlicher Darm- u. Urogenitaltrakt (Leber)	Bilharziose
Cestoden			
Echinococcus granulosus bzw. *E. multilocularis* (Hundebandwurm)	Hund	menschliche Leber, seltener Gehirn, Lunge etc.	Echinococcose, Leberzysten
Diphyllobothrium latum (Fischbandwurm)	Cyclops Fisch	Darm des Menschen	z. B. Vitamin-B_{12}-Mangel
Taenia saginata (Rinderbandwurm)	Rind	Darm des Menschen; Finnen in Gehirn, Muskulatur, Leber	Magen-Darm-Störungen; Gewebsverdrängung
Taenia solium (Schweinebandwurm)	Schwein	Darm des Menschen; Finnen in Gehirn, Muskulatur, Leber	Magen-Darm-Störungen; Gewebsverdrängung

13.2.3 Plathelminthes (Plattwürmer) und Nemathelminthes (Rundwürmer)

Zu den **gefährlichsten menschlichen Parasiten** gehören die Würmer, die sich gleichermaßen auf die beiden Hauptgruppen Plathelminthen und Nemathelminthen verteilen.

Plathelminthen (Plattwürmer)

Die **Plathelminthen** (*Tab. 13.5*) sind in charakteristischer Weise ventro-dorsal abgeplattet. Somit wird die Nahrungsaufnahme durch die Oberfläche erleichtert. Der Darm hat keinen After. Auch die Exkretionsorgane sind als Protonephridien rudimentär. Sie verfügen über ein primitives Nervensystem mit Ganglien am Vorderende und längs verlaufenden Nervensträngen. Sie sind **Hermaphroditen** (Zwitter). Ausgeprägte Saugnäpfe sind bei Trematoden (Saugwürmern) vorhanden.

Trematoden (Saugwürmer). Zu ihnen gehören die Schistosomatidae (Pärchenegel), die Verursacher der Schistosomiasis (Bilharziose).

Schistosomatidae (Pärchenegel) sind Erreger einer der wichtigsten tropischen Parasitenkrankheiten, der **Schistosomiasis** (**Bilharziose**). **Mehr als 250 Millionen Menschen** leiden an ihr. Betroffen sind besonders Darm und Urogenitalsysytem und manchmal die Leber. Die **Larven** der Schistosomen (**Cercarien**; *Abb. 13.7*) leben frei im Wasser (**Süßwasser**!) und dringen aktiv in den **Endwirt Mensch** ein. In den Tropen birgt jede Berührung mit Süßwasser (sogar Spritzer) die Gefahr der Schistosomiasis in sich! Immer häufiger treten Krankheitsfälle, bedingt durch Fernreisen, auch in Europa auf.

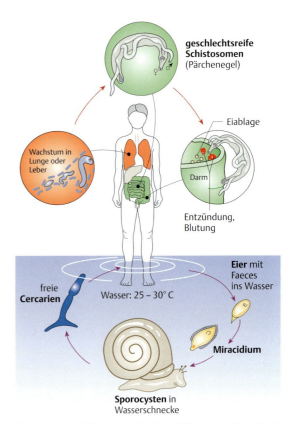

Abb. 13.7 **Entwicklungskreislauf der Schistosomatidae.** Die Infektion des Menschen erfolgt durch verseuchtes Wasser, in dem die Cercarien schwimmen. Diese Larven wandern in die Venen und gelangen über Lunge und Herz in die Leber, in der sie ihre Geschlechtsreife erreichen. Die Paarung der Schistosomen (Pärchenegel) erfolgt in den Darmvenen. Durch die Eiablage in Venen und Gewebe kommt es zu Entzündungen und Reizungen. Die Eier reifen im Darmlumen zu Miracidien und werden mit dem Stuhl ausgeschieden. Im Wasser schlüpfen die Miracidien (Larven) bei Temperaturen über 25 °C und suchen sich Wasserschnecken. Hier bilden sich nach zwei Sporocystenstadien Cercarien, die den Zwischenwirt durch die Atemöffnung verlassen und für einen weiteren Befall von Menschen bereit sind.

Die **Cercarien** wandern in die **Lunge**, wachsen heran und gelangen dann über die Vena porta in die **Venen des Darms und des Urogenitalsystems**. Die geschlechtsreifen Schistosomen leben paarweise ineinander verschlungen (**Pärchenegel**). Das Weibchen wird durch die Paarbildung geschlechtsreif. Das Männchen ist besonders flach gebaut und hat an den seitlichen Rändern Noppen und Haken, mit denen es eine Röhre bildet (Canalis gynaecophorus), in der sich das wesentlich kleinere Weibchen permanent aufhält. Das Weibchen produziert nach der Befruchtung **Eier mit Stacheln**, die in den Darm oder in die Blase abgegeben werden und mit den Faeces bzw. dem Urin nach außen gelangen (geeignet für **Diagnose**). Die **Läsionen der Darm- oder Blasenwand**, die für die Eiablage notwendig sind, sind Ursache von bakteriellen **Sekundärinfektionen und Blutungen**, die häufig zum Tode führen. Eier können aber auch im Gewebe abgelegt werden. Es bilden sich Cysten (**Pseudotuberkel**), die durch Reizung zu **Malignomen** führen können. Wenn die Leber betroffen ist, werden Eier im Lebergewebe abgelegt, und es entsteht **Leberfibrose**.

Die nach außen ausgeschiedenen Eier entwickeln sich im Wasser zu **Miracidien**. Diese Entwicklung findet bei einer optimalen Temperatur von 25–30 °C statt, d. h. Schistosomen in diesem Stadium entwickeln sich nur in warmen Ländern (**Tropen**).

Das Miracidium hat Cilien zur Fortbewegung im Wasser und einen Augenfleck. Durch Chemotaxis wird der **Zwischenwirt**, **Schnecken**, die im Wasser leben, gefunden. Die Larve dringt aktiv in die Schnecke, in der sich das Miracidium zur **Sporocyste** differenziert. Die Sporocyste bildet viele Tochtersporocysten, die beim Zerreißen der Muttersporocyste frei werden und den Wirt überfluten. Die Sporocysten bilden dann schließlich eine neue Larvengeneration, die **Cercarien**. Diese verlassen aktiv den Schneckenwirt und gehen **im Wasser** schwimmend auf die Suche nach einem geeigneten Endwirt, z. B. einem **Menschen**, in den sie eindringen, und ein neuer Entwicklungscyclus kann beginnen.

Je nach Art der Schistosoma können Affen, Haustiere und Nagetiere befallen werden.

Cestoden (Bandwürmer). Cestoden sind auch in Europa weit verbreitet. Sie sind ganz flach gebaut, und ihre Organe, so z. B. der Darm, sind vollständig oder fast völlig zurückgebildet, ebenso das Nervensystem und die Muskulatur. Sie sind Hermaphroditen mit charakteristischem Aufbau aus Kopf (**Scolex**), **Proliferationszone** (Hals oder Wachstumsregion) und der **Gliederkette** (Strobila), die aus den **Proglottiden** besteht (s. Abb. 13.9). Der Scolex ist sehr klein und trägt **Sauggruben** (Bothrien) oder **Saugnäpfe** (Acetabula) sowie einen **Hakenkranz**, der bei Taenia saginata (Rinderbandwurm) fehlt. Die Proglottiden imponieren erst im distalen Abschnitt der Cestoden als abgegrenzte Segmente. Im proximalen Teil wird die Segmentierung nur durch Hautfalten angedeutet. Die Anzahl der Proglottiden ist sehr unterschiedlich. Während Echinococcus granulosus (granulöser Hundebandwurm) nur drei Proglottiden hat und maximal 6 mm groß wird, hat Diphyllobothrium latum (Fischbandwurm) bis 4000 Proglottiden und wird bis zu 20 m lang!

Alle Nährstoffe werden durch die Oberfläche aufgenommen. Die Haut, das Tegument, ist ein Syncytium mit **Mikrotrichen** (ähnlich den Mikrovilli des Mammaliadarms, die zur Oberflächenvergrößerung dienen). Nach außen schließt sich eine Schicht Proteoglycane zum Schutz des Parasiten an.

1. Der Echinococcus (Hundebandwurm) ist besonders gefährlich. Größte medizinische Bedeutung unter den Cestoden hat der Echinococcus granulosus bzw. E. multilocularis, der auch in Zentraleuropa aufgrund der Wohlstands-bedingten vermehrten Hundehaltung in Städten eine zunehmende Gefahr darstellt. Die Majorität der verwilderten Hunde in Süd- und Südosteuropa sowie in Südostasien trägt Echinococcus, sodass er auch ständig nach Zentraleuropa neu eingeschleppt wird. Ein vernünftiges Mittel gegen menschliche Echinococcus-Infektionen wäre die **Restriktion der Hundehaltung** in Städten. Endwirt ist der Hund, manchmal auch Fuchs oder Katze (bei Echinococcus multilocularis). Die ausgeschiedenen Eier (frühes Larvenstadium) dringen, wenn sie vom Menschen aufgenommen werden, nach 12 Stunden durch die Darmwand und gelangen über die Vena portae in die Leber, manchmal (viel seltener) ins Gehirn, in die Lunge oder in andere Organe. Dort entwickeln sich die Cysten. Beim Echinococcus granulosus bildet sich eine prall mit Flüssigkeit gefüllte Blase, die bis zu 20 cm groß werden kann. Innen liegt die Keimschicht, umgeben von einer relativ derben Bindegewebsschicht, die vom Wirt beigesteuert wird. Die innere Schicht bildet viele **Scolices (Protoscolices)** in Tochterblasen. Die großen Blasen führen zu Druckatrophie der befallenen Organe. Deshalb müssen die Blasen operativ entfernt werden, was technisch wegen der klaren Abkapselung möglich ist. Doch wehe, wenn die Echinococcus-Blase während der Operation verletzt wird! Von den vielen frei werdenden Protoscolices entwickelt sich jede zu einer neuen Blase! Daneben besteht die akute Gefahr eines anaphylaktischen Schocks.

Bösartiger ist Echinococcus multilocularis. Meistens in der **Leber**, aber auch in **Gehirn** oder **Lunge** entwickeln sich die **Cysten**, diese aber **nicht als gut abgegrenzte Blasen**. Vielmehr bildet die Keimschicht nach beiden Seiten Protoscolices, die sich ihrerseits vielfach vermehren und so das gesamte Gewebe infiltrieren. Dadurch gleicht diese **Echinococcose** einem malignen Tumor mit vielen Metastasen. Eine erfolgreiche Operation ist nicht möglich, der **Patient ist nicht zu retten**. Der Preis der menschlichen Echinococcose mit fatalem Ende ist für das unnötige Hundehalten in der Stadt zu hoch! Denn nicht nur der Hundehalter ist gefährdet!

Da auch der **Fuchs** für den *Echinococcus multilocularis* Endwirt ist, sind Menschen besonders in fuchsreichen Gebieten, wie z. B. Tirol oder Kärnten, betroffen. Hier kommt der fünfgliedrige Bandwurm bei einer Durchseuchung von 50–60 % endemisch vor. Da die Bandwurmeier mit dem Kot ausgeschieden werden und sehr resistent sind, kann eine Infektion auch über **bodennahes Gemüse** (z. B. Pilze), Fallobst oder Beerenobst erfolgen – nicht nur die Jäger sind betroffen. Beim leisesten Verdacht auf eine Infektion (Oberbauchbeschwerden, Gelbsucht, Aufenthalt in Endemiegebieten) wird der Versuch einer **Frühdiagnose** unternommen, z. B. im Hygiene-Institut in Wien. Die Nachweismöglichkeiten sind gut, da schon nach wenigen Wochen Antikörper vorhanden sind. Eine genetische Komponente für die Empfänglichkeit gegenüber dieser **gefährlichsten Parasitose Mitteleuropas** kann nicht ausgeschlossen werden.

2. Diphyllobothrium latum (Fischbandwurm) wird durch rohen Fisch übertragen. Mit Diphyllobothrium latum, und zwar der Larvenform, infiziert sich der Mensch beim Genuss von **rohem Fisch**, wie er besonders am Kurischen Haff beliebt war und in Asien noch beliebt ist. Neben dem Menschen können auch Hunde und Katzen infiziert werden. Im Menschen entwickelt sich die geschlechtsreife **Cestode** (Abb. 13.8). Die Eier gelangen mit dem Kot in das Wasser, in dem sich die Eier zum **Coracidium** (Sechshakenlarve) entwickeln. Mittels eines Flimmerepithels sucht sich diese Larve einen **Cyclops** (sehr kleiner Wasserkrebs), in den sie eindringt und das **Procercoid** (1. Finnenstadium) bildet. Der Cyclops wird als Nahrung von einem Fisch aufgenommen. Im Darm wird die Larve befreit, wandert dann durch die Darmwand in die Fischmuskulatur und entwickelt sich hier zum **Plerocercoid** (2. Finnenstadium).

Durch Aufnahme dieser Plerocercoide mit dem rohen Fischfleisch infiziert sich der Mensch, in dem sich nun der eigentliche Bandwurm entwickelt. Er ist gigantisch (bis 20 m) lang und besitzt bis zu mehreren Tausend Proglottiden. Bezeichnend ist, dass er ein Nahrungskonkurrent für den befallenen Menschen ist. Besonders Vitamin B_{12} wird der Nahrung entzogen. Der Patient entwickelt eine ausgeprägte B_{12}-**Hypovitaminose**, die **perniziöse Anämie**. Darum sollte bei jedem B_{12}-Mangel auch an die Möglichkeit des Befalls mit Diphyllobothrium latum gedacht werden!

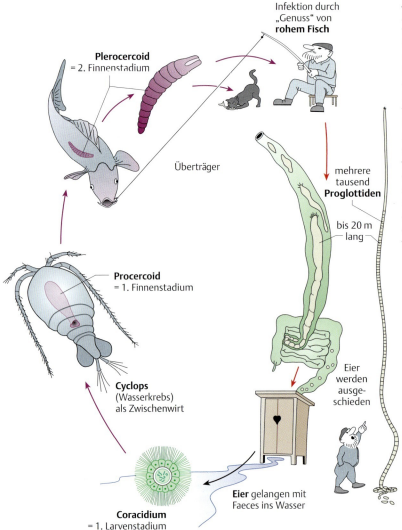

Abb. 13.8 **Entwicklungskreislauf von *Diphyllobothrium latum* (Fischbandwurm).** Die Übertragung erfolgt durch Genuss von rohem Fisch, mit dem die Plerocercoide in den Menschen gelangen. Im Dünndarm des Menschen entwickelt sich der geschlechtsreife Bandwurm, der bis zu 20 Meter lang werden und aus mehreren tausend Proglottiden bestehen kann. Die Bandwurmeier werden im Stuhl ausgeschieden und gelangen ins Wasser, wo sie sich zum Coracidium (1. Larvenform) entwickeln. Der erste Zwischenwirt ist der Cyclops (Wasserkrebs). In ihm entwickelt sich die Procercoide, die die Fische zusammen mit dem Cyclops aufnehmen. In der Fischmuskulatur bilden sich die Plerocercoiden aus und der Kreislauf beginnt von neuem.

3. Bei *Taenia saginata* und *Taenia solium* sind die Eier gefährlich. *Taenia saginata* (Rinderbandwurm) und *Taenia solium* (Schweinebandwurm) spielen nur in Gegenden mit **mangelnder Hygiene** eine Rolle (*Abb. 13.9*). Ernsthaft pathogen sind Infektionen mit *Taenia*-Eiern, die mit dem menschlichen Kot ausgeschieden werden! Besonders *Taenia solium* ist gefährlich. Die Eier sind etwa zwei Monate im Freien lebensfähig. Werden sie mit verunreinigter Nahrung aufgenommen, entwickelt sich im Darm die Larve, die durch die Darmwand über den Blutweg in das Gehirn, die Muskulatur oder in die Leber gelangt, wo die **Finne** eine Blase mit einwärts gerichtetem Scolex entwickelt. Je nach dem Ort dieser Entwicklung richten die Finnen durch Gewebszerstörung und -verdrängung großen Schaden an.

Für die Entwicklung der Taeniae selbst werden die vom Menschen ausgeschiedenen Eier vom Schwein (*T. solium*) und vom Rind (*T. saginata*) aufgenommen. Der Mensch infiziert sich durch Aufnahme des **rohen, finnenhaltigen Fleisches**. Im Darm wird die Finne durch Teilverdauung befreit. Der Scolex sucht sich eine geeignete Darmfalte, heftet sich fest und beginnt seinen bis zu 20 (sogar 30) Jahre währenden Kommensalismus (Fressgemeinschaft). Die **Tae-niose** ist relativ **harmlos**: Gewichtsverlust (nicht immer von Nachteil!) und leichtere Magen-Darm-Störungen sind die Folge. Die **Gefahr** der Taeniae lauert **in den Eiern**, wenn der Mensch zum Zwischenwirt wird, wie bei *Taenia solium* (*T. saginata*, Mensch nicht Zwischenwirt!).

Nemathelminthen (Schlauchwürmer)

***Ascaris* verursacht die häufigste Parasitose in Europa.** **Ascariasis** (Spulwurmbefall) tritt auch in Zentraleuropa **sehr häufig** auf. (*Tab. 13.6*). Das geschlechtsreife Weibchen erzeugt im Darm des Wirtes eine riesige Anzahl von Eiern: 100 000–1 Million pro Tag während 500–600 Tagen, der gesamten Lebensspanne des reifen Weibchens. Die Eier reifen im Freien, und erst diejenigen, die nach über einem Monat mehrere Furchungen durchlaufen haben, sind infektiös (**Larve I**; *Abb. 13.10*). Die mit dem menschlichen Kot ausgeschiedenen und derartig gereiften Eier können den **Menschen über die Nahrungsaufnahme** infizieren. Speziell bei mangelhafter Hygiene oder durch Düngung mit menschlichen Fäkalien, z. B. von Erdbeeren oder Salat, kommt es zu

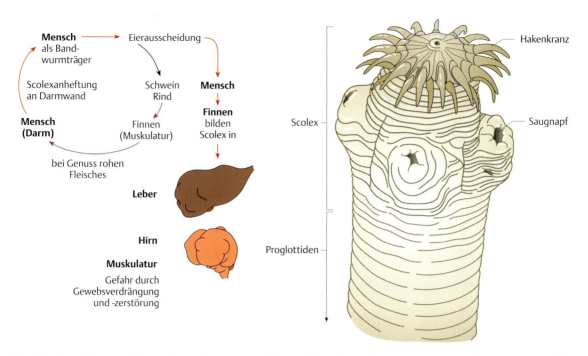

Abb. 13.9 **Entwicklung der Taeniae (Bandwürmer).** Der Befall des Menschen kann durch Genuss rohen, verseuchten Fleisches oder durch Aufnahme von Bandwurmeiern erfolgen. In dieser Möglichkeit zur Reinfektion durch Aufnahme von Eiern liegt die große Gefahr der Taeniae. Die Eier entwickeln sich zu Finnen und führen in verschiedenen Organen zu Schädigungen. Zur Ausbildung der Taeniae ist ein Zwischenwirt (Rind, Schwein) notwendig. Finnenhaltiges Fleisch gelangt in den Darm des Menschen, wo sich der Bandwurm entwickeln kann.

Infektionen. Das reife Ei wird im Darm angedaut und dadurch die Larve freigesetzt (**Larve II**). Sie dringt durch die Darmwand und gelangt über die Vena portae in die **Leber**, wo ein weiteres Larvenstadium gebildet wird (**Larve III**). Nach einer Verweildauer von einer Woche in der Leber wandert die Larve III in die **Lunge**, wo die **Larve IV** entsteht, die die Alveolenwand durchbohrt und in die Bronchien gelangt. Durch **Husten** wird die Larve IV passiv in den Rachenraum befördert und geschluckt. Nach etwa einem Monat ist aus dem aufgenommenen *Ascaris*-Ei über den beschriebenen Entwicklungsweg ein geschlechtsreifer *Ascaris* im Darm geworden. Die Weibchen setzen dann wieder viele Eier ab. Damit beginnt ein neuer Cyclus.

Während des Durchtritts der Larven durch die Darmwand können bakterielle Sekundärinfektionen mit entsprechenden Komplikationen entstehen. Der Durchtritt durch die Alveolarwand führt bei Masseninfektionen zur **Ascaris-Pneumonie**.

***Ancylostoma duodenale* und *Necator americanus*.** Diese beiden Hakenwürmer brauchen für die Eientwicklung höhere Temperaturen, ähneln aber *Ascaris*. Sie durchlaufen praktisch den gleichen Entwicklungsweg (*Tab. 13.6*). Die Larve I entwickelt sich im Freien nur bei **höheren Temperaturen**. Optimal sind 25–30 °C. Deshalb ist dieser Parasit hauptsächlich zwischen den Wendekreisen verbreitet. In Europa entwickelt sich die Larve I in Bergwerken, die untertags hohe, konstante Temperaturen haben (**Grubenwurm**). Der Kopf hat charakteristische Zähne (Ancylostoma) bzw. eine Schneideplatte (Necator, Grubenwürmer).

Die geschlechtsreifen Nematoden schmarotzen im menschlichen Darm an der Mucosa und saugen Blut. Bei Massenbefall ist der **Blutverlust** beträchtlich (0,3–0,5 l pro Tag). Die Folgen sind **schwere Anämie** und **intensive Darmbeschwerden**, häufig mit fatalem Ausgang. **Fast eine Milliarde Menschen** leiden an diesen Parasiten!

Die Trichinose ist durch Fleischbeschau stark zurückgedrängt. Trichinose wird durch *Trichinella spiralis* hervorgerufen (*Tab. 13.6*). Dank der gesetzlich vorgeschriebenen **Trichinenbeschau** spielt die Trichinose in Zentraleuropa nur noch eine untergeordnete Rolle. Aber in anderen Ländern (sogar Industrienationen) mit weniger strengen Hygienevorschriften findet sich eine starke Durchseuchung der Bevölkerung. Zum Beispiel wiesen mehr als 80 % der Bevölkerung von New York Ende der sechziger Jahre als Zeichen für eine durchgemachte Trichinella-Infektion Antikörper gegen *Trichinella spiralis* auf. Die Infektion erfolgt durch Genuss **trichinösen Fleisches**. Innerhalb einer Woche werden die aufgenommenen Larven im Darm des Wirtes geschlechtsreif. Das Weibchen erzeugt dann 1000–2000 Larven, die durch die Darmwand in die Muskulatur wandern und dort eingekapselt werden. **Im Muskel sind die encystierten Larven infektiös**, solange der Wirt lebt. Als Wirte kommen alle Fleisch-fressenden Mammalia in Frage, also neben dem Menschen Ratte,

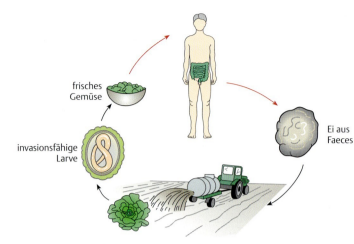

Abb. 13.10 **Entwicklungskreislauf von Ascaris.** Der Befall des Menschen erfolgt durch Aufnahme befruchteter Eier, z. B. durch ungewaschenes, rohes Gemüse. Im Dünndarm schlüpfen die Larven, durchbohren die Darmwand und gelangen über Leber und Herz in die Lunge, durchbrechen die Alveolenwände und befallen die Atemwege. Durch Abhusten gelangen die Larven in den Rachenraum und von dort durch Verschlucken zurück in den Darm, wo sie sich ansiedeln und zur Geschlechtsreife heranwachsen. Ihre Eier werden befruchtet mit dem Kot ausgeschieden. In der Außenwelt reifen die Eier zu Larven heran, die wieder von Menschen aufgenommen werden können.

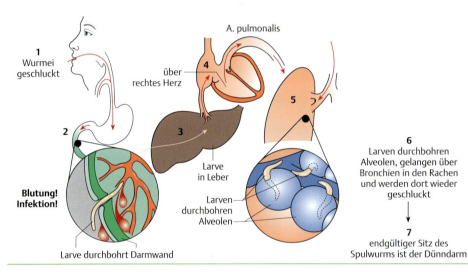

Schwein, Hund, Fuchs usw. Der Cyclus hin zum Menschen verläuft meist über Ratte und Schwein. Der Mensch ist dann Endstation (Fehlwirt), da sein Fleisch in der Regel nicht von Mammalia gefressen wird.

> Die meisten **Trichinosen** bleiben unerkannt. Hauptsymptome sind **Darmbeschwerden**, bedingt durch den massenweisen Durchtritt der Larven durch die Darmwand, mit allerdings selten letalem Ausgang, hohem Fieber und starken Ödemen. In der chronischen Phase treten durch die encystierten Larven **Muskelbeschwerden** auf (Schmerzen und Leistungsminderung). Bei Befall des Herzmuskels (**Myocarditis**) besteht sogar Lebensgefahr.
>
> **Der Peitschenwurm, *Trichuris*, wird häufig aus den Tropen eingeschleppt.** **Trichuriasis** (*Trichuris*- bzw. Peitschenwurmbefall) ist besonders in den Tropen weit verbreitet und wird nicht selten nach Zentraleuropa eingeschleppt (*Tab. 13.6*). *Trichuris* sitzt in der Darmschleimhaut des Menschen oder anderer Mammalia. Über mehr als ein Vierteljahr produziert das Weibchen viele Eier, die mit dem Kot ins Freie gelangen, wo sie reifen (bei höheren Temperaturen). Reife Eier werden mit kontaminierter Nahrung aufgenommen.

> Die im Darm geschlüpften Larven entwickeln sich innerhalb von 4–10 Wochen zu geschlechtsreifen Peitschenwürmern. Starker *Trichuris*-Befall führt zu schweren Entzündungen des Enddarms.

***Strongyloides* (Zwergfadenwurm) reguliert seine Erscheinungsform über den Chromosomensatz.** Strongyloidiasis, der Befall mit *Strongyloides* (Zwergfadenwurm), ist nicht nur aus pathologischer, sondern auch aus biologischer Sicht interessant (*Tab. 13.6*). Die Individuen können haploid (1n), diploid (2n) oder triploid (3n) sein. Je nach **Chromosomensatz** variiert ihre Aufgabe! Im Darm leben parthenogenetisch (Jungfernzeugung) entstandene Weibchen, die triploid sind und Eier produzieren, die 3n-, 2n- oder 1n-Chromosomensätze haben. 95–99% sind triploid, nur 1–5% haploid oder diploid. Haploide Eier reifen zu freilebenden Männchen, diploide Eier werden zu freilebenden Weibchen. 3n-Individuen werden wieder zu parthenogenetisch sich vermehrenden Weibchen. Die relative Verteilung von triploiden zu haploiden und diploiden Eiern hängt von den jeweiligen Bedingungen im Darm ab. Wenn das im Darm lebende, zur Parthenogenese befähigte Weibchen optimale Bedingungen vorfindet, werden fast ausschließlich 3n-Eier abgelegt. Bei suboptimaler Situation werden vermehrt Eier (1n, 2n) erzeugt, die zu frei lebenden Formen führen, d. h. die Nachkommen werden auf die Reise geschickt.

Die frei lebende, getrenntgeschlechtliche Generation produziert triploide Eier, die Larven bilden. Diese dringen **aktiv durch die Haut** in einen neuen Wirt (**Hund** oder **Mensch**), gelangen nach einer **Herz-Lungen-Schlund-Passage** in den Darm und entwickeln sich dort zu (parthenogenetischen) Weibchen. Nach zwei Wochen werden wieder Eier abgelegt. Beim Durchtritt der Larven durch die Lungenalveolaren entsteht die **Strongyloides-Pneumonie**. Entsprechend kommt es zu Darmaffektionen mit **schweren Diarrhoen**. Oft verläuft die Strongyloidiasis letal. Der Parasit ist **sehr häufig**. Zwischen 10 und 25 % der tropischen Bevölkerung leidet an ihm!

Der *Dracunculus medinensis* verursacht unter anderem infizierte, eiternde Wunden. Dracunculiasis, der Befall mit *Dracunculus medinensis* (Drachen- oder Medinawurm), ist **spezifisch für den Menschen** (*Tab. 13.6*). Die Infektion erfolgt durch Aufnahme eines Larven tragenden **Cyclops** (kleiner Wasserkrebs) meistens über das **Trinkwasser**. Die Larven dringen durch die Darmwand und wandern in die Lymphknoten, wo die weitere Reifung stattfindet. Die geschlechtsreifen Parasiten besiedeln das **Unterhautbindegewebe** besonders der **Beine**. Dort werden Eier produziert, die sich gleich an Ort und Stelle zu Larven entwickeln. Das **Weibchen durchbricht die Haut** und entlässt die Larven, die sich im Süßwasser einen Cyclops suchen – ein neuer Cyclus beginnt. Wo die Haut durchbrochen wird, kommt es zu bakteriellen **Sekundärinfektionen**. Aus der Wunde lässt sich mitunter mit einer Pinzette das bis zu 1 m lange Weibchen ziehen. *Dracunculus* ist in den Tropen relativ weit verbreitet.

Filarien verursachen Elephantiasis. Filariasis wird von Filarien hervorgerufen (*Tab. 13.6*), die obligat **von Insekten übertragen** werden, deren Weibchen Mikrofilarien im Körper des Menschen absetzen. Bei der **Elephantiasis** (Erreger: ***Wuchereria bancrofti***) erfolgt die Infektion durch einen **Stich** der Parasiten tragenden Mücke (*Anopheles*, *Culex* oder *Aedes*). Innerhalb eines Jahres entwickeln sich die Larven zu geschlechtsreifen Würmern, die sich bevorzugt in **Lymphgefäßen** ansiedeln und zu **riesigen Schwellungen** der befallenen Gliedmaßen führen! Die Weibchen legen nachts Mikrofilarien, die von Mücken aufgenommen werden können. In den Mücken reifen die Larven unter mehrfacher Häutung und können schließlich durch einen Stich den nächsten Menschen infizieren.

Sehr ähnlich ist die **Flussblindheit** (Onchocerciasis.-Erreger: *Onchocerca volvulus*), an der mehr als **50 Millionen Menschen** leiden. Wenn sich die Parasiten in den **Lymphgefäßen des Auges** ansiedeln, kommt es zur **Blindheit**. Ein neues Medikament (Mectizan) ist gegen die Mikrofilarien gerichtet und tötet diese ab, nachdem sie von einer Fliege unter die Haut des Opfers injiziert worden sind. Das Medikament, das die Firma Merck entwickelt und den Entwicklungsländern kostenlos zur Verfügung stellt, könnte das Reservoir an Mikrofilarien allmählich reduzieren.

13.2.4 Arthropoden (Gliederfüßer)

Die Arthropoden sind der arten- und individuenreichste Tierstamm. Darunter befinden sich einige menschliche Parasiten (**meistens Ektoparasiten**), die als Überträger ernster Krankheiten Bedeutung haben (*Tab. 13.7*).

Tab. 13.6 **Nematoden** (Fadenwürmer)

Art	Wirtsgewebe	Krankheitssymptome
Ascaris (Spulwurm)	Larven in menschlicher Leber, Lunge, Darm	Ascariasis
Ancylostoma duodenale (Hakenwurm)	menschlicher Darm	Darmbeschwerden, schwere Eisenmangel-Anämie, Herzinsuffizienz
Necator americanus	menschlicher Darm	s. *Ancylostoma duodenale*
Trichinella spiralis	Darmwand des Menschen, Muskulatur	Darmbeschwerden, Fieber, Ödeme, Muskelbeschwerden, evtl. Herzversagen
Trichuris (Peitschenwurm)	menschlicher Darm	schwere Entzündungen des Enddarms
Strongyloides (Zwergfadenwurm)	menschlicher Darm, Larven in menschlicher Lunge	Diarrhöen, Pneumonie
Dracunculus medinensis (Drachen- oder Medinawurm)	Unterhautbindegewebe der Beine (Mensch-spezifisch!)	eiternde Wunden
Filarien:		
Wuchereria bancrofti	menschliche Lymphgefäße	Elephantiasis
Onchocerca volvulus	Bindegewebe der Unterhaut, Lymphgefäße des Auges	Knotenbildungen, Flussblindheit

Zecken und Milben

Zecken gehören in die Klasse der Chelicerata (Spinnenartige). Sie sind als Überträger von Krankheiten besonders gefürchtet (*Abb. 13.11*) und können die Erreger der **Zeckenencephalitis** (**Virus**), der **Frühsommer-Meningoencephalitis** (**FSME**), der **Borreliose** (**Lyme-Krankheit**), der **Tularämie** (Bakterium *Pasteurella tularensis*), des **Rocky-Mountain-Fiebers** (**Rickettsien**) oder solche von anderen Wirbeltierkrankheiten (**Protozoen-Parasiten**) tragen. Die Erreger werden vom Weibchen auch an die Eier weitergegeben, wodurch die Verbreitung der Krankheiten gewährleistet ist. Die häufig letal verlaufende Zeckenencephalitis ist in letzter Zeit stark gehäuft aufgetreten. Interessanterweise gibt es geographisch umgrenzte Gebiete in Mitteleuropa, in denen Zeckenencephalitis endemisch ist.

> Neben der **Zeckenencephalitis** übertragen Zecken auch **Borreliose**, eine Krankheit, die immer mehr an Bedeutung gewinnt. Erreger ist ***Borrelia burgdorferi***, ein enger Verwandter des Erregers der Syphilis. Das Heimtückische an der Borreliose, auch als **Lyme-Krankheit** bekannt, ist die Tatsache, dass sich die Erreger im Frühstadium aus dem Blutkreislauf ins Gewebe zurückziehen. Verschiedenste Organe, wie u. a. Nerven oder Gelenke, können befallen werden (**multisystemische Erkrankung**). Borreliose tritt international auf. Dabei gibt es in Deutschland einen Anstieg an *Borrelia*-tragenden Zecken von Nord nach Süd. Während im Norden ca. 10 % der Zecken Borrelia-Träger sind, sind es im Süden bis zu 30 %, regional sogar bis zu 50 %! Da der Erreger

Tab. 13.7 Arthropoden

Gruppe Art	Krankheitsfolge direkt	Überträger von	Krankheitsfolge indirekt
Chelicerata (Spinnenartige)			
Zecken	Anämie	Viren, Bakterien, Rickettsien	Encephalitis, Frühsommer-Meningoencephalitis (FSME), Tularämie, Borreliose, Rocky-Mountain-Fieber
Milben	Bäckerkrätze (Trugkrätze)	Viren, Rickettsien	Encephalitis, Tsutsugamushi-Fieber
Grabmilbe	Krätze		
Insekten: Hemimetabola			
Läuse	Dermatosen	*Rickettsia prowazeki*,	Fleckfieber
		Spirochaeta recurrentis,	Rückfallfieber
Wanzen	Hautirritationen	*Trypanosoma cruzi*	Chagas-Krankheit
Insekten: Holometabola			
Flöhe Rattenfloh	Hautirritationen	obligat: *Yersinia pestis* unspezifisch: Viren	Pest
		Bakterien	u. a. Tularämie
		Rickettsien	u. a. Fleckfieber
Sandflöhe	Hautirritationen		
Diptera (zweiflügelige Insekten)			
Mücken			
Aedes	Hautirritationen	Viren	Gelbfieber
Anopheles	Hautirritationen	Protozoen Nematoden	Malaria u. a. Elephantiasis
Phlebotomus (Sandmücke)	Hautirritationen	Protozoen	Leishmaniosen
Fliegen			
Musca		Viren Bakterien	Poliomyelitis u. a., Cholera, Typhus
Musca-Larven			Myiasis
Glossina		Protozoen	Schlafkrankheit
Bremsen			
Crysops	Hautirritationen	Bakterien	Tularämie

erst 8–14 Stunden nach dem Zeckenbiss übertragen wird, sollte die **Zecke** so schnell wie möglich durch Herausdrehen mit einer Pinzette **ohne Quetschung entfernt** werden.

Eine Erkrankung an Borreliose wird serologisch abgesichert. Ein Charakteristikum der frühen Infektionsphase ist eine Entzündung. Dabei bildet sich eine Rötung ringförmig um die Bissstelle, die sich vergrößert und weiterwandert (**Erythema migrans**). Bei Verdacht auf Borreliose muss **sofort** mit **Antibiotika** behandelt werden, da in der Frühphase die Heilungschancen sehr gut sind. Die Diagnose ist oft nicht leicht zu stellen, da das Erythema migrans noch bis zu 30 Tagen nach der Infektion auftreten kann. Andererseits bildet sich das Erythem nach einiger Zeit zurück, obwohl die Infektion weiter bestehen bleibt. Während sich der Erreger weiter ausbreitet, ZNS, Muskeln und Gelenke befällt, treten **grippeähnliche Beschwerden** wie starke Kopfschmerzen, Fieber und Schweißausbrüche in den Vordergrund. Leitsymptome sind jetzt radikulitische Schmerzen, eine **Facialisparese**, **Arthritiden**, **Myalgien** sowie **Herzprobleme**. Wenn nicht sofort behandelt wird, kommt es zu einer chronischen Infektion (Spätmanifestation) mit multiplen schweren Manifestationen.

Zecken (*Abb. 13.11*) sind bis zu 2 mm groß. Beim **Blutsaugen** kann das Körpervolumen auf ein Mehrfaches anwachsen. Die Zecken beißen zum Blutsaugen eine Grube in die Haut des Wirtes, die voll Blut läuft und dann genussvoll immer wieder ausgeschlürft wird. Dadurch verliert der befallene Wirt beträchtliche Mengen Blut. Dies führt häufig zu Anämie. Durch Eingraben sind die Zecken, die überdies Haken besitzen, **fest im Wirt verankert**. Speziell wenn das Körpervolumen des Parasiten durch Blutsaugen angeschwollen ist, ist er nicht oder kaum vom Wirt zu trennen. Während des Blutrausches findet, durch aufgenommene Hormone induziert, die Begattung statt. Das Weibchen legt dann mehrere tausend Eier ab. Jedes Entwicklungsstadium, Larve, Nymphe und Imago, muss einmal für mehrere Tage einen Wirt zum Blutsaugen aufsuchen. Mit dem **Speichel**, der Antikoagulanzien (Gerinnungshemmer) und manchmal auch Krankheitserreger enthält, werden von einigen Zeckenarten dem Wirt **Neurotoxine** injiziert, die die aufsteigende **Zeckenlähmung** hervorrufen. Zunächst werden die Beine und dann aufsteigend die anderen Muskeln befallen. Auch **Herz- und Atemmuskeln können gelähmt werden**. Ob eine Schutzimpfung gegen die **Frühsommer-Meningoencephalitis** sinnvoll ist, wird derzeit noch kontrovers diskutiert.

Zecken haben häufig einen interessanten **Wirtswechsel**. So durchlaufen z. B. die Encephalitis übertragenden **Schildzecken** (Ixodidae) in ihrer Entwicklung drei Wirte (*Abb. 13.11c*). Vor jeder der drei Häutungen, die jeweils auf dem Boden erfolgen, muss Blut aufgenommen werden. Nach jeder Häutung wird ein größerer, neuer Wirt gesucht, z. B. Maus – Katze – Mensch. Die Gesamtentwicklung dauert (je nach Temperatur) zwischen einigen Monaten und Jahren. Zecken gehören zu der Ordnung der Milben (Acari).

Milben verursachen Krätze. Milben übertragen nur in **seltenen Fällen** Krankheiten auf den Menschen: **Encephalitis** (**Virus**) und **Tsutsugamushi-Fieber** (**Rickettsien**). Einige Arten leben mit Vorliebe in **Mehl** und rufen bei Menschen, z. B. Bäckern, die mit Mehl in Kontakt kommen, Reizungen hervor (**Bäckerkrätze** oder **Trugkrätze**). Die Reizung erfolgt durch die für Milben charakteristische Behaarung sowie durch alte Milbenhäute. Die eigentliche **Krätze** wird von der **Grabmilbe** *Sarcoptes scabiei* erzeugt. Diese Milbe gräbt **Kanäle** in die menschliche Epidermis, in denen die bis zu einem halben Millimeter großen Parasiten leben. Männchen und Weibchen treffen sich für das Sexualleben an der Oberfläche. Nach der Befruchtung erfolgt die letzte Häutung. Nach einigen Tagen startet die Eiproduktion (etwa ein Dutzend jeden zweiten Tag). Die Kanäle sowie resultierende Sekundärinfektionen rufen starken **Juckreiz** (Pruritus), **Eiterungen** und **Verhornung** (Letztere vor allem an den Ohren) hervor. Menschliche Krätze ist bevorzugt zwischen den Fingern und Zehen lokalisiert.

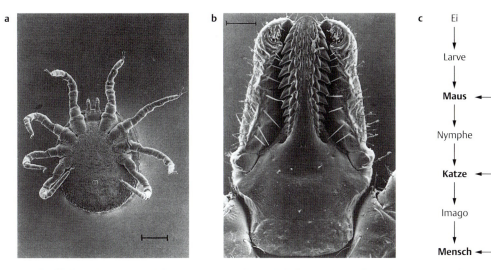

Abb. 13.**11 Zecken. a** Nymphe der Taubenzecke (Argas reflexus; M: Balken ≙ 0,1 mm). **b** Hundezecke (Ixodes ricinus) (Aufnahme: W. Peters, Düsseldorf; M: Balken ≙ 150 μm. **c** Wirtswechsel der Schildzecke.

Hemimetabole Insekten

Bis auf eine Ausnahme sind die Parasiten unter den Insekten **Ektoparasiten**. Nur der **Sandfloh** ist ein **Endoparasit**. Die Atmung der Insekten erfolgt über das Tracheensystem, ein Röhrensystem, das den ganzen Organismus durchzieht. Der Körper ist in Kopf, Thorax und Abdomen gegliedert. Der **Kopf** ist mit einem Paar **Antennen** und den Mundwerkzeugen, einem Paar **Mandibeln**, einem Paar **Maxillen** und einem unpaaren Labium ausgestattet. Die beiden **Facettenaugen** können bei den Parasiten rudimentär sein. Der **Thorax** trägt an den drei Segmenten je ein Paar fünfgliedrige Extremitäten. Die beiden Flügelpaare sind meistens rückgebildet. Das **Abdomen** hat keine Extremitäten, dafür Geschlechtsorgane und Drüsen.

> **Läuse können Indikatoren für mangelnde Hygiene sein.** Läuse sind Überträger des **Fleckfiebers** (*Rickettsia prowazeki*). Die Erreger werden mit den Läusefaeces ausgeschieden und gelangen dann zur Aufnahme. Auch **Rückfallfieber** (Erreger: *Spirochaeta recurrentis*) und **Wolhynisches Fieber** werden auf diese Weise übertragen. Die Auswirkungen des Läusebefalls selbst sind zwar äußerst lästig, aber nicht lebensbedrohend. Es treten **Hautschädigungen** auf und häufig bakterielle Sekundärinfektionen, die zu **Dermatosen** führen können.

Kleider- und **Kopflaus** sind eng verwandt. Die **Filzlaus** setzt sich etwas von ihnen ab und parasitiert in der Schambehaarung. Kleider- und Kopfläuse sind relativ beweglich und springen dadurch schnell auf das nächste Individuum über. **Filzläuse** sind viel stationärer und werden fast **nur bei Intimkontakten**, ähnlich einer Geschlechtskrankheit, übertragen. Kopfläuse werden häufig durch die Eier (**Nissen**) bei Benutzung ein und desselben Kammes, Kleiderläuse durch Kleidertausch weitergegeben. Läuse sind in Zentraleuropa wieder stark im Vormarsch.

Läuse sind **ungeflügelt**, und ihre Beine sind in typische Klammerorgane umgebildet (*Abb. 13.***12f** und *Abb. 13.***13**). Auch ihre Facettenaugen sind zurückgebildet. Die Mundwerkzeuge sind stark an die parasitäre Lebensweise angepasst, sie sind Stechsauger. Läuse sind auf häufiges Blutsaugen angewiesen. Nach wenigen Tagen des Fastens sind sie nicht mehr lebensfähig (Quarantäne, z. B. der Kleider!). Das Weibchen legt nach der Begattung täglich einige Nissen ab, die an die Haare geklebt werden und den charakteristischen Läusefilz ergeben. Abhängig von der Temperatur schlüpft nach 1–2 Wochen die ebenfalls blutsaugende Nymphe, die sich über drei Häutungen zu dem Imago entwickelt (1–2 Wochen).

Biologisch gesehen sind Läuse äußerst interessant durch ihre **Symbiose** mit dem Mikroorganismus **Mycetom**, von dem ihr Stoffwechsel abhängig ist und das sie an ihre Eier vererben.

Wanzen haben den charakteristischen „Wanzengestank". Raubwanzen übertragen *Trypanosoma cruzi* (Chagas-Krankheit). Sie werden bis zu 3 cm groß und ihre Stiche sind sehr unangenehm. **Bettwanzen** übertragen nur in Ausnahmefällen Krankheiten. Durch die lästigen Stiche sowie ihren penetranten „Wanzengestank" aus ihrer Stinkdrüse sind Bettwanzen sehr widerwärtig. Ihre Stiche sind schmerzhaft, stark juckend mit erheblichen **Hautirritationen**. Es wird dem Wirt verhältnismäßig viel Blut entnommen, denn Wanzen fressen auf Vorrat. Sie können bis zu sechs Monaten fasten, wodurch ihre Bekämpfung erschwert ist.

Holometabola (Insekten mit vollkommener Umwandlung)

Flöhe sind Überträger der Pest. Flöhe übertragen das **Pestbakterium** (*Yersinia pestis*). Der **Rattenfloh** (*Xenopsylla cheopsis*) lebt **auf Nagetieren** (*Abb. 13.***12c, d**), vorzugsweise auf der **Ratte**, aber auch, wenn kein Nagetier vorhanden ist, auf dem Menschen. In Kalifornien ist die **Pest** immer noch endemisch. Der Floh lebt dort auf einem Wüstennager. Ratten (und andere Nager) werden ebenfalls von *Yersinia pestis* infiziert. Wenn eine Rattenpopulation durch Pestbefall ausgestorben ist, wird ein anderer Wirt von den dann hungernden Flöhen gesucht und im Menschen gefunden – Ursache für die mittelalterlichen Pestepidemien.

Flöhe können auch **Zwischenwirte für Parasiten** sein: Rattenbandwurm, Zwergbandwurm etc. Außerdem können noch eine Reihe nicht spezifisch an Flöhe gebundene Erreger übertragen werden: Tularämie-Erreger, Salmonellen, Shigellen, Rickettsien, Fleckfiebererreger etc.

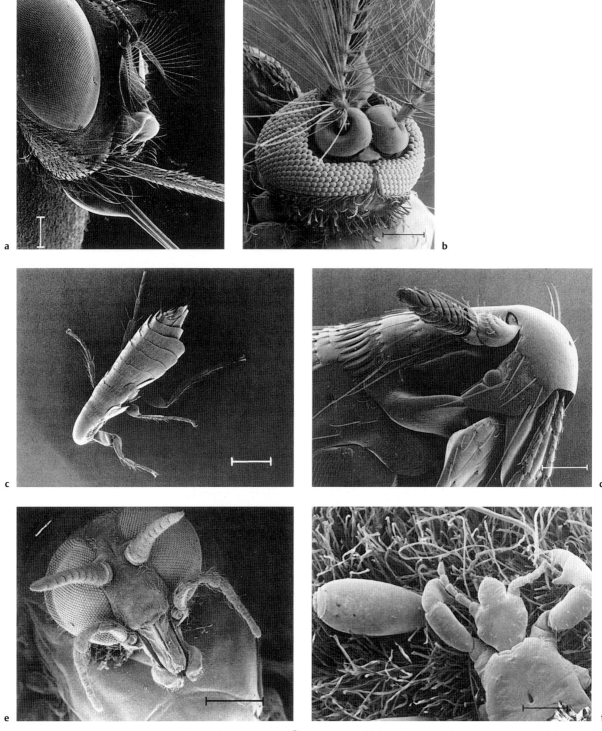

Abb. 13.12 **Insekten. a** Kopf der Tsetsefliege, *Glossina morsitans*, Überträger der Schlafkrankheit (M: Balken ≙ 0,1 mm). **b** Kopf der Gelbfiebermücke, *Aedes aegypti* (M: Balken ≙ 50 µm). **c** Nagerfloh von schräg oben (M: Balken ≙ 0,2 mm). **d** Kopf eines Nagerflohs (M: Balken ≙ 33 µm). **e** Kopf der Kriebelmücke, *Odagmia ornata* (M: Balken ≙ 0,1 mm) **f** Kleiderlaus mit Ei (Nisse; M: Balken ≙ 0,1 mm). (Aufnahmen: W. Peters, Düsseldorf).

Sandflöhe sind teilweise Endoparasiten. Die Weibchen bohren sich in die menschliche Haut und entwickeln sich dort. Das Hinterende mit der Geschlechtsöffnung bleibt an der Oberfläche und wird vom Männchen, das frei auf dem Menschen lebt, begattet. Etliche tausend Eier werden nach außen abgelegt. Flöhe sind flügellos (zurückgebildet). Das Mundwerkzeug zeigt eine ausgeprägte Anpassung an das parasitäre Leben. Es hat sich ein zweikanäliges Stechorgan entwickelt, durch das gleichzeitig Speichel mit Antikoagulanzien injiziert und durch ein größeres Rohr Blut gesaugt werden kann. Zur Fortbewegung ist das dritte Beinpaar besonders stark ausgebildet. Die Flöhe sind mit ihren Wirten nicht wählerisch. Praktisch alle Mammalia können befallen werden. Hunde in den Städten sind häufig Träger von Flöhen, die auf Menschen übergehen können. Sie erhöhen damit dessen Gesundheitsrisiko.

Fliegende Insekten. Mücken, Fliegen und Bremsen sind zweiflügelig.

Die Vorderflügel sind groß und erscheinen wie durchsichtige Membranen. Die Hinterflügel sind zurückgebildet. Mücken haben mindestens sechsgliedrige Antennen, Fliegen und Bremsen dreigliedrige, wobei die der Bremsen an den Antennen Borsten tragen.

Mücken (Abb. 13.**12b**), zu denen Stechmücken (Culicidae), **Kriebelmücken** (Simuliidae) (Abb. 13.**12e**) und **Sandmücken** (Phlebotomidae) gehören, sind **wichtige Überträger** menschlicher Parasiten und anderer Krankheiten (s. Tab. 13.7).

Interessant ist bei den **Mücken**, dass nur die **Weibchen Blutsauger** sind! Bei den Culicidae braucht das Weibchen Blut für die Entwicklung der Eier. Die Männchen leben von pflanzlichen Produkten. Die Eier werden im Wasser abgesetzt, wo nach wenigen Stunden oder längstens einem Tag die blinden Larven schlüpfen. Die Atemöffnung ist am Hinterende und steht aus dem Wasser heraus, wobei *Anopheles* parallel zur Oberfläche liegt, die anderen Mücken schräg an der Wasseroberfläche hängen. Innerhalb von zwei Wochen bildet sich über mehrere Larvenhäutungen die Puppe, die nach einigen Tagen zum Imago wird. Neben der Bedeutung als Parasitenüberträger sind Mücken lästige Ektoparasiten.

Fliegen sind ebenfalls wichtiger Überträger von Krankheiten, sowohl parasitärer als auch bakterieller oder viraler Art.

Bei den Fliegen sind sowohl Weibchen als auch Männchen Blutsauger! Die **wichtigsten Fliegen** sind aus medizinischer Sicht die *Glossina*-Arten (**Tsetsefliegen**; s. Tab. 13.7, Abb. 13.**12a**), die Trypanosomen übertragen und sie in der Funktion eines Zwischenwirtes auch vermehren können. Charakteristisch für die *Glossinae* ist, dass sich in der Ruheposition die Flügel vollständig decken (Zungenform: **Zungenfliegen**), während bei allen anderen Fliegen die Flügel auseinander stehen. *Glossinae* legen keine Eier ab, sondern entwickeln intrauterin einzelne Larven bis fast zum Puppenstadium. Die Puppe ist

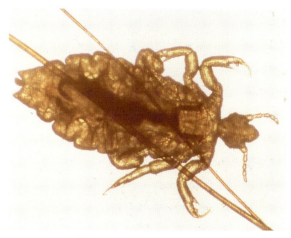

Abb. 13.**13** **Kopflaus.** (*Pediculus humanus capitis*; M: 1,5 cm = 0,2 mm) (Aufnahme: K. Schweiger, Heidelberg)

sehr unempfindlich und nicht auf Nahrungsaufnahme angewiesen. Nach knapp einem Monat schlüpft dann die fertige Fliege, die etwa drei Monate lang lebt und etwa zehn Nachkommen hervorbringt.

> Die Muscidae (**Hausfliege**) bieten ein **Gesundheitsrisiko** durch die vielfältigen Übertragungsmöglichkeiten von Krankheiten! Fliegen können auch als **Endoparasiten** bzw. stationäre Ektoparasiten auftreten und durch Parasitismus von Maden zu **Myiasis** führen. Eier oder Larven werden an entsprechenden Stellen (Wunden, Augen, Schleimhäuten – auch im Körperinneren wie Darm etc.) deponiert. Die geschlüpften Larven ziehen dann als fußlose Maden an die Plätze, wo sie sich entwickeln, und kommen erst kurz vor der Verpuppung wieder hervor. Besonders im Zusammenhang mit begleitenden **Sekundärinfektionen** ist Myiasis **lebensbedrohlich**.

Weiterführende Literatur

Despommier, D. D., R. W. Gwartz, P. J. Hotez: Parasitic diseases. 3rd ed., Springer, New York, Berlin 1995

Dönges, J.: Parasitologie. 2. Aufl. Thieme, Stuttgart 1988

Grüntzig, J. W., H. Mehlhorn: Expedition ins Reich der Seuchen. Elsevier Spektrum Acad. Verlag 2005

Kayser, F. H., K. A. Bienz, J. Eckert, R. M. Zinkernagel: Medizinische Mikrobiologie. 10. Aufl. Thieme, Stuttgart 2001

Piekarski, G.: Medizinische Parasitologie in Tafeln. 3. Aufl. Springer, Berlin 1987

14 Ökologie

Ökologie, so wie sie 1866 von Ernst Haeckel definiert wurde, ist die Lehre von den **Wechselbeziehungen zwischen den Lebewesen und ihrer Umwelt**. Da die Umwelt wiederum u. a. aus Organismen besteht, befasst sich die Ökologie auch mit den Wechselbeziehungen der Organismen untereinander und deren Stoff- und Energiehaushalten und -flüssen. Die Intensivierung der Forschung auf diesem Gebiet, ebenso wie ein ausreichendes Wissen um die bereits belegten Gesetzmäßigkeiten, hat in jüngster Zeit außerordentlich an Bedeutung gewonnen. Schon seit der Steinzeit hat der Mensch in die Vorgänge der Natur willkürlich eingegriffen: Er hat Wälder gerodet, Ackerbau und Viehzucht betrieben, Bodenschätze gewonnen und Abfall produziert. All diese Unternehmungen waren kompensierbar, solange sich die Bevölkerungszahl nahezu konstant hielt, und der Mensch einzig und allein auf seine eigene Arbeitskraft angewiesen war. Eine grundsätzliche Änderung der Situation brachten einerseits die **Industrialisierung** in der zweiten Hälfte des 19. Jahrhunderts, andererseits die **Fortschritte in Wissenschaft und Medizin** Anfang des 20. Jahrhunderts. Ein **exponentieller Anstieg im Wachstum der Bevölkerung** (Senkung der Kindersterblichkeit, Anstieg der Lebenserwartung) zwang zu erhöhter Produktivität. Der Einsatz von Maschinen ermöglichte eine systematische Veränderung der Natur: Bau von Großstädten und Industrieanlagen, Beschaffung ausreichender Nahrungsmittel durch künstliche Bodenanreicherung (Düngung) und Ausrottung unerwünschter Organismen (Schädlingsbekämpfung), Anlegen ausgedehnter Monokulturen und Dezimierung des Baumbestandes, Deckung des ständig steigenden Energiebedarfs durch Plünderung der Bodenschätze, gedankenlose Produktion von unverrottbaren Materialien, die als Abfallprodukte die Natur belasten, und industriebedingte Verunreinigungen von Luft und Wasser haben zu ungeahnten Problemen geführt. **Umweltschutz ist zur Überlebensfrage geworden.** Gerade für angehende Mediziner ist es deshalb erforderlich, sich mit den Grundlagen der Ökologie auseinander zu setzen, um Verständnis für Nutzen und Gefahren bei menschlichen Manipulationen ökologischer Gleichgewichte zu entwickeln. Sie sind aufgerufen, mittels ihres medizinischen Wissens einem unkontrollierten und für die Menschheit verheerenden Bevölkerungswachstum entgegenzusteuern. Anhand ihrer Patienten werden sie täglich mit den gesundheitsschädigenden Folgen eines unreflektierten Eingreifens in unsere Umwelt konfrontiert, in die wir alle unausweichlich durch naturgegebene Wechselbeziehungen fest eingebunden sind.

Es gibt verschiedene Standpunkte, von denen aus man ökologische Beziehungen betrachten kann:
- Autökologie
- Ökosystemforschung
- Populationsökologie

14.1 Die Autökologie analysiert die Wechselwirkung des Einzelorganismus mit der Umwelt

Die **Autökologie** stellt das Individuum (bzw. Individuen einer Art) in den Mittelpunkt ihrer Betrachtungsweise und beobachtet seine Funktionen in Beziehungen zu einzelnen Umweltfaktoren bzw. seine Reaktionen auf Veränderung derselben.

14.1.1 Die Umwelt setzt sich aus belebten (biotischen) und unbelebten (abiotischen) Faktoren zusammen

Zu **biotischen Faktoren** zählen **Lebewesen pflanzlicher oder tierischer Art**, die als Nahrung dienen, und solche, mit denen eine Beziehung aufgenommen werden muss: Konkurrenten um den Lebensraum, Feinde, Symbionten, Geschlechtspartner oder bei den Pflanzen Tiere, die Bestäubung und Samenausbreitung garantieren.

Abiotische Faktoren sind z. B. **Bodenbeschaffenheit** (Minerale), das **Klima**, das durch die jahreszeitlichen Schwankungen der Temperatur, der Feuchtigkeit, der Luftbewegungen und der Lichteinstrahlung bestimmt wird, sowie **Sauerstoff-** bzw. **Kohlendioxidgehalt der Luft** (*Rep. 14.1*).

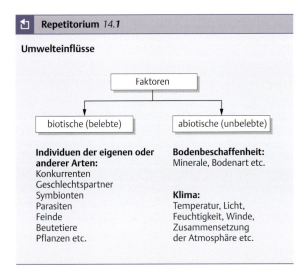

14.1.2 Biotop und Biozönose bilden das Ökosystem

Die im Hinblick auf ihre physikalischen und chemischen Eigenschaften abgrenzbaren Lebensräume bilden ein **Biotop** (Tümpel, Meer, Sumpf etc.). Die dieses Biotop bewohnenden Lebensgemeinschaften bilden eine **Biozönose**. Biotop und Biozönose bilden mit ihren Wechselbeziehungen ein **Ökosystem**. Alle Ökosysteme zusammengefasst versteht man als **Ökosphäre** bzw. **Biosphäre** (*Rep. 14.2*). Dieser belebte Raum umfasst alle Bereiche der Ökosysteme: Atmosphäre (Lufthülle der Erde: tiefere Schicht = Homosphäre mit N_2, O_2, CO_2 und H_2O-Dampf, obere Schicht = Heterosphäre mit atomarem Sauerstoff, H_2 und Ozon), Hydrosphäre (festes, flüssiges und gasförmiges Wasser: 97% Meerwasser, 3% Süßwasser, davon ~70% Eis und Schnee), Pedosphäre (oberste Bodenschicht bis in 5 m Tiefe), Lithosphäre (Gesteinsanteil der Erde).

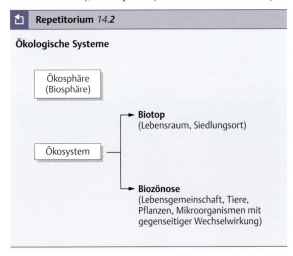

14.1.3 Organismen, die an enge Bedingungen gebunden sind, sind stenopotent (stenök), anpassungsfähige nennt man eurypotent (euryök)

Die Lebensbedürfnisse der Organismen sind ausschlaggebend dafür, welche Biotope sie sich als Wohnstätte auswählen können. Solche, die an streng definierte Bedingungen gebunden sind, nennt man **stenopotent** (**stenök**), jene mit großer Anpassungsfähigkeit an unterschiedliche Außenbedingungen **eurypotent** (**euryök**). Sind derartige Organismen in der Lage, große Temperaturschwankungen zu tolerieren, dann sind sie **eurytherm**. Können sie unter verschiedenen Sauerstoffbedingungen existieren, so sind sie **euryoxibiont**. Zu derartigen eurypotenten Lebewesen zählt der **Mensch**, der als **Ubiquist** die verschiedenen Umweltbedingungen tolerieren kann. (Allerdings ist er von Natur aus durch seine Temperaturempfindlichkeit stenotherm und wurde erst nach Einführung warmer Kleidung „eurytherm".) Der **Toleranzbereich** (*Abb. 14.1*) gegen Schwankungen der Umweltfaktoren ist **genetisch** fixiert. Er kann relativ weit gefasst sein und besagt nur, dass Veränderungen der Umweltbedingungen in diesem Rahmen mit dem Leben vereinbar sind. In der Praxis werden die Individuen bestrebt sein, sich in einem kleineren Teilbereich aufzuhalten, dem **Präferenzbereich**. Er fällt mit dem **Optimalbereich** zusammen; das ist jener Bereich, in dem die Lebensvorgänge des Individuums optimal ablaufen. Dabei ist optimal für einen Organismus immer jener Zustand, in dem zur Aufrechterhaltung seines Stoffwechsels die geringste Energiemenge aufgewendet werden muss.

> Häufig müssen zur Anpassung an Umweltbedingungen **Adaptationsprozesse** durchgeführt werden. Ein viel zitiertes Beispiel ist die **Akklimatisation** an große Höhen. Um dem geringen Sauerstoffgehalt der Luft entgegenzuwirken, wird zunächst das Schlagvolumen des Herzens erhöht (gesteigerte Pulsfrequenz), anschließend kommt es zu einer Erhöhung des Hämoglobingehaltes der Erythrocyten und schließlich sogar zu einer Vermehrung der roten Blutkörperchen selbst.

14.1.4 Tiere mit konstanter Körpertemperatur sind homoiotherm, die mit wechselnder poikilotherm

Besonders interessant sind die Vorgänge bei der **Anpassung** der Organismen **an die Temperatur**. Stoffwechselprozesse ändern ihre Raten in Abhängigkeit von der Temperatur. Es wird zum lebenswichtigen Problem, die Körpertemperatur auch bei schwankender Außentemperatur konstant zu halten. Außer bei Vögeln und Säugern hängt bei allen anderen Lebewesen die Stoffwechselrate von der Außentemperatur ab. Sie sind **wechselwarm** (**poikilotherm**) und können nur mit Hilfe ihrer Färbung Wärme vermehrt abstrahlen oder speichern bzw. durch Ortswechsel Einfluss auf ihre Körpertemperatur nehmen.

Vögel und Säuger sind homoiotherm, das heißt, sie sind in der Lage, im gewissen Rahmen die Temperatur ihres Körperkerns konstant zu halten (*Rep. 14.3*).

> Das **Temperaturregulationszentrum** liegt im **Hypothalamus**. Steigt die Körperinnentemperatur an, so wird in der Peripherie vermehrt Wärme abgegeben (Gefäßerweiterung und verstärkte Durchblutung, Schwitzen, Hecheln bei Hunden, Bewegung großer Elefantenohren). Sinkt die Körperinnentemperatur, wird vermehrt Wärme konserviert (Gefäßverengung in der Peripherie) bzw. produziert (Kältezittern). Allerdings sind auch dieser Regulation Grenzen gesetzt: Der Mensch kann über beschränkte Zeit große Temperaturschwankungen tolerieren (−50 bis +100 °C), wenn auch oft nicht ungestraft (Erfrierungen). Steigt allerdings die Temperatur seines Körperkerns (normal 37 °C) über +44 °C oder sinkt sie unter +21 °C, dann tritt der Tod ein.

Eine weitere Möglichkeit, Temperaturschwankungen zu begegnen, bieten je nach der Jahreszeit wechselnde **Fell-** und **Federbekleidungen**, beim Menschen Sommer- und Winterkleidung. Auch die Evolution hat dazu beigetragen, die Lebewesen bestimmter Temperaturzonen von vornherein winter- bzw. sommerfest zu machen. Da die Fähigkeit zur Wärmeproduktion durch Anregung von Stoffwechselvorgängen umso größer ist, je größer das **Körpervolumen** eines Individuums ist, treten in kälteren Gegenden größere Exemplare einer Tierart auf als in wärmeren. Zwar vergrößert sich bei ihnen auch die Wärme abgebende Oberfläche. Da das Volumen jedoch in der dritten Potenz, die Oberfläche nur in der zweiten zunimmt, bleibt ein positiver Effekt erhalten. Einige Tiere haben einen weiteren Anpassungsmodus an tiefe Temperaturen entwickelt. Sie halten **Winterschlaf**. Eine extreme Herabsetzung aller Stoffwechselvorgänge ermöglicht eine schadlose Senkung der Körperinnentemperatur.

14.1.5 Ein weiterer lebensnotwendiger abiotischer Faktor ist das Sonnenlicht

Ohne Sonnenlicht wäre ein Leben auf dieser Erde nicht denkbar, ist es doch für grüne Pflanzen zur **Photosynthese** unerlässlich. Auch die im Sonnenlicht enthaltene **UV-Strahlung** hat große Bedeutung. Einerseits wird sie zur Überführung des Provitamins D_3 in Vitamin D_3 benötigt. (Mangelnde Sonneneinstrahlung im Kindesalter führte früher zu schweren *rachitischen Veränderungen*! Heutzutage ist die *Osteoporose* ein klinisches Problem.) Andererseits muss der Organismus vor UV-Strahlung geschützt werden wegen ihrer schädigenden Wirkung auf die DNA (s. Kap. 2). Eine **Schutzreaktion gegen UV** ist die Pigmentierung der Haut, der Haare oder der Federn. In die Zellen wird ein Pigment, **Melanin**, eingelagert, das beim Menschen induzierbar und für die so begehrte Sonnenbräune verantwortlich ist. Genetisch fixiert ist die Haut- bzw. Fellfarbe: In Gegenden intensiver Sonneneinstrahlung ist die Haut von vornherein dunkelbraun pigmentiert. Wie außerordentlich schädigend auf die Haut und den Gesamtorganismus UV-Strahlen wirken können, zeigen Erkrankungen bei Menschen, deren DNA-Reparatursystem defekt ist. In der heutigen Zeit bleiben allerdings die Krankheits-induzierenden Schäden nicht auf

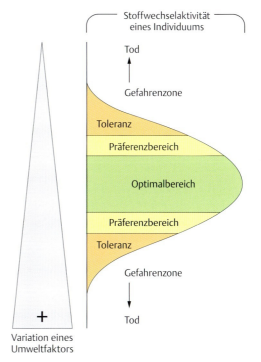

Abb. 14.1 **Idealisierter Verlauf der Stoffwechselaktivität eines Organismus als Reaktion auf Umweltfaktoren (Temperatur, Licht etc.).** Sowohl ein Zuwenig als auch ein Zuviel eines bestimmten Umweltfaktors gefährdet das Überleben. Toleranz-, Präferenz- und Optimalbereich sind Bereiche wachsenden Wohlgefühls.

> die relativ wenigen Individuen beschränkt, die homozygot einen Reparaturdefekt tragen. Die **Luftverschmutzung** hat bereits derartige Formen angenommen, dass Dunstglocken über Industriestädten den größten Teil des UV-Lichts absorbieren. Die menschlichen Zellen werden durch den Mangel an UV-Strahlung weder zur Melaninbildung noch zur DNA-Reparatur angeregt. Der Wunsch nach Sonne ist verständlicherweise gerade in solchen Populationen außerordentlich groß, und Fernreisen in den sonnigen Süden bringen die Menschen innerhalb von Stunden in Gegenden höchster UV-Strahlung. Der Melaninschutz ist nicht gegeben, das Reparatursystem ist untrainiert, und schwere Schädigungen sind häufig die Folge.

Repetitorium 14.3

Temperaturkonstanz bei homoiothermen Tieren

Homoiotherme Organismen (Vögel, Säuger) versuchen, die Temperatur ihres Körpers konstant zu halten durch:
- verstärkte Wärmeabgabe:
  Gefäßerweiterung
  vermehrte Durchblutung
  Schwitzen
  Hecheln etc.
- verminderte Wärmeabgabe:
  Gefäßverengung
- Konstruktion von Bauten (Höhlen, Erdlöcher etc.)
- wechselnde Fell- und Federbekleidung
- evolutionäre Anpassung des Körpervolumens
- Winterschlaf
- Veränderung der Wärmeerzeugung:
  braunes Fettgewebe
- gesteigerte Muskelbewegung (Kältezittern)

14.2 Biotische Faktoren regulieren die Populationen des Ökosystems (Synökologie)

Zahlreich sind die **biotischen Faktoren**, die das Zusammenleben einzelner Individuen miteinander, aber auch ganzer Populationen (Mitglieder einer Art, die in einem fest umschriebenen geographischen Areal eine Fortpflanzungsgemeinschaft bilden) untereinander bestimmen.

14.2.1 Konkurrenz führt zur Einnischung

Dazu gehört das **Konkurrenzverhalten**. Lebewesen, die auf gleiche Umweltfaktoren (Nahrung, Nistplätze, Temperatur etc.) angewiesen sind, geraten in Konkurrenz, sobald bei wachsenden Populationen einer dieser Faktoren verknappt. Die eine Art muss die andere aus dem Felde schlagen, will sie überleben.

Um derartigen Konkurrenzen auszuweichen, ist es für jede Art notwendig, die für ihre Bedürfnisse am besten geeignete ökologische Nische zu finden. Da deren Zahl beschränkt ist, werden diejenigen Veränderungen einer Art bevorzugt selektioniert, die durch eine leichte Variation ihrer Ansprüche mit anderen ein und dasselbe spezifische Biotop nützen und somit der Konkurrenz entgehen können.

Ökologische Nischen (Rep. 14.4) können demnach einerseits unterschiedliche Biotope sein, andererseits durch Nutzung ein und desselben Biotops entstehen. Die ökologische Nische ist also nicht rein räumlich zu verstehen. Sie beinhaltet vielmehr auch Beziehungen einer Art zu ihrer Umwelt, ihre Fähigkeit, den ihr zur Verfügung stehenden Lebensraum zu nützen. Zur unterschiedlichen **Einnischung innerhalb ein und desselben Biotops** gibt es verschiedene Möglichkeiten:
- zeitliche Verschiebung der Aktivitäten
  - Tag-aktive und Nacht-aktive Arten
  - unterschiedliche Zeiten sexueller Aktivität
- unterschiedliche Nahrungsbedürfnisse
  - Ort der Nahrungssuche (z. B. Boden, Baumstamm, Baumkrone)
  - Größe der Nahrung
  - Beweglichkeit der Nahrung (fliegende Insekten, Larven, Würmer, Schnecken)
- unterschiedliche Schlafplätze (Baumstämme, Baumkronen etc.)

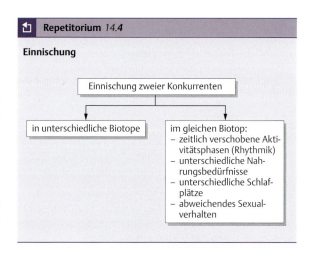

Repetitorium 14.4

Einnischung

Einnischung zweier Konkurrenten
- in unterschiedliche Biotope
- im gleichen Biotop:
  - zeitlich verschobene Aktivitätsphasen (Rhythmik)
  - unterschiedliche Nahrungsbedürfnisse
  - unterschiedliche Schlafplätze
  - abweichendes Sexualverhalten

14.2.2 Endogene Rhythmen sind wichtige biotische Faktoren

Bei der gemeinsamen Ausnutzung eines Biotops ist die strikte Einhaltung eines Rhythmus, z. B. Zeiten des Wachseins, Zeiten der Nahrungssuche, Zeiten des Brütens, Zeiten der Fortpflanzung, eine wichtige Voraussetzung. Diese **Rhythmik** (Rep. 14.5) ist **endogen** für jedes Individuum vorgegeben und wird als **innere Uhr** bezeichnet.

Die Längen biologischer Zeitmessung sind unterschiedlich. Der Mensch besitzt einen 24-Stunden-Rhythmus, den circadianen Rhythmus

> Wohl das interessanteste biologische Kontrollphänomen, dessen molekulare Grundlage immer noch wenig bekannt ist, ist die **periodische Zeitmessung**. Nicht nur Vögel, wie schon lange bekannt, sondern auch **Menschen** haben einen erstaunlich genauen **Mechanismus zur Messung von Zeiten**. Auch dann, wenn äußere Zeitgeber, wie z. B. Tag und Nacht, nicht vorhanden sind, d. h. unter **absolut konstanten Bedingungen**, durchläuft der menschliche Organismus eine **24-Stunden-Periode**, die sich z. B. in Schwankungen der Körpertemperatur, in der Ausschüttung von Steroidhormonen oder in der Empfindlichkeit gegenüber Arzneimitteln zeigt.

Jeder lebende Organismus, der untersucht wurde, besitzt eine solche periodische Zeitmessung; unter anderem auch Einzeller wie das Pantoffeltierchen *Paramecium*, die Alge *Euglena*, *Gonyaulax* (Leuchtalgen) oder *Chlamydomonas*. Lediglich **Prokaryonten**, d. h. Zellen ohne Zellkern, haben **keinen Tagesrhythmus**. Neben der **Periodenlänge** von ungefähr 24 Stunden (**circadian**) gibt es auch Periodizitäten anderer Längen in der Biologie, wie z. B. **Brutcyclen**.

Als Beispiel sei eine **Stechmücke** genannt, deren Eier bei Tiefstebbe gelegt werden und die erst bei der nächsten Tiefstebbe, d. h. nach 28 Tagen, schlüpfen. Erstaunlich dabei ist, dass die kleinen Mücken nach 28 Tagen exakt zur entsprechenden Tageszeit schlüpfen. An diesem Objekt zeigt sich der ungeheure Selektionsvorteil, den eine solche Zeitmessung bietet. Nachdem die Eier am Ende der Tiefstebbe abgelegt wurden, sind sie in den folgenden 28 Tagen für die zahlreichen Feinde auf dem Lande und in der Luft nicht erreichbar. Dass die Nachkommen erst bei der nächsten Tiefstebbe schlüpfen, beweist, dass diese Stechmücke nicht nur einen 28-Tage-Rhythmus, sondern auch innerhalb der 28 Tage den Stundenrhythmus misst.

Ein **Jahresrhythmus** wird z. B. bei Vögeln gemessen, die auch unter konstanten Dauerbedingungen nach einem Jahr ihre sog. **Zugunruhe** zeigen. Es ist zu vermuten, dass es in der Biologie noch wesentlich längere bzw. kürzere Periodenlängen gibt.

Circadiane Rhythmen sind endogen, erblich, zeigen Phasen-abhängige Umstimmbarkeit und sind temperaturkompensiert

Um einen **circadianen Rhythmus** von zufälligen periodischen Veränderungen in einem Organismus abgrenzen zu können, muss nach den charakteristischen Eigenschaften eines circadianen Rhythmus gefragt werden. Wichtigstes Kriterium ist, dass die **Periodizität** auch unter endogenen, d. h. äußerlich absolut konstanten Bedingungen, beibehalten wird. Als **äußere Zeitgeber** sind dabei nicht nur Hell-Dunkel-Schwankungen, sondern auch Temperaturen oder Luftdruckveränderungen zu berücksichtigen. Charakteristisch für einen circadianen Rhythmus ist der ungefähre 24-Stunden-Ablauf (Abb. 14.2), mit einem Schwankungsbereich zwischen 22 und 26 Stunden. Ein Individuum mit einem relativ kurzen Rhythmus, z. B. 22 Stunden, wird diesen ebenso über lange Zeit bei konstanten Bedingungen beibehalten wie ein Individuum mit langer Periodizität. Das heißt, die **Länge der Periodizität** ist sehr charakteristisch für das Individuum und wird als solche **vererbt**. Werden zwei Individuen mit einem besonders kurzen Rhythmus gepaart, so haben die Nachkommen wieder die kurze Periodizität. Somit folgt auch die Vererbung der circadianen Rhythmik den **Mendelschen Gesetzen**. Daraus muss der Schluss gezogen werden, dass dem Zentrum des biologischen Uhrwerks nur ein oder höchstens einige **wenige Gene** zugrunde liegen. Der Nachweis eines einfachen Mendelschen Erbgangs schließt multifaktorielle Vererbung für die biologische Uhr aus (s. Kap. 3).

Die Phase der Periode kann durch eine Trainingsperiode umgestimmt werden. So kann z. B. die ursprüngliche Nachtphase zur Tagesphase werden, wenn man über eine längere Zeit den Tag-Nacht-Rhythmus verschiebt. Eine Tatsache, die jedem Fernreisenden bekannt ist.

Besonders interessant ist die **Temperaturkompensation**. Während wir von jeder chemischen Reaktion gewohnt sind, dass eine Erhöhung der Temperatur um 10 °C in der Regel zu einer Beschleunigung der Reaktion um den Faktor 2–3 führt, ist das bei circadianen Rhythmen nicht der Fall. Diese sind von der Temperatur fast völlig unabhängig. Ja, es wird mitunter sogar ein paradoxes Phänomen beobachtet, dass bei Temperaturerhöhung die Phasen verlängert werden.

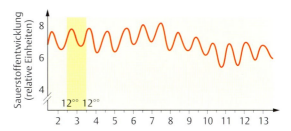

Abb. 14.2 **Der Verlauf eines circadianen Rhythmus.** Der endogene Rhythmus der einzelligen Alge *Acetabularia* wurde unter konstanten Bedingungen (Licht und Temperatur) anhand der Sauerstoffentwicklung gemessen.

Einzellige Algen sind sehr gute Modellsysteme für das Studium des circadianen Rhythmus

Bei der Frage nach der **molekularen Basis** für die biologische Zeitgebung haben besonders **einzellige Organismen** große Bedeutung. So zeigt der **Flagellat *Gonyaulax*** eine Reihe von periodischen Parametern. Diese Einzeller, die in den Meeren leben, strahlen besonders bei Reizung der Zellen durch Turbulenzen Lumineszenz aus, die als sog. **Meeresleuchten** bekannt ist.

Interessanterweise sind die Zellen nur während ihrer Nachtphase in der Lage, dieses Licht auszusenden, d. h. die Lumineszenz durchläuft eine 24-Stunden-Periode. Dieser Rhythmus erfüllt alle Kriterien eines circadianen Rhythmus. Die Photosyntheseleistung von *Gonyaulax* verläuft mit genau entgegengesetzter Phase: maximale Aktivität in der Tagphase und minimale in der Nachtphase. Auch die Teilung dieses Organismus findet nur zu ganz bestimmten Tageszeiten statt. Mit **Lumineszenz**, **Photosynthese** und **Zellteilung** liefert dieser Flagellat drei verschiedene periodische Parameter, die sich experimentell leicht verfolgen lassen. Mit *Gonyaulax* in Zellkultur kann die Frage gestellt werden, ob es Mittel gibt, die die Periodenlänge beeinflussen, und welche Zellstrukturen Ziel dieser Einflüsse sind.

Ein anderer Einzeller, der sich besonders für Studien an der biologischen Uhr eignet, ist **Chlamydomonas**, der in Massenkultur gezogen werden kann und die Möglichkeit für erfolgreiche Genetik bietet. Der Nachteil beider Objekte ist, dass man es jeweils mit ganzen Zellkollektiven zu tun hat, sodass Interferenzen zwischen den einzelnen Zellen der Population nicht auszuschließen sind. Dieses Problem wird bei Untersuchungen an der **einzelligen Alge** *Acetabularia* umgangen (Abb. 14.3). *Acetabularia* besteht aus einem sog. **Rhizoid**, in dem sich der einzige Kern befindet, einem **Stiel** und einem darauf aufgesetzten **Hut**. Diese einzelligen Algen können zum Teil beträchtliche Größen erreichen. So ist *Acetabularia major* bis zu 15 cm groß. Damit eröffnen diese Riesenzellen die Möglichkeit, an einzelnen Zellen den circadianen Rhythmus zu studieren.

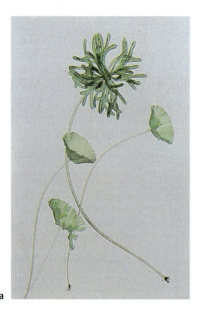

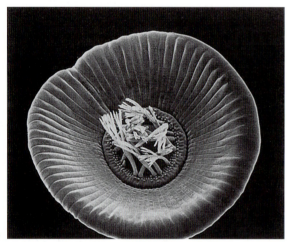

Abb. 14.**3** *Acetabularia major*. **a** Einzellige Grünalge mit Schirm, Stiel und Rhizoid. **b** Rasterelektronenmikroskopische Aufnahme eines Hutes (Aufnahmen: S. Berger, H. G. Schweiger, Heidelberg).

Als **Messparameter** bieten sich an: der Sauerstoffverbrauch bzw. die Sauerstoffabgabe bei der Photosynthese, die sog. Chloroplastenmigration und das elektrische Feld dieser Zellen. Bei der Chloroplastenmigration wird die Wanderung der Chloroplasten vom Hut in Richtung Rhizoid beim Übergang von der Tag- in die Nachtphase und in umgekehrter Richtung beim Übergang von der Nacht- in die Tagphase gemessen. Bei dem elektrischen Feld wird die Spannung zwischen dem Rhizoid und dem Hut bestimmt, ein Parameter, der dem circadianen Rhythmus unterliegt.

Der circadiane Rhythmus ist durch Translation an 80S-Ribosomen und Membranen bedingt

Sowohl die **Periodenlänge** als auch die **Phasenlänge** sind genetisch festgelegt und werden von den Eltern auf die Nachkommen **vererbt**. Damit steht fest, dass der **Kern**, in dem sich die genetische Information befindet, für den circadianen Rhythmus entscheidend ist. In der Tat kann ein Kern einem Cytoplasma seine Phase und Periode aufprägen. Dazu wurden von zwei in der Phase entgegengesetzten *Acetabulariae* die **Kerne und die Cytoplasmen ausgetauscht**. Es zeigte sich, dass das Cytoplasma die Periode des eingefügten Kernes übernimmt. Überraschend ist die Tatsache, dass die entkernte Zelle, die im Falle von *Acetabularia* durchaus für eine lange Periode überleben und sich normal fortentwickeln kann, den ihr einmal aufgeprägten circadianen Rhythmus behält. Die Phase dieser entkernten Zelle wird aber sofort umgestimmt, wenn ein neuer Kern eingesetzt wird. Diese Experimente zeigen, dass es die **Aufgabe des Kerns** ist, die **Periodizität zu installieren**, dass die Periodizität dann aber **vom Cytoplasma fortgesetzt** werden kann. Daraus resultiert, dass die Information für die Periodizität entweder als RNA oder als Protein in der kernfreien Zelle vorliegt. Die Frage, ob RNA oder Protein, kann durch Inhibitoren der Translation entschieden werden. Pulse von Cycloheximid, einem Inhibitor der Translation am eukaryontischen Ribosom, zeigen, dass die Phase durch derartige Pulse tatsächlich verschoben werden kann. Das bedeutet, dass die **Translation** am 80S-Ribosom für die Beibehaltung des Rhythmus **notwendig** ist. Parallel kann gezeigt werden, dass eine Reihe von Verbindungen, die die Struktur der Membranen beeinflussen, auch einen Einfluss auf die Periodizität ausüben können. Das heißt, der circadiane Rhythmus braucht sowohl Translation am 80S-Ribosom als auch Membranen.

Bei *Acetabularia* tritt ein Uhrenprotein in periodische Wechselwirkung mit der Membran und verändert diese rhythmisch

Will man diese Befunde zu einem Modell zusammenfügen, dann wäre Folgendes denkbar: Ein essenzielles Uhrenprotein wird am 80S-Ribosom synthetisiert, in die Membran eingebaut und verändert diese so, dass eine Rückkopplung zur Synthese dieses essenziellen Proteins an dem 80S-Ribosom stattfindet. Das in die Membran eingebaute essenzielle Uhrenprotein verändert seinerseits die Eigenschaften der Membran nachhaltig, sodass die Sauerstoffentwicklung in der Photosynthese und andere, von dieser abhängige Parameter, periodisch erscheinen. Das Uhrenprotein selbst unterliegt in der Membran offensichtlich einem spontanen Umsatz, sodass es schließlich unter den Schwellenwert gerät und seine Neusynthese an dem 80S-Ribosom wieder erfolgen kann. Damit kann eine neue Periode beginnen.

Komplizierter wird die Situation bei den Vielzellern, wie z. B. dem Menschen, weil hier noch eine Koordination der Zelle die Periodizität überlagert. Vermutlich gibt es im Zentralnervensystem, in der Gegend der Epiphyse, einen übergeordneten Bereich, der die Uhr des Gesamtorganismus steuert.

Diese periodischen Phänomene gewinnen umso mehr an Interesse, je klarer ihre Bedeutung für Schichtarbeit, Fernreisen oder Empfindlichkeit des Organismus gegen Arzneimittel wird.

Repetitorium *14.5*

Biologische Rhythmen

Länge		Bemerkungen
Minuten		Taufliege (*Drosophila*)
ca.	24 Std.	circadianer Rhythmus
	28 Tage	circalunarer Rhythmus
1 Jahr		Vogelmigration

Eigenschaften circadianer Rhythmen:
- endogen, also auch ohne äußeren Zeitgeber wirksam
- Temperatur-kompensiert: Temperaturveränderung beeinflusst den Rhythmus nicht oder nur wenig
- Hemmer der Translation beeinflussen die Periode
- Trainierbarkeit der Phasendauer
- erblich

14.2.3 Das Räuber-Beute-Prinzip ist eine Grundlage des Ökosystems und Beispiel für ein biozönotisches Gleichgewicht

Eine der offensichtlichsten Beziehungen in einem Ökosystem bildet das **Räuber-Beute-Verhältnis**. **Heterotrophe Organismen**, dazu zählen alle Tiere, können sich, im Gegensatz zu **autotrophen Organismen** (Pflanzen), nur von organischen Stoffen ernähren. Um diesen Bedarf zu decken, sind sie darauf angewiesen, andere Organismen zu töten: Größere die Kleineren, Schnellere die Langsameren, Kräftigere die Schwächeren. Dabei gilt als **Beute alles Fressbare**, als **Räuber alles, was frisst**.

Die Beziehung zwischen Räubern und Beutetieren führte zu zahlreichen Analysen und zu mathematischen Formulierungen ihrer Gesetzmäßigkeiten. Unterstützt durch Untersuchungen an den Populationsschwankungen bei Schneehasen und Luchsen in Kanada wurden, stark vereinfacht, folgende Abhängigkeiten formuliert (*Abb. 14.4*): In einem Ökosystem bildet sich zwischen Beutetieren und Räubern ein Kreislauf mit regelmäßigen dynamischen Schwankungen aus: Zunahme der Beutepopulation führt zu einer Zunahme der Zahl der Räuber, die reichlich Nahrung vorfinden. Die wachsende Räuberpopulation ihrerseits dezimiert die Beutepopulation, und mit einer gewissen Verzögerungsphase nehmen die Räuber wieder an Zahl ab. Dieses Modellsystem – vorausgesetzt, bestimmte Umweltbedingungen sind gegeben – führt zur Einstellung eines **biologischen Gleichgewichts**, das selbstregulierend und charakteristisch für jedes Ökosystem ist. Ein derartiges Gleichgewicht wird durch Verknüpfung aller am Ökosystem beteiligten Faktoren (nicht nur Räuber-Beute-Beziehung) erreicht und deshalb auch als **biozönotisches Gleichgewicht** bezeichnet. Ein derartiger Gleichgewichtszustand ist nur dann stabil, wenn das Ökosystem offen ist, d. h. mit anderen Ökosystemen in Verbindung steht, wie es in allen natürlichen Ökosystemen tatsächlich der Fall ist. Auch wird sich ein Räuber-Beute-Verhältnis selten auf zwei Arten beschränken: Räuber sind meist oligophag, sie ernähren sich von unterschiedlichen Organismen. Ein biozönotisches Gleichgewicht wird umso stabiler sein, je mehr Arten an seinem Zustandekommen beteiligt sind. Gerade eurypotente Arten sind dabei von Nutzen. Sie können durch Anpassung ihrer Bedürfnisse an die gegebene Umweltsituation zur Aufrechterhaltung des Gleichgewichtszustandes beitragen. Oft greift der Mensch willkürlich in dieses System ein, vernichtet z. B. einseitig die Räuber, weil er sie als unbequem oder schädlich erachtet. Dadurch kann die Population der Beutetiere überhand nehmen und sich ihrerseits unter Umständen schädigend für den Menschen auswirken.

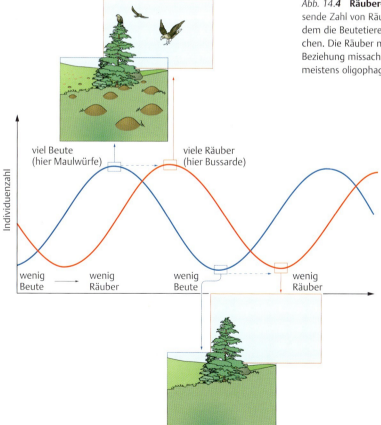

Abb. 14.4 **Räuber-Beute-Beziehung** (schematisiert). Eine wachsende Zahl von Räubern dezimiert die Beute bis zu dem Punkt, an dem die Beutetiere zur Ernährung der Räuber nicht mehr ausreichen. Die Räuber nehmen ab, die Beutetiere wieder zu. Diese Beziehung missachtet, dass die Ökosysteme offen und die Räuber meistens oligophag sind.

14.2.4 Symbiosen sind Lebensgemeinschaften zum gegenseitigen Nutzen

Neben Räuber-Beute-Beziehungen charakterisieren **Symbiose** (Mutualismus = Symbiose verschiedener Tierarten), **Kommensalismus** und **Parasitismus** das Zusammenleben von Arten. Bei der Symbiose finden sich Individuen zweier Arten zu gemeinsamem Nutzen zusammen.

Einige Beispiele mögen diese Form der gegenseitigen Abhängigkeit veranschaulichen (*Rep. 14.6*): Die **Wiederkäuer**, die sich ausschließlich von Pflanzen ernähren, selbst aber keine *Cellulase* haben, beherbergen in ihrem Pansen **Cellulose abbauende Ciliaten**. – Auch der **Mensch** ist auf Symbiose mit Mikroorganismen angewiesen. Die **Darmbakterien** produzieren für ihn die lebenswichtigen Vitamine K und E. Wird die Darmflora zerstört, kann es zu Avitaminosen kommen. – Ebenso sind Symbiosen zwischen Tieren und Pflanzen bekannt. **Termiten** stellen besondere Gärtner ab, die auf Beeten im Inneren des Termitenbaus **Pilzkulturen** anlegen, die Pilze düngen und pflegen, die ihrerseits den Termiten wichtige Vitamine liefern. – Ein Beispiel besonderer Art für die Symbiose zwischen pflanzlichen Organismen sind die Mycorrhizen, z. B. **Birkenpilz** und **Birke** – eine Symbiose zwischen Baum und Pilz. Beide sind aufeinander angewiesen. Algen und Pilze bilden in Form der Flechten eine Symbiose: Die **Algen** liefern Photosyntheseprodukte, die **Pilze** haben Stützfunktion und versorgen die Algen mit Mineralien.

Eine weitere Symbiose findet sich bei den Fischen des **Korallenriffs**. Die sog. Putzerfische befreien ihre Kunden von Parasiten, die sich auf deren Haut angesiedelt haben, und ernähren sich auf diese Weise. Auch das Zusammenleben von **Clownfisch** und **Seeanemone** ist von gegenseitigem Nutzen geprägt (Abb. 14.5).

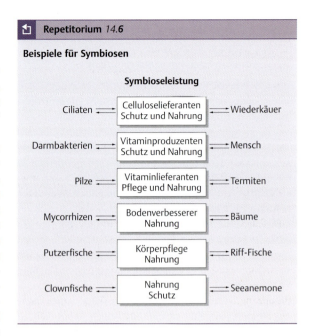

Repetitorium *14.6*

Beispiele für Symbiosen

	Symbioseleistung	
Ciliaten	Celluloselieferanten Schutz und Nahrung	Wiederkäuer
Darmbakterien	Vitaminproduzenten Schutz und Nahrung	Mensch
Pilze	Vitaminlieferanten Pflege und Nahrung	Termiten
Mycorrhizen	Bodenverbesserer Nahrung	Bäume
Putzerfische	Körperpflege Nahrung	Riff-Fische
Clownfische	Nahrung Schutz	Seeanemone

14.2.5 Beim Parasitismus ist der Nutzen einseitig

Leben beim **Kommensalismus** zwei Organismen zusammen, ohne sich gegenseitig zu nutzen oder zu schaden (Fressgemeinschaft), wird beim **Parasitismus** eine Art auf Kosten und zum Nachteil der anderen ausgenutzt. **Parasiten** sind Organismen, die in oder auf einem anderen Organismus leben und diesen Wirt sowohl als Lebensraum (Habitat) als auch als Nahrungsquelle (Energielieferant) benutzen und ihm dadurch schaden.

Die Parasiten sind grundsätzlich nicht daran interessiert, ihren Wirt umzubringen, denn natürlich möchten sie möglichst lange von der Situation profitieren. Trotzdem entsteht dem Wirt, z. B. durch den Dauerentzug wichtiger Nährstoffe, ein permanenter Schaden. Häufig entwickeln sich Parasiten innerhalb eines Wirtes und benötigen zu ihrer Freisetzung den Tod der Wirtszelle (s. Phagenentwicklung, Kap. 11). Alle Arten, sowohl Pflanzen als auch Tiere, können von Parasiten befallen werden. Wegen der eminenten Bedeutung menschlicher Parasiten für den Arzt wurde diesem Themenkreis ein eigenes Kapitel gewidmet (s. Kap. 13).

14.3 Im Ökosystem sind die Organismen durch Kreisläufe der Energie und von Stoffen, die abgegeben und aufgenommen werden, miteinander verbunden

Zahlreiche Wechselbeziehungen zwischen den verschiedensten Tier- und Pflanzenarten (biozönotischer Zusammenhang) innerhalb eines Biotops charakterisieren ein Ökosystem. Steppe, Meer, Teich, Fluss, Stadt etc. bilden ihr eigenes Ökosystem. Jedes Einzelne wäre der gesonderten Besprechung wert. Hier sollen jedoch nur einige

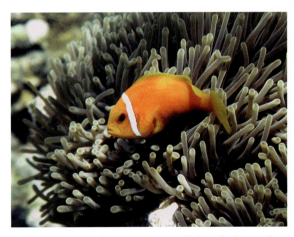

Abb. 14.5 **Symbiose bei Seeanemone und Clownfisch.** Die giftige Seeanemone schützt den Clownfisch, der seinerseits zur Nahrungsbeschaffung beiträgt. Aufgenommen auf Embudu, Malediven. (Quelle: www.dieter-kloessing.de)

grundlegende Prinzipien besprochen werden, die das Aufeinanderabgestimmtsein beleuchten. Besonders erwähnenswert ist der Kreislauf von Energie und von Stoffen, die, aufgenommen und wieder abgegeben, die Lebewesen eines Ökosystems vielfältig miteinander verbinden.

14.3.1 Der Kreislauf der Energie geht von den autotrophen Pflanzen über die heterotrophen Konsumenten und Destruenten

Alle grünen Pflanzen (auch die Algen) können, dank ihres Chlorophylls, aus Wasser und Kohlendioxid unter Zuhilfenahme des Sonnenlichtes organische Substanz (Zucker) und Sauerstoff bilden. Außerdem entnehmen sie dem Boden wichtige Mineralien, wie Phosphor und Stickstoff, zur Bildung von Nucleinsäuren und Eiweißen. Da **ausschließlich grüne Pflanzen** zur Produktion organischer Verbindungen befähigt sind (**autotroph**), werden sie als **Produzenten** bezeichnet (*Rep. 14.7*). Tiere sind darauf angewiesen, organische Verbindungen aufzunehmen (**heterotroph**), und gelten deshalb als **Konsumenten**. Die Konsumenten wiederum werden in Konsumenten 1. Ordnung (**Primärkonsumenten**, Pflanzenfresser = **Herbivore**) und Konsumenten 2. Ordnung (**Sekundärkonsumenten**, Fleischfresser = **Carnivore**) unterteilt. Konsumenten 2. Ordnung können wieder von größeren Tieren, den Konsumenten 3. Ordnung, gefressen werden. Dabei werden die Nährstoffe auf dem Wege einer **Nahrungskette** von Glied zu Glied weitergegeben. Alle Konsumenten, die sich auf einer Ebene als Verbraucher in die Nahrungskette einschalten, ganz gleich, welcher Art sie angehören, stehen auf dem gleichen **trophischen Niveau** (z. B. Fuchs und Mensch). Leichen der Produzenten und Konsumenten ermöglichen eine Rückgewinnung der Grundsubstanzen. **Destruenten** (Bakterien und Pilze) bauen die organischen Substanzen ab und führen Mineralien dem Boden sowie CO_2 der Luft zu, sodass diese Stoffe neuen Produzenten zur Verfügung stehen.

Ändern sich in einem Ökosystem Umweltfaktoren gravierend, seien es abiotische oder auch biotische (durch die Organismen selbst herbeigeführt), so müssen sich die bestehenden Biozönosen auf diese neuen Gegebenheiten einzustellen versuchen. Die dabei ablaufenden Vorgänge nennt man **Sukzession**. Sukzessive siedeln sich Lebewesen, den gegebenen Umständen entsprechend, an, bilden eine Lebensgemeinschaft, verändern das Biotop und ermöglichen damit weiteren Pflanzen und Tieren entweder die Wiederherstellung des alten oder den Aufbau eines neuen Ökosystems. Muss ein Ökosystem von Grund auf neu gebildet werden (z. B. Geröllfeld nach Lawinenabgang), dann handelt es sich um eine **Primärsukzession**, die, da sie von autotrophen Organismen ausgehen muss, auch **autotrophe Sukzession** genannt wird. Je artenreicher das Ökosystem wird, umso stabiler wird die Biozönose. Schließlich wird die Klimax, eine Dauergesellschaft im Fließgleichgewicht, erreicht.

Wird ein **Ökosystem nur stark geschädigt**, ohne zerstört zu werden, so wird es im Verlauf einer **Sekundärsukzession** umgebaut. Ein Beispiel dafür ist die Abholzung eines Waldgebietes. Nach einigen Jahrzehnten hat sich durch Sukzession ein neuer Wald gebildet – übrigens in mitteleuropäischen Breitengraden die stabilste Klimaxgesellschaft überhaupt. Stehen bei einer Sukzession abbauende Prozesse im Vordergrund, z. B. die Besiedelung eines verfaulenden Baumstammes, spricht man auch von **heterotropher Sukzession**.

Sukzession ist ein generelles Phänomen bei der Entstehung jeden Ökosystems. Durch die Änderung biotischer oder abiotischer Faktoren, herbeigeführt durch die Existenz der Organismen selbst, wird neu hinzukommenden Pflanzen- oder Tierformen das Leben ermöglicht, die ihrerseits aber die vorhandenen nicht gänzlich verdrängen. Schließlich erreicht die Biozönose ein Gleichgewicht. Der **Endzustand** der Sukzession, die **Klimax**, ist erreicht.

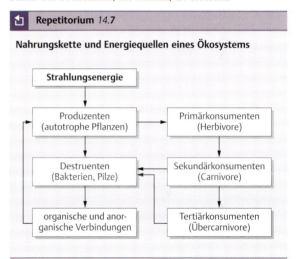

Repetitorium *14.7*

Nahrungskette und Energiequellen eines Ökosystems

14.3.2 Kreisläufe der Elemente Stickstoff, Kohlenstoff und Sauerstoff sind wichtig für die Biomasse

Neben Wasser, Sauerstoff und Kohlendioxid – Stoffe, die meistens ausreichend zur Verfügung stehen – werden zum Wachstum und zur Vermehrung wichtige Minerale wie Phosphor und Stickstoff, aber auch **Spurenelemente** wie Kobalt und Mangan benötigt, die, falls nicht ausreichend vorhanden, wachstumslimitierend sein können. Stickstoff, obwohl fast zu 80% an der Zusammensetzung der Atemluft beteiligt, kann nur durch wenige spezialisierte Mikroorganismen (Bakterien und Blaualgen) als molekularer Stickstoff verwendet werden. Zur **Stickstoff-Fixierung** sind z. B. **Knöllchenbakterien** befähigt, die in Symbiose mit **Leguminosen** (Schmetterlingsblütler) leben. Alle anderen Pflanzen können Stickstoff nur als Nitrat oder Ammoniak aus dem Boden aufnehmen. Ammoniak wird durch Destruenten (Fäulnisbakterien) aus organischen Materialien freigesetzt und ebenfalls durch Bakterieneinwirkung zu Nitrit und Nitrat umgesetzt. Die Überführung von einem Teil des Nitrits in molekularen Stickstoff ist ebenso Bakterien zuzuschreiben. Der Mensch versucht, durch künstliche Dünger den Stickstoffkreislauf zu umgehen, der durch das Zusammenwirken so vieler Mikroorganismen notgedrungen störanfällig ist.

Indem anorganische und organische Substanzen einem dauernden Kreislauf unterworfen sind, stehen sie den Produzenten unvermindert zur Verfügung (Rep. 14.8).

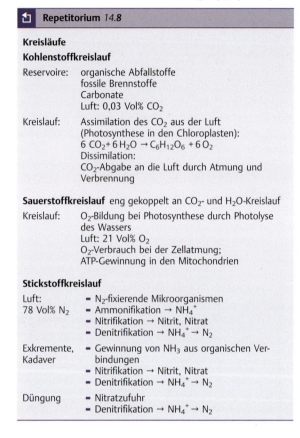

Repetitorium 14.8

Kreisläufe

Kohlenstoffkreislauf

Reservoire: organische Abfallstoffe
fossile Brennstoffe
Carbonate
Luft: 0,03 Vol% CO_2

Kreislauf: Assimilation des CO_2 aus der Luft
(Photosynthese in den Chloroplasten):
$6 CO_2 + 6 H_2O \rightarrow C_6H_{12}O_6 + 6 O_2$
Dissimilation:
CO_2-Abgabe an die Luft durch Atmung und Verbrennung

Sauerstoffkreislauf eng gekoppelt an CO_2- und H_2O-Kreislauf

Kreislauf: O_2-Bildung bei Photosynthese durch Photolyse des Wassers
Luft: 21 Vol% O_2
O_2-Verbrauch bei der Zellatmung;
ATP-Gewinnung in den Mitochondrien

Stickstoffkreislauf

Luft: 78 Vol% N_2
- N_2-fixierende Mikroorganismen
- Ammonifikation → NH_4^+
- Nitrifikation → Nitrit, Nitrat
- Denitrifikation → NH_4^+ → N_2

Exkremente, Kadaver
- Gewinnung von NH_3 aus organischen Verbindungen
- Nitrifikation → Nitrit, Nitrat
- Denitrifikation → NH_4^+ → N_2

Düngung
- Nitratzufuhr
- Denitrifikation → NH_4^+ → N_2

14.3.3 Jede Konsumentenstufe reduziert die Energieausbeute auf ein Zehntel

Wie verhält es sich mit dem Energiehaushalt in einem Ökosystem? Die **Pflanzen** sind als Produzenten die Einzigen, die Sonnenenergie durch **Photosynthese** binden und in **Organismenmasse** (**Biomasse**) umsetzen können. Dabei werden ca. 3% der eingestrahlten Energie ausgenutzt. Die übrige Energie wird reflektiert bzw. absorbiert oder geht als Wärme verloren. Diese Stoffproduktion, die **Bruttoprimärproduktion**, steht den Konsumenten nur noch zu einem Teil zur Verfügung. Der übrige Teil wird von der Pflanze selbst als Energie für ihre Stoffwechselprozesse verbraucht und geht als Wärmeenergie (Atmung) verloren. Die verbleibende **Nettoprimärproduktion** kann von den Konsumenten 1. Ordnung aufgenommen werden (Abb. 14.**6**a). Auch sie verwenden nur einen Teil der Nahrungsenergie zur Vergrößerung ihrer eigenen Biomasse. Als grober Richtwert mag gelten, dass im Verlauf einer Nahrungskette auf jedem trophischen Niveau nur ¹⁄₁₀ der konsumierten Masse als Biomasse für die

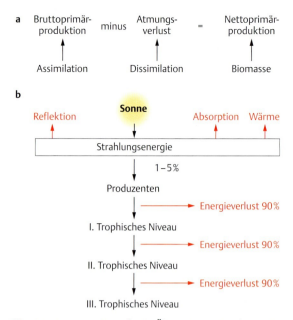

Abb. 14.6 **Energieweitergabe im Ökosystem. a** Erst die zur Nettoprimärproduktion dezimierte Bruttoprimärproduktion kann zum Aufbau der Biomasse verwendet werden. **b** Die von den Produzenten mit Hilfe der Sonnenenergie angereicherte Biomasse wird unter Energieverlust von den Konsumenten auf den verschiedenen Ernährungsstufen aufgenommen und weitergegeben.

nächsten Konsumenten konserviert werden kann. ⁹⁄₁₀ der Energie geht verloren (Abb. 14.**6**b).

Dieser Tatsache muss man sich bewusst sein, will man über **Welternährungsprobleme** diskutieren. Ein Einschleusen des Menschen als Primärkonsumenten am Anfang der Nahrungskette wäre vom Standpunkt der Energiegewinnung das Vorteilhafteste. Können mit dem Ertrag eines Maisfeldes 100 Menschen ernährt werden, so reduziert sich diese Zahl auf 10, verfüttert man den Mais an Rinder und bietet den Menschen (die daraus gewonnene) Fleischnahrung an. Allerdings ist die rein pflanzliche Ernährung des Menschen, z. B. in Hungergebieten, außerordentlich problematisch. Aus dieser Sicht werden Überlegungen unverständlich, dem Hunger auf der Welt durch Nahrung aus dem Meer zu begegnen: Große Fische stehen weit hinten in einer Nahrungskette und sind deshalb nur geeignet, wenige Individuen zu ernähren. Konsum von Algen wäre energetisch außerordentlich günstig. Diese müssten allerdings unter künstlichen Bedingungen in großem Maßstab ohne große Kosten gezüchtet werden, und dafür gibt es bisher keine experimentelle Grundlage.

Eher noch droht Gefahr aus dem Meer. **Giftstoffe**, wie z. B. Quecksilber, werden von Algen aufgenommen und an die Kleinfische weitergegeben, die die fettlöslichen organischen Quecksilber-Verbindungen häufig in spezifischen Organen wie Leber und Niere speichern. **Größere Fische**, die zu ihrer Ernährung viele kleine Fische fressen müssen, **akkumulieren das Gift**, und zwar umso mehr, je spätere Glieder der Nahrungskette sie bilden. Der Verzehr dieser Fische gefährdet den Menschen hochgradig. So führt die tägliche Aufnahme von 4 µg/kg Körpergewicht des äußerst giftigen Methyl-Quecksilbers (Plazenta- und Gehirn-gängig!) zu lebensbedrohlichen Vergiftungen.

14.4 Die Bedingungen im Ökosystem regulieren die Population (Populationsökologie)

Angehörige einer Art, die in einem begrenzten Biotop leben, bilden eine Population. Mit der Reaktion derartiger Populationen als Folge der Wechselwirkungen mit Individuen der eigenen Art oder mit denen anderer Populationen befasst sich die **Populationsökologie**.

14.4.1 Die Populationsgröße wird von dichteunabhängigen (abiotischen) und dichteabhängigen (biotischen) Faktoren bestimmt

Populationen werden beschrieben durch ihre **Größe**, darunter versteht man die Zahl der Individuen während eines bestimmten Zeitraums und ihre **Dichte**, die bestimmt wird durch die Zahl der Individuen pro Areal Lebensraum (*Rep. 14.9*). Populationen sind **offene Systeme**, deren Größe sich durch Zu- und Abwanderung, Geburt und Tod verändern kann. Größe und Dichte einer Population werden im natürlichen Ökosystem durch **Dichte begrenzende Faktoren** (Gedrängefaktor) reguliert. Diese Faktoren können erstens Dichte-unabhängig sein:

- Abiotische Faktoren, Verknappung an Wasser und Nahrung durch Dürre, Verknappung der Schlafplätze durch Waldbrand; das Klima, das mit extremen Trockenperioden, besonderen Kälteeinbrüchen oder Unwettern eine Population unabhängig von ihrer Dichte dezimieren kann.
- Biotische Faktoren. Hierzu gehören Parasitenbefall, Seuchen, Konkurrenzverhalten und Räuber-Beute-Verhältnis.

Zweitens können die erwähnten Faktoren auch in Abhängigkeit der Dichte die Populationsgröße beeinflussen. Ihre Wirkung setzt als direkte Folge der zunehmenden Dichte einer Population ein: Steigende Zahl der Räuber führt zu einer Dezimierung der Beute und einer Nahrungsverknappung, die ihrerseits die Dichte der Räuber reguliert. Außer der Nahrung können Dichte-abhängige (Dichte begrenzende) Faktoren z. B. der auftretende Mangel an Wasser oder Schlafstellen sein sowie Krankheiten, die bei großer Populationsdichte zu Epidemien ausarten.

Größen- und Dichteschwankungen, denen Populationen unterworfen sind, bezeichnet man als **Populationsdynamik**. Manche Populationen durchlaufen derartig charakteristische Populationswellen, dass sie von Kennern vorausberechnet und z. B. bei der Schädlingsbekämpfung berücksichtigt werden können.

Eine weitere Charakterisierung von Populationen kann anhand ihrer **Strukturen** erfolgen. Beziehungen der Individuen untereinander (Gruppenbildungen, Aufbau von Hierarchien, Familiengründungen) machen die **Sozialstruktur** aus. Der **Sexualindex** macht eine Aussage über die Verteilung der Geschlechter innerhalb der Population (*Rep. 14.9*).

> **Repetitorium 14.9**
>
> **Charakteristika einer Population**
> - Größe
> - Dichte
> - Struktur:
>   – Sozialstruktur
>   – Sexualindex
>   – Altersstruktur

14.4.2 Populationspyramiden geben Aufschluss über die Struktur der Population

Wesentlich für die Beurteilung einer Population ist die **Altersstruktur**. Derartige Informationen werden graphisch in **Populationspyramiden** (*Abb. 14.7*) dargestellt. Hierbei wird der Prozentsatz der Individuen verschiedener Alters-

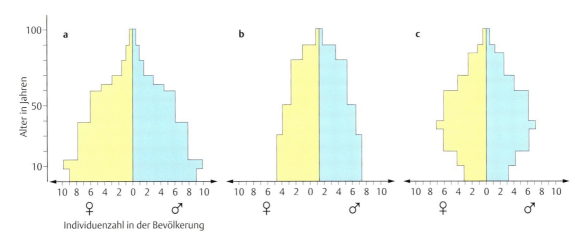

Abb. 14.7 **Populationspyramiden. a Wachsende Bevölkerung.** Die breite Basis zeigt den großen Anteil junger Menschen in der Population. **b Gleich bleibende Bevölkerung. c Abnehmende Bevölkerung.** Der Anteil der Alten in der Population überwiegt den der Jungen.

klassen (1–100 Jahre) nach Geschlechtern getrennt aufgetragen. Solche Pyramiden lassen Rückschlüsse zu auf Geburten- und Sterberaten, auf Bevölkerungsdezimierung durch Kriege, Lebenserwartung von Männern und Frauen oder Zahl der Frauen im gebärfähigen Alter und auf Fortpflanzungsgewohnheiten.

14.4.3 Die natürlichen Faktoren versagen, um die menschliche Population zu regulieren

Betrachtet man die menschliche Population, so fällt auf, dass in den letzten 100–200 Jahren ein langsames **Wachstum** in ein **exponentielles** übergegangen ist, das mit einer **jährlichen Zuwachsrate von 2%** die Weltbevölkerung von ca. 500 Millionen auf ca. 6 Milliarden hat ansteigen lassen und immer noch steigen lässt. Wo liegen die Gründe für diese beängstigende Entwicklung? Früher lag die durchschnittliche Lebenserwartung selbst bei hochstehenden Kulturen bei 30 Jahren. Die Sterberate war hoch und hielt der Geburtenrate die Waage; Kriege, Seuchen und Hungersnöte wirkten außerdem dichteregulierend. Wurde dennoch die Populationsdichte in einer Gegend zu hoch, kam es zu Auswanderungen in dünner besiedeltes Land. Auch gewisse Formen der Geburtenregelung wurden, besonders bei Inselvölkern, deren Ausdehnungsmöglichkeiten limitiert waren, praktiziert. Sie reichten von Konzeptionsverhütung bis hin zu rituell sanktioniertem Neugeborenenmord.

Mit dem ständig wachsenden Fortschritt auf dem Gebiet von Wissenschaft und Medizin (Antibiotika-Aera, verbesserte Hygiene) wurde die Sterberate gesenkt, was sich besonders bei der Säuglingssterblichkeit bemerkbar macht. Die Lebenserwartung ist auf mehr als das Doppelte angehoben. Es ist heute schon abzusehen, dass trotz aller Rationalisierung die Nahrungsbeschaffung mit dem Bevölkerungswachstum nicht Schritt halten kann. In manchen Gebieten ist die Populationsgröße schon längst nicht mehr der Umweltkapazität angepasst. Dabei bezeichnet die **Umweltkapazität** die Zahl an Individuen, die ein Gebiet gerade noch verkraften kann. In einem gut funktionierenden Ökosystem wird das Wachstum einer Population dauernd an die Umweltkapazität selbstregulierend angepasst (z. B. Räuber-Beute-Beziehung; *Abb. 14.8*). Da der Mensch keine natürlichen Feinde hat und alles daran setzen muss, dass er sich selbst nicht zum Feind wird, d. h. Völker reduzierende Kriege unter allen Umständen verhindert werden müssen, jeder Einzelne von uns auf eine hohe Lebenserwartung ein Anrecht hat, ist der einzige Ansatzpunkt, ein Regulativ für den Bevölkerungsboom zu finden, die Geburtenrate. Hierbei sind die Mediziner aufgerufen, mit modernen Mitteln der **Geburtenkontrolle** die aus den Fugen geratene Populationsdynamik wieder in natürliche Bahnen zu lenken.

14.4.4 Die Bevölkerungsexplosion gefährdet die Ökosphäre

Neben der drohenden **Nahrungsverknappung** hat die **Übervölkerung** weitere erhebliche **Nachteile**. Der Mensch ist gezwungen, immer nachhaltiger die Ökosysteme zu beeinflussen. Sein steigender Nahrungsbedarf zwingt ihn dazu, Teichen, Flüssen und Meeren Fische aller Altersklassen zu entnehmen und damit die natürliche Reproduktion zu stören. **Nahrungsbeschaffung** veranlasst den Menschen auch, vermehrt Wälder zu roden, um großflächige **Monokulturen** anzulegen. Dabei zerstört er eines seiner wertvollsten Ökosysteme. Durch die **Dezimierung des Baumbestandes** gefährdet der Mensch hochgradig den Sauerstoffgehalt seiner Atemluft, der hauptsächlich den Assimilationsprozessen der Wälder zuzuschreiben ist. Darüber hinaus verschuldet er die Vertreibung und Ausrottung ganzer Tier- und Pflanzenpopulationen, die ihr Biotop verlieren. Andere Tierarten vermehren sich dadurch extrem stark und werden zu Schädlingen. Die **Schädlingsbekämpfung** ihrerseits richtet, wird sie ohne Rücksicht auf das Ökosystem betrieben, großen Schaden an. So führte das heute in den Industrieländern verbotene **DDT** nicht nur zur Ausbildung resistenter Arten, sondern wurde, im Fettgewebe gespeichert, in den Nahrungsketten angereichert. **Chemische Schädlingsbekämpfungsmittel** vernichten durch ihren Radikalismus oft nicht nur den Schädling, sondern, seiner Beute beraubt, auch den biologischen Räuber. Diese Tatsache machen sich **biologische Schädlingsbekämpfungsmittel** zunutze, die besonders Pflanzenschädlinge durch Einsetzen ihrer biologischen Feinde bekämpfen. Eine elegante Methode bietet die Anwendung von **Sexuallockstoffen** (**Pheromonen**), die entweder die Schädlinge in eine Falle locken oder sie an gezielter Paarung hindern sollen.

Durch Abholzung von Wäldern wird darüber hinaus das Klima maßgeblich beeinträchtigt. Der Boden, des natürlichen Stoffkreislaufs beraubt, verarmt. Am Beispiel vieler Länder wird klar, dass unkontrollierte Nutzung des Bodens als Weideland zur Abtragung der Humus-

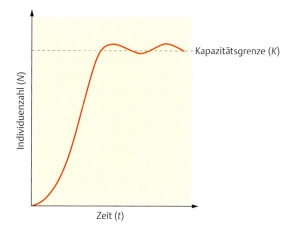

Abb. 14.8 Isolierte Wachstumskurve einer Population. Wachstum der Population bis zum Erreichen der Umweltkapazität und Oszillation um die Kapazitätsgrenze.

schicht durch Wind und Regen und schließlich zur Erosion und Verwüstung der Landschaft führt (*Rep. 14.10*).

In jüngster Zeit kündigt sich mit dem **Waldsterben** eine größtenteils zivilisationsbedingte Katastrophe an. Der ständig wachsende Energiebedarf wird zu einem großen Teil über Erdölverbrennung gedeckt. Die Schwefeldioxid-haltigen **Abgase** von Raffinerien, Elektrizitätswerken und Haushalten werden **ungefiltert** in die Luft geleitet und tragen, zusammen mit den Stickoxid-haltigen Abgasen der Kraftfahrzeuge, wesentlich zur Luftverschmutzung bei. Im Niederschlag gelöst werden diese Substanzen zum „sauren Regen", dessen pH-Wert von 3–4 mit dem von Essigsäure vergleichbar ist. Die **mutagene Wirkung** von salpetriger Säure (HNO_2) wurde bereits im Rahmen der Molekularbiologie besprochen. Bisher ist noch nicht bekannt, ob der saure Regen allein für das Waldsterben verantwortlich ist, oder ob zusätzlich eine Virusinfektion die geschädigten Bäume erfasst hat. Eine weitere Theorie macht das starke Abholzen ohne entsprechende Nachdüngung dafür mitverantwortlich.

Die **Luftverschmutzung** über den Städten hat zur Folge, dass sich Dunstglocken bilden, die die UV-Strahlen der Sonne absorbieren. UV-Strahlung ist notwendig für die Vitamin-D_3-Produktion der Haut, für Pigmentbildung und Reparaturinduktion und zur Abtötung von Krankheitskeimen. Besonders über Industriegebieten, die in Talkesseln liegen, kann sich der sog. **Smog** entwickeln. Diese besondere Nebelart tritt auf, wenn bei Hochdruckeinfluss in Tallagen eine Kaltluftschicht von warmen verunreinigten Luftmassen überlagert wird. Schädliche Gase können eine derart hohe Konzentration erreichen, dass Smogalarm gegeben wird, um die Produktion von Rauch und Abgasen zu verringern.

Repetitorium 14.10

Übervölkerung ruiniert die Ökosysteme
- unökologische Ausbeutung von Meeren und Wäldern
- Abholzung der Wälder zugunsten von Monokulturen
- Bodenverarmung
- Beeinträchtigung des Klimas
- Luft- und Wasserverunreinigung

14.4.5 Die katastrophale Verschmutzung der Gewässer zeigt die ruinöse Wirkung der menschlichen Population auf die Ökosysteme

Durch Abgase wird die Luft, durch **Abwässer** das Wasser verunreinigt. Fabriken, landwirtschaftliche Betriebe und Haushalte leiten Abwässer, die stark mit organischen Substanzen angereichert sind, in Flüsse und Seen. Einer der Hauptbestandteile ist **Phosphat**, das in Dünger und Waschmitteln reichlich vorhanden ist. Gewässer, in denen Phosphat normalerweise in eher wachstumslimitierenden Konzentrationen vorkommt, werden mit diesem Nährstoff angereichert. Man spricht von **Eutrophierung** (*Abb. 14.9*), die zu einem **verstärkten Algenwachstum** führt. Durch Zunahme der Produzenten vermehren sich auch die Konsumenten. Absterbende Organismen werden zunächst von Destruenten unter Sauerstoffverbrauch beseitigt. Eine Selbstreinigung findet statt, deren Kapazität aber bald nicht mehr ausreicht, da die Produzenten nicht mehr genügend Sauerstoff nachliefern können. Dieser verknappt, in tieferen Bereichen verschwindet er ganz. Nicht abgebaute organische Substanz reichert sich besonders am Boden an. **Anaerobier** (polysaprobische Organismen, d. h. solche, die an O_2-Mangel angepasst sind) übernehmen die Verstoffwechselung unter **Giftgasproduktion** (Methan, Schwefelwasserstoffe). Es bildet sich **Faulschlamm**. Kommt es durch diese Gifte zum Absterben aller Lebewesen, dann ist das System „umgekippt". Gelingt es den in höheren Bereichen des Gewässers verbliebenen Produzenten, Sauerstoff nachzuliefern, so beginnt eine langsame **Selbstreinigung**. Die Art der auftretenden Organismen gibt, wie ein Indikatorsystem, Aufschluss über den Reinheitsgrad des Wassers (**Saprobiensystem der Wasserqualität**). α-mesosaprobische Organismen (aerobe Bakterien und Algen) lösen die Polysaprobien ab. Weitere Sauerstoffproduktion und wenig organische Substanz führt zum Aufkommen β-mesosaprobischer Organismen (Algen und Fische). Ein Wasser höchster Reinheit ist kühl und sauerstoffreich. Oligosaprobien zeigen diese Reinheit an.

Durch **Kläranlagen** werden Abwässer im großen Maßstab gereinigt. Neben einer mechanischen und einer chemischen **Reinigungsstufe** bedient sich die **biologische** diverser Mikroorganismen (Bakterien, Ciliaten, Würmer, Insektenlarven etc.), die organische Abwasseranteile in anorganische Endprodukte zerlegen.

So wie sich der Mensch bei der Abwasseraufbereitung bereits am Vorbild der natürlichen Selbstreinigung orientiert, so wird uns nur die exakte Kenntnis ökologischer Gesetzmäßigkeiten und ihre genaue Befolgung bei allen Eingriffen in natürliche Abläufe davor bewahren, uns eines Tages durch eigenes Verschulden unserer Existenzgrundlagen restlos zu berauben.

14.4.6 Die Ozonschicht der Stratosphäre schützt vor kurzwelligem UV

In den höheren Schichten der Atmosphäre wird durch die energiereiche UV-Strahlung der molekulare Sauerstoff gespalten:

$$O_2 \xrightarrow[\lambda < 242\,nm]{h\nu} O + O$$

Der aktive atomare Sauerstoff verbindet sich mit molekularem Sauerstoff zu **Ozon** (O_3):

$$O + O_2 \longrightarrow O_3$$

Gleichzeitig wird Ozon durch atomaren Sauerstoff zu molekularem Sauerstoff umgesetzt:

$$O_3 + O_2 \longrightarrow 2 O_2$$

Licht spaltet Ozon zu molekularem und atomarem Sauerstoff:

$$O_3 \xrightarrow[\lambda < 310\,nm]{h\nu} O_2 + O$$

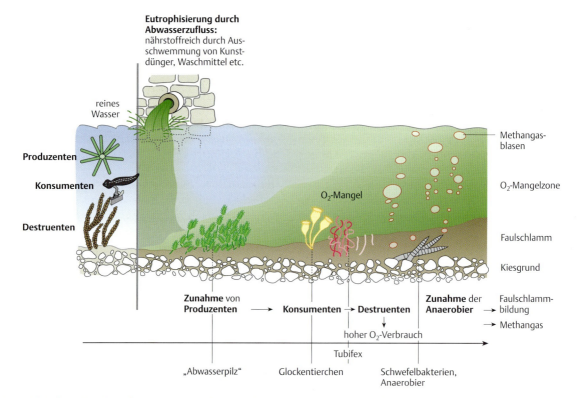

Abb. 14.**9 Folgen der Eutrophierung eines Gewässers.** Zufluss von nährstoffreichem Abwasser erhöht in einem Gewässer zunächst das Wachstum der Produzenten. Eine steigende Zahl von Konsumenten führt zu einer Zunahme von Destruenten, die unter Sauerstoffverbrauch vermehrt anfallende organische Substanz abbauen müssen. Zunehmende Sauerstoffverarmung des Gewässers führt zur Anreicherung von Anaerobiern, zur Methangasbildung und Faulschlammentwicklung. Die Art der im Wasser vorhandenen Lebewesen gibt Aufschluss über den Reinheitsgrad des Wassers.

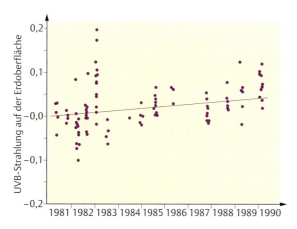

Abb. 14.**10 Zunahme der UV-Strahlung auf der Erdoberfläche als Folge der Abnahme der Ozonschicht in der Stratosphäre.** Die Zunahme der Häufigkeit von Hautkrebs läuft streng parallel. Die Abweichungen der Messpunkte werden zum größten Teil durch Schwankungen der UV-Strahlung, wie sie z. B. durch Sonnenflecken verursacht werden, hervorgerufen. Die Messpunkte wurden freundlicherweise von Doz. Dr. Blumenthaler, Innsbruck, erhoben.

Diese Reaktionen führen zu einem Gleichgewicht des Ozons in der Stratosphäre in 20–30 km Höhe. Das Ergebnis ist, dass ultraviolettes Licht abgefangen wird und nur zu einem geringen Maß die Erdoberfläche erreicht.

In den letzten Jahren nimmt der Ozonfilter ab. In der Antarktis wird ein sich vergrößerndes „**Ozonloch**" beobachtet. Aber auch in unseren Breitengraden nimmt der UV-Filter des Stratosphären-Ozons ab (Abb. 14.**10**). Mit hoher Signifikanz wurde eine Erhöhung der UV-Einstrahlung in den letzten 10 Jahren gemessen.

Der Abbau des stratosphärischen Ozons erfolgt durch **Fluor-Chlor-Kohlenwasserstoffe** (**FCKW**):

$$FCKW \dashrightarrow^{h\nu} \dashrightarrow Cl^{\cdot} + \text{andere Abbauprodukte}$$
$$Cl^{\cdot} + O_3 \dashrightarrow ClO^{\cdot} + O_2$$
$$ClO^{\cdot} + O^{\cdot} \dashrightarrow Cl^{\cdot} + O_2$$

Das entstandene atomare Chlor wirkt katalytisch auf die Zersetzung des Ozons. Fluor-Chlor-Kohlenwasserstoffe werden in großem Umfang produziert und benutzt. Sie dienen als **Treibgas** in Spraydosen und **Kühlmittel** in Kühlschränken. Trotz des Wissens um die Zusammenhänge war es bisher nicht möglich, ein internationales Abkommen zum Verbot von FCKW zu erreichen. In der Langfristigkeit der vorgesehenen Einschränkungen ist zu erwarten, dass die Schäden für viele fatal sein werden. Die **Melanom-Rate** steigt jährlich um etwa 5 %! – Ein Teil dieser Melanomraten ist auf den abnehmenden Schutz durch das Ozon zurückzuführen. Unterstützend wirkt aber auch das unüberlegte Freizeitverhalten vieler Menschen. Da unsinnigerweise gebräunter Teint angestrebt wird, exponieren sich immer mehr Menschen in ihrer zunehmenden Freizeit ungeschützt der Sonneneinstrahlung (z. B. Germanengrill!).

14.4.7 Bodennahes Ozon ist ein starkes Gift

Auf der Basis von zunehmenden Konzentrationen an Luftverunreinigungen entsteht in bodennahen Schichten der Atmosphäre zunehmend stark **giftiges Ozon**. Besonders die **Stickoxide der Autoabgase** verursachen die Entstehung des Ozons:

$$NO_2 \dashrightarrow NO + O^{\cdot}$$
$$O^{\cdot} + O_2 \dashrightarrow O_3$$
$$\underline{O_3 + NO \dashrightarrow NO_2 + O_2}$$
$$NO_2 + O_2 \dashrightarrow NO + O_3$$

Stickstoffmonoxid, das Ozon abreagieren kann, wird von Sauerstoff oxidiert und steht dann nicht mehr zur Abreaktion des Ozons zur Verfügung. Die Bildung von Ozon überwiegt.

14.4.8 Das zunehmende CO_2 der Atmosphäre verursacht den Treibhauseffekt

Das Kohlendioxid der Atmosphäre reflektiert die Wärmestrahlung. Bei Erhöhung der CO_2-Konzentration wird immer mehr Wärme in Bodennähe festgehalten, sodass die Wärme der Sonne eingestrahlt, aber weniger abgestrahlt wird. Durch die ständig steigende Verbrennung fossiler Energien wie Erdöl (Benzin, Heizöl) und Kohle steigt die CO_2-Konzentration in der Atmosphäre an. Dadurch wird eine Erhöhung der erdnahen Temperaturen verursacht. Als Folge ist ein **Schmelzen der Polkappen und Gletscher** zu befürchten, sodass der Meeresspiegel ansteigen und niedrig gelegenes Land überschwemmen könnte. Ob es wirklich zu diesem Horrorszenario kommen wird, ist nicht sicher. Es gibt noch die Möglichkeit, dass das Verbrennen der fossilen Energieträger eingeschränkt wird, entweder über Energiesparen oder durch Eröffnen alternativer Energien wie Sonnen- oder Windenergie bzw. Zugänglichkeit von Fusionsenergie. Außerdem ist zu erwarten, dass die **komplexen Regulationsmechanismen** das globale System im Gleichgewicht halten. Dabei ist die Erhöhung der Effizienz der Photosynthese durch größere CO_2-Partialdrucke wichtig. Effektivere Photosynthese bedeutet mehr CO_2-Fixierung, also größeren CO_2-Verbrauch. Die Rate der Photosynthese wird durch CO_2 gesteigert, weil die Konkurrenz von O_2 (Photorespiration) und CO_2 (Photosynthese) um das Ribulose-1,5-bisphosphat verschoben wird. Notwendig dafür ist ausreichende Vegetation. Wenn es möglich wäre, das unsinnige Abbrennen der Urwälder zu stoppen, sollte ausreichend Photosynthesekapazität vorhanden sein, um den Treibhauseffekt zu kompensieren (*Rep. 14.11*).

> **Repetitorium 14.11**
>
> **Bevölkerungsexplosion führt direkt bzw. indirekt zu Umweltkatastrophen**
> - Ausrottung vieler Arten
> - Akkumulation von Schadstoffen, z. B. DDT
> - Waldsterben und saurer Regen
> - Luftverschmutzung
> - Gefährdung des Grundwassers
> - Verschmutzung der Gewässer
> - Abbau der Ozonschutzschicht
> - Ozon in bodennahen Schichten der Atmosphäre
> - Treibhauseffekt
>
> Notwendigkeit der Regulation der menschlichen Populationsdichte durch Geburtenregelung, u. a. durch Kontrazeptiva!

14.4.9 Das Korallensterben: eine Folge der Erderwärmung – Versuch zur Wiederbelebung des sensiblen Ökosystems

Durch die Erwärmung der Atmosphäre haben sich auch die Ozeane, wenn auch geringfügig, erwärmt. In Folge dessen wurden die **außerordentlich wärmeempfindlichen Korallen** in großem Maßstab abgetötet. So sind z. B. in der Karibik und im Indischen Ozean (Malediven!) die Korallen fast vollständig abgestorben. Im Südpazifik (franz. Polynesien) konnten sich die Korallen zunächst länger halten, da aus dem Süden, aus der Antarktis, kühleres Wasser nachströmte. 2006 kam es allerdings zu einem El Niño, der durch höhere Temperaturen auch hier die Korallen zerstört hat. Da Korallen große Mengen von CO_2 für den Aufbau ihres Kalkskeletts fixieren, bedeutet ihr Absterben eine große Gefahr für die Umwelt. Deshalb versuchen Meeresbiologen im großen Stil, Korallen wiederzubeleben.

Im Laufe derartiger Versuche entdeckte W. Hilbetz, dass sich an Metalldrähten, durch die geringe elektrische Ströme geleitet werden, Carbonat-haltige Substrate ablagern. Daraufhin wurde auf einer Sandbank im Indischen Ozean in 5 m Tiefe ein halbkugelförmiges Metallgerüst aufgestellt und über Solarzellen, die auf einem Floß montiert waren, mit Gleichstrom versorgt. Erwartungsgemäß bildete sich bald eine Carbonatablagerung, die den Namen „**Biorock**" erhielt (*Abb. 14.11*). Denis Schneider installierte in der Bucht des Club Med auf Bora Bora (franz. Polynesien) einen derartigen Biorock. Seine Studien zeigen, dass der Biorock sehr schnell von Korallen und Korallenfischen besiedelt wurde. Interessanterweise scheinen Korallen am Biorock resistenter gegen Temperaturerhöhungen zu sein als bei freier Ablagerung. Ähnliche Versuche werden mittlerweile weltweit vielfach unternommen in der Hoffnung, der Bildung der Treibhausgase entgegenzuwirken.

In letzter Zeit gewinnt man durch diese und ähnliche Aktionen den Eindruck, dass das ökologische Bewusstsein in der Öffentlichkeit wächst. Regierungen einflussreicher Staaten weltweit haben sich Umweltschutz mit hoher Priorität zum Ziel gesetzt. Man scheint verstanden zu haben, dass das persönliche Überleben unmittelbar auf dem Spiel steht und ist zu Aktionen bereit. Die Erholung

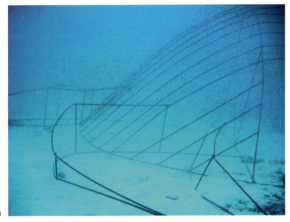 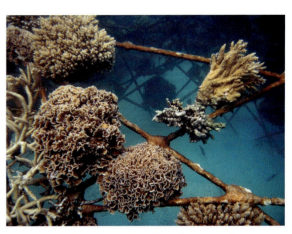

Abb. *14.11* **Biorock, eine Technik, um CO_2 mit Hilfe von Korallen zu fixieren.** Nach dem durch Klimaveränderung herbeigeführten massiven Korallensterben (El Niño) wird versucht, Korallen künstlich zu vermehrtem Wachstum anzuregen. Drahtgestelle, die ins Wasser versenkt werden und durch die schwacher Strom geleitet wird, werden sehr schnell und intensiv von Korallen besiedelt. **a** frisch eingeführtes, unbesiedeltes Gestell; **b** 3 Monate später: sehr eindrucksvoller Erfolg, der sich durch Anzucht von kleinen Korallen in „Korallen-Kindergärten" noch verbessern lässt. (Aufnahme: J.-C. Rambert, Bora Bora, French Polynesia)

der Korallengärten hat gezeigt, welche Regenationskraft in der Natur liegt sobald die Menschen bereit sind, für sie und nicht gegen sie zu agieren.

Weiterführende Literatur

Edmunds, jr. L. N.: Cellular and Molecular Bases of Biological Clocks, Models and Mechanism for Circadian Timekeeping. Springer, Berlin 1988
Heinrich, D., M. Hergt: dtv-Atlas Ökologie. 2. Aufl. dtv, 1991
Kalusche, D.: Ökologie. 3. Aufl. Quelle & Meyer, Heidelberg 1999
Munk, K.: Taschenlehrbuch Biologie Evolution–Ökologie, Thieme Verlag, Stuttgart 2009
Schubert, R.: Lehrbuch der Ökologie. 3. Aufl. Fischer, Jena 1991
Smith, T. M., R. L. Smith: Ökologie, Pearson Studium, 2009
Vogel, G., M. Angermann: Taschenatlas der Biologie. Bd. 2: Physiologie und Ökologie. 5. Aufl. Thieme, Stuttgart 1990
Winfree, A. T.: The Timing of Biological Clocks. Scientific American Library, New York 1987
Wolters, V., A. Krüß: Naturschutz und Ökologie 2008. Hrsg. Bundesamt für Naturschutz

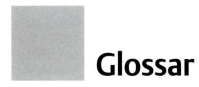

Glossar

Abiotische Faktoren. Einflüsse, die durch die unbelebte Umwelt auf einen Organismus wirken

Acrania. Schädellose, Unterstamm der Chordaten

Actin. Protein der dünnen Filamente des Muskels, kommt auch in vielen Nicht-Muskelzellen vor; globuläres(G)-Actin = Monomer, fibrilläres(F)-Actin = Polymer

Adaptive Radiation. Evolutionäre Artaufspaltung, die an besondere Situationen angepasst wird

Adenosindesaminase-Defizienz (ADA). Mutationen im Gen für *Adenosindesaminase* führen zu schwerer Immundefizienz (s. SCID)

Adenylatcyclase. Membrangebundenes Protein, dessen enzymatische Aktivität die Bildung von cyclischem AMP aus ATP bewirkt

Achondroplasie. Autosomal dominate Erbkrankheit (kurze Extremitäten, großer Kopf) bedingt durch Mutationen im Fibroblasten-Wachstumsfaktor

ADP-Ribosylierung. Modifikation von Proteinen durch Übertragung eines oder mehrerer Moleküle ADP-Ribose aus NAD mithilfe einer *Transferase*

Adrenogenitales Syndrom (AGS). Androgen-Überproduktion führt bei Mädchen zum männlichen Pseudohermaphroditismus

Adrenoleukodystrophie. Erblicher Defekt im ABC-Transportsystem der Peroxisomen; langkettige Fettsäuren im Cytosol schädigen das Gewebe

Aerobier. Organismen, die molekularen Sauerstoff im Stoffwechsel verwerten; obligate A. können ohne Sauerstoff nicht leben, fakultative A. können auf andere Stoffwechselwege ausweichen

Agammaglobulinämie. Fehlen der γ-Globuline, Defekt des Immunsystems; Bruton-Typ: Defizienz durch Ausfall einer Tyrosin-Kinase

Akrosom. Spermium-Lysosom, das kappenförmig dem Spermium aufsitzt und dessen Enzyme den Durchtritt durch die Eimembran ermöglichen

Akrozentrische Chromosomen. Chromosomen mit extrem exzentrisch gelegenem Zentromer und dadurch äußerst kurzen p-Armen

Albinismus. Rezessiv erbliche Stoffwechselstörung, hervorgerufen durch einen Defekt im Phenylalanin-Tyrosin-Stoffwechsel

Alkan. Aliphatischer Kohlenwasserstoff

Allel. Eine von zwei oder mehr alternativen Formen eines Gens, das sich am selben Genlocus zweier homologer Chromosomen befindet; die Unterschiede liegen in der Nucleotidsequenz

Allel-Ausschluss. Expression nur entweder des maternal- oder des paternal ererbten Allels durch Imprinting

Allergie. Überempfindlichkeit

Ames-Test. Ein für eine Aminosäure heterotropher *Salmonella*-Stamm wird nach Behandlung mit einem mutagenen Agens durch Mutation für diese Aminosäure wieder autotroph

Aminoacyl-tRNA. Mit einer Aminosäure beladene tRNA

Aminoacyl-tRNA-Synthetase. Eines von mindestens 20 verschiedenen Enzymen, das eine spezifische Aminosäure mithilfe von ATP aktiviert und sie in einem weiteren Schritt auf die entsprechende tRNA überträgt

Amitose. Bildung von Tochterzellen durch Durchschnürung der Zelle und des Zellkerns ohne vorherige Ausbildung einer Teilungsspindel

Amniocentese. Punktion der Amnionhöhle; Vorgehen zur Gewinnung von Amnionzellflüssigkeit zur Diagnose von genetischen Veränderungen des Föten

Amnion. Innere Eihaut von Mammalia, Vögeln und Reptilien; gefüllt mit Amnionflüssigkeit, in der sich der Embryo entwickelt

Amniota. Tiere, die für die Keimesentwicklung ein Amnion entwickeln

Amöboide Bewegung. Fähigkeit von Einzelzellen, sich durch Ausstülpung von Fortsätzen (Pseudopodien) fortzubewegen

Anaphase-Promotor-Complex (APC). Ubiquitin-Protein-Ligase; sorgt für geordneten Übergang von Metaphase zu Anaphase

$α_1$-Antitrypsin. Inhibiert die Wirkung von Trypsin und Elastase

$α_1$-Antitrypsin-Mangel. Mutationen im Gen für $α_1$-Antitrypsin verhindern die Funktion des Inhibitors und führen u. a. zu Verdau von Lungengewebe und Ausbildung eines Lungenemphysems besonders bei Rauchern

Amphibien. Wirbeltierklasse, die im Wasser und auf dem Land lebt

Anaerobe Glycolyse. Energiegewinnung ohne Sauerstoffverbrauch aus Zucker

Anaerobier. Ohne Sauerstoff lebender Organismus; fakultativ – wahlweise, obligat – Sauerstoff schädigt ihn

Analogie. Z. B. von Organen: verschiedener Bau, gleiche Funktion, Gleichwertigkeit in funktioneller Beziehung

Anaphase. Phase der Zellteilung, in der Chromosomen bzw. Chromatide an die Zellpole gezogen werden

Anaphylaxie. Überempfindlichkeitsreaktion eines sensibilisierten Organismus nach erneutem Kontakt mit dem Antigen

Anencephalie. Embryonale Fehlentwicklung, rudimentäre Hirnanlage, meist nicht lebensfähig

Aneuploidie. Abweichung von der normalen Zahl des euploiden Chromosomensatzes einer Zelle

Angelman-Syndrom. Genetische Erkrankung mit mentaler Retardierung. Deletion von Sequenzen auf dem maternalen Chromosom 15 bzw. beide Chromosomen 15 sind paternalen Ursprungs

Anhydride. Entstehen aus Säuren oder Basen durch Wasserentzug

Anisogamie. Beide Gametentypen unterscheiden sich morphologisch

Antennapedia-(Ant-C)-Genkomplex. s. Homeotische Gene

Antibiotika. Biologische Wirkstoffe gegen Bakterien

Anticodon. Die drei Nucleotide an einem Arm der tRNA, die die komplementären drei Nucleotide auf der mRNA erkennen und mit ihnen paaren

Antigen. Eine körperfremde Substanz, die die Zellen des Immunsystems zur Produktion eines spezifischen Antikörpers anregt

Antikörper. Ein Protein (Immunglobulin), das als Reaktion auf ein fremdes Molekül (Antigen) vom Immunsystem höherer Organismen gebildet wird und das ein für ihn spezifisches Antigen bindet

Aorta. Größte Körperarterie

Apocytose. Exocytosevorgang durch Abschnürung von Membranvesikeln samt Inhalt; *unspezifisch:* z. B. Knochenkalzifikation; *spezifisch:* z. B. Abschnürung von Viruspartikeln aus infizierten Zellen

Apoptose. Programmierter Zelltod

Aquaporine. Wasser-Kanal-Proteine, die die Durchlässigkeit der Membran für Wasser erhöhen

Archaeopteryx. Urvogel

Art. Kollektiv von Individuen, die miteinander unter natürlichen Bedingungen Nachkommen zeugen können

Arteria pulmonalis. Lungenarterie

Arthropoden. Gliederfüßler

Ascus. Ein Sack, der die Ascosporen enthält, Meioseprodukte bei Pilzen, wie z. B. *Neurospora*

Asialo-Glycoprotein-Rezeptoren. Transmembrane Rezeptorproteine, die glycosylierte Proteine, die ihre endständige Neuraminsäure verloren haben, binden und aus dem Verkehr ziehen

ASO. Allel-spezifisches Oligonucleotid

Ataxia teleangiectatica. Reparatose mit hoher Sensibilität besonders gegen Röntgenstrahlen

Atmungskette. In der Mitochondrienmembran lokalisiertes Enzymsystem, das Wasserstoff stufenweise unter Sauerstoffverbrauch zu Wasser oxidiert und dadurch einen Protonengradient errichtet

ATP. Adenosintriphosphat – energiereiche Verbindung, die zentral im Energiehaushalt der Zelle ist

Atrium. Herzvorhof

Atrophie. Abnahme eines Organs durch Verringerung der Zellzahl

Attenuator. Nucleotidsequenz auf der DNA, den Strukturgenen in einigen Operons vorgelagert, an der die *RNA-Polymerase* bei einer entsprechenden Sekundärstruktur der wachsenden mRNA am Weiterlesen gehindert wird

Ausgefranste DNA. DNA mit überstehenden Enden

Autökologie. Ökologie der Einzelorganismen; untersucht die Beziehung der Individuen einer Art zu Umweltfaktoren

Autophagosom. Zusammenschluss von primärem Lysosom mit einem Phagosom zum Verdau zelleigenen Materials

Autosom. Ein Chromosom, das kein Geschlechtschromosom (Gonosom) ist

Autotrophe Organismen. Organismen, die in der Lage sind, organische Substanzen selbst aufzubauen, z. B. Pflanzen

Band-III-Protein. Bicarbonat-Transporter

Baktericid. Bakterien abtötend

Bakteriophage. Kurzform Phage = bakterielles Virus

Bakteriostase. Hemmung des Wachstums und der Vermehrung bei Bakterien

Barr-Körperchen. Auch in der Interphase stark färbbares Körperchen, meist an der Innenseite der Kernmembran, das dem kondensierten X-Chromosom entspricht (Geschlechtschromatin, X-Chromatin)

Basalkörper. Ein Organell aus Mikrotubuli, das an der Basis von Cilien bzw. Geißeln im Cytoplasma liegt; der Aufbau ist identisch mit dem des Zentriols

Basalmembran. Schicht zwischen Epithelzellen und Bindegewebe

Befruchtungsmembran. Membran, die nach dem Eindringen des ersten Spermiums in die Eizelle den Zutritt für weitere Spermien verhindert

Beta-Galactosidase. Ein Enzym, das die Hydrolyse von Lactose zu Glucose und Galactose katalysiert

Bicoid-Gen. Entwicklungsgen bei *Drosophila melanogaster*; Genprodukt ist die anteriore Determinante. Transkriptionsfaktor

Bifunktionelles Alkylanz. Chemische Substanz, die Methyl-, Ethyl- oder andere Alkylgruppen gleich zweifach übertragen kann; bifunktionelle Alkylanzien führen zu DNA-Kettenvernetzung

Biogenetische Grundregel. Die Ontogenese ist eine kurze Rekapitulation der Phylogenese (Haeckel)

Biomasse. Organismenmasse als Trocken- oder Frischgewicht

Biorock. Metallgerüste zur Wiederbelebung von Korallen

Biosphäre. Belebter Teil der Erdrinde

Biotische Faktoren. Einflüsse, die durch andere Lebewesen auf einen Organismus ausgeübt werden

Biotop. Abgrenzbarer, in seinen physikalischen und chemischen Gegebenheiten klar definierbarer Lebensraum einer Lebensgemeinschaft

Biozönose. Lebensgemeinschaft aller zueinander in Beziehung stehender Pflanzen und Tiere, die in Folge ihrer Umweltansprüche in einem Biotop überleben

Biozönotisches Gleichgewicht. Einstellung eines Gleichgewichtszustandes in einem natürlichen ungestörten Ökosystem unter Beteiligung aller Faktoren unter Erhaltung der Artenvielfalt

Bithorax (bx-C)-Genkomplex. s. Homeotische Gene

Bivalent. Gepaarte homologe Chromosomen während der Reduktionsteilung der Meiose, s. auch Trivalente, Multivalente

Blastem. Zusammenschluss von Stammzellen

Blastocoel. Hohlraum der Blastula

Blastocyste. Embryonalstadium von Mammalia im etwa 64-Zell-Stadium, implantiert sich in die Uterusschleimhaut

Blastula. Vielzelliges Embryonalstadium vor der Gastrula, gekennzeichnet durch einen Hohlraum, das Blastocoel

Bloom-Syndrom. Reparatose mit hoher Chromosomeninstabilität und erhöhten Schwesterchromatid-Austauschen (Harlekinmuster der SCEs) durch Mutationen im Gen für eine DNA-Helikase

Botulin. Nervengift, Toxin von *Clostridium botulinum*, Endopeptidase; blockiert Ausschüttung von Neurotransmittern → schlaffe Lähmung

bp. Abkürzung für Basenpaare der DNA; häufig als kb = Kilobasenpaare = 1000 bp oder Mbp = Megabasenpaare = 10^6 bp angegeben

Borreliose. Von Zecken übertragene Infektionskrankheit

BRCA1, BRCA2. Tumor-Suppressorgene

Bruttoprimärproduktion. Durch Produzenten in einem bestimmten Zeitraum gebildete organische Substanz

Bukett-Stadium. Stadium während der Prophase I der Meiose, in dem die homologen Chromosomen mit ihren Telomeren an die Lamina interna der Kernmembran angeheftet sind

C-Bandierung. Spezifische Färbemethode zur Darstellung heterochromatischer Abschnitte auf dem Chromosom, z. B. konstitutives Heterochromatin im Zentromer

Cadherine. Familie von Adhäsionsmolekülen, die an Zellkontakten (z. B. Desmosomen) beteiligt sind

Campomele Dysplasie. Durch Mutation im Transkriptionsfaktor SOX9 schwere Knochenstörung mit Sex-Umkehr

CAMs. Zell-Adhäsions-Moleküle

Carnivor. Fleischfressender

Carrier. Siehe Transporter

Catch 22. Mikrodeletionssyndrom der Region 22q11. (**C**ardiac defect, **a**bnormal facies, **T**hymic hypoplasia, **C**left palate = Gaumenspalte, **H**ypocalcemia)

Caveolae. An Cholesterol und Sphingomyelin reiche Mikrodomänen in der Plasmamembran, in denen sich Rezeptoren und Signalproteine häufen

cDNA. Zur mRNA komplementäre DNA, die durch *Reverse Transkriptase* synthetisiert wird

Cercarien. Larven der *Schistosomen*

Cestodes. Bandwürmer

CFTR. Siehe Cystische-Fibrose-Transmembran-Regulator

CGH. Siehe Genomhybridisierung, comparative

Chaperone. Proteine, die durch Bindung an entfaltete Proteine für deren korrekte Faltung sorgen

Charcot-Marie-Tooth-Erkrankung. Formenkreis der heriditären, motorsensorischen Neuropathien; bedingt durch Überproduktion eines peripheren Nervenmyelins und Fehlfaltung, aber auch durch Mutationen in einem Nicht-Myelin-Gen, einem gap-junction Protein (Connexin 32)

Chemische Synapse. Kontaktstelle eines Nervs mit seinem Erfolgsorgan. Überbrückung des synaptischen Spaltes durch Neurotransmitter

Chemotherapeutika. Therapeutisch wirksame chemische Verbindungen, wie z. B. Sulfonamide

Chiasma. Cytologisch erkennbarer Bereich des Crossing-over im Bivalent; Überkreuzungsstelle der Nicht-Schwesterchromatide

Chlorophyll. Grünes Pigment der pflanzlichen Photosynthese

Chloroplast. Von Membran umschlossenes Organell im Cytoplasma von Pflanzenzellen, das Chlorophyll enthält und damit die Pflanze zur Photosynthese befähigt

Cholera-Diarrhoe. Toxin von *Vibrio cholerae* führt zum Anstieg des cyclischen AMP's, der zu maximaler Wasserausscheidung im Darm (Durchfall) führt

Chorda dorsalis. Rückensaite, primitives Rückgrat der Chordata, wird in der späteren Entwicklung durch Wirbelsäule ersetzt

Chordata. Chordatiere; Schädellose und Vertebraten

Chorea Huntington. Erbkrankheit verursacht durch instabile Trinucleotid-Wiederholungen

Chorion. Äußere Eihaut, mit Zotten versehen, über die die Ernährung des Embryos erfolgt

Chromatid. Eine Hälfte eines replizierten Chromosoms, das durch die Zentromerregion mit dem anderen Chromatid verbunden ist

Chromatin. Kernmaterial, aus dem die Chromosomen bestehen; besteht aus DNA, Histonen, Nicht-Histonproteinen und etwas RNA; es kann durch seine Färbeeigenschaften im Kern sichtbar gemacht werden

Chromosom. Das während der Mitose zu sichtbaren Strukturen kondensierte Chromatin des Zellkerns, es enthält Gene in linearer Anordnung

Chromosomenaberration. Pathologische Veränderung der Chromosomenzahl oder der Chromosomenstruktur

Chromosomenbanden. Für jedes Chromosom charakteristische helle und dunkle Querbänderung nach Anwendung spezieller Färbetechniken

Chromosomenkondensation. Starkes Aufspiralisieren des Chromatins während der Mitose. Dadurch Übergang des Euchromatins in Heterochromatin und Möglichkeit der Sichtbarmachung der Chromosomen durch Anfärben

Cilium. Fadenförmiges Organell an Zelloberflächen, das in großer Zahl auftritt und Einzelzellen zur Bewegung befähigt oder als Flimmerepithel in Körperhöhlen zum Transport von Stoffen dient

Circadianer Rhythmus. Endogener Tagesrhythmus

Clathrin. Hauptprotein der Stachelsaumvesikel

Coated vesicles. Siehe Stachelsaumvesikel

Coatomere. COPI, COPII. Coat-Proteine in Vesikeln, die für den Transport zwischen Endoplasmatischem Retikulum und cis-Golgi bestimmt sind

Code, genetischer. Übersetzungsschlüssel für die in der DNA in Nucleotidsequenzen gespeicherte Information in die Aminosäuresequenz der Polypeptidketten

Codominanz. Ein Gen liegt im diploiden Organismus in zwei verschiedenen Allelen vor; die Genprodukte beider Allele werden voll exprimiert und tragen in gleicher Weise zum Phänotyp bei

Codon. Die Aufeinanderfolge von drei Nucleotiden (Triplett) in der mRNA, die die Information für eine Aminosäure oder als Stopcodon die Information zum Abbruch der Polypeptidkette tragen

Coelenterata. Hohltiere

Colchizin. Auch Colchicin; ein Alkaloid der Herbstzeitlosen, das an Tubulin bindet und die Aggregation zu Mikrotubuli verhindert

Colicine. Von Bakterien, z. B. *E. coli*, produzierte Toxine, die gegen andere Bakterien gerichtet sind

Connexin. Protein mit sechs Untereinheiten, das in den Kommunikationskontakten (gap junctions) röhrenförmige Verbindungen (Porengröße 1,5 nm) zwischen den Innenräumen zweier Zellen herstellt

Contig. Überlappende, identifizierbare DNA-Klone, die eine zusammenhängende Region des Genoms abdecken

Coracidium. Sechshakenlarve des Fischbandwurms

Corpus luteum. Gelbkörper; nach Platzen des Graafschen Follikels Hormonproduzent

Cosmid. Plasmid mit Verpackungssequenzen des *E.-coli*-Virus λ

CpG-Insel. CpG-Wiederholungen (Cluster) in der 5'-Region vor einem Gen, die auf die Nähe eines codierten Gens aufmerksam machen

Cranioten. Schädeltiere

CRE. cAMP responsive element; Consensus-Sequenz in Promotoren eukaryonter Gene, an die cAMP gebundenes Protein bindet

CREB. CRE-Bindungsprotein; Transkriptionsfaktor

Crossing-over. Überkreuzungsereignisse zwischen den gepaarten Chromatiden homologer Chromosomen während der Meiose und Austausch homologer DNA-Abschnitte

Curare. Nervengift. Blockiert Acetylcholin-Rezeptoren der motorischen Endplatte

Cycline. Proteine im Zellcyclus, die durch *Cyclin-abhängige Proteinkinasen* reguliert werden

Cystinurie. Mutationen im Transporter für Cystin führen zu Nierensteinen

Cystische Fibrose. Autosomal rezessive Erbkrankheit durch Mutation im CFTR

Cystische-Fibrose-Transmembran-Regulator (CFTR). Transmembranprotein, das einen Chloridkanal in Endothelzellen bilden kann. Krankheitsbild durch Mutation im CFTR

Cytokinese. Zellteilung

Cytoplasma. Zellplasma; innerhalb von Organellen als Endoplasma bezeichnet

Cytoplasmatische Vererbung. Siehe extrachromosomale Vererbung

Cytoskelett. Strukturelle Bestandteile der Zelle im Cytosol gebildet unter Beteiligung von Actin, Myosin und Tubulin

Cytosol. Der unstrukturierte Anteil des Cytoplasmas, in dem sich die Organellen befinden

Cytotoxische T-Lymphocyten. Untergruppe der T-Lymphocyten. Erkennen mit MHC I komplexierte Fragmente von intrazellulären Antigenen und führen zur Lyse der Antigen-befallenen Zelle

Deletion. Verlust eines Chromosomenabschnittes oder eines Stücks DNA

Dengue-Fieber. Virusbedingtes, hämorrhagisches Fieber

Desinfektion. Tötung von pathogenen Keimen, ohne Schädigung der biologischen Umgebung

Desmosom. Zellkontakt, der druckknopfartig zwei Zellen verbindet und gegen mechanische Belastung widerstandsfähig macht

Desoxyribonucleinsäure (DNA). Träger der genetischen Information in Zellen, bestehend aus zwei Polynucleotid-Strängen

Destruenten. Organismen, die organische Substanzen abbauen

Deuterostomia. Tiere mit sekundärer Mundöffnung; der Urmund wird zum kaudalen After, z. B. alle Vertebraten

Dezidua. Uterusepithel

Diabetes insipidus. Literweise Urinausschüttung durch Mutation im Aquaporin-2-Protein der Niere

Diabetes mellitus. Störung im Zuckerstoffwechsel bedingt durch Fehler im Insulin-Pathway

Diakinese. Letztes Stadium der Prophase I der Meiose

Diencephalon. Zwischenhirn

Differenzierung. Herausbildung spezifischer morphologischer oder funktioneller Zellstrukturen bzw. Gewebe oder Organe

Diffusion. Passiver Konzentrationsausgleich zwischen zwei Lösungen entsprechend dem Konzentrationsgefälle

Dihybride. Nachkommen reinerbiger Eltern, die sich in zwei Merkmalen voneinander unterscheiden

Diktyosom. Zisternenpaket: Untereinheit des Golgi-Apparats

Diktyotän. Vorgeburtliches Wartestadium der Oocyten, das sich dem Diplotän der Prophase I anschließt und die Meiose bis zur Ovulation des entsprechenden Eis unterbricht

Diploidie. Zellulärer Zustand mit doppeltem Chromosomensatz

Diplotän. Stadium der Prophase I der Meiose

Diskordanz. Nicht-Übereinstimmung bei Zwillingen in einem Merkmal

Disomie. Diploider Chromosomensatz aus Paaren homologer Chromosomen

Dizygote Zwillinge. Zweieiige Zwillinge entstehen durch gleichzeitige Befruchtung zweier Eizellen durch zwei Spermien

DNA-Fingerabdruck. Durch spezielle Sonden sichtbar zu machende, individuelle DNA-Fragmentmuster, die auf hypervariable Polymorphismen in der DNA zurückzuführen sind. Diese RFLPs (s. dort) entstehen durch erbliche Tandem-Wiederholungen von DNA-Sequenzen, die bei Behandlung der DNA mit Restriktionsenzymen zu unterschiedlich langen DNA-Fragmenten führen. Wichtige Untersuchungsmethode in der forensischen Medizin

DNA-Glycosylase. Enzym, das die Abspaltung einer Base aus der DNA unter Hinterlassung einer Apurin/Apyrimidin-Stelle katalysiert

DNA-Polymerase. Enzym, das DNA aus Desoxyribonucleosid-Triphosphaten an einer DNA-Einzelstrangmatrize synthetisiert

DNA-Reparatur. Reparatur von Fehlern in der DNA-Basensequenz bzw. in DNA-Einzel- oder Doppelsträngen mit Hilfe von Enzymen (wie z. B. *Nucleasen*, *Polymerasen* und *Ligasen*) und anhand homologer Rekombination oder End-zu-End-Reparatur

DNA-Replikation. DNA-Synthese

DNA-Sequenzierung der nächsten Generation. Techniken zur DNA-Sequenzierung mit hoher Geschwindigkeit und großem Probendurchsatz

Dominant. Allel, dessen Genprodukt auch im heterozygoten Zustand den Phänotyp bestimmt

Doppeldiffusionstest. Nachweis einer Antigen-Antikörper-Reaktion durch gegenseitige Diffusion im Agarose-Gel

Doppelmembran. Membran aus zwei Schichten Phospholipiden, die ihre hydrophoben Schwänze vom Wasser weg und ihre polaren Köpfe zum Wasser hin orientieren (engl. bilayer)

Dorsal(dl)-Gen. Entwicklungsgen bei *Drosophila melanogaster*; das Genprodukt ist verantwortlich für die Dorsal/Ventral-Determination

Down-Syndrom. Mongolismus; Trisomie 21. Ursache: freie Trisomie oder Translokationstrisomie

Ductus arteriosus botalli. Während der Ontogenese des Menschen aus dem 6. Kiemen-Arterienbogen sich entwickelnde Verbindung von der Arteria pulmonalis zur Aorta, die nach der Geburt degeneriert

Duplikation. Verdopplung eines Chromosomen- oder DNA-Abschnittes

Dynein. Protein mit *ATPase*-Aktivität in den hakenförmigen Fortsätzen der Cilienmikrotubuli, s. Motorproteine

Dystrophin. Protein der Spectrin-Familie, das bei der Duchenne-Muskeldystrophie defekt ist

Echinococcus. Hundebandwurm

Eclipse. Periode zwischen Infektionsbeginn und Auftreten der ersten fertigen, intrazellulären Viren

Edwards-Syndrom. Trisomie 18

Einmalige Schnittstelle. Einzige Schnittstelle für eine *Restriktionsendonuclease* auf einer DNA

Eisen-(iron-)Response-Element (IRE). Haarnadelförmige Schleifenstrukturen in der mRNA, an die Regulationsfaktoren binden können

Ektoderm. Äußeres Keimblatt: entsteht während der Gastrulation

Ektoparasit. Parasit, der den Wirt äußerlich befällt, z. B. Floh

Ektoplasma. Plasmagel; festere, durchsichtige Cytoplasmabeschaffenheit bei Zellen mit amöboider Bewegung

Elektrische Synapse. s. Kommunikationskontakt

Embryoblast. Innere Zellmasse der Morula, die in der Blastocyste innen liegt und den Embryo bildet

Endocytose. Aufnahme von Partikeln in die Zelle und Transport derselben in Membranvesikeln

Endomembranöses System. Intrazelluläres Membransystem: Kernhülle, Endoplasmatisches Reticulum, Golgi-Apparat

Endonuclease. Enzym, das innerhalb einer Nucleinsäurekette spaltet

Endoparasit. Parasit, der den Wirt innerlich befällt, z. B. Blutparasiten oder Darmparasiten

Endoplasma. Plasmasol; flüssige Beschaffenheit des Cytoplasmas bei Zellen mit amöboider Bewegung

Endoplasmatisches Reticulum (ER). Gefaltetes Membransystem in Eukaryontenzellen: raues Endoplasmatisches Reticulum (RER) besetzt mit Ribosomen; glattes (samtenes) Endoplasmatisches Reticulum (SER) ohne Ribosomenbesatz

Endoreduplikation. Chromosomenreplikation ohne anschließende Aufteilung der Schwesterchromatiden auf Tochterzellen

Endosom. Membranvesikel, die bei der Rezeptor-vermittelten Endocytose entstehen

Endosymbionten. Innere Symbiosepartner, z. B. Mitochondrien und Chloroplasten; könnten aus Endosymbiose von Bakterien mit Zellen entstanden sein

Endothel. Einschichtige, zelluläre Auskleidung der Gefäße

Endotoxin. Von Bakterien erzeugtes Gift, das fest mit dem Produzenten verbunden ist und erst frei wird, wenn dessen Struktur zerstört wird, z. B. Lipopolysaccharide der Zellwand gramnegativer Bakterien

Endwirt. Bei Parasiten mit Generationswechsel der Wirt, in dem die sexuelle Vermehrung stattfindet

Energiekonservation. Speicherung und Umformung von Energie

Enhancer. DNA-Sequenz mit Bindungsstelle für Transkriptionsfaktoren, welche die Transkription eines u. U. weit entfernten Gens beschleunigen

Entoderm. Inneres Keimblatt, entsteht während der Gastrulation

Epigenetik. Vererbung von Chromatinveränderungen, die nicht auf Änderungen der Basensequenz beruhen. Sie regulieren „neben der Genetik"-Expression von Genen oder Gengruppen

Ergastoplasma. Zellregion, die besonders reich an rauem Endoplasmatischen Reticulum ist; die in den Ribosomen enthaltene rRNA lässt sich besonders gut mit basophilen Farbstoffen anfärben

Erleichterte Diffusion. Passive, aber durch Transportermoleküle erleichterte Wanderung eines Moleküls durch eine Membran entsprechend dem Konzentrationsgefälle

Euchromatin. Dekondensiertes, genetisch aktives Chromatin

Eukaryont. Organismus mit kernhaltigen Zellen

Euploidie. Zellulärer Zustand mit normalem, komplettem, für eine Art charakteristischem Chromosomensatz

Euryök. Die Eigenschaft von Organismen, durch Anpassungsfähigkeit große Schwankungen in ihren Lebensbedingungen tolerieren zu können

Eurypotent. s. Euryök

Eutrophierung. Anreicherung von Gewässern mit Nahrungsstoffen, z. B. Kunstdünger, und daraus resultierende Organismenvermehrung

Evolution. Entwicklung; biologisch: Entwicklung der Arten

Excinuclease. Enzym, das im Zuge der Nucleotid-Excisions-Reparatur bis zu 29 Nucleotide ausschneidet; setzt sich aus mehreren Enzymen zusammen

Exocytose. Abgabe von Partikeln aus der Zelle durch Abschnürung von Zellmembranvesikeln

Exotoxin. Gift, das vom Produzenten nach außen abgegeben wird

Expressionsvektor. Vektor, dessen Passagier-DNA in Genprodukte übersetzt werden kann, da die notwendigen Signale vorhanden sind

Expressivität. Die Stärke, mit der sich ein Gen manifestiert

Extrachromosomale Vererbung. Vererbung von Genen, die auf mitochondrialer oder Chloroplasten-DNA liegen, und die nicht den Mendelschen Gesetzen folgt; die Gene werden mit den Organellen auf die Tochterzellen verteilt. (auch mitochondriale oder maternale Vererbung)

Extrazelluläre Matrix. Gelartige Grundmasse aus Proteoglycanen zwischen den Zellen, die von faserbildenden Proteinen Kollagen, Elastin, Fibrillin, Fibronectin und Laminin durchzogen wird

Familie. Zusammengehörige Gattungen

Fanconi-Anämie. Meist tödlich verlaufende autosomal rezessiv vererbte Krankheit des Kindesalters mit Zusammenbruch der Knochenmarksfunktion und Tumorneigung

Fehlpaarungs-Reparatur. Mismatch-Reparatur; Ausschneide-Reparatur fehlgepaarter Basen durch Mutator-Genprodukte

Fehlwirt. Wirt, auf dem sich ein Parasit nach Befall nicht vermehren kann oder von dem die Nachkommen nicht freikommen

Fertilisation. Befruchtung einer Eizelle

F-Faktor. Plasmid bei Bakterien, das für Sexduktion notwendig ist = Sexfaktor; auf diesem Plasmid liegt u. a. die Information zur Ausbildung eines Sexpilus

Fiber-FISH. In-situ-Hybridisierung von nicht radioaktiv markierten DNA-Sonden an langgestreckte DNA-Fäden und Visualisierung derselben durch Fluoreszenzfarbstoff-tragende Antikörper

Filialgeneration. Tochtergeneration

Fitness, Darwinsche. Fähigkeit eines Individuums, sich fortzupflanzen

Fluor-Chlor-Kohlenwasserstoffe (FCKW). Treibgas in Spraydosen, in Kühlschränken. Zerstört die Ozonschicht der Stratosphäre.

Fossilien. Überlieferungen früherer Erdepochen

Fotoreaktivierung. Spaltung des UV-Fotoproduktes Thymin-Cyclobutan-Dimer durch Licht unter Vermittlung der *Fotolyase*

Fötus. Embryo

Fragiles-X-Syndrom. Erbkrankheit bedingt durch instabile Trinucleotid Wiederholungen

Funktiomics. Erforschung der molekularen Bestandteile einer Zelle im Hinblick auf ihre Funktion

G_1-Kontrollpunkt. Kontrolle des Zellcyclus am Übergang G_1/S-Phase; überprüft werden eventuelle DNA-Defekte und das Nährstoffangebot

G_2-Kontrollpunkt. Kontrolle des Zellcyclus am Übergang G_2/M-Phase; überprüft wird, ob die gesamte DNA repliziert ist

Gamet. Keimzelle, reife reproduktive Zelle, die mit einer Keimzelle des anderen Geschlechts eine Zygote bilden kann. Enthält den auf die Hälfte reduzierten Chromosomensatz (haploid)

Gametogenese. Entwicklung der Geschlechtszellen

Gamogonie. Sexuelle Vermehrung bei Plasmodien

Gap junction. s. Kommunikationskontakt

Gasbrand. Durch *Clostridium perfringens* und andere Anaerobier ausgelöste Erkrankung. Als Toxin wirkt eine Phospholipase C, die Lipide aus der Zellmembran löst. Dadurch wird u. a. die *Glucose-6-Phosphatase* inaktiviert

Gastrula. Embryonalstadium, in dem die Organogenese beginnt

Gattung. Zusammenfassung mehrerer verwandter Arten

Geißel. Bei Eukaryonten einzelstehendes Bewegungsorganell mit Mikrotubulistrukturen (9 × 2) + 2; Energie aus Mitochondrien; bei Prokaryonten: Flagellum aus Flagellin; Turbinenantrieb aus Protonengradient

Gen. Linearer Abschnitt auf einem Chromosom, dessen Nucleotidsequenz für ein Protein bzw. eine spezifische RNA codiert und die dazugehörigen Signalstrukturen (Promotor etc.)

Gen-Bank. Vektoren, beladen mit einer Kollektion von Passagier-Genen

Gen-Drift. Veränderung des Gen-Pools durch Zufallswirkung; besonders relevant bei kleinen Populationszahlen

Gen-Duplikation. Verdopplung von Genen – spielt besonders in der Evolution eine Rolle

Generationswechsel. Wechsel von Generationen mit vegetativer und sexueller Vermehrung

Genfamilie. Gene, die durch Duplikation aus einem gemeinsamen Gen entstanden sind, sich aber in einigen Nucleotidsequenzen unterscheiden

Genfluss. Langsamer Austausch von Genen zwischen zwei Populationen, z. B. durch Fernreisen, auch Gen-Migration genannt

Genkarte. Physikalische = molekulare: Gegeben durch die Nucleotidsequenz. Genetische: Erstellt durch Rekombinationsereignisse

Genkonversion. Überführung eines Allels in ein anderes, wenn es beim Rekombinationsvorgang im Bereich des Heteroduplex als Folge multipler Allelie in einem der beiden elterlichen Allele zu Fehlpaarungen kommt, die vom Reparatursystem erkannt und ausgeräumt werden

Genom. Genetischer Gehalt einer Zelle oder eines Virus; häufig fälschlicherweise auf den haploiden Satz bezogen

Genom-Bibliothek. Vektoren, beladen mit DNA-Fragmenten eines Genoms

Genomhybridisierung, comparative (CGH). Suchmethode zur Erkennung submikroskopisch kleiner Chromosomenveränderungen

Genomics. Erforschung von Struktur und Expression der Genome verschiedener Organismen

Genomische DNA. DNA eines Genoms mit Introns, repetitiven Sequenzen etc.

Genotyp. Die Gesamtheit aller genetisch festgelegten Merkmale eines Individuums

Gen-Pool. Die Summe aller Gene in einer Fortpflanzungspopulation

Gen-Prägung (Imprinting). Reversible Veränderung der genetischen Information, die Einfluss auf die Expressivität von Genen hat (s. auch Allelausschluss)

Gentechnologie. Rekombinanten-DNA-Technik: Klonierung: Methode zur Vermehrung spezifischer DNA-Segmente durch *in-vitro*-Einsetzen in Plasmide oder Viren

Gentherapie. Therapie auf DNA-Basis

Glucose-6-Phosphatase-Defizienz. Störung des Glykogenabbaus. Glykogenose Typ I mit Lebervergrößerung und Hypoglykämie

Glycokalix. Dem Extrazellularraum zugewandte dünne Membrandeckschicht menschlicher Zellen. Beinhaltet Kohlehydratketten der in der Plasmamembran verankerten Glycoproteine, Glycolipide und der Proteoglycane. Sie schützt die Zelloberfläche und bietet Marker für Zell-Zell-Interaktionen

Glycosylierung. Enzymatische Anheftung von Zuckern, z. B. an Proteine oder Lipide mit Hilfe von *Glycosyltransferasen*

Glycosyltransferasen. s. Glycosylierung

Glyoxisomen. Membran-umgrenzte Organellen mit Enzymen des Glyoxylat-Cyclus in Pflanzenzellen

Golgi-Komplex. Membrankomplex im Cytoplasma, bestehend aus Stapeln von Zisternen (Diktyosom); Sekretion, Transport, Reifung von Proteinen; Beitrag zur Membrandynamik

Gonosom. Geschlechtschromosom X bzw. Y

Grampositiv, gramnegativ. Anfärbbarkeit von Bakterien, beruhend auf Zellwandeigenschaften, dient zur Einteilung der Bakterien

Gründereffekt. Gen-Drift, hervorgerufen durch die Neugründung einer Population durch wenige Individuen

Guillain-Barre-Syndrom. Antikörperbildung gegen Myelinproteine der Peripherie. Lebensbedrohlich!

HAART. High activity antiviral therapy. Schema zur Behandlung von Aids

Habitat. Lebensraum einer Art (meist von Tieren)

Hämoglobin. Roter Blutfarbstoff in den Erythrocyten; Protein aus 2 α- und 2 β-Ketten mit der Aufgabe, Sauerstoff zu übertragen

Hämolyse. Auflösung der Membran der roten Blutkörperchen und Austritt des roten Blutfarbstoffes (Hämoglobin)

Hämophilie. Bluterkrankheit als Folge eines Defekts in einem Gerinnungsfaktor (X-chromosomal-rezessiver Erbgang)

Haploidie. Zellulärer Zustand mit einfachem Chromosomensatz, wie er in reifen Keimzellen vorliegt

Haplotypen. Sehr eng gekoppelte Allele bzw. DNA-Marker auf einem Chromosom, die höchst selten durch Rekombinationsereignisse getrennt und daher als „Block" vererbt werden

Hauptwirt. Von Parasiten bevorzugter Wirt

Haushaltsgene. Gene, deren Produkte zur Grundausstattung jeder Zelle gehören, und die deshalb in fast jeder Zelle exprimiert werden

Hedgehog-Protein-Familie. Entwicklungsgene der Körperachsen, Motorneuronen und Gliedmaßen

Hemi-Desmosomen. Schweißstelle zwischen Epithelzellen und Bindegewebe

Hemizygotie. Zustand, bei dem einzelne Chromosomen im sonst diploiden Satz nur einmal vorhanden sind, z.B. die Gene des X-Chromosoms im männlichen Genotyp

Herbivor. Pflanzenfresser

Hereditäres nicht-polypöses colorectales Carcinom (HNPCC). Verbreiteteste Krebsdisposition durch Mutationen in Genen der Fehlpaarungs-Reparatur

Hermaphrodit. Organismus, der sowohl reife männliche als auch weibliche Gameten ausbildet

Her2/neu. Oncogen mit besonderer Bedeutung bei Brustkrebs

Heterochromatin. Wegen seines starken Kondensierungszustandes besonders anfärbbares, genetisch inaktives Chromatin

Heterochromatin, fakultatives. Dem physiologischen Zustand bzw. Entwicklungszustand der Zellen entsprechendes Heterochromatin, z.B. inaktives X-Chromosom

Heterochromatin, konstitutives. Dauerndes Heterochromatin, auch im Interphasekern; hochrepetitive Sequenzen der DNA z.B. im Zentromer

Heteroduplex. Im Verlauf der Rekombination gebildeter DNA-Doppelstrang, dessen homologe Einzelstränge mütterlichen und väterlichen Ursprungs sind; Unterschiede in einzelnen Basen dieser Allele können zu Genkonversion (s. dort) führen

Heterogenie. Unterschiedliche Genotypen, die zu in einem Merkmal gleichen Phänotypen führen, z.B. Taubstummheit

Heterokaryon. Zelle, die durch Fusion aus 2 oder mehreren Zellen entsteht und deren Kerne noch nicht verschmolzen sind

Heterophagosom. Zusammenschluss von primärem Lysosom mit einem Phagosom zum Verdauen zellfremden Materials

Heteroplasmie. Das gleichzeitige Vorhandensein von Mitochondrien mit intakter und defekter DNA in einer Zelle

Heterosis. Vorteil heterozygoter gegenüber homozygoten Genotypen (Züchtungsvorteil)

Heterotrophe Organismen. Organismen, die bei ihrer Ernährung auf die Aufnahme organischer Substanzen angewiesen sind

Heteroxen. Eigenschaft von Parasiten, die Entwicklungsstadien in verschiedenen Wirten zu durchlaufen

Heterozygotie. Das Vorhandensein zweier verschiedener Allele an einem Genlocus homologer Chromosomen

Heterozygotentest. Test zur Ermittlung von Allelträgern für eine Stoffwechselkrankheit, die unter normalen Bedingungen phänotypisch unauffällig sind

Hfr-Stämme. Bakterien mit einrekombiniertem Sexfaktor mit hoher Frequenz der Sexduktion

Histone. Basische Proteine, die mit der DNA assoziiert sind, s. Nucleosom

Histon-Code. Enzymatische Modifikation der Histonschwänze schafft Übergänge von Euchromatin zu Heterochromatin und beeinflusst so die Genexpression

HLA = Human Leucocyte Antigen System A. Histokompatibilitätssystem; Antigene auf der Oberfläche von Zellen, die für die Gewebsunverträglichkeit verantwortlich sind

HMG-Domäne. Proteindomäne in DNA-Bindungsproteinen der „high mobility group"; verantwortlich für feste DNA-Bindung

hnRNA. Heterogene nucleäre RNA – Primärtranskript im Zellkern; nur etwa 20% der hnRNA-Moleküle werden in mRNA umgewandelt, die anderen werden innerhalb weniger Minuten hydrolysiert

Hochrepetitive Sequenzen. Sequenzen, die viele Male im Genom vorhanden sind; z. B. Tandemwiederholungen mit Satelliten-DNA, verstreute Wiederholungssequenzen (Alu-Sequenzen, Kpn-Sequenzen)

Holliday-Struktur. Durch kovalente Bindungen stabilisierte Struktur zweier komplementärer Partner-DNA-Stränge, die sich beim Vorgang der Rekombination überkreuzen

Homeobox. DNA-Consensussequenz in homeotischen Genen (s. dort). 180 bp codieren für 60 Aminosäuren der Homeodomäne. Diese kontrolliert positiv bzw. negativ die Genexpression bestimmter Gene

Homeodomäne. s. Homeobox

Homeotische Gene. Entwicklungsgene bei *Drosophila melanogaster*, die für die Segmentindividualität verantwortlich sind, z. B. Bithorax-Genkomplex und Antennapedia-Genkomplex

Hominiden. Mensch und seine direkten Vorfahren

Hominoide. Vorfahren der Hominiden

Homoiotherm. Gleichwarm; Tiere (Vögel und Säuger) mit von der Umgebungstemperatur unabhängiger Wärmeregulation

Homologe Chromosomen. Chromosomen, die in ihrer Struktur und der Anordnung der Genloci identisch sind

Homologie. Bei Organen: Gleiche Lage, gleiche Entwicklung, aber nicht gleich in Bau und Funktion

Homozygotie. Das Vorhandensein zweier gleicher Allele an einem Genlocus homologer Chromosomen

Hot spots. Ballungszentren im Genom für Mutationen, z. B. repetitive Sequenzen oder CpG Dinucleotide mit methyliertem C

Humorale Immunität. Abwehr von Antigenen durch Antikörper im Serum

Hybridisierung. Bindung eines Nucleinsäure-Einzelstranges an einen komplementären anderen, z. B. DNA-DNA oder DNA-RNA

Hydrophil. Wasser anziehend, wasserlöslich

Hydrophob. Wasser abstoßend

Hypercholesterolämie, familiäre. Erblich bedingte Störung des Cholesterolstoffwechsels mit vorzeitiger Arteriosklerose und u. a. jugendlichem Herzinfarkt

Hyperplasie. Zunahme eines Organs durch Vermehrung der Zellzahl

Hypertrophie. Zunahme eines Organs durch Vermehrung der Zellmasse

Hyphen. Pilzfäden

Hypogenitalismus. Unterentwicklung der Genitale

Hypotrophie. Abnahme eines Organs durch Verringerung der Zellmasse

Immunglobulin. Antikörperprotein

Implantation. Einpflanzung, z. B. der Eizelle in die Uterusschleimhaut

Imprinting. s. Genprägung

Infektiöses Zentrum. Virus bzw. infizierte Zelle, die bei der Aussaat mit einem Überschuss von uninfizierten Zellen zu Plaques führen, s. Plaquebildung

Initiationskomplex. Mit Hilfe von Initiationsfaktoren exakt zusammengefügter Komplex aus kleiner ribosomaler Untereinheit mit der zu translatierenden mRNA und der in die P-Stelle eingelagerten Formylmethionyl-tRNA

Inkubationszeit. Periode vom Beginn einer Infektion bis zum Auftreten erster Symptome

Insertions-Sequenz (IS). Bewegliches genetisches Element; sie kann u. a. Promotor- bzw. Terminatorsequenzen für die mRNA tragen

Integrine. Transmembrane Adhäsionsmoleküle, die Zellen an extrazelluläre Matrix koppeln

Interferenz. Auswirkung eines Crossing-overs auf die Ausbildung eines weiteren crossing overs

Interferon. Zellulärer Abwehrstoff gegen Viren

Intermediärfilamente. z. B. Cytokeratinfilamente wie Tonofilamente der Desmosomen oder Neurofilamente, charakteristisch für spezifische tierische Zellen

Intermediärstoffwechsel. Zwischenstoffwechsel

Interphase. Phase im Zellcyclus zwischen zwei Mitosen; die Chromosomen sind dekondensiert. Interphasecylogenetik zur Tumordiagnostik

Inversion. Drehung eines Chromosomenstücks innerhalb eines Chromosoms um 180 Grad

inverted repeat (IR). Wiederholung einer DNA-Sequenz mit entgegengesetzter Polarität

Inzuchtkoeffizient. Maß für die Wahrscheinlichkeit, dass zwei Allele eines Gens eines Individuums abstammungsgleich sind, d. h. durch Blutverwandtschaft von einem gemeinsamen Vorfahren stammen

Isochromosom. Chromosom, bestehend aus 2 identischen p- bzw. q-Armen

Isogamie. Morphologische Gleichheit beider Gametentypen

Isogen. Genotypisch identisch

Isolation. Gegebenheiten (geographische, physische, religiöse), die Individuen von anderen der gleichen Art absondern

Isoschizomere. *Restriktionsendonucleasen; Nucleasen,* die die gleiche DNA-Sequenz erkennen, aber unterschiedlich empfindlich gegen Methylierung dieser Sequenz sind

I-Zellen-Krankheit. Erblicher Defekt der Mannose-Phosphorylierung; Speicherung von Hydrolasen in Inclusion bodies. Mucolipidose II

Kartagener-Syndrom. Kombination Unfruchtbarkeit und situs inversus durch Mutationen im Motorprotein Dynein

Karyolemm. Kernmembran, Doppelmembran, von Poren durchsetzt; äußere Membran mit Ribosomen besetzt, von innerer durch perinucleären Raum getrennt

Karyotyp. Chromosomensatz einer Zelle eines Organismus, charakterisiert durch Zahl und Struktur der Chromosomen

KDEL-Sequenz. Lys-Asp-Glu-Leu; Lokalisationssequenz für Proteine, die für das Endoplasmatische Reticulum bestimmt sind

Kernmatrix. Proteingemisch aus Nicht-Histon-Proteinen, an das DNA-Schleifen angeheftet werden

Kernporen. Öffnungen in der Kernmembran, an deren Rand innere und äußere Membran aufeinander übergehen. Sowohl cytoplasma- als auch karyoplasmaseitig befindet sich ein Wulst aus 8 Granula. Der ca. 40 nm große Kanal umgibt einen zentralen Transporter

Kinesin. Siehe Motorproteine

Kinetochor. Ansatzstelle der Spindelfasern am Zentromer

Klimax. Dauergesellschaft im Fließgleichgewicht

Klinefelter-Syndrom. Nummerische gonosomale Chromosomenaberration: 47, XXY

Klon. Auch Clon. Von einem gemeinsamen Ursprung abgeleitete Population; Zell-Klon, DNA-Klon, Organismen-Klon; alle Mitglieder des Klons (Zellen, DNA-Moleküle, Organismen) sind genetisch identisch

Kollagenopathien. Krankheiten, verursacht durch defekte Kollagensynthese

Kolonie. Räumlich abgegrenzte Population, z. B. von Bakterien (Bakterienklon)

Kommensalismus. Lebensgemeinschaft ohne gegenseitigen Nutzen; Kommensale beanspruchen vom Wirtsorganismus nur Stoffe, deren Entzug dem Wirt nicht schadet

Kommunikationskontakt. Synonyme: Nexus, gap-junction; direkte Verbindung zwischen dem Zellinneren zweier Zellen unter Überbrückung des Interzellularspaltes durch Röhren aus Proteinen (Connexin)

Kompetente Zellen. Bakterienzellen, die durch besondere Behandlung effizient transformierbar sind

Komplementationsgruppe. Mutanten der gleichen Komplementationsgruppe können sich nicht kompensieren, d.h. gleiche Komplementationsgruppe = Mutation im gleichen Gen

Komplementbindungsreaktion. Methode zum Antikörper- oder auch Antigen-Nachweis

Konduktorin. Überträgerin einer X-chromosomal rezessiven Erbkrankheit; die Konduktorin ist heterozygot für das kranke Allel, selbst phänotypisch gesund

Konjugation. Übertragung von genetischer Information zwischen Bakterien

Konkordanz. Auftreten von gleichen Krankheiten bzw. Merkmalen bei Zwillingen

Konkurrenz. Wettkampf um Nahrung, Raum oder andere ökologische Faktoren zwischen zwei Lebewesen

Konsument. Organismus, der die von Produzenten gebildeten organischen Verbindungen aufnimmt

Kontaktinhibition. Zellen, die nicht transformiert sind, stellen das Wachstum ein, sobald sie sich gegenseitig berühren

Konvergenz. Vergleichbarer Bau von Organen oder Gebilden von Organismen, die phylogenetisch entfernt sind

Kopplungsgruppe. Lineare Anordnung von Genen auf einem Chromosom, die, wenn sie nicht durch Rekombination voneinander getrennt sind, gemeinsam vererbt werden

Lamine. Intermediärfilament-Proteine (Lamin A, B und C), die an der Innenseite der Kernmembran die nucleäre Lamina bilden, und die am Auf- und Abbau der Kernmembran beteiligt sind

Laminopathien. Krankheiten als Folge von Mutationen im LaminA-Gen (Emery-Dreifuss Muskeldystrophie, dilatative Cardiomyopathie, Hutchinson-Gilford Progerie)

Lampenbürsten-Chromosomen. Chromosomen in den Oocyten I im Diplotän der Meiose von Vertebraten, deren Chromatide regional entspiralisiert und seitlich ausgestülpt sind; hier findet RNA-Synthese statt

Langzeitvirus-Erkrankungen. Meist tödlich verlaufende Erkrankungen des Zentralnervensystems z. B. nach Maserninfektion

Latenzzeit. Periode zwischen Infektionsbeginn und Auftreten freier Nachkommen des Virus bzw. des infizierenden Agens

Lektine. Proteine, die bivalent an spezifische Zuckermoleküle binden

Leit-RNA (Guide-RNA). Kleine RNAs mit Information für die RNA-Redaktion. Übertragung von Nucleotiden aus diesen RNAs auf mRNA durch Transesterifizierung

Leptotän. Stadium der Prophase I der Meiose

Leseraserverschiebung. Durch Einfügen oder Deletieren von Nucleotiden innerhalb der Sequenz eines Gens entstandene Verschiebung im Ablesen der Tripletts der mRNA

Letalfaktor. Gene, die bei Homozygotie zum Tod des Individuums bereits intrauterin oder aber vor Erreichen der Geschlechtsreife führen

Li-Fraumeni-Syndrom. Seltene Erbkrankheit mit starker Tumorentwicklung durch Mutation im Gen für p53

Ligase. Enzym, das das Verschließen eines DNA-Einzelstrang-Bruchs, die Verbindung zweier DNA-Ketten bewirkt

Lipid rafts. s. Caveolae

Lipophil. Löslich in Fettlösungsmitteln

Lipophob. Unlöslich in Fettlösungsmitteln, fettabstoßend

Liposom. Phospholipidvesikel

LOD-Wert. Maß für die Koppelung von Genloci: Logarithmus der Quotienten aus der Wahrscheinlichkeit der Koppelung zweier Genloci und der Wahrscheinlichkeit ihrer Zufallsverteilung

Lücke-Gen. Auch „gap". Segmentorganisationsgen bei *Drosophila*. Mutanten: Krüppel, Knirps. Transkriptionsfaktor

Lymphocyt. Weiße Blutzelle, die durch ein Antigen zur Proliferation angeregt werden kann; bedeutsam für die Immunabwehr

Lyon-Hypothese. Hypothese der Mary Lyon, dass beim Vorhandensein von mehr als einem X-Chromosom im Karyotyp in somatischen Zellen alle bis auf ein einziges inaktiviert werden

Lysat. Infolge von Virusinfektion lysierte Zellkultur

Lyse. Auflösung von Zellen, z. B. bei der Virusinfektion

Lysogenie. DNA eines Virus wird in das Wirtsgenom einrekombiniert und mit diesem repliziert; wird das Virusgenom wieder herausgeschnitten, entwickelt sich das Virus wieder lytisch

Lysosom. Vesikel, abgeschnürt von der Reifungsseite des Golgi-Komplexes, gefüllt mit Verdauungsenzymen

Macula adhaerens. s. Desmosom

Makrophage. Amöboid bewegliche Zelle, die sich durch Phagocytose an der Körperabwehr beteiligen kann

Mammalia. Säugetiere

Maternale Vererbung, s. Extrachromosomale Vererbung

Maxam-Gilbert-Technik. Methode zur DNA-Sequenzierung durch Endgruppenmarkierung

MDR-Protein. Multidrogen-Resistenz-Protein – ein Transporter, der Drogen aus eukaryontischen Zellen herauspumpt

Meiose. Teilungsvorgänge, die während der Bildung von Keimzellen zur Reduktion eines diploiden zum haploiden Chromosomensatz führen

Melanin. Pigment, das von Melanocyten produziert, in Zellen eingelagert wird und u. a. als Lichtschutz dient

Melatonin. Hormon der Epiphyse. Reguliert die Hypophysen-Gonaden Achse auf Lichtreize hin

Membrandynamik. Ständige Erneuerung der Membranen, nicht durch Neusynthese, sondern durch Verschiebung von Membranstücken über die Membransysteme vom Zellinnern zur Zelloberfläche und in entgegengesetzter Richtung

Menarche. Zeitpunkt des Auftretens der ersten Menstruation

Menopause. Zeitpunkt der letzten Menstruation (zwischen 47. und 52. Lebensjahr)

Merozoit. Stadium der vegetativen Vermehrung der Sporozoen

Mesencephalon. Mittelhirnbläschen der embryonalen Gehirnanlage

Mesoderm. Mittleres Keimblatt, entsteht während der Gastrulation

Mesoderm, parietales. Mesoderm, das den Eidotter bedeckt

Messenger-RNA (mRNA). Heterogene, kurzlebige RNA; Transkript eines oder (bei Prokaryonten) mehrerer Gene, dessen Information während der Proteinbiosynthese in Protein umgesetzt wird

Metamerie. Segmentierung von Körperabschnitten

Metaphase. Phase der Zellteilung, in der sich die Chromosomen in der Äquatorialebene anordnen

Metaphase-Kontrollpunkt. Kontrolle des Zellcyclus am Übergang Metaphase/Anaphase; überprüft wird, ob alle Chromosomen am Spindelfasersystem liegen

Metaplasie. Umwandlung eines Gewebes in ein anderes

Metazentrische Chromosomen. Chromosomen, bei denen durch die Lage des Zentromers der kurze und der lange Arm gleich lang sind

Metencephalon. Hinterhirn: Brücke und Kleinhirn

Methyltransferase. Enzym, das Methylgruppen überträgt, z. B. auf Basen der DNA

Mitose-Promotor-Faktor (MPF). Aktive Proteinkinase. Phosphoriliert u. a. Histon H1 und Lamine

Mikroarray. Systematische Anordnung Tausender z. B. DNA-Sequenzen auf kleinstem Raum (Objektträger o. ä.) mittels Robotertechniken

Mikrocephalie. Pathologische Verkleinerung des Kopfes mit vorzeitigem Schluss der Schädelnähte; Fehlentwicklung des Gehirns

Mikrofibrille. Im Elektronenmikroskop sichtbare quer gestreifte Einheit der Kollagenfibrille

Mikrofilamente. (Myo-)Proteinfasern aus Actin bzw. Myosin in der Muskelfibrille

Mikronucleus-Test. Mutagenitätstest, in dem auftretende Instabilität (Brüche) im genetischen Material als kleine Extrakerne neben dem Hauptkern in der Zelle zu finden sind

Mikro-RNAs. Regulatorische kleine RNAs verschiedenster Funktion

Mikrotubulus. Hohlzylinder aus 13 Protofilamenten, die aus Tubulin-Untereinheiten aufgebaut sind

Mikrotubulus-Organisationszentrum (MTOC). (Synonyme: Zellzentrum, Cytozentrum, Zentrosom). Ort, an dem die Aggregation von Tubulin zu Mikrotubuli stattfindet, z. B. zu Spindelfasern

Mismatch-Reparatur. Siehe Fehlpaarungs-Reparatur

Mitochondrien. Zellorganellen der Eukaryonten, die die Zellatmung vollziehen

Mitose. Vorgang der Kern- und Zellteilung nach erfolgter Replikation der DNA

Modifikation. Veränderung der DNA, sodass Fremd-DNA von der Zelle erkannt werden kann

Monocyten. Weiße Blutzellen, zur Phagocytose in den Blutgefäßen befähigt

Monoklonaler Antikörper. Spezifischer Antikörper, der von einem Lymphocytenklon produziert wird

Monogenes Merkmal. Erbmerkmal, das durch ein einziges Gen vererbt wird

Monohybride. Nachkommen reinerbiger Eltern, die sich in einem einzigen Merkmal unterscheiden

Monosomie. Diploider Chromosomensatz, vermindert um ein oder mehrere einzelne Chromosomen

Monoxen. Eigenschaft eines Parasiten, der sich im gleichen Wirt entwickelt

Monozygote Zwillinge. Eineiig, entstehen durch Befruchtung eines einzigen Eis durch ein Spermium; anschließend komplette Durchtrennung des Embryos im frühen Teilungsstadium

Morgan. Längeneinheit auf der Gen-Karte, die die Entfernung von zwei Gen-Orten zueinander angibt, ermittelt aus Rekombinationshäufigkeiten

Morula. Maulbeerkeim, ein Embryonalstadium

Mosaik, chromosomales. Gleichzeitiges Vorhandensein von Zelllinien mit unterschiedlichen Chromosomensätzen in einem Individuum

Motorproteine. Proteine (Dyneine, Kinesine), die durch ATP-Hydrolyse Energie gewinnen und z. B. durch Bindung an Mikrotubuli den Transport von Vesikeln und Organellen entlang des Cytoskeletts ermöglichen

MRSA. Methicillin resistenter Staphylococcus aureus, Auslöser des Hospitalismus

mtDNA. DNA der Mitochondrien – ringförmig; 16 569 bp lang; keine Introns; die mtDNA ist doppelsträngig bis auf einen kleinen, einzelsträngigen Bereich (D-Schleife), codiert mitochondrieneigene Proteine, RNA, tRNA

Multiple Allelie. Auftreten eines Gens in mehr als zwei Allelformen in der Bevölkerung

Multiple Sklerose. Erkrankung durch Demyelinisierung im Gehirn und Rückenmark

Multiplizität der Infektion (MOI). Anzahl der Viren pro Zelle bei der Infektion

Multivalente. Fehlerhafte Aneinanderlagerung strukturveränderter, homologer Chromosomen in der Meiose. Ursache von Fehlverteilungen s. Bivalente, Trivalente

Murein. Makromolekulare Struktur der Bakterienzellwand = Sacculus = Peptidoglycan

Mutation. Veränderung des genetischen Materials (DNA)

Mutualismus. Lebensgemeinschaft verschiedener Tierarten mit stark ausgeprägten wechselseitigen Vorteilen

Muskeldystrophie Duchenne. X-Chromosomal rezessive Erbkrankheit durch Mutation im Dystrophin-Gen

Mycel. Netz von Pilzhyphen

Mycosen. Durch Pilzinfektion hervorgerufene Krankheiten

Myelencephalon. Nachhirn

Myelin. Eng geschichtete Umscheidung der Axone von Nervenzellen mit Plasmamembranschichten von Gliazellen. Im peripheren Nervensystem bilden Schwann-Zellen die Myelinscheide, indem sie ihre Plasmamembran spiralförmig um das Axon wickeln. Im Zentralnervensystem wird die Myelinscheide von Oligodendrocyten gebildet

Myofibrillen. Fasern im Sarcoplasma der Muskelzelle

Myomer. Muskelsegment, z. B. bei Fischen

Myosin. Protein der dicken Filamente des quer gestreiften Muskels

Myotom. Muskelanlage im Somit

Nahrungskette. Weitergabe von Nahrungsstoffen von einem trophischen Niveau zum nächst niedrigeren

Nebenwirt. Von Parasiten nicht bevorzugter Wirt

Nematoden. Fadenwürmer

Nettoprimärproduktion. Bruttoprimärproduktion abzüglich der als Wärme verloren gegangenen Energie

Nexus, s. Kommunikationskontakt

Nissen. Eier der Laus

Non-disjunction. Nicht-Auseinanderweichen zweier homologer Chromosomen während der Meiose bzw. von Chromatiden und damit fehlerhafte Verteilung auf die Tochterzellen

Nos-Gen. Entwicklungsgen bei *Drosophila melanogaster*; Genprodukt ist die posteriore Determinante

Noxe. Schädigende Einwirkung wie Chemikalien oder Strahlung

Nucleäre Lamina. Schicht an der Innenseite der inneren Kernmembran aus fibrösem Material und drei Hauptpolypeptiden als Ansatzort der Chromosomen in der Synapsis

Nucleolus. Organell des Kerns, das am Locus der Gene für rRNA aus rRNA und unfertigen Ribosomen entsteht

Nucleolus-Organisator-Region (NOR). Unterhalb der Satelliten akrozentrischer Chromosomen gelegene DNA-Region, die Gene für ribosomale RNA enthält

Nucleosom. Abschnitt der eukaryontischen DNA, 200 bp lang, der aus einem Core (140 bp) und einer Spacer-Region besteht. Im Core ist die DNA in 1,7 Umdrehungen um einen Histonoktaeder gewunden

Nucleotid. Baustein, aus dem sich DNA und RNA aufbauen; er besteht aus einer Ribose, einer Base und einer Phosphorsäure

Nucleus. Von einer Doppelmembran umgebenes Zellorganell eukaryontischer Zellen, in dem sich die Chromosomen befinden

Obligat parasitäre Bakterien. Bakterien, die für ihre Vermehrung auf andere Zellen angewiesen sind: Rickettsien, Chlamydien, Mycoplasmen

Ökologie. Wissenschaft von Wechselbeziehungen der Lebewesen mit ihrer Umwelt, vom Stoffhaushalt, den Energieflüssen und der Anpassung der Organismen an die Lebensbedingungen

Ökologische Nische. Einordnung einer Art ins Ökosystem unter bestmöglicher spezialisierter Nutzung des ihr zur Verfügung stehenden Lebensraumes

Ökosphäre. Die Gesamtheit aller Ökosysteme

Ökosystem. Wechselbeziehungen zwischen Biotop und Biozönose zu einem dynamischen Gefüge

Östrogen. Weibliches Sexualhormon

Omenn-Syndrom. Autosomal rezessiv vererbte Defekte in den Rekombinasen RAD 1, RAD 2 führen zu schwerer Immundefizienz (s. SCID)

Oncogen. Gen eines Tumorvirus, das für die Transformation der Zelle verantwortlich ist; auch Zellen haben Oncogene – aber in reprimiertem Zustand

Oncornaviren. Oncogene RNA-Viren

Ontogenese. Individualentwicklung

Oocyste. Zygote der Sporozoen

Oocyte. Eizelle; Oocyte 1. Ordnung: unreife Eizelle, die aus einer Oogonie entstanden ist; sie ist diploid; Oocyte 2. Ordnung: nach der Teilung in der Meiose aus Oocyte I entstanden; sie ist haploid

Oogenese. Entwicklung der Eizelle

Oogonie. Von den Urkeimzellen abstammende Ureizelle

Operator-Gen. Gen innerhalb eines Operons, dessen Sequenz durch einen Repressor verschlossen werden kann, sodass die *RNA-Polymerase* blockiert wird

Operon. Regulationseinheit auf der DNA

Optimalbereich. Lebensbereich innerhalb eines Faktorengefälles, in dem die Lebensvorgänge eines Lebewesens optimal unter geringstem Energieaufwand ablaufen

Ovar. Eierstock

Oviduct. Eileiter

Ovulation. Eisprung in der Mitte des Menstruationscyclus

Ozon, O_3. Stark reaktiver Sauerstoff. Schützt vor kurzwelligem UV in der Stratosphäre; starkes Gift in der bodennahen Atmosphäre

p53-Protein. Transkriptionsfaktor, wichtigster Tumorsuppressor; verantwortlich für Anhalten der DNA-Replikation während der DNA-Reparatur; Mutationen im Tumorsuppressorgen in fast allen Tumoren (z. B. im Kleinzell-Lungencarcinom und im Li-Fraumeni-Syndrom)

Paar-Regel-Gen. Auch „pair-rule". Segmentorganisationsgen bei *Drosophila*. Mutanten: Fehlen jedes 2. Segments: „even-skipped" oder „odd-skipped"

Pachytän. Stadium der Prophase I der Meiose

Panmixie. Paarung bei absolut freier Partnerwahl

Panmyelophthise. Alle Zelltypen des Blutes sind in ihrer Anzahl verringert

Parasitismus. Lebensgemeinschaft mit starkem Vorteil für einen Partner (Schmarotzertum)

Parentalgeneration. Elterngeneration

Parthenogenese. Entwicklung eines Embryos aus einer unbefruchteten Eizelle

Passagier. Mitfahrer, ein DNA-Fragment, das in einen Vektor eingesetzt wird und mitfährt

Pätau-Syndrom. Trisomie 13

Patenz. Periode vom Zeitpunkt des Erscheinens erster Larven oder Eier eines Parasiten bis zum Erlöschen der Ausscheidung

PCR. Polymerase-Kettenreaktion – Technik zum Vervielfältigen von DNA

Pemphigus bullosus. Blasenbildung der Haut durch Autoantikörper gegen Hemidesmosomen

Pemphigus vulgaris. Zerstörung der engen Bindung zwischen Epithelzellen durch Autoantikörper gegen Desmoglein, ein Protein der Cadherin-Familie

Peroxisomen. Oxidasen und Katalasen enthaltende Organellen

Pendelvektor. Vektor, der sich in verschiedenartigen Zellen vermehren lässt

Penetranz. Die Häufigkeit, mit der sich ein Gen manifestiert

Periplasmatischer Raum. Bereich zwischen äußerer und innerer Zellmembran in der Zellwand gramnegativer Bakterien

Petri-Schalen. Flache Schalen aus Glas oder Plastik mit Deckel zum Züchten von Zellen

Phagocytose. Form der Endocytose – Aufnahme größerer Partikel durch dafür spezialisierte Zellen (Makrophagen, Leukocyten)

Phän. Merkmal

Phänokopie. Imitation einer genetisch bedingten Erkrankung durch äußere Einflüsse

Phänotyp. Erscheinungsbild eines Individuums, resultierend aus Genotyp und Umweltfaktoren

Pharynx. Schlund

Phenylketonurie. Autosomal-rezessive Erbkrankheit mit Defekt in der *Phenylalanin-Hydroxylase* und Abbau der angehäuften Aminosäure Phenylalanin zu Phenylbrenztraubensäure

Philadelphia-Chromosom. Chromosom 22, das eine Deletion am langen Arm trägt und sich charakteristischerweise bei chronisch myeloischer Leukämie findet

Phylogenese. Stammesentwicklung, Evolution

Phytohämagglutinin. Pflanzliches Lectin, das z. B. ruhende Lymphocyten zur Teilung anregt

Pinocytose. Form der Endocytose: Aufnahme kleiner Partikel bzw. Lösungen in die Zelle

Placenta. Verflechtung von Uterusschleimhaut und fötalem Chorion, durch die der Stoffaustausch stattfindet

Plaque. Loch in einem Bakterienrasen, das durch die Vermehrung eines bakteriellen Virus und der damit verbundenen lokalen Lyse der Bakterien erzeugt wurde

Plasmalemm. Zellmembran, Plasmamembran

Plasmid. Extrachromosomale DNA in einer Zelle, die sich unabhängig vom Hauptgenom replizieren kann

Plastid. Organell der Pflanze (Chloroplast)

Plathelminthes. Plattwürmer

Pleiotropie. s. Polyphänie

Poikilotherm. Wechselwarm, Abhängigkeit der Körpertemperatur von der Umgebungstemperatur

Polkörper. Während der Oogenese entstehende, degenerierte Zelle, die sich nicht weiterentwickelt

Pollen. Männliche Samenzellen bei Pflanzen

Polygenie. Mehrere Gene führen zur Ausprägung eines einzigen Merkmals

Polymorphismus, chromosomaler. Größenvariation im konstitutiven Heterochromatin einiger Chromosomen

Polymorphismus, genetischer. Das Vorhandensein multipler Allele für ein Gen in einer Population führt zur Ausprägung varianter Phänotypen

Polypeptid. Aneinanderreihung von Aminosäuren durch Ausbildung von kovalenten Peptidbindungen; Grundstruktur der Proteine

Polyphänie. Ein Gen führt zur Ausprägung mehrerer Merkmale

Polyploidie. Vervielfältigung eines haploiden Chromosomensatzes um mehr als das Doppelte (3n, 4n etc.)

Polysom. Struktur aus mRNA und mehreren Ribosomen

Polytäne Chromosomen. Spezielle Form von Chromosomen, u. a. in den Speicheldrüsen von Fliegenlarven; wiederholte Replikation von Chromatiden ohne nachfolgende Kernteilung führt zur Bildung von Riesenchromosomen

Populationsdynamik. Größen- und Dichteschwankungen einer Population

Populationsökologie. Wissenschaft von den Wechselwirkungen einer Population mit Individuen der eigenen Art oder anderer Populationen

Prader-Willi-Syndrom. Genetische Erkrankung mit mentaler Retardierung. Beide Chromosomen 15 sind maternalen Ursprungs, oder es liegt eine Deletion 15qll-13 des paternalen Chromosoms vor

Präimplantationsdiagnostik. Untersuchung einer der ersten Teilungszellen des *in-vitro* künstlich befruchteten Eis auf Intakheit des genetischen Materials vor Einpflanzung in die Gebärmutter

Präferenzbereich. Von einem Lebewesen bevorzugter Lebensbereich innerhalb eines Faktorengefälles

Präpatenz. Periode vom Beginn einer Parasiteninfektion bis zum Erscheinen von Larven oder Eiern im Stuhl

Primärfollikel. Unreife Eizelle im Ovar, umhüllt vom flachen Follikelepithel

Primaten. Affen, Menschenaffen, Menschen

Prion. Protein, auch mit Membrananker, besonders in Neuronen, α-helical und löslich; kann bei Mutationen womöglich anderen Prionen (Wildtyp-Form) seine veränderte Form aufzwingen (s. Prion-Convertierung); Gen auf Chromosom 20. Eventuell Ursache der transmittierbaren spongiformen Encephalopathie

Prion-Convertierung. Zwangsumwandlung eines löslichen in ein unlösliches Prion mit β-Faltblattstruktur durch Dimerisierung mit einem mutierten Prion

Proband. Angehöriger einer Familie, der Anlass zur genetischen Untersuchung der Sippe gibt

Probionten. Vorstufe der Lebewesen

Procercoid. Finne

Produzenten. Pflanzen, die mit Hilfe von Photo- bzw. Chemosynthese organische Verbindungen aus anorganischen bilden können

Proglottiden. Glieder des Bandwurms

Prokaryonten. Organismen, deren Zellen keine Kerne besitzen

Proliferation. Wucherung, Wachstum, Vermehrung von Gewebe

Promotor. Startsequenz auf der DNA für die Transkription, *RNA*-Polymerase-Erkennungsort

Prophase. Erste Phase der Zellteilung, in der die Chromosomen kondensieren und sichtbar werden

Prosencephalon. Vorderhirnbläschen in der Embryonalentwicklung

Prostostomia. Tiere, bei denen die Mundöffnung aus dem Urmund gebildet wird: Würmer, Insekten u. a.

Proteasom. Proteinkomplex mit Protease-Aktivität, der aus mehreren Untereinheiten besteht und sowohl im Kern als auch im Cytoplasma vorkommt (siehe Ubiquitin-Proteasomen-Komplex)

Proteoglycan. Makromolekül, bestehend aus einem zentralen Protein, an dem zahlreiche Polysaccharide und deren Abkömmlinge hängen

Proteomics. Erforschung aller Proteine einer Zelle und ihrer Interaktionspartner

Protofilamente. s. Mikrotubulus

Protonengradient. Konzentrationsunterschied von Protonen beidseitig einer Membran

Protoplasma. Gesamte strukturierte lebende Substanz der Zelle

Prozessierte Pseudogene. Vermutlich durch reverse Transkription der mRNA eines Gens entstandene DNA-Moleküle ohne Introns; enthalten Stop-Codons

Pseudogene. Gene mit zahlreichen Stop-Codons

Pseudopodien. Scheinfüße bei der amöboiden Fortbewegung

Puff. Schleifenförmige Ausstülpungen dekondensierter DNA bei Riesenchromosomen an Orten genetischer Aktivität

Pyrogen. Fieber hervorrufendes Bakterientoxin (Lipopolysaccharid)

Quadrivalent. Zwei Chromosomen, die durch reziproke Translokation umgebaut worden sind mit ihren beiden homologen Partnern in der Prophase I der Meiose

Quastenflosser. Lebendes Fossil, Fischgruppe, Stammgruppe der Landtetrapoden → Amphibien

Radio-Immun-Assay. Radioaktive Bestimmungsmethode für ein Antigen mittels spezifischer Antikörper

Rasse. Unterart

Regeneration. Wiederentstehung von Geweben oder Organen

Regulator-Gen. Gen, das die Synthese von Regulatorproteinen veranlasst

Rekombination. Neukombination von Genen auf einem Chromosom als Folge eines Austausches homologer Genloci von Nicht-Schwesterchromatiden, z. B. während des Crossing-over

Reparatose. Erblicher Defekt der DNA-Reparatur

Repetitive Sequenzen. DNA-Abschnitte, in denen sich kürzere oder längere Nucleotidsequenzen mehrfach wiederholen

Repressor. Kontrollprotein der Transkription; bindet an spezifische DNA-Sequenz (Operator) und blockiert dadurch die Ablesung eines oder mehrerer Gene

Reptilien. Kriechtiere, Klasse der Vertebraten

Residualkörper, s. Telolysosom

Resistenzfaktoren. Plasmide mit Resistenz-Genen gegen Antibiotica

Restriktion. Abbau von Fremd-DNA durch zelleigene *Restriktions-Endonucleasen*

Restriktions-Endonuclease. Spezifische *DNAase,* die spezifische DNA-Sequenzen erkennt

Retardierung. Verzögerung der geistigen Entwicklung als Folge körperlicher Schädigungen

Reticulo-Endotheliales System (RES). Funktionelle Einheit der biologisch aktiven Mesenchymzellen für Speicherung, Antikörperbildung und Phagocytose

Retinoblastom. Bösartige Geschwulst der Retina u. a. durch Deletion des Tumorsuppressorgens Rb

Retroviren. RNA-Viren, die mit *Reverser Transkriptase* DNA an der RNA-Matrize synthetisieren

Rett-Syndrom. Geistige Entwicklungsstörung durch Mutation im Methyl-Cytosin-Bindungsprotein MeCP2. Störung der Chromatinkondensation

Reverse Transkriptase. RNA-abhängige *DNA-Synthetase*

Revertante. Rückmutation einer Mutante zum Wildtyp

Rezessives Allel. Ein Allel, dessen Genprodukt nur dann den Phänotyp prägt, wenn es homozygot vorliegt, d. h. durch kein dominantes Merkmal überdeckt wird

Reziproke Translokation. Strukturelle Chromosomenaberration durch Austausch von Chromosomensegmenten zwischen Chromosomen

RFLP. Restriktions-Fragmentlängen-Polymorphismus

Rhabdomyosarkom. Bösartiger Tumor der glatten Muskulatur

Rhizopoden. Wurzelfüßler

Rhombencephalon. Rautenhirnbläschen der embryonalen Gehirnanlage

Ribonucleinsäure (RNA). Transkript der DNA; Polynucleotidstrang (einzelsträngig); in der Zelle hauptsächlich als Messenger-RNA (mRNA), ribosomale RNA (rRNA), Mikro RNAs (miRNA) und Transfer-RNA (tRNA)

Ribosomale RNA (rRNA). Stabile RNAs verschiedener Größen, die ein Strukturelement der Ribosomen sind

Ribosomen. Organellen im Cytoplasma, bestehend aus rRNA und Proteinen, an denen die Proteinbiosynthese stattfindet; die Ribosomen bestehen aus einer kleinen und einer großen Untereinheit

Ribozym. RNA mit enzymatischer Aktivität

Rinderwahnsinn (BSE). Transmittierbare spongiforme Encephalopathie; Prion-Erkrankung

RNA-Editing. Siehe RNA-Redaktion

RNA-Polymerase. Enzym, das DNA in RNA mit Hilfe von Ribonucleosidtriphosphaten umschreibt

RNA-Redaktion. Posttranskriptionelle Veränderung der mRNA durch Einsetzen, Deletieren oder Austauschen von Basen, vermittelt durch kleine Leit-RNAs

Sacculus. Siehe Murein

Sanger-Methode. Methode zur DNA-Sequenzierung durch Kettenabbruch durch Dideoxynucleosidtriphosphat-Einbau

Saprobien (alpha-, beta-, meso-, oligo.). Bakterienarten mit unterschiedlichem Sauerstoffbedürfnis, die die Reinheit des Wassers anzeigen

Saprozoa. Aasfresser

Sarcolemm. Zellmembran der Muskelzellen

Sarcoplasmatisches Reticulum. Endoplasmatisches Reticulum der Muskelzellen

Sarcomer. Kleinste kontraktile Einheit einer Muskelfibrille; enthält Actin- und Myosinfilamente

Sarcosom. Mitochondrium der Muskelzelle

Satelliten. Regionen am distalen Ende der kurzen Arme akrozentrischer Chromosomen; heterochromatisches Material

Satelliten-DNA. Tandemwiederholungen von hochrepetitiven Sequenzen. Man unterscheidet Mikrosatelliten (< 1 kb), Minisatelliten (1–30 kb) und Makrosatelliten (bis zu Megabasen)

Saurer Regen. Im Niederschlag gelöstes Schwefeldioxid und Stickoxid; pH-Wert 3–4

SCF. Ubiquitin-Protein-Ligase. Baut Inhibitoren der S-Phase Cycline ab

Schafswahnsinn (Scrapie). Transmittierbare spongiforme Encephalopathie; Prion-Erkrankung

Schizogonie. Vegetative Vermehrung bei Sporozoen

Schizont. Vegetatives Stadium der Sporozoen, auch Ringstadium bei Plasmodien

Schrotschuss-Klonierung. Undifferenzierte Klonierung von DNA-Fragmenten

Schwere kombinierte Immundefizienz (SCID). Vollständiges Fehlen von zellulärer und humoraler Immunabwehr aufgrund verschiedener Defekte (s. Omenn-Syndrom und ADA)

Schwesterchromatid-Austausch (SCE). Austausch von homologen Stücken zwischen Schwesterchromatiden, hervorgerufen durch Crossing-over in der Mitose von Körperzellen und sichtbar in Metaphasechromosomen nach Spezialfärbung. Nachweismethode für Instabilität des genetischen Materials

Schwesterchromatiden. Chromatiden ein und desselben Chromosoms; Nicht-Schwesterchromatiden: Chromatiden homologer Chromosomen

Scolex. Kopf beim Bandwurm

Segment-Polarität-Gene. Auch „segment polarity". Segmentorganisationsgen bei *Drosophila*. Mutanten: Fehlen von Teilen eines jeden Segments

Segregationsgesetz. 2. Mendelsches Vererbungsgesetz: durch die zufällige Verteilung homologer Chromosomen in der Meiose auf die Keimzellen kommt es zu einer statistisch vorhersagbaren Aufteilung der Erbfaktoren

Sekundärfollikel. Graafscher Follikel: Eizelle mit mehrschichtigem Follikelepithel und Hohlkörper, gefüllt mit Liquor folliculi

Selektine. Transmembrane Adhäsionsmoleküle mit Bindungsneigung für Oligosaccharide an Zelloberflächen

Semipermeable Membran. Membran mit selektiver Durchlässigkeit für Stoffe

Septum. Wand, z. B. beim Herz

Serumentzugsblock. Zellkulturzellen, die nicht transformiert sind, stellen das Wachstum ein, wenn aus dem Medium das Serum entzogen wird

Sexduktion. Übertragung von genetischer Information von einem Bakterium zum anderen durch Konjugation

Sex-Faktor. Siehe F-Faktor

Sex-Pilus. Bakterieller Zellfortsatz, der für die Sexduktion bzw. Konjugation notwendig ist; das für ihn codierende Gen liegt auf einem Plasmid

Sichelzellanämie. Erbkrankheit, charakterisiert durch ein verändertes Hämoglobin, das zur Sichelform der Erythrocyten führt; Ursache: Punktmutation im Gen der β-Kette des Hämoglobins

Silencer. DNA-Sequenzen auf der DNA mit Bindungsstelle für Transkriptionsfaktoren, welche die Transkription eines u. U. weit entfernten Gens verringern

Sklerosierende, subakute Panencephalitis. Spätfolge einer Langzeitvirusinfektion (Masern)

Sklerotom. Wirbelanlage des Somits

Slow virus. Virus mit ultralanger Latenzzeit (s. Langzeitvirus-Erkrankungen)

SNAP. Soluble NSF-attachment Protein. Bindet an SNAREs und vermittelt Membranfusion

SNARE. Transmembrane Rezeptoren in Vesikel- und Zielmembranen, die enge Komplexe bilden und die Fusion der Membranen ermöglichen

SNP. Single Nucleotid Polymorphismus. Ca. jedes Tausendste Nucleotid im menschlichen Genom ist individuell variiert

snRNA. Kleine (small) nucleäre RNA; am Spleißen der RNA-Exons beteiligte, kleine RNA-Moleküle

Somit. Ursegment

SOX 9. Transkriptionsfaktor. Zentraler Regulator

Späte DNA. Abschnitt des viralen Genoms, der in der späten Entwicklungsphase transkribiert wird

Spermatid. Unreife männliche Samenzelle, haploid, nach der Meiose II entwickelt sie sich zum reifen Spermium

Spermatocyte. Unreife männliche Samenzelle; Spermatocyte 1. Ordnung: diploid, entsteht aus der Spermatogonie; Spermatocyte 2. Ordnung: haploid, nach der Meiose I

Spermatogonie. Männliche Ursamenzeile, die sich aus der Urkeimzelle bildet

Spermiogenese. Entwicklung der Spermien

Spezifischer Locus-Test. Testmöglichkeit für mutagene Wirkung von Noxen durch mutagene Behandlung von Wildtypmäusen und Kreuzung derselben mit für mehrere rezessive Gene homozygoten Spezialmäusen

Spina bifida. Geburtsfehler; Offenes Neuralrohr

Spleißen. Herausschneiden von Introns aus dem Primärtranskript (hnRNA)

Spleißosom. Komplex aus Proteinen und kleinen, nucleären RNAs (snRNA), der Consensus-Sequenzen an Exon-Intron-Übergängen erkennt, und in dem die RNA als *Ribozym* Introns exakt herausschneidet

Spore. Zelle zur ungeschlechtlichen Fortpflanzung bei Pflanzen und Bazillen; aus einer Spore kann wieder ein neuer Organismus entstehen; häufig sind Sporen besonders resistent gegen Umwelteinflüsse

Sporozoit. Entwicklungsstadium der Sporozoen

Sporulation. Sporenbildung

Sprossung. Form der ungeschlechtlichen Fortpflanzung durch Abschnürung von Zellen, z. B. Hefe, oder Organismenteilen, z. B. *Hydra*

SRP. Signalerkennungs-Protein im Cytosol

SRY-Gen. Für männliche Entwicklung verantwortliches Gen auf dem p-Arm des Y-Chromosoms, determiniert die Testes durch den Testes-Determinierenden Faktor (TDF)

Stachelsaum-Vesikel. Bei Endocytoseprozessen in die Zelle eingeschleuste membranumschlossene Bläschen, die außen von einem Netz (Clathrin) umgeben sind (coated vesicles)

Stammzellen. Totipotente Zellen (embryonale Stammzellen), die sich durch symmetrische Teilung selbst erneuern können. Nach einigen Teilungen entstehen durch asymmetrische Teilung eine Tochterzelle als neue Stammzelle und eine Zelle mit eingeschränktem Potential, die sich dann zu einer Gewebezelle weiter differenzieren kann (adulte Stammzelle)

Stenök. Organismen, die an streng definierte Lebensbedingungen gebunden sind

Stenopotent. s. Stenök

Stereocilien. Spezialisierte Mikrovilli in den Haarzellen des Gehörs

Sterilisation. Abtöten jeglicher lebender Zellen

Stickstoff-Fixierung. Assimilation des Luftstickstoffs

Strobila. Gliederkette des Bandwurms

Struktur-Gene. Gene innerhalb eines Operons, deren Genprodukte Enzyme bzw. Strukturproteine sind

Sukzession. Neuzusammenstellung einer Lebensgemeinschaft nach gravierender Änderung der Faktoren in einem Ökosystem

Svedberg-Konstante (S). Maß für die Sedimentationsgeschwindigkeit eines Partikels im Schwerefeld

Symbiose. Lebensgemeinschaft verschiedener Arten mit Nutzen für beide Partner

Symptom. Krankheitsmerkmal

Synaptonemaler Komplex. Proteingerüst, das für die exakte Paarung der homologen Chromosomen in der Prophase der Meiose sorgt

Syndrom. Symptomenkomplex bei Krankheiten, die sich mit meistens gleichbleibenden Krankheitszeichen manifestieren

Syncytium. Verschmelzung von Zellen zu einer großen mehrkernigen Zelle, z. B. Muskelzelle

System-Biologie. Zusammenschau aller möglichen Informationen eines biologischen Systems zur Analyse des Gesamtverhaltens

Systemischer Lupus erythematodes (SLE). Autoimmunerkrankung gegen Kernkomponenten

Telencephalon. Endhirn

Telolysosom. Residualkörper; Lysosom gefüllt mit unverdaulichem Material

Telomerase. Enzym, das der Replikations-bedingten Telomerverkürzung entgegenwirkt. Aktiv nur in Keimzellen und transformierten Zellen

Telomere. Endstücke der Chromosomen

Telophase. Phase der Zellteilung, in der sich die Zelle endgültig in zwei Tochterzellen teilt

Terminale Nucleotidtransferase. Enzym, das auf die Enden einer DNA Nucleotide transferieren kann – Kettenverlängerung ohne Matrize

Testes. Hoden

Testosteron. Sexualhormon des Mannes

Tetanospasmin. Nervengift, Toxin von *Clostridium tetani*, *Endopeptidase*; blockiert Ausschüttung von Neurotransmittern → Spastische Lähmung

Tetrade. Bivalent, bestehend aus homologen Chromosomen, die ihrerseits aus je zwei Chromatiden bestehen

Theca folliculi. Mit Theca interna und Theca externa die Grenzschicht des Ovars gegen Graafschen Follikel

T-Helferzellen. T-Zell-Rezeptoren dieser Zellen erkennen MHC-II-Oberflächenproteine und stimulieren Zellen, die Fragmente von Antigenen präsentieren, zur Proliferation

Thylakoid. Membranen im Stroma der Chloroplasten

Tight junction. Siehe Verschlusskontakt

T-Lymphocyten. Im Thymus gereifte Lymphocyten, beteiligt an der Immunabwehr

Toleranzbereich. Von einem Lebewesen tolerierbarer Lebensbereich innerhalb eines Faktorengefälles

Totipotenz. Möglichkeit einer Zelle, sich während der Entwicklung zu sämtlichen Gewebetypen eines Organismus zu differenzieren

Transduktion. Übertragung eines Gens bzw. DNA-Fragments durch einen lysogenen Phagen

Transfektion. Ursprünglich Initiation einer Virusinfektion durch DNA-Transformation; häufig wie DNA-Transformation benutzt

Transformation. 1. In der Bakteriengenetik: Umbildung durch von außen zugegebene DNA. 2. In der Tumorbiologie: Umbildung von Zellen in Tumorzellen bzw. „transformierte" Zellen

Transgene (Tiere). Tiere, die in der DNA sämtlicher oder eines Teiles ihrer Körperzellen ein fremdes Gen tragen. Die Fremdgene werden im Allgemeinen unter Ausschaltung des eigenen Gens in Zellen des Blastocystenstadiums eingebracht

Transkription. RNA-Synthese

Translation. Proteinbiosynthese

Translokation. 1. Strukturelle Chromosomenaberration durch Übertragung eines Chromosomensegmentes auf eine andere Stelle desselben Chromosoms oder auf ein anderes Chromosom (s. reziproke Translokation). 2. Verschiebung der wachsenden Peptidkette aus der A-Stelle des Ribosoms in die P-Stelle im Laufe der Peptidsynthese

Translocon. Translokationskomplex aus Proteinen in der Membran des Rauen Endoplasmatischen Retikulums, durch den die wachsende Polypeptidkette sekretorischer Proteine ins Lumen des Retikulums gelangt

Transport. Translokation einer Substanz oder eines Stoffes; biologisch: Translokation durch eine Membran

Transporter. Membranprotein, das Molekülen den Durchtritt durch eine Membran erleichtert

Transportwirt. Wirt, der einen Parasiten über längere Distanzen transportieren kann

Transfer-RNA (tRNA). Überträger der Aminosäuren bei der Proteinsynthese

Transposase. Enzym, das für die Transposition beweglicher Elemente im Genom benötigt und von einem Gen innerhalb der Insertionssequenz codiert wird

Transposon. Gengruppe, die durch Insertionssequenzen flankiert ist und als Block bewegt werden kann

Treibhauseffekt. Erwärmung der Atmosphäre durch verringerte Wärmeabstrahlung durch erhöhtes CO_2

Trigeminus. V. Hirnnerv

Trinucleotid-Wiederholungs-Erkrankungen. Bestimmte neurodegenerative Krankheiten beruhen auf der variablen Ausdehnung von Wiederholungen bestimmter Tripletts. (s. Chorea Huntington, Fragiles-X-Syndrom etc.)

Triplett. Siehe Codon

Triploidie. Zellzustand mit dreifachem Chromosomensatz

Trisomie. Auftreten eines zusätzlichen Chromosoms zu den beiden homologen eines diploiden Chromosomensatzes (2n + 1), z. B. Trisomie 21

Trivalent. „Paarung" eines durch zentrische Fusion entstandenen Translokationschromosoms mit seinen beiden homologen Partnern in der Prophase I der Meiose. Führt zu Chromosomenfehlverteilung; siehe Bivalente, Multivalente

Trophoblast. Äußere Zellschicht der Morula bzw. Blastula, die sich später zur Placenta ausbildet

Tumorsuppressorgene. Meist rezessive Gene, die häufig Transkriptionsfaktoren codieren, welche Tumorentstehung verhindern. Mutationen führen zur Tumorentstehung

Tumorviren. Viren, die Zellen mit Hilfe eines Oncogens transformieren und Tumoren erzeugen können

T-Zell-Rezeptor. Immunglobulin-verwandtes Protein auf der Oberfläche von T-Lymphocyten. Erkennungsfunktion bei der zellulären Abwehr

Ubiquisten. Organismen, die durch ihre große Toleranz an keinen spezifischen Lebensraum gebunden sind

Ubiquitin. In Eukaryonten hoch konserviertes Polypeptid, das in mehreren Kopien auf zum Abbau bestimmte Proteine transferiert wird

Ubiquitin-Proteasomen-System. Proteinase-Komplex, in dem Ubiquitin-markierte Proteine abgebaut werden

Ullrich-Turner-Syndrom. Nummerische gonosomale Chromosomenaberration: 45, XO

Umweltkapazität. Zahl der Individuen, die ein Gebiet verkraften kann

Ungleiches Crossing-over. Verschiebung des reziproken Austausches zwischen homologen DNA-Abschnitten, Ursache für Duplikation in dem einen und Deletion in dem anderen Chromosom (s. Crossing-over)

Uniformitätsgesetz. 1. Mendelsches Vererbungsgesetz: Uniformität der ersten Filialgeneration bei Paarung reinerbiger Eltern

Uniparentale Disomie. Zusammentreffen zweier Chromosomen vom gleichen Elternteil (maternal oder paternal)

Uratmosphäre. Atmosphäre zur Zeit der Frühphase des Entstehens des Lebens

Urdarm. Höhle der Gastrula

Urkeimzellen. Frühembryonale Anlage für die Entwicklung der Keimzellen

Urmund. Öffnung der Gastrula

Urpeptid. Erstes Peptid, das bei der Evolution gebildet wurde

Vegetative Fortpflanzung. Ungeschlechtliche Vermehrung, Fortpflanzung durch Sporen, Sprossen, Knospen

Vektor. Vehikel: Plasmid oder Virus zur Klonierung von DNA

Ventrikel. Herzkammer

Verschlusskontakt. Synonyme: Zonula occludens, Tight junction; enge Kontaktstelle zwischen zwei Zellen unter Verschmelzung der beiden Membranen; Permeationsbarriere

Vertebraten. Wirbeltiere: Fische, Amphibien, Reptilien und Mammalia

Vesikel. Membranumschlossenes Bläschen

Viroid. Infektiöses Agens bei Pflanzen, besteht aus einer kleinen ringförmigen RNA

Virusreservoir. Vermehrung bzw. Aktiverhaltung von Viren auf einem Wirt, von dem aus sie wieder den Hauptwirt infizieren können; menschliche Influenzaviren z. B. haben unter anderem das Schwein als Reservoir

VNTR. Hypervariable Polymorphismen (variable number of tandem repeats)

Wilms-Tumor. Bösartiger Nierentumor des Kindesalters

Wurfgröße. Anzahl der Nachkommen pro Wurf bzw. bei Viren pro Zelle

Xenobiotika. Körperfremde Substanzen (Drogen etc.), die durch das Cytochrom-P450-System entgiftet werden müssen

Xeroderma pigmentosum. Reparatose mit hoher UV-Sensitivität und Neigung zu Hauttumoren; 7 Komplementationsgruppen (XPA-XPG) sind betroffen, deren Proteine an der Nucleotid-Excisions-Reparatur beteiligt sind

YACs. Yeast artificial chromosomes – artifizielle Hefechromosomen: aus Zentromeren, Telomeren und ARSs (autonom replizierende Sequenzen – Ursprung der Replikation) zusammengesetzte Vektoren zum Klonieren großer DNA-Fragmente

Zellcyclus. Wachstumsphasen von einer Zellteilung zur anderen, bestehend aus G_1-Phase, S-Phase, G_2-Phase und Mitose; in der G_0-Phase gehen wachsende Zellen ins Ruhestadium über

Zellkommunikation. Interaktion zwischen Zellen, die u. a. durch vier Adhäsionsproteingruppen bewerkstelligt wird: Selectine, Integrine, Mitglieder der Immunglobulin-Superfamilie, Cadherine

Zelluläre Immunität. Abwehr von zellgebundenen Antigenen durch Zell-Zell-Interaktion

Zellweger-Syndrom. Schwere Erbkrankheit durch Fehler im Transport von peroxisomalen Proteinen in die Peroxisomen

Zentriol. Hohlzylinder aus Mikrotubuli (9×3), die paarig vorliegen und nach Verdopplung ihrer Struktur zu den Zellpolen ziehen, um dort als Ansatzstellen für die Spindelfasern zu dienen

Zentrische Fusion. Translokation der langen Arme zweier akrozentrischer Chromosomen aufeinander unter Verlust der kurzen Arme und Verschmelzung des Zentromers

Zentromer. Chromosomenregion, an der während der Mitose oder Meiose die Spindelfasern ansetzen; Zentromere halten die Chromatide eines Chromosoms zusammen, unterteilen es in einen kurzen und einen langen Arm

Zisterne. Membran-begrenztes Becken, z. B. im Golgi-Apparat

Zonula adhaerens. Siehe Desmosom

Zonula occludens. Siehe Verschlusskontakt

ZOO-Blot. Untersuchung der DNA verschiedener Spezies auf die Anwesenheit von Homeobox-DNA anhand von Hybridisierungsbanden

Zwischenwirt. Bei Parasiten mit Generationswechsel der Wirt, in dem sich die vegetative Generation entwickelt

Zygotän. Stadium der Prophase I der Meiose

Zygote. Diploide Zelle, die durch die Vereinigung von Eizelle und Spermium entstanden ist

Sachverzeichnis

Klinisch relevante Begriffe sind grün gekennzeichnet.
Schwarz-fette Seitenzahlen verweisen auf Begriffe im Glossar.

A

A-Band 66
ABC-Transporter
– defekter 37
– Superfamilie 16
– Chromosomenaberrationen 180
– Polyploidie 178
– Trisomie 21 181
Abstammungslehre 206
– Beweise 211, 218
Abstammungsnachweis, mittels RFLP 337
Abszess, lokaler 288
Acetabularia major 369
– circadianer Rhythmus 369
Acetabularia mediterranea
– Chloroplasten 42
– Golgi-Komplex 33
– mRNA-Transkription 103
– rRNA-Transkription 102
Acetylcholin 27
– Analoga 297
– Endothelzellen, Blutgefäße 126
Acetylcholinesterase 27
Acetylcholin-Synthetase 27
Achondroplasie 155, 255, **381**
Acnidaria 224
Aconitase, cytoplasmatische 127
Acrasiales, Differenzierung 224
Acridin-Farbstoffe, Mutagen 87
Actin 4, 61, 66 ff.
– amöboide Bewegung 71
– assoziierte Proteine 70
– Bindungsstelle 70
– F- 66
– – Dystrophin-Bindung 161
– G- 66
– Microfilamente 66
– Mikrovilli 71
– Polymerisation 68
Actinfasern, kontraktile 24
Actinfilament 66
– Verschlusskontakt 70
– Zellgestalt 70
α-Actinin 66
Actinomycin 116, 283
Acyl-CoA-Dehydrogenase-Defizienz 144
Acylierung, Proteine 34
Adaptine 17
Addison, Morbus 269
Addition 85
Adenin (A) 78
Adenosindesaminase 270
Adenosindesaminase-Defizienz (ADA) 144, 270, **381**
Adenosinmonophosphat 78
Adenosintriphosphat (ATP) 15, 42
– Cyclisierung 122

Adenoviren 305
– Elektronenmikroskopie 306
– Gentherapie-Vektor 338
– Impfung 311
– Persistenz 309
– Tumorentstehung 315
Adenovirus 2, Elektronenmikroskopie 310
Adenylatcyclase 13, 122, 124
Adhäsine 21
– bakterielle 277
ADP-Ribose 117
ADPRT 144
Adrenalin 27, 124
Adrenogenitales Syndrom (AGS) 231, **381**
Adrenoleukodystrophie 37, 144, **381**
Adriamycin 283
Aedes 359
– aegypti 362
Aerobier, obligate 278
Affinitätschromatographie 269
Aflatoxin 296
Aflatoxin B 87
Agammaglobulinämie 257, **381**
– **Bruton-Typ** 144, 257, 270
Agglutinationstest 151
Agranulomatose, chronische
– Therapie, Interferon γ 312
AIDS 270, 305, 314
Akne 288
Akrosom 36, 231, 237
Aktivatorprotein 121
Albinismus 156 ff., **381**
Alkaptonurie 144, 156 ff.
Alkohol, Sterilisation 282
Alkylantien, Mutagen 87
– Sterilisation 282
Allantois 242 ff.
Allel 133 ff.
– Definition 136
– dominantes, Testkreuzung 134
– Häufigkeit 197
– identisches 201
– multiples, Definition 136
– Normvariante 133, 136
– rezessives, Testkreuzung 134
– Selektion 200
– Variante 133, 136
– Wildtyp- 136
Allelausschluss 169
Allelfrequenz 197
– bei Hardy-Weinberg-Gleichgewicht 198
– Berechnung 199
Allelie, multiple 136
– Blutgruppensystem AB0 150
Allel-Pool 207

Allel-spezifische Oligonucleotide (ASO) 337
Allergie 270
– IgE 264
Alport-Syndrom 73, 144
Alter
– mütterliches 193
– – Trisomie 21 181
– väterliches 182, 194
Alterungsvorgang, eingeschränkte Reparaturkapazität 96
Altweltaffen 225
Alu-Sequenz-Familie 51
Alzheimer-Krankheit 65, 118, 144, 307
– Gentherapie 338
Amanita 296 f.
– muscarina 297
– pantherina 297
– phalloides 296
– virosa 296
α-Amanitin 296
Amelogenesis imperfecta 160
Ames-Test 91
Aminoacyl-AMP 109
Aminoacyl-tRNA 109
Aminoacyl-tRNA-Synthetase 108
Aminoglycoside 285
δ-Aminolävulinsäure-Synthase, iron response element (IRE) 127
Aminopterin 145
Aminosäure, Aktivierung 109
Aminosäure-Erkennungsregion (tRNA) 108
Ammenzellen 252
Ammoniak 373
Amniocentese 193
Amnion 242, 245
Amnionflüssigkeit 245
Amnionhöhle 245
Amnionzellen, Kultivierung 194
Amniota 245
Amöbe 70, 350
Amöbenruhr 351
AMP, cyclisches, siehe cAMP
Amphibien, Evolution 212
Amphibien-Oocyten, Gen-Amplifikation 120
Amphioxus lanceolatus, Gastrula 239
Amphipathie 6
Amphotericin B 296
Amylase 144
β-Amyloid 308
Amyotrophe Lateralsklerose (ALS) 60, 144, 308
– Gentherapie 338
Anaerobier
– aerotolerante 279

– fakultative 278
– obligate 278
Anämie
– **aplastische** 286
– **perniziöse** 346, 355
Anaphase (Mitose) 54
Anaphase I (Meiose) 57, 59
Anaphase II (Meiose) 57, 59
Anaphase-Lag 62, 179
Anaphasebrücke 184
Ancylostoma, duodenale 357, 359
Androgene 124
Androgenitales Syndrom 231
Androgenrezeptor, Mutation 125
Anencephalie 249
Aneuploidie 179
Angelman-Syndrom 170, **382**
Anisogamie 229
Ankyrin 11, 70
Annexine 18
Anopheles 352, 359
Antagomir 127
Antennapedia-Genkomplex (ANT-C) 254
Anti-Antikörper 330
Anti-Apoptose-Regulatoren 319
Antibiotika 283 ff.
– Hemmung der Transkription 116
– Hemmung der Translation 115
– Nebenwirkungen 286
– Unverträglichkeit 286
– Wirkungsweise 117
Antibiotikaresistenz 284 ff.
– Bestimmung 286
– DNA-Vektor 323
– Entwicklung 205, 285
Anticodon 108, 111
Antigen 257
– bakterielle Zellwand 276
– Erkennung 267
– gentechnologische Produktion 338
– Komplexbildung 257
– Präzipitation 258
Antigen-Antikörper-Reaktion 257
– Nachweis 258
Antigenbindungsstelle 262
antigenic drift, Influenza-Virus 311
antigenic shift, Influenza-Virus 311
Antigenpräsentation, Markophage 261
Antikörper 257 ff.
– Bildung 265
– bivalenter 258
– Gene 265
– IgA 264
– – Transcytose 264
– IgD 264
– IgE 264

Antikörper
- IgG 259, 263
- IgM 259, 262, 264
-- Sekretion 268
- Klassen 263, 265
- Klassenwechsel 268
- Komplexbildung 257
- membrangebundener 259
- monoklonaler 268
- Proteolyse 263
- Reifung 266
- therapeutischer 269
-- Her2 316
Antimetabolite 283, 285
Anti-Mikro-RNA 127
Antiphagocytose-Faktor 288
Antipode 132
Antiport 16
Antisense-Oligunecleotide, Gentherapie 339
α1-Antitrypsin, Mutation 30
α1-Antitrypsin-Defizienz 144
Antizipation 86
Aorta
- descendens, primitiva 249
- dorsalis 251
- ventralis 251
AP-Endonuclease 92
APC (= Anaphase-Promotor-Complex) 57
Apocytose 18
Apolipoprotein B 128
- RNA-Editing 105
- siRNA 128
Apolipoprotein-B-100-Defekt 144
Apoptose 319
A-posteriori-Wahrscheinlichkeit 204
A-priori-Risikofaktor 204
Aptamer 106
Aquaporine 16
Äquationsteilung, siehe Meiose II
Äquatorialebene 54, 59
Arabinose-Operon 121
araC-Gen 122
Archaeopteryx 211
Arenaviren 305
Array-CGH 175
Art
- Definition 197, 207
- Entwicklung 207
- Klassifizierung 207
- Separation 207
- Veränderungen 205
- Verbreitung, geographische 212
Arteria
- Carotis externa/interna 251
- omphalomesenterica 245
- subclavia dextra/sinistra 251
- umbilicalis 249
Arthritis 167
- rheumatische 270
Arthropoden 359
Arylsulfatase A 37
Ascariasis 356
Ascaris 356, 358f.
- Elimination von DNA 119
- Entwicklungskreislauf 358
- lumbricoides 346
- Nachweis 347
Ascaris-Pneumonie 357
Ascosporus 139

Ascus 140
Asialo-Glycoprotein-Rezeptor 9
Aspergillus 287, 296
- Aflatoxin B 87
- flavus 296
Assoziation, SNP 147
Asthma 167
Astralfasern 54
Ataxia teleangiectatica (AT) 95, 144, 192, **382**
Ataxie, spinocerebellare 144
ATM 95
Atmosphäre 366
Atmungskette 39
- Evolution 222
- Protonengradient 42
ATP, siehe Adenosintriphosphat
ATP-Synthetase 39, 42
Atrium dextrum/sinistrum 249
Atrophie 240
Attenuation 121
Auge, Entwicklung 249
Australopithecus 226
Autoantikörper 269
Autoimmunkrankheiten 258, 269
Autökologie 365
Autolyse (Sporenauskeimung) 278
Autophagie 35
Autophagosom 35
Autoradiographie 144, 330
Autosomen 175
Avery, Oswald T. 75
Axialfaden 63
Axon 5

Bacillus 277
- brevis 287
- licheniformus 287
- polymyxa 284
- subtilis
-- Elektronenmikroskopie 275
-- Guthrie-Test 157
Bacitracin 284, 287
Bäckerkrätze 360
Baer, Karl-Ernst von 206
Bakterien 274ff.
- Antibiotika-resistente 205
- Antrieb 277
- Begeißelung 277
- Einteilung 292
- Elektronenmikroskopie 275
- Energiegewinnung 278
- Energiequelle 278
- gramnegative 274
- grampositive 274
- Lyse 299
- Organellen 277
- Parasexualität 288
- parasitäre 295
- Pathogenität 288
- Sporenbildner 277
- Stammselektion, Medien 280
- Toxine 287
- Wachstum 278, 282
-- chemische Faktoren 279
-- exponentielles 281
-- physikalische Faktoren 280
- Wachstumsmedien 279
- Wachstumsphasen 281
- Zellwand 274
- Züchtungsmethoden 279

Bakteriologie, spezielle 292
Bakteriophage 299, 300ff.
- Abwehr 301
- Aufbau 76, 301
- Entwicklung 300
- fd 324
- Hemmung der Wirts-Genexpression 302
- Infektionscyclus 77
- λ-Phage 301
-- Regulation d. Genexpression 303
- Lysogenie 303
- lytischer Zyklus 304
- M13-Phage 324
- ψ29-Phage 301
- Plaquebildung 299
- SP105-Phage 301
- T3-Phage 302
- T4-Phage 301
-- Entwicklung 300
- T7-Phage 302
Bakteriostase 282
Bakterizidie 282
Balantidienruhr 352
Balantidium coli 352
Balbiani-Ring 48
Bande
- -A 66
- -H 66
- -I 66
Bandwurm 355
- Entwicklung 357
- Nachweis 347
Barr-Körper 162
- Darstellung 181
Basalkörper 61
- bakterielle Geißel 277
Basalmembran 9
- Kollagen IV 73
Basedow, Morbus 269
Basen, siehe DNA-Basen
Basen-Excisions-Reparatur (BER) 92
Basenanaloge 87
Basenpaarung 78
- In-situ-Hybridisierung 146
Batophora oerstedii, Mitosestadien 55
Bayes-Theorem 204
Bazillen, siehe Bacillus
bcd-(bicoid)-mRNA 253
bcl2 319
Bechterew, Morbus 270
Beckwith-Wiedemann-Syndrom 170
Befruchtung 229, 236
- Blütenpflanze 132
- Vorgang 238
Behring, Emil Adolf von 257
Bence-Jones-Proteine 262
Benzpyren 87
Beuteltiere 212
Bilharziose 354
Bindegewebe 9
Bindungskapazität, O_2- 126
Biogeographie 212
Bioinformatik 343
Biologie, molekulare 75
Biomasse 374
Biorock 379
Biosphäre 366

Biotin 146
Biotop 366
Biozönose 366
Bithorax-Genkomplex (Bx-C) 254
Blastocyste 238–240
Blastula 239
BLM, Mutation 95
Bloom-Syndrom 95, 144, 192, **383**
Blotting-Technik 335
Blut-Hirn-Schranke 23
- Basalmembran 10
- Blockierung, Phenylketonurie 157
Blütenpflanze 132
Blutgerinnung, Staphylokokken-Koagulase 288
Blutgruppensystem 4, 150f.
- AB0- 144, 150
-- 0, Häufigkeit 157
- Antigene 150
- Duffy- 151
- MN- 151
- P- 151
- Rhesus- 151
- Ss- 151
- Vererbung 136
Blutgruppenunverträglichkeit 151
Blutkreislauf, Vertebraten 218
Blutparasiten 345
Blutsverwandtschaft, Risiken 202
Bluttransfusion 151f.
Blutzellen, Entwicklung 251
Bombycol 207
Bombyx mori 207
Borrelia, burgdorferi 359
Borreliose 359, **383**
Boten-RNA (Messenger-RNA), siehe mRNA
Botulinumtoxin 27, 287
Botulismus, Impfung 311
Brachydaktylie 155, 255
Branchiostoma 212
- Kreislauf 217
BRCA 95, 318
- BRCA1 95, 318
- BRCA2 95, 144, 318
- Gendefekt 95
BRCA1-Brustkrebs 144
Bremsen 360, 363
Bromdesoxyuridin 91
5-Bromuracil 87
Bronchialcarcinom, kleinzelliges 317
- therapeutische Antikörper 269
Bronn, Heinrich 206
Bruchfusionsbrücke 184
Bruttoprimärproduktion 374
BSE (Rinderwahnsinn) 308
Bukett-Stadium 58
Bunyaviren 305
Burkitt-Lymphom 144, 317
- Translokation 315
Bursa fabricii 267
Bursasystem 267
Bürstensaum 71
B-Zell-Lymphom 314

Ca^{2+}, second messenger 124–125
Ca^{2+}/Calmodulin 125
Ca^{2+}-Ionen, Muskelkontraktion 69

Ca^{2+}-Ionen-Pumpe 15
Ca^{2+}-Kanal 125
Cadherin 21, 24, 70
Calcitonin, alternatives Spleißen 104
Calcitonin-Rezeptor, Regulation, gewebespezifische 104
Calciumdipicolinat 277
Calmodulin 125
cAMP 122, 124
– Aktivierung Chloridkanal 158
cAMP-Phosphodiesterase 125
cAMP-response-element (CRE) 125
Campomele Dysplasie **383**
Canalis, neurentericus 243
Candida 296
CAP (cAMP-bindendes Protein) 122
Cap-Struktur 103
– Translationsstart 113
Capping, Lymphocyten 12, 267
Carboanhydrase 11
Carcinogenese 57, 319
Carnivore 373
Carotinoide 41
Caspasen 319
Caspersson, Tarbjörn 173
Catch-22-Syndrom 144, 175, 187, **383**
Catenine 21, 24
Caveolae 19
Caveolin 19
C-Banden 173
C-Bandierung 49
CCA-Sequenz (tRNA) 108
CD 4-Antigen 314
Cdc2 56
cDNA, Präparation 322
CENP-A 46
Cephalosporinase 286
Cephalosporine 284
– Resistenzentwicklung 286
Cephalosporium 287
Cercarien 354
Cerebellum 247
Cerebrosid 36
Cervixcarcinom 315, 317
Cestoden 354f.
CFTR 158
CGH (Comparative Genomic Hybridization) 175, 194
– Array- 175
cGMP 124
Chagas-Krankheit 350–351, 361
Chaperon 30, 40
Charcot-Marie-Tooth-Erkrankung 5, 27, 144, **383**
Chediak-Higashi-Syndrom 144
Chelicerata 360
Chemokine 9
Chemotherapeutika 283
Chiasmata 58
– eingeschränkte Kopplung 138
Chikungunya-Fieber 311
Chimäre 340
Chip-Diagnostik 175
Chlamydien 295
Chlamydomonas 223
– circadianer Rhythmus 369
Chlor, Sterilisation 282
Chloramphenicol 115, 284ff.
Chlorophyll 41
Chloroplast 28, 40ff.
– Evolution 208

Cholera-Diarrhoe 7, 23, **383**
– Impfung 257, 311
Choleratoxin 7, 124, 287
Cholesterol 6
– Aufnahme 18
Cholin 6
Chorda 225
– dorsalis 239, 242
Chordaten, Evolution 225
Chorea Huntington 51, 86, 118, 144, 155, 170, **384**
– unvollständige Penetranz 164
Chorion-Bindegewebe 242, 244
Chorion-Kaverne 244
Chorionepithel 242, 244
Choriongonatdotropin 246
Chorionzotten-Biopsie 194
Chromatid 48
Chromatidenbruch 184
Chromatidfehlverteilungen 62
Chromatin 43ff.
– dekondensiertes, aktives 49
– Dekondensierung 48
– Euchromatin 49
– Heterochromatin 49, 119
– Kondensierung 169
– Rana esculenta, Oocyte 46
– Struktur, Beeinflussung durch Hormone 125
– Umformungsproteine 47
– – SW1 / SNF 169
Chromomer 48, 142
Chromoplast 41
Chromosom 55ff., 143ff.
– akrozentrisches 2, 176
– – Satelliten-trangendes 101
– Analyse 174
– Anzahl 173
– Bandierung, hochauflösende 174
– Bandierungstechniken 173
– Bivalent 58
– Darstellung 174
– Dekondensierung 48
– dizentrisches 184
– Färbemethoden 173
– Fixierung 174
– Genzuordnung 143
– homologes 59, 136
– – Paarung 58, 143
– Kartierung 143
– Klassifizierung 177
– künstliches 324
– Lampenbürsten- 48
– maternales 136
– Metaphase 174
– – Schema 176
– metazentrisches 176
– – Isochromosombildung 189
– p-Arm 176
– paternales 136
– polytänes 48, 142
– – Chironomus 48
– q-Arm 176
– submetazentrisches 176
– Tetrade 58
– uninemes 46
– X- 143
– – Genanalyse 143
– – Isochromosombildung 189
– Y- 320
– – Genzuordnung 143
– – Zufallsverteilung 139
chromosomal painting 146, 174

chromosomales Springen (chromosomal jumping) 324
chromosomales Wandern (chromosomal walking) 324
Chromosomenaberrationen 143, 178
– Gen-Dosis-Effekt 143
– Häufigkeiten 180
– nummerische 178
– – autosomale, Leitsymptome 182
– – gonosomale, Leitsymptome 181
– Pränataldiagnostik 193
– strukturelle 184
– – Deletionen 187
– – Duplikationen 188
– – Folgen 192
– – Inversionen 188
– – Ringchromosom 187
– – Translokationen 184
Chromosomenbandierung 143, 173
– menschliche Chromosomen 177
Chromosomenbruch 184, 189
– Konsequenzen 192
Chromosomenbruch-Syndrome 95
Chromosomenfehlverteilungen 54, 60
Chromosomeninstabilität 95, 192
Chromosomenkarte 142
Chromosomenkombinationen 59, 139
Chromosomensatz 57
– diploider 53, 55, 134, 136
– haploider 46, 50, 57, 134
– – Keimzelle 137
– hyperploider 179
– hypoploider 179
– menschlicher 176
Ciliaten 352
– im Wiederkäuermagen 345
Cilie 61ff.
Citratcyclus 38
Clathrin 17f.
Claudin 23
Claviceps purpurae 296
Clostridium 277
– botulinum 27, 304
– – Toxin 287
– perfringens, Toxin 287
– tetani 27
– – Toxin 287
Clownfisch 372
Cnidaria 224
CO_2 11
coated vesicles 18–19
Coatomere 17
Cockayne-Syndrom 94, 144
Code, genetischer 109–111
– Evolution 221
Codominanz 136
– Blutgruppensystem, AB0 150
– Sichelzellanämie 152
– Stammbaumanalyse 150
Codon 110f.
– Erkennung 113
– Start- 110f.
– Stop- 110f., 115
Coelom 242
Colcemid 61
Colchicin 61, 174
Colicine 287

Colon-Lungen-Pankreas-Carcinom 317
Coloncarcinom
– **hereditäres nichtpolypöses (HNPCC)** 94, 144, **388**
– **metastasierendes,** 269
– – therapeutische Antikörper 296
– Stufenmodell 320
Colorado-Zeckenfieber 305
Connexin 26f.
Consensus-Sequenz 99
– (–10)- 99
– (–35)- 99
– cAMP-response-element (CRE) 125
– Shine-Dalgarno-Sequenz 112
– Spleißen 104
Contig
Coracidium 356
Core (Nucleosom) 46
Core (Sporenbildung) 277
Co-Repressor 121
Coronaviren 305
Corpus luteum 235
Corynebacterium, diphtheriae 287, 304
Cosmid 323
– X 325
Cosmid-Contig 325
Cotransport 16
CpG-Inseln 99
– Methylierung 47, 168
CREB-Bindungs-Protein (CBP) 125
CRE-Bindungsprotein (CREB) 125, 164
Creutzfeldt-Jakob-Krankheit 144, 307, 308
– **neue Variante (= nvCJK)** 308
Cri-du-chat-Syndrom, siehe **Katzenschrei-Syndrom**
Cristae 38
Cro-Magnon-Mensch 227
Crossing-over 58, 138ff.
– eingeschränkte Kopplung 138
– Häufigkeit 142
– Interferenz 142
– ungleiches 50, 188
Cryptococcus 296
Crysops 360
Culex 359
Culicidae 363
Curare 27
Cuticula 347
Cutis laxa 74
Cyanobakterien 222, 274
Cyclin-abhängige Kinase (CdK) 52, 56
Cycline 52, 56
Cyclin B 56, 118
Cyclin M, Abbau 57
Cyclin S, Abbau 57
Cycloheximid 117
Cystenbildung, Trichinella 347
Cystinose 37
Cystinurie 16, **384**
Cystische Fibrose 16, 144, 157, 158
– Gentherapie 339
– Nachweis durch RT-PCR 326
Cystische-Fibrose Transmembran-Regulator-Protein, siehe CFTR
Cytidin-Monophosphat 78
Cytochemie 1, 3
Cytochrom C, Evolution 209

Cytochrom P450 30
Cytogenetik 173
– biochemische, Pränataldiagnostik 194
– Interphase- 174
– molekulare, Pränataldiagnostik 194
Cytokeratinfilament 60
Cytokinese 55
Cytomegalievirus 305
– Latenz 309
Cytoplasma 3, 28
– Konsistenz 70
– Teilung 55
Cytose 17
Cytosin (C) 78
– Demethylierung 99
– Methylierung 99
– – CpG-Inseln 168
Cytoskelett 60f.
– Cytosen 17
– Mikrovilli 71
– Zellbewegung 70
Cytosol 3

D

Darmflora, Antibiotikaeinfluss 286
Darmparasiten 345
Darwin, Charles 131, 206
DDT 376
Deaminierung 86
– Methylcytosin 85
Degeneriertheit, genetischer Code 110f.
Deletionen 85, 185, 187
Deletionssyndrome 187
– **9-Deletions-Syndrom** 187
– **13-Deletions-Syndrom** 187
Dengue-Fieber, hämorrhagisches 312
Dengue-Fieber 305, 311, **385**
Dengue-Schocksyndrom 312
Denver-Konvention 177
Depolarisierung, Membran, postsynaptische 27
Dermatophyten 296
Desinfektion 282
Desmin 60–61
Desmocollin 25
Desmoglein 25
Desmosom 22, 24
– Gürtel- 22, 24f.
– Hemi- 22, 25
– Punkt- 22, 24f.
Desoxyribonucleinsäure, siehe DNA
2-Desoxyribose 78
Destruenten 373
Detergenz, Sterilisation 282
Determinante
– anteriore 253
– antigene 257
– posteriore 252
Deuterostomia 239
D'Herelle, Felix 299
DHU-Schleife (tRNA) 108
Diabetes
– **insipidus** 16, **385**
– – **nephrogener** 144
– **mellitus** 34, 167, **385**
– – **Typ I** 269f.
– – **Typ II** 40, 144
Diacylglycerol (DAG) 124f., 317

Diakinese 57f.
Diaster 54
Dideoxy-Methode (DNA-Sequenzierung) 332
Dideoxynucleosidtriphosphat 332
Diencephalon 247
Differenzialzentrifugation 3
Differenzierung, Evolution 224
Differenzierungsmedien 280
Diffusion 13
– erleichterte 14
Di-George-Syndrom 144, 187, 270
Digoxigenin 146
Dihybride 134
Diktyosom 32
Diktyotän 58
Diphtherie 304
– Impfung 311
Diphtherietoxin 117, 287
– Blockade von EF2 126
Diphyllobothrium latum 346f., 354f.
– Entwicklungskreislauf 356
Diplotän 57–58
Diptera 360
direct repeats 292
Diskordanz 167
Disomie 170
– uniparentale 170
Disposition 167
Disulfidbrücken 30
dl-(dorsal-)Gen 253
DNA 44, 75, 77, 79
– Amplifizierung 119
– Basen 77
– – Dimerisierung 89
– – komplementäre 79
– – seltene, tRNA 108
– Basen-Verhältnisse 78
– Basenpaarung 78
– Bauprinzipien 78
– -Bindungsproteine 80
– – Computerdarstellung 79
– codierende
– – Duplikationen 50
– – einmalige Sequenzen 50
– – repetitive 50
– Doppelstrangbruch
– – Histon-Phosphorylierung 46
– – Reparatur 94
– Eliminerung 119
– 3'-Ende 78
– 5'-Ende 78
– genetische Information, Verschlüsselung 80
– hochrepetitive 50
– – Einteilung 50f.
– hochrepetitive Sequenzen, Satelliten-DNA 49
– identische Selbstverdopplung 80
– -Marker 146
– Methylierung 119
– – Bakterien 301
– – CpG-Inseln 47
– mitochondriale 40
– Modell, Watson und Crick 78
– Molekül-Längen, Vergleich 46
– nicht codierende 50
– hochrepetitive 50
– Organisation im Nucleus 44
– pBR322-Plasmid 80
– Primärstruktur 78

– Prokaryonten 46
– Proteine, bindende 80
– Reparatur 52
– repetitive 50
– – codierende 50
– – verstreute Sequenzen 50
– Rückgrat 79
– Satelliten- 175
– -Schäden 84
– Sekundärstruktur 79
– Selbst-Hybridisierung 51
– Sequenzen
– – Ermittlung 51
– – Genkartierung 142
– – Häufigkeit 50
– Sequenzierung 142
– – automatisierte 333
– – Methoden 332
– – Pränataldiagnostik 194
– – Sequenzvergleich 210
– **Spiralisierung und Faltung** 46
– -Strang, codogener 99
– Strangbrüche 89
– Struktur 78f.
– Synthese, Darstellung 2
– Synthesewege 145
– transformierendes Agens 75
– Verdauungsexperimente 47
– Verpackung 47
DNA-DNA-Hybridisierung 330
DNA-Doppelstrangbruch-Reparatur 94
DNA-Einzelstrang-Reparatur, Nucleotid-Excisions-Reparatur 92
DNA-Ende 78
– glattes 328
– überstehendes 328
DNA-Gehalt, haploider, verschiedener Spezies 50
DNA-Glycosylase 92
DNA-Klonierung
DNA-Ligase 83, 97, 328
– Reaktion 84
DNA-Methyl-Transferase 168
DNA-Polymerase 80, 82
– Einteilung 82
DNA-Polymerase α 82, 93
DNA-Polymerase I 82f., 93, 96
– Exonuclease-Aktivität 80
DNA-Polymerase III 80, 82
DNA-Präparation 330
DNA-Reparatur 92
– Arten 95
– Defekte 192
– Prokaryonten, Methylierungsmuster 94
– während Transkription 93
DNA-Replikation 52, 80
– Dauer
– – Blastula-Furchung 82
– – E. coli 80
– – Eukaryonten 82
– – Elongation 80
– – Fehlerkorrektur 83
– – Hemmung 283
– – Initiation 80
– – Korrekturpolymerase 82
– – Ligieren 80
– – Ort 43
– – Polymerisation 82
– – Richtung 83
– – semikonservative 80, 83

– Startpunkt 80
– – Bakterien 80
– – Eukaryonten 81
– – Vorgänge 81
DNAse I, hypersensitive Stellen (DHS) 125
– Globingene 126
DNA-Transformation 328
DNA-Vektor 323
– Anforderungen 323
– Einbau Passagier-DNA 327
– Einschleusung in Wirtszelle 328
– Vermehrung 329
Dnmt
Dolichol 35
Domagk 283
Dominanz 133, 136
– unvollständige 136
Dopamin 27
Doppeldiffusionstest 348f.
Doppelmembran 8
– Chloroplast 41
– Mitochondrium 38
Dotterblatt 242
Dottergang, siehe Ductus omphaloentericus
Dottersack 242f., 245
Down-Syndrom, siehe **Trisomie 21 385**
Drachenwurm 359
Dracunculiasis 359
Dracunculus medinensis 359
Dreifaktorkreuzung 141
Drift, genetische 200
Drosophila melanogaster
– DNA-Gehalt 50
– DNA-Molekül-Länge 46
– Riesenchromosom 48, 125
– Eireifung 253
– Embryonalentwicklung 252
– Granulamutante 143
– Homeobox-Gen-Mutation 255
– Riesenchromosom 48, 125, 142
– Segmentierung 253
– – Mutanten 254
Druck, osmotischer 13
– Messung 14
Ductus
– arteriosus botalli 217, 251
– offener 213
– omphaloentericus 245
Dünndarmepithel 71
Duplikationen 50, 185, 188
Dynein 54, 64f.
Dysmorphiesyndrome 185
Dysplasie
– **Campomele** 144, 231
Dystroglycan 162
Dystrophin 70, 161
– Mutation 70

E

E 605 28
Ebola 128, 311
Ecdyson 125
Echinococcose 354f.
Echinococcus 354f.
Echovirus 30 128
Eclipse 300
Edwards-Syndrom, siehe **Trisomie 18 385**

EF (Elongationsfaktor) 114f.
– -2, Ribosylierung 117
– – -G 115
– – -Ts 114
– – -Tu 114
Eflornithin 349
EGF (= epidermal growth factor) 316
Ehlers-Danlos-Syndrom 73, 144
Ehrlich, Paul 283
Ei 238
Eihäute 242
Einnischung 212, 368
Einschlusskonjunktivitis 295
Einschnürung, sekundäre, rRNA-Gene 101
Einzelnucleotid-Polymorphismus, siehe SNP
Einzelstrang, überhängender 95
Eipol 252
Eisen-Regulationsfaktor (IRF) 127
Eisenmangel, Regulation der Translation 127
Eizelle, siehe Oocyte
Ektoderm 224, 239, 242f.
– Drosophila 253
– Organentwicklung 242
Ektoparasiten 345, 361
Ektoplasma 70
Elastin 73
– Mutation 74
Elektronenmikroskop 1
Elektrophorese 2f.
Elektroporation 328f.
Elephantiasis 359
Eletkronentransport-Kette 41
Elongationsfaktoren, siehe EF
Embryo
– 16. SSW 245
– Blastocyste 240
– Blütenpflanze 132
– Ernährungsvorgänge 245
– Gastrula 240
– Längsabfaltung 241
– Mensch 240
– Mesoderm-Differenzierung 244
– Mesoderm-Invagination 244
– Neuralrohr-Bildung 244
– Somiten-Entstehung 244
Embryoblast 242
Embryonalentwicklung 27
– Entsprechung der Stammesentwicklung 214
– Mensch 229
– – frühe 229
– – fortgeschrittene 246
– – menschliche Organe 213
– Vertebraten 238
Embryonalschild 243
Embryopathien 312
Embryosack 132
Embryosackkern, sekundärer 132
Emery-Dreifuss Muskeldystrophie 43
Empfängnisverhütung 236
Encephalitis 346
– **California** 305
Encephalomeningitis 349, 351
Encephalomyopathie, mitochondriale 41, 170
Endgruppen-Technik (DNA-Sequenzierung) 332
Endhirn, siehe Telencephalon

Endocytose 13, 17
– Elektronenmikroskopie 20
– Rezeptor-vermittelte 18
– – Virusinfektion 306
Endokarditis 287f.
– **Streptokokken-** 258
Endomitose 178
– Blütenpflanzen-Entwicklung 132
Endoparasiten 345
Endopeptidase, Proteinreifung 117
Endoplasma 70
Endoplasmatisches Reticulum 28
– Elektronenmikroskopie 3
– glattes 30ff.
– Hypertrophie 32
– Lipidbildung 7
– raues 29
Endoreduplikation
Endosom 18, 35
– frühes 19
– spätes 19
Endospermkern 132
Endosymbiontentheorie 41, 208, 222
Endothelzelle 70
Endotoxine 274, 287
Endplatte, motorische 69
Endwirt 345
End-zu-End-Reparatur 95
Energieausbeute 374
Energiegewinnung
– aus Sonnenlicht 221
– Evolution 221
Energiekreislauf 373
Energielieferant 15, 41
Energiequellen 373
Energiespeicher 68
Enhancer 99
Enniatin 287
Entamoeba
– coli 350
– hartmanni 350
– histolytica 350
Enterocolitis 350f.
Entfernung, genetische 141
Entgiftung 30
Entoderm 224, 239, 242
– Drosophila 253
– Organentwicklung 242
Entwicklungsstammbaum 220
env-Protein 313
Enzym-Marker 143
Enzyme 3f., 8
– Definition 106
– glycosylierende 30
– lysosomale 35f.
– mitochondriale 38
– proteolytische 10
– SER 30
Enzymkompensation 329
Enzymsynthese, DNA-gesteuert 77
Epidermolysis bullosa 73, 144
– **simplex** 60, 144
Epigenetik 168
– CpG-Inseln, Methylierung 47
– Inaktivierung bei Tumorzellen 169
– X-Inaktivierung 47, 169
Epilepsie 167
– **der Ragged Red Fibers, Myoklonische** 41
– **Myoclonus-, progressive** 144

Epiphyse 247
Epithelzelle 22
Epitop 257
Epstein-Barr-Virus, Tumorentstehung 315
ER = Endoplasmatisches Reticulum, siehe dort
erbB 316f.
Erbgang
– Analyse 149
– autosomal-dominanter 154f.
– autosomal-rezessiver 155f.
– Chromsomenzuordnung 143
– codominanter 136, 150
– dominanter 136
– intermediärer, Mirabilis jalapas 137
– rezessiver 136
– Stammbaumanalyse 150
– X-chromosomal-dominanter 159f.
– X-chromosomal-rezessiver 160f.
– Y-chromosomaler 159
Erbkrankheiten
– autosomal-dominante 154f.
– autosomal-rezessive 157
– Krankheit der Könige 160
– multifaktorielle (polygene) 167
– polygene, mit Schwellenwert 168
– X-chromosomal-dominante 160
– X-chromosomal-rezessive 162
Erbse
– Eigenschaften 132
– Kreuzungsexperimente 132
Erde, Entstehungsgeschichte 220
Ergastoplasma 30
Ergotamin 296
ERK-MAP-Kinase-Signalweg 127
Erkrankungen, mitochondriale 40
Erkrankungsrisiko, Abschätzung 204
Erregungsleitung 4, 27
Erst-Trisemester-Screening 193
Erythema migrans 360
Erythroblast
– Ausstoßung des Zellkerns 119
– primärer 251
Erythrocyt
– Abbau 36
– antigene Eigenschaften 150
– Membran 8–10, 70
– mit Malariaerreger 347
– Sichelzellanämie 152
– Stechapfelform 17
Erythromycin 284
Escherichia coli
– Colicin-Bildung 287
– DNA-Molekül-Länge 46
– Elektronenmikroskopie 275
– RNA 101
Ethanolamin 6
Euchromatin 49
Eukaryontenzelle 3
– Außenladung 9
– Größenverhältnisse 4
Euphorbia, Glyoxisom 38
Euploidie 179
Eusthenopteron 212
Eutrophierung 377
Evolution 205–206
– Amphibien 212
– Atmungskette 222

– Chordaten 225
– Cytochrom C 209
– Globingene 126, 209
– Indizien 211ff.
– kontinuierliche 206
– kulturelle 227
– Membran 221
– – bakterielle 222
– – Transport 221
– Mensch 225
– Metazoa 224
– Mitochondrium 222
– Photosynthese 222
– Primaten 225
– Probionten 221
– Prokaryonten 222
– soziale 227
– Stammbaum 207
– Triplett-Code 222
– Übergänge 212
– Vertebraten 225
– Vögel 211
– Zeitmessung 210
– Zeiträume 227
– Zelle 223
Evolutionstheorie, Etappen 206
Exinuclease 93
Exocytose 17, 35
Exoenzyme 287f.
Exon 50, 104
Exonuclease 47
Exopeptidase, Proteinreifung 117
Exosporium 277
Exotoxine 287
Exportine 44
Expression, zeitliche, Globingene 126
Expressionsmuster, geprägtes 169
Expressionsvektor 324
Expressivität 155, 164

F-Actin 66
Fadenwürmer 359
Faktor
– abiotischer 365
– biotischer 365, 368
Faktor-XII-Defizienz 144
Fallot-Syndrom 217
Familie 207
Fanconi-Anämie 95, 192, 144, **386**
Faraday-Konstante F 42
Fas-Ligand 319
Fasciola hepatica
F-Body 181
Federkleid 367
Fehlentwicklung, sexuelle 231
Fehlpaarungs-Reparatur, siehe Mismatch-Reparatur
Feldprung-Methode, siehe Elektroporation
Fell 367
Feminisierung, testikuläre 125, 230
Ferritin 127
Fertilitätsfaktor
α-Fetoprotein 194
– Bestimmung 193
Fettgewebe, braunes 367
Fettleber 4
Fettmetabolismus, Regulation 125
Fettsäuren 6, 37
– Proteinmodifikation 34

Fettsucht 125, 167
F-Faktor 289
Fiber, 30-nm- 47
Fiber-FISH 326
Fibrillin 73f.
– -1, Mutation 74
Fibroblasten 2
– Elektronenmikroskopie 22
– Mikrotubuli 60
Fibroblasten-Wachstumsfaktoren (FGF) 255
Fibronectin 73f.
Fieber 274
Fiebermücke 352
Filamin 71
Filarien 359
Filzlaus 361
Fingerabdruck 167
– genetischer 51, 335
first messenger 123
Fischbandwurm 346, 354f.
– Pathogenitätsmechanismus 347
FISH 143, 146, 174
– Fiber- 326
– Prader-Willi-Syndrom 171
Fitness, Definition 200
Flagellaten 349
Flagelle 64, 277
Flagellin 64, 277
Flavi-Virus, Elektronenmikroskopie 310
Fleckfieber 295, 346, 361
Fleming, Alexander 38, 283
Fliegen 360, 363
Fliegenpilz 296–297
Flimmerepithel 63
Flip-Flop 6
Flippasen 7
Flöhe 346, 360f.
– Pathogenitätsmechanismus 347
Fluid-Mosaic-Modell 8
Fluidität 6, 12
– Bestimmung 12
Fluor-Chlor-Kohlenwasserstoffe (FCKW) 378
5-Fluorcytosin 296
Fluoreszenz 12
Fluoreszenz-in-situ-Hybridisierung, siehe FISH
Fluorochromes 146
Flussblindheit 359
fms 316
Folgestrang 83
Folsäure, Bildung, Hemmung 283
Foramen 249
Formalin, Sterilisation 282
Formylmethionin 113
– Abspaltung 117
Formylmethionyl-tRNA 114
Fortpflanzung 229
Fortpflanzungsseparation 201
fos 316f.
Fosmidomycin 352
Fossil 211
– lebendes 212
Fotolyase 92
Fotoreaktivierung 92
Fragiles X-Syndrom (Martin-Bell-Syndrom) 86, 144, **387**
Fruchtknoten 132
Fruchtwasser, siehe Amnionflüssigkeit

Fruchtwasseruntersuchung, siehe Amniocentese
Frühsommer-Meningoencephalitis (FSME) 360
Fünftagefieber 295
Funktiomics 342
Furchung 238
Furunkel 288
Fusarium, oxysporum 287
Fusion, zentrische 189
– Robertson-Translokation 190

G

G-Actin 66
gag-Protein 313
G-Banden 173
β-Galactosidase 120
– Indikatorreaktion 323
– Resistenztestung 205
Galaktosämie 144
Galapagos-Finken, Intraspezies-Konkurrenz 213
Gamet 229, 134
– Entwicklung 137
Gametogenese 231
– Oogenese 232
– Spermatogenese 231
Gamogonie 351
Gangliosid 7, 36
gap junction
Gardner-Syndrom 144
Garrod 156
Gartenerbse, siehe Erbse
Gasbrand 8, 287, **387**
Gasbrandtoxin 287
Gaskonstante R 42
Gastrocoel 239
Gastroenteritis 305
Gastrula 239
Gattung 207
Gaucher, Morbus 36
Geburtenrate 376
Geburtenregelung 376
Gedächtnis, immunologisches 259
Gedächtniszellen 259
Gedrängefaktor 375
Gefäße, Entwicklung 251
Gefrierätzung 6
Gehirn, Entwicklung 249
Gehirnbläschen 247
Geißel 61, 63f.
– bakterielle 277
Geißeltiere 349
Gelbfieber 305, 311
– Impfung 311
Gelbfiebermücke 362
Gelbkörper, siehe Corpus luteum
Gelbsucht 152
Gelsolin 71
Gen 134
– Allelausprägung 136
– Anordnung
– – Analyse durch Konjugation 290
– – lineare 141
– Charakterisierung 331
– Chromosomenzuordnung 143
– Definition 136
– Haushalts- 99
– homeotisches 254
– Isolierung 321
– Kopplung 141
– Lage-Ermittlung 142

– Mess- 121
– Regulator- 120
– reprimierbares 121
– SNP-Kopplung 147
– Struktur- 120
Gendefekt, Chromosomenzuordnung 144
Gen-Dosis-Effekt 143, 180
Gen-Dosis-Kompensation 163
Gen-Drift 207
Genetik 131ff.
– Begründer 131
– Grundbegriffe 136
– Grundgesetze 132
– Grundprinzipien 134
– medizinische 143
genetische Information, Verschlüsselung 80
Genexpression 118ff.
– differentielle 126
– Hemmung durch Bakteriophagen 302
– Inaktivierung, Epigenetik 169
– Regulation 118
Genfamilie 50
Gen-Fluss 197
Genfrequenz 197
Genitalsystem, Entwicklung 252
– weibliches, Evolution 216
Genkonversion 97
Genlocus 136
– Positionsbestimmung 143
– Zufallsverteilung, Lod-Wert 142
Genmaterial 75
– Durchmischung 139
Genom 50
– Evolution 208
– Genkartierung 142
– menschliches 50
– – Genkarte 143
– – Sequenzierung 333
– – segmentebenes 221
Genombibliothek 322
Genomhybridisierung, vergleichende, siehe CGH
Genomics 342
Genotyp 86, 134
– Definition 136
– Häufigkeit 197
– – bei Hardy-Weinberg-Gleichgewicht 198
– Selektion 200
Gen-Pool 197
– Veränderungen 200
Genprägung, siehe Imprinting
Genregulation 118ff.
– Eukaryonten 123
– negative 120
– positive 120
– – durch cAMP 122
– Prokaryonten 120
Gentechnologie 321
Gentherapie 338
– Cystische Fibrose 158
Gen-Wirkketten 156
– Aktivierung 122
Gerinnungsfaktoren 161
– gentechnologische Produktion 338
Germination 278
Gerstmann-Sträussler-Scheinker-Syndrom 307
Gesamt-DNA, Klonierung 322

Geschlechtsbestimmung
– cytogenetische 162
– per Sexchromatin 181
Geschlechtsmerkmale, sekundäre 231
Geschlechtsumkehr 144
Gewässerverschmutzung 377
Gewebe, Bildung 240
Gewebsparasiten 345
GFAP (= Glial fibrillary acidic protein) 60
Gicht 37
Giemsafärbung 174
Giftung, Benzpyren 32
Gleichgewicht, biozönotisches 371
Gleitmechanismus, Cilie 64
Gliazelle 5
Glioblastom 144, 317
Globingene
– Evolution 209
– Genfamilien 50, 126
– Isolierung 321
– Regulation 126
β-Globingen-Familie 50
α-Globin-Komplex 144
Glomerulonephritis 287
– **Streptokokken-** 258
Glossina 349, 360, 363
– morsitans 351
– – Elektronenmikroskopie 362
– palpalis 351
– tachinoides 351
Glucocerebrosidase 37
Glucose
– N-Glycosylierung 35
– Transport 14, 16
Glucose-6-phosphatase 8, 32
Glucose-6-Phosphatase-Defizienz 387
Glucose-6-phosphat-Dehydrogenase 162
Glucose-6-phosphat-Dehydrogenase-Mangel 162
Glucosidase 37
Glutamat, Neurotransmitter, Toxizität 27
Glutamatrezeptor, RNA-Editing 106
Glycane 74
Glycerin 6
Glycoprotein 117
Glycogenose (Glycogenspeicherkrankheit) 4, 157
– **Typ I** 32
– **Typ II** 37
– **Typ IV** 144
– **Typ VII** 144
Glycokalix 9
Glycolipide 6
Glycophorin 10
Glycoproteine 8
– Reifung 35
– Rezeptorfunktion 9
Glycosphingolipidosen 37
Glycosylierung 9
– Proteine 34
– – Vorbereitung 30
Glycosyltransferase 150
Gloxism 38
GM2-Gangliosidose, Typ Sandhoff 144

GMP (Guanosin-Monophosphat) 78
– cyclisches, siehe cGMP
Golgi-Apparat 28, 32ff.
– Aufbau 34
– Aufgaben 34
– Protein-Glycosylierung 30
Gonaden, primordiale 229
Gonium pectorale, Koloniebildung 223
Gonorrhoe 283
– Prophylaxe 282
Gonosomen 175
Gonyaulax, circadianer Rhythmus 369
G-Phase 52
– G_0-Phase 57
– G_1-Phase 52
– G_2-Phase 52
G-Protein 124
– Ran 44
Graafscher Follikel
Grabmilbe 360
Gramfärbung 292
Griffith, Fred 75
Grippe, echte 311
Grouchy-Syndrom, de 187
Gründer-Effekt 200
Grundregel, biogenetische 206, 213
GTP (Guanosin-Triphosphat)
– Elongation (Translation) 113f.
– G-Protein 124
– Hydrolyse, Tubulin 61
– Peptidyl-Transferase-Reaktion 115
– Sporulation 277
Guanin (G) 78
Guanosin-Monophosphat, siehe GMP
Guanylatcyclase 124ff.
Guillain-Barre-Syndrom 5, **388**
Gumbora-Virus, Elektronenmikroskopie 310
Guthrie, Robert 157
Guthrie-Test 157, 281

H

Haarnadelstruktur, Telomerende 84
HAART (high activ anti-retroviral therapy) 314
Haarzell-Leukämie, Therapie, Interferon γ 312
Haarzelle, Stereocilie 73
Habsburglippe 154
Haeckel, Ernst 206, 213, 365
Häm 127
Hämochromatose 144
Hämocytoblast 251
Hämoglobin 11, 126, 152f.
– Anti-Lepore 188
– Aufbau 152
– embryonales 126
– Erwachsener 126, 152
– Evolution 209
– fötales 126
– Globin-Ketten-Synthese 209
– HbC 153
– HbS 152
– Lepore 188
– Synthese, Regulation 127
Hämoglobinopathien 144

Hämolyse 17
Hämolysin 287
Hämophilie 144, 160ff.
Hämorrhagisches Fieber 311
Hanta-Fieber 311
Haplotyp 146
HapMap 147
Hapten 257
Hardy, Godfrey Harold 197
Hardy-Weinberg-Gleichgewicht 197ff.
– Abweichungen, statistische 200
– Allelfrequenz 198
– Definition 197
– Genotypenhäufigkeit 198
Harlekin-Chromosom 92, 192
HAT-Medium 144
Hausen, Harald zur 315
Hausfliege 363
Haushaltsgen 99
Hautleishmaniasis 350
H-Band 66
HCO_3^- 11, 13
Hedgehog-Protein-Familie 255
Hefe 296
– DNA-Gehalt 50
– DNA-Molekül-Länge 46
– Vermehrung 296
Hefechromosomen, künstliche, siehe YACs
Helicase 80
Hemi-Desmosom 22, 25
Hemimetabola 360f.
Hemizygotie 145, 159
– funktionelle 169
Hepadnaviren 305
Heparin 74
Hepatitis 305
– -B-Virus 258
– – **Lebercarcinom** 315
– – Persistenz 309
– – Impfstoffherstellung 338
– – passive Immunisierung 311
– – Therapie, Interferon α 312
Hepatocyt 25, 31
Herbivore 373
Heritabilität 166
Hermaphrodit 229
Her2/neu, Antikörper 316
Herpes
– Anfälligkeit 144
– simplex 305
– – Latenz 309
– zoster 305
– – Latenz 309
Herpesviren 305
– Gentherapie-Vektor 338
– Tumorentstehung 315
Hershey u. Chase, Experiment 77
Herz
– Entwicklung 249
– Evolution 215, 219
Herzerkrankung, koronare 167
Herzfehlbildungen 27
Herzmuskel-Insuffizienz 127
Heterochromatin 49, 119
– im Interphasekern 181
Heterogenie
– Anämie 153
– Taubstummheit 159
Heterophagolysosom, Infektionsabwehr 36
Heterophagosom 35f.

Heteroplasmie 40
Heterosis 200, 352
Heterosomen 175
Heterosphäre 366
Heterozygotenhäufigkeit, Berechnung 199
Heterozygotentest 156
Heterozygotenvorteil 200
– Sichelzellanämie, Malaria 154, 200
Heterozygotie 134
– Definition 136
Hexosaminidase 37
Hfr-Zellen 290
Hinterhirn, siehe Metencephalon
Histamin 124
– Ausschüttung durch IgE 264
Histidin-Operon 121
Histokompatibilitätsantigen 144
– -Allele, Assoziation mit Autoimmunerkrankungen 270
– HLA-DR-Allele 270
Histokompatibilitätsgene 260
Histon 45ff.
– Acetylierung 47, 125, 168
– H1 46f.
– – Phosphorylierung 52, 56
– H2A 46
– H2B 46
– H3 46
– H4 46
– Methylierung 168
– Modifikation 47
– Phosphorylierung 125
– Schwanz 46
– Synthese 52
– Varianten 46
Histon-Acetyl-Transferase 125
Histon-Code 47
Histon-Deacetylase (HDAC) 169
Histon-Methyl-Tranferase (HMT) 169
HIV, siehe Human-Immuno-Deficiency-Virus
HLA = Human-Lymphocyte-Antigen-System, siehe Histokompatibilitätsantigen
HMG-CoA-Reduktasehemmer 128
HMG-Proteine, Verwandtschaftsanalyse 210
hMHH1 94
hMLH1 94
hMSH1 94
hnRNA 103
– Immunglobulingene 265
Hoden, siehe Testes
Holliday-Struktur 95f.
Holometabola 360
Holoprosencephalie 255
Holz, Altersbestimmung 210
Homeobox 254
Homeodomäne 254
Hominiden 225
Hominoiden 225f.
Homo
– erectus 226
– neandertalensis 227
– sapiens 227
– – sapiens 227
Homologie, Proteine 209
Homoplasie 40
Homosphäre 366
Homozygotenhäufigkeit 199

Homozygotie 134
– Definition 136
Hormon 123ff.
– fettlösliches 123, 125
– hydrophiles 123
– hydrophobes 125
– parakrines 255
– wasserlösliches 123
– Wirkung 124
Hormon-Rezeptor 123
Hospitalismus 286
host-mediated assay (Wirts-vermittelter Test) 91
HOX-Gene 254
Human-Immuno-Deficiency-Virus (HIV) 270, 305, 314
– Nachweis durch RT-PCR 326
Humanes Chorion-Gonadotropin (HCG) 193
Humangenetik 149
– biochemische 156
Human-Papillomaviren 315
Hundebandwurm 346f., 354f.
Hundezecke 311
Huntingtin 164
Hutchinson-Gilford-Progerie 43
Hyaluronidase 36, 231, 237, 287
Hyaluronsäure 74
Hybridisations-Selektion 329
Hybridisierung, In-situ- 143f.
– FISH, siehe FISH
– Genkartierung 146
– Mikrodeletionsnachweis 146
Hybridomazelle 268
Hybridzelle, Mensch-Maus- 143
Hydra 224
Hydrolase 35
Hydrosphäre 366
Hydroxylase 30
Hydroxylierung 29
Hypercholesterolämie 128
– **familiäre** 9, 18, 128, 144, 155, **389**
Hyperplasie 240
Hyperploidie 180
Hypertonie 167
Hypertrophie 240
Hypervitaminose A 37
Hyphe 296
Hypochlorit, Sterilisation 282
Hypophosphatämie 159
Hypophysentasche 246
Hypotrophie 240
Hypoxanthin-Phosphoribosyl-Transferase 144
Hypoxantin-Guanin-Phosphoribosyl-Transferase (HGPRT) 161

I

I-Band 66
ICAM 21
I-cell disease = I-Zellen-Krankheit, Mucolipidose II 35, 144
ICF-Syndrom 168
IF (Initiationsfaktor) 113, 115
Immunantwort 258f.
Immunbiologie 257
Immunchemie 3
Immundefizienz, schwere kombinierte 144, 270, **396**
– Gentherapie 339
Immunfluoreszenz 2

Immunglobulin 9, 257, 262ff.
– Gene 265
– Genexpression 266
– IgA 264
– IgD 264
– IgE 264
– IgG 259, 263
– IgM 259, 262, 264
– – Sekretion 268
– Klassen 262f., 265
– leichte Kette 262
– Oberflächen- 267
– Proteolyse 263
– Reifung 266
– schwere Kette 262
– verwandte Proteine 260
Immunität 257
Immunkomplexkrankheit 258, 270
Immunscreening 329
Immunsystem 257
– Charakteristika 260
Impfstoff, gentechnologische Produktion 338
Impfung, siehe Vakzination
Implantation 238, 243
Importine 44
Imprinting 169
Imprinting Center (IC) 170
In-vitro-Fertilisation 195
Inborn Errors of Metabolism 156
Incontinentia pigmenti 160
Induktor 120
Infektion, DNA-Einschleusung 328
Infertilität, männliche 144
Influenza-Virus
– Ausschleusung 307
– Elektronenmikroskopie 310
– Reservoir 309
– Züchtung 304
Influenza 305
– Impfung 311
Informationsfluss, genetischer 98
Initiationsfaktoren, siehe IF
Inkubationszeit, Viruserkrankungen 307
Inocybe, patouillardi 297
Inositol-tris-Phosphat (IP3) 124, 317
Insekten 360, 362
Insertions-Sequenz (= IS) 291
Insomnie, fatale familiäre 307
Instabilität, dynamische 61
Insulin 34, 124
Integrase 303
– HIV 314
– Retroposon 315
Integrine 9, 21, 70
Interferenz 141
Interferon 144, 268, 312
– Gewinnung 269
– Virenabwehr 126, 312
– zur Therapie 312
– -α 312
– -β 312
– -γ 268, 312
Interkalierende Substanzen, Acridin-Farbstoffe 87
Interleukin (IL)
– 1 (IL-1) 262
– – Fieberentstehung 275
– 2 (IL-2) 261
Intermediärfilamente 2, 60

Interphase 52
– -II (Meiose) 59
Interphasecytogenetik 174
– Trisomie 21 (FISH) 175
Intron 50, 104
– Analyse 331
Introns-Exons-Analyse 331
Invadopodien 10
Invasions-Faktor 288
Inversionen 188
inverted repeats (= IR) 291
Inzucht 200
Inzuchtkoeffizient 202
– bei Verwandtenehen 201
Inzuchtpflanzen 132
Ionengradient 4, 15
Ionenkonzentration 13
Ionenpumpe 13
iron response element (IRE) 127
Isochromosom 181, 185
– Entstehung 189
– Pseudo- 189
Isogamie 229
Isolat 200f.
Isolierung (einer Art/Population), siehe Separation
Isoschizomere 328
Isotonie 16
Isotop 210
Isotopenmarkierung 2
Ixodidae 360
I-Zellen-Krankheit, siehe I-cell disease

J

Jenner, Edward 257, 311
Jod, zur Sterilisation 282
Jodmangel 159
jun 316

K

Kala-Azar 350
Kalium 13
Kalium-Argon-Methode 210
Kältezittern 367
Kaposi-Sarkom 314
Kapsel 275, 277
– Antiphagocytose-Faktor 288
Kapselbildung, Pneumokokken 75
Kardiolipin 38
Kardiomyopathie, dilatative 43
Karies 304
Kartagener-Syndrom 64, 237
Kartierung, genetische 141, 143
Karyogramm 173ff.
– G-Bandierung 173
– chromosomale Umbauten (FISH) 175
– Klinefelter-Syndrom (Giemsa) 180
– normales männliches (Quinacrin) 173
– normales weibliches (Giemsa-Trypsin-Bandierung) 174
– Triplo-X-Frau (Giemsa) 181
– Trisomie 18 183
– Trisomie 21 182
– – Robertson-Translokation (Giemsa) 191
– Ullrich-Turner-Syndrom (Giemsa) 180

– XYY-Syndrom (Giemsa) 181
Karyoplasma 3
Karyotyp 177
Karyotypisierung, Pränataldiagnostik 194
Katalase 37
– Enzymaktivität, intermediärer Erbgang 136
Katzenschrei-Syndrom 187
KDEL-Sequenz 29
Kearns-Sayre-Syndrom 41
Keimblätter 239, 243
Keimplasma 131
Keimplasmatheorie 131
Keimscheibe, Entwicklung 239
Keimzelle, siehe Gamet
Keratin 61
– Mutation 60
Kernhülle 28
Kernikterus 152
Kernkompartiment 4
Kernlokalisations-Signal 44
Kernmembran, Auflösung 52, 54
Kernpore 44
Kernteilung 52
Kerntransport 44
Ketonkörper, Gehirn, Energieversorgung 157
Keuchhustentoxin 124
Kiemen, Entwicklung 246
Kiemenbogen, Entwicklung 213, 247
Kiemenbogen-Arterien 249
Kiemenherz 249
Killerzelle, siehe Lymphocyt, T-, cytotoxischer
Kinase-Kaskade 125, 317
Kinesin 54, 65
Kinetochor 62, 175
– Metaphase 54
Kinetochor-Spindelfasern 54
K^+-Kanal 14
Kläranlage 377
Klasse 207
Kleiderlaus 361
Klinefelter-Syndrom 180, 230, **390**
Kloakentiere 212
Klon-Contig, siehe Contig
Klonen, therapeutisches 341
Klonierung 147, 321
– DNA-Präparation 330
– funktionelle 143, 146
– Gesamt-DNA 322
– positionelle 143, 146
– Schrotschuss- 322
– Selektion 329
– Strategie 321
Klonschaf Dolly 340
Klumpfuß 168
Knock-out-Maus 340
Knöllchenbakterien 373
Knollenblätterpilz 296
Knospung 229
Koagulase 288
Koelreuter, Joseph Gottlieb 131
Kohesinkomplex 52, 54
– Auflösung 58
Kohlendioxid, Treibhauseffekt 379
Kohlenstoffkreislauf 374
Kokken 293
Kollagen 73
Kollagenopathien 73, **390**

Kolobom 188
Koloniebildung 223
Kolpitis 350
Kombinationsquadrat, genetisches 135, 137
Kommensale 352
Kommensalismus 372
Kommunikationskontakt 22, 26f., 123
– Aufbau 26
– Elektronenmikroskopie 27
– Embryonalentwicklung 27
– Kommunikationswege 124
Kompartimentierung 4, 17, 28
Komplementationsgruppen 95
Komplementbindung 262
Komplementbindungsreaktion 347
Komplementbindungstest 348
Komplementsystem 259
Komplex, synaptonemaler 58
– Struktur 60
Kondensation 49
Kondensine 48
Konjugation 288
Konkordanz 166
Konkurrenz 368
Konstriktion
– primäre 175
– sekundäre 176
Konsumenten 373
Kontaktallergie 270
Kontaktinhibition 21
– Aufhebung 313
– fehlende 10
Konzentrationsausgleich 14
Konzentrationsgefälle 13
Kopffortsatz 243
Kopflaus 361
Kopplung 138
– eingeschränkte 138
– Wahrscheinlichkeit, Lod-Wert 142
Kopplungsanalyse 139
Kopplungsgruppe 138
Kopulation 236
Korallensterben 379
Körpergröße, Varianz 165
Korrekturpolymerase 82
Korrelation 167
Korrelationskoeffizient 167
Kortison 36
Kpn-Sequenz-Familie 51
Krankenhaushygiene, Defizite 286
Krätze 360
Krebstherapie
– Gentherapie 339
– Interferon α 312
Kreislauf
– Embryonalentwicklung 249f.
– Selachier 217
Kreislaufsystem, Evolution 215
Kretinismus 158
Kriebelmücken 362f.
Krim-Kongo-Fieber 311
Krise, hämolytische 162
Kuhpocken 257
– Impfung 311
Kuru-Kuru 307

Sachverzeichnis

L

β-Lactamase 286
Lactat-Acidose 41
Lactatdehydrogenase 144
Lactose-Operon 120
Lag-Phase, Bakterienwachstum 281
Lamarck, Jean-Baptist de 131, 206
Lamellipodien 20, 70
Lamina, nucleäre 60
– Phosphorylierung 52
Lamine 43, 61
– Dephosphorylierung 55
– Depolymerisation 54
– Phosphorylierung 54, 56
Laminin 10, 73f.
Laminopathien 43, **390**
Lampenbürsten-Chromosom 48
Landsteiner, Karl 151, 257
Langerhans-Inseln 34
Langzeitviren (slow virus) 307
Lanzettfischchen 212
Lariam 352
Lassa-Fieber 305, 311
Lasso-Struktur, Spleißen 105
Latenzzeit 299
Latimeria 212
Läuse 346, 360
LDL 18
LDL-Rezeptor, Mutationen 18
Leben, Entstehungsgeschichte 220
Lebendgeburt, Voraussetzung 212
Lebenserwartung 376
Leber, Regeneration 240
Lebercarcinom 315
Lebercysten 354
Leberegel, großer 346
Leberkoma 297
Lebersche Hereditäre Optikus Neuropathie 41
Leguminosen 373
Leishmania 350
Leitstrang 82
Lektin 12
Lentiviren 305
– HIV 314
Lepra, Therapie 283
Leptin 125
Leptotän 57
Lesch-Nyhan-Syndrom 144, 161
Leseraster-Mutationen 88
Letalfaktor 200
Leukämie
– **akute** 270
– **chronische** 270
– **Chronische myeloische** 144, 193, 317
–– Philadelphia-Chromosom 316
– **T-Helferzell-** 270
Leukencephalopathie, progressive multifokale 307
Leukoblast 251
Leukocidin 288
Leukocyten 258
– polymorphkerniger, granulärer, Phagocytose 35
– Zellbewegung 70
Leukodystrophie, metachromatische 36, 144
Levan, John Albert 173
Li-Fraumeni-Syndrom 318
Lichtmikroskop 1
Ligase 93
Ligieren 83
Lincomycin 284
LINEs (= long interspersed nuclear elements) 51
Linezolid 284
Linker-Region 46
Linné, Carl 206
Linse, Entwicklung 250
Lipid-Doppelschicht 6
Lipid-Protein-Verhältnis, Membranen 8
lipid rafts 7
Lipofuscin 35
Lipopolysaccharid 274
Lipoprotein 117
Liposom, DNA-Einschleusung in Wirtszellen 329, 339
Lippen-Kiefer-Gaumen-Spalte 168
Lithosphäre 366
Locus-Test, spezifischer 91
Locuskontrollregion (LCR) 169
– Globingene 126
Lod-Wert 142
Lücke-Gene (gap) 253
Lues 258, 294
Luftverschmutzung 377
– UV-Licht-Absorption 367
Lunge
– Entwicklung 246
– Evolution 218
Lungen-Emphysem 30
Lupus erythematodes, systemischer 46, 269
Lyme-Krankheit 359
Lymphe 13
Lymphocyt 258ff.
– B- 258
–– Aktivierung 267
–– Capping 267
–– Entwicklung 251
–– Reifung 259
–– Stimulierung 267
– T- 258, 260, 268
–– Aktivierung 261
–– cytotoxischer 258, 261
–– Helfer- 258, 261
–– zelluläre Immunabwehr 260
Lymphopathia venerea 295
Lyon, Mary 162
Lyon-Hypothese 162
Lysogenie 303
Lysosom 28, 35
– Heterophagie 35
– primäres 19, 35
– Protein-Abbau 118
– Proteine, Auswahl und Transport 35
– sekundäres 35
– Transportstörungen 37
Lysozym 276

M

Macula adhaerens, siehe Desmosom
Maculadegeneration 144
Magnesium 13
Major-Histokompatibilitäts-Komplex, siehe MHC
Makrogamet 351
Makrogamont 351
Makrophage 258
– Endozytose 17
– Phagocytose 20, 35
Makuladegeneration 128
– **feuchte** 106, 128
Malaria 16, 346, 352
– Erreger in Erythrocyt 347
– Fieberanfälle 352
– Nachweis 347
– **Nephritis** 258
– Pathogenitätsmechanismus 347
– **quartana** 352
– Sichelzellanämie, Heterozygotenvorteil 154
– **tertiana** 352
– **tropica** 352
Mammacarcinom 316ff.
– therapeutische Antikörper 269
Mammalia, Evolution, weibliches Genitale 216
Mangelmedium 144
Manifestationszeitpunkt 155
Mannose, N-Glycosylierung 35
Mannose-6-phosphat 35
Mannosidose 144
MAPs (= Mikrotubulus assoziierte Proteine) 54, 65
– Dynein 54
– Kinesin 54
– Phosphorylierung 56
Marburg-Fieber 311
Marfan-Syndrom 74, 144, 155
MARs (matrix attachment regions), siehe SARs
Martin-Bell-Syndrom, siehe Fragiles X-Syndrom
Masern 159, 305
– Impfung 311
– -Virus 307
Matrix, extrazelluläre 73
Matrixproteine 48
Maul- und Klauenseuche 305
Maus, transgene 339
Maxam-Gilbert-Technik (DNA-Sequenzierung) 333
M-Cycline, Abbau 57
Medinawurm 359
Medulla oblongata 247
Megasporangium 132
Megaspore 132
Mehrfaktorkreuzung 134
Mehrzeller, siehe Metazoa
Meiose 57ff.
– Anaphase I 57, 59
– Anaphase II 57, 59
– Blütenpflanzen-Entwicklung 132
– Metaphase I 57, 59
– Metaphase II 57, 59
– Oogenese 232
– Pachytän 139
– Prophase I 57f.
– Prophase II 57, 59
– Stadien 59
– Telophase I 57, 59
– Telophase II 57, 59
Melanin 367
Melanocyten-stimulierendes Hormon (MSH) 125
Melanom 144, 379
Melatonin 248
Membran 4
– bakterielle
–– Antibiotikawirkung 284
–– Aufgaben 277
–– äußere 274
–– Evolution 222
–– innere 274
– Bildung 35
– Depolarisation, Muskelkontraktion 69
– Doppelschichtmembran 7
– Dynamik 35
– Evolution 221
– Fluidität 6, 12
– Fluiditätsbestimmung 12
– Fusion 12
– Invagination 18
– Lipid-Proteinverhältnis 8
– Lipide 6
–– Aufgaben 8
– Nucleus 43
– Oberflächenvergrößerung 71
– permeable 14
– Permeationsschranke 4, 6, 13
– Plasmamembran 5
– Protein 5, 8
– Transport, Evolution 221
Membrandynamik 35
Membrangängigkeit 14
Membransystem, intrazelluläres 28
Mendel, Gregor 131
– Kreuzungsexperimente 132
– Testkreuz 134
Mendel-Gesetze 133f.
Mendel-Population 197
Meningitis 23, 288
– Antibiotikabehandlung 23
– **aseptische** 128
–– siRNA-Technik 128
Mensch
– Evolution 225
– Sonderstellung 227
Menschenaffen 225
Menstruationscyclus 235
Merkmal 133
– Aufspaltung 133
– Ausprägung, in Heterozygoten 136
– dominantes 133, 136
– gekoppeltes 138
– multifaktoriell vererbtes 167
– rezessives 133, 136
Meromyosin 68
Merozoit 351
Mesenchym 224
Mesoderm 239, 242
– Drosophila 253
– Organentwicklung 242
Mesosom 277
Messenger-RNA, siehe mRNA
Metabolom 343
Metaphase (Mitose) 54
– Arretierung d. Chromosomen 174
Metaphase I (Meiose) 57, 59
Metaphase II (Meiose) 57, 59
Metaphasechromosom, DNA-Konensierung 47
Metaphaseplatte 54
Metaplasie 240
Metastasierung 10
Metazoa, Evolution 224
Metencephalon 247
Methicillin 286
Methicillin resistenter Staphylococcus aureus, siehe MRSA
Methionin, Translation 113
5-Methylcytosin 168f.
Methylen-Tetrahydrofolsäure, Formylmethionin-Bildung 113

Methyltransferase 92
MHC 260f.
– I 260
– II 260, 267
– Proteine 261
Micellen 7
Miescher, Friedrich 77
Mikroarray-Technologie 342
Mikrobiologie 273
Mikrodeletion, CBP-Gen 125
Mikrofilamente 4, 60, 66
– Eigenschaften 60
Mikrogamet 351
Mikrogamont 351
Mikronucleus-Test 91
Mikroorganismen 273
MikroRNA-Signatur 343
Mikrosatelliten 51, 335
– positionelles Klonieren 143, 146
Mikrosporangium 132
Mikrotubulus 4, 60ff.
– -Duplett 63
– -Triplett 62
– A- 63
– assoziierte Proteine 65
– B- 64
– Fibroblasten 60
– Polymerisation 61
– Spindelapparat 62
– Strukturen, Mitose 54
– zentraler 63
Mikrotubulus-Organisationszentrum (MTOZ) 54, 62
Mikrovilli 71ff.
– Mensch, Pankreas 72
Milben 359f.
Miller, Stanley, Experiment 220
Mineralien, Altersbestimmung 210
Minikerne 91
Minimalmedium 279
Minisarcomer 70
Minisatelliten 51
– positionelles Klonieren 143, 146
Minisatelliten-DNA, Telomer 84
Mirabilis jalapa
– cytoplasmatische Vererbung 41
– intermediärer Erbgang 136f.
Miracidien 355
miRNA 100, 106, 127, 169
– -21 127
– -Array 127, 343
– epigenetische Inaktivierung 169
– Neuralrohrentwicklung 243
– Tumortherapie 128
mischerbig
Mismatch-Reparatur 94
Mitchell, Peter 43
Mitochondrium 3, 28, 38ff.
– Abbau 36
– Autonomie 40
– Calciumspeicherfunktion 40
– Cristae-Typ 39
– Evolution 208, 222
– Kompartimentierung 39
– Leber, Halbwertzeit 36
– Membran 8
– mtDNA 40
– Protein-Import 40
– Protonengradient 42
– Tubulus-Typ 39
– Vererbung 40
– Vermehrung 40

Mitomycin 283
Mitose 51ff.
– Anaphase 54
– Metaphase 54
– Prometaphase 54
– Prophase 52, 54
– Stadien, Batophora oerstedii 55
– Telophase 55
Mitosegifte 61
Mitoseindex 57
Mitose-Promotor-Faktor, siehe MPF
MN-System 10
Modifikation, posttranslationale 29
M-Linie 66
Monaster 54
Monocyt 258
Monohybride 132
Mononukleose 315
– **infektiöse** 305
Monosomie 54, 179
– partielle 185
– – Gen-Dosis-Effekt 143
– – Häufigkeiten 187
Morgan, Thomas H. 141
Morula 238
Mos 232, 316
Mosaik 178
– Bildung, X-Inaktivierung 162
– chromosomales 182
MPF (Mitose-Promotor-Faktor) 52, 54, 56
– Oogenese 232
M-Protein 66
mRNA 100ff.
– Eurkaryonten, Reifung 104
– Halbwertzeit, Variation 126
– Isolierung 321
– mitochondriale, RNA-Editing 104
– Modifikation 103
– Stabilität 101
– Transkription, Acetabularia mediterranea 103
MRSA 286
MRSA-Infektion 286
MRT, fetale 194
Mücken 360, 363
Mucolipidose, siehe I-cell disease
Mucopolysaccharid 34
Mucopolysaccharidose 37, 74
– **Typ 1** 144
Mucor 296
Mukoviszidose, siehe Cystische Fibrose
Müllersche-Gänge-Inhibitor-Substanz 230
Müllerscher Gang 214
Multidrogen-Resistenz-Protein 16
Multiple Sklerose 5, 269, 307, **392**
– Gentherapie 338
– Therapie, Interferon β 312
Mumps 305
– Impfung 311
Murein 274ff.
Musca 360
Muscarin 296
Muscarin-Vergiftung 297
Muschelkrebs, Golgi-Komplex 34
Muscidae 363
Muscimol 297
Muskelatrophie, spinale 104

Muskeldystrophie 144
– **Becker** 144
– **Duchenne** 70, 144, 161
– **myotone** 51, 86
Muskelfaser, Aufbau 66
Muskelkontraktion 69
Muskelschwäche, neurogene 41
Muskulatur
– glatte 70
– – NO-Wirkung 126
– quer gestreifte 66
Mutagenitätstests 91f.
Mutation 84ff.
– Additionen 85
– Auslöser, chemische Substanzen 86
– Beeinflussung der Genfrequenz 200
– Block- 85
– Deletionen 85
– Genom- 178
– hot-spots 85
– induzierte 84
– Leseraster- 84
– letale 85
– Missense- 88
– Nonsense- 88
– Punkt- 85
– spontane 84
– – beim Menschen 200
– SRY- 144
– stille 85
– Tumorentwicklung 319
Mutatorgene 94
MutH, Endonuclease 94
MutL 94
MutS 94
Mutterkorn 296
MutU, DNA-Helicase II 94
Myasthenia gravis 269
myb 316
myc 316
Mycel 296
Mycetom 361
Mycoplasma, pneumoniae 296
Mycoplasmen 296
Mycorrhizen 372
Mycosen 392
Myelencephalon 392
Myelin 5, 8
Myelinscheide 5
Myelom 262
Myiasis 363
Myofibrille 4, 61, 66
Myofilamente 66
– Eigenschaften 60
Myoglobin, Evolution 209
Myomere 243
Myosin 4, 68
– Aufbau 68
– Microfilamente 66
Myosin-ATPase 69
Myosinfilament 66
– dickes 68
Myosinkopf 69
Myotome 243
Myxo-Virus, siehe Influenza-Virus

N

Nabelschnurvene, Punktion 194
Nabelstrang 245
N-Acetyl-Galactosamin, Blutgruppensystem AB0 150

N-Acetylglucosamin
– bakterielle Zellwand 274
– N-Glycosylierung 35
N-Acetylmuraminsäure, bakterielle Zellwand 274
Nachgeburt 246
Nachniere 214, 251
Nackentransparenz-Messung 193
Naegleria 350
Nagel-Patella-Syndrom 144
N-Glycosylierung 35
Nahrungskette 373
Na^+-Kanal 5, 14
Na^+-Symport 16
Na^+/K^+-ATPase 13, 15
Nalidixinsäure 283
Narbe 132
Nasopharyngeal-Carcinom 315
Natrium 13
Nebennieren-Hyperplasie 231
Necator americanus 357, 359
Nekrose 319
Nemathelminthen 354, 356
Nematoden 359
Neomycin 115, 284
Nephritis, hereditäre 144
Nervengift 27
Nervensystem, Entwicklung 247
Nettoprimärproduktion 374
Neuralplatte 239, 242
Neuralrohr 225, 239, 242, 247
– Bildung, Cadherine 24
– Entwicklung 243
Neuraminsäure 9
Neurofibromatose 144, 155, 317
Neurofibromin 318
Neurofilament 60
Neurohypophyse 247
Neuropeptid Y 125
Neurospora crassa 139
Neurotransmitter 27
– Muskelkontraktion 69
Neutrophiler, Phagocytose 20
Newcastle-Disease-Virus, Elektronenmikroskopie 310
Nexin 64
Nexus, siehe Kommunikationskontakt
Nicht-Histon-Proteine 45, 47
Nick-Translation 330
Nicotinamid-Adenin-Dinucleotid (NAD) 117
Niemann-Pick-Erkrankung 37, 144
Nierenentwicklung
– Mensch 251
– Vertrebraten 215
Nilsson-Ehle 165
Nische, ökologische 368
Nitrat 373
Nitrit 373
Nitrosamin, Mutagen 87
Niveau, trophisches 373
NO 124ff.
– Gefäßerweiterung 126
NO-Synthase 125
Nocodazol 61
non-disjunction 54, 62, 179, 181
– postzygotische, mitotische 182
non-Hodgkin-Lymphom 269
– therapeutische Antikörper 269
Normdurchschnitt, Abweichung 167

nos-mRNA 252
Novobiocin 283
Nuclease
– mRNA-Abbau 115
– S 1 332
Nucleinsäure 3, 75, 77f.
Nucleolus 51, 101
– Auflösung 54
– Elektronenmikroskopie 3, 52
Nucleolus-Organisator-Region (NOR) 51, 101, 176
Nucleoporin 44
Nucleoproteinfilament 95
Nucleosid 77
Nucleosom 46
Nucleosomen-Gleiten 47
Nucleotid 77
– radioaktives 330
– Redox- 221
Nucleotid-Excisions-Reparatur (NER) 92
– Mensch 93
Nucleus 4, 28, 43
– Elektronenmikroskopie 3
– genetische Information 44
– Kompartimentierung 43
– Membran 43ff.
– – Acetabularia mediterranea 45
– – Permeabilitätsschranke 44
– – Poren 44
– Ratte, Pankreaszelle 45
Nystatin 296

O

Occludin 23
Odagmia ornata 362
Okazaki-Stücke 83
Ökologie 365
Ökosphäre 366
Ökosystem 366
– Energieweitergabe 374
– Kreisläufe 372
Oligosaccharid, N-Glycosylierung 35
Omenn-Syndrom 270, **393**
6-O-Methylguanin, DNA-Reparatur 92
Onchocerca volvulus 359
Onchocerciasis 359
Oncogen 315ff.
– Definition 317
– Funktion 317
– Signalkette 316
– virales 313
– Wirkung 315
– Retrovirales 312
– zelluläres 313, 315
Oncornaviren 305, 313
Ontogenese 213
– Mensch 229
Oocyte 232ff.
– Diktyotän 58
– I. Ordnung 58
– reife 58
Oogamie 229
Oogenese 232
– Crossing-over-Häufigkeit 142
Oogonie 229, 232
Operator 120
Operon 120
– Arabinose- 121
– Histidin- 121

– Lactose- 120
– Tryptophan- 121
Ordnung 207
Organelle 4, 7
– membranumschlossene 28
Organentwicklung, aus Keimblättern 243
Organismus
– autotropher 371, 373
– euryoxibionter 366
– eurypotenter (euryöker) 366
– eurythermer 366
– heterotropher 371, 373
– homoithermer (gleichwarmer) 367
– poikilothermer (wechselwarmer) 366
– stenopotenter (stenöker) 366
Orientbeule, siehe **Hautleishmaniasis**
Ornithose, siehe Psittakose
Orthomyxoviren 305
Osmolarität 16
Osmose 14, 17
Osteogenesis imperfecta 73, 144
Osteomyelitis 288
Osteoporose 312
– Therapie mit Interferon γ 312
Osteosarkom 170
Östrogen 246
Otitis, Pneumokokken- 258
Ouchterlony 258
Ovulation 235
Oxidase 37
β-Oxidation, langkettiger Fettsäuren 37
Oxychinolin-Quetschtechnik 173
Ozon 377
– bodennahes 379
Ozonloch 378

P

p21-Protein 318
p53-Protein 318
– Ausschaltung 315
– G1-Arrest 94
– Zellcyclus-Kontrollpunkt-G1 57
Paar-Regel-Gene (pair rule) 253
Paarung, ausgewählte 201
Pachytän 57–58
Paläontologie 211
p-Aminobenzoesäure 283
Pandemie, Grippe 311
Panencephalitis, subakute sklerosierende 307
Pangenese 131
Panmixie 197
– Beeinträchtigung 201
Pantherpilz 296
Pantothensäure, quantitative Bestimmung 280
Papain 68
– Antikörperspaltung 263
Papillomaviren 19, 305
– Tumorentstehung 315
Papovaviren 305
– Persistenz 309
– Tumorentstehung 315
Paralyse 28, 144
Paramecium (Pantoffeltierchen), Isogenie 165
Paramyxoviren 305
– Elektronenmikroskopie 310

Parasexualität 288
Parasiten 345
– Abwehr, IgE 264
– Arthropoden 359ff.
– – Einteilung 360
– – hemimetabole Insekten 361
– – holometabole Insekten 361
– – Milben 359
– – Zecken 359
– Einteilung 345, 349
– – nach Wirtsverhalten 346
– Generationswechsel 346
– Nachweismethoden 347
– Nemathelminthen 356
– Pathogenitätsmechanismen 346
– Plathelminthen 354
– Protozoen 349
– – Amöben 350
– – Ciliaten 352
– – Flagellaten 349
– – Sporozoen 351
– Umgehung der Wirtsabwehr 347
– Vermehrung 345
– Wirte, Einteilung 346
Parasitismus 345ff., 372
Parasitologie 345ff.
– Allgemeine 345
– Spezielle 349
Pärchenegel 354
Pariser Nomenklatur 177
Parkinson, Morbus 23, 40, 118, 307
– Gentherapie 338
Parthenogenese 229
Parvoviren 305
Pasteur, Louis 257
Pasteurisierung 282
Pätau-Syndrom, siehe **Trisomie 13**
Patenz 346
Pathogenität, bakterielle 288
PCNA (= Proliferations-Zell-Nucleäre-Antigen), NER 93
PCR, Allel-spezifische 337
Pediculus humanus capitis 363
Pedosphäre 366
Pegaptamib 106
Peitschenwurm 358
Pelizaeus-Merzbacher-Syndrom 5
Pemphigus bullosus 26, **393**
– **vulgaris** 26, 269, **393**
Penetranz 155, 164
Penicillin 117, 276
– Entdeckung 283
– Resistenzentwicklung 286
– Wirkung 276
Penicillinase 286
Penicillium notatum 287
Pentose 77
Pepsin, Antikörperspaltung 263
Peptidase, Verdauung 117
Peptidyl-Transferase 115
– Ribozymwirkung 106
Pepton 279
Peripherin 60
Permeabilität, selektive 4
Permease 120
Permeationsschranke 4, 6, 13, 23
Perniziöse Anämie 269
Peroxisom 28, 35, 37

Pest 346, 361
Pestbakterium 274
Pfeiffersches Drüsenfieber
Pferdeencephalitis 305
pH-Wert 42
Phagenexperimente 76
Phagocytose 17, 20
– Bakterium 21
Phagosom 21
Phalloidin 296
Phänokopie 159
Phänotyp 86, 133
– Ausprägung 163
– Definition 136
– Variabilität 163, 166
Pharmakogenetik 162
Phenol, Sterilisation 282
Phenylalanin, Abbau, genetische Defekte 158
Phenylalanin-Hydroxylase 157
Phenylketonurie 144, 157, **393**
Phenylthioharnstoff (PTH), Schmeckfähigkeit 149, 155, 157
Philadelphia-Chromosom 174, 193
– Translokation 315
Phlebotomidae 363
Phlebotomus 350, 360
Phorbolester 317
Phosphat, Gewässerverschmutzung 377
Phosphatase 55, 125
Phosphatidyl-Inositol-bis-Phosphat 125
Phospholipase C 124ff., 316
Phospholipid 6f.
– Anordnungen im wässrigen Milieu 7
– Synthese 30
– Verteilung, asymmetrische 7
Phosphorsäure 77
Photosynthese 41, 367, 374
– Evolution 222
Phylogenese, siehe Evolution
Picornaviren 305
Pigmentierung 367
– polygene Vererbung 165
Pili 277
Pilot-Gen 325
Pilze 296
Pilzvergiftung 296
Pinguin 213
Pinocytose 13, 17, 19
Placenta 243ff.
Placentation 245
Plaque, amyloide 308
Plasmagel 70
Plasmalemm 3
Plasmalogen, Biosynthese 37
Plasmamembran 4f
Plasmasol 70
Plasmazelle 259, 268
Plasmid
– -Vektor 323
– – Vermehrung 329
– F-Faktor 289
– pBR322 323
– pUR222 323
– R-Faktor 291
Plasmocytom 262
– **Bence-Jones-Typ** 262
Plasmodium 352f.
– falciparum 16, 154, 352
– – Elektronenmikroskopie 347

Sachverzeichnis

Plasmodium
- Generationswechsel 353
- malariae 352
- ovale 352
- vivax 352

Platensimycin 284
Plathelminthen 354
Pleiotropie 153f.
Pleodorina californica, Kolonie mit Differenzierung 223
Plerocercoide 356
Pluripotenz 341
Pneumocystis, jirovecii, Cysten 314
Pneumokokken 75
- Otitis 258
Pneumonie 288, 296
Pockenviren 305f.
- Impfung 311
Poikilotherme 7
pol-Protein 313
Polgranula 252
Poliomyelitis 305
- Impfung 311
Poliomyelitis-Virus 306
- Anfälligkeit 144
- Elektronenmikroskopie 306
- Entfernung der Cap-Struktur 126
Polkerne 132
Polkörperchen 58, 231f.
Polkörperchen-Diagnostik 195
Pollenkern 132
Pollensack 132
Pollenschlauch 132
Poly-A-Schwanz 103
Polyarthritis, rheumatische 269
Polydaktylie 155
Polygenie 149, 165
- Schwellenwert 167
Polymerase-Kettenreaktion (PCR) 326
Polymerasen, Eigenschaften 99
Polymorphismus 146, 333ff.
- Analyse, Sichelzellanämie 334
- chromosomaler 177
- hypervariabler 335
- positionelles Klonieren 143
Polynucleotid, Esterbindung 77
Polyomaviren 305, 315
Polyphänie 153f.
Polyploidie 178
- Pflanzen 179
Polyposis, familiäre adenomatöse 320
Polysaccharidkapsel 275
- Pneumokokken 75
Polysom 115
Pompe, Morbus 37
Pons 247
Population 197, 375f.
- Altersstruktur 375
- menschliche 376
- Separation, Mechanismen 201
- Wachstumskurve 376
Populationsdynamik 375
Populationsgenetik 197
Populationsgleichgewicht 200
Populationsgröße 375
Populationsökologie 375
Populationspyramide 375
Porifera (Schwämme), Aufbau 224
Porin 38

Porphyrie, akute intermittierende 155
Positionseffekt 188
Poymixine 284
Prader-Willi-Syndrom 144, 170, **394**
Präimplantations-Diagnostik 195
Pränataldiagnostik 175, 193f.
Präpatenz 346
pRb-Protein 317
Pregnancy(Schwangerschafts)-Assoziierten Plasma-Proteins A (PAPP-A) 193
Presequenz 40
Primärfollikel 232
Primase 82
Primaten, Evolution 225
Primer 82f.
Primitivgrube, siehe Urmund
Primitivkanal 243
Primitivstreifen 243
Prion-Erkrankungen 308
Probionten, Evolution 221
Procercoide 356
Produzenten 373
Proenzym 35, 128
Profilactin 68
Profilin 68
Progerie 96
Progesteron 235, 246
Prokaryonten 274
- Evolution 222
Prometaphase 54
Promotor 99, 120, 303
Prophase (Mitose) 54
Prophase I (Meiose) 57f.
Prophase II (Meiose) 57, 59
Proprotein 34
Prostaglandine 124
Protease 118
Proteasom 118
Protein 117f.
- -12 116
- Abbau 118
- Acetylierung 117
- Acylierung 34
- ADP-Ribosylierung 117
- Aktivität, Regulation 128
- Band-III-Protein 10
- Dephosphorylierung 123
- DNA-bindendes 80
- Faltung 117
- gentechnologische Produktion 338
- Glycosylierung 117
- homologes 209
- in Membranen 8
- integrales 10
- - Gewinnung 11
- Kontroll- 122
- Lateraldiffusion 6, 12
- lysosomales, intrazellulärer Transport 35
- Methylierung 117, 128
- Modifikation 117
- Phosphorylierung 117, 123, 128
- Primärstruktur 117
- Reifung 117
- sekretorisches
- - Besonderheiten 118
- - Signalsequenz 30, 117

- Signalsequenz 9
- - bakterielle 274
- Synthese 107
Protein A 288
Protein-A-Test 348
Protein-Glycosylierung, Vorbereitung 30
Proteinkinase 125
- C 317
Proteoglycan 9, 73f.
Proteom 343
Proteomics 119, 342
Protofilament, Mikrotubulus 61
Protonengradient 41f.
- Energiegewinnung 221
Proto-Oncogen 315ff.
Protoplasma 3
Protostomia 239
Protozoen 349
Prowazek, Stanislaus von 295
Pseudogen 107
Pseudohermaphroditismus, männlicher 231
Pseudomonas, aeruginosa, Toxin 287
Pseudopodien 70, 350
Psittakose 295
Psychosen 167
Puff 48, 142
Punktmutation, Identifizierung 337
Purin 77
- Wiederverwertung 145
Puromycin 117, 284
Purpurbakterien 222
Putzerfische 372
Pylorusstenose 168
Pyrene 12
Pyrimidin 77
- Wiederverwertung 145
Pyrimidinhydrate 89
Pyrogen 274

Q-Banden 173
Quastenflosser 212
Quecksilber, Akkumulation 374
Quinacrin-Mustard 173

Rachitis, Vitamin-D-resistente 159
Radiation, adaptive 212
Radiocarbon-Methode 210
Radio-Immun-Assay 258, 348f.
Ramapithecus 226
Ran 44
Rana, Totipotenz 252
Ranvier-Schnürring 5
ras 125, 316f.
Rasse 207
Rattenfloh 361
Räuber-Beute-Prinzip 371
Raubwanzen 361
Raum, periplasmatischer 274
Rb-Gen 317
Redoxnucleotid 221
Reduktionsteilung, siehe Meiose
Regeneration 240
Region, pseudoautosomale 162, 230
Regulator-Gen 120

reinerbig, siehe homozygot
Reizleitung 27
Rekombinase 265
Rekombination 84, 139ff.
- Abläufe 96
- Durchschmischung gen. Information 96
- eingeschränkte Kopplung 138
- Einheit (= Morgan) 141
- Häufigkeit 141
- homologe, Doppelstrangbruch-Reparatur 94
- hot spots 142
- Nachweisgrenze zw. entfernt liegenden Genen 142
- somatische, Immunglobuline 265
- Wahrscheinlichkeit 139
Reoviren 305
Reparatosen 95, 157, 192, **395**
Repressor 120f.
Reservoirwirt 346
Residualkörper 19, 35
Resistenzbestimmung 286
Resistenzentwicklung 205, 285
Resistenzfaktor, siehe R-Faktor
Restriktionsendonuclease 323
- Isoschizomere 328
- Phagenabwehr 301
- Vektor-Klonierung 327
Restriktionsfragment-Längen-Polymorphismus, siehe RFLP
Retinitis pigmentosa 41, 144
Retinoblastom 144, 155, 317, **395**
- erbliches 193
Retroposon 315
Retrotransposon 50
Retroviren 305, 312ff.
- Elemente 313
- endogene 315
- reverse Transkription 97
- Tumorviren 312
Rett-Syndrom 144, 159, 169, **395**
Reverse Transkriptase 97
- HIV 314
- Retroposon 315
- Retroviren 305
Reverse Transkription 97
- Gentechnologie 97
- Retroviren 97, 305
- RT-PCR 326
Rezeptor 4, 124ff.
- bakterielle Zellwand 276
- Enzymaktivität-gekoppelter 125
- G-Protein-gekoppelter 124f.
- Glycoproteine 12
- Ionenkanal-gekoppelt 125
- Transmembran- 123
Rezeptor-Hormon-Komplex 125
Rezeptor-Tyrosinkinase (RTK) 317
Rezessivität 133, 136
Reziprozität 133
R-Faktor 285, 290
RFLP 333ff.
- Analyse 335
- hypervariabler 335
- positionelles Klonieren 143, 146
Rhabdomyosarkom, embryonales 170, **395**
Rhabdoviren 305
Rhesusfaktor (Protein „D") 144, 151

Rhesus-Inkompatibilität 152
Rheumatisches Fieber 287
Rhinoviren 306
Rhizopoden 350
Rhodopsin, Epihyse 248
Rhythmus
– biologischer 370
– circadianer 368ff.
– circalunarer 370
– endogener 368
Ribonuclease P, Ribozymwirkung 106
Ribonucleinsäure, siehe RNA
Ribonucleoprotein-Partikel (RNP) 104
Ribonucleotid-Reduktase 270
Ribose 78
Ribosom 107
– A-Stelle (Aminosäure-tRNA-Akzeptor-Stelle) 113
– Aufbau 107
– E-Stelle (Exit) 113
– Eukaryonten
– – 80S-Ribosom 107
– – Untereinheiten 101
– Membran-gebunden 29
– Prokaryonten
– – 70S-Ribosom 107
– – kleine Untereinheit 112
– P-Stelle (Peptidyl-Stelle) 113
– Translation 112
– Untereinheit 107
– – -40S 103
– – -60S 103
– – 30S- 115
– – 50S- 115
– – Bildungsort 51
Ribozym 106
– Spleißosom 104
Ricketts, Howard Taylor 295
Rickettsia prowazeki 295, 361
Riesenchromosom 48
Rifampicin 116
– Resistenzentwicklung 285
Rifamycin 283
Rinderbandwurm 354ff.
Rinderwahnsinn (BSE) 308, **395**
Ringchromosom 185, 187
Risikoabschätzung, genetische 204
Risikofaktor, A-priori- 204
RNA 97, 100ff.
– 16S- 100
– 18S- 103
– 23S- 100
– 28S- 103
– 4S- 100
– Aptamer 106
– Bildung, Eurkaryonten 100
– E. coli 101
– Eukaryonten, Funktionen 106
– guide-RNA 104
– heterogene nucleäre 103
– Identifizierung 101
– Isolierung 321
– kleine 106
– kleine nucleäre 104
– Leit-RNA 104
– Reifung 100
– ribosomale 100
– Struktur 77
– Transkription, Eukaryonten 103
– Vorstufen, Prokaryonten 101

RNA, ribosomale, siehe rRNA
RNA-Editing 104
RNA-induzierter silencing Complex (RISC) 128
RNA-Polymerase
– -II 98
– – Hemmung 297
– DNA-abhängige 98
– virale 306
RNA-Redaktion, siehe RNA-Editing
RNA-Welt 106
Rocky-Mountain-Fieber 295
Röntgenstrukturanalyse 1
ros 317
Rot-Grün-Blindheit 144, 160, 162
Röteln 305, 307, 309
– Impfung 311
– Schwangerschaft 312
Rous-Sarkoma-Virus, Knospung 305
RP-A 93
rRNA (=ribosomale RNA) 51, 100f.
– 16S-RNA 112
– 18S-RNA 112
– 23S-RNA 115
– 5S-RNA, Gen 144
– Eukaryonten 101
– – 18S-rRNA 101
– – Gene 101
– Eurkaryonten, 28S-rRNA 101
– Evolution 208
– Gene 144, 176
– Prä- 101
– Prokaryonten
– – 16S-rRNA 101
– – 23S-rRNA 101
– – 5S-rRNA 101
– Synthese 101
– Transkription, Acetabularia mediterranea 102
RT-PCR 326
Rubinstein-Taybi-Syndrom 125
Rückfallfieber 361
Rückkopplungsinhibition 128
Rückkreuzung 134
Ruhepotenzial 15

Saccharosegradienten-Zentrifugation, RNA-Identifikation 100
Sacculi 38
S-Adenosylmethionin 77
Salpetrige Säure, Deaminierung 86
Salvarsan 283
Sandfloh 361, 363
Sandhoff, Morbus 36
Sandmücke 350, 363
Sanger-Methode (DNA-Sequenzierung) 332
Saprozoa 345
Sarcolemm 66
Sarcomer 66
Sarcoplasma 66
Sarcoplasmatisches Reticulum 32, 66, 69
Sarcoptes scabiei 360
SARs (scaffold attachment regions) 48
SARS (schweres akutes Atemwegs-Syndrom) 312
Satelliten 176
Satelliten-DNA 50f., 175

Sauerstoff
– -Radikale 89
– Spaltung 377
Sauerstoffkreislauf 374
Säuglingssterblichkeit 376
Säulenchromatographie 3
Saure Phosphatase 1 144
SCF 57
Schädlingsbekämpfung 376
Schaf, Klonierung 340
Schafswahnsinn (Scrapie) 308
Scharlach 304
Scharlachexanthem 287
Schilddrüse 36
Schilddrüsencarcinom 317
Schilddrüsenhormone 36, 125
Schildzecke 360
Schimmelpilz 296
Schistosomatidae 354
Schistosomiasis, siehe Bilharziose
Schizogonie 351
Schizont 351
Schizophrenie 167
Schlafkrankheit 349, 351
– **Nairobi-** 305
Schlaganfall 167
Schmetterlingsblütler 373
Schnabeltier 212
Schneider, Denis 379
Schock, anaphylaktischer 9
Schrauben-Bakterien 293
Schrotschuss-Klonierung 322
Schwann-Zelle 5
Schweinebandwurm 354, 356
Schwesterchromatid 175
– Rekombinationsereignisse 91
Schwesterchromatid-Austausch (SCE)
– Bloom-Syndrom 192
– Darstellung 2
– Steigerung, induzierte 91
Scrapie (Schafswahnsinn) 308
S-Cycline, Abbau 57
Secale-Alkaloide, siehe Ergotamin
second messenger 123, 125
– Zellproliferation 317
Sedimentationskoeffizient S 100
Seeanemone 372
Seeigelei, Befruchtungsvorgang 237
Segmentierung, Drosophila 253
Segment-Polarität-Gene (segment polarity) 253
Segregation
– alternierende 189
– Erbfaktoren 137
– Nachbarschafts- 190
Segregationsgesetz (Mendel) 133
Sekretion 9
Sekundärfollikel 235
Selachier, Kreislauf 217
Selbstbefruchtung, Erbse 132
Selbstspleißen 106
Selektine 9, 21
Selektion 200
– klonale 262, 267
– Klonierung 329f.
– Resistenzentwicklung 205
Selektionsdruck 200
Selektionsmedien 280
Selektionsvorteil 200
Selten-Paarungs-Vorteil 200
Semidominanz 137

Semliki-Forest-Krankheit 305
Separase 54
Separation 207
– Fortpflanzung 207
– geographische 201
– Mechanismen 201
– Rasse 207
– reproduktive 201
Sepsis 287
Septum primum/secundum 249
Serin 6
Serotonin 27
Serum 13
Serumentzugsblock, Einschränkung 313
Sexchromatin 49
Sex-Determination 229
Sex-Determinationsgen, siehe SRY
Sexduktion 289
Sex-Faktor 289
Sex-Pili 276f.
– Konjugation 290
Sexualindex 375
Sex-Vesikel 58
S1-Fragment 68
Shine-Dalgarno-Sequenz 112
Sichelzellanämie 152, **396**
– genetischer Polymorphismus 333
– Malaria-Immunität 352
Sigma-Faktor 99
Signal-Erkennungspartikel 30, 118
Signalmolekül 123ff.
Signalsequenz 9, 30, 34, 118
Signalübertragung 123ff.
Silbernitrat, Gonorrhoe-Prophylaxe 282
Silencer 99
Silikose 37
Simuliidae 363
SINEs (= short interspersed nuclear elements) 51
Sinus venosus 249
siRNA 106, 128
– Gentherapie 339
– therapeutische Ansätze 128
sis 316
Situs inversus 64
Skelettmuskel, Elemente 66
Sklerotome 243
Skorbut 30
small interference RNA, siehe siRNA
Smith-Lemli-Opitz-Syndrom 144
SMN-Gene 104
Smog 377
SNAREs (= soluble NSF attachment proteins) 17, 27
SNP 143, 146f.
snRNA 104
Somatogramm 167
Somatoplasma 131
Somatotropin 338
Somiten 243
Sonde 144
Sonic hedgehog (Shh) 255
Sonnenlicht 367
Sortierung, Moleküle 34
Spaltfuß 155
Spalthand 155
Speicherkrankheiten 37
Spektrin 10, 70
Spermatid 58, 231

Spermatocyt 231
– I. Ordnung 58
Spermatogenese 231
Spermatogonie 229, 231
Spermazelle, Blütenpflanze 132
Spermiogenese 231
– Crossing-over-Häufigkeit 142
Spermium 58, 229ff.
– Basalkörper 63
Spezies, siehe Art
Sphärocytose 144
– **hereditäre** 11
S-Phase 52
– Eintritt 57
Sphingolipid, Abbau 36
Sphingomyelinase 37
Spina bifida 168, 193, 248, **396**
Spindelapparat 54, 62f.
– Abbau 55
Spindelfasern 54
Spindelpol 62
Spinocerebellären Ataxie 86
Spleißen 103f.
Spleißosom 104
Splenohepatomegalie 350f.
Spore 277f.
Sporenauskeimung 278
Sporenbildner 277
Sporogonie 351
Sporozoen 351f.
Sporozoit 351
Sporulation 229, 277
Sprossung, Hefen 296
SPRY1 127
Spulwurm 346f., 356ff.
Squamosa-Zellcarcinom 317
src 316
SRP = signal recognition particle, siehe Signal-Erkennungspartikel
SRY 229
SSCP (single strand conformational polymorphism) 338
Stäbchen-Bakterien 293
Stachelsaum-Vesikel 18
Stammbaum 149
Stammbaumanalyse 149
Stammesentwicklung
Stammzelle 340f.
Staphylococcus aureus, Methicillin resistenter, siehe MRSA 286
Staphylokinase 288
Staphylokokken 288
Statine 128
Staubblätter, Erbse 132
Sterbephase, Bakterienwachstum 281
Sterberate 376
Sterilisation 282f.
Sterocilie 73
Steroide 124f.
Steroidrezeptoren 125
Stickstoff 373
Stickstoff-Fixierung 373
Stickstoffkreislauf 374
Stoffaustausch 13
Stoffwechselblock 156
Stoffwechseldefekte, Pränataldiagnostik 193
Stomatitis, vesikuläre 305
Strahlung 88ff.
– kosmische 210
– Schäden 89

– Sterilisation 282
– UV- 367
– – Zunahme 378
Stranggonaden 162
Stratosphäre, Ozonschicht 377
Streptococcus mutans 304
Streptodornase 287
Streptokinase 287
Streptokokken 304
– Exoenzyme 287
Streptokokken-Angina 287
Streptokokken-Endokarditis 258
Streptokokken-Glomerulonephritis 258
Streptomyces platensis 284
Streptomycin 115f., 284
– Resistenz 206
Stressfaser 70
Stromatolithen 211
Strongyloides 358f.
Strongyloides-Pneumonie 359
Strongyloidiasis 359
Sukzession 373
Sulfatid 36
Sulfatierung, Proteine 34
Sulfonamide 283, 296
Suspensionskultur, Tumorzellenwachstum 313
SV40-Virus 305
– Elektronenmikroskopie 310
– Oncogen-Stabilisierung 316
– Tumorentstehung 315
– -Vektor 329
SW1 / SNF (Chromatinumformungs-Proteine) 169
Symbiose 345, 372
Symport 16
Synapse 26f.
– chemische 22, 27
– elektrische 26
Synapsis 58
synaptischer Spalt 27, 69
Synaptobrevin (v-SNARE) 27
Syncytium 240
– Drosophila-Embryonalentwicklung 253
Synergide 132
Syngamie, siehe Befruchtung
Synökologie 368
Syntaxin (t-SNARE) 27
Synzytium, Muskel 66
Syphilis connata 294
System-Biologie 342

Tabak-Mosaik-Virus
– Elektronenmikroskopie 310
– infektiöse RNA 77
Taenia 356f.
– Entwicklung 357
– Nachweis 347
– saginata 354, 356
– solium 354, 356
Taeniose 356
Tangles, neurofibrilläre 308
Taq-Polymerase 326
TATA-Box 99
Tau-Protein 65, 308
Taubenzecke 361
Taubheit, neurosensorische 27
Taubstummheit 157ff.
Taxol 61
Tay-Sachs-Erkrankung 36, 200

TDF (= Testis determinierender Faktor) 144
Teichonsäure 274
Teilung 229
Teilungsring 55
Telencephalon 247
Telolysosom 35
Telomer 84, 189
– Satelliten-DNA 50
Telomerase 84
Telophase (Mitose) 55
Telophase I (Meiose) 57, 59
Telophase II (Meiose) 57, 59
Temperatur, Anpassung 366
Temperaturkompensation 369
Temperaturkonstanz 367
Temperaturregulation 367
Terminale Desoxynucleotidyl-Transferase 266
Terminale Nucleotidtransferase 328
Terminationsfaktoren (TF, Translation) 115
Termiten 372
Tertiärfollikel 235
Testes 230f.
Testkreuz 134
Testosteron 230
Tetanospasmin 27
Tetanus 28, 287
Tetanustoxin 287
Tetra-Amelie 255
Tetracyclin 115ff., 284
Tetradenanalyse, Neurospora crassa 139
Tetrahydrofolat, Thymidin-Synthese 283
Tetrahymena thermophila, Selbstspleißen 106
Tetrajodthyronin 36
Tetraploidie 178
TGF-β-Genfamilie 255
Thalassämie 153, 194
Thalidomid 159
Theca folliculi 235
T-Helferzellen 258, 261f., 267
Thrombus, Auflösung 36
Thylakoid 41
Thymidinkinase 144
Thymin-Dimere, DNA-Reparatur 92
Thymus 258
Thyreoglobulin 36
Thyreoiditis Hashimoto 269
Thyroidhormone 124
Thyroid-Rezeptor 125
tight junction, siehe Verschlusskontakt
tissue engineering 341
Tjio, Joe Hin 173
Tochterzelle, DNA-Replikation 52
Todessignal 319
Togaviren 305
– Reservoir 309
Tollwut-Virus 309
– Impfung 311
– Infektion, Fledermäuse 309
– Reservoir 309
Tonofilament, Desmosom 24
Topoisomerase 80
– -II 48
– Darstellung 2
– Hemmung 283

Totipotenz 251, 340f.
Toxin, bakterielles 287
– erythrogenes 287
Toxoplasma gondii 351
Toxoplasmose 351f.
T-ψ-C-Schleife (tRNA) 108
Trachom, infektiöses 295
Tra-Gene 290
Transacetylase 120
Transcytose 17, 19
Transduktion 288
Transesterfizierung 104
Transferrin-Rezeptor 127
Transfer-RNA, siehe tRNA
Transformation 75, 288
– stabile 329
– Tumorzellen 313
Transgene (Tiere) 339
Transkription 97ff.
– DNA-Reparatur 93
– Elongation 100
– Initiation 99
– Prokaryonten 99
– Regulation 120
– Reverse 97
– Startstelle 99
– Termination 100
– Terminationsfaktor rho 100
– Vorgang 100
Transkriptionsfaktor (TF) 99, 125
– -IIH (TFIIH) 93
Transkriptom 343
Transkriptomics 119
Translation 107, 112ff.
– am ER 8
– Elongation 112f.
– Hemmung 284
– Initiation 112
– – 30S-Initiationskomplex 113
– – 70S-Initiationskomplex 113
– Regulation 126
– Eisen-vermittelte 126
– Termination 112, 115
– Translokation 114
Translocon 30
Translokation 184f., 189ff.
– balancierte 184, 192
– – Häufigkeit 180
– reziproke 189
– Robertson- 189f.
– unbalancierte 185, 192
– – Häufigkeit 180
Translokationsmongolismus 192
Transmembranprotein 8
Transpeptidase, Hemmung 276, 284
Transplantationsantigene 260
Transplantat-Unverträglichkeit 260
Transport
– aktiver 15
– Axon- 65
– axonaler, behinderter 60
– passiver 14
– Zellbestandteile 65
Transporter 14f.
Transportwirt 346
Transposase 291, 315
Transposon 50, 291
Treibgas 378
Treibhauseffekt 379
Trematoden 354
Treponema, pallidum 294

Trichinella
- Cystenbildung 347
- spiralis 357, 359
Trichinose 357f.
Trichomonas 350f.
Trichuriasis 358
Trichuris 358–359
Trijodthyronin 36
Trimethoprim, Wirkmechanismus 283
Trinucleotid-Wiederholungen (triple repeat expansion) 51, 86
- Chorea Huntington 164
- Krankheiten 86
- Prämutation 86
Triplett 111
Triplett-Code 110
- Evolution 222
Triplett-Wiederholungen, mit variabler Ausdehnung 51, 86
Triplo-X-Syndrom 180
Triploidie 178
Trisomie 54, 179
- Gen-Dosis-Effekt 143
- partielle 185
Trisomie 13 182, 186
- Häufigkeit 180
Trisomie 18 182f.
- Häufigkeit 180
- Karyogramm 183
Trisomie 21 180ff.
- Diagnostik 175
- Entstehung 183
- Häufigkeit 180
- Karyogramm 182
- mütterliches Alter 181
- Plaque-Bildung 308
- Robertson-Translokation 192
tRNA 97, 100, 108
- Eukaryonten-Gene 101
- Modifikation 108
- Struktur 108
Trockenmassebestimmung 281
Trophoblast 242
Tropomyosin 69
α-Tropomyosin, alternatives Spleißen 104
Troponin 69
Trübungsmessung 281
Trugkrätze 360
Trypanosoma 349
- brucei 349
-- gambiense 351
-- rhodensiense 351
- cruzi 350f., 361
Trypanosomen 349, 363
- antigene Determinanten 347
- RNA-Editing 104
Trypanosomiasis brucei gambiense 349
Trypton 279
Tryptophan-Synthese-Operon 121
Tsetsefliege 349, 351, 362f.
Tsutsugamushi-Fieber 360
Tubby-Gen 125
Tubenschwangerschaft 238
Tuberkulose
- Diagnose-Medien 280
- Therapie 283
Tubuli (Mitochondrium) 38
Tubulin 4, 61

Tumor
- -diagnostik 60
- -entwicklung 319
- miRNA 127
Tumor-Initiator 320
Tumor-Nekrose-Faktor (TNFα) 319
Tumor-Promotor 320
Tumor-Stammzelle 341
Tumorsuppressorgen 57, 317
Tumorviren 305, 312f.
- DNA- 315
- Einteilung 313
- Retroviren 312
- RNA-, Proteine 313
Turbellarien 345
Turner-Syndrom 162, 230
- Isochromosombildung 189
Twort, Frederick 299
TYMV-Virus, Elektronenmikroskopie 310
Typhus, Impfung 311
Tyrocidin 287
Tyrosinkinase 125
- Mutation, T-Zell-Rezeptor 270
T-Zell-Rezeptor 258, 260, 268
- Mutationen in Signaltransduktion 270

Überbevölkerung 379
Überempfindlichkeitsreaktion Typen I–IV 270
Ubiquitinierung 118
- Zellcyclus 57
Uhr, innere 368
Uhrenprotein 370
Ullrich-Turner-Syndrom 180, **398**
Ultraschall, Pränataldiagnostik 194
Ultrazentrifugation 2f.
Umklonierung 330
Umwelt 365
Umweltbedingungen, Anpassung 366
Umweltkapazität 376
Unabhängigkeitsregel 134, 138
Uniformitätsgesetz 133
Universal-Blutempfänger 151
Universal-Blutspender 151
Unterart, siehe Rasse
Uracin (U) 78
Ur-Atmosphäre 220
Urdarm 239
Urethritis 350
Uridin-Monophosphat 78
Urmund 239, 243
Urniere 214, 251
Ur-Nucleotide 220
Urogenitalcarcinom 317
Urogenitalsystem
- Entwicklung 213
- Evolution 216
Ur-Ozean 220
Ur-Peptid 210, 221
Uterus, Entwicklung 252
UvrA–D 93
UV-Strahlung 367
- Zunahme 378

Vagina, Entwicklung 252
Vakzination 257, 311
Vancomycin 284
Varianz 139
- diskontinuierliche 163
- kontinuierliche 165
Vascular Endothelial Growth Factor (VEGF) 128
Vaterschaftsauschluss, Blutgruppenvererbung 150
Veitstanz, siehe Chorea Huntington
Vena
- omphalomesenterica 245
- pulmonalis 249
Venenpunktion, Pränataldiagnostik 194
Venter, Craig 333
Ventrikel 249
Ventrikelseptumdefekt 249
Verdauungsenzym, inaktive Vorstufe 128
Vererbung
- gekoppelte 134, 138
- geschlechtsunabhängige 154
- gonosomale 170
- intermediäre, Wunderblume 136
- Kopplung, Analyse 139
- mitochondriale (= extrachromosomale, cytoplasmatische, maternale) 40
-- Imprinting 170
- multifaktorielle 165
- polygene 165
-- Schwellenwert 167
- unabhängige 134
- ungekoppelte 141
Verschlusskontakt 9, 22f.
- Actinfilament 70
- Elektronenmikroskopie 24
Vertebraten
- Blutkreislauf 218
- Embryonalstadien 213
- Evolution 225
-- Kreislaufsystem 215
-- Lunge 219
- Nierenentwicklung 215
- Urogenitalsystem, Entwicklung 216
Verwandtenehe 201
- autosomal-rezessiver Erbgang 155
Verwandtschaftsgrad 201, 208f.
Verwandtschaftskoeffizient 201
Vesikel 17
Vibrio cholerae 287
Vielzeller, Evolution 223
Villin 72
Vimentin 60f.
Vinblastin 61
Virämie 258
Viroid 320
Virologie 273, 299
Virulenz, Definition 288
Virus 299ff.
- Aufbau 305
- bakterielles 299
- Charakterisierung 304
- DNA- 305
- Einteilung 305
- Entwicklung 306

- Infektion 300, 309
-- in Zellkultur 304
-- Latenz 309
-- Persistenz 309
-- Schwangerschaft 312
- M12, Kontrolle der Translation 127
- Reinigung 304
- Reservoir 309
- RNA- 305
- **siRNA-Technik** 128
- tierisches 304
- -Vektor 323
-- Vermehrung 329
- Züchtung 304
Vitamin-B12-Mangel 354
Vitamin D 367
VNTRs 51, 335
Vögel, Evolution 211
Vogelmigration 370
Vollmedium 279
Von-Willebrand-Krankheit 144
Vorniere 213, 251
Vorstufe, inaktive 117

Wachstumsfaktor 57
- Hormonwirkung 124
- gentechnologische Produktion 338
Wachstumsmedium, Bakterien 279
Wachstumsphasen, Bakterien 281
Wahrscheinlichkeitsrechnung 199
Waldenström, Morbus 262
Waldsterben 377
Wallace, Alfred Russel 206
Wanzen 351, 360
Warze 315
Wasser, Reinheit 377
Wasserstoffperoxid
- Katalasereaktion 37
- Sterilisation 282
Weinberg, Wilhelm 197
Weismann, August 131
Weltbevölkerung 376
Welternährungsproblem 374
Werner-Syndrom 96, 144
West-Nil-Fieber 311
Wiederkäuer 372
Wildtyp 85f.
Williams-Beuren-Syndrom 74, 187
- In-situ-Hybridisierung 146
Wilms-Tumor (WT-1) 106, 170, 318, **399**
Winterschlaf 367
Wirts-vermittelter Test (host-mediated assay) 91
Wirtswechsel, Trypanosomen 350
Wnt-(wingless-)Genfamilie 255
Wobble-Theorie 111
Wolffscher Gang 214
Wolf-Hirschhorn-Syndrom 187
Wolhynisches Fieber 361
WT1 318
- Tumorsuppressorwirkung, Aufhebung 106
WT2 318
Wuchereria, bancrofti 359
Wunderblume, siehe Mirabilis jalapa
Wurzelfüßer 350

X

X-Chromosom 143
– Genanalyse 143
– Isochromosombildung 189
Xenobiotika 32
Xenopsylla cheopsis 361
Xenopus laevis, Totipotenz 252
Xeroderma pigmentosum 93, 95, 144, **399**
X-Inaktivierung 47, 162f., 231
– epigenetische Beteiligung 169
– inkomplette 162
– Sexchromatin 49
X-Inaktivierungs-Center (XIC) 162
XISG (X-Inaktivierungs-spezifisches Gen) 231
XIST 162
XPA-XPG 93
XX-Mann 230
XY-Frau 230
XYY-Syndrom 180

Y

YACs (yeast artificial chromosomes = künstliche Hefechromosomen) 324
Y-Chromosom 230
– Genzuordnung 143
Yersinia pestis 361

Z

Zählkammer 281
Zecken 359ff.
Zeckenencephalitis 305, 311, 359
– Impfung 311
Zecken-Fieber 295
Zeckenlähmung 360
Zeitgeber 369
Zellabbau 36
Zelladhäsion, Beeinträchtigung 21
Zellbewegung, amöboide 70
Zellbiologie, Methoden 1
Zellcyclus 51ff.
– Kontrolle 55ff.
– – Faktoren 57
– Kontrollpunkte 56
– – G1- 56, 94
– – G2- 56
– – Metaphase- 56
– Phasen 51
Zelldifferenzierung 240
Zelle 3
– diploide 53
– Evolution 223
– Funktionszustand 240
– haploide 59
– kompetente 328
– transformierte 313
– – Kriterien 317

Zellgenetik, somatische 143
Zellhybridisierung 143
– Genzuordnung 145
Zellindividualität 4
Zellkern, siehe Nucleus
Zellklon 321
Zellkontakte 21
Zellmuskulatur 66
Zellorganelle 4
Zellproliferation, Signalkette 316
Zellregulation 119
Zellteilung 52
Zelltod 319
Zelltransport 16
Zellvolumen 16
Zellwand, bakterielle 274
Zellweger-Syndrom 37, 144, **399**
Zellzahlbestimmung 281
Zentralnervensystem, Entwicklung 248
Zentriol 54, 61ff.
Zentromer 49f., 175
– α-Satelliten-DNA 46
– C-Bandierung 173
– CENP-A 46
– Heterochromatin, konstitutives 49
– Satelliten-DNA 46, 50
– Sequenz 49
– Spindelansatzregionen 62

Zentrosom 61
Ziegelroter Risspilz 296
Zigarettenrauch, Mutagene 87
Zisternen 28
Z-Linie 66
Zona pellucida 237
Zonula adhaerens, siehe Desmosom
Zonula occludens, siehe Verschlusskontakt
Z-Streifen 66
Züchtung 205
Zugunruhe 369
Zunge, Aufrollen 149, 155
Zwergfadenwurm 358
Zwergwuchs 338
Zwillinge 166
Zwillingsforschung 166
Zwischenhirn, siehe Diencephalon
Zwischenwirt 345
Zwitter 229
Zygotän 57f.
Zygote
– Blütenpflanze 132
– diploide 137
Zystenniere 22